Meßmer · Jähne · Neuhaus

Was gibt es Neues in der Chirurgie?

Jahresband 2011

Meßmer · Jähne · Neuhaus

Was gibt es Neues in der Chirurgie?

Berichte zur chirurgischen Fort- und Weiterbildung

In Zusammenarbeit mit

der DEUTSCHEN GESELLSCHAFT FÜR CHIRURGIE, den in ihr vertretenen Fachgesellschaften

und dem BERUFSVERBAND DER DEUTSCHEN CHIRURGEN

Jahresband 2011

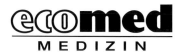

Bibliografische Informationen der Deutschen Nationalbibliothek

Die Deutsche Nationalbibliothek verzeichnet diese Publikation in der Deutschen Nationalbibliografie; detaillierte bibliografische Daten sind im Internet über <http://dnb.d-nb.de> abrufbar.

Bei der Herstellung des Werkes haben wir uns zukunftsbewusst für umweltverträgliche und wiederverwertbare Materialien entschieden.
Der Inhalt ist auf elementar chlorfreiem Papier gedruckt.

ISBN 978-3-609-76987-5

E-Mail: kundenbetreuung@hjr-verlag.de

Telefon: +49 89/2183-7928
Telefax: +49 89/2183-7620

Meßmer · Jähne · Neuhaus
Was gibt es Neues in der Chirurgie? Jahresband 2011
© 2011 ecomed MEDIZIN, eine Marke der Verlagsgruppe Hüthig Jehle Rehm GmbH
Heidelberg, München, Landsberg, Frechen, Hamburg

www.ecomed-medizin.de

Dieses Werk, einschließlich aller seiner Teile, ist urheberrechtlich geschützt. Jede Verwertung außerhalb der engen Grenzen des Urheberrechtsgesetzes ist ohne Zustimmung des Verlages unzulässig und strafbar. Dies gilt insbesondere für Vervielfältigungen, Übersetzungen, Mikroverfilmungen und die Einspeicherung und Verarbeitung in elektronischen Systemen.

Satz: Fotosatz H. Buck, 84036 Kumhausen
Druck: Fuldaer Verlagsanstalt GmbH & Co. KG, 36037 Fulda

Vorwort

Gibt es tatsächlich soviel Neues in der Chirurgie, dass es lohnt, jährlich einen neuen Band zu publizieren?

Die Herausgeber und der Verlag sind sicher, diese Frage mit Ja beantworten zu können und hoffen, dass die Leser des Bandes 2011 sich dieser Meinung anschließen werden.

Zweifelsohne sind die Neuigkeiten und Fortschritte in den einzelnen Gebieten unterschiedlich und nicht in jedem Falle unmittelbar in die tägliche Praxis umsetzbar, wir halten es aber dennoch für erforderlich, dass sich die in der Fort- und Weiterbildung befindlichen Chirurginnen und Chirurgen rasch und zuverlässig einen Überblick über aktuelle Trends und neue, evidenzbasierte Techniken verschaffen können.

Zwei Faktoren erfordern eine Revision der bislang bewährten Indikationen zum operativen Eingriff und der chirurgischen Verfahren: Einmal ist es die demografische Entwicklung und die damit verbundene Veränderung der Patientenklientel (Zunahme betagter und hochbetagter Patienten mit relevanten Ko-Morbiditäten), zum andern haben die technischen Entwicklungen völlig neue Zugangswege und Änderungen der Eingriffe selbst gebracht.

Beispiele hierfür sind die minimalinvasiven, endovaskulären und endoskopischen Methoden, welche heute immer öfter nicht nur von den Chirurgen, sondern auch von den Patienten favorisiert werden.

Dem Wunsch von Patienten nach weitgehend narbenfreien Eingriffen darf unseres Erachtens jedoch nicht kritiklos nachgekommen werden; zwar sprechen geringerer Analgetikabedarf und die zum Teil drastische Verkürzung der postoperativen Verweildauer für den Einsatz minimalinvasiver Verfahren. Entscheidendes Kriterium muss jedoch die Rate der verfahrensbedingten und postoperativen Komplikationen bleiben. Die ersten Mitteilungen über erfolgreiche Eingriffe und postoperative Verläufe bedürfen kritischer Analyse; die Ergebnisse aus kleinen, meist sehr dezidert ausgewählten Patientenkollektiven müssen durch randomisierte, möglichst multizentrische Studien bestätigt werden, bevor Konsequenzen für die Allgemeinheit der Patienten abgleitet werden können.

Unerlässlich ist in jedem Falle ein Training unter fachkundiger Supervision, bis die „Lernkurve" zufriedenstellende Resultate bezüglich der technischen Durchführung in einem akzeptablen Zeitrahmen (Performance) sowie für Komplikationsfreiheit und Endergebnis (Outcome) erbringt.

Diese Forderungen finden sich in vielen der Beiträge; dementsprechend sind die Autoren zurückhaltend bezüglich einer abschließenden Beurteilung der neuen Verfahren.

Um keinen vorzeitigen Enthusiasmus zu provozieren, haben die Herausgeber die Autoren auch dieses Bandes um die Einstufung der referierten Publikationen nach Evidenzgraden gebeten.

Neu sind im vorliegenden Band nicht nur die Autoren von traditionellen Kapiteln, sondern eine beträchtliche Zahl von Beiträgen zu weiteren Themen. Dies beginnt mit zwei Kapiteln zum Thema „Tissue-Engineering", auf welches nicht nur die Herz-Gefäßchirurgen, sondern auch die Unfallchirurgen große Hoffnungen setzen.

Besonders augenfällig sind die Fortschritte in der Leberchirurgie, welche bislang weitgehend spezialisierten Einrichtungen vorbehalten war. Es zeigt sich, dass das Fluorodeoxyglucose-PET in der Tumor- und Metastasenchirurgie nicht immer zielführend sein muss, jedoch bei richtiger Indikation entscheidend sein kann. Für die Mehrzahl der Chirurgen sind die kritischen Anmerkungen verschiedener Autoren zum Einsatz und Sinn einer Robotergestützten Chirurgie (Da Vinci) sicher hilfreich und tröstend, da sich auf absehbare Zeit die Anschaffung eines Operationsroboters die Mehrzahl der Krankenhäuser nicht werden leisten können.

Vorwort

Zum Thema NOTES sind die Forderung nach Zustimmung der institutionellen Ethikkommission und die Aufnahme der Eingriffe und Ergebnisse in ein bundesdeutsches Register wegweisend.

Neue Kapitel wurden auch in der Speziellen Herz- und Gefäßchirurgie (Extrakorporale Verfahren), in der Kinderchirurgie und in der Orthopädischen und Unfallchirurgie aufgenommen.

Die Themen Thromboseprophylaxe und Prophylaxe des postoperativen Delirs müssen jeden operativ Tätigen interessieren.

Dies gilt in Sonderheit für das Thema „Was gibt es Neues bei Therapiebegrenzungen?", welches weder den Gesundheitspolitikern noch der Öffentlichen Meinung überlassen sein darf, sondern als genuin ärztliche Aufgabe wahrgenommen werden muss.

Ebenfalls neu aufgenommen wurden die Kapitel über das sensitive Thema Mindestmengenvereinbarungen und zertifizierte Fortbildung. Da Letztere nunmehr vom Einzelnen nachgewiesen werden muss, bieten wir dem Leser zur Mehrzahl der Kapitel Fragen zur CME-Zertifizierung; deren Erstellung stellt an die Autoren besondere Anforderungen.

Wir danken daher den Autoren nicht allein für ihre umfassenden Berichte über die neuesten Entwicklungen und Fortschritte auf ihrem Fachgebiet, sondern auch für die Erstellung der zugehörigen CME-Fragen, welche wir als zeitgemäßen Service für unsere Leser sehen.

Unseren Lesern danken wir im Voraus für ihre Kritik und ihre Anregungen zur Gestaltung des nächsten Bandes.

Frau Mirjam Turner hat sich als Lektorin und Produktmanagerin des vorliegenden Bandes wiederum größte Verdienste erworben; sie betreut die Autoren so umsichtig, dass alle für diesen Band geplanten Beiträge zeitgerecht realisiert werden konnten.

Februar 2011

Konrad Meßmer	Joachim Jähne	Peter Neuhaus
München	Hannover	Berlin

Herausgeber- und Autorenverzeichnis

Herausgeber

Prof. em. Dr. med. Dr. h.c. mult. Konrad Meßmer
Rottenbucherstr. 11
82166 Gräfelfing

Prof. Dr. med. Joachim Jähne
Diakoniekrankenhaus Henriettenstiftung gGmbH
Klinik für Allgemein- und Vizeralchirurgie
Schwerpunkt für endokrine und onkologische Chirurgie
Marienstr. 72–90
30171 Hannover

Prof. Dr. med. Peter Neuhaus
Charité Campus Virchow Klinikum
Medizinische Fakultät der Humboldt-Universität zu Berlin
Klinik für Allgemein-, Viszeral- und Transplantationschirurgie
Augustenburger Platz 1
13353 Berlin

Autoren

Dr. med. Aja Akca
Städt. Kliniken Neuss Lukaskrankenhaus GmbH
Klinik für Allgemein-, Viszeral-, Gefäß- und Thoraxchirurgie
Preußenstr. 84
41464 Neuss

Dr. med. Andreas Andreou
Klinik für Allgemein-, Viszeral- und Transplantationschirurgie
Charité – Universitätsmedizin Berlin
Campus Virchow-Klinikum
Augustenburger Platz 1
13353 Berlin

Prof. Dr. med. Matthias Anthuber
Klinik für Allgemein-, Viszeral- und Transplantationschirurgie
Klinikum Augsburg
Stenglinstr. 2
86156 Augsburg

Prof. Dr. med. Michael Bauer
Klinik für Anästhesiologie und Intensivtherapie
Universitätsklinik Jena
Erlanger Allee 101
07747 Jena

Priv.-Doz. Dr. med. Stefan Beckert
Chirurgische Universitätsklinik Tübingen
Klinik für Allgemeine, Viszeral- und Transplantationschirurgie
Hoppe-Seyler Str. 3
72076 Tübingen

Dr. med. Oliver Bleiziffer
Universitätsklinikum Erlangen
Plastische und Handchirurgische Klinik
Krankenhausstr. 12
91054 Erlangen

Prof. Dr. med. Dittmar Böckler
Klinik für Gefäßchirurgie, Vaskuläre und Endovaskuläre Chirurgie
Universitätsklinikum Heidelberg
Im Neuenheimer Feld 110
69120 Heidelberg

Prof. Dr. med. Elfriede Bollschweiler
Klinik und Poliklinik für Allgemein-, Viszeral- und Tumorchirurgie
der Universität zu Köln
Kerpener Str. 62
50937 Köln

Dr. med. Roberta Bova
Klinik für Allgemein-, Viszeral- und Transplantationschirurgie
Charité, Campus Virchow Klinikum
Augustenburger Platz 1
13353 Berlin

Herausgeber- und Autorenverzeichnis

Dr. med. Karl F. Braun
Klinik für Orthopädie und Unfallchirurgie
Klinikum r.d. Isar der TU München
Forschung Unfallchirurgie
Ismaningerstr. 22
81675 München

Dr. med. Wolfram Breithaupt
Klinik für Viszeral-, Gefäß- und Thoraxchirurgie
Markus-Krankenhaus
Frankfurter Diakonie Kliniken
Wilhelm-Epstein-Str. 4
60431 Frankfurt am Main

Prof. Dr. med. Dr. Dr. h.c. mult. Markus W. Büchler
Klinik für Allgemein-, Viszeral- und
Transplantationschirurgie
Universitätsklinikum Heidelberg
Im Neuenheimer Feld 110
69120 Heidelberg

Oliver Butzmann
Rechtsanwalt und Fachanwalt für Medizinrecht
Rechtsanwaltskanzlei
Dr. jur. J. Heberer & Kollegen
Paul-Hösch-Str. 25a
81243 München

Priv.-Doz. Dr. med. Ulf Culemann
Klinik für Unfall-, Hand- und
Wiederherstellungschirurgie
Universitätsklinikum des Saarlandes
66421 Homburg/Saar

Prof. Dr. med. Eike Sebastian Debus
Klinik und Poliklinik für Gefäßmedizin
Universitäres Herzzentrum Hamburg
Universitätsklinikum Hamburg-Eppendorf
Martinistr. 52
20246 Hamburg

Dr. med. Florian Demetz
Notfallklinik und Rettungszentrum
Klinikum Ingolstadt
Krumenauerstr. 25
85049 Ingolstadt

Prof. Dr. med. Hendrik Dienemann
Thoraxklinik am Universitätsklinikum Heidelberg
Amalienstr. 5
69126 Heidelberg

Dr. med. Melanie Dietz
Klinik für Anästhesiologie
Klinikum der Universität München, Innenstadt
Nussbaumstr. 20
80366 München

Sebastian Dübgen
Klinikum der Universität München
Klinik für Anästhesiologie
Abteilung für Transfusionsmedizin und
Hämostaseologie
Hämostaseologische Ambulanz
Ziemssenstraße 1
80336 München

Prof. Dr. med. Hans-Henning Eckstein
Klinik für Gefäßchirurgie
Klinikum rechts der Isar
der Technischen Universität München
Ismaninger Str. 22
81675 München

Priv.-Doz. Dr. med. Rüdiger von Eisenhart-Rothe
Klinik für Orthopädie und Unfallchirurgie
am Klinikum rechts der Isar
Technische Universität München
Ismaninger Str. 22
81675 München

Dr. med. Mark Ellrichmann
Universitätsklinikum Schleswig-Holstein,
Campus Kiel
Medizinische Klinik 1
Schittenhelmstr. 12
24105 Kiel

Ulrich Klaus Fetzner
Klinik und Poliklinik für Allgemein-,
Viszeral- und Tumorchirurgie
der Universität zu Köln
Kerpener Str. 62
50937 Köln

Prof. Dr. med. Hubertus Feußner
Chirurgische Klinik und Poliklinik
Klinikum rechts der Isar
TU München
Ismaninger Straße 22
81675 München

Dr. med. Thomas Freude
Klinik für Orthopädie und Unfallchirurgie
Klinikum r.d. Isar der TU München
Forschung Unfallchirurgie
Ismaningerstr. 22
81675 München

Prof. Dr. med. Anette Fritscher-Ravens
Universitätsklinikum Schleswig-Holstein
Klinik für Innere Medizin I
Interdisziplinäre Endoskopie
Arnold-Heller-Str. 3
24105 Kiel

Prof. Dr. med. Karl-Hermann Fuchs
Klinik für Viszeral-, Gefäß- und Thoraxchirurgie
Markus-Krankenhaus
Frankfurter Diakonie Kliniken
Wilhelm-Epstein-Str. 4
60431 Frankfurt am Main

Dr. med. Karl Christoph Gaissmeier
Berufsgenossenschaftliche Unfallklinik Tübingen
Schnarrenbergstr. 95
72076 Tübingen

Dr. med. Bernd Geißler
Klinik für Allgemein-, Viszeral- und
Transplantationschirurgie
Klinikum Augsburg
Stenglinstr. 2
86156 Augsburg

Prof. Dr. med. Günter Germann
ETHIANUM
Klinik für Plastische, Ästhetische
und Präventive Medizin
am Universitätsklinikum Heidelberg
Voßstr. 6
69115 Heidelberg

Prof. Dr. med. Christoph-Thomas Germer
Klinik und Poliklinik für Allgemein-, Viszeral-,
Gefäß- und Kinderchirurgie
des Universitätsklinikums Würzburg
Oberdürrbacher Str. 6
97080 Würzburg

Dr. med. Stefan Gfrörer
Klinik für Kinderchirurgie
Klinikum der Goethe-Universität
Frankfurt am Main
Theodor-Stern-Kai 7
60590 Frankfurt

Priv.-Doz. Dr. med. Hans Gollwitzer
Klinik für Orthopädie und Unfallchirurgie am
Klinikum rechts der Isar
Technische Universität München
Ismaninger Str. 22
81675 München

Prof. Dr. med. Peter Goretzki
Städt. Kliniken Neuss Lukaskrankenhaus GmbH
Klinik für Allgemein-, Viszeral-, Gefäß-
und Thoraxchirurgie
Preußenstr. 84
41464 Neuss

Prof. Dr. med. Reiner Gradinger
Klinik für Orthopädie und Unfallchirurgie
am Klinikum rechts der Isar
Technische Universität München
Ismaninger Str. 22
81675 München

Dr. med. Beate Häberle
Kinderchirurgische Klinik und Poliklinik im
Dr. v. Haunerschen Kinderspital
Ludwig-Maximilians-Universität München
Lindwurmstr. 4
80337 München

Priv.-Doz. Dr. med. Thilo Hackert
Klinik für Allgemein-, Viszeral- und
Transplantationschirurgie
Universitätsklinikum Heidelberg
Im Neuenheimer Feld 110
69120 Heidelberg

Prof. Dr. med. Klaus Hager
Klinik für medizinische Rehabilitation und
Geriatrie am Diakoniekrankenhaus
Henriettenstiftung gGmbH
Schwemannstr. 19
30559 Hannover

Herausgeber- und Autorenverzeichnis

Priv.-Doz. Dr. med. Florian Haller
Institut für Pathologie – Ludwig-Aschoff-Haus
Abteilung Allgemeine Pathologie und
Pathologische Anatomie
Universitätsklinikum Freiburg
Breisacher Str. 115A
79108 Freiburg

Prof. Dr. med. habil. Wolfgang H. Hartl
Chirurgische Klinik und Poliklinik
Klinikum der Universität
Campus Großhadern
Ludwig-Maximilians-Universität München
Marchioninistr. 15
81377 München

Dr. med. Christiane Hartog
Klinik für Anästhesiologie und Intensivtherapie
Universitätsklinik Jena
Erlanger Allee 101
07747 Jena

Prof. Dr. med. Dr. h.c. Axel Haverich
Herz-, Thorax-, Transplantations- und
Gefäßchirurgie
Medizinische Hochschule Hannover
Carl-Neuberg-Str. 1
30623 Hannover

Dr. jur. Jörg Heberer
Rechtsanwalt und Fachanwalt für Medizinrecht
Rechtsanwaltskanzlei
Dr. jur. J. Heberer & Kollegen
Paul-Hösch-Str. 25a
81243 München

Prof. Dr. med. Andreas Hoffmeier
Klinik und Poliklinik für Thorax-, Herz- und
Gefäßchirurgie
Universitätsklinikum Münster
Albert-Schweitzer-Str. 33
48149 Münster

Prof. Dr. med. Arnulf H. Hölscher
Klinik und Poliklinik für Allgemein-,
Viszeral- und Tumorchirurgie
der Universität zu Köln
Kerpener Str. 62
50937 Köln

Priv.-Doz. Dr. med. Jörg H. Holstein
Klinik für Unfall-, Hand- und
Wiederherstellungschirurgie
Universitätsklinikum des Saarlandes
Kirrberger Str.
66421 Homburg/Saar

Prof. Dr. med. Raymund E. Horch
Universitätsklinikum Erlangen
Plastische und Handchirurgische Klinik
Krankenhausstr. 12
91054 Erlangen

Dr. Peter E. Hüttl
Rechtsanwalt und Fachanwalt für Arbeitsrecht
und Medizinrecht
Rechtsanwaltskanzlei
Dr. jur. J. Heberer & Kollegen
Paul-Hösch-Str. 25a
81243 München

Priv.-Doz. Dr. med. Dominik Irnich
Interdisziplinäre Schmerzambulanz
Klinik für Anästhesiologie
Klinikum der Universität München, Innenstadt
Pettenkoferstr. 8A
80366 München

Prof. Dr. med. Heinz Jakob
Klinik für Thorax- und Kardiovaskuläre Chirurgie
Universitätsklinikum Essen
Hufelandstraße 55
45147 Essen

Prof. Dr. med. Sven Jonas
Direktor der Klinik für Viszeral-, Transplantations-,
Thorax- und Gefäßchirurgie
Universitätsklinikum Leipzig AöR
Liebigstr. 20
04103 Leipzig

Priv.-Doz. Dr. med. Markus Kamler
Klinik für Thorax- und Kardiovaskuläre Chirurgie
Universitätsklinikum Essen
Hufelandstr. 55
45147 Essen

Dr. med. Carsten Kamphues
Klinik für Allgemein-, Viszeral- und
Transplantationschirurgie
Charité – Universitätsmedizin Berlin
Campus Virchow-Klinikum
Augustenburger Platz 1
13353 Berlin

Dipl.-Ing. univ. Thomas Kleemann
Abteilung Informationstechnologie und
-strategie
Klinikum Ingolstadt
Krumenauer Str. 25
85049 Ingolstadt

Priv.-Doz. Dr. med. Ulrich Kneser
Universitätsklinikum Erlangen
Plastische und Handchirurgische Klinik
Krankenhausstr. 12
91054 Erlangen

Dr. med. Ilona Kohler
Institut für Pathologie – Ludwig-Aschoff-Haus
Abteilung Allgemeine Pathologie und
Pathologische Anatomie
Universitätsklinikum Freiburg
Breisacher Str. 115A
79108 Freiburg

Prof. Dr. med. Alfred Königsrainer
Chirurgische Universitätsklinik Tübingen
Klinik für Allgemeine, Viszeral- und
Transplantationschirurgie
Hoppe-Seyler Str. 3
72076 Tübingen

Dr. med. Senat Krasnici
Klinik für Orthopädische, Unfall- und
Wiederherstellungschirurgie
Charité Campus Benjamin Franklin
Hindenburgdamm 30
12200 Berlin

Prof. Dr. med. Christian Krettek
Unfallchirurgische Klinik
Medizinische Hochschule Hannover
Carl-Neuberg-Str. 1
30625 Hannover

Dr. med. Markus A. Küper
Klinik für Allgemeine, Viszeral- und
Transplantationschirurgie
Universitätsklinik Tübingen
Hoppe-Seyler Str. 3
72076 Tübingen

Sönke Labza
Klinik für Orthopädie, Unfall- und
Wiederherstellungschirurgie
Charité Campus Benjamin Franklin
Hindenburgdamm 30
12200 Berlin

Prof. Dr. med. Dr. K. H. Link
Chirurgisches Zentrum
Asklepios Paulinen Klinik
Asklepios Tumor Zentrum
Geisenheimer Str. 10
65197 Wiesbaden

Dr. med. Alexander T. Mameghani
Wirbelsäulenchirurgie
Behandlungszentrum Bewegungsapparat
Universitätsspital Basel
Spitalstr. 21
4031 Basel
Schweiz

Priv.-Doz. Dr. med. Martin L. Metzelder
Kinderchirurgische Klinik
Medizinische Hochschule Hannover
Carl-Neuberg-Str. 1
30625 Hannover

Prof. Dr. med. Ralf Metzger
Klinik und Poliklinik für Allgemein-,
Viszeral- und Tumorchirurgie
der Universität zu Köln
Kerpener Str. 62
50937 Köln

Priv.-Doz. Dr. med. Roman Metzger
Klinik und Poliklinik für Kinderchirurgie
Universitätsklinikum Leipzig AöR
Liebigstr. 20a
04103 Leipzig

Herausgeber- und Autorenverzeichnis

Prof. Dr. med. Stefan Paul Mönig
Klinik und Poliklinik für Allgemein-,
Viszeral- und Tumorchirurgie
der Universität zu Köln
Kerpener Str. 62
50937 Köln

Dr. med. Christian W. Müller
Unfallchirurgische Klinik
Medizinische Hochschule Hannover
Carl-Neuberg-Str. 1
30625 Hannover

Prof. Dr. rer. nat. Andreas K. Nüssler
Klinik für Orthopädie und Unfallchirurgie
Klinikum r.d. Isar der TU München
Forschung Unfallchirurgie
Ismaningerstr. 22
81675 München

Dr. med. Markus Oszwald
Medizinische Hochschule Hannover
Unfallchirurgische Klinik
Carl Neuberg Str. 1
30625 Hannover

Prof. Dr. med. Tim Pohlemann
Klinik für Unfall-, Hand- und
Wiederherstellungschirurgie
Universitätsklinikum des Saarlandes
66421 Homburg/Saar

Prof. Dr. med. Michael-Jürgen Polonius
Berufsverband der Deutschen Chirurgen e.V.
Luisenstr. 58/59
10117 Berlin

Univ.-Prof. Dr. med. Johann Pratschke
Universitätsklinik für Viszeral-, Transplantations-
und Thoraxchirurgie
Medizinische Universität Innsbruck
Anichstr. 35
6020 Innsbruck
Österreich

Priv.-Doz. Dr. med. Gero Puhl
Klinik für Allgemein-, Viszeral- und
Transplantationschirurgie
Charité, Campus Virchow Klinikum
Augustenburger Platz 1
13353 Berlin

Dr. med. Matthias Reichenberger
ETHIANUM
Klinik für Plastische, Ästhetische
und Präventive Medizin
am Universitätsklinikum Heidelberg
Voßstr. 6
69115 Heidelberg

Prof. Dr. med. Konrad Reinhart
Klinik für Anästhesiologie und Intensivtherapie
Universitätsklinik Jena
Erlanger Allee 101
07747 Jena

Univ.- Prof. Dr. med. Hans-Oliver Rennekampff
Klinik für Plastische, Hand- und
Wiederherstellungschirurgie
Zentrum für Schwerbrandverletzte
Medizinische Hochschule Hannover
Carl-Neuberg-Str. 1
30625 Hannover

Prof. Dr. med. Udo Rolle
Klinik für Kinderchirurgie
Klinikum der Goethe-Universität
Frankfurt am Main
Theodor-Stern-Kai 7
60590 Frankfurt

Univ.-Prof. Dr. med. Hans H. Scheld
Klinik und Poliklinik für Thorax-, Herz- und
Gefäßchirurgie
Universitätsklinikum Münster
Albert-Schweitzer-Str. 33
48149 Münster

Prof. Dr. med. Dr. med. h.c. (FRCS)
Friedrich Wilhelm Schildberg
Chirurg. Klinik und Poliklinik
Univ.-Klinikum München Großhadern
Marchionini-Str. 15
81377 München

Dr. med. Tobias Schilling
Klinik für Herz-, Thorax-, Transplantations-
und Gefäßchirurgie
Medizinische Hochschule Hannover
Carl-Neuberg-Str. 1
30625 Hannover

Dr. med. Jörg Schmidt
Klinik für Orthopädische, Unfall- und
Wiederherstellungschirurgie
Charité Campus Benjamin Franklin
Hindenburgdamm 30
12200 Berlin

Ao. Univ.-Prof. Dr. med. Stefan Schneeberger
Universitätsklinik für Viszeral-, Transplantations-
und Thoraxchirurgie
Medizinische Universität Innsbruck
Anichstr. 35
6020 Innsbruck
Österreich

Prof. Dr. med. Wolfgang Schröder
Klinik und Poliklinik für Allgemein-,
Viszeral- und Tumorchirurgie
der Universität zu Köln
Kerpener Str. 62
50937 Köln

Katharina Schwarz
Städt. Kliniken Neuss Lukaskrankenhaus GmbH
Klinik für Allgemein-, Viszeral-, Gefäß- und
Thoraxchirurgie
Preußenstr. 84
41464 Neuss

Prof. Dr. med. Dietrich von Schweinitz
Kinderchirurgische Klinik und Poliklinik im
Dr. v. Haunerschen Kinderspital
Ludwig-Maximilians-Universität München
Lindwurmstr. 4
80337 München

Priv.-Doz. Dr. med. Daniel Seehofer
Klinik für Allgemein-, Viszeral- und
Transplantationschirurgie
Charité – Universitätsmedizin Berlin
Campus Virchow-Klinikum
Augustenburger Platz 1
13353 Berlin

Prof. Dr. med. Hartmut Siebert
Generalsekretär
Deutsche Gesellschaft für Unfallchirurgie e.V.
Langenbeck-Virchow-Haus
Luisenstr. 58/59
10117 Berlin

Prof. Dr. med. Michael Spannagl
Klinikum der Universität München
Klinik für Anästhesiologie
Abteilung für Transfusionsmedizin und
Hämostaseologie
Hämostaseologische Ambulanz
Ziemssenstr. 1
80336 München

Prof. Dr. med. Maximilian Stehr
Kinderchirurgische Klinik und Poliklinik im
Dr. v. Haunerschen Kinderspital
Ludwig-Maximilians-Universität München
Lindwurmstr. 4
80337 München

Dr. med. Rebecca Stier
Medizinische Hochschule Hannover
Unfallchirurgische Klinik
Carl-Neuberg-Str. 1
30625 Hannover

Prof. Dr. med. Ulrich Stöckle
Klinik für Orthopädie und Unfallchirurgie
Klinikum r.d. Isar der TU München
Forschung Unfallchirurgie
Ismaningerstr. 22
81675 München

Dimitrios Takas
ETHIANUM
Klinik für Plastische, Ästhetische
und Präventive Medizin
am Universitätsklinikum Heidelberg
Voßstr. 6
69115 Heidelberg

Priv.-Doz. Dr. med. A. Thalheimer
Klinik und Poliklinik für Allgemein-, Viszeral-,
Gefäß- und Kinderchirurgie
des Universitätsklinikums Würzburg
Oberdürrbacher Str. 6
97080 Würzburg

Priv.-Doz. Dr. med. Armin Thelen
Klinik für Viszeral-, Transplantations-,
Thorax- und Gefäßchirurgie
Universitätsklinikum Leipzig AöR
Liebigstr. 20
04103 Leipzig

Herausgeber- und Autorenverzeichnis

Prof. Dr. med. Holger Till
Klinik und Poliklinik für Kinderchirurgie
Universitätsklinikum Leipzig AöR
Liebigstr. 20a
04103 Leipzig

Dr. med. Igor Tudorache
Klinik für Herz-, Thorax-, Transplantations- und
Gefäßchirurgie
Medizinische Hochschule Hannover
Carl-Neuberg-Str.1
30625 Hannover

Priv.-Doz. Dr. med. Gregor Warnecke
Herz-, Thorax-, Transplantations- und
Gefäßchirurgie
Medizinische Hochschule Hannover
Carl-Neuberg-Str. 1
30623 Hannover

Priv.-Doz. Dr. med. T. Weber
Asklepios Paulinen Klinik
Chirurgische Klinik
Asklepios Tumor Zentrum
Geisenheimer Str. 10
65197 Wiesbaden

Dr. med. univ. Annemarie Weißenbacher
Universitätsklinik für Viszeral-, Transplantations-
und Thoraxchirurgie
Medizinische Universität Innsbruck
Anichstr. 35
6020 Innsbruck
Österreich

Dr. med. Daniel Wendt
Klinik für Thorax- und Kardiovaskuläre Chirurgie
Universitätsklinikum Essen
Hufelandstr. 55
45147 Essen

Prof. Dr. med. Jens Werner
Klinik für Allgemein-, Viszeral- und
Transplantationschirurgie
Universitätsklinikum Heidelberg
Im Neuenheimer Feld 110
69120 Heidelberg

Prof. Dr. med. Martin Werner
Institut für Pathologie – Ludwig-Aschoff-Haus
Abteilung Allgemeine Pathologie und
Pathologische Anatomie
Universitätsklinikum Freiburg
Breisacher Str. 115A
79108 Freiburg

Inhaltsverzeichnis

Vorwort		5
Herausgeber- und Autorenverzeichnis		7
Inhaltsverzeichnis		15
1	**Experimentelle Chirurgie**	**19**
1.1	Was gibt es Neues zur Gewebezüchtung von Herzklappen?	19
	I. Tudorache, T. Schilling und A. Haverich	
1.2	Was gibt es Neues bei Gewebeersatz und Tissue-Engineering in der Unfallchirurgie?	29
	K.F. Braun, C. Gaissmaier, T. Freude, U. Stöckle und A.K. Nüssler	
2	**Allgemeine und Viszeralchirurgie**	**37**
2.1	Was gibt es Neues beim Ösophagus und Magen?	37
	S.P. Mönig, E. Bollschweiler, R. Metzger, W. Schröder, U.K. Fetzner und A.H. Hölscher	
2.2	Was gibt es Neues in der Pathologie von Ösophagus und Magen?	47
	I. Kohler, F. Haller und M. Werner	
2.3	Was gibt es Neues bei Pankreaserkrankungen?	63
	T. Hackert, M.W. Büchler und J. Werner	
2.4	Was gibt es Neues bei Lebermetastasen?	75
	G. Puhl und R. Bova	
2.5	Was gibt es Neues bei primären Lebertumoren?	87
	A. Andreou und D. Seehofer	
2.6	Was gibt es Neues bei Indikationen zur Leberresektion bei benignen Erkrankungen?	95
	C. Kamphues und D. Seehofer	
2.7	Was gibt es Neues in der Dickdarmchirurgie/der Chirurgie des Rektums?	105
	C.T. Germer und A. Thalheimer	
2.8	Was gibt es Neues bei Gallenblasen- und Gallengangskarzinomen?	119
	A. Thelen und S. Jonas	
2.9	Was gibt es Neues in der laparoskopischen Chirurgie?	133
	B. Geissler und M. Anthuber	
2.10	Was gibt es Neues in der Endokrinen Chirurgie?	155
	P. Goretzki, A. Akca und K. Schwarz	
2.11	Was gibt es Neues in der Transplantation?	195
	A. Weissenbacher, S. Schneeberger und J. Pratschke	
2.12	Was gibt es Neues bei NOTES und verwandten Verfahren?	205
	K.H. Fuchs und W. Breithaupt	
2.13	Was gibt es Neues bei endoskopischen Techniken und Verfahren?	211
	A. Fritscher-Ravens, P. Sergeev und M. Ellrichmann	
2.14	Was gibt es Neues in der computer- und telematik-assistierten Chirurgie?	223
	H. Feussner, A. Schneider, H. Friess und D. Wilhelm	

3	**Thorax-, Herz- und Gefäßchirurgie**	231
3.1	Was gibt es Neues in der Thoraxchirurgie?	231
	H. Dienemann	
3.2	Was gibt es Neues in der Herzchirurgie?	237
	M. Kamler, D. Wendt und H. Jakob	
3.3	Was gibt es Neues in der Herz- und Lungentransplantation?	247
	G. Warnecke und A. Haverich	
3.4	Was gibt es Neues in der Entwicklung von der Gefäßchirurgie zur Gefäßmedizin: ein Schritt weg von der Chirurgie?	257
	E.S. Debus, H.H. Eckstein und D. Böckler	
3.5	Was gibt es Neues in der perioperativen Thromboseprophylaxe?	265
	S. Dübgen und M. Spannagl	
3.6	Was gibt es Neues zum Thema „Extracorporeal Life Support" (ECLS)?	279
	A. Hoffmeier und H.H. Scheld	
4	**Kinderchirurgie**	293
4.1	Was gibt es Neues in der Kinderchirurgie?	293
	S. Gfrörer, M.L. Metzelder, R.P. Metzger, H. Till und U. Rolle	
4.2	Was gibt es Neues in der onkologischen Kinderchirurgie?	305
	M. Stehr, B. Häberle und D. v. Schweinitz	
5	**Orthopädische und Unfallchirurgie**	331
5.1	Was gibt es Neues in der Unfallchirurgie?	331
	S. Krasnici, S. Labza und J. Schmidt	
5.2	Was gibt es Neues zu Grenzen der Spezialisierung in der Unfallchirurgie?	343
	J.H. Holstein, H. Siebert und T. Pohlemann	
5.3	Was gibt es Neues in der Wirbelsäulenchirurgie?	353
	C.W. Müller, A. Mameghani, R. Stier, M. Oszwald und C. Krettek	
5.4	Was gibt es Neues in der Endoprothetik?	369
	H. Gollwitzer, R. Gradinger und R. von Eisenhart-Rothe	
5.5	Was gibt es Neues in der Beckenchirurgie?	383
	U. Culemann und T. Pohlemann	
5.6	Was gibt es Neues bei postoperativen Vigilanzstörungen/bei der Prophylaxe des postoperativen Delirs?	391
	K. Hager	
6	**Plastische/rekonstruktive Chirurgie**	403
6.1	Was gibt es Neues in der Plastischen Chirurgie?	403
	O. Bleiziffer, U. Kneser und R.E. Horch	
6.2	Was gibt es Neues in der Verbrennungsmedizin?	409
	H.-O. Rennekampff	
6.3	Was gibt es Neues in der Ästhetischen Chirurgie?	415
	G. Germann, D. Takas und M. Reichenberger	

7	**Übergreifende Themen**...	421
7.1	Was gibt es Neues in der Intensivmedizin?..	421
	W.H. Hartl	
7.2	Was gibt es Neues in der Volumenersatztherapie?.....................................	431
	C.S. Hartog, M. Bauer und K. Reinhart	
7.3	Was gibt es Neues in der Wundbehandlung?...	439
	M.A. Küper, A. Königsrainer und S. Beckert	
7.4	Was gibt es Neues in der postoperativen Schmerztherapie?............................	447
	M. Dietz und D. Irnich	
7.5	Was gibt es Neues in der Organisation der Notaufnahme?..............................	461
	F. Demetz und T. Kleemann	
7.6	Was gibt es Neues in der Rechtsprechung?..	475
	J. Heberer, P. Hüttl und O. Butzmann	
7.7	Was gibt es Neues zum Nachwuchsmangel in der Chirurgie in den EU-Ländern?............	491
	M.-J. Polonius	
7.8	Was gibt es Neues bei Therapiebegrenzungen?..	495
	F.W. Schildberg	
7.9	Was gibt es Neues bei Mindestmengenvereinbarungen?.................................	511
	T. Weber und K.H. Link	

Teilnahme an der zertifizierten Fortbildung 521

Fragen zur CME-Zertifizierung zu den Kapiteln 1.1–7.9...................................... 527

Stichwortverzeichnis 587

Inhaltsverzeichnis

1 Experimentelle Chirurgie

1.1 Was gibt es Neues zur Gewebezüchtung von Herzklappen?

I. Tudorache, T. Schilling und A. Haverich

1 Der klinische Bedarf an Herzklappenprothesen

1.1 Epidemiologie

Erworbene und angeborene Erkrankungen der Herzklappen führen zu zahlreichen Klappenoperationen und damit zu einem hohen Bedarf an prothetischem Material. In Deutschland wurden 2009 in 80 herzchirurgischen Zentren 23 556 Herzoperationen aufgrund von Herzklappenfehlern (14,5 % aller Herzoperationen) vorgenommen [4].

1.2 Ätiologie der Herzklappendefekte

Die Ätiologie der operationswürdigen Herzklappendefekte ist vielseitig. Auch bereits sehr junge Patienten können aufgrund von angeborenen Herzfehlern Klappenfehlfunktionen aufweisen. Eine Auswahl von Klappenläsionen, die eine Indikation zum Klappenersatz darstellen können, liefert Tabelle 1.

Tab. 1: Auswahl angeborener und erworbener, potenziell operationswürdiger Herzklappenfehler [19, 37]

Immunologisch	Infektiös	Degenerativ	Traumatisch	Sonstige	Angeboren
• Rheumatisches Fieber • Scharlach • SLE • Sklerodermie	• Endokarditis • Endomyokarditis	• Mitralklappenprolaps • Mitral- und Aortenklappenkalzifizierung	• Disseziierendes Aortenaneurysma • Aortenektasie • Stumpfes Thoraxtrauma	• Ischämie • Mechanisch (HOCM) • idiopathisch	• Primäre Kardiomyopathien • Stenosen (valvulär, sub- und supravalvulär) • Atresien • Insuffizienzen • Marfan Syndrom • Ehlers-Danlos Syndrom • Prolaps • Duplikation Mitralöffnung • Biskupide Aortenklappe • Aortensinusaneurysma

1.3 Herzklappenprothesen

Herzklappenprothesen sind entweder mechanische oder biologische Prothesen. Die mechanischen Klappen bestehen aus Metall- oder Karbonlegierungen. Bioprothesen werden aus perikardialem Rinder- oder Schweinegewebe gefertigt (Xenografts), die an einem Metallgerüst befestigt sind oder frei eingenäht werden können. Im Gegensatz zu diesen Xenografts handelt es sich bei Homografts um konserviertes humanes Gewebe. In neueren Ansätzen, die jedoch nach wie vor Klappen aus konventionellen Materialien verwenden, werden nahtlose Klappen (Perceval, Sorin; Odyssey, Edwards) [38] in minimalinvasiven Verfahren und sogar interventionell per Katheter über die Leiste eingesetzt [7].

Mechanische Klappen haben eine höhere Lebensdauer als biologische Klappen und neigen in geringerem Maße zu kalzifizierenden Degenerationen. Immunologische Reaktionen werden durch mechanische Klappen nicht so stark ausgelöst wie durch biologische Prothesen, dagegen stellt die lebenslang notwendige antikoagulatorische Therapie nach Implantation von mechanischen Klappen einen gravierenden Nachteil und ein Risiko für den Patienten dar. Schließlich können sich weder Klappen aus Metall oder Kunststoff noch fixierte biologische Klappen dem Wachstum der Patienten anpassen, was insbesondere für Kinder mehrfache Wiederholungseingriffe bedeuten kann.

Bioprothesen zeigen eine im Vergleich zu den mechanischen Klappen reduzierte Haltbarkeit, bieten aber ein leiseres und physiologischeres Blutströmungsmuster. Infektionen treten bei biologischen und mechanischen Klappen nahezu gleich häufig auf, sind aber bei biologischen Substituten leichter zu therapieren. Die seit 1969 bis heute praktizierte gerbende Fixierung biologischer Klappen erzeugt ein nicht lebensfähiges oder regeneratives Gewebe und trägt zu dessen Verkalkung bei [23].

1.3.1 Die ideale Prothese

Aus den bisherigen Erfahrungen seit den ersten Verpflanzungen von künstlichen Herzklappen 1960 [15] können genaue Anforderungen an die ideale Herzklappenprothese abgeleitet werden: Die Prothese sollte eine lebenslange Haltbarkeit und die Fähigkeit zu Regeneration und Wachstum haben. Die künstlichen Herzklappen sollten ein physiologisches Blutströmungsprofil aufweisen. Ideale Klappen sind nicht thrombogen und beeinträchtigen die plasmatischen und korpuskulären Blutbestandteile nicht. Eine antikoagulatorische oder thrombozytenaggregationshemmende Therapie sollte nicht erforderlich sein. Die Prothesen sollten nur autologe, metabolisch kompetente, nicht immunogene Zellen enthalten. Schließlich sollten künstliche Herzklappen geräuschlos arbeiten sowie leicht und schnell zu implantieren sein. Keine der bisher verfügbaren Prothesen weist alle diese Eigenschaften auf.

2 Neue Therapieansätze: Gewebezüchtung

Das Prinzip des Tissue Engineering basiert auf der Besiedelung von zellfreien Gerüsten in der Form des zu ersetzenden Gewebes mit körpereigenen Zellen [43]. Entweder werden die Gerüste vor der Implantation mit autologen Zellen besiedelt oder die Rebesiedelung findet erst im Körper des Patienten statt. Die Besiedelung von azellulären Matrizes mit autologen Zellen kann zu einer lebenden, metabolisch aktiven Prothese führen: Die zunächst körperfremde extrazelluläre Matrix wird durch eingewanderte, patienteneigene Bindegewebszellen resorbiert und mit autologem Material wieder aufgebaut. Durch diese Umbauprozesse wäre die Prothese nach kurzer Zeit nicht mehr von nativen Organen zu unterscheiden (Abb. 1) [34].

Die extrazelluläre Matrix der Gerüste und deren Geometrie spielt bei diesen Besiedelungs- und Umbauprozessen eine wesentliche Rolle: Einerseits beeinflusst die extrazelluläre Matrix die Zelladhäsion, Zellmigration, das Zellwachstum und die Zelldifferenzierung ebenso wie den programmierten Zelltod. Je näher das Substrat für die zelluläre Besiedelung seinem natürlichen Korrelat entspricht, desto eher zeigen die besiedelnden Zellen ihren normalen Phänotyp [9, 30]. Um die Verbindung der Matrizes mit den Zellen zu unter-

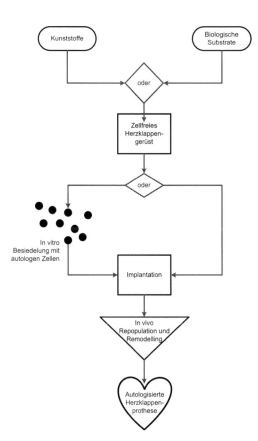

Abb. 1: Prinzip des Tissue Engineering.

stützen, kommen zunehmend Wachstumsfaktoren, Zytokine und Hormone zum Einsatz.

2.1 Gerüstmaterialien

Das ideale Gerüst für die Gewebezüchtung sollte die mechanischen Eigenschaften der Herzklappen möglichst naturgetreu imitieren. Als Wachstumsleitschiene für die Zellen kommen entweder synthetische oder biologische Materialien zum Einsatz.

2.1.1 Synthetische Gerüste

Gerüste aus Kunststoffpolymeren sollten mit einer porösen Struktur das Einwachsen der Zellen und deren Versorgung mit Nährstoffen sowie Abtransport von Stoffwechselprodukten unterstützen [36, 42]. Bei der Auswahl der Kunststoffe sollte auf deren Biodegradierbarkeit geachtet werden. In gleichem Maße, wie sich körpereigene Zellen an das Gerüst ansiedeln und zu dessen physiologischer Umwandlung führen, sollte der Kunststoff abgebaut werden. Hierbei besteht allerdings die Gefahr einer übermäßigen Fibrosierung [3].

Polyglykolsäure (PGA) und Polylaktid (PLA) sowie ihre Kopolymere sind in der Gewebezüchtung weit verbreitet. Shinoka et al. setzten im Tiermodell diese biodegradablen Matrizes als Herzklappenprothese ein [37]. Jedoch weisen die Klappensegel einen erhöhten Durchmesser und eine eingeschränkte Flexibilität auf. In weiterführenden Ansätzen wurde daher die Möglichkeit der Beschichtung von PGA durch P4HB getestet, um die mechanischen Eigenschaften zu verbessern [18]. Bereits in vitro wurden Risse und Fragmentationen der Gerüste sichtbar, die einen Einsatz in vivo fraglich erscheinen ließen.

Kopolymere von nicht gewobenen PGA und PLA wurden ebenfalls zur Gewebezüchtung von Herzklappen untersucht [12]. Nach drei Wochen Implantationszeit im Lamm-Modell erschien die strukturelle Integrität des Gerüsts intakt und die Autoren konnten die Infiltration von ovinen interstitiellen Zellen mit Expression von Kollagen beobachten. Die Klappen zeigten auch nach vier Monaten trotz einer inkompletten Koaptation und einer milden Regurgitation noch eine weitgehend normale Funktion.

Die Verwendung von synthetischen Gerüsten stellt eine große Herausforderung an die Regulation der Zelladhäsion und die dreidimensionale Gewebeorganisation dar. Schließlich ist eine gute Bioverträglichkeit der Kunststoffe für die Integration der Prothese in den Organismus wesentlich: Bei unzureichender Degradation der Polymere können lokale Entzündungsreaktionen auftreten. Ohne eine suffiziente Besiedelung mit körpereigenen Zellen können keine regenerativen Prozesse ablaufen. Ein visionäres Konzept für die zukünftige Entwicklung von künstlichen Matrizes stellen intelligente Biomaterialien dar, die räumliche und chemische Parameter anbieten, so die zelluläre Population positiv beeinflussen und flexibel auf Veränderungen der Umgebungsparameter reagieren [22].

2.1.2 Dezellularisierung von biologischen Grafts

Als biologische Gerüste können Homografts oder Xenografts verwendet werden, die mittels mechanischer, enzymatischer oder auf Detergentien basierender Verfahren von den ursprünglichen Zellen des Spendergewebes befreit werden. Die übrig bleibenden extrazellulären Matrizes haben bereits die natürliche Form der Herzklappen und können natürliche biomechanische Eigenschaften aufweisen. Das Entfernen der zellulären Bestandteile soll eine immunologische Antwort des Wirtsorganismus mit nachfolgender Degeneration und Kalzifizierung verhindern. Mit der vollständigen Entfernung der originären Zellen wird die Antigenität der Grafts auf ein Minimum reduziert, ohne jedoch vollständig immunologisch inert zu sein [20]. Zudem wird die Gefahr von Infektionen und Transfektionen bei azellulären Grafts reduziert. Häufig werden porcine Klappen dezellularisiert. In der klinischen Anwendung finden sich jedoch bisher vorwiegend Homografts, deren eingeschränkte Verfügbarkeit den breiten therapeutischen Einsatz erheblich limitiert.

Enzymatische Dezellularisierungsverfahren mit z.B. einer Trypsin/EDTA-Lösung haben sich als sehr effektiv bei der Auslösung der originären Zellen erwiesen und erhalten weitgehend das dreidimensionale Netzwerk der Kollagenfasern (Abb. 2) [6]. Jedoch führt die Behandlung mit Trypsin zu einem Verlust der Basalmembran und einem signifikanten Verlust der biomechanischen Eigenschaften (Abb. 3).

Dagegen konnten verschiedene Detergentien erfolgreich zur Dezellularisierung von Pulmonal- und Aortenklappengewebe bei gleichzeitigem Erhalt der wesentlichen strukturellen Komponenten der extrazellulären Matrix eingesetzt werden (Abb. 4) [31].

Goncalves et al. beschrieben eine vollständige Entfernung aller xenogener Antigene aus bovinem Perikard unter Verwendung von Natriumdodecylsulfat (SDS) im Vergleich zu anderen Detergentien [14]. Dennoch haben die als Residuen in den

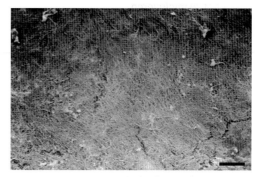

Abb. 3: Porcine Aortenklappe. Dezellularisiert mit Trypsin/EDTA. Rasterelektronenmikroskopie. Markierung entspricht 10 μm. Eigene Aufnahme. Freier Blick auf die Kollagenfasern nach weitestgehender Entfernung der Basalmembran.

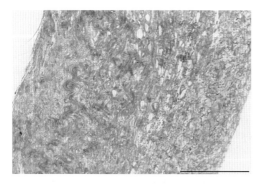

Abb. 2: Porcine Aortenklappe. Dezellularisiert mit Trypsin/EDTA. Toluidinblaufärbung. Markierung entspricht 0,1 mm. Eigene Aufnahme. Weitgehende Zellfreiheit bei Vorhandensein der wellenförmigen Konfiguration der Kollagenfasern.

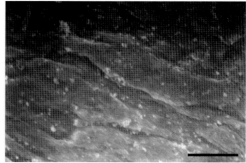

Abb. 4: Porcine Aortenklappe. Dezellularisiert mit Triton. Rasterelektronenmikroskopie. Markierung entspricht 10 μm. Eigene Aufnahme. Basalmembran weitgehend erhalten.

Gerüsten verbleibenden Detergentien einen zytotoxischen Effekt, der den Wiederbesiedelungsprozess der biologischen Matrizes beeinträchtigen könnte.

2.1.3 Dezellularisierte Xenografts

Bis heute kommen überwiegend glutaraldehydfixierte porcine und bovine Klappen als biologische Prothesen zum Einsatz. Bei der fixierenden Gerbung des Gewebes wird zwar zum einen die Immunogenität reduziert, zum anderen werden auch nach Dezellularisierung zumindest die zellulären Bestandteile fixiert, die im Verlauf zu kalzifizierender Degeneration führen können. Es gilt daher, die zellulären Komponenten vor der Implantation weitgehend zu entfernen, um eben diese Immunogenität zu minimieren.

Das katastrophale Frühversagen der SynerGraft Prothese (dezellularisierte porcine Matrix) bei pädiatrischen Patienten ist ein prominentes Beispiel für eine akute Degeneration [39]. Es schienen alle zellulären Komponenten, nicht aber alle antigenen Faktoren mit dem Verfahren von O`Brien et al. aus der extrazellulären Matrix herausgelöst worden zu sein. Rieder et al. beobachteten in In-vitro-Versuchen mittels einer Transmigrationskammer ebenfalls die Einwanderung von monozytischen Zellen in dezellularisierte Gerüste [32]. Mit den bisherigen Verfahren scheint also bisher keine vollständige Freiheit von Antigenen der extrazellulären Matrix zu erreichen zu sein.

Weiterhin besteht das kritische Risiko einer Transfektion von tierischen Krankheitserregern auf den Patienten, wenngleich die Übertragung von porcinem endogenem Retrovirus (PERV) als unwahrscheinlich angesehen wird [27].

2.1.4 Dezellularisierte Allografts

Kryokonservierte menschliche Allografts stellen eine sehr gute Therapieoption für den Ersatz von erkrankten Herzklappen dar. Allerdings ist ihr Einsatz beschränkt durch eine geringe Haltbarkeit besonders bei jungen Patienten mit einer starken Immunantwort, die sich vorwiegend gegen die zellulären Bestandteile des Gewebes richtet. Mit der Dezellularisierung von menschlichen Spenderklappen soll auch für diese Prothesen die Immunantwort minimiert werden. Die begrenzte Verfügbarkeit der menschlichen Spenderklappen stellt jedoch nach wie vor die größte Einschränkung dieser Therapie dar.

2.1.5 Biologische Gele

Jenseits der dezellularisierten Spendergewebe gibt es biologische Gerüste, die in der Regel aus biologischen Gelen zusammengesetzt werden. Diese Gele bestehen aus löslichem Kollagen in Kombination mit vorwiegend Bindegewebszellen. Über den Stoffwechsel der eingekapselten Zellen entsteht eine neue extrazelluläre Matrix, die den biochemischen Eigenschaften des Wirtsorganismus entsprechen soll, wenn empfängereigene Zellen verwendet werden [25]. Leider unterliegen diese Gele einer erheblichen Schrumpfung und die eingekapselten Zellen weisen noch eine zu geringe Überlebensrate auf [41].

2.1.6 Porcine Dünndarmsubmukosa

Als weiteres biologisches Gerüst zur Gewebezüchtung von Herzklappen wurde aufgrund ihrer Komposition aus extrazellulären Proteinen, Zytokinen und Wachstumsfaktoren porcine Dünndarmsubmukosa untersucht [19]. In vivo zeigte sich hier eine gute Vaskularisierung und eine gute physiologische Umwandlung dieses viszeralen Gewebes.

2.2 Zellbesiedelung

Zur Besiedelung von zellfreien Klappengerüsten werden höchst unterschiedliche Zelltypen, eingesetzt, die sowohl das Gerüst mit Myofibroblasten, als auch eine oberflächliche Schicht mit Endothelzellen versorgen sollen [35].

2.2.1 Vaskuläre Zellen

Vorwiegend kommen Zellen vaskulären Ursprungs (venös oder arteriell) zum Einsatz, die auch bereits erfolgreich für die Entwicklung von kardiovaskulären Strukturen in Tierversuchen verwendet wurden [6]. Die Gewinnung vaskulärer Zellen setzt jedoch einen nicht unerheblichen chirurgischen Eingriff voraus. So müssen entsprechende Venen- oder Arteriensegmente mit den bekannten operativen Risiken im Vorfeld vom Patienten entnommen werden, aus denen anschließend über Enzyme, wie z.B. Kollagenase, die Zellen zu lösen sind.

2.2.2 Knochenmarkzellen

Abkömmlinge von Knochenmarkzellen sind hingegen über standardisierte Knochenmarkpunktionen als weniger invasive Maßnahme zu gewinnen [21]. Nach sternaler Punktion von Schafen und zweiwöchiger Kultivierung der gewonnenen Knochenmarkzellen konnten Perry et al. sowohl mesenchymale Stammzellen, als auch glatte Muskelzellen identifizieren. Die mechanischen Eigenschaften der hieraus gezüchteten Herzklappen waren denen der natürlichen Klappen sehr ähnlich [29]. Ein vergleichbares Ergebnis erzielten Hoerstrup et al., die menschliche mesenchymale Stammzellen zur Gewebezüchtung nutzten und nach deren Kultivierung in einer dynamischen Umgebung eine Differenzierung in Myofibroblasten fanden [17].

2.2.3 Nabelschnurzellen

Ebenso leicht zugänglich wie die Knochenmarkzellen sind menschliche Nabelschnurzellen, die in Zell- und Gewebebanken für jeden Patienten vorgehalten werden können [2]. Schmidt et al. konnten viable Gewebestücke aus menschlichen Nabelschnurblutzellen, wie Fibroblasten und endotheliale Progenitorzellen konstruieren. Die Zellen in diesen Geweben exprimierten myofibroblastische Marker, wie Desmin und α-actin. Die endothelialen Progenitorzellen hatten eine einheitliche phänotypische Ausprägung (CD31, vWF) und wesentliche Komponenten der extrazellulären Matrix wie Kollagen und Proteoglykane konnten gefunden werden. Sogar die biomechanischen Eigenschaften ähnelten denen natürlicher Gewebe [35].

2.2.4 Endotheliale Progenitorzellen aus dem Blut

Schon 1997 konnten Asahara et al. eine kleine Population von CD34 positiven, mononuklearen, endothelialen Vorläuferzellen im menschlichen Blut identifizieren, aus denen sich in Zellkulturen Zellen mit endothelialen Eigenschaften differenzierten [1]. Hämatopoetische Progenitorzellen wurden bisher erfolgreich in der Gewebezüchtung von kleinkalibrigen Gefäßen eingesetzt [26].

2.3 Dynamische Besiedelung in Bioreaktor-Systemen

Es konnte gezeigt werden, dass Zellen zur physiologischen Differenzierung ein möglichst natürliches Milieu benötigen. Dieses Milieu schließt neben optimalen biochemischen Verhältnissen wie pH-Wert, Elektrolytkonzentration, Gasdrücke auch physikalische Parameter wie Druck, Temperatur und Hämodynamik ein. Zur Simulation der natürlichen Verhältnisse wurden in der Vergangenheit im Labor Bioreaktoren entwickelt [24]. Nur unter optimalen Bedingungen kann die phänotypische Expression, Migration und Verteilung der besiedelten Zellen in einer dreidimensionalen Matrix erfolgreich gesteuert werden. In diesem Sinne wird die endogene Besiedelung von Herzklappengerüsten im Patientenorganismus als körpereigener Bioreaktor bezeichnet. Hierzu werden die Gerüste intraperitoneal implantiert und erzeugen so eine Fremdkörperreaktion, die neben Makrophagen auch hämatopoetische Stammzellen in das Gerüstmaterial einwandern lässt [10]. Die Mechanismen der zellulären Differenzierung sind jedoch noch unklar.

3 Klinischer Einsatz von bioartifiziellen Klappenprothesen

Die Züchtung von bioartifiziellen Herzklappen gewinnt zunehmend an Bedeutung, weil die grundsätzliche Machbarkeit mittlerweile erwiesen und der Bedarf an optimalen Herzklappen nach wie vor ungebrochen ist.

In Tierexperimenten konnten sogar xenogene Gerüste erfolgreich implantiert werden, während hier in der humanen klinischen Anwendung jedoch noch deutliche Limitationen bestehen [33]. So konnten Simon et al. dezellularisierte, porcine SynerGraft-Prothesen als Klappenersatz im rechten Ausflusstrakt von Kindern nur mit einer hohen Versagensquote aufgrund von Kalzifikation und schneller Degeneration implantieren [39]. Die Implantation von humanen Allografts konnte dagegen von Costa et al. mit größerem Erfolg durchgeführt werden [8]. Im Vergleich zu den Patienten, die mit kryokonservierten Homografts versorgt wurden, zeigte sich bei den Patienten, die eine dezellularisierte Herzklappe erhalten hatten, eine reduzierte Immunantwort.

Dohmen et al. berichten gute Ergebnisse nach der Implantation von dezellularisierten und in vitro mit Endothelzellen rebesiedelten Herzklappen im Rahmen einer Ross-OP. Nach 36 Monaten seien keine Anzeichen für Kalzifizierung oder Thrombogenisierung der Klappe gefunden worden und auch die mittelfristigen Ergebnisse nach fünf Jahren belegten die Machbarkeit dieses Verfahrens [11].

Shinoka et al. züchteten autologe Grafts aus Zellen der Vena saphena magna und Knochenmarkzellen des Empfängers. Diese Grafts zeigten bei Kindern mit angeborenen Herzfehlern gute Langzeit-Ergebnisse [16]. In postoperativen Angiografien, Computertomografien und MRT-Untersuchungen konnten keine strukturellen Schädigungen der Prothesen gefunden werden. Außerdem wurden keine Komplikationen in Zusammenhang mit den bioartifiziellen Klappen berichtet.

In Hannover werden seit 2001 bioartifizielle Herzklappen auf der Basis von dezellularisierten, humanen Allografts und autologen, endothelialen Progenitorzellen gezüchtet. Die ersten implantierten Klappen in Pulmonalposition zeigen bisher eine einwandfreie Hämodynamik und bieten keine Hinweise auf Degeneration, Stenosierung oder unphysiologische Modellierung der Prothesen. Zudem konnte ein Wachstum des Pulmonalklappenannulusdurchmessers beobachtet werden, der dem regulären Wachstum der jungen Patienten entspricht [5]. Diese Ergebnisse unterstreichen einmal mehr das große Potenzial des Tissue Engineering von lebenden, regenerativen Herzklappenprothesen.

4 Ausblick

Trotz einiger exzellenter klinischer Ergebnisse mit gezüchteten Herzklappenprothesen, müssen weitere Probleme (z.B. technische Algorithmen in der Produktion, Einhaltung von Richtlinien in der Produktentwicklung) beseitigt werden, bevor gezüchtete Klappenprothesen in breitem Maßstab verfügbar werden. Ein Routine-Verfahren zur Konservierung und zum Transport der Produkte vom Ort der Herstellung bis in den Operationssaal ist bisher nicht in Sicht. Die für Homografts ansonsten etablierte Kryokonservierung scheint für gezüchtete Gewebe kein geeigneter Prozess zu sein, da die Klappen zu sehr beeinträchtigt werden [28].

Bisher werden fast alle Studien mit bioartifiziellen Herzklappen im Niederdruck-Kreislaufsystem durchgeführt, nur wenige Forscher führen Versuche an der Aorten- oder Mitralklappe durch [13]. Zurzeit gibt es kein optimales Tiermodell zur Untersuchung von gezüchteten Aortenklappen. Alle aktuell durchgeführten Klein- und Großtierversuche beschäftigen sich mit heterotopen Klappentransplantaten, die allesamt zu einer nicht physiologischen Klappenhämodynamik und damit zu einer frühen Klappendegeneration führen.

Mit der Weiterentwicklung minimalinvasiver Applikationsformen könnte zukünftig die endovaskuläre Implantation von gezüchteten Herzklappen untersucht werden [40].

Weitere experimentelle und klinische Forschungen zur Gewebezüchtung von Herzklappen bleiben somit Voraussetzung für die Entwicklung einer idealen Herzklappenprothese für unsere Patienten.

Literatur

[1] Asahara T, Murohara T, Sullivan A, Silver M, van der ZR, Li T et al.: Isolation of putative progenitor endothelial cells for angiogenesis. Science 1997; 275: 964–967. [EBM IIa]

[2] Breymann C, Schmidt D, Hoerstrup SP: Umbilical cord cells as a source of cardiovascular tissue engineering. Stem Cell Rev 2006; 2: 87–92. [EBM IV]

[3] Brody S, Pandit A: Approaches to heart valve tissue engineering scaffold design. J Biomed Mater Res B Appl Biomater 2007; 83: 16–43. [EBM IV]

[4] Bruckenberger E: Herzbericht 2009. Hannover: Bruckenberger, 2010. [EBM IV]

[5] Cebotari S, Lichtenberg A, Tudorache I, Hilfiker A, Mertsching H, Leyh R et al.: Clinical application of tissue engineered human heart valves using autologous progenitor cells. Circulation 2006; 114: I132–I137. [EBM IIa]

[6] Cebotari S, Mertsching H, Kallenbach K, Kostin S, Repin O, Batrinac A et al.: Construction of autologous human heart valves based on an acellular allograft matrix. Circulation 2002; 106: I63–I68. [EBM IIa]

[7] Cribier A, Eltchaninoff H, Bash A, Borenstein N, Tron C, Bauer F et al.: Percutaneous transcatheter implantation of an aortic valve prosthesis for calcific aortic stenosis: first human case description. Circulation 2002; 106: 3006–3008. [EBM IIa]

[8] da Costa FD, Dohmen PM, Duarte D, von GC, Lopes SV, Filho HH et al.: Immunological and echocardiographic evaluation of decellularized versus cryopreserved allografts during the Ross operation. Eur J Cardiothorac Surg 2005; 27: 572–578. [EBM IIa]

[9] Dado D, Levenberg S: Cell-scaffold mechanical interplay within engineered tissue. Semin Cell Dev Biol 2009; 20: 656–664. [EBM IV]

[10] De VG, Vranken I, Lebacq A, Van KC, Ganame J, Verbeken E et al.: In vivo cellularization of a cross-linked matrix by intraperitoneal implantation: a new tool in heart valve tissue engineering. Eur Heart J 2007; 28: 1389–1396. [EBM IIa]

[11] Dohmen PM, Lembcke A, Holinski S, Kivelitz D, Braun JP, Pruss A et al.: Mid-term clinical results using a tissue-engineered pulmonary valve to reconstruct the right ventricular outflow tract during the Ross procedure. Ann Thorac Surg 2007; 84: 729–736. [EBM IIa]

[12] Engelmayr GC, Jr., Rabkin E, Sutherland FW, Schoen FJ, Mayer JE, Jr., Sacks MS: The independent role of cyclic flexure in the early in vitro development of an engineered heart valve tissue. Biomaterials 2005; 26: 175–187. [EBM IIa]

[13] Flanagan TC, Black A, O'Brien M, Smith TJ, Pandit AS: Reference models for mitral valve tissue engineering based on valve cell phenotype and extracellular matrix analysis. Cells Tissues Organs 2006; 183: 12–23. [EBM IIa]

[14] Goncalves AC, Griffiths LG, Anthony RV, Orton EC: Decellularization of bovine pericardium for tissue-engineering by targeted removal of xenoantigens. J Heart Valve Dis 2005; 14: 212–217. [EBM IIa]

[15] Harken DE, Soroff HS, Taylor WJ, Lefemine AA, Gupta SK, Lunzer S: Partial and complete prostheses in aortic insufficiency. J Thorac Cardiovasc Surg 1960; 40: 744–762. [EBM IIa]

[16] Hibino N, McGillicuddy E, Matsumura G, Ichihara Y, Naito Y, Breuer C et al.: Late-term results of tissue-engineered vascular grafts in humans. J Thorac Cardiovasc Surg 2010; 139: 431–436. [EBM IIa]

[17] Hoerstrup SP, Kadner A, Melnitchouk S, Trojan A, Eid K, Tracy J et al.: Tissue engineering of functional trileaflet heart valves from human marrow stromal cells. Circulation 2002; 106: I143–I150. [EBM IIa]

[18] Hoerstrup SP, Sodian R, Daebritz S, Wang J, Bacha EA, Martin DP et al.: Functional living trileaflet heart valves grown in vitro. Circulation 2000; 102: III44–III49. [EBM IIa]

[19] Johnston DE, Boughner DR, Cimini M, Rogers KA: Radial artery as an autologous cell source for valvular tissue engineering efforts. J Biomed Mater Res A 2006; 78: 383–393. [EBM IIa]

[20] Kasimir MT, Rieder E, Seebacher G, Nigisch A, Dekan B, Wolner E et al.: Decellularization does not eliminate thrombogenicity and inflammatory stimulation in tissue-engineered porcine heart valves. J Heart Valve Dis 2006; 15: 278–286. [EBM IIa]

[21] Kim SS, Lim SH, Cho SW, Gwak SJ, Hong YS, Chang BC et al.: Tissue engineering of heart valves by recellularization of glutaraldehyde-fixed porcine valves using bone marrow-derived cells. Exp Mol Med 2006; 38: 273–283. [EBM IIa]

[22] Langer R, Tirrell DA: Designing materials for biology and medicine. Nature 2004; 428: 487–492. [EBM IV]

[23] Liao K, Frater RW, LaPietra A, Ciuffo G, Ilardi CF, Seifter E: Time-dependent effect of glutaraldehyde on the tendency to calcify of both autografts and xenografts. Ann Thorac Surg 1995; 60: 343–347. [EBM IIa]

[24] Lichtenberg A, Tudorache I, Cebotari S, Ringes-Lichtenberg S, Sturz G, Hoeffler K et al.: In vitro re-endothelialization of detergent decellularized heart valves under simulated physiological dynamic conditions. Biomaterials 2006; 27: 4221–4229. [EBM IIa]

[25] Mendelson K, Schoen FJ: Heart valve tissue engineering: concepts, approaches, progress, and challenges. Ann Biomed Eng 2006; 34: 1799–1819. [EBM IV]

[26] Mertsching H, Walles T, Hofmann M, Schanz J, Knapp WH: Engineering of a vascularized scaffold for artificial tissue and organ generation. Biomaterials 2005; 26: 6610–6617. [EBM IIa]

[27] Moza AK, Mertsching H, Herden T, Bader A, Haverich A: Heart valves from pigs and the porcine endogenous retrovirus: experimental and clinical data to

assess the probability of porcine endogenous retrovirus infection in human subjects. J Thorac Cardiovasc Surg 2001; 121: 697–701. [EBM IIa]

[28] Narine K, Ing EC, Cornelissen M, Desomer F, Beele H, Vanlangenhove L et al.: Readily available porcine aortic valve matrices for use in tissue valve engineering. Is cryopreservation an option? Cryobiology 2006; 53: 169–181. [EBM IIa]

[29] Perry TE, Kaushal S, Sutherland FW, Guleserian KJ, Bischoff J, Sacks M et al.: Thoracic Surgery Directors Association Award. Bone marrow as a cell source for tissue engineering heart valves. Ann Thorac Surg 2003; 75: 761–767. [EBM IIa]

[30] Place ES, Evans ND, Stevens MM: Complexity in biomaterials for tissue engineering. Nat Mater 2009; 8: 457–470. [EBM IV]

[31] Rieder E, Kasimir MT, Silberhumer G, Seebacher G, Wolner E, Simon P et al.: Decellularization protocols of porcine heart valves differ importantly in efficiency of cell removal and susceptibility of the matrix to recellularization with human vascular cells. J Thorac Cardiovasc Surg 2004; 127: 399–405. [EBM IIa]

[32] Rieder E, Seebacher G, Kasimir MT, Eichmair F, Winter B, Dekan B et al.: Tissue engineering of heart valves: decellularized porcine and human valve scaffolds differ importantly in residual potential to attract monocytic cells. Circulation 2005; 111: 2792–2797. [EBM IIa]

[33] Ruffer A, Purbojo A, Cicha I, Glockler M, Potapov S, Dittrich S et al.: Early failure of xenogenous de-cellularised pulmonary valve conduits – a word of caution! Eur J Cardiothorac Surg 2010; 38: 78–85. [EBM IIa]

[34] Sacks MS, Schoen FJ, Mayer JE: Bioengineering challenges for heart valve tissue engineering. Annu Rev Biomed Eng 2009; 11:289–313. [EBM IV]

[35] Schmidt D, Hoerstrup SP: Tissue engineered heart valves based on human cells. Swiss Med Wkly 2006; 136: 618–623. [EBM IV]

[36] Shinoka T, Breuer C: Tissue-engineered blood vessels in pediatric cardiac surgery. Yale J Biol Med 2008; 81: 161–166. [EBM IV]

[37] Shinoka T, Ma PX, Shum-Tim D, Breuer CK, Cusick RA, Zund G et al.: Tissue-engineered heart valves. Autologous valve leaflet replacement study in a lamb model. Circulation 1996; 94: II164–II168. [EBM IIa]

[38] Shrestha M, Folliguet T, Meuris B, Dibie A, Bara C, Herregods MC et al.: Sutureless Perceval S aortic valve replacement: a multicenter, prospective pilot trial. J Heart Valve Dis 2009; 18: 698–702. [EBM IIa]

[39] Simon P, Kasimir MT, Seebacher G, Weigel G, Ullrich R, Salzer-Muhar U et al.: Early failure of the tissue engineered porcine heart valve SYNERGRAFT in pediatric patients. Eur J Cardiothorac Surg 2003; 23: 1002–1006. [EBM IIa]

[40] Stock UA, Degenkolbe I, Attmann T, Schenke-Layland K, Freitag S, Lutter G: Prevention of device-related tissue damage during percutaneous deployment of tissue-engineered heart valves. J Thorac Cardiovasc Surg 2006; 131: 1323–1330. [EBM IIa]

[41] Tamariz E, Grinnell F: Modulation of fibroblast morphology and adhesion during collagen matrix remodeling. Mol Biol Cell 2002; 13: 3915–3929. [EBM IIa]

[42] Tuzlakoglu K, Reis RL: Biodegradable polymeric fiber structures in tissue engineering. Tissue Eng Part B Rev 2009; 15: 17–27. [EBM IV]

[43] Vacanti J: Tissue engineering and regenerative medicine: from first principles to state of the art. J Pediatr Surg 2010; 45: 291–294. [EBM IV]

1.1 Was gibt es Neues zur Gewebezüchtung von Herzklappen?

1.2 Was gibt es Neues bei Gewebeersatz und Tissue-Engineering in der Unfallchirurgie?

K.F. Braun, C. Gaissmaier, T. Freude, U. Stöckle und A.K. Nüssler

1 Einleitung

Infolge der demografischen Entwicklung in den westlichen Industrieländern, die mit einer erhöhten Lebenserwartung der Menschen verbunden ist, nimmt der Bedarf an Methoden zur biologischen Rekonstruktion knöcherner Substanzverluste kontinuierlich zu. Verzögerte Knochenheilung, Pseudarthrosenbildung und vor allem auch die steigende Zahl zu sanierender Knochendefekte im Rahmen der Revisionsendoprothetik großer Gelenke [4], stellen eine besondere therapeutische Herausforderung dar. In der Behandlung solcher Knochenschäden ist die autologe Knochentransplantation bis heute Goldstandard [12, 32]. Aufgrund seiner begrenzten Verfügbarkeit und einer Reihe potenzieller Komplikationen weist der autologe Knochen jedoch erhebliche Limitationen für den klinischen Einsatz auf. Die Entwicklung und Anwendung neuer, zum Teil synthetischer oder teilsynthetischer Ersatzmaterialien nimmt daher eine zunehmend wichtige Stellung in der orthopädisch-traumatologischen Forschung und im klinischen Alltag ein. Diese Materialien reduzieren das Risiko einer Krankheitsübertragung, vermeiden die zusätzliche Entnahmemorbidität, erfordern einen geringeren operativen Aufwand und sind nahezu unbegrenzt verfügbar. Ziel dieses Kapitels ist die Darstellung der aktuellen Möglichkeiten und Entwicklungen auf dem Gebiet der Knochendefektchirurgie.

2 Allgemeine Prinzipien

Die Herstellung bioartifizieller Gewebekonstrukte unter Anwendung von Biomaterialien, lebenden Zellen und einer möglichst optimalen Signaltransduktion wird als Tissue-Engineering bezeichnet und ist ein Teilgebiet der regenerativen Medizin. Zellbesiedelung kann dabei *in vitro* oder auch *in vivo* erfolgen. Durch diese Vorgehensweise sollen natürliche Regenerationsmechanismen unterstützt werden, um vor allem bei größeren Defekten und im kritischen Empfängerlager die Ausheilung eines Gewebeschadens zu ermöglichen.

Für den klinischen Erfolg von Knochenersatzmaterialien ist neben einer hohen Bioverfügbarkeit, die Vitalität des Knochenlagers und je nach Indikation auch die primäre Stabilität der verwendeten Werkstoffe von entscheidender Bedeutung [4]. Weiterhin sollte das Übertragungsrisiko von Infektionen so gering und die biologische Wertigkeit der Materialien so hoch wie möglich sein. Letzteres lässt sich allgemein über die biologischen Eigenschaften der Osteokonduktivität, -induktivität und -genität beurteilen [14].

Osteokonduktion bezeichnet die passive Leitfähigkeit eines Knochenersatzmaterials die autogene Knochenneubildung zu schienen. Das ideale osteokonduktive Material ermöglicht die Einwanderung von Gefäßen und Osteoprogenitorzellen [14]. Weiterhin ist es aufgrund seiner Struktur die Basis für die Mineralisation und den anschließenden Remodelierungsprozess zu Geflecht- oder Laminar-Knochen. Das optimale Biomaterial lässt zusätzlich eine relevante Krafteinleitung zur primärstabilen Verankerung zu [18].

Osteoinduktion ist die aktive Stimulation knochenproduzierender Zellen durch im Implantat enthaltene Differenzierungsfaktoren [33]. In aller Regel ist dies, die Umwandlung mesenchymaler Stammzellen zu Osteoprogenitorzellen [38, 39]. Osteoinduktion kann orthotop (im Knochenlager) oder heterotop (z.B. im Muskel oder Fettgewebe) erfolgen [4].

Osteogenität beschreibt die eigenständige Fähigkeit eines Implantats zur Produktion von Knochensubstanz induziert durch übertragene Zellen. Meist sind dies Osteoblasten oder Stammzellen.

3 Biomaterialien

Der kontinuierliche Umbau menschlichen Knochens, der je nach Form (spongiös oder lamellär) bis zu einem kompletten Ersatz 12 Monate benötigt, verdeutlicht die komplexen Anforderungen an ein optimales Verfahren zur Knochenregeneration. Die natürliche Knochenstruktur nachzuahmen und dabei die bereits genannten biologischen Eigenschaften zu erfüllen, ist therapeutisches Ziel des Tissue-Engineering. Hierfür ist u.a. die stoffliche Zusammensetzung des Trägers entscheidend.

Die verwendeten Bestandteile müssen biokompatibel und resorbierbar sein und die entsprechenden mechanischen Belastungseigenschaften von Knochen aufweisen. Letzteres gilt insbesondere bei solchen Indikationen, bei denen für die Defektheilung eines lasttragenden Knochens, der hohen Belastungen ausgesetzt ist, keine zusätzlich lasttragenden Implantate verwendet werden (wie z.B. eine belastungsstabile Osteosyntheseplatte). Gerade in diesen Fällen ist es besonders wichtig, ein möglichst optimales Gleichgewicht zwischen mechanischer Integrität und Materialresorption zu erreichen [18].

Der ideale Träger sollte somit in der Lage sein, ein stimulierendes Milieu zu schaffen, in welches Knochengewebe einwachsen und ausreifen kann, während er das Gleichgewicht zwischen Resorption und mechanischer Stabilität aufrechterhält [24]. Weiterhin sollte synthetisches Ersatzmaterial, bei möglichst geringen Kosten, unbegrenzt verfügbar sein. Zusammengefasst führt dies zu folgenden Anforderungen (Tab. 1):

Eine Vielzahl verschiedener Strategien, wie Zelltransplantation, azelluläre Träger, Gentherapie, Stammzelltherapie oder Wachstumsfaktorenstimulation wurden bereits bezüglich der oben genannten Anforderungen getestet [17]. In Studien konnte gezeigt werden, dass das ideale synthetische Material seine mechanische Stabilität für mindestens 3 Monate aufrechterhalten und anschließend nach 12–18 Monaten vollständig resorbiert sein sollte, um den entstehenden Knochen Schritt für Schritt einwachsen zu lassen [18].

Vor allem Werkstoffe, wie Metalle, Keramiken und Polymere (Abb. 1 und 2) wurden ausführlich getestet. Aufgrund der fehlenden Bioresorption von Metallen, zeigen Keramiken und Polymere die

Tab. 1: Anforderungen an den Träger

Mechanische Stabilität	temporäre, mechanische Stabilität in der zu überbrückenden Defektregion unter Berücksichtigung der Bioerosion
Poröse Architektur	eine poröse Struktur (Porengröße 300–500 µm) zur Vaskularisierung und Knocheninfiltration und somit Osteointegration
Zellrekrutierung	Stammzellen und Osteoblasten sollten zur Einwanderung und Ausdifferenzierung angeregt werden
Resorption	kontrollierte Degradation zur adäquaten Kraftübertragung auf neuen Knochen
Biokompatibilität	keine immunogene Wirkung oder lokal zytotoxischen Effekte und keine Anreicherung von Resorptionsmetaboliten im umliegenden Gewebe
Bioaktivität	Abgabe bioaktiver Substanzen in einer kontrollierten Art und Weise
Sterilität	es muss sterilisierbar sein, ohne dabei seine biomimetischen Eigenschaften zu verlieren

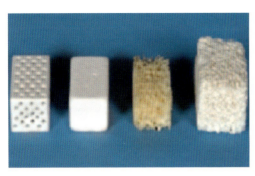

Abb. 1: Knochenersatzmaterialien in Blockform. V.l.n.r.: Cerasorb®B, Cerasorb®M, Tutodent®, BioOss® [14].

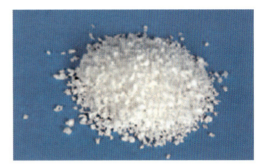

Abb. 2: Deproteinisierter boviner Knochen als Granulat (BioOss®) [14].

besseren Voraussetzungen für einen optimalen Träger.

Kalziumphosphate (CaP), wie Hydroxylapatite, Trikalziumphosphate, biphasische Kalziumphosphate und multiphasisches Bioglas mit ihrer dem Knochen ähnlichen Mineralisationsstruktur, weisen als Keramiken seit ihrer Einführung vor 40 Jahren gute intra- und extrazelluläre Ergebnisse auf [10, 29]. Durch ihre hohe Biointegration verfügen sie über sehr gute osteokonduktive Eigenschaften. Für ein spezielles biphasisches CaP, wurden in einer kürzlich veröffentlichten Untersuchung für ein Model zur Biointegration von Scaffold und Knochenzellen deutliche Vorteile gegenüber autologem Knochenersatzmaterial bei kritischen Knochendefekten gezeigt [11]. Eine Porengröße ≥ 300 μm hat sich hierbei hinsichtlich einer verbesserten Gefäß- und Knochenneubildung als vorteilhaft erwiesen [6, 37]. Allerdings schwächt die poröse Struktur die mechanische Integrität.

Zu beachten ist, dass Kalziumphosphate wie Hydroxylapatit (Friabone®) lediglich über zelluläre Resorption abgebaut werden können und somit über Jahre hinweg nachweisbar sind. Demgegenüber sind Trikalziumphosphate löslich und unterliegen einem chemisch-physikalischen Zerfallsprozess. Die dabei entstehenden Partikel werden von Osteoklasten abgebaut, was bereits nach einigen Monaten zu einem röntgenologischen Dichteverlust führt [14]. Beide Materialien zeigen Schwächen bezüglich der Steuerbarkeit der Resorptionsrate. Bioaktive Gläser (z.B. Perioglas® und Biogran®) hingegen ermöglichen aufgrund ihrer biochemischen Eigenschaften und den Abbau über Korrosion die Bindungsrate an das Gewebe zu kontrollieren. Diese Knochenersatzmaterialien bestehen aus Siliziumdioxid, Natrium-, Kalzium- und Phosphatoxiden.

Eine ausreichende mechanische Stabilität konnte bisher jedoch durch keines der oben genannten Materialien allein erreicht werden. Daher stellen Polymere und Polymerkeramiken die aktuell zu bevorzugenden Trägerformen dar. Diese sind biokompatibel, hinsichtlich ihrer Resorption steuerbar (durch die Beeinflussung ihrer kristallinen und hydrophoben Eigenschaften), mechanisch stabiler und einfach zu verarbeiten. Polyester, Polydioxane, Poly-Propylen-Fumarate (PPF) oder Polyethylenglykol (PEG) sind hierbei die am häufigsten verwendeten Materialien.

4 Autologe Knochentransplantation

Das autologe Knochentransplantat ist aufgrund seiner physiologischen Struktur, fehlender Immunogenität und der teilweise osteogenen Wirkung, sofern Knochenzellen überlebt haben, das ideale Transplantat und bis heute der Goldstandard. Allerdings fällt die Mehrzahl der primär vitalen Zellen bei avaskulärer Transplantation der Nekrose anheim [14]. Zu beachten ist, dass die Komplikationsraten teilweise bis zu 30 % betragen, wobei die Morbidität der Entnahmestelle des autologen Knochens an erster Stelle steht. Neben postoperativen oder chronischen Schmerzen (i.d.R. Beckenkamm) besteht ein erhöhtes Risiko für Infektionen, Nerven- und Gefäßschäden, Nachblutungen und Hämatombildung [2, 35]. Die begrenzte Verfügbarkeit stellt eine weitere und bedeutende Limitation dar (Tab. 2).

5 Allogene Knochentransplantation

Neben dem autologen ist auch die Verwendung von allogenem Knochen eine häufig verwendete Option in der Knochendefektchirurgie. Meistens wird das Material aus resezierten Femurköpfen bei der elektiven Implantation von Hüftendoprothesen (HTEP) gewonnen und anschließend aufbereitet. Die erfolgreiche Verwendung basiert auf den physiologischen Struktureigenschaften des Transplantats. Allerdings beläuft sich das Risiko einer Transplantat-bedingten Infektion auf bis zu 13 % [26]. Krankheitsübertragung (HIV und Hepatitis) und Immunreaktionen des Empfängers stellen ebenfalls Risiken dar [16, 28]. Zwar kommen zur Minimierung dieser Komplikationen u.a. Autoklavieren und Kryokonservierung als Desinfektions- und Lagerungsmaßnahmen zur Anwendung, jedoch verschlechtern diese Prozesse die biologische Wertigkeit. Dies erklärt auch zum Teil die meist geringere Wirksamkeit des allogenen Knochens im Vergleich zum autologen Knochen (Tab. 2).

6 Xenogene Knochentransplantation

Xenogene Transplantate finden selten Anwendung. Sie sind meist bovinen oder korallinen Ursprungs und weisen eine ähnliche Mineralisationsstruktur wie humaner Knochen auf. Zwar besitzt xenogener Knochen eine hohe Verfügbarkeit, ist leicht zu prozessieren und zu lagern, wird mittlerweile beim Menschen jedoch als weitgehend ungeeignet angesehen. Dies ist vor allem durch erhöhtes Risiko hinsichtlich der Übertragung von Viren und anderen Krankheitserregern sowie an einer höheren Immunogenität und Toxizität nach Sterilisation begründet [25, 41] (Tab. 2).

7 Alloplastische Transplantate

Wie bereits erwähnt, sind alloplastische Knochenersatzmaterialien synthetische oder teilsynthetische Werkstoffe, die vorwiegend aus Kalzium basierenden Verbindungen bestehen. Ihre Entwicklung wurde in den letzten Jahren stark

Tab. 2: Übersicht und Definition von Knochenersatzmaterialien [14]

Ursprung	autogen	allogen	xenogen	alloplastisch
Definition	Spender = Empfänger	Transplantation zwischen histokompatiblen Individuen gleicher Spezies	Transplantation zwischen Individuen unterschiedlicher Spezies	snythesische Fremdmaterialien
Osteokonduktiv	+	+	+	+
Osteoinduktiv	+	±**	±**	-
Osteogenetisch	+*	-	-	-
Beispielpräparate		Tutoplast® Grafton®	Bio-Oss® Endobone® Tutodent® Osteograf® Algipore®	Interpore200® Frios® Cerasorb® PerioGlas®

* Nur wenn die Zellen des transplantierten Knochens vital bleiben.
** Materialabhängig.

vorangetrieben, sodass aktuell eine Vielzahl an Materialien zur Verfügung steht. Diese unterscheiden sich in ihrer Struktur, ihrer chemischen Zusammensetzung und in ihrer mechanischen Stabilität. Von großem Vorteil sind die hohe Bioverfügbarkeit und das geringe Infektionsrisiko. Allen gemein ist jedoch die Eigenschaft, dass sie durch ihre überwiegend osteokonduktive Wirkungsweise häufig keinen ausreichenden Heilungseffekt zeigen. Erst die Kombination mit osteoinduktiven Stimuli, die sich durch Auftragen oder Beimischen von verschiedenen Differenzierungsfaktoren erzielen lassen, ermöglicht einen guten und raschen Heilungsverlauf (Tab. 2).

8 Wachstums- und Differenzierungsfaktoren

Verschiedene Wachstumsfaktoren, wie FGF (fibroblast growth factor), PDGF (platelet derived growth factor-1), VEGF (vascular endothelial growth factor) und IGF-1 (insulin-like growth factor) können sowohl In-vitro- als auch In-vivo-Zellproliferation fördern. Allerdings fehlen ihnen echte osteoinduktive Eigenschaften, d.h. sie sind nicht in der Lage undifferenzierte Stamm- oder Vorläuferzellen zur osteogenen Differenzierung anzuregen [22, 36]. Hiervon sind die sogenannten „Bone Morphogenetic Proteins" (BMPs) abzugrenzen, die eine Unterfamilie der TGF-β Superfamilie bilden. Sie ermöglichen eine vollständige Knochenneubildung durch Differenzierung primär nicht osteogener (Stamm-)Zellen. Unter den 20 verschiedenen BMPs gilt BMP-2 derzeit als Morphogen mit der stärksten osteoinduktiven Wirkung.

Für die klinische Anwendung steht neben rekombinantem BMP-2 auch BMP-7 zur Verfügung. Die Indikationsbreite der BMPs ist momentan allerdings noch stark limitiert. BMP-2 ist bei offenen Tibiafrakturen zugelassen [15] und BMP-7 bei tibialer Pseudarthrosenbildung und verzögerter Frakturheilung [13]. Zu beachten ist jedoch, dass bei der Anwendung von BMP-7 Fallbeispiele von resistenten Frakturheilungsstörungen berichtet wurden [30, 31], was möglicherweise in der geringeren osteoinduktiven Wirkung von BMP-7 oder durch vorliegende inhibitorische Mechanismen (z.B. chronisch erhöhtes TGF-β) begründet ist [9]. Ebenfalls kritisch zu bewerten ist, dass die BMPs in den momentanen Applikationsformen in sehr hoher Dosierung als überwiegend hydrophile Varianten angewendet werden [34], wodurch ein Boluseffekt mit hoher Tendenz zur raschen Abdiffusion in das umliegende Weichteilgewebe entsteht. Dies hat in einigen Fällen des „off-label use" (bei HWS Spondylodesen) zu schweren Weichteilschwellungen mit teils lebensbedrohlichen Nebenwirkungen geführt.

Da die BMPs ihre intrinsische Wirkung erst durch Bindung an bestimmte extrazelluläre Matrixmoleküle wirkungsvoll entfalten können, wird derzeit versucht, sie mit verbesserten Biomaterialien und Methoden zur lokalen Immobilisation zu kombinieren. Dies ermöglicht zum einen eine erhebliche Dosisreduktion bei gleichzeitiger Verbesserung der gewünschten osteoinduktiven Wirkung und zum anderen eine Reduktion unerwünschter Nebenwirkungen. Darüber hinaus zeigen weitere tierexperimentelle Untersuchungen, dass die knocheninduzierende Wirkung von BMP-2 durch die Kombination mit geeigneten synergistisch wirkenden Faktoren, wie z.B. VEGF, einem gefäßinduzierenden Botenstoff, signifikant verbessert werden kann [21].

9 Mesenchymale Stammzellen (MSC)

Die körpereigene Besiedelung mit knochenproduzierenden Zellen ist eine notwendige Voraussetzung für das langfristig stabile Einheilen des Knochentransplantats oder -ersatzstoffes [4]. Um diesen Effekt zu fördern, können die Biomaterialien mit mesenchymalen Stammzellen (MSC) besiedelt werden. MSC sind pluripotente Zellen, die sich unter dem Einfluss geeigneter Mediatoren und Umgebungsbedingungen zu osteogenen Zellen differenzieren können. Neben der einfachen Gewinnung (Punktion des Beckenkamms) lassen sich die MSC auch in vitro kultivieren und vermehren [3] (Abb. 3). Eine zu lange In-vitro-Kultivierung kann jedoch zum Verlust ihrer osteogenen Differenzierungsfähigkeit führen [27].

1.2 Was gibt es Neues bei Gewebeersatz und Tissue-Engineering in der Unfallchirurgie?

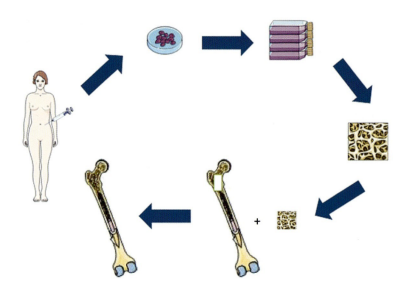

Abb. 3: schematische Darstellung der Stammzellgewinnung (v.l.n.r.: Spongiosagewinnung – Zellexpansion und Zellkultur – Übertragung auf Träger – Implantation in den Defektbereich).

Neben den bereits genannten Eigenschaften sind MSC auch in der Lage trophische Faktoren zu produzieren, die die endogene Gewebereaktion unterstützen. Dies wird in verschiedenen präklinischen Studien deutlich, die eine verbesserte Knochenregeneration und knöcherne Durchbauung im Tiermodel zeigen [19, 23].

Eine weitere interessante Eigenschaft von MSC, die bereits in der Graft-vs.-Host-Erkrankung nach allogener Blutstammzelltransplantation eingesetzt wird, ist ihre Fähigkeit zur Immunmodulation. Dieser Effekt wird u.a. durch die Suppression von aktivierten T-Lymphozyten vermittelt [1] und kann bei der Implantation von Fremdmaterialien hilfreich sein. Im Mausversuch unter Anwendung von MSC konnte allerdings auch gezeigt werden, dass eine T-Zell-Suppression das Risiko einer karzinogenen Entartung oder die Progression einer bereits bestehenden Tumorerkrankung fördern kann [7, 42].

Ob dieses Risiko beim Menschen auch besteht, ist noch unklar und bedarf weiterer Abklärung. In verschiedenen klinischen MSC-Anwendungen, wie z.B. auch im Bereich der Knorpelregeneration [40] konnte ein solches Risiko bisher jedoch noch nicht beobachtet werden. Zuletzt sollte noch darauf hingewiesen werden, dass der Einsatz von MSC-besiedelten Scaffolds aufgrund der langsamen Ex-vivo-Kultur zeitaufwendiger ist und in jedem Fall zwei Eingriffe erfordert. Aufgrund dessen werden mittlerweile auch Methoden entwickelt werden, mit deren Hilfe charakterisierte MSC direkt im OP angereichert und transplantiert werden können.

10 Knochenmarkkonzentrat

Aufgrund seiner einfachen Gewinnung und direkten Applizierbarkeit ist die Verwendung von autologem Knochenmarkkonzentrat bereits heute ein häufig angewandtes Verfahren in der knöchernen Defekttherapie. Nach Gewinnung von Knochenmarkaspirat wird dieses zentrifugiert um stromale Knochenmarkzellen von roten Blutzellen zu trennen. Das verwendete Biomaterial oder die Knochenspongiosa wird dann mit den stromalen Knochenmarkzellen beimpft, unter denen sich auch die MSC befinden. Zwar besteht bei dieser Vorgehensweise eine deutlich geringere MSC-Dichte (nur ca. 0,04 % MSCs im humanen Knochenmarkkonzentrat) im Vergleich zu der oben beschriebenen MSC-Anreicherung durch gezielte In-vitro-Kultivierung; diese Methode stellt unter

Verwendung einer ausreichenden Menge an Aspirat aber eine gute und vor allem auch preiswerte Alternative dar [20].

11 Gentherapie

Eine weitere Möglichkeit zur Verbesserung der bestehenden Knochenrekonstruktionsverfahren sind gentherapeutische Techniken. Zu diesem Zweck werden momentan im Wesentlichen zwei Ansätze verfolgt: 1) die Implantation eines für Wachstumsfaktoren notwendigen Gens in den Defektbereich *in vivo* oder 2) mit *ex vivo* genmanipulierten Zellen besiedelte Träger [5]. Die zelluläre Transfektion, also die Einschleusung des Gens in eine Zelle, erfolgt zum Beispiel über einen Retro- oder Adenovirus oder mithilfe von künstlichen Liposomen. Der gentechnische Verfahrensansatz ist äußerst interessant, bedarf jedoch vor klinischen Studien noch der Klärung einiger Fragen, so z.B. hinsichtlich der Anwendungssicherheit von viralen Vektoren und Plasmiden [8].

12 Fazit

Die autologe Knochentransplantation bildet auch heute noch den Goldstandard in der operativen Sanierung größerer Knochendefekte. Obwohl für eine Reihe synthetisch oder teilsynthetisch hergestellter Knochenersatzmaterialien mittlerweile vielversprechende präklinische und klinische Resultate berichtet wurden, sind die Ergebnisse der rein osteokonduktiv wirkenden Biomaterialien beim Menschen, insbesondere im kritischen Defektlager, bisher noch nicht überzeugend. Eine weitere Verbesserung der bestehenden Methoden kann jedoch durch die Kombination von Biomaterialien mit intelligenten und Drug-Release-Eigenschaften, bestimmten osteoinduktiven und gefäßinduzierenden Mediatoren und einer Vitalisierung der Biomaterialien mit geeigneten Zellen erwartet werden. Ob hierbei MSC mit definierten Eigenschaften den unsortierten stromalen Zellen eines Knochenmarkkonzentrats überlegen sind bleibt abzuwarten. Grundsätzlich gilt, dass das ideale Knochentransplantat biokompatibel, knochenstimulierend und unter Berücksichtigung der Biodegradation mechanisch stabil sein muss. Auch sollte es den Anschluss an die Gefäßversorgung ermöglichen, da ohne ausreichende Vaskularisation kein persistierendes Knochengewebe entstehen kann.

Literatur

[1] Aggarawal S, Pittenger MF: Human mesenchymal stem cells modulate allogeneic immune cell responses. Blood 2005; 105: 1815–1822. [EBM IIa]

[2] Arrington ED, Smith WJ, Chambers HG, Bucknell AL, Davino NA: Complications of iliac crest bone harvesting. Clin Orthop Relat Res 1996; 329: 300–309. [EBM III]

[3] Bianco P, Riminucci M, Gronthos S, Robey PG: Bone marrow stromal stem cells: nature, biology and potential applications. Stem Cells 2001; 19: 180–192. [EBM III]

[4] Bernstein P, Bornhäuser M, Günther K-P, Stiehler M: Knochen-Tissue-Engineering in der klinischen Anwendung. Orthopäde 2009; 38: 1029–1037. [EBM Ia]

[5] Betz OB, Betz VM, Nazarian A, Pilapil CG, Vrahas MS, Bouxsein ML, Gerstenfeld LC, Einhorn TA, Evans CH: Direct percutaneous gene delivery to enhance healing of segmental bone defects. J Bone Joint Surg Am 2006; 88: 355–365. [EBM IIa]

[6] De Long WG Jr, Einhorn TA, Koval K, McKee M, Smith W, Sanders R, Watson T: Bone grafts and bone graft substitutes in orthopedic trauma surgery. A critical analysis. J Bone Joint Surg Am 2007; 89: 649–658. [EBM Ib]

[7] Djouad F, Bony C, Apparailly F, Louis-Plence P, Jorgensen C, Noël D: Earlier onset of syngeneic tumors in the presence of mesenchymal stem cells. Transplantation 2006; 82: 1060–1066. [EBM IIa]

[8] Ehnert S, Glanemann M, Schmitt A, Vogt S, Shanny N, Nussler NC, Stöckle U, Nussler A: The possible use of stem cells in regenerative medicine: dream or reality?. Langenbecks Arch Surg 2009; 394: 985–997. [EBM IIa]

[9] Ehnert S, Baur J, Schmitt A, Neumaier M, Lucke M, Dooley S, Vester H, Wildemann B, Stöckle U, Nussler AK: TGF-β_1 as possible Link between Loss of Bone Mineral Density and Chronic Inflammation. PLoS ONE 2010; in press. [IIa]

[10] El-Ghannam A: Bone reconstruction: from bioceramics to tissue engineering. Expert Rev Med Devices 2005; 2: 87–101. [EBM Ib]

[11] Fellah BH, Gauthier O, Weiss P, Chappard D, Layrolle P: Osteogenicity of biophasic calcium phosphate ceramics and bone autograft in a goat model. Biomaterials 2008; 29: 1177–1188. [EBM IIa]

[12] Finkemeier CG: Bone-grafting and bone-graft substitutes. J Bone Joint Surg Am 2002; 84-A: 454–464. [EBM IIb]

[13] Friedlaender GE, Perry CR, Cole JD, Cook SD, Cierny G, Muschler GF, Zych GA, Calhoun JH, LaForte AJ, Yin S: Osteogenic protein-1 (bone morphogenetic protein-7) in the treatment of tibial non-unions. J Bone Joint Surg Am 2001; 83-A: 151–158. [EBM Ib]

[14] Glass Y, Eickholz P, Nentwig G-H, Dannewitz B: Glossar der Grundbegriffe für die Praxis Knochenersatz- und -aufbaumaterialien. Parodontologie 2008; 19(4): 465–474. [EBM Ia]

[15] Govender S et al.: The BMP-2 Evaluation in Surgery for Tibial Trauma (BESTT) Study Group: Recombinant human bone morphogenetic protein-2 for treatment of open tibial fractures: a prospective, controlled, randomized study of 450 patients. J Bone Joint Surg Am 2002; 84-A: 2123–2134. [EBM Ib]

[16] Hou CH, Yang RS, Hou SM: Hospital-based allogenic bone bank – 10 year experience. J Hosp Infect 2005; 59: 41–45. [EBM III]

[17] Howard D, Buttery LD, Shakesheff KM, Roberts SJ: Tissue engineering: strategies, stem cells and scaffolds. J Anat 2008; 213: 66–72. [EBM Ia]

[18] Hutmacher DW, Schantz JT, Lam CX et al.: State of the art and future directions of scaffold-based bone engineering from a biomaterials perspective. J Tissue Eng Regen Med 2007; 1: 245–260. [EBM Ia]

[19] Kalia P, Blunn GW, Miller J, Bhalla A, Wiseman M, Coathup MJ: Do autologous mesenchymal stem cells augment bone growth and contact to massive bone tumor implants? Tissue Eng 2006; 12: 1617–1626. [EBM IIa]

[20] Kasten P, Beyen I, Egermann M, Suda AJ, Moghaddam AA, Zimmermann G, Luginbühl R: Instant stem cell therapy: characterization and concentration of human mesenchymal stem cells in vitro. Eur J Cell Mat 2008; 16: 47–55. [EBM Ib]

[21] Kempen DH, Lu L, Heijink A, Hefferan TE, Creemers LB, Maran A, Yaszemski MJ, Dhert WJ. Effect of local sequential VEGF and BMP-2 delivery on ectopic and orthotopic bone regeneration. Biomaterials 2009; 30(14): 2816–2825. [EBM IIa]

[22] Khan SN, Bostrom MP, Lane JM: Bone growth factors. Orthop Clin North Am 2000; 31: 375–388. [EBM III]

[23] Korda M, Blunn G, Goodship A, Hua J: Use of mesenchymal stem cells to enhance bone formation around revision hip replacements. J Orthop Res 2008; 12: 12. [EBM Ib]

[24] Kretlow JD, Mikos AG: Review: mineralization of synthetic polymer scaffolds for bone tissue engineering. Tissue Eng 2007; 13: 927–938. [EBM Ib]

[25] Laurencin CT, El-Amin SF: Xenotransplantation in orthopedic surgery. J Am Acad Orthop Surg 2008; 16: 4–8. [EBM III]

[26] Mankin HJ, Hornicek FJ, Raskin KA: Infection in massive bone allografts. Clin Orthop Relat Res 2005; 432: 210–216. [EBM III]

[27] Mauney JR, Volloch V, Kaplan DL: Role of adult mesenchymal stem cells in bone tissue engineering applications: current status and future prospects. Tissue Eng 2005; 11: 787–802. [EBM Ia]

[28] Nishida J, Shimamura T: Methods of reconstruction for bone defect after tumor excision: a review of alternatives. Med Sci Monit 2008; 14: RA107–RA113. [EBM III]

[29] Paul W, Sharma CP: Ceramic drug delivery: a perspective. J Biomater Appl 2003; 17: 253–264. [EBM Ib]

[30] Peccina M, Haspl M, Jelic M, Vukicevic S: Repair of a resistant tibia non-union with a recombinant bone morphogenetic protein-7 (rh-BMP-7). Int Orthop 2003; 27: 320–321. [EBM IIa]

[31] Peccina M, Giltaij LR, Vukicevic S: Orthopedic applications of osteogenetic protein-1 (BMP-7). Int Orthop 2001; 27: 320–321. [EBM III]

[32] Porter JR, Ruckh TT, Popat KC: Bone Tissue Engineering: A Review in Bone Biomimetics and Drug Delivery Strategies. Biotechnol Prog 2009; 25(6): 1539–1560. [EBM IIa]

[33] Reddi AH: Morphogenetic messages are in the extracellular matrix: biotechnology from bench to bedside. Biochem Soc Trans 2000; 28: 435–449. [EBM IIa]

[34] Service RF: Tissue engineers build new bone. Science 2000; 289: 1498–1500. [EBM III]

[35] Silber JS, Anderson DG, Daffner SD, Brislin BT, Leland JM, Hilibrand AS, Vaccaro AR, Albert TJ: Donor site morbidity after anterior iliac crest bone harvest for single-level anterior cervical discectomy and fusion. Spine 2003; 28: 134–139. [EBM III]

[36] Solheim E: Growth factors in bone. Int Orthop 1998; 22: 410–416. [EBM IIb]

[37] Stiehler M, Bünger C, Baatrup A, Lind M, Kassem M, Mygind T: Effect of dynamic 3-D culture on proliferation, distribution and osteogenic differentiation of human mesenchymal stem cells. J Biomed Mater Res A 2009; 89: 96–107. [EBM IIa]

[38] Urist MR: Bone: formation by autoinduction. Science 1965; 150: 893–899. [EBM IIb]

[39] Urist MR: Bone transplants and implants. Lippencott, Philadelphia Pennsylvania 1980. [EBM IIb]

[40] Wakitani S, Okabe T, Horibe S, Mitsuoka T, Saito M, Koyama T, Nawata M, Tensho K, Kato H, Uematsu K, Kuroda R, Kurosaka M, Yoshiya S, Hattori K, Ohgushi H: Safety of autologous bone marrow-derived mesenchymal stem cell transplantation for cartilage repair in 41 patients with 45 joints followed for up to 11 years and 5 months. J Tissue Eng Regen Med. 2010; Jul 5. [Epub ahead of print]) [EBM IIb]

[41] Yang YG, Skyes M: Xenotransplantation: current status and a perspective on the future. Nat Rev Immunol 2007; 7: 519–531. [EBM III]

[42] Zhu W, Xu W, Jiang R, Qian H, Chen M, Hu J, Cao W, Han C, Chen Y: Mesenchymal stem cells derived from bone marrow favor tumor cell growth in vivo. Exp Mol Pathol 2005; 80: 267–274. [EBM IIa]

2 Allgemeine und Viszeralchirurgie

2.1 Was gibt es Neues beim Ösophagus und Magen?

S.P. Mönig, E. Bollschweiler, R. Metzger, W. Schröder, U.K. Fetzner und A.H. Hölscher

1 Ösophagus

1.1 Benigne Erkrankungen des Ösophagus

1.1.1 Therapie der Gastroösophagealen Refluxerkrankung

Da die *Gastroösophageale Refluxerkrankung* (GERD) zu den häufigen gutartigen Erkrankungen des oberen Gastrointestinaltraktes gehört, sind auch die Studien zu diesem Thema sehr zahlreich. Bereits im letzten Jahr berichteten wir über die Ergebnisse der offenen, randomisierten Multicenterstudie (*LOTUS-Studie*), welche die medikamentöse und die chirurgische Therapie der *GERD* vergleicht. Dieses Jahr wurde über die Langzeitauswirkungen beider Therapieverfahren auf die Morphologie der Mukosa des Ösophagus und des gastroösophagealen Überganges berichtet [11]. Primäres Ziel dieser Studie war es, bei Patienten mit *GERD* die Effektivität beider Behandlungen zu vergleichen. Die medikamentöse Therapie bestand hierbei in der Gabe von 20–40 mg *Esomeprazol* täglich, während die chirurgische Therapie die *laparoskopische Fundoplikatio* darstellte. Als primären Endpunkt wählten die Autoren die Zeit bis zum Therapieversagen. Sekundäre Endpunkte waren unter anderem die histologischen Veränderungen des Plattenepithels im distalen Ösophagus – 2 cm proximal der Z-Linie – sowie die Veränderungen direkt an der Z-Linie. Hierzu wurden entsprechende Biopsien eingangs sowie nach einem und nach drei Jahren entnommen. Diese wurden von zwei unabhängigen Pathologen begutachtet. Die Ergebnisse der Studie zeigen, dass sowohl eine kontinuierliche medikamentöse Therapie mit *Esomeprazol* als auch eine *laparoskopische Fundoplikatio* bei Patienten mit chronischer *GERD* zu ähnlichen Verbesserungen der mikroskopischen Ösophagitis nach einem Jahr führt, welche auch nach drei Jahren noch erhalten war.

1.1.2 Laparoskopische Fundoplikatio nach Nissen oder nach Toupet?

Zur Frage der empfohlenen Technik bei laparoskopischer Fundoplikatio – nach *Nissen* (posterior total) oder nach *Toupet* (posterior partial) – wurde von *Broeders und Kollegen* ein systematischer Review mit anschließender Metaanalyse durchgeführt [5]. Eingeschlossen in die Analyse wurden sieben randomisierte klinische Studien mit 404 laparoskopischen *Nissen Fundoplikationes* (LNF) und 388 *Fundoplikationes nach Toupet* (LTF). Die Ergebnisse sind in Abbildung 1 dargestellt. Die Autoren schlussfolgern, dass mit dieser Arbeit – aufgrund der niedrigeren Rate an *Dysphagie* bei vergleichbarer Häufigkeit von Refluxrezidiven – eine *Evidenz des Levels IA* für die *LTF* besteht. Die Analyse der Ergebnisse erlaubt aber auch den Schluss, dass die laparoskopische Fundoplicatio nur in *erfahrenen* Zentren durchgeführt werden sollte und dort auch nur das Verfahren angewendet werden sollte, bei dem die größte Erfahrung herrscht.

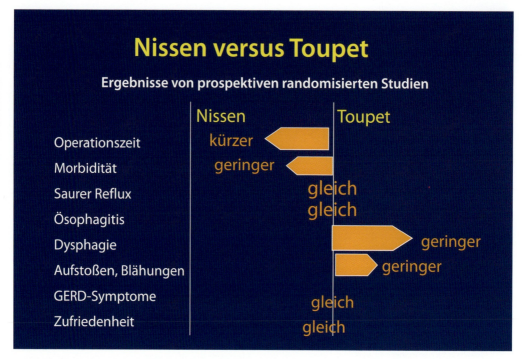

Abb. 1: Vergleich der laparoskopischen Fundoplikatio nach Nissen und nach Toupet. Ergebnisse eines systematischen Reviews mit Metaanalyse [5].

1.2 Ösophaguskarzinom

1.2.1 Epidemiologie des Ösophaguskarzinoms

1.2.1.1 Kann durch die Fundoplikatio das Risiko eines Ösophaguskarzinomes gesenkt werden?

Lagergren und seine Forschergruppe haben in einer populationsbasierten Studie in Schweden untersucht, ob nach Fundoplikatio das Risiko der Entstehung eines Adenokarzinomes im Ösophagus oder im ösophagogastralen Übergang abnimmt [15].

Dabei wurde von der Annahme ausgegangen, dass das Risiko mit der Zeit nach der Operation sinken muss. Es zeigte sich jedoch keine Änderung der Inzidenzrate in Abhängigkeit von der Länge des Follow-up. Kritisch muss hier allerdings angemerkt werden, dass in der Studie nicht verglichen wurde mit einer Patientengruppe mit Reflux sondern mit der Normalbevölkerung und dass nicht unterschieden wurde zwischen einer erfolgreichen Erst-Fundoplicatio und beispielsweise einer Operation aufgrund eines Rezidivs des gastroösophagealen Refluxes. Weiterhin steigt das allgemeine Risiko für das Auftreten eines Karzinomes mit zunehmendem Lebensalter.

1.2.1.2 Ist die Einnahme von oralen Bisphosphonaten ein Risikofaktor für das Ösophaguskarzinom?

Zwei Studien gehen der Frage nach, ob die Einnahme *von oralem Bisphosphonat* das Risiko erhöht, ein Karzinom der Speiseröhre zu entwickeln [6, 12].

Da mit zunehmendem Alter der Bevölkerung die Häufigkeit der Osteoporose zunimmt, werden *Bisphosphonate* häufig verordnet. Man weiß, dass bei unsachgemäßer Einnahme eine Entzündung der Ösophagusschleimhaut auftreten kann. Unklar ist, ob dadurch auch das Risiko der malignen Entartung ansteigt. Beide Studien wurden in Großbritannien, einer Region mit hoher Inzidenzrate für das Adenokarzinom der Speiseröhre, durchgeführt. Die Studien erheben unterschiedliche Ergebnisse. Während Green et al. ein Risiko von 2,3 für das Auftreten dieses Tumors nach der Einnahme von drei Jahren und länger berechnen, finden Cardwell et al. keinen signifikanten Zusammenhang zwischen der Einnahme dieses Medikamentes und der Entstehung eines Ösophaguskarzinomes. Auch wenn die beiden Studien nicht zu dem identischen Ergebnis kommen, sollte man bei der Verordnung dieser Medikamente an einen möglichen Zusammenhang denken.

1.2.2 Ösophaguskarzinom – Frühkarzinome

1.2.2.1 Neue TNM-Klassifikation trennt Mucosa- und Submucosa-Karzinome

Der großen prognostischen Relevanz der Aufteilung von Frühkarzinomen des Ösophagus (pT1) in Karzinome, welche auf die Mucosa beschränkt sind (pT1a) und solchen Tumoren, welche die Submucosa infiltrieren (pT1b), trägt die neue Auflage (*7th Edition*) der TNM-Klassifikation nun zum ersten Mal Rechnung [31].

1.2.2.2 Eindringtiefe des Tumors in die Submucosa und Lymphknotenmetastasen

Zum einen berichten die *Chirurgen* aus Rochester über 27 ösophagektomierte Patienten mit *pT1b*-Adenokarzinom aus dem Zeitraum von 2000 bis 2008 [26] und zum anderen die *Gastroenterologen* der Mayo Klinik über 80 Patienten des Zeitraums 1997 bis 2007 [2].

Übereinstimmend konnten diese Arbeiten zeigen, dass bereits bei Infiltration des oberen Drittels der Submucosa in 13 % bis 20 % der Fälle Lymphknotenmetastasen vorliegen. Dieses Ergebnis stimmt mit den bisher vorliegenden Daten überein. Die Schlussfolgerung der Autoren lautet, dass *Submukosakarzinome* des Ösophagus *nicht* für eine rein *endoskopische* Therapie geeignet sind.

Die mangelnde Differenzierung von sm2- und sm3-Tumoren ist ein Nachteil der Arbeit von Badreddine et al. [2].

1.2.2.3 Welches Ausmaß der Lymphadenektomie ist für Submukosakarzinome erforderlich?

Die Arbeitsgruppe um van Lanschot aus Amsterdam hat die Prognose von Patienten mit einem Submucosakarzinom des Ösophagus in Abhängigkeit vom OP-Verfahren retrospektiv analysiert [13]. Insgesamt erfüllten 222 Patienten aus vier Zentren (Leuven, Belgien; Los Angeles, USA; Amsterdam und Rotterdam, Holland) aus den Jahren 1990 bis 2004 die Einschlusskriterien. 132 Patienten erhielten eine transthorakale Ösophagektomie (TTE), 90 Patienten eine transmediastinale Ösophagektomie (THE). Die postoperative *Mortalität* unterschied sich insgesamt nicht signifikant. Jedoch traten bei der Gruppe mit TTE signifikant häufiger schwere Komplikationen auf als in der Gruppe mit THE. In der Kohorte mit TTE wurden signifikant mehr Lymphknoten entfernt (n=32), als in der THE-Gruppe (n=10). Die Prognose für beide Gruppen unterschied sich weder für das Gesamtüberleben (5J-ÜLR für TTE=77 % und für THE=78 %) noch für das tumorfreie Überleben. Diese Ergebnisse stehen allerdings im Widerspruch zu früher publizierten Daten der prospektiv randomisierten Studie zu dieser Fragestellung aus der gleichen Arbeitsgruppe [21]. Hier konnte gezeigt werden, dass Patientengruppen mit einer geringen Anzahl von Lymphknoten-Metastasen (1-8 LKM) zu der auch Submucosakarzinome gehörten nach der transthorakalen Ösophagektomie mit der ausgedehnteren Lymphadenektomie eine signifikant längere Überlebenszeit aufwiesen.

1.2.3 Radikale Chirurgie des Ösophaguskarzinomes

Im Jahr 2010 ist eine große Anzahl von Publikationen zur *minimalinvasiven* Ösophaguschirurgie erschienen, sodass dieses Thema hier erneut aufgegriffen werden soll, um den aktuellen Stellenwert dieser Technik zu beurteilen. Grundsätzlich ist festzuhalten, dass nach wie vor prospektive randomisierte Untersuchungen fehlen, welche einen möglichen Benefit der *minimalinvasiven* Ösophagektomie (MIE) nachweisen. Dennoch zeigt die steigende Anzahl von Single-Center Fallstudien mit kleinen Patientenzahlen, dass diese Verfahren eine zunehmende Verbreitung erfahren. Dieses wird bestätigt durch eine Analyse von 18 600 Ösophagektomien, welche in England in einem 12-Jahres-Zeitraum durchgeführt wurden [16]. In diesem Zeitraum wurde ein Anstieg der minimalinvasiven

2.1 Was gibt es Neues beim Ösophagus und Magen?

Techniken mit 0,6 % in den Jahren 1996/1997 auf 16,0 % in den Jahren 2007/2008 beobachtet.

Die wissenschaftliche Beurteilung der minimal-invasiven Ösophagektomie wird weiterhin dadurch erschwert, dass eine Vielzahl verschiedener Methoden zur Anwendung kommen, die unter dem Begriff *„minimalinvasiv"* subsummiert werden. In den bisher publizierten Reviews und Metaanalysen werden den klassischen offenen Techniken die *„total-minimalinvasive"* Ösophagektomie und die *Hybridverfahren* gegenübergestellt, bei denen entweder der *thorakale* oder der *abdominelle* Teil der Operation *minimalinvasiv* durchgeführt wird. Bedingt durch die Vielzahl unterschiedlicher Verfahren ist eine wissenschafliche Vergleichbarkeit der publizierten Ergebnisse nur bedingt möglich.

Unter diesen Aspekten sind in jüngster Zeit zwei Übersichtsarbeiten erschienen, welche hier kurz vorgestellt und diskutiert werden sollen [8, 19]. In einem Review einer belgischen Arbeitsgruppe wurden 46 publizierte Fallserien mit 1 932 Patienten untersucht [8]. In 29 Fallserien waren weniger als 25 Patienten eingeschlossen, nur vier Zentren berichteten über mehr als 100 Patienten. Abhängig von der Operationstechnik wurden vier Gruppen gebildet, von denen drei (Ösophagektomie über *thorakalen* Zugang) zusammengefasst und der minimalinvasiven *transhiatalen* Technik gegenübergestellt wurden. Die *Krankenhausmortalität* lag bei 2,9 %, die *Gesamtmorbidität* betrug 46 %. Hier waren die pulmonalen Komplikationen mit 22 % führend. Bei 56 % der Fallserien fehlten jegliche onkologische Verlaufsparameter. Lediglich in 29 von 46 Publikationen wurden Angaben zur Anzahl entfernter Lymphknoten gemacht, die mit durchschnittlich 14 niedriger als beim offenen Vorgehen war. Die belgischen Autoren kamen zu dem Schluss, dass gegenwärtig kein Vorteil für das *minimal-invasive* Vorgehen beim Ösophaguskarzinom besteht und die Verfahren noch als experimentell anzusehen sind, insbesondere auch deshalb, da keine onkologischen Parameter im Langzeitverlauf untersucht wurden. Die Autoren weisen diesem Umstand eine besondere Bedeutung zu, da sich bei einer malignen Erkrankung die Beurteilung des operativen Verfahrens in erster Linie an dem onkologischen Parameter *„Überleben"* orientieren muss und nicht primär durch die technische Machbarkeit zu rechtfertigen ist.

In einer zweiten Arbeit, welche in Form einer *Metaanalyse* den gegenwärtigen Stellenwert der *MIE* untersucht, sind 12 vergleichende Arbeiten (offene Ösophagektomie versus totale MIE; offene Ösophagektomie versus *Hybrid-MIE*) mit insgesamt 1 284 Patienten eingeschlossen [16]. Bezogen auf den primären Studienendpunkt *„30-Tage Mortalität"* ergab sich kein Unterschied zwischen den untersuchten Gruppen, allerdings war die Gesamtmorbidität der minimalinvasiven Verfahren insbesondere bei einer niedrigeren Rate pulmonaler Komplikationen geringer. Gleichzeitig war bei deutlich längerer Operationszeit die *Liegedauer* für die *MIE* signifikant kürzer.

Die Problematik vergleichender Studien als Grundlage dieser Metaanalyse wird in einer eigenen Publikation deutlich, in welcher 419 Patienten mit Ösophaguskarzinom nach *Ivor-Lewis-Operation* in zwei Gruppen unterteilt wurden (181 mit einzeitiger Ivor-Lewis Operation versus 238 Patienten mit laparoskopisch/offen-thorakalem Vorgehen als zweizeitiger Eingriff) [25]. Auch wenn in dieser retrospektiven Analyse eines 12-Jahres-Zeitraums ein Trend zur geringeren Krankenhausmortalität und Morbidität mit niedrigerer Anastomoseninsuffizienzrate zugunsten des Hybridverfahrens bestand, konnte für keinen Parameter statistische Signifikanz erreicht werden. Zu bemerken ist, dass in der neueren modifizierten *Ivor-Lewis-Gruppe* signifikant mehr Adenokarzinome vorlagen und diese häufiger multimodal therapiert wurden. Diese Gruppenunterschiede spiegeln die sich verändernde Epidemiologie und die wechselnde therapeutische Strategie im Beobachtungszeitraum wieder und unterstreichen die Notwendigkeit prospektiv-randomisierter Studien, um den Einfluss anderer Variablen bei der Beurteilung der MIE sicher auszuschließen. Veränderungen im onkologischen und postoperativen Outcome, die über einen längeren Zeitraum an einem Zentrum beobachtet werden, sind möglicherweise nur auf das Abflachen einer Lernkurve zurückzuführen und nicht Ausdruck einer realen Verbesserung einer modifizierten operativen Technik. Unter diesem Aspekt sind die Ergebnisse der oben zitierten Metaanalyse mit ausschließlich retrospektiven Vergleichsstudien eher kritisch zu bewerten.

Interessant ist eine Publikation einer australischen Arbeitsgruppe, die das onkologische Rezidivmuster nach MIE mit dem des klassischen offenen Verfahrens vergleicht [28]. Bei 165 Patienten mit MIE (thorakoskopisch/offen abdominell mit zervikaler Anastomose) wurden nach einem medianem Follow-up von 59 Monaten vergleichbare 5-Jahres-Rezidivraten lokal (5 %), regional (18 %) und distant (55 %) wie beim offenen Verfahren beobachtet. Auch wenn hier als Kontrollgruppe ein historisches Kontrollkollektiv herangezogen wurde und somit – wie oben beschrieben – die Vergleichbarkeit eingeschränkt ist, ist dennoch von Bedeutung, dass in dieser Arbeit ein zweiter onkologischer Parameter (neben der Anzahl der resezierten Lymphknoten) in die Bewertung der MIE herangezogen wurde und kein Unterschied zum offenen Verfahren festgestellt wurde.

Trotz dieses interessanten Aspektes ist unter Berücksichtigung der gegenwärtigen Literatur mit selektioniertem Krankengut zum jetzigen Zeitpunkt festzustellen, dass die verschiedensten minimal-invasiven Operationstechniken beim Ösophaguskarzinom nicht das Standardverfahren darstellen, insbesondere da eine Evidenz als gleichwertiges onkologisches Verfahren verglichen mit dem offenen Vorgehen fehlt.

1.2.4 Multimodale Konzepte beim Ösophaguskarzinom

In der Vergangenheit war die primäre chirurgische Therapie die alleinige Therapieoption für Patienten mit lokal fortgeschrittenem Ösophaguskarzinom. Während 1970 die 5-Jahres-Überlebensrate für die Gesamtheit der Patienten mit Ösophaguskarzinom nur 4 % betrug, konnte die Prognose in den 80er-Jahren auf 20 % und in den 90er-Jahren auf nahezu 28 % verbessert werden [29].

Durch Einführung *multimodaler Therapiekonzepte* wurde in den letzten Jahren eine weitere Verbesserung der Lebenserwartung erzielt. Inzwischen gilt als gesichert, dass beim neoadjuvant therapierten Ösophaguskarzinom, die *histomorphologische Tumorregression* einen unabhängigen günstigen Prognosefaktor darstellt. Um die Bedeutung einer kompletten histopathologischen Regression (ypT0N0M0) nach neoadjuvanter Therapie zu untersuchen, wurden die Daten aus jeweils 3 spezialisierten *Europäischen* und *US-amerikanischen* Zentren analysiert. Zusammenfassend zeigt die Studie, dass bei 299 selektionierten Patienten, welche nach neoadjuvanter Therapie einen postoperativen Status ypT0N0M0R0 aufwiesen, eine Disease-spezifische 5-Jahres-Überlebensrate von 68 % erreicht werden kann [29].

2 Magen

2.1 Gastrointestinale Stromatumore (GIST)

2.1.1 Die Tumorruptur bei GIST muss vermieden werden

In einer retrospektiven Serie von 554 Patienten mit nicht metastasiertem *GIST* wird der Verlauf nach *Tumorruptur* bei 23 Patienten dargestellt [14]. Bei 16 Patienten lag eine spontane Ruptur vor, bei zwei Patienten eine Ruptur nach Abdominaltrauma und bei weiteren fünf Patienten eine intraoperative Ruptur. Der Langzeitverlauf von 16 Patienten ohne adjuvante Therapie zeigt, dass annähernd 100 % ein Tumorrezidiv entwickeln und daher eine adjuvante Therapie indiziert ist. Aus chirurgischer Sicht unterstreicht die Arbeit, dass eine intraoperative Tumorruptur *unbedingt* zu vermeiden ist.

2.1.2 Bei GIST führt eine diskontinuierliche Imatinib-Therapie ohne adjuvante Behandlung zum Tumorrezidiv

In einer randomisierten Pase-3-Multizenterstudie wurden 50 Patienten, die nach dreijähriger Imatinib-Therapie progressionsfrei waren in einen Arm mit Fortsetzung der Therapie sowie einen Arm mit Unterbrechung der Therapie randomisiert [17]. Das progressionsfreie 2-Jahres-Überleben lag in der *Imatinib-Gruppe* bei 80% und war in der Gruppe mit unterbrochener Imatinib-Therapie auf 16 % reduziert. Daher wird die kontinuierliche Gabe von *Imatinib* auch bei Langzeitrespondern favorisiert.

2.2 Magenkarzinom

2.2.1 PET-Diagnostik

Beim Magenkarzinom weist die *PET-Untersuchung* sowohl in der Primärdiagnostik als auch der *Response-evaluation* erhebliche Einschränkungen auf.

In einer prospektiven Beobachtungsstudie wurde der Stellenwert der PET-Untersuchung zur Responseevaluation bei 40 Patienten mit einem lokal fortgeschrittenen Magenkarzinom nach neoadjuvanter Chemotherapie (*PLF-Schema*) analysiert [30]. Die PET-Untersuchung wurde vor Applikation der Chemotherapie und zwei Wochen nach Applikation durchgeführt. Die evaluierten *SUV-Werte* (SUV = standard uptake value = quantitativer Wert zur Bewertung der 18F-FDG-Anreicherung) wurden mit dem histopathologischen Befund unter Berücksichtigung des *Regressionsgrades* verglichen. Dabei zeigte sich keine Korrelation zum histopathologischen *Response*, der in der Serie einen statistisch signifikanten Prognosefaktor darstellte. Eine Responsevorhersage ist nach diesen Ergebnissen mittels PET beim Magenkarzinom nicht gesichert.

In einer weiteren Arbeit wurde in der Primärdiagnostik des Magenkarzinoms der Stellenwert der PET-Untersuchung evaluiert und die *SUV-Werte* in einer *immunhistochemischen Analyse* der Resektionspräparate mit den Expressionswerten des Glucosetransporter-1 (*GLUT-1*) verglichen [1]. GLUT-1 repräsentiert ein Transportprotein, welches unter anderem für die Aufnahme von extrazellulären Glukosemolekülen – wie beispielsweise der FDG (Fluorodeoxyglukose) – verantwortlich ist. Die Analyse ergab für siegelringzellige Magenkarzinome gegenüber den intestinalen Karzinomen deutlich reduzierte *SUV-Werte*, sodass Siegelringzellkarzinome nur eingeschränkt im PET abgebildet werden konnten. Gleichzeitig konnte in der Studie eine Korrelation der GLUT-1-Expression mit den histopathologischen Subtypen beim Magenkarzinom aufgezeigt werden. Die signifikant reduzierte *GLUT-1 Expression* in Siegelringzellkarzinomen stellt somit einen der Gründe für die eingeschränkte Detektion dieser Karzinome im PET dar.

2.2.2 Lymphadenektomie

Die *D2-Lymphadenektomie* stellt nach den Langzeitergebnissen der holländischen Magenkarzinomstudie den Therapiestandard dar.

Die standardisierte, ausgedehnte (D2-) Lymphadenektomie geht beim resektablen Magenkarzinom mit besseren Langzeitergebnissen einher als die standardisierte, limitierte (D1-) Lymphadenektomie. Eine Studie in *The Lancet Oncology* verglich die Effektivität beider Operationsmethoden in Hinblick auf die Rezidivrate und das Überleben bei Patienten, welche mit kurativer Intention behandelt worden waren [27]. 380 Patienten erhielten eine D1-, 331 eine D2-Operation. Nach einem medianen Follow-up von 15 Jahren war die *D2-Lymphadenektomie* im Vergleich zur *D1-Lymphadenektomie* mit einer signifikant geringeren Häufigkeit lokoregionaler Rezidive und einer signifikant geringeren Magenkarzinombedingten Sterberate verbunden. Gleichzeitig waren postoperative Mortalität, Morbidität und Reoperationsrate bei D2 signifikant höher. Da in entsprechenden Zentren heutzutage eine sichere, Milz-erhaltende D2-Resektionstechnik durchgeführt werden kann, ist die D2-Lymphadenektomie beim potenziell kurativ resektablen Magenkarzinom die zu empfehlende Operationsmethode.

Die Daten der italienischen Magenkarzinomstudie bestätigen, dass in Zentren die D2-Resektion nicht mit einer erhöhten Morbidität und Mortalität verbunden ist [9]. Bei insgesamt 267 Patienten lag in dieser randomisierten Multizenterstudie die Morbidität für die D1-Resektion bei 12 % und für die D2-Resektion bei 17,9 % (p=0,7). Die 30-Tage-Mortalität ergab für die D1-Resektion 3 % und für die D2-Resektion 2,2 %.

2.2.3 Neoadjuvante, adjuvante und palliative Verfahren beim Magenkarzinom

2.2.3.1 Neoadjuvante Therapie

Nach dem *MAGIC-Trial* [7] und der *ACCORD-Studie* [4] liegt nun die dritte Multicenter-Studie zur Klärung eines Vorteils durch neoadjuvante Therapie beim lokal fortgeschrittenen Magen- oder Kardiakarzinom vor [24]: In die prospektive *EORTC-Phase-III-Studie (#40954)* wurden insgesamt 144 Patienten mit vergleichbaren klinischen Ausgangsparametern eingeschlossen und in eine Gruppe mit primärer Chirurgie vs. einer neoadjuvant therapierten Gruppe randomisiert. Die neoadjuvante Therapie (CTX) bestand aus zwei 48-Tage-Zyklen mit wöchentlicher Folsäure (500 mg/m^2/2 h), 5-FU (2000 mg/m^2/24 h) Gabe plus zwei-wöchentlich appliziertem Cisplatin (50 mg/m^2) gefolgt von der standardisierten Resektion mit D2-Lymphadenektomie. Das mediane Follow-up betrug 4,4 Jahre. Trotz 67 Todesfällen betrug das mediane Überleben in beiden Armen über 36 Monate. Ein Grund diesbezüglich wird in dem überraschend guten Ergebnis der alleinigen chirurgischen Resektion mit standardisierter Lymphadenektomie gesehen. Die Response-Rate auf die CTX war 32 % (95 % CI: 23,7–45,7 %). Die R0-Resektions-Rate war 81,9 % nach CTX verglichen mit 66,7 % nach alleiniger Chirurgie (p=0,036). Obwohl die *EORTC-Studie* eine gesteigerte R0-Resektions-Rate nach neoadjuvanter Chemotherapie aufwies, konnte im Vergleich zum *MAGIC-Trial* oder zur *ACCORD-Studie* kein Überlebensvorteil durch die neoadjuvante Therapie nachgewiesen werden.

Die aktuellen Behandlungsempfehlungen zum Magenkarzinom werden in Europa deshalb weiter durch die Ergebnisse des *MAGIC-Trial* mit perioperativer Chemotherapie (*Epirubicin, Cisplatin und Fluorouracil*) geprägt. Trotz methodischer Einschränkungen wie den weit gefassten Einschlusskriterien, dem ungenauen Staging, der nicht standardisierten Lymphadenektomie und der insgesamt hohen postoperativen Komplikations- und Sterblichkeitsrate zeigt der *MAGIC-Trial* einen signifikanten Überlebensvorteil zugunsten der perioperativen Therapie.

Unterstützt werden die Ergebnisse des britischen *MAGIC-Trials* durch die in Frankreich durchgeführte *ACCORD-Studie* [4] deren Publikation aktuell in Vorbereitung ist.

2.2.3.2 Adjuvante Therapie

Eine von der internationalen *GASTRIC* (Global Advanced/Adjuvant Stomach Tumor Research International Collaboration) Studiengruppe publizierte Meta-Analyse analysierte 17 randomisierte kontrollierte Studien zur adjuvanten Chemotherapie beim Magenkarzinom [22]. Im Vergleich zu einem alleinig operativen Vorgehen erbrachte die Auswertung ein statistisch signifikantes (p < 0,001) *disease-free-* und *Gesamtüberleben* (p < 0,001) für Patienten welche mit einer auf 5-Fluorouracil basierenden adjuvanten Chemotherapie behandelt wurden. Die 5-Jahres-Überlebensrate konnte durch die adjuvante Chemotherapie von 49,6 % auf 55,3 % gesteigert werden.

2.2.3.3 Palliative Therapie

Bei der *ToGA-Studie* [3, 20] handelt es sich um die erste prospektiv randomisierte Phase-III-Multicenter-Studie zum Einsatz des *HER2-Antikörpers Trastuzumab (Herceptin)* beim lokal fortgeschrittenen oder metastasierten Magen- und Kardiakarzinom. *Trastuzumab* ist ein gegen *HER2* (syn. *ERBB2*) gerichteter monoklonaler Antikörper, der zusätzlich zu einer definierten Chemotherapie (CTx) der Erstlinienbehandlung (5-FU oder Capecitabine+Cisplatin) bei *HER2*-positiven Tumoren geprüft wurde.

Initial erfolgte die Analyse des *HER2-Status* mittels Immunhistochemie (ICH) oder *Fluoreszenz-in-situ-Hybridisierung* (FISH) in Tumorproben von 3 665 Patienten; 22,1 % waren *HER2-positiv*. Von den positiv getesteten wurden 294 Patienten in die Behandlungsgruppen Trastuzumab+CTx oder nur CTx (n=290) randomisiert. Trastuzumab wurde bis zum Eintreten einer Tumorprogression eingesetzt, primärer Endpunkt der Studie war das Gesamtüberleben (OS).

Im Vergleich zu der alleinig mit CTx behandelten Studiengruppe (OS 11,1 Monate) wies die zusätzlich mit Trastuzumab behandelte Gruppe ein mit 13,5 Monaten ein signifikant verlängertes Überleben auf (p=0,0046). Patienten mit hoch exprimiertem HER2 (IHC3+ oder IHC2+ und FISH+), [22, 23] zeigten in der Subgruppenanalyse sogar ein medianes Überleben von 16 Monaten. Das Spektrum der Nebenwirkungen war vergleichbar. Angesichts dieser Daten wurde Trastuzumab von der *Europäischen Arzneimittelbehörde* (EMEA) für metastasierte Karzinome mit eben diesem HER2-Testergebnis zugelassen [22]. In der neu erstellten S3-Leitlinie zum Adenokarzinom des Magens und des ösophagogastralen Übergangs wird deshalb die histopathologische Bestimmung des *HER2-Status* als positiver prädiktiver Faktor für eine Therapie mit Trastuzumab empfohlen.

2.2.4 S3-Leitlinie zur Therapie des Magenkarzinoms

In einer interdisziplinären Expertengruppe wurde in den vergangenen zwei Jahren im Rahmen des Leitlinienprogramms Onkologie der Arbeitsgemeinschaft der Wissenschaftlichen Medizinischen Fachgesellschaften e.V. (AMWF), der Deutschen Krebsgesellschaft e.V. (DKG) sowie der Deutschen Krebshilfe e.V. (DKH) eine S3-Leitlinie zum Magenkarzinom erstellt. Dabei haben Chirurgen, inklusive die Autoren dieser Übersicht intensiv mitgearbeitet (A.H. Hölscher, S.P. Mönig). Bisher gab es hier keine vergleichbare Publikation. Die Veröffentlichung der Leitlinie ist für Anfang 2011 geplant. Im folgenden Bericht werden die wesentlichen Eckpfeiler dieser S3-Leitlinie (vorläufige Version Stand November 2010) aus chirurgischer Sicht dargestellt.

Die chirurgische Therapie stellt nach wie vor die einzige Möglichkeit zur kurativen Behandlung und damit die Standardtherapie für alle potenziell resektablen Magenkarzinome dar. Eine Ausnahme bilden die auf die Mukosa begrenzten Frühkarzinome (pT1aN0M0), wenn sie komplett endoskopisch R0 reseziert werden können. Submukosakarzinome bedürfen aufgrund der hohen Rate an Lymphknotenmetastasen einer chirurgischen Resektion mit systematischer Lymphadenektomie (LAD).

Das Ziel der Resektion ist die vollständige Entfernung des Karzinoms (oral, aboral und in der Zirkumferenz) zusammen mit den regionären Lymphknoten. Um tumorfreie Resektionsränder (R0) zu erzielen, ist außer bei den Mukosakarzinomen (pT1N0M0) in der Regel ein proximaler Sicherheitsabstand am Magen von 5 cm für den intestinalen Wachstumstyp nach Laurèn und 8 cm für den diffusen Typ in situ einzuhalten. Das Resektionsausmaß ist abhängig von der Tumorlokalisation, der TNM-Kategorie sowie dem histopathologischen Subtyp nach Laurèn. Eine subtotale distale Magenresektion kommt somit in der Regel nur bei Karzinomen des unteren Magendrittels infrage. Bei den Adenokarzinomen des ösophagogastralen Überganges Typ III (subkardial) und Typ II (Kardia) sollte das Resektionsausmaß, wenn möglich, eine transhiatale erweiterte Gastrektomie mit distaler Ösophagusresektion umfassen. In Einzelfällen kann auch eine subtotale Ösophagektomie mit proximaler Magenresektion bzw. eine Ösophagogastrektomie indiziert sein.

Für die Rekonstruktion gibt es nach wie vor keinen allgemein verbindlichen Standard. In der Mehrzahl der Kliniken erfolgt nach Gastrektomie sowie subtotaler Magenresektion eine Rekonstruktion durch eine ausgeschaltete Jejunumschlinge nach Roux-Y. Die Verwendung eines Pouches kann zu einer früheren und höheren Gewichtszunahme und somit zu einer Verbesserung der frühpostoperativen Lebensqualität führen.

Die D2-Lymphadenektomie (Entfernung der regionären Lymphknoten von Kompartiment I und II) stellt den Standard für die operative Behandlung des Magenkarzinoms in kurativer Intention dar. Die aktuell veröffentlichten Langzeitergebnisse der holländischen Magenkarzinomstudie bestätigen diese Empfehlung [27]. Eine auf die paraaortalen Lymphknoten erweiterte LAD (D3) ist nicht indiziert.

Auf eine Splenektomie und/oder Pankreaslinksresektion sollte, wenn immer möglich, verzichtet werden.

Palliative Resektionen bei asymptomatischen Patienten sollten ebenfalls nicht erfolgen. Wenn indiziert (Blutung, Stenose, Perforation) ist einer Resektion gegenüber einer Bypassoperation der Vorzug zu geben.

Die Peritonektomie im Rahmen einer Peritonealkarzinose kann aktuell außerhalb von klinischen Studien nicht empfohlen werden.

Bei inkompletter Resektion (R1, nach Histologie) sollte die Möglichkeit einer Nachresektion evaluiert werden. Dieses ist in der Praxis jedoch schwierig zu realisieren, da die Histologie der R1-Resektion meist erst nach acht bis zehn Tagen kommt – einem sehr ungünstigen Zeitpunkt für eine Nachresektion.

In Kliniken mit hoher Fallzahl scheint die perioperative Letalität geringer zu sein als in Kliniken mit niedriger Fallzahl.

Bei lokal fortgeschrittenen cT3/4 Magenkarzinomen sollte nach Vorstellung der Patienten im interdisziplinären Tumorboard eine perioperative Chemotherapie z.B. nach dem MAGIC-Schema durchgeführt werden.

3 Molekularbiologische Neuigkeiten beim Ösophagus- und Magenkarzinom

Eine zunehmende Anzahl von Studien bestätigt die Bedeutung von ERCC1 als Prädiktionsfaktor bei multimodalen Therapiekonzepten von Ösophagus- und Magenkarzinom. Eine Korrelation von Tumorregression und nukleärer ERCC1-Proteinexpression konnte jetzt durch die Arbeitsgruppe von Fareed und Madhusudan aus Nottingham anhand neu konstruierter „tissue microarrays" (TMAs) nachgewiesen werden [10]. Untersucht wurden insgesamt 245 Patienten mit gastro-ösophagealen Tumoren. Die nukleäre ERCC1-Expression korrelierte signifikant mit dem histopathologischen Response auf die neoadjuvante Therapie (p=0,006) und dem Gesamtüberleben (p=0,04). Den aktuellsten Wissensstand zur Bedeutung und Interaktion von ERCC1 mit DNA-Damage/Repair vermittelt eine Übersichtsarbeit von Metzger et al., in der alle Studien zu ERCC1 als Prädiktionsmarker im oberen Gastrointestinaltrakt diskutiert werden [18].

Literatur

[1] Alakus H, Bertur M, Schmidt M et al.: Variable 18F-fluordeoxyglucose uptake in gastric cancer is associated with different levels of GLUT-1 expression. Nucl Med Commun 2010; 31: 532–538. [EBM IIa]

[2] Badreddine RJ, Prasad GA, Lewis JT et al.: Depth of submucosal invasion does not predict lymph node metastasis and survival of patients with esophageal carcinoma. Clin Gastroenterol Hepatol 2010; 8: 248–253. [EBM IIa]

[3] Bang YJ, Van Cutsem E et al.: Trastuzumab in combination with chemotherapy versus chemotherapy alone for treatment of HER2-positive advanced gastric or gastro-oesophageal junction cancer (ToGA): a phase 3, open-label, randomised controlled trial. Lancet 2010; 376: 687–697 Erratum in Lancet 2010; 376: 1302. [EBM Ib]

[4] Boige V et al.: Final results of a randomized trial comparing preoperative 5-Fluorouracil/Cisplatin to surgery alone in adenocarcinoma of stomach and lower esophagus: FNLCC ACCORD07-FFCD 9703 trial. J Clin Oncol 2009; 25: 18. [EBM Ib]

[5] Broeders JA, Mauritz FA, Ahmed Ali U et al.: Systematic review and meta-analysis of laparoscopic Nissen (posterior total) versus Toupet (posterior partial) fundoplication for gastro-oesophageal reflux disease. Br J Surg 2010; 97: 1318–1330. [EBM Ia]

[6] Cardwell CR, Abnet CC, Cantwell MM et al.: Exposure to oral bisphosphonates and risk of esophageal cancer. JAMA 2010; 304: 657–663. [EBM III]

[7] Cunningham D, Allum WH, Stenning SP et al.: Perioperative chemotherapy versus surgery alone for resectable gastroesophageal cancer. N Engl J Med 2006; 355: 11–20. [EBM Ib]

[8] Decker G, Coosemanns W, De Leyn P et al.: Minimally invasive esophagectomy for cancer. European J Cardiothorac Surg 2009; 35: 13–20; discussion 20–21 [EBM III]

[9] Degiuli M, Sasako M, Ponti A: Morbidity and mortality in the Italian gastric cancer study group randomized clinical trial of D1 versus D2 resection for gastric cancer. Br J Surg 2010; 97: 643–649. [EBM Ib]

[10] Fareed KR, Al-Attar A, Soomro IN et al.: Tumour regression and ERCC1 nuclear protein expression predict clinical outcome in patients with gastro-oesophageal cancer treated with neoadjuvant chemotherapy. Br J Cancer 2010; 102: 1600–1607. [EBM IIa]

[11] Fiocca R, Mastracci L, Engstrom C et al.: Long-Term Outcome of Microscopic Esophagitis in Chronic GERD Patients Treated With Esomeprazole or Laparoscopic Antireflux Surgery in the LOTUS Trial. American Journal of Gastroenterology 2010; 105: 1015–1023. [EBM Ib]

[12] Green J, Czanner G, Reeves G et al.: Oral bisphosphonates and risk of cancer of oesophagus, stomach, and colorectum: case-control analysis within a UK primary care cohort. BMJ 2010; 341: c4444. doi: 10.1136/bmj.c4444 [EBM III]

[13] Grotenhuis BA, van Heijl M, Zehetner J et al.: Surgical management of submucosal esophageal cancer: extended or regional lymphadenectomy? Ann Surg 2010; 252: 823–830. [EBM IIa]

[14] Hohenberger P, Rollenenfitsch U, Oladeji O et al.: Pattern of recurrence in patients with ruptured primary gastrointestinal stromal tumour. Br J Surg 2010; 97: 1854–1859. [EBM IIb]

[15] Lagergren J, Ye W, Lagergren P et al.: The risk of esophageal adenocarcinoma after antireflux surgery. Gastroenterology 2010; 138: 1297–1301. [EBM III]

[16] Lazzarino AI, Nagpal K, Bottle A et al.: Open versus minimally invasive esophagectomy. Trends of utilization and associated outcomes in England. Ann Surg 2010, 252: 292–298 [EBM III]

[17] Le Cesne A, Ray-Coquard I, Nguyen Bui B et al.: Discontinuation of imatinib in patients with advanced gastrointestinal stromal tumours after 3 years of treatment: an open-label multicentre randomised phase 3 trial. Lancet Oncol 2010; 11: 942–949. [EBM Ib]

[18] Metzger R, Bollschweiler E, Hölscher AH et al.: ERCC1: Impact in multimodality treatment of upper gastrointestinal cancer. Future Oncol 2010; 6: 1735–1749. [EBM III]

[19] Nagpal K, Ahmed K, Vats A et al.: Is minimally invasive surgery beneficial in the management of esophageal cancer? A meta-analysis. Surg Endosc 2010; 24: 1621–1629. [EBM Ia]

[20] Okines AF, Cunningham D: Trastuzumab in gastric cancer. Eur J Cancer 2010; 46: 1949–1959. [EBM III].

[21] Omloo JM, Lagarde SM, Hulscher JB et al.: Extended transthoracic resection compared with limited transhiatal resection for adenocarcinoma of the mid/distal esophagus: five-year survival of a randomized clinical trial. Ann Surg 2007; 246: 992–1000; discussion 1000–1001. [EBM Ib]

[22] Paoletti X, Oba K, Burzykowski T et al.: Benefit of adjuvant chemotherapy for respectable gastric cancer: A meta-analysis. JAMA 2010; 303: 1729–1737. [EBM Ia]

[23] Rüschoff J, Nagelmeier I, Baretton G et al.: HER2-Diagnostik und zielgerichtete Therapie beim fortgeschrittenen Magenkarzinom. Onkologie 2010; 33: 26–30. [EBM III]

[24] Schuhmacher C, Gretschel S, Hölscher AH et al.: Neoadjuvant chemotherapy compared with surgery alone for locally advanced cancer of the stomach and kardia: European organisation for research and treatment of cancer randomized trial 40954. J Clin Oncol 2010; 28: 5210–5218. [EBM Ib]

[25] Schröder W, Hölscher AH, Bludau M et al.: Ivor-Lewis esophagectomy with and without laparoscopic conditioning of the gastric conduit. World J Surg 2010, 34: 738–743. [EBM III]

[26] Sepesi B, Watson TJ, Zhou D et al.: Are endoscopic therapies appropriate for superficial submucosal esophageal adenocarcinoma? An analysis of esophagectomy specimens. J Am Coll Surg 2010; 210: 418–427. [EBM III]

[27] Songun I, Putter H, Kranenbarg EM et al.: Surgical treatment of gastric cancer: 15-year follow-up results of the randomized nationwide Dutch D1D2 trial. Lancet Oncol 2010; 11: 439–449. [EBM Ib]

[28] Thomson IG, Smithers B, Gotley DC et al.: Thoracoscopic-assisted esophagectomy for esophageal cancer. Analysis of patterns and prognostic factors for recurrence. Ann Surg 2010, 252: 281–291. [EBM IIb]

[29] Vallböhmer D, Hölscher AH, DeMeester S et al.: A multicenter study of survival after neoadjuvant radiotherapy/chemotherapy and esophagectomy for ypT0N0M0R0 esophageal cancer Ann Surg 2010; 252: 744–749. [EBM IIb]

[30] Vallböhmer D, Hölscher AH, Schneider PM et al.: [18F]-Fluordeoxyglucose-positron emission tomography for the assessment of histopathologic response and prognosis after completion of neoadjuvant chemotherapy in gastric cancer. J Surg Oncol 2010; 102: 135–140. [EBM IIb]

[31] Wittekind C, Meyer HJ: Klassifikation maligner Tumoren. 7. Aufl., Wiley-VCH, Weinheim 2010

2.2 Was gibt es Neues in der Pathologie von Ösophagus und Magen?

I. Kohler, F. Haller und M. Werner

1 Ösophagus

1.1 Adenokarzinom des Ösophagus

1.1.1 Risikofaktoren

Der wichtigste Risikofaktor für die Entstehung eines Adenokarzinoms des Ösophagus ist die Barrett-Mukosa, die ihrerseits Folge eines chronischen Entzündungsreizes bei gastroösophagealem Reflux ist. Über eine Metaplasie-Dysplasie-Karzinom-Sequenz kann sich dann ein Adenokarzinom entwickeln. Weitere bekannte Risikofaktoren sind Rauchen und Übergewicht, wobei nach neueren Erkenntnissen auch fleischreiche Ernährung, insbesondere von rotem Fleisch, diskutiert wird [32]. Es vermehren sich Hinweise darauf, dass Ernährungsbestandteile wie etwa Vitamin C, β-Carotin, Eisen und ballaststoffreiche Ernährung durchaus protektiv sein können. Neben der Ernährung ist zuletzt Helicobacter pylori in den Blickpunkt geraten, wobei eine Infektion einen gegenläufigen Zusammenhang mit der Entstehung eines Adenokarzinoms zeigt. Ein protektiver Wert konnte allerdings noch nicht gesichert werden. Jedenfalls wird das Karzinomrisiko durch eine Eradikationstherapie nicht erhöht [36].

1.1.2 Definition der Barrett-Mukosa

Die Vorläuferläsion des Adenokarzinoms, die Barrett-Mukosa, wird weltweit immer noch unterschiedlich definiert. In Großbritannien und den östlichen Ländern wird ein „endoskopisch auffälliges Gebiet oberhalb des ösophagogastralen Überganges, das verdächtig auf Barrett-Mukosa (lachsfarben) ist und in dem histologisch Kolumnarepithel innerhalb des Ösophagus nachgewiesen wird" als Barrett-Mukosa diagnostiziert [41]. In den USA und in Deutschland wird eine sogenannte „spezialisierte intestinale Metaplasie" mit Becherzellen für die Diagnose eines Barrett-Ösophagus verlangt [51]. Diese unterschiedlichen histologischen Definitionen führen zu Schwierigkeiten bei der Interpretation von Inzidenzangaben. Aktuellere Studien unterstützen die u.a. in Großbritannien genutzte Definition. In einer kürzlich publizierten retrospektiven Studie untersuchten Kelty et al. 379 Patienten mit einer spezialisierten intestinalen Metaplasie und 309 Patienten mit einer glandulären Mukosa in endoskopischen Biopsien aus dem distalen Ösophagus [28]. Insgesamt entwickelten 28 Patienten ein Adenokarzinom – 12 aus der ersten Gruppe und 11 aus der zweiten (4,5 % bzw. 3,6 %). Das Gesamtrisiko für die Entwicklung eines Adenokarzinoms war 0,34 % (0,37 % bzw. 0,30 %), wobei sich kein signifikanter Unterschied zwischen den beiden Gruppen zeigte. Allerdings wurden teilweise nur sehr wenige Biopsien entnommen (2–15 pro Patient), wodurch ein Sampling error, der zu falsch negativen Befunden führt, nicht sicher ausgeschlossen werden kann. In einer anderen Studie untersuchten van Baal et al. Genexpressionprofile in Proben von Barrett-Ösophagus ohne Dysplasie sowie von normalem Plattenepithel des Ösophagus und Kardia-Mukosa [49]. Im Vergleich zu dem normalen Ösophagusplattenepithel und der Magenmukosa wurden in der Barrett-Mukosa u.a. Gene vermehrt exprimiert, die den Zelltod, die Zellorganisation und die Zellproliferation beeinflussen. Die Forschungsgruppe zeigte somit, dass bereits in der dysplasiefreien Barrett-Mukosa molekulare Atypien auftreten. Allerdings ist in der Publikation nicht angegeben, welche der oben genannten Definitionen angewandt wurde. Insgesamt stellt sich somit die Frage, ob eine Kolumnarzellmetaplasie ohne Nachweis von Becherzellen

2.2 Was gibt es Neues in der Pathologie von Ösophagus und Magen?

bereits als Barrett-Mukosa und somit als Vorläuferläsion eines Adenokarzinoms zu werten ist.

Die pathohistologische Definition der Barrett-Mukosa ist derzeit in der Diskussion. In Deutschland wird, wie auch in den USA, der Nachweis von Becherzellen in der kolumnaren Metaplasie für die Diagnose einer Barrett-Mukosa verlangt. Eine einheitliche, international anerkannte Definition fehlt aber bislang.

1.1.3 Formale und molekulare Pathogenese

Die Pathogenese des Adenokarzinoms des Ösophagus ist Thema zahlreicher Publikationen, wodurch bereits verschiedenste Faktoren und Signalwege identifiziert werden konnten. Die häufigsten während der Karzinogenese auftretenden genetischen und epigenetischen Veränderungen sind in Abbildung 1 zusammengefasst [31, 56]. Ob diese Alterationen für den Prozess an sich vonnöten sind oder aufgrund der Dysplasie-Karzinom-Sequenz verändert sind, ist allerdings noch nicht geklärt.

Auch wenn inzwischen eine multifaktorielle Genese angenommen wird, gelten Magensäure, Gallensäure und Stickoxid als bekannteste auslösende Faktoren [11, 14]. So löst Deoxycholsäure, eine unkonjugierte Form von Gallesäure, in vitro oxidativen Stress aus, der wiederum eine genotoxische Wirkung hat [26]. Die induzierbare Form des Stickoxids (iNOS) führt zu einer Zunahme der Ösophagitis und fördert die Entwicklung einer Barrett-Mukosa [50]. Insgesamt kann es also zu einer Entzündung der Ösophagusschleimhaut und damit zu oxidativem Stress und DNA-Schäden kommen.

Auf molekularer Ebene können Gallensäuren über verschiedene Signalwege, z.B. den NFκB-Signalweg oder eine Promotor-Demethylierung,

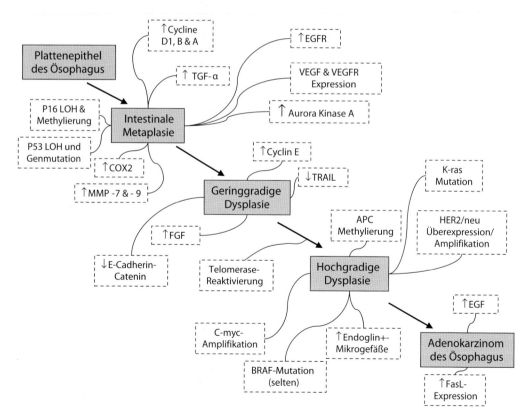

Abb. 1: Schema der Karzinogenese des Barrett-Adenokarzinoms [31, 56]. Gezeigt sind die häufigsten Veränderungen und der jeweils wahrscheinlich früheste Zeitpunkt des Auftretens.

CDX1 und CDX2 aktivieren [23, 24, 26, 27], und damit die Entstehung der Barrett-Mukosa unterstützen. Andere Wege führen möglicherweise über Interleukin-6 und den STAT-Signalweg, da diese Kaskade zu einer Verminderung von p53 und damit einer Hemmung der Apoptose führt [13]. BMP-4 wird als weiterer, früher Einflussfaktor auf die Karzinogenese von Adenokarzinomen des Ösophagus diskutiert [39, 49]. Aneuploidie, die häufig in Zusammenhang mit einer p53-Mutation auftritt, soll ebenfalls wichtig für die Entwicklung des Adenokarzinoms des Ösophagus sein. So wurden wiederholt gewonnene Biopsien von 27 Patienten auf die Expression von Ki-67 und p53 sowie auf den Ploidiestatus untersucht. Je näher der Zeitpunkt der Diagnose einer hochgradigen Dysplasie oder eines invasiven Wachstums kam, desto mehr Zellen hatten einen abnormen DNA-Gehalt [29].

Obwohl die molekularen Alterationen in der Metaplasie-Dysplasie-Karzinom-Sequenz des Adenokarzinoms des Ösophagus weitgehend bekannt sind, ist der Gesamtprozess noch nicht endgültig entschlüsselt. Dem liegt jedenfalls eine multifaktorielle Genese zugrunde, die zu Störungen der unterschiedlichsten Signalwege führt.

1.1.4 Prognostische Faktoren

Bekannte prognostische Faktoren sind die in der TNM-Klassifikation berücksichtigten Tumorcharakteristiken Tiefeninvasion, Lymphknotenmetastasen und Fernmetastasen. Seit Anfang 2010 ist die von der UICC überarbeitete Version anzuwenden, die eine bessere klinische Relevanz haben soll [48]. Die pT-Kategorie wird nun unterteilt in pT1a – Infiltration Lamina propria oder Muscularis mucosae und pT1b – Infiltration der Submukosa. Die pT4-Kategorie wird genauer klassifiziert nach der Infiltration von Pleura, Perikard oder Zwerchfell (pT4a) oder der Infiltration von Aorta, Wirbelkörper oder Trachea (pT4b).

Die prognostische Bedeutung der Anzahl der Lymphknotenmetastasen wurde bereits in mehreren Untersuchungen dargestellt, u.a. von Rizk et al. [43]. Diese Gruppe führte eine retrospektive Analyse von 336 Patienten mit einem Adenokarzinom oder Plattenepithelkarzinom des Ösophagus bzw. einem Karzinom des ösophagogastralen Überganges durch, die keine neoadjuvante Therapie erhalten hatten. Das Überleben verschlechterte sich signifikant zwischen den Gruppen mit drei bzw. vier Lymphknotenmetastasen in der Kategorie der T2- bzw. T3-Tumoren. Patienten mit mehr als vier Lymphknotenmetastasen hatten eine ähnliche Prognose wie Patienten mit Fernmetastasen. In der aktuellen Auflage der TNM-Klassifikation wurde diesen Ergebnissen Rechnung getragen und in der pN-Kategorie die Anzahl der Lymphknotenmetastasen in einer den Magenkarzinomen fast komplett entsprechenden Einteilung berücksichtigt. Außerdem sollen wenigstens sieben Lymphknoten statt der bisher empfohlenen sechs Lymphknoten für eine pN-Klassifikation untersucht werden. Letztendlich wurde die Definition der regionären Lymphknoten erweitert, sodass nun das gesamte lymphatische Abflussgebiet des Ösophagus, inklusive zoeliakale und paraösophageale Lymphknoten des Halses, in die N-Kategorie eingerechnet wird [48]. Aufgrund der Überarbeitung der N-Kategorie wurde die M-Kategorie ebenfalls überarbeitet, sodass nur noch die Stadien M0 oder M1 zu klassifizieren sind.

Ein weiteres bekanntes histopathologisches Merkmal ist die Tumorregression nach neoadjuvanter Therapie [53]. Neuere Studien konnten zudem den Kapseldurchbruch von Lymphknotenmetastasen als prognostisch ungünstig identifizieren [8, 37]. Als neuer prognostischer Marker wird zudem die Tumorlänge diskutiert. Eine Studie untersuchte Patienten mit einem pT1-Adenokarzinom, die nicht neoadjuvant behandelt wurden. Die 5-Jahres-Überlebensrate betrug hier 85 % in der Patientengruppe mit einem Tumor, der ≤ 3 cm lang war, gegenüber 34 % in der Patientengruppe mit einem Tumor über 3 cm Länge. Die multivariate Analyse bestätigte die Tumorlänge als unabhängigen prognostischen Faktor [4]. Eine weitere, von der gleichen Arbeitsgruppe durchgeführte Studie, die Patienten mit Plattenepithelkarzinomen und Adenokarzinomen in einem Kollektiv zusammenfasste, stellte die Tumorlänge in der multivariaten Analyse als prognostischen Marker fest. Eine Subgruppenanalyse der histopathologischen Tumortypen konnte allerdings aufgrund der kleinen Kollektivgröße nicht durchgeführt werden [55].

Die seit 2010 gültige TNM-Klassifikation sieht Anpassungen in der T-Kategorie, in der N-Kategorie und in der M-Kategorie vor und gleicht somit die Einteilungen von Ösophagus- und Magenkarzinomen aneinander an. Die Tumorlänge und das kapselüberschreitende Wachstum von Lymphknotenmetastasen sind als prognoserelevant zu werten.

1.2 Plattenepithelkarzinom des Ösophagus

1.2.1 Risikofaktoren und Pathogenese

Wesentliche neue Erkenntnisse in der Pathogenese des Plattenepithelkarzinoms des Ösophagus haben sich in den letzten Jahren nicht ergeben. In der Literatur liegt der Blickpunkt wie bei vielen soliden Karzinomen vor allem auf der Suche nach prognostischen Markern.

Zu den wichtigsten bekannten Risikofaktoren des Plattenepithelkarzinoms zählen Rauchen und Alkohol. Ernährungsgewohnheiten, z.B. viel Obst-, Gemüse- oder Fischkonsum werden zwar, ähnlich wie bei dem Adenokarzinom des Ösophagus, als protektiv diskutiert, eine positive Wirkung konnte allerdings bislang nicht bestätigt werden. Mit einer erhöhten Inzidenz eines Plattenepithelkarzinoms des Ösophagus gehen auch andere Erkrankungen, z.B. Plummer Vinson-Syndrom, Zoeliakie oder Achalasie oder eine vorangegangene Strahlentherapie, z.B. nach Behandlung eines Mammakarzinoms, einher.

Plattenepithelkarzinome entstehen über eine Dysplasie – Karzinom – Sequenz. Verschiedene Einflussfaktoren auf die Karzinogenese, die auch in anderen soliden Karzinomen gefunden wurden, sind bereits vor längerer Zeit im Plattenepithelkarzinom beschrieben worden, z.B. der p53- und der p16-Signalweg, Expressionsveränderungen der TGF-β-Rezeptoren Smad2 und Smad4 sowie Genamplifikation oder Proteinüberexpression von Cyclin D1 [33].

1.2.2 Prognostische Faktoren

Die bekannten und in der TNM-Klassifikation berücksichtigten prognostischen Faktoren sind Tumorausbreitung und -invasionstiefe, Lymphknotenmetastasen, Fernmetastasen, vaskuläre und/oder lymphatische Invasion. Die Änderungen in der TNM-Klassifikation werden in Abschnitt 1.1.4 im Rahmen der Adenokarzinome des Ösophagus ausführlicher besprochen.

Der Kapseldurchbruch von Lymphknotenmetastasen, der bereits beim Adenokarzinom des Ösophagus als Prognosemarker angenommen wird, könnte auch für das Plattenepithelkarzinom prognostisch relevant sein [37]. Neuere Studien zeigen zudem, dass das sogenannte Tumorbudding im Bereich der Invasionsfront die Prognose negativ beeinflusst. Obwohl noch keine eigentliche Definition festgelegt wurde, wird das Tumorbudding als einzelne Tumorzellen oder kleine Tumorgruppen im Bereich der Invasionsfront beschrieben (Abb. 2). Koike et al. analysierten 186 Patienten und stellten fest, dass Patienten mit nur fokalen Budding-Arealen mit einer 5-Jahres-Überlebensrate von 81,3 % eine signifikant bessere Prognose als Patienten mit zahlreichen Budding-Arealen hatten (35,4 %, p < 0,001). In der multivariaten Analyse war das Tumorbudding ein unabhängiger prognostischer Marker [30]. Dieses Ergebnis konnten Brown et al. in einer retrospektiven Analyse von 356 Patienten bestätigen. In ihrem Kollektiv hatten Patienten, die 5 oder mehr Tumorbuds hatten, eine signifikant schlechtere Prognose als Patienten mit weniger Tumorbuds (p=0,002) [5].

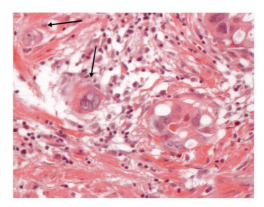

Abb. 2: Tumorbuds eines Plattenepithelkarzinoms des Ösophagus. Fokal Einzelzellinfiltration (Pfeile) in das umliegende Gewebe.

Ein wichtiger weiterer, bereits bekannter, histologischer Parameter, dessen prognostische Relevanz in neueren Arbeiten wieder bestätigt wird, ist das histopathologische Regressionsgrading nach neoadjuvanter Therapie. In einer retrospektiven Analyse von 91 neoadjuvant behandelten Patienten hatte die Gruppe mit einer kompletten histologischen Regression oder einem nur minimalen lokalen Resttumor eine signifikant bessere Prognose als die Vergleichspatienten [44]. Interessanterweise waren in der Gruppe mit kompletter histopathologischer Remission nach neoadjuvanter Therapie bzw. nur noch minimalem residuellen Primärtumor auch Patienten mit Lymphknotenmetastasen. Diese Gruppe hatte mit einer 3-Jahres-Überlebensrate von 68,4 % trotzdem eine signifikant bessere Prognose als Patienten der Gruppe 2 (ypT2pN0 und pN1 bzw. ypT3-4pN0) und der Gruppe 3 (ypT3-4pN1), die jeweils 45,6 % bzw. 0 % 3-Jahres-Überlebensraten hatten. Somit ist für Plattenepithelkarzinome die histopathologische Regression des Primärtumors ein besserer prognostischer Marker als persistierende Lymphknotenmetastasen nach neoadjuvanter Therapie.

Als immunhistochemische Marker wurden zuletzt CK7, CK18 und COX2 mit einer ungünstigen Prognose assoziiert. Die 5-Jahres-Überlebensrate in einem Kollektiv von 199 Patienten war in der Gruppe mit CK18-positiven Tumoren 32,8 %, in der Gruppe mit einem CK18-negativen Tumor 68,4 %, p < 0,001 [35]. Eine andere Gruppe zeigte einen ähnlichen Zusammenhang für COX2 in einem Kollektiv von 110 Patienten. Die Lebenserwartung war in der Gruppe mit einer hohen Expression von COX2 deutlich geringer (Median 3 Monate), als in der Gruppe mit einer geringen COX2-Expression (Median 6 Monate, p=0,0001) [2]. CK7 wurde in 126 Patienten mit einem Plattenepithelkarzinom des Ösophagus untersucht, die keine neoadjuvante Therapie erhalten hatten [54]. In einer Subgruppenanalyse stellte sich die Expression von CK7 als unabhängiger prognostischer Marker für die früheren Stadien (I/IIA/IIB) dar. Die 5-Jahres-Überlebensrate bei einem CK7-positiven Tumor betrug 50 %, bei einem CK7-negativen Tumor 90,3 %. In höheren Stadien hatte die CK7-Expression keine prognostische Bedeutung mehr. Um diese Marker in der klinischen Routine etablieren zu können, sind jedoch noch Validierungen in größeren Patientengruppen notwendig.

Histopathologische Parameter wie der Kapseldurchbruch von Lymphknotenmetastasen und das Tumorbudding sind neue prognostische Faktoren des Plattenepithelkarzinoms. Nach neoadjuvanter Therapie ist das histopathologische Regressionsgrading des Primärtumors ein besserer prognostischer Marker als die Lymphknotenmetastasen.

Inwieweit neue immunhistochemische Marker in der Routine-Diagnostik genutzt werden können, muss an größeren Kollektiven geprüft werden.

2 Gastroösophagealer Übergang

2.1 Adenokarzinom des ösophagogastralen Übergangs

2.1.1 Definition

Die Definition des Adenokarzinoms des ösophagogastralen Überganges wurde in den meisten Studien uneinheitlich angesetzt, wodurch die aktuelle Studienlage schwierig zu überschauen ist. Die für den Chirurgen wichtige Einteilung nach Siewert et al. definiert Adenokarzinome des ösophagogastralen Überganges, wenn sie 5 cm ober- oder unterhalb der anatomischen Kardia liegen. Die anatomische Kardia kann dabei als Übergang der zweischichtigen Ösophagusmuskelwand in die dreischichtige Muskulatur der Magenwand angesehen werden. Die „endoskopische Kardia" wird dagegen festgelegt durch das obere Ende der typischen longitudinalen Falten der Magenmukosa [47]. Die WHO weist in ihrer neuesten Klassifikation aus dem Jahr 2010 auf die Schwierigkeiten der Definition des ösophagogastralen Übergangs hin und bewertet die endoskopische Kardia als einen guten Kompromiss, da dieser Bezugspunkt in den letzten 20 Jahren in den meisten veröffentlichten Studien angewandt wurde [53]. Ein Adenokarzinom des gastroösophagealen Überganges ist somit ein Karzinom, das den gastroösophagealen Übergang überspannt, unabhängig von der

2.2 Was gibt es Neues in der Pathologie von Ösophagus und Magen?

Lokalisation der Haupttumormasse. Ein Tumor, dessen Zentrum in einem Abstand von 5 cm vom ösophagogastralen Übergang liegt und in den ösophagogastralen Übergang hineinreicht, wird gemäß der UICC-Klassifikation nach dem Schema der Ösophaguskarzinome klassifiziert. Andere Tumoren mit einem Zentrum im Magen und > 5 cm vom ösphagogastralen Übergang entfernt werden nach dem Schema für Magenkarzinome klassifiziert. Dies gilt auch für Tumoren, deren Zentrum < 5 cm vom ösophagogastralen Übergang liegt, ohne in diesen hineinzureichen [48].

2.1.2 Risikofaktoren

Adenokarzinome des ösophagogastralen Überganges entstehen wie Adenokarzinome des Ösophagus ebenfalls meist auf dem Boden einer intestinalen Metaplasie.

Die Risikofaktoren für die Entstehung des Adenokarzinoms des ösophagogastralen Überganges entsprechen vorwiegend denen des Adenokarzinoms des Ösophagus – gastroösophageale Refluxerkrankung, Übergewicht und Adipositas sowie Rauchen. Die intestinale Metaplasie gilt auch hier als Risikofaktor, ist allerdings aufgrund der Lokalisation schwerer endoskopisch/bioptisch zu diagnostizieren als im Ösophagus selbst. Am ösophagogastralen Übergang trifft das Plattenepithel des Ösophagus auf die Kardiamukosa, wodurch eine kolumnare Metaplasie des Ösophagusepithels histopathologisch teilweise nur schwierig von der regulären Kardiamukosa zu unterscheiden ist, insbesondere bei kleinen bzw. wenigen Biopsien aus diesem Bereich. Da eine intestinale Metaplasie im proximalen Anteil des Magens aber ein deutlich geringeres Risiko für ein Adenokarzinom zu haben scheint als im distalen Ösophagus, sind die exakte endoskopische Lokalisationsangabe der Biopsiestelle und die histologische Diagnose des Umgebungsepithels für die genaue Risikoeinschätzung sehr wichtig.

Bekannte prognostische Faktoren sind die Infiltrationstiefe des Tumors, der Resektionsstatus und der Lymphknotenstatus, wobei wie bei Ösophaguskarzinomen die Anzahl der befallenen Lymphknoten prognoserelevant ist [25, 40, 42]. Allerdings legten Ielpo et al. ihrer Analyse die Lymphknoteneinteilungen der 6. Auflage der UICC-Klassifikation zugrunde. Um die prognostische Relevanz der Lymphknotenanzahl zu prüfen, nutzten sie dagegen die Einteilung der Lymphknotenmetastasen des Magenkarzinoms in der gleichen Auflage. So konnten sie zeigen, dass das 5-Jahres-Überleben mit zunehmender Lymphknotenmetastasierung sank [25].

Da Patienten mit einem Karzinom des ösophagogastralen Überganges (Siewert II und III) eine deutlich schlechtere Prognose als Patienten mit einem Magenkarzinom haben, sollen diese in der aktuellen Auflage der TNM-Klassifikation analog zu den Ösophaguskarzinomen klassifiziert werden [42]. Dazu zählen Tumoren, deren Haupttumormasse innerhalb von 5 cm zum ösophagogastralen Übergang liegt und die in den ösophagogastralen Übergang oder den Ösophagus infiltrieren [48]. Die Änderungen der TNM-Klassifikation werden daher in Abschnitt 1.1.4. im Rahmen der Adenokarzinome des Ösophagus angesprochen.

In der aktuellen TNM-Klassifikation werden Tumoren, deren Haupttumormasse innerhalb von 5 cm zum gastroösophagealen Übergang liegt und die in den ösophagogastralen Übergang bzw. den Ösophagus hineinreichen, entsprechend einem Ösophaguskarzinom klassifiziert. Somit betreffen die Änderungen der TNM-Klassifikation der Ösophaguskarzinome auch die Karzinome des gastroösophagealen Übergangs.

3 Magen

3.1 Adenokarzinom des Magens

Der wichtigste Risikofaktor für die Entstehung des Magenkarzinoms ist nach wie vor die Infektion mit Helicobacter pylori, insbesondere mit dem cagA-positiven Stamm. Die Eradikationstherapie vermindert das Karzinomrisiko bei Patienten, die noch keine Atrophie oder Metaplasie aufweisen. Daneben beeinflussen Rauchen und Ernährungsgewohnheiten die Inzidenz – z.B. salzreiche Ernährung, geräucherte Lebensmittel, wenig frisches Obst und Gemüse sowie viel Fleischkonsum, insbesondere von rotem Fleisch, erhöhen das Risiko eines Adenokarzinoms des Magens.

Der sogenannte „Correa"-Ablauf der Karzinogenese des Adenokarzinoms des Magens ist bereits seit 1996 etabliert [7]. Durch die Helicobacter pylori-Infektion entsteht eine akute Entzündung, die in eine chronische Gastritis, die entweder antrumprädominant, corpusprädominat oder gemischt ist, übergehen kann. Die antrum-prädominante Entzündung kann mit einer Hypergastrinämie und Hyperchlorhydrie einhergehen, wodurch duodenale Ulzera entstehen können. Das Entartungsrisiko dieser Entzündungsform ist deutlich geringer als das der korpus-prädominanten Gastritis, bei der es zu einer Hypergastrinämie, Hypochlorhydrie und Atrophie kommen kann. In Abhängigkeit von der Virulenz von Helicobacter pylori (CagA-positiver Stamm, vacA-positiver-, s1/m1- Stamm) [16], Einflussfaktoren des Patienten (Genpolymorphismen, Immunantwort) und Umgebungsfaktoren (z.B. Rauchen, Alkohol) wird das Risiko der Entstehung eines Adenokarzinoms des Magens bei korpus-prädominanter Entzündung deutlich erhöht. Bei der gemischten Form entstehen meist keine Folgeerkrankungen.

In der atrophen Gastritis entsteht eine intestinale Metaplasie, die entsprechend des „Correa"-Ablaufs Dysplasien entwickeln kann. Der Dysplasiegrad wird nach der WHO-Klassifikation in 3 Kategorien eingeteilt: 1) negativ für intraepitheliale Neoplasie (Dysplasie), 2) unbestimmt für intraepitheliale Neoplasie (Dysplasie) und 3) intraepitheliale Neoplasie (Dysplasie). Grad 2 umfasst Mukosa, in der histomorphologisch nicht sicher zwischen entzündlichen und dysplastischen Veränderungen unterschieden werden kann. Sollten tiefere Schnittstufen durch die Biopsie nicht zu einer klaren Diagnose führen können, sind weitere Biopsieentnahmen notwendig, um intraepitheliale Neoplasien sicher ausschließen zu können. Die intraepitheliale Neoplasie (Dysplasie) wird analog zu der intraepithelialen Neoplasie im Dickdarm in zwei Grade eingeteilt – geringgradig und hochgradig.

Die in dem intestinalen und dem diffusen Typ nach Lauren vorwiegend unterschiedlichen Einflussfaktoren der molekularen Pathogenese des Adenokarzinoms des Magens sind bereits seit langem bekannt. Dazu zählen genetische und epigenetische Veränderungen von Onkogenen (z.B. *ERBB2* und *KRAS*), Tumorsuppressorgenen (z.B. *TP53* und *APC*), Zelladhäsionsmolekülen (z.B. E-Cadherin), Zellzyklusregulatoren (z.B. Cyclin E und p27), Wachstumsfaktoren und Zytokine (z.B. EGF, TGF-α und –β, IL-1-α) sowie die Mikrosatelliteninstabilität [53].

3.1.1 Prognostische Faktoren

Die in der aktuellen TNM-Klassifikation aus dem Jahr 2010 genauer berücksichtigte Tiefeninvasion und die Anzahl der Lymphknotenmetastasen sind die besten prognostischen Marker für das Adenokarzinom des Magens. Die T-Kategorie wurde stark verändert und beinhaltet nun die Subkategorien pT1a – Infiltration der Lamina propria und pT1b – Infiltration der Submukosa. Tumoren, die die Subserosa infiltrieren, werden der pT3-Kategorie zugeordnet. Eine Perforation der Serosa fordert die Einordnung in die pT4a-Kategorie, eine Invasion in benachbarte Strukturen in die pT4b-Kategorie. Die pN-Kategorie wurde analog zu der pN-Kategorie der Ösophaguskarzinome verändert und zusätzlich die pN3-Kategorie unterteilt in pN3a – 7–15 Lymphknotenmetastasen und pN3b - ≥ 16 Lymphknotenmetastasen [48].

Neuere prognostische Marker werden u.a. auf Proteinebene untersucht. In einer prospektiven Studie wurden 114 Patienten, die aufgrund eines Adenokarzinoms des Magens operiert worden sind, immunhistochemisch auf die Expression von p53, c-met und p21 untersucht [12]. Davon konnten in der multivariaten Analyse p21 (p=0,010) und c-met (p < 0,049) als unabhängige prognostische Marker evaluiert werden.

Die aktuelle TNM-Klassifikation der Magenkarzinome wurde in der pT- und der pN-Kategorie überarbeitet. Insbesondere in der pN-Kategorie sowie in den frühen pT-Kategorien wurde eine Angleichung zwischen den Ösophagus- und den Magenkarzinomen vorgenommen.

3.1.2 Neue Therapie des fortgeschrittenen Adenokarzinoms des gastroösophagealen Übergangs und des Magens

Die Ergebnisse der ToGA-Studie (Trastuzumab for HER2-positive metastastic gastric cancer), die auf dem ASCO 2009 vorgestellt und inzwischen im Lancet publiziert wurden [3], führten Anfang 2010 zu der Zulassung von Trastuzumab zur Kombinationstherapie mit Capecitabin oder 5-Fluorouracil und Cisplatin zur Behandlung von Patienten mit HER2/neu-positivem metastasiertem Adenokarzinom des Magens oder des gastroösophagealen Übergangs, die keine vorherige Behandlung gegen die metastasierte Erkrankung erhalten haben. Patienten mit einer starken Überexpression von HER2/neu auf Proteinebene (Abb. 3) bzw. einer moderaten Überexpression auf Proteinebene und einer hohen Genamplifikation hatten in der ToGA-Studie eine signifikante Lebensverlängerung (mediane Überlebenszeitverlängerung um 4,2 Monate von 11,8 auf 16,0 Monate). Die Expressionsanalyse von HER2/neu unterscheidet sich in wesentlichen Punkten von der bereits lange etablierten Auswertung im Mammakarzinom. Die wichtigsten Unterschiede sind das Expressionsmuster – bei Magenkarzinomen wird eine laterale, basolaterale oder membranäre Färbung als positiv gewertet – und der cut-off-Score zur Auswertung – im Magenkarzinom reichen 10 % Tumor bei einem Resektat bzw. 5 kohäsive Zellen in einer Biopsie, um eine hohe Expression zu diagnostizieren [3, 45]. In der ToGA-Studie waren 30 % der Adenokarzinome des gastroösophagealen Überganges positiv, während nur 16 % aus dem distalen Magen positiv waren. Da vorwiegend intestinal differenzierte Tumoren HER2/neu-positiv sind (30 % Positivität), während nur wenige vom diffusen Typ (5 %) HER2/neu überexprimieren, kann diese Diskrepanz mit der unterschiedlichen Häufigkeit der histologischen Typen erklärt werden [45].

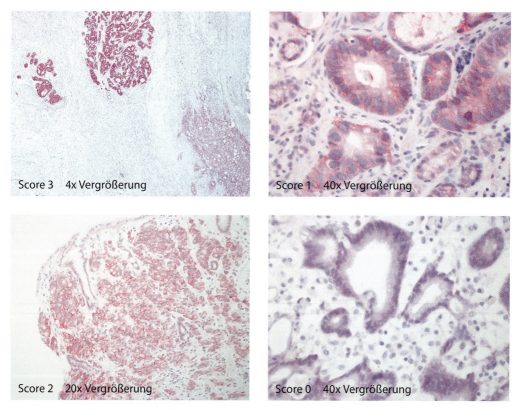

Abb. 3: Der immunhistochemische HER2/neu-Score im Magenkarzinom. Die Fotos wurden in der entsprechenden, von Rüschoff et al. empfohlenen Vergrößerung zur Einschätzung des jeweiligen Scores aufgenommen und sind für jedes Bild extra angegeben [45]. Ein Score 3 wird als positiv, ein Score 2 als grenzwertig und die Scores 1 und 0 als negativ eingestuft. Bei einem Score 2 ist eine ISH-Analyse zur Verifizierung des Amplifikationsstatus anzuschließen.

Der HER2/neu-Status im fortgeschrittenen Magenkarzinom wird für die Evaluation einer möglichen Therapie mit Trastuzumab benötigt und unterscheidet sich in wesentlichen Punkten von der HER2/neu-Auswertung bei Mammakarzinomen.

3.2 Gastrointestinaler Stromatumor (GIST) des Magens

3.2.1 Pathogenese und Epidemiologie

Aktivierende Mutationen in den Rezeptor-Tyrosin-Kinasen *KIT* und *PDGFRA* können in ca. 70 % bzw. ca. 15 % aller sporadischen GIST gefunden werden, und führen über eine Liganden-unabhängige Auto-Aktivierung zu einer dauerhaften Stimulation der Zellproliferation, was als tumorauslösendes Ereignis von GIST angesehen wird. Seltener können Mutationen in der Serin-/Threonin-Kinase *BRAF* nachgewiesen werden (< 1 %). Neben diesen sporadischen GIST können GIST auch im Rahmen von Syndromen auftreten, und sind dann mit verschiedenen anderen Erkrankungen assoziiert (Carney-Trias, Carney-Stratakis-Syndrom, Neurofibromatose Typ 1, Familiäres GIST-Syndrom mit Keimbahnmutationen von *KIT* oder *PDGFRA*). GIST entstehen wahrscheinlich aus den Schrittmacherzellen des Gastrointestinaltraktes, den sogenannten Interstitiellen Zellen von Cajal, oder aber aus deren Vorläufer-Stammzellen. Während kleine, < 0,5 cm große Vorstufen von GIST, sogenannte Mikro-GIST, in bis zu 30 % aller Autopsie-Fälle gefunden wurden [1], sind die klinisch relevanten GIST mit einer jährlichen Inzidenz von ca. 1,5/100 000 Einwohnern relativ selten.

3.2.2 Prognosefaktoren

Die wichtigsten Prognosemarker bei GIST sind die Tumorlokalisation, die Tumorgröße und die Mitosenanzahl, wobei GIST des Magens eine generell bessere Prognose als GIST des Dünn- oder Dickdarms aufweisen. Insbesondere die Mitosenanzahl ist stark mit dem klinischen Verhalten korreliert, und wird bei GIST – im Gegensatz zu anderen Weichteiltumoren – in 50 hochauflösenden Gesichtsfeldern (HPF) ausgezählt. Es gibt zwei etablierte Risikoklassifikationen, wobei die Klassifikation nach Fletcher et al. 2002 nur die Tumorgröße und die Mitosenanzahl verwendet [17], während in der Klassifikation von Miettinen und Lasota aus 2006 auch die Tumorlokalisation berücksichtigt wird [38]. Durch den Einbezug der Lokalisation ist die Miettinen-Klassifikation der Fletcher-Klassifikation in der Beurteilung von großen GIST des Magens mit niedriger Mitosenanzahl überlegen, da diese Tumoren eine relativ gute Prognose aufweisen, während ihr Malignitätspotenzial nach der Fletcher-Klassifikation eher überschätzt wird [20]. 2010 stellt die UICC eine TNM-Klassifikation für GIST vor, die sich stark an der Klassifikation von Miettinen und Lasota 2006 orientiert [38, 48] (Tab. 1).

Potenzielle, noch nicht in der Routine-Diagnostik etablierte Prognosemarker sind u.a. der Genotyp [52], die Expression von p16^{INK4A} [46], sowie das histomorphologische Wachstumsmuster [21]. GIST mit einer PDGFRA Mutation oder einer Duplikation im Exon 11 des *KIT*-Gens weisen eine günstigere

Tab. 1: Aktuelle TNM-Klassifikation für GIST [48]. Regionäre Lymphknotenmetastasen sind bei GIST äußerst selten, daher wird keine regionäre Lymphadenektomie durchgeführt. Tumoren, bei denen der Lymphknotenstatus weder klinisch noch pathologisch bestimmt werden kann, sollten daher als N0 statt NX oder pNX klassifiziert werden. Die Stadieneinteilung ist dabei getrennt für GIST des Magens bzw. Dünndarms, und beinhaltet auch die Mitoserate (Niedrig: ≤5/50 HPFs; Hoch: >5/50 HPFs).

pT	Tumorausbreitung
pTX	Primärtumor kann nicht beurteilt werden
pT0	Kein Anhalt für Primärtumor
pT1	Tumor 2 cm oder weniger
pT2	Tumor mehr als 2 cm, aber nicht mehr als 5 cm
pT3	Tumor mehr als 5 cm, aber nicht mehr als 10 cm
pT4	Tumor mehr als 10 cm in größter Ausdehnung
pN	**Lymphknotenstatus**
pNX	Regionäre Lymphknoten können nicht beurteilt werden
pN0	Keine regionären Lymphknotenmetastasen
pN1	Regionäre Lymphknotenmetastasen
pM	**Fernmetastasierung**
pM0	Keine Fernmetastasen
pM1	Fernmetastasen

Tab. 1: *(Forts.)*

GIST des Magens

Stadium	T-Kategorie	N-Kategorie	M-Kategorie	Mitoserate
IA	T1, T2	N0	M0	Niedrig
IB	T3	N0	M0	Niedrig
II	T1, T2	N0	M0	Hoch
	T4	N0	M0	Niedrig
IIIA	T3	N0	M0	Hoch
IIIB	T4	N0	M0	Hoch
IV	Jedes T	N1	M0	Jede
	Jedes T	Jedes N	M1	Jede

GIST des Dünndarms

Stadium	T-Kategorie	N-Kategorie	M-Kategorie	Mitoserate
I	T1, T2	N0	M0	Niedrig
II	T3	N0	M0	Niedrig
IIIA	T1	N0	M0	Hoch
	T4	N0	M0	Niedrig
IIIB	T2, T3, T4	N0	M0	Hoch
IV	Jedes T	N1	M0	Jede
	Jedes T	Jedes N	M1	Jede

Prognose auf als GIST mit einer Duplikation im Exon 9 oder einer Deletion im Exon 11 des *KIT*-Gens [34, 52]. Eine Inaktivierung des Tumorsuppressorgens p16^{INK4A} infolge einer inaktivierenden Mutation, genetischen Aberration oder einer DNA-Methylierung der Promoterregion führt zu einer verminderten Expression auf Proteinebene, was mit einer ungünstigen Prognose korreliert ist [46]. Molekulargenetische Studien konnten zeigen, dass sowohl eine Deletion im Exon 11 des *KIT*-Gens [19], als auch ein Verlust von p16^{INK4A} [18] zu einer gesteigerten Tumorzellproliferation führen, was die schlechtere Prognose in diesen GIST-Tumoren erklärt. Bei GIST des Magens mit einer KIT-Mutation ist ein epithelioides oder gemischtes Wachstumsmuster mit einer signifikant schlechteren Prognose assoziiert, als wenn ein rein spindelzelliges Wachstumsmuster (Abb. 4) vorliegt [21].

Etablierte Prognosemarker für GIST sind Tumorlokalisation, Tumorgröße und Mitosenanzahl. Weitere molekulare und histomorphologische Parameter sind mit der Prognose korreliert, aber noch nicht Teil der aktuellen Risikoklassifikationen.

3.2.3 Therapie

In der 2009 veröffentlichten Leitlinie der ESMO zur Diagnostik, Therapie und Nachbeobachtung von GIST wird eine multidisziplinäre Besprechung der Behandlung durch Chirurgie, Onkologie, Radiologie und Pathologie empfohlen [6]. Die Standardtherapie bei kleinen GIST des Magens ist die lokale Exzision, die auch laparoskopisch durchgeführt werden kann. Bei größeren GIST erfolgt die Resektion je nach Lokalisation als Wedge-Resektion, partielle oder totale Gastrektomie. Grundsätzlich ist bei allen GIST immer eine R0-Resektion anzustreben, gegebenenfalls auch als Multiviszeralresektion. Eine R1-Resektion ist mit einer hohen Rezidivrate behaftet, sodass, wenn möglich, eine Nachresektion anzuschließen ist. Ist eine R0-Resektion bei besonders großen GIST nicht primär erreichbar, oder ist ein schwerwiegender Organ-

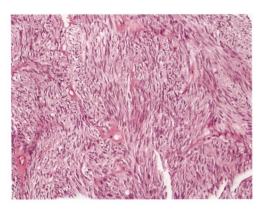 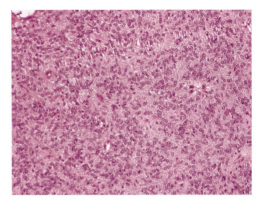

Abb. 4: Typische Wachstumsmuster von GIST des Magens. Spindelzelliges (links) und epithelioidzelliges Wachstumsmuster (rechts) in GIST des Magens. Das epithelioide Wachstumsmuster wird häufiger bei GIST mit einer PDGFRA-Mutation beobachtet, während es bei GIST des Magens mit einer KIT-Mutation mit einem hohen Risiko für malignes Verhalten assoziiert ist [21].

verlust (Ösophagus, Rektum) zu erwarten, kann durch eine präoperative Imatinib-Therapie eine Größenverminderung erreicht werden, die dann eher eine R0-Resektion bei Organerhalt ermöglicht [15]. Bei GIST mit hohem Risikoprofil wird eine adjuvante Therapie mit Imatinib für ein Jahr empfohlen, welche das Rezidivrisiko senkt [10]. Bei inoperablen Patienten oder metastasiertem Tumor ist Imatinib die Therapie der Wahl mit einer initialen Dosis von 400 mg/d. Bei GIST mit intermediärem oder hohem Risiko, bei allen metastasierten GIST, sowie vor jeder neoadjuvanten Imatinib-Therapie ist eine Mutationsanalyse der Gene *KIT* und *PDGFRA* erforderlich. Im Falle einer nachgewiesenen Mutation im Exon 9 des KIT-Gens wird eine Dosisverdoppelung auf 800 mg/d empfohlen [9]. Bei einer Tumorprogression sollte die Dosis ebenfalls zunächst auf 800 mg/d erhöht werden, während alternativ eine Zweitlinientherapie mit Sunitinib möglich ist.

Bei GIST mit hohem Risikoprofil wird eine adjuvante Therapie mit Imatinib für 1 Jahr empfohlen. Für alle GIST mit intermediärem oder hohem Risiko, für alle metastasierten GIST, sowie vor jeder neoadjuvanten Imatinib-Therapie ist eine Mutationsanalyse der Gene KIT und PDGFRA erforderlich, da der Genotyp ein prädiktiver Marker für das Ansprechen auf eine Imatinib-Therapie ist.

3.3 Neuroendokrine Tumoren des Magens

Die neuroendokrinen Tumoren des Magens haben in den letzten Jahren, wahrscheinlich aufgrund der zunehmenden Anzahl der endoskopischen Untersuchungen, deutlich zugenommen. Inzwischen muss mit einer jährlichen Inzidenz von 0,18 bis 0,24/100 000 Einwohner in der kaukasischen Bevölkerung gerechnet werden [22]. Bekannte Risikofaktoren für die Entwicklung von neuroendokrinen Tumoren sind die autoimmune, atrophe Korpusgastritis, die multiple endokrine Neoplasie Typ 1 (MEN1) und das Zollinger-Ellison-Syndrom.

Für ECL-Zell-Tumoren, den größten Teil der neuroendokrinen Tumoren des Magens, ist die Entstehung über eine Hyperplasie-Dysplasie-Neoplasie-Sequenz etabliert. Die Hyperplasie entwickelt sich dabei über die einzelnen Stadien einfach, linear, mikronodulär und adenomatoid zur Dysplasie.

3.3.1 Prognostische Faktoren

Neuroendokrine Tumoren können prinzipiell ein malignes Verhalten zeigen, sodass bereits unterschiedliche Klassifikationen erstellt wurden, um das Malignitätspotenzial einzuschätzen.

Die von der WHO genutzte Nomenklatur [53] wurde in der aktuellen Ausgabe überarbeitet und be-

2.2 Was gibt es Neues in der Pathologie von Ösophagus und Magen?

rücksichtigt nun auch den Differenzierungsgrad, der für die Einschätzung des Malignitätspotenzials wichtig ist: gut differenzierter neuroendokriner Tumor (NET G1), mittelgradig differenzierter neuroendokriner Tumor (NET G2) und neuroendokrines Karzinom. Die Graduierung selbst beruht auf der Proliferationsfraktion und morphologischen Kriterien. In der G1-Kategorie beträgt die Mitosezahl < 2/10 hochauflösende Gesichtsfelder (HPF) bzw. ≤ 2 % Ki-67-Index, in der G2-Kategorie 2-20/10 HPF bzw. 3–20 % Ki-67-Index und in der G3-Kategorie > 20/10 HPF bzw. > 20 % Ki-67-Index (Tab. 2). Diese Graduierung gilt für neuroendokrine Tumoren des Gastrointestinaltraktes, inklusive Ösophagus und Pankreas, wobei neuroendokrine Tumoren des Dünndarms noch nicht in diese Empfehlung aufgenommen wurden. Zusammen mit der überarbeiteten TNM-Klassifikation, die in Abhängigkeit von der Tumorlokalisation eingeteilt wird, soll diese Graduierung die prognostische Anwendbarkeit der Diagnose erhöhen [48, 53] (Tab. 3).

Die neuroendokrinen Tumoren werden nach der aktuellen WHO-Klassifikation in NET G1, NET G2 und neuroendokrines Karzinom eingeteilt. Dabei werden die Mitoserate und der Ki-67-Index berücksichtigt, um die prognostische Relevanz der Nomenklatur zu erhöhen.

Seit diesem Jahr gibt es eine TNM-Klassifikation für neuroendokrine Tumoren (NET G1 und NET G2), während neuroendokrine Karzinome des Magens entsprechend der Karzinome des Magens klassifiziert werden.

Tab. 2: WHO-Klassifikation der neuroendokrinen Tumoren des Gastrointestinaltraktes. Die neue Klassifikation der WHO berücksichtigt die prognostisch relevante Mitosenzahl und die Proliferationsfraktion. Bei einer Diskrepanz dieser beiden Parameter wird die höhere Graduierung gewertet [53].

Tumorentität	Mitosezahl	Proliferationsfraktion
Gut differenzierter neuroendokriner Tumor = NET G1	< 2/10 HPF	≤ 2 % Ki-67-Index
Mittelgradig differenzierter neuroendokriner Tumor = NET G2	2–20/10 HPF	3–20 % Ki-67-Index
Neuroendokrines Karzinom	> 20/10 HPF	> 20 % Ki-67-Index

Tab. 3: TNM-Klassifikation für neuroendokrine Tumoren bzw. gut differenzierte neuroendokrine Tumoren/Karzinome des Magens. Schlecht differenzierte neuroendokrine Karzinome werden analog zu den Magenkarzinomen klassifiziert [53].

pT	Tumorausbreitung
pTX	Primärtumor kann nicht beurteilt werden
pT0	Kein Anhalt für Primärtumor
pTis	Carcinoid in situ/Dysplasie (Tumor < 0,5 mm, begrenzt auf die Mukosa)
pT1	Tumor ist beschränkt auf die Mukosa und ist ≥ 0,5 mm, aber ≤ 1 cm; oder infiltriert die Submukosa und ist ≤ 1 cm
pT2	Tumor infiltriert die Muscularis propria oder ist > 1 cm
pT3	Tumor infiltriert die Subserosa
pT4	Tumor perforiert das viszerale Peritoneum (Serosa) oder infiltriert in benachbarte Organe/Strukturen
pN	**Lymphknotenstatus**
pNX	Regionäre Lymphknoten können nicht beurteilt werden
pN0	Keine regionären Lymphknotenmetastasen
pN1	Regionäre Lymphknotenmetastasen
pM	**Fernmetastasierung**
pM0	Keine Fernmetastasen
pM1	Fernmetastasen

Tab. 3: *(Forts.)*

Stadium	T	N	M
0	Tis	N0	M0
I	T1	N0	M0
IIA	T2	N0	M0
IIB	T3	N0	M0
IIIA	T4	N0	M0
IIIB	Jedes T	N1	M0
IV	Jedes T	Jedes N	M1

Literatur

[1] Agaimy A, Wünsch PH, Hofstaedter F et al.: Minute gastric sclerosing stromal tumors (GIST tumorlets) are common in adults and frequently show c-KIT mutations. Am J Surg Pathol 2007; 31: 113–120. [EBM III]

[2] Alici S, Ugras S, Bayram I et al.: Prognostic factors and COX-2 expression in advanced stage esophageal squamous cell carcinoma. Adv Ther 2006; 23: 672–679. [EBM IIb]

[3] Bang YJ, Cutsem EV, Feyereislova A et al.: Trastuzumab in combination with chemotherapy versus chemotherapy alone for treatment of HER2-positive advanced gastric or gastro-oesophageal junction cancer (ToGA): a phase 3, open-labeled, randomised controlled trial. Lancet 2010; 376: 687–697. [EBM Ib]

[4] Bolton WD, Hofstetter WL, Francis AM et al.: Impact of tumor length on long-term survival of pT1 esophageal adenocarcinoma. J Thorac Cardiovasc Surg 2009; 138: 831–836. [EBM IIb]

[5] Brown M, Sillah K, Griffiths EA et al.: Tumour budding and a low host inflammatory response are associated with a poor prognosis in oesophageal and gastrooesophageal junction cancers. Histopathology 2010; 56: 893–899. [EBM IIb]

[6] Casali PG, Jost L, Reichardt P et al.: Gastrointestinal stromal tumours: ESMO Clinical Recommendations for diagnosis, treatment and follow-up. Ann Oncol 2009; 20: 64–67. [EBM IV]

[7] Correa P: Helicobacter pylori and gastric cancer: state of the art. Cancer Epidemiol Biomarkers Prev 1996; 5: 477–481. [EBM IV]

[8] D`Journo XB, Avaro JP, Michelet P et al.: Extracapsular lymph node involvement is a negative prognostic factor after neoadjuvant chemoradiotherapy in locally advanced esophageal cancer. J Thorac Oncol 2009; 4: 534–539. [EBM IIb]

[9] Debiec-Rychter M, Sciot R, Le Cesne A et al.: EORTC Soft Tissue and Bone Sarcoma Group; Italian Sarcoma Group; Australasian GastroIntestinal Trials Group: KIT mutations and dose selection for Imatinib in patients with advanced gastrointestinal stromal tumours. Eur J Cancer 2006; 42: 1093–1103. [EBM Ib]

[10] Dematteo RP, Ballman KV, Antonescu CR et al.: American College of Surgeons Oncology Group (ACOSOG) Intergroup Adjuvant GIST Study Team: Adjuvant imatinib mesylate after resection of localised, primary gastrointestinal stromal tumour: a randomised, double-blind, placebo-controlled trial. Lancet 2009; 373: 1097–1104. Erratum in: Lancet 2009; 374: 450. [EBM Ib]

[11] Di Pietro M, Fitzgerald RC: Barrett's oesophagus: an ideal model to study cancer genetics. Hum Genet 2009; 126: 233–246. [EBM III]

[12] Drebber U, Baldus SE, Nolden B et al.: The overexpression of c-met as a prognostic indicator for gastric carcinoma compared to p53 and p21 nuclear accumulation. Oncol Rep 2008; 19: 1477–1483. [EBM IIb]

[13] Dvorak K, Chavarria M, Payne CM et al.: Activation of the interleukin-6/STAT3 antiapoptotic pathway in esophageal cells by bile acids and low pH: relevance to barrett's esophagus. Clin Cancer Res 2007; 13: 5305–5313. [EBM IIb]

[14] Dvorak K., Payne CM, Chavarria M et al.: Bile acids in combination with low pH induce oxidative stress and oxidative DNA damage: relevance to the pathogenesis of Barrett's oesophagus. Gut 2007; 56: 763–771. [EBM III]

[15] Eisenberg BL, Harris J, Blanke CD et al.: Phase II trial of neoadjuvant/adjuvant imatinib mesylate (IM) for advanced primary and metastatic/recurrent operable gastrointestinal stromal tumor (GIST): early results of RTOG 0132/ACRIN 6665. J Surg Oncol 2009; 99: 42–47. [EBM IIb]

[16] Ferreira AC, Isomoto H, Moriyama M et al.: Helicobacter and gastric malignancies. Helicobacter 2008; 13: 28–34. [EBM III]

[17] Fletcher CDM, Berman JJ, Corless C et al.: Diagnosis of gastrointestinal stromal tumors: a consensus approach. Hum Pathol 2002; 33: 459–465. [EBM IV]

[18] Haller F, Löbke C, Ruschhaupt M et al.: Loss of 9p leads to p16INK4A down-regulation and enables RB/E2F1-dependent cell cycle promotion in gastrointestinal stromal tumours (GISTs). J Pathol 2008; 215: 253–262. [EBM III]

[19] Haller F, Löbke C, Ruschhaupt M et al.: Increased KIT signalling with up-regulation of cyclin D correlates to accelerated proliferation and shorter disease-free survival in gastrointestinal stromal tumours (GISTs) with KIT exon 11 deletions. J Pathol 2008; 216: 225–235. [EBM III]

[20] Haller F: Molecular biological evaluation of prognostic parameters in GIST. Development of an integrative model of tumor progression. Pathologe 2010; 31: 161–166. [EBM IIb]

[21] Haller F, Cortis J, Helfrich J et al.: Epithelioid/mixed phenotype in gastrointestinal stromal tumors (GISTs) with KIT mutation from the stomach is associated with accelerated passage of late phases of the cell cycle and

shorter disease-free survival. Mod Pathol 2010. Epub ahead of print. [EBM IIb]

[22] Hauso O, Gustafsson BI, Kidd M et al.: Neuroendocrine tumor epidemiology: contrasting Norway and North America. Cancer 2008; 113: 2655–2664. [EBM IIb]

[23] Hormi-Carver K, Zhang X, Zhang HY et al.: Unlike esophageal squamous cells, Barrett's epithelial cells resist apoptosis by activating the nuclear factor-kappaB pathway. Cancer Res 2009; 69: 672–677. [EBM III]

[24] Huo X, Zhang HY, Zhang XI et al.: Acid and bile salt-induced CDX2 expression differs in esophageal squamous cells from patients with and without Barrett's esophagus. Gastroenterology 2010; 139: 194–203. [EBM IIb]

[25] Ielpo B, Pernaute AS, Elia S et al.: Impact of number and site of lymph node invasion on survival of adenocarcinoma of esophagogastric junction. Interact Cardiovasc Thorac Surg 2010; 10: 704–708. [EBM IIb]

[26] Jenkins GJ, Cronin J, Alhamdani A et al.: The bile acid deoxycholic acid has a non-linear dose response for DNA damage and possibly NF-kappaB activation in oesophageal cells, with a mechanism of action involving ROS. Mutagenesis 2008; 23: 399–405. [EBM III]

[27] Kazumori H, Ishihara S, Kinoshita Y: Roles of caudal-related homeobox gene Cdx1 in oesophageal epithelial cells in Barrett's epithelium development. Gut 2009; 58: 620–628. [EBM III]

[28] Kelty CJ, Gough MD, Van Wyk Q et al.: Barrett's oesophagus: intestinal metaplasia is not essential for cancer risk. Scand J Gastroenterol 2007; 42: 1271–1274. [EBM IIb]

[29] Kerkhof M, Steyerberg EW, Kusters JG et al.: Aneuploidy and high expression of p53 and Ki67 is associated with neoplastic progression in Barrett esophagus. Cancer Biomark 2008; 4: 1–10. [EBM III]

[30] Koike M, Kodera Y, Itoh Y et al.: Multivariate analysis of the pathologic features of esophageal squamous cell cancer: tumor budding is a significant independent prognostic factor. Ann Surg Oncol 2008; 15; 1977–1982. [EBM IIb]

[31] Koppert LB, Wijnhoven BPL, Van Dekken H et al.: The Molecular Biology of Esophageal Adenocarcinoma. Journal of Surgical Oncology 2005; 92: 169–190. [EBM III]

[32] Kubo A, Corley DA, Jensen CD et al.: Dietary factors and the risks of oesophageal adenocarcinoma and Barrett's oesophagus. Nutr Res Rev 2010; 13: 1–17. [EBM Ib]

[33] Kuwano H, Kato H, Miyazaki T et al.: Genetic alterations in esophageal cancer. Surg Today 2005; 35: 7–18. [EBM III]

[34] Lasota J, Miettinen M: Clinical significance of oncogenic KIT and PDGFRA mutations in gastrointestinal stromal tumours. Histopathology 2008; 53: 245–266. [EBM IIb]

[35] Makino T, Yamasaki M, Takeno A et al.: Cytokeratins 18 and 8 are poor prognostic markers in patients with squamous cell carcinoma of the oesophagus. Br J Cancer 2009; 101: 1298–1306. [EBM IIb]

[36] Malfertheiner P, Megraud F, O'Morain C et al.: Current concepts in the management of Helicobacter pylori infection: the Maastricht III Consensus Report. Gut 2007; 56: 772–781. [EBM IV]

[37] Metzger R, Drebber U, Baldus SE et al.: Extracapsular lymph node involvement differs between squamous cell and adenocarcinoma of the esophagus. Ann Surg Oncol 2009; 16: 447–453. [EBM IIb]

[38] Miettinen M, Lasota J: Gastrointestinal stromal tumors: Pathology and prognosis at different sites. Sem Diag Path 2006; 23: 70–83. [EBM IIb]

[39] Milano F, van Baal JW, Buttar NS et al.: Bone morphogenetic protein 4 expressed in esophagitis induces a columnar phenotype in esophageal squamous cells. Gastroenterology 2007; 132: 2412–2421. [EBM III]

[40] Ott K, Baader FG, Lordick F et al.: Surgical factors influence the outcome after Ivor-Lewis esophagectomy with intrathoracic anastomosis for adenocarcinoma of the esophagogastric junction: a consecutive series of 240 patients at an experienced center. Ann Surg Oncol 2009; 16: 1017–1025. [EBM IIa]

[41] Playford RJ: New British Society of Gastroenterology (BSG) guidelines for the diagnosis and management of Barrett's oesophagus. Gut 2006; 55: 442. [EBM IV]

[42] Rice TW, Rusch VW, Ishwaran H, et al.: Worldwide Esophageal Cancer Collaboration: Cancer of the esophagus and esophagogastric junction: data-driven staging for the seventh edition of the American Joint Committee on Cancer/International Union Against Cancer Cancer Staging Manuals. Cancer 2010 Aug 15; 116: 3763–3773. [EBM IIb]

[43] Rizk N, Venkatraman E, Park B et al.; American Joint Committee on Cancer staging system: The prognostic importance of the number of involved lymph nodes in esophageal cancer: implications for revisions of the American Joint Committee on Cancer staging system. J Thorac Cardiovasc Surg 2006; 132: 1374–1381. [EBM IIb]

[44] Rizk NP, Seshan VE, Bains MS et al.: Prognostic factors after combined modality treatment of squamous cell carcinoma of the esophagus. J Thorac Oncol 2007; 2: 1117–1123. [EBM IIb]

[45] Rüschoff J, Dietel M, Barretton G et al.: Her2 diagnostics in gastric cancer – guideline validation and development of standardized immunohistochemical testing. Virchows Arch 2010; 457: 299–307. [EBM III]

[46] Schneider-Stock R, Boltze C, Lasota J et al.: High prognostic value of p16INK4 alterations in gastrointestinal stromal tumors. J Clin Oncol 2003; 21: 1688–1697. [EBM IIb]

[47] Siewert JR, Stein HJ: Adenocarcinoma of the gastroesophageal junction: Classification, pathology and extent of resection. Dis Esoph 1996; 9: 173–182. [EBM IV]

[48] UICC 2010: TNM classification of malignant tumors, 7th edition. Sobin LH, Gospodarowicz MK, Wittekind C eds. Blackwell, Oxford. [EBM IV]

[49] Van Baal JW, Milano F, Rygiel AM et al.: A comparative analysis by SAGE of gene expression profiles of Barrett's esophagus, normal squamous esophagus, and gastric cardia. Gastroenterology 2005; 129: 1274–1281. [EBM IIa]

[50] Vaninetti NM, Geldenhuys L, Porter GA et al.: Inducible nitric oxide synthase, nitrotyrosine and p53 mutations in the molecular pathogenesis of Barrett's esophagus and esophageal adenocarcinoma. Mol Carcinog 2008; 47: 275–285. [EBM III]

[51] Wang KK, Sampliner RE: Updated guidelines 2008 for the diagnosis, surveillance and therapy of Barrett's esophagus. Am J Gastroenterol 2008; 103: 788–797. [EBM IV]

[52] Wardelmann E, Losen I, Hans V et al.: Deletion of Trp-557 and Lys-558 in the juxtamembrane domain of the c-kit protooncogene is associated with metastatic behavior of gastrointestinal stromal tumors. Int J Cancer 2003; 106: 887–895. [EBM IIb]

[53] WHO classification of tumours of the digestive system, 4th edition. In: Bosman FT, Carneiro F, Hruban RH, Theise ND (eds.): International Agency for Research on Cancer 2010. [EBM IV]

[54] Yamada A, Sasaki H, Aoyagi K et al.: Expression of cytokeratin 7 predicts survival in stage I/IIA/IIB squamous cell carcinoma of the esophagus. Oncol Rep 2008; 20: 1021–1027. [EBM IIb]

[55] Yendamuri S, Swisher SG, Correa AM et al.: Esophageal tumor length is independently associated with long-term survival. Cancer 2009; 115: 508–516. [EBM IIb]

[56] Zhang HY, Spechler SJ, Souza RF: Esophageal adenocarcinoma arising in Barrett esophagus. Cancer Lett 2009; 275: 170–177. [EBM IIb]

2.2 Was gibt es Neues in der Pathologie von Ösophagus und Magen?

2.3 Was gibt es Neues bei Pankreaserkrankungen?

T. Hackert, M.W. Büchler und J. Werner

1 Benigne Erkrankungen

1.1 Akute Pankreatitis

Bei der akuten Pankreatitis ergab sich hinsichtlich der Studienlage zur prophylaktischen Antibiose keine relevante Änderung im vergangenen Jahr. Eine Metaanalyse, die im November erschien [84] schloss hierzu 14 randomisierte Studien mit insgesamt 841 Patienten ein. Dabei konnte kein Effekt der prophylaktischen Antibiose auf die Parameter Mortalität, pankreatische Infektion, extrapankreatische Infektkomplikationen und Häufigkeit einer chirurgischen Intervention gezeigt werden. Dies deckt sich weitgehend mit dem Update des Cochrane Reviews von 2006, das Villatoro et al. [79] im Mai publizierten. Hier konnte in sieben Studien mit 404 Patienten einzig für Imipenem ein Benefit hinsichtlich der Frequenz einer Infektion von Pankreasnekrosen gezeigt werden, alle anderen Antibiotika und Parameter waren mit und ohne Prophylaxe vergleichbar. Im Gegensatz zu diesen Beobachtungen bei genuiner Pankreatitis, konnte in einem aktuellen Cochrane Review zur prophylaktischen Antibiose bei ERCP [8] ein signifikanter Effekt mit verringerter post-ERCP Bakteriämie, Cholangitis und Pankreatitis gezeigt werden, insbesondere, wenn bei der Initialprozedur eine Cholestase nicht sofort behoben werden konnte. Dieses Ergebnis untermauert die gängigen Empfehlungen zahlreicher Fachgesellschaften zum Einsatz einer Antibiotika-Prophylaxe bei dieser Prozedur.

Hinsichtlich des chirurgischen Managements bei akuter Pankreatitis wurden im April die Ergebnisse des niederländischen Panter-Trials publiziert [76]. Hier bestätigte sich, dass der „Step-Up-Approach" relevante Vorteile gegenüber einem sofort chirurgischen Vorgehen bei V.a. infizierte Pankreasnekrose hat. Beim untersuchten „Step-Up-Approach" wurden primär bei septischen Patienten und gleichzeitigem V.a. auf das Vorliegen einer infizierten Nekrose radiologisch-interventionell Drainagen eingebracht. Nur wenn keine Stabilisierung durch diese Maßnahme erzielt wurde, wurden im zweiten Schritt mittels retroperitoneoskopischem Vorgehen die Nekrosen minimalinvasiv chirurgisch entfernt. Eine offene konventionelle Nekrosektomie war in dieser Gruppe nur selten notwendig. Bei diesem Vorgehen konnte bei 30 % aller Patienten nur durch eine radiologisch-interventionell eingebrachte Drainage der Patient stabilisiert und eine Operation vermieden werden. In der Kontrollgruppe wurden alle Patienten primär offen konventionell nekrosektomiert und postoperativ lavagiert. Im Vergleich zu dieser offenen chirurgischen Nekrosektomie und Lavage konnten die Autoren zeigen, dass die Frequenz der Major-Komplikationen (Blutung, Organversagen, Tod) und auch die Kosten mit dem Step-Up-Approach gesenkt werden konnten. Leider wurde bei dieser Studie nicht auch bei der offenen konventionell operierten Gruppe ein „Step-Up-Approach mit primärer Drainage (und damit mit potenziell 30 % weniger zu operierenden Patienten) durchgeführt, sodass keine Aussage zu der Überlegenheit des minimalinvasiven oder offenen Operationsverfahrens möglich ist [76].

Die Sicherheit des minimalinvasiven retroperitonealen Vorgehens zeigen Ergebnisse einer retrospektiven Arbeit der Liverpooler Gruppe [52], in der insgesamt 137 Patienten mit einem minimalinvasiven retroperitonealen Vorgehen gegenüber 52 offen lavagierten Patienten verglichen wurden. Hierbei zeigte sich – limitiert durch den retrospektiven Charakter der Studie – ein signifikanter Vorteil für den minimalinvasiven Ansatz hinsichtlich Komplikationen und Mortalität, sodass dieses Vorgehen empfehlenswert erscheint.

Bei der enteralen Ernährung untermauerten die publizierten Metaanalysen das Konzept der frühen naso-gastralen oder naso-jejunalen Ernährung [1, 2, 49, 64] mit dem Ziel einer reduzierten systemischen Komplikationsrate. Ein Cochrane Review [1] hierzu bestätigte in 8 Studien mit 348 Patienten die Reduktion der systemischen Komplikationen mit Multiorganversagen, chirurgischen Interventionen und Tod durch eine frühe enterale Ernährung, sodass dies mit qualitativ hochwertigen Studien belegt ist. Dagegen können Prokinetika, Immunonutrition oder Antioxidantien nach wie vor nicht evidenzbasiert als ergänzende Therapie empfohlen werden [2].

In einer interessanten Arbeit der „italienischen Studiengruppe für Pankreaserkrankungen" wurde die nationale Compliance in der klinischen Praxis mit den vorhandenen Leitlinien zur Therapie der akuten Pankreatitis untersucht [15]. Unter Einschluss von 1 173 in 56 verschiedenen Krankenhäusern behandelten Patienten zeigten die Autoren, dass die Behandlungspraxis v.a. bei der frühen enteralen Ernährung, der frühelektiven Cholezystektomie nach Abklingen der Pankreatitis und bei der restriktiven und verzögerten chrirugischen Intervention zum großen Teil von den publizierten Leitlinien abweicht. Obwohl eine vergleichbare Untersuchung für Deutschland nicht vorliegt, muss davon ausgegangen werden, dass auch hier, trotz z.T. mit guter Evidenz belegten Behandlungskonzepten, diese in der klinischen Praxis nicht überall umgesetzt werden.

1.2 Chronische Pankreatitis

Bei der chronischen Pankreatitis (CP) wurden zur Schmerztherapie die Ansätze einer Plexus coeliacus Blockade, sowie einer intrathekalen Schmerzmittelgabe in insgesamt drei Studien als Alternative zu einer chirurgischen Therapie untersucht [14, 51, 57]. Hierbei konnte in einer Arbeit von Santosh et al. [57] gezeigt werden, dass insbesondere die EUS-gesteuerte Plexus Blockade eine sofortige Erfolgsrate von 70 % vs. 30 % bei der perkutanen Blockade hatte, dieser Effekt jedoch nach sechs Monaten nicht mehr nachweisbar war. Somit ist dieses Verfahren für eine langfristige Therapie nicht geeignet. Ein Systematic Review mit neun Studien und 376 CP-Patienten zu dieser Technik bestätigte die rasche Erfolgsrate bei 60 % der Patienten mit insgesamt wenig Komplikationen, ein Langzeitverlauf ist aus den Daten jedoch nicht absehbar, sodass hier zukünftig qualitativ höherwertige Studien die entsprechenden Aussagen belegen sollten. Entsprechend steht diese Behandlungsoption auch in einem Stufenkonzept zur Schmerztherapie bei CP nur als temporärer Ansatz zur Verfügung, der als Überbrückung geeignet sein kann, von der Effektivität hier jedoch eine effektive chirurgische Intervention nicht ersetzt [14].

Die intrathekale Schmerzmittelgabe zur Behandlung der CP-assoziierten Schmerzen wurde in einer Arbeit von Kongkam et al. [34] als Alternative bei konservativ therapierefraktären Schmerzen an einem Kollektiv von 13 Patienten untersucht. Die Autoren beschrieben hierbei eine Reduktion des Schmerzmittelbedarfs um 90 % und einen Behandlungserfolg bei 77 % der Patienten über einen einjährigen Beobachtungszeitraum. Aufgrund der aufgetretenen Komplikationen mit den intrathekalen Pumpensystemen und der kleinen Patientenzahl lässt sich anhand dieser Studie sicherlich kein Therapiekonzept für die breite Anwendung ableiten.

Wichtig ist, dass diese temporären Therapieoptionen eine definitive chirurgische Therapie nicht zu lange verzögern sollten und nur im Ausnahmefall oder bei Inoperabilität des Patienten indiziert sein können.

Bachmann et al. fassten in einer Übersichtsarbeit OP-Zeitpunkt und Indikationen, sowie die chirurgischen Optionen bei CP zusammen [5]. Die chirurgische Therapie sollte rechtzeitig erfolgen, um die Autonomisierung des chronischen Schmerzmechanismus zu unterbinden und gleichzeitig soviel funktionelles Pankreasparenchym wie möglich zu erhalten. Welches Verfahren dabei zur Anwendung kommt, hängt stark von der Präferenz des Chirurgen ab. Insgesamt zeigt sich nach den aktuellen Studien jedoch ein klarer Trend zu den dekomprimierenden und organerhaltend resezierenden Verfahren i.S. der unterschiedlichen Modifikationen der duodenumerhaltenden Pankreaskopfresektion [5]. Klare Evidenz zur Bevorzugung eines spezifischen Verfahrens gibt es jedoch bislang nicht.

Von einer indischen Arbeitsgruppe wurden Langzeitergebnisse mit der Frey-Operation an 134 CP-Patienten publiziert [45]. Hier bestand bei einem medianen Follow-up von 6,4 Jahren bei 75 % der Patienten eine vollständige oder weitgehende Beschwerdefreiheit. Dieser gute Therapieerfolg konnte jedoch bei der Subgruppe der Patienten mit präoperativ bestehendem Opiatbedarf nicht reproduziert werden, was unterstreicht, dass die chirurgische Intervention rechtzeitig erfolgen sollte, um eine effektive Schmerzkontrolle zu erreichen.

In einer – ebenfalls retrospektiven – Arbeit aus den Niederlanden wurde das Langzeitoutcome nach drainierenden (Partington-Rochelle) oder resezierenden (Whipple oder DEPKR) Eingriffen bei 155 Patienten mit chronischer Pankreatitis untersucht. Bei einem medianen Follow-up von 5,6 Jahren, zeigten die Autoren in dieser Arbeit, dass die postoperative Lebensqualität trotz guter Schmerzfreiheit deutlich eingeschränkt ist, was z.T. auf die endokrine Dysfunktion zurückzuführen ist. Diesbezüglich schnitten daher die drainierenden Verfahren entsprechend besser ab; hinsichtlich Schmerzfreiheit und postoperativ persistierendem Alkoholkonsum mit entsprechend wieder auftretenden Symptomen der CP zeigten sich keine Unterschiede zwischen den Gruppen [75].

Eine Verlaufsbeobachtung von 92 operierten CP-Patienten (42 Pat. Operation nach Beger, 50 Pat. Operation nach Frey) mit einem medianen Follow-up von knapp fünf Jahren zeigte für kein Verfahren ein signifikant besseres Ergebnis hinsichtlich der perioperativen Komplikationen, Schmerzfreiheit und endokriner/exokriner Funktion. Die langfristige Schmerzfreiheit war mit 62 % (Frey) vs. 50 % (Beger) ebenfalls nicht statistisch signifikant unterschiedlich [31].

Bei all diesen Studien muss jedoch berücksichtigt werden, dass sie rein retrospektive Auswertungen ohne Vergleichsgruppen sind und somit die Aussagekraft limitiert ist.

In einer Übersichtsarbeit wurden die verschiedenen therapeutischen Möglichkeiten bei Pseudozysten nach akuter oder bei chronischer Pankreatitis von Lerch et al. [38] zusammengestellt. Das Autorenteam extrahierte hier aus den vorliegenden MEDline Publikationen der Jahre 1975 bis 2008 die Ergebnisse der endoskopisch-interventionellen und chirurgischen Therapieansätze. In der Zusammenfassung ergaben sich hier mit den endoskopischen Verfahren Erfolgsraten von 79 % bei insgesamt niedriger Morbidität (13 %) und Mortalität (0,7 %), verglichen mit einer langfristigen Erfolgsrate von 92 % nach chirurgischer Intervention bei leicht erhöhter Morbidität (16 %) und Mortalität (2,5 %). Inwieweit die laparoskopischen Verfahren hier ggf. noch eine Senkung der Komplikationsraten bewirken können, bleibt abzuwarten.

1.3 Autoimmunpankreatitis

Bei der Autoimmunpankreatitis stand im letzten Jahr die Diskussion der Terminologie hinsichtlich histologischer Klassifikation und klinischer Symptomatik im Vordergrund. Im Rahmen der Honolulu Consensus Konferenz [13] wurde die europäische und US-Amerikanische Unterteilung in die beiden Subtypen 1 (lymphoplasmozytische sklerosierende Pankreatitis mit erhöhten Antikörper-Titern) und 2 (idiopathische duktozentrische oder granulozyten-epitheliale Läsionen (GEL) positive Pankreatitis) unterschieden [55]. Die klinische Differenzierung der beiden Formen ist schwierig und beweisend nur histologisch zu führen. Dennoch unterscheiden sich die beiden Formen klinisch, wobei der seltener beschriebene Typ 2 aufgrund seiner meist fokalen Ausdehnung nur schwierig von einem Pankreaskarzinom unterschieden werden kann. Bei beiden Typen besteht eine Auftreibung des Pankreas, oft eine Cholestase und prinzipiell ein sehr gutes Ansprechen auf eine Steroidtherapie [33, 62].

Die dezidierten japanischen Leitlinien empfehlen bei symptomatischer AIP mit Cholestase eine ERCP mit Drainage und die Steroidtherapie mit oraler Gabe von 0,6 mg Prednisolon über zwei bis vier Wochen mit anschließender Reduktion in 5 mg Schritten und einer Erhaltungstherapie von 2,5–5 mg für drei Monate. Bei entsprechendem Anschlagen der Therapie vom klinischen, serologischen und radiologischen Verlauf ist dann keine weitere Therapie vorgesehen. Bei Rückfällen ist die erneute Steroidtherapie das Vorgehen der Wahl [29]. Die Prognose ist nach den japanischen Erfahrungen gut, auch wenn Langzeitbeobachtungen hinsichtlich Pankreasfunktionserhalt, Rezidiven und Malignitätsrisiko noch nicht vorliegen. Eine anderweitige Therapie der AIP i.S. von Immunsuppressiva oder Antikörpern ist bislang nicht belegt, auch wenn einzelne Studien mit IgG4-positiven Erkrankungen diesen Ansatz als eine mögliche Therapieoption erscheinen lassen [32, 54].

Die Differenzierung zwischen AIP und Pankreaskarzinom bleibt bei vordergründig gleichartiger Symptomatik ein klinisches Problem [63]. Verschiedene Strategien beziehen das IgG4, die CT- und ERCP-morphologischen Veränderungen mit ein. Bei unklaren Fällen ist die Core-Biopsie und im Zweifelsfall die Resektion zur definitiven Klärung erforderlich, da ein Steroid-Versuch zur Differenzialdiagnose nicht auf der Basis verlässlicher Untersuchungen zur Differenzierung herangezogen werden kann und das Übersehen einer malignen Raumforderung fatale Folgen für den Patienten nach sich zieht. Insgesamt erfordert daher die Diagnose und Behandlung der AIP eine große Expertise, womit diese Erkrankung, wenn auch selten, in einem entsprechenden Zentrum behandelt werden sollte.

1.4 Intraduktale Papillär Muzinöse Neoplasie (IPMN)

Beim IPMN steht nach wie vor die Diskussion über die Validität verschiedener Malignitätskriterien und die Vorsorgestrategie im Vordergrund des Interesses. Während die Operationsindikation bei Vorliegen eines Hauptgang-IPMN aufgrund des hohen Malignitätspotenzials allgemein akzeptiert ist, besteht beim Seitengang-Typ weiterhin keine Einigkeit über das Entartungsrisiko und die Kriterien, die zur definitiven operativen Therapie führen sollten [11, 18].

Auch wenn die Kriterien einer Größe von < 3 cm und das Fehlen der kontrastmittelaufnehmenden „Knötchen" in der Wand einer Seitengang-IPMN in den „Sendai"-Kriterien [66] als Zeichen einer fehlenden Malignität beschrieben sind, was auch in klinischen Verlaufsbeobachtungen z.T. bestätigt wurde [70], zeigen neuere Studien, dass diese Kriterien nicht ausreichen um die Problematik der malignen Transformation zu erfassen. Zum einen muss berücksichtigt werden, dass ein nicht unerheblicher Teil von ca. 5–10 % der Patienten mit Seitengang-IPMN ein von der Lokalisation des IPMN distantes duktales Adenokarzinom i.S. einer multizentrischen Carcinogenese entwickeln [69, 71]. Zum anderen konnte in mehreren Studien gezeigt werden, dass auch IPMNs, die nach den o.g. Kriterien nur beobachtet hätten werden müssen zu ca. 25 % bereits ein In-situ-Karzinom oder sogar ein invasives Frühkarzinom aufweisen [28, 58, 73].

Die Gesamtprognose des IPMN-assoziierten Karzinoms ist insgesamt besser einzuschätzen als beim duktalen Adenokarzinom, was in einer umfangreichen Arbeit mit 729 IPMN-Karzinomen gegenüber 8 082 duktalen Adenokarzinomen von Wasif et al. [81] belegt wurde (Gesamtüberleben nach Resektion 34 vs. 18 Monate). Der entscheidende Faktor für eine gute Prognose ist jedoch die rechtzeitige Resektion. Im Stadium Tis/T1 und N0 liegen nach kurativer Resektion eines IPMN-Karzinoms die 5- und 10-Jahres-Überlebensraten bei ca. 70 %, bzw. 60 %, was in einer Arbeit von Poultsides et al. [50] an einem Kollektiv von 132 Patienten im Vergleich mit 1 128 Patienten mit duktalem Adenokarzinom untersucht wurde. Mit Zunahme des Tumorstadiums (> T1) und v.a. dem Vorliegen von Lymphknotenmetastasen gleicht sich die Prognose des IPMN-Karzinoms weitgehend der des duktalen Adenokarzinoms an, die auch von der adjuvanten Therapie nicht wesentlich beeinflusst wird [73].

Daher bleibt die Früherkennung und rechtzeitige Indikation zur Operation der zentrale Faktor in der Diagnostik und Vorsorge von Patienten mit IPMN. Neben der Bildgebung können dabei verschiedene Serummarker hilfreich sein. Insbesondere das CA 19-9 im Serum konnte in zwei

Arbeiten als einfach zu bestimmender Marker belegt werden [22, 43]. Bei einem Cutoff von 37 U/ml konnte in einem Kollektiv von 142 Patienten mit einer Spezifität und einem negativen prädiktiven Wert von je 86 % zwischen nicht invasivem und invasivem IPMN unterschieden werden, womit dieser Tumormarker eine klinisch einfach zu bestimmende Entscheidungshilfe darstellen kann. Die Untersuchung von Zystenpunktat wurde von einer New Yorker Arbeitsgruppe mit der gleichen Fragestellung durchgeführt [40]. Hier zeigte sich, dass die Konzentration von Mucinprotein 2 und 4 als geeignete Marker mit den histopathologisch dysplastischen Veränderungen korrelierten und so ebenfalls zur Differenzierung herangezogen werden können.

Trotz dieser zunehmenden Anzahl an Markern und Kriterien bleibt die Differenzierung des IPMN in der Vorsorge ein komplexes klinisches Feld, Ansätze wie das von einer japanischen Gruppe ausgearbeitete Nomogramm [59], in das verschiedene der o.g. Aspekte einfließen, könnten einen praktikablen Ansatz darstellen, eine Evaluation in größeren Kollektiven liegt dazu jedoch noch nicht vor.

2 Maligne Erkrankungen

Beim Pankreaskarzinom haben sich mit Einführung der 7. Auflage der TNM-Klassifikation der UICC im Jahr 2010 nur geringgradige Änderungen ergeben (www.uicc.org). Die Infiltration der arteriellen Leitstrukturen ist neben dem duktalen Adenokarzinom in der neuen Auflage nun auch beim distalen Gallengangskarzinom als T4-Stadium definiert. Daneben wird für das Pankreaskarzinom nun in Anlehnung an andere Tumoren des Gastrointestinaltrakts eine Mindestanzahl von zehn untersuchten Lymphknoten für eine valide N-Klassifikation von der UICC gefordert. Die neu eingeführte Zusatzklassifikation einer perineuralen Invasion (PnX, Pn0, Pn1) soll als zusätzlicher prognostischer Faktor in Zukunft ebenfalls regelhaft im Befund erscheinen.

Die Diskussion um die R0/R1-Klassifikation wird weiterhin kontrovers geführt [67]. In einer retrospektiven Arbeit der Mayo-Klinik wurden 617 resezierte Patienten untersucht [20] und die Bedeutung der R0-Resektion für die Langzeitprognose nochmals hervorgehoben. Nach wie vor wird die Klassifikation jedoch unterschiedlich angewandt. Ein tumorzellfreier Absetzungsrand erfüllt die R0-Kriterien vermutlich auch, wenn der Tumor einen Abstand von < 1 mm hat, was nach der neuen Definition als R1 gewertet würde. Die prognostische Relevanz dieser Einordnung ist jedoch aus den bislang vorliegenden Daten nicht abschließend zu beurteilen [68]. Der relevante Abstand v.a. am Processus uncinatus zur Gefäßachse hin bleibt damit Gegenstand weiterer Studien, eine standardisierte Aufarbeitung und die Abstandsangabe ist für die weitere Evaluation von größter Bedeutung.

Daneben haben sich die Publikationen des letzten Jahres v.a. auf den Einsatz multimodaler Therapiekonzepte zur Verbesserung der Prognose und Ergänzung oder Ermöglichung der operativen Therapie konzentriert.

2.1 Multimodale Therapiekonzepte

2.1.1 Neoadjuvante Therapie

Die neoadjuvante Therapie als Vorbehandlung muss differenziert werden in die Ansätze, bei denen aufgrund einer arteriellen Gefäßinfiltration eine primäre Irresektabilität besteht und in die Vorbehandlung bei grundsätzlich primär operablem Befund.

In einer retrospektiven Studie mit 458 Patienten (1987–2006) untersuchte eine Arbeitsgruppe aus Texas den Einfluss der neoadjuvanten Therapie auf das Outcome mit Lymphknotenmetastasen und Überleben der Patienten [4]. Hier fand sich bei 39 neoadjuvant behandelten Patienten signifikant seltener ein Lymphknoten-positiver Status nach Resektion, sowie ein signifikant besseres Überleben nach Resektion gegenüber der resezierten und nur adjuvant behandelten Gruppe (34 vs. 19 Monate). Wichtig ist vor allem, dass ca. 25 % aller neoadjuvant therapierten Patienten aufgrund von Tumorprogression während der neoadjuvanten Therapie keiner Operation zugeführt werden.

Die weiteren aus den letzten drei Jahren vorliegenden Studien mit verschiedenen Protokollen der neoadjuvanten Therapie [19, 48, 78] konnten dagegen mit 2-Jahres-Überlebensraten zwischen 27 % und 40 % keinen eindeutigen Vorteil gegenüber den entsprechenden Ergebnissen einer primären Resektion in Kombination mit einer adjuvanten Therapie belegen [53]. Einschränkend muss allerdings gesehen werden, dass diese Studien nicht randomisiert, mit unterschiedlichen Behandlungsprotokollen und kleinen Patientenkollektiven durchgeführt wurden.

Bei lokaler Irresektabilität bietet die neoadjuvante Therapie dagegen die Chance auf eine potenziell kurative sekundäre Resektion statt eines von vornherein palliativ ausgerichteten Vorgehens. In einer Studie mit 33 Patienten erfolgte in Wien die neoadjuvante Therapie mit Gemcitabine und Oxaliplatin [56]. Hiermit wurde bei 13 Patienten (39 %) eine Resektion möglich, dabei resultierte in 69 % eine R0-Resektion. Das mediane Überleben lag bei 22 Monaten.

Die zusätzliche Bedeutung der Radiotherapie wurde in einer Übersichtsarbeit anhand der größten verfügbaren Studien von Brunner et al. [10] zusammengestellt. In insgesamt 8 Studien mit Kollektiven zwischen 53 und 90 Patienten, die bei lokal fortgeschrittenen Karzinomen eine Radiochemotherapie erhielten, konnte in 30–45 % eine sekundäre Resektion erfolgen, das mediane Überleben lag ebenfalls bei ca. 20–24 Monaten, aufgrund der heterogenen Studienlage kann hier aber keine Aussage zur Bedeutung der zusätzlichen Radiotherapie gemacht werden.

In einer umfassenden Metaanalyse wurden die vorliegenden Daten sowohl für resektable als auch für irresektable Tumoren untersucht [23]. Hier zeigte sich in insgesamt 111 Studien mit im Median 31 Patienten bei resektablen Tumoren kein Vorteil für die neoadjuvante Therapie, bei lokaler Irresektabilität konnte durch die neoadjuvante Therapie bei etwa einem Drittel der Patienten eine sekundäre Resektion erreicht werden. Basierend auf diesen Daten scheint zum jetzigen Zeitpunkt die Durchführung einer neoadjuvanten Therapie nur bei initial nicht resektablem Tumor gerechtfertigt, bei primärer Operabilität kann dies dagegen nicht bzw. nur unter Studienbedingungen empfohlen werden.

2.1.2 Adjuvante Therapie

Bei der adjuvanten Therapie ergaben sich keine durchgreifenden Änderungen der Strategie. Die Ergebnisse der ESPAC 3-Studie, die im September 2010 publiziert wurden [46], zeigten in der adjuvanten Situation bei mehr als 1 000 eingeschlossenen Patienten keinen Überlebensvorteil im Vergleich 5-Fluorouracil + Folinat (551 Patienten, 23,0 Monate median) gegenüber Gemcitabine (537 Patienten, 23,6 Monate median). Gemcitabine hat ein anderes Nebenwirkungsprofil als 5-FU. Die globale Lebensqualität und das progressionsfreie Überleben waren zwischen den beiden Therapieformen vergleichbar, sodass auf Basis dieser Daten die Therapie mit 5-Fluorouracil als gleichwertig mit Gemcitabine angesehen werden kann.

In der weiterführenden laufenden ESPAC 4-Studie erfolgt nun der Vergleich einer Kombinationschemotherapie von Gemcitabine +/- Capecitabine im randomisierten Protokoll [72].

Noch nicht abschließend zu bewerten sind die Ergebnisse der adjuvanten Protokolle mit Erlotinib und Interferon, die in den letzten Jahren Gegenstand verschiedener Studien waren. Die Gabe von Erlotinib brachte in einer Phase-II-Studie an 25 Patienten ein 1- und 2-Jahres-Überleben von 84 % bzw. 53 % bei akzeptabler Verträglichkeit [6]. Weitere Studien bleiben für diese Substanz in der adjuvanten Therapie abzuwarten. Die Gabe von Interferon i.R. der Capri-Studie kombiniert mit Radiochemotherapie (5-Fluorouracil und Cisplatin) erbrachte gegenüber der Standardtherapie mit 5-Fluorouracil mediane Überlebenszeiten von 32,1 vs. 28,4 Monaten (n.s.); profitieren könnte nach den vorliegenden Daten von dieser Therapie die Subgruppe der R1-resezierten Patienten, daneben scheint eine bessere lokale Tumorkontrolle zu resultieren, da in der Interferon-Bestrahlungs-Gruppe 29,3 % der Patienten eine lokale Tumorprogression zeigten, gegenüber 55,6 % der konventionell mit 5-Fluorouracil behandelten Patienten [39]. Dennoch lässt sich hieraus noch kein eindeutiger Vorteil ableiten.

2.2 Erweiterte Resektionsstrategien, Sonderformen pankreatischer Tumoren und nicht pankreatische Malignome

Hinsichtlich der erweiterten Resektionsstrategien wurden von der Heidelberger Arbeitsgruppe die Ergebnisse von 101 Multiviszeralresektionen bei Pankreastumoren publiziert [26]. In einer Matched-Pair Analyse konnte hier gezeigt werden, dass bei erhöhter chirurgischer Morbidität das Outcome hinsichtlich perioperativer Mortalität und onkologischer Prognose mit Standard-Resektionen vergleichbar ist, sodass der Bezug eines Pankreastumors zu einem oder mehreren Nachbarorganen per se keine Kontraindikation zu einem chirurgischen Vorgehen darstellt.

Die seltene Form des anaplastischen Pankreaskarzinoms – bislang v.a. in Fallberichten [80] beschrieben – wurde von Strobel et al. [61] in einem Kollektiv von 18 Patienten hinsichtlich klinischer Präsentation, chirurgischem Vorgehen und Prognose charakterisiert. Hier zeigte sich, dass das anaplastische Karzinom einen hochaggressiven Tumor darstellt, der bei Diagnosestellung meist bereits eine Größe von durchschnittlich 4 cm aufweist und mit einem medianen Überleben von 5,7 Monaten eine deutlich schlechtere Prognose als das duktale Adenokarzinom hat. Dennoch kann die Resektion hier einen Zeitgewinn gegenüber der rein palliativen Therapie erzielen, auch wenn dieser mit 7,1 vs. 2,3 Monaten medianem Überleben limitiert ist.

Butturini et al. [12] publizierten ihre Daten zum ebenfalls seltenen Azinuszellkarzinom. In ihrem Kollektiv von 1 210 operierten Patienten mit Pankreastumoren fanden sich neun Azinuszellkarzinome. Unter der Behandlung mit Resektion und Chemotherapie beobachteten sie ein medianes Überleben, das mit 31 Monaten etwas besser als beim duktalen Adenokarzinom war. Im Vordergrund des Langzeitverlaufs steht bei diesem Tumor die Entwicklung von Lebermetastasen, was bei allen Patienten auftrat.

Mehrere Arbeiten befassten sich im vergangenen Jahr mit dem Konzept der Pankreasresektion bei Metastasen extrapankreatischer Tumore. Neben zwei Arbeiten mit je drei eigenen Patienten [37, 65] wurden Daten aus Boston mit 40 Patienten [35] und Heidelberg [60] mit 44 Patienten publiziert und in der Arbeit von Sweeney et al. [65] das in der Literatur beschriebene Gesamtkollektiv von 220 Patienten analysiert. Führende Primärtumoren, die ins Pankreas metastasieren sind das Nierenzellkarzinom (ca. 70 % aller Metastasen), gefolgt von Ovarialtumoren, colorektalen Karzinomen und Sarkomen. Da bei isolierten Pankreasmetastasen eine Resektion i.S. einer Pankreaskopfresektion, Linksresektion oder auch totalen Pankreatektomie erfolgen kann, lassen sich diese Metastasen mit einer geringen chirurgischen Morbidität und Mortalität operieren. Insbesondere beim Nierenzellkarzinom, dessen metachrone Metastasen häufig mit sehr langer Latenz zum Primarius auftreten, ist die Resektion von Pankreasmetastasen sinnvoll, da die Patienten damit erneut potenziell tumorfrei sind und eine sehr gute Prognose mit Fünfjahresüberlebensraten von 65–75 % haben [60, 65].

3 Chirurgische Technik

Bezüglich der Kontroverse, ob eine präoperative Gallengangsdrainage bei Ikterus mittels ERCP und Stenteinlage erforderlich ist, erschien Anfang des Jahres eine randomisierte Studie der Amsterdamer Arbeitsgruppe [74]. 202 Patienten mit obstruktiver Cholestase bei Pankreaskopftumoren wurden multizentrisch entweder zur Operation (innerhalb von einer Woche nach Diagnose) oder zur Stenteinlage mit Gallengangsdrainage für vier bis sechs Wochen und anschließender Operation randomisiert. Primärer Endpunkt war dabei die 120-Tage-Morbidität. Hier zeigte sich, dass bei fast jedem zweiten Patienten der Stent-Gruppe Stent-assoziierte Komplikationen (Cholangitis, Dislokation etc.) auftraten. Die Gesamtkomplikationsrate lag bei 74 % in der Stent-Gruppe gegenüber 39 % in der Gruppe die frühelektiv operiert wurde ($p < 0{,}01$). Die Mortalität unterschied sich in beiden Gruppen nicht. Anhand dieser Daten lässt sich eine klare Empfehlung für das unverzügliche operative Vorgehen aussprechen, die präoperative Stenteinlage scheint keinen Benefit für die perioperative

Komplikationsvermeidung zu bieten, sondern vielmehr zu einer erhöhten Rate an stentbedingten, aber auch postoperativ chirurgischen Komplikationen zu führen.

Hinsichtlich der konventionellen Operationstechnik wurden zwei Arbeiten zur Resektion bei partieller Duodenopankreatektomie publiziert, zum einen der „Artery first Approach" [82], bei dem zu Beginn der Resektion die A. mesenterica superior vom Treitzschen Band her dargestellt wird, um hier eine Tumorinfiltration auszuschließen, was insbesondere bei Tumoren erfolgen sollte, die in der präoperativen Diagnostik fraglich Kontakt zur Arterie haben und somit die Resektabilität über dieses Vorgehen schnell zu evaluieren ist. Ein weiterer Ansatz ist der „Uncincate Process first Approach" [25], der die Technik der kaudo-kranialen Resektion beschreibt, d.h. dass der Pankreaskopf en bloc mit Duodenum und der zuvor distal skelettierten ersten Jejunalschlinge rechts der Mesenterialachse disseziert wird. Dies bietet den Vorteil einer sehr übersichtlichen Präparation entlang der Pfortader und der A. mesenterica superior von distal her.

Zur laparoskopischen Pankreaschirurgie erschienen neben Fallberichten mehrere Übersichtsarbeiten [3, 9, 36, 42, 44], in denen v.a. die Enukleation und Linksresektion als inzwischen in vielen Zentren etabliertes Verfahren beschrieben wurden. Die Indikationen umfassen hier meist benigne Pathologien. Hinsichtlich der Morbidität und Mortalität scheinen die minimalinvasiven Operationen dem offenen Vorgehen vergleichbar, allerdings liegen bislang keinerlei randomisierte Studien oder größere Fallserien vor, die eine klare Empfehlung zulassen. Bei den onkologischen Indikationen und der Pankreatico-Duodenektomie ist die Datenlage dünn, wenige Zentren führen diese bislang – meist als handassistierte Hybridtechnik – durch. Ob sich dabei tatsächlich Vorteile gegenüber der offenen Operation ergeben scheint sehr fraglich, insbesondere ist nicht mit entsprechenden Fallzahlen für qualitativ aussagekräftige Studien zu rechnen [9].

Auch die roboterassistierte Chirurgie des Pankreas wird aktuell in einigen Zentren etabliert und zunehmend durchgeführt [24, 30, 47]. Bislang liegen hierzu jedoch hauptsächlich Fallbeschreibungen und sehr kleine Fallserien vor. Die Indikationen zum Einsatz dieser Technik erstrecken sich v.a. auf die benignen Tumoren und die chronische Pankreatitis. Ob sich dieses – vom technischen und finanziellen Aspekt her – aufwändige Vorgehen auf weitere Indikationen, größere Fallzahlen und mehr Zentren ausdehnen lässt, ist zum jetzigen Zeitpunkt noch nicht absehbar.

4 Studien

Bei der chronischen Pankreatitis läuft aktuell rekrutierend die „Chropac"-Studie (SDGC) zum Vergleich der Langzeitergebnisse der duodenumerhaltenden Pankreaskopfresektion mit der Whipple Operation bei chronischer Pankreatitis [16]. Es konnten hier bislang ca. 70 Patienten eingeschlossen werden, eine Interimsanalyse liegt noch nicht vor.

Ebenfalls multizentrisch rekrutierend ist die „Pandra"-Studie, bei der der Effekt einer intraabdominellen Drainageeinlage nach Whipple-Operation untersucht wird. Neue Aktualität hat diese Studie durch die Publikation von Bassi et al. [7] bekommen, in der gezeigt werden konnte, dass die späte Entfernung der intraoperativ eingelegten Drainagen (> Tag 5 postoperativ) mit einer erhöhten Fistelinzidenz einherging. Auch eine Metaanalyse, in der zwei randomisierte und zwei prospektive Kohortenstudien berücksichtigt wurden, zeigte einen vergleichbaren Effekt mit besseren Ergebnissen hinsichtlich früherem Drainagezug mit niedrigerer Rate an Fisteln und intraabdominellen Komplikationen [17]. Insofern bleibt abzuwarten, ob die randomisierte Studie zu Drainage versus keine Drainage hier weitere Ergebnisse erbringt.

Geplant ist die „Recopanc"-Studie [27], bei der nach partieller Duodenpankreatektomie multizentrisch die Rekonstruktion mit Pankreatico-Gastrostomie gegenüber der Pankreatico-Jejunostomie verglichen werden soll. Zwei ältere vorliegende Metaanalysen [41, 83] erbrachten nach den bisher durchgeführten Studien keinen eindeutigen Vorteil für eines der beiden Verfahren, auch wenn in den einzelnen eingeschlossenen Studien die Pankreatico-Gastrostomie tendenziell bessere

Ergebnisse erbrachte, was jedoch aufgrund der heterogenen methodologischen Studienqualität keine Schlussfolgerung auf hohem Evidenzniveau zuließ.

Abgeschlossen ist dagegen die „Dispact"-Studie zum Vergleich Stapler vs. Handnaht bei der Pankreaslinksresektion jeglicher Indikation. Hier zeigte sich nach 352 eingeschlossenen Patienten im 30-Tage-Follow-up, dass keines der beiden Verfahren dem anderen signifikant überlegen war. Bei einer Gesamtfistelrate von 36,1 % lagen die Ergebnisse mit 35,6 % (Stapler) und 36,6 % (Handnaht) eng zusammen. Auch bez. der klinischen Relevanz der Fisteln zeigten sich mit Raten von 42,9 % vs. 43,8 % (Grad A), 31,7 % vs. 31,2 % (Grad B) und 25,4 % vs. 25,0 % (Grad C) sowie einer Mortalität von 0,6 % vs. 1,1 % kein Unterschied [21]. Damit bleibt der Verschluss des Pankreas nach Linksresektion ein weiterhin nicht zufriedenstellend gelöstes Problem.

Literatur

[1] Al-Omran M, Albalawi ZH, Tashkandi MF et al.: Enteral versus parenteral nutrition for acute pancreatitis. Cochrane Database Syst Rev 2010; 20: CD002837. Review. [EBM Ia]

[2] Al Samaraee A, McCallum IJ, Coyne PE et al.: Nutritional strategies in severe acute pancreatitis: a systematic review of the evidence. Surgeon 2010; 8: 105–110. [EBM Ia]

[3] Alvise C, Giovanni B, Despoina D et al.: Laparoscopic Pancreatectomy for Solid Pseudo-Papillary Tumors of the Pancreas is a Suitable Technique; Our Experience with Long-Term Follow-up and Review of the Literature. Ann Surg Oncol 2010. Epub ahead of print. [EBM III]

[4] Artinyan A, Anaya DA, McKenzie S et al.: Neoadjuvant therapy is associated with improved survival in resectable pancreatic adenokarzinoma. Cancer 2010. Epub ahead of print. [EBM IIa]

[5] Bachmann K, Kutup A, Mann O et al.: Surgical treatment in chronic pancreatitis timing and type of procedure. Best Pract Res Clin Gastroenterol 2010; 24: 299–310. Review. [EBM III]

[6] Bao PQ, Ramanathan RK, Krasinkas A et al.: Phase II Study of Gemcitabine and Erlotinib as Adjuvant Therapy for Patients with Resected Pancreatic Cancer. Ann Surg Oncol 2010. Epub ahead of print. [EBM III]

[7] Bassi C, Molinari E, Malleo G et al.: Early versus late drain removal after standard pancreatic resections: results of a prospective randomized trial. Ann Surg 2010; 252: 207–214. [EBM IIa]

[8] Brand M, Bizos D, O'Farrell P Jr.: Antibiotic prophylaxis for patients undergoing elective endoscopic retrograde cholangiopancreatography. Cochrane Database Syst Rev 2010; 10: CD007345. [EBM Ia]

[9] Briggs CD, Mann CD, Irving GR et al.: Systematic review of minimally invasive pancreatic resection. J Gastrointest Surg 2009; 13: 1129–1137. Review. [EBM Ib]

[10] Brunner TB, Scott-Brown M: The role of radiotherapy in multimodal treatment of pancreatic karzinoma. Radiat Oncol 2010; 5: 64. Review. [EBM IIa]

[11] Bussom S, Saif MW: Intraductal papillary mucinous neoplasia (IPMN). Highlights from the „2010 ASCO Gastrointestinal Cancers Symposium". Orlando, FL, USA. January 22-24, 2010. JOP 2010; 11: 131–134. Review. [EBM III]

[12] Butturini G, Pisano M, Scarpa A et al.: Aggressive approach to acinar cell karzinoma of the pancreas: a single-institution experience and a literature review. Langenbecks Arch Surg 2010. Epub ahead of print. [EBM III]

[13] Chari ST, Kloeppel G, Zhang L et al.: Autoimmune Histopathologic and clinical subtypes of autoimmune pancreatitis: the Honolulu consensus document. Pancreatitis International Cooperative Study Group (APICS). Pancreas 2010; 39: 549–554. Review. [EBM IV]

[14] Chauhan S, Forsmark CE: Pain management in chronic pancreatitis: A treatment algorithm. Best Pract Res Clin Gastroenterol 2010; 24: 323–335. Review. [EBM IV]

[15] De Rai P, Zerbi A, Castoldi L et al.: Surgical management of acute pancreatitis in Italy: lessons from a prospective multicentre study. HPB (Oxford) 2010; 12: 597–604. [EBM III]

[16] Diener MK, Bruckner T, Contin P et al.: ChroPac-trial: duodenum-preserving pancreatic head resection versus pancreatoduodenectomy for chronic pancreatitis. Trial protocol of a randomised controlled multicentre trial. Trials 2010; 11: 47.

[17] Diener MK, Mehr KT, Wente MN et al.: Risk-benefit assessment of closed intra-abdominal drains after pancreatic surgery: a systematic review and meta-analysis assessing the current state of evidence. Langenbecks Arch Surg 2011; 396: 41–52. [EBM Ia]

[18] Dongbin L, Fei L, Werner Josefin B et al.: Intraductal papillary mucinous neoplasms of the pancreas: diagnosis and management. Eur J Gastroenterol Hepatol 2010; 22: 1029–1038. Review. [EBM III]

[19] Evans DB, Varadhachary GR, Crane CH et al.: Preoperative gemcitabine-based chemoradiation for patients with resectable adenokarzinoma of the pancreatic head. J Clin Oncol 2008; 26: 3496–3502. [EBM III]

[20] Fatima J, Schnelldorfer T, Barton J et al.: Pancreatoduodenectomy for ductal adenokarzinoma: implica-

tions of positive margin on survival. Arch Surg 2010; 145: 167–172. [EBM IV]

[21] Friess H: Pankreaslinksresektion – Staplerverschluss versus Handnaht (DISPACT). 127. Kongress der Deutschen Gesellschaft für Chirurgie, München 20.-23.04.2010. [EBM Ib]

[22] Fritz S, Hackert T, Hinz U et al.: Role of serum carbohydrate antigen 19-9 and carcinoembryonic antigen in distinguishing between benign and invasive intraductal papillary mucinous neoplasm of the pancreas. Br J Surg 2011; 98: 104–110. [EBM III]

[23] Gillen S, Schuster T, Meyer zum Büschenfelde C et al.: Preoperative/neoadjuvant therapy in pancreatic cancer: a systematic review and meta-analysis of response and resection percentages. PLoS Med 2010; 7: e1000267. Review. [EBM Ib]

[24] Giulianotti PC, Sbrana F, Bianco FM et al.: Robot-assisted laparoscopic pancreatic surgery: single-surgeon experience. Surg Endosc 2010; 24: 1646–1657. [EBM IV]

[25] Hackert T, Werner J, Weitz J et al.: Uncinate process first-a novel approach for pancreatic head resection. Langenbecks Arch Surg 2010; 395: 1161–1164. [EBM IV]

[26] Hartwig W, Hackert T, Hinz U et al.: Multivisceral resection for pancreatic malignancies: risk-analysis and long-term outcome. Ann Surg 2009; 250: 81–87. [EBM III]

[27] http://www.klinikum.uni-heidelberg.de/Geplante-Studien.102328.0.html

[28] Jang JY, Kim SW, Lee SE et al.: Treatment guidelines for branch duct type intraductal papillary mucinous neoplasms of the pancreas: when can we operate or observe? Ann Surg Oncol 2008; 15: 199–205. [EBM IV]

[29] Kamisawa T, Okazaki K, Kawa S et al.: III. Treatment and prognosis of AIP. Intractable Pancreatic Disease and Japan Pancreas Society. J Gastroenterol 2010; 45: 471–477. Review. [EBM IV]

[30] Kang CM, Kim DH, Lee WJ et al.: Initial experiences using robot-assisted central pancreatectomy with pancreaticogastrostomy: a potential way to advanced laparoscopic pancreatectomy. Surg Endosc 2010. Epub ahead of print. [EBM IV]

[31] Keck T, Wellner UF, Riediger H et al.: Long-term outcome after 92 duodenum-preserving pancreatic head resections for chronic pancreatitis: comparison of Beger and Frey procedures. J Gastrointest Surg 2010; 14: 549–556. [EBM III]

[32] Khosroshahi A, Bloch DB, Deshpande V et al.: Rituximab therapy leads to rapid decline of serum IgG4 levels and prompt clinical improvement in IgG4-related systemic disease. Arthritis Rheum 2010; 62: 1755–1762. [EBM IV]

[33] Klöppel G, Detlefsen S, Chari ST et al.: Autoimmune pancreatitis: the clinicopathological characteristics of the subtype with granulocytic epithelial lesions. J Gastroenterol 2010; 45: 787–793. [EBM IV]

[34] Kongkam P, Wagner DL, Sherman S et al.: Intrathecal narcotic infusion pumps for intractable pain of chronic pancreatitis: a pilot series. Am J Gastroenterol 2009; 104: 1249–1255. [EBM IV]

[35] Konstantinidis IT, Dursun A, Zheng H et al.: Metastatic tumors in the pancreas in the modern era. J Am Coll Surg 2010; 211: 749–753. [EBM IV]

[36] Kooby DA, Chu CK: Laparoscopic management of pancreatic malignancies. Surg Clin North Am 2010; 90: 427–446. Review. [EBM IIb]

[37] Lasithiotakis K, Petrakis I, Georgiadis G et al.: Pancreatic resection for metastasis to the pancreas from colon and lung cancer, and osteosarcoma. JOP 2010; 11: 593–596. [EBM IV]

[38] Lerch MM, Stier A, Wahnschaffe U et al.: Pancreatic pseudocysts: observation, endoscopic drainage, or resection? Dtsch Arztebl Int 2009; 106: 614–621. Review. [EBM IV]

[39] Maerten A: ASCO 2010

[40] Maker AV, Katabi N, Gonen M et al.: Pancreatic Cyst Fluid and Serum Mucin Levels Predict Dysplasia in Intraductal Papillary Mucinous Neoplasms of the Pancreas. Ann Surg Oncol 2011; 18: 199–206. [EBM IV]

[41] McKay A, Mackenzie S, Sutherland FR et al.: Meta-analysis of pancreaticojejunostomy versus pancreaticogastrostomy reconstruction after pancreaticoduodenectomy. Br J Surg 2006; 93: 929–936. Review. [EBM Ia]

[42] Merchant NB, Parikh AA, Kooby DA: Should all distal pancreatectomies be performed laparoscopically? Adv Surg 2009; 43: 283–300. Review. [EBM III]

[43] Mimura T, Masuda A, Matsumoto I et al.: Predictors of malignant intraductal papillary mucinous neoplasm of the pancreas. J Clin Gastroenterol 2010; 44: e224–229. [EBM III]

[44] Nakeeb A: Laparoscopic pancreatic resections. Adv Surg 2009; 43: 91–102. Review. [EBM III]

[45] Negi S, Singh A, Chaudhary A: Pain relief after Frey's procedure for chronic pancreatitis. Br J Surg 2010; 97: 1087–1095. [EBM III]

[46] Neoptolemos JP, Stocken DD, Bassi C et al.: Adjuvant chemotherapy with fluorouracil plus folinic acid vs gemcitabine following pancreatic cancer resection: a randomized controlled trial. JAMA 2010; 304: 1073–1081. [EBM Ib]

[47] Ntourakis D, Marzano E, De Blasi V et al.: Robotic Left Pancreatectomy for Pancreatic Solid Pseudopapillary Tumor. Ann Surg Oncol 2010. Epub ahead of print. [EBM IV]

[48] Palmer DH, Stocken DD, Hewitt H et al.: A randomized phase 2 trial of neoadjuvant chemotherapy in resectable pancreatic cancer: gemcitabine alone versus gemcitabine combined with cisplatin. Ann Surg Oncol 2007; 14: 2088–2096. [EBM III]

[49] Petrov MS, Whelan K: Comparison of complications attributable to enteral and parenteral nutrition in

predicted severe acute pancreatitis: a systematic review and meta-analysis. Br J Nutr 2010; 103: 1287–1295. Review. [EBM Ia]

[50] Poultsides GA, Reddy S, Cameron JL et al.: Histopathologic basis for the favorable survival after resection of intraductal papillary mucinous neoplasm-associated invasive adenokarzinoma of the pancreas. Ann Surg 2010; 251: 470–476. [EBM III]

[51] Puli SR, Reddy JB, Bechtold ML et al.: EUS-guided celiac plexus neurolysis for pain due to chronic pancreatitis or pancreatic cancer pain: a meta-analysis and systematic review. Dig Dis Sci 2009; 54: 2330–2337. [EBM Ib]

[52] Raraty MG, Halloran CM, Dodd S et al.: Minimal access retroperitoneal pancreatic necrosectomy: improvement in morbidity and mortality with a less invasive approach. Ann Surg 2010; 251: 787–793. [EBM III]

[53] Reni M: Neoadjuvant treatment for resectable pancreatic cancer: time for phase III testing? World J Gastroenterol 2010; 16: 4883–4887. [EBM III]

[54] Rueda JC, Duarte-Rey C, Casas N: Successful treatment of relapsing autoimmune pancreatitis in primary Sjögren's syndrome with rituximab: report of a case and review of the literature. Rheumatol Int 2009; 29: 1481–1485. Review. [EBM III]

[55] Sah RP, Chari ST, Pannala R et al.: Differences in clinical profile and relapse rate of type 1 versus type 2 autoimmune pancreatitis. Gastroenterology 2010; 139: 140–148. [EBM IV]

[56] Sahora K, Kuehrer I, Eisenhut A et al.: NeoGemOx: Gemcitabine and oxaliplatin as neoadjuvant treatment for locally advanced, nonmetastasized pancreatic cancer. Surgery 2010. Epub ahead of print. [EBM III]

[57] Santosh D, Lakhtakia S, Gupta R et al.: Clinical trial: a randomized trial comparing fluoroscopy guided percutaneous technique vs. endoscopic ultrasound guided technique of coeliac plexus block for treatment of pain in chronic pancreatitis. Aliment Pharmacol Ther 2009; 29: 979–984. [EBM IIb]

[58] Schmidt CM, White PB, Waters JA et al.: Intraductal papillary mucinous neoplasms: predictors of malignant and invasive pathology. Ann Surg 2007; 246: 644–651. [EBM III]

[59] Shimizu Y, Kanemitsu Y, Sano T et al.: A nomogram for predicting the probability of karzinoma in patients with intraductal papillary-mucinous neoplasm. World J Surg 2010; 34: 2932–2938. [EBM III]

[60] Strobel O, Hackert T, Hartwig W et al.: Survival data justifies resection for pancreatic metastases. Ann Surg Oncol 2009; 16: 3340–3349. [EBM III]

[61] Strobel O, Hartwig W, Bergmann F et al.: Anaplastic pancreatic cancer: Presentation, surgical management, and outcome. Surgery 2011; 149: 200–208. [EBM III]

[62] Sugumar A, Chari ST: Diagnosis and treatment of autoimmune pancreatitis. Curr Opin Gastroenterol 2010; 26: 513–518. [EBM IV]

[63] Sugumar A, Takahashi N, Chari ST: Distinguishing pancreatic cancer from autoimmune pancreatitis. Curr Gastroenterol Rep 2010; 12: 91–97. Review. [EBM III]

[64] Sultan S, Forsmark CE: Therapeutics. Review: enteral nutrition reduces mortality, multiple organ failure, and systemic infection more than TPN in acute pancreatitis. Ann Intern Med 2010; 153: JC1-6. [EBM Ib]

[65] Sweeney AD, Fisher WE, Wu MF et al.: Value of pancreatic resection for cancer metastatic to the pancreas. J Surg Res 2010; 160: 268–276. [EBM IV]

[66] Tanaka M, Chari S, Adsay V et al.: International consensus guidelines for management of intraductal papillary mucinous neoplasms and mucinous cystic neoplasms of the pancreas. Pancreatology 2006; 6: 17–32. Review. [EBM IV]

[67] Tannapfel A, Wittekind C: The current TNM system for gastrointestinal tumors part II. Pathologe 2010; 31: 348–352.

[68] Tannapfel A: Pancreatic cancer. Molecular and surgical pathology. Pathologe 2010; 31: 225–228.

[69] Tanno S, Nakano Y, Koizumi K et al.: Pancreatic ductal adenokarzinomas in long-term Follow-up patients with branch duct intraductal papillary mucinous neoplasms. Pancreas 201; 39: 36–40. [EBM III]

[70] Tanno S, Nakano Y, Nishikawa T et al.: Natural history of branch duct intraductal papillary-mucinous neoplasms of the pancreas without mural nodules: long-term Follow-up results. Gut 2008; 57: 339–343. [EBM III]

[71] Tanno S, Nakano Y, Sugiyama Y et al.: Incidence of synchronous and metachronous pancreatic karzinoma in 168 patients with branch duct intraductal papillary mucinous neoplasm. Pancreatology 2010; 10: 173–178. [EBM IV]

[72] Thomas A, Dajani K, Neoptolemos JP et al.: Adjuvant therapy in pancreatic cancer. Dig Dis 2010; 28: 684–692. [EBM IIa]

[73] Turrini O, Waters JA, Schnelldorfer T et al.: Invasive intraductal papillary mucinous neoplasm: predictors of survival and role of adjuvant therapy. HPB (Oxford) 2010; 12: 447–455. [EBM III]

[74] van der Gaag NA, Rauws EA, van Eijck CH et al.: Preoperative biliary drainage for cancer of the head of the pancreas. N Engl J Med 2010; 362: 129–137. [EBM Ib]

[75] van Loo ES, van Baal MC, Gooszen HG et al.: Long-term quality of life after surgery for chronic pancreatitis. Br J Surg 2010; 97: 1079–1086. [EBM III]

[76] van Santvoort HC, Besselink MG, Bakker OJ et al.: A step-up approach or open necrosectomy for necrotizing pancreatitis. N Engl J Med 2010; 362: 1491–1502. [EBM Ib]

[77] van Santvoort HC, Besselink MG, Bakker OJ et al.: Endoscopic necrosectomy in necrotising pancreatitis: indication is the key. Gut 2010; 59: 1587. [EBM IV]

[78] Varadhachary GR, Wolff RA, Crane CH et al.: Preoperative gemcitabine and cisplatin followed by gemcitabine-based chemoradiation for resectable adenokar-

zinoma of the pancreatic head. J Clin Oncol 2008; 26: 3487–3495. [EBM III]

[79] Villatoro E, Mulla M, Larvin M: Antibiotic therapy for prophylaxis against infection of pancreatic necrosis in acute pancreatitis. Cochrane Database Syst Rev 2010; 12: CD002941. Review. [EBM Ia]

[80] Wakatsuki T, Irisawa A, Imamura H et al.: Complete response of anaplastic pancreatic karzinoma to paclitaxel treatment selected by chemosensitivity testing. Int J Clin Oncol 2010; 15: 310–313. [EBM IV]

[81] Wasif N, Bentrem DJ, Farrell JJ et al.: Invasive intraductal papillary mucinous neoplasm versus sporadic pancreatic adenokarzinoma: a stage-matched comparison of outcomes. Cancer 2010; 116: 3369–3377. [EBM IV]

[82] Weitz J, Rahbari N, Koch M et al.: The „artery first" approach for resection of pancreatic head cancer. J Am Coll Surg 2010; 210: e1–4. [EBM IV]

[83] Wente MN, Shrikhande SV, Müller MW et al.: Pancreaticojejunostomy versus pancreaticogastrostomy: systematic review and meta-analysis. Am J Surg 2007; 193: 171–183. Review. [EBM Ia]

[84] Wittau M, Mayer B, Scheele J et al.: Systematic review and meta-analysis of antibiotic prophylaxis in severe acute pancreatitis. Scand J Gastroenterol 2010. Epub ahead of print. [EBM Ia]

2.4 Was gibt es Neues bei Lebermetastasen?

G. Puhl und R. Bova

1 Kolorektale Lebermetastasen

1.1 Einleitung

Etwa 50 % der Patienten mit kolorektalem Karzinom entwickeln im Krankheitsverlauf hepatische Metastasen. Die chirurgische Therapie ist derzeit als das einzige Verfahren anzusehen, welches ein langfristiges Überleben von 25–40 % erreichen kann. Dabei sind zum Zeitpunkt der Diagnosestellung der hepatischen Metastasen nur etwa 15–20 % der Patienten direkt als resektabel einzustufen. Bei den anderen Patienten liegen irresektable Lebermetastasen vor, die lediglich mit Chemotherapie behandelt werden können und ohne Resektion nur ein Überleben von 2 % über fünf Jahre haben. Die Einführung von Oxaliplatin oder Irinotectan basierten Chemotherapien hat das mediane Überleben der Patienten in der Vergangenheit günstig beeinflusst. Wurden initial nur Patienten operiert, die eine limitierte Tumorlast der Leber aufwiesen (< 4 Tumorknoten, < 5 cm), so steht heute nicht mehr die Anzahl oder Größe der Metastasen im Vordergrund, sondern vielmehr die Machbarkeit einer sicheren kompletten Entfernung aller Metastasen.

Der potenzielle Nutzen einer kurativen Resektion der Lebermetastasen für das langfristige Überleben der Patienten hat die Entwicklung neuer onko-chirurgischer Strategien entscheidend vorangetrieben.

1.2 Präoperative Chemotherapie

1.2.1 Chemotherapie bei primär resektablen Lebermetastasen

Bei operablen Befunden stellt die primäre Leberresektion momentan den Goldstandard dar. Benoist und Nordlinger fassten in einem 2009 publizierten Review die bisherigen Ergebnisse der neoadjuvanten Chemotherapie bei primär als resektabel einzustufenden Lebermetastasen zusammen [6]. Die Rationale für die Durchführung einer zur Leberteilresektion neoadjuvanten Chemotherapie sahen die Autoren in der hohen Rezidivrate nach erfolgter Resektion beim nicht vorbehandelten Patienten. Die adjuvante Chemotherapie führte nach Ansicht der Autoren nicht zu einer ausreichenden Verbesserung des krankheitsfreien Überlebens und nicht zu einer Verbesserung der Prognose. Die potenziellen Vorteile der neoadjuvanten Chemotherapie fassten die Autoren wie folgt zusammen:

- Nachweis der Chemosensibilität der Metastasen als ein Selektionskriterium für die postoperative Fortsetzung der Therapie,
- Elimination einer mikrometastatischen Erkrankung in der Remnant-Leber,
- Reduktion des Resektionsausmaßes bei Ansprechen der neoadjuvanten Chemotherapie,
- Ansprechen der neoadjuvanten Chemotherapie als Selektionskriterium für die Auswahl derjenigen Patienten, die überhaupt einer Leberteilresektion unterzogen werden.

Die potenziellen negativen Auswirkungen fassten die Autoren wie folgt zusammen:

- Vorschädigung des Leberparenchyms durch die neoadjuvante Chemotherapie mit potenzieller Steigerung der perioperativen Mortalität,

2.4 Was gibt es Neues bei Lebermetastasen?

- Ansprechen der Chemotherapie mit kompletter Remission nach morphologischen Kriterien erschwert die zielgerichtete Resektion der für den Chirurgen nicht mehr sichtbaren Metastasenlokalisationen,
- Progress der Erkrankung unter Chemotherapie bis hin zur Irresektabilität.

In der Gesamtanalyse bezogen sich Benoist und Nordlinger im Wesentlichen auf die 2008 publizierte EORTC-40983-Studie [22]. In der EORTC-40983-Studie wurde die perioperative Therapie mit FOLFOX4 vor und nach Leberresektion mit der alleinigen Resektion verglichen. In dieser Studie wurden 364 Patienten mit 1–4 Lebermetastasen eingeschlossen. In beiden Gruppen hatten die Patienten jedoch im Median nur eine Metastase. Mit einer im Median singulären Lebermetastase in beiden Gruppen handelte es sich somit um eine Studienpopulation mit einer ohnehin guten Prognose und relativ geringem Rezidivrisiko. In der Analyse verfehlte die Studie bei den 182 Patienten in jeder Gruppe das Studienziel eines signifikant verbesserten progressionsfreien 3-Jahres-Überlebens. Das tumorfreie Überleben betrug 28,1 % nach alleiniger Chirurgie und 35,4 % in der FOLFOX-Gruppe. Allerdings ergab die Studie ein signifikant verbessertes tumorfreies Überleben bei allen vollständig resezierten Patienten mit einer Steigerung des progressionsfreien Überlebens um 9,1 %. Die Chemotherapiegruppe zeigte eine erhöhte postoperative Komplikationsrate. Die postoperative Mortalität war durch die Chemotherapie nicht negativ beeinflusst. Auf das Problem der kompletten pathologischen Remission ging eine Studie von Adam et al. ein [3]. Von 767 Patienten, die nach einer neoadjuvanten Chemotherapie eine Leberteilresektion erhielten, zeigten 29 Patienten (=4 %) eine komplette pathologische Remission. Die Patienten mit einer kompletten pathologischen Remission hatten mit 76 % gegenüber 45 % ein signifikant höheres 5-Jahres-Überleben gegenüber Patienten ohne eine komplette pathologische Remission. Dennoch stellte eine neuere Arbeit von Adam et al. [1], in der eine multizentrische Kohorte von 1 471 Patienten über einen Zeitraum von 15 Jahren retrospektiv analysiert wurde, den Nutzen der präoperativen Chemotherapie bei resektablen, solitären, metachronen Metastasen grundsätzlich in Frage. Dabei erhielten 169 Patienten präoperativ mindestens 3 Zyklen einer Oxaliplatin- oder Irinotecan-basierten Chemotherapie, 1 302 Patienten wurden ohne Vorbehandlung reseziert. Die Chemotherapie-Gruppe zeigte eine signifikant höhere Morbidität in der Chemotherapiegruppe mit 37,2 % gegenüber 24 %. In der univariaten Analyse zeigte sich kein Einfluss der präoperativen Chemotherapie auf die Verbesserung des Gesamtüberlebens (60 % nach fünf Jahren in beiden Gruppen). Die postoperative Chemotherapie hingegen verbesserte das Gesamtüberleben signifikant (65 % gegenüber 55 % nach fünf Jahren). Neumann et al. [21] konnten zeigen, dass eine Progression der Lebermetastasierung unter einer präoperativen Chemotherapie an sich keinen Einfluss auf das Gesamtüberleben hat. Von 160 untersuchten Patienten mit einer präoperativen Chemotherapie vor Resektion war der Therapieverlauf bei 96 % progredient. In der multivariaten Analyse korrelierten der tumorfreie Schnittrand und das Tumorgrading mit dem Gesamtüberleben. Solange durch die Leberresektion eine R0-Situation hergestellt werden konnte, fand sich für die Progression unter Chemotherapie kein negativer Einfluss auf das Überleben, das für diese Gruppe von Patienten mit 36 % nach fünf Jahren angegeben wurde.

1.2.2 Chemotherapie bei primär nicht resektablen Lebermetastasen

Diese neoadjuvante Chemotherapie wird von manchen Autoren auch Konversionstherapie genannt, da primär nicht resektable oder nicht optimal resektable Metastasen so verkleinert werden sollen, dass die Erkrankung von einem palliativen in ein kuratives Stadium konvertiert wird. Die gebräuchlichsten Chemotherapie-Schemata verwenden Kombinationen aus 5-Fluorouracil oder auch Capecitabine (oraler 5-Fluorouracil Prodrug, Xeloda®) und Oxaliplatin bzw. Irinotecan. Zunehmend werden auch vielversprechende Daten von der Dreierkombination (Oxaliplatin, Irinotecan und 5-FU) berichtet. Weitere Verbesserungen sind durch den Einsatz von zielgerichteten Therapien zu erreichen.

In der BEAT-Studie [37], einer internationalen Phase-IV-Studie, wurden insgesamt 1 914 Patienten mit initial nicht resektablem metastasiertem kolorektalem Karzinom behandelt und erhielten eine Standard-Chemotherapie kombiniert mit Bevacizumab (Avastin®), einem Antikörper gegen VEGF (vascular endothelial growth factor). Eine sekundäre Resektabilität konnte bei 7,6 % der Gesamtpopulation der Patienten erreicht werden, eine R0-Resektion erreichten in der Gesamtpopulation 6 % der Patienten. Mit Oxaliplatin als Kombinationspartner konnte gegenüber Irinotecan eine mit 10,4 % gegenüber 6,5 % gering höhere Resektabilitätsrate erzielt werden. Die R0-Resektionen zeigten in den beiden Behandlungsgruppen Raten von 8,0 % und 5,1 %.

In der CRYSTAL-Studie [36] wurden 1 202 Patienten mit irresektablen Lebermetastasen eingeschlossen und mit einer FOLFIRI-Chemotherapie behandelt. In einem Therapiearm erfolgte die kombinierte Therapie mit dem EGFR Antagonisten Cetuximab (Erbitrux®). Insgesamt betrug die sekundäre Resektionsrate 9,8 %. Dabei wurde mit 7,0 % gegenüber 3,7 % eine höhere sekundäre Resektabilität in dem Behandlungsarm mit Cetuximab erzielt. Ebenso zeigte sich die Rate der erzielten R0-Resektionen in der Cetuximab-Gruppe mit 4,8 % gegenüber 1,7 % signifikant überlegen.

In der OPUS-Studie [7] wurden 338 Patienten mit einem fortgeschrittenen metastasierten Kolorektalkarzinom und irresektablen Leberbefund einer Therapie mit FOLFOX unterzogen, die in einem Arm zusätzlich mit Cetuximab behandelt wurden. Auch wenn eine Steigerung der sekundären Resektionsraten nicht ausdrücklich erhoben wurde, fand sich in der Cetuximab behandelten Gruppe eine höhere Rate sekundär erzielter R0-Resektionen von 2,4 % auf 4,7 %. In der Patientengruppe mit KRAS wild-type-positiven Tumoren hatte die Kombination von Cetuximab zu FOLFOX einen signifikant günstigen Einfluss im Hinblick auf das Tumoransprechen und die Senkung des Tumorprogressionsrisikos.

In der rezenten CELIM-Studie [14] zeigte sich eine hohe Response-Rate bei Patienten mit als irresektabel eingeschätzten Lebermetastasen bei CRC durch die Behandlung mit Cetuximab plus FOLFOX oder FOLFIRI. Die Leberresektionsrate konnte von 32 % Baseline auf 60 % nach Chemotherapie (insgesamt 56 Patienten FOLFOX 6 plus Cetuximab, 55 FOLFIRI plus Cetuximab), und eine partielle oder komplette Response in 36 (68 %) bei FOLFOX und 53 (57 %) bei FOLFIRI gesteigert werden. Eine R0-Resektion erfolgte konsekutiv bei 20 (38 %) in dem FOLFOX-Arm und 16 (30 %) in dem FOLFIRI-Arm. In der Kombination einer chirurgischen Resektion plus RFA wurde bei insgesamt 41 Patienten eine R0-Resektion ermöglicht. Mit einer medianen Zeit von 5,1 Monaten bis zur Leberteilresektion wurde empfohlen drei Monate nach Beginn der neoadjuvanten Therapie für eine Leberteilresektion erneut zu evaluieren. Wenn spätestens sechs Monate nach Beginn der neoadjuvanten Chemotherapie eine Resektabilität nicht vorlag, wurde von diesem Konzept Abstand genommen. Responseraten waren bei KRAS wild-type im Vergleich zu KRAS Mutation erhöht. Die prospektiven Studien sind in Tabelle 1 zusammengefasst.

Adam et al. [4] berichteten in ihrer Studie von 184 Patienten, die nach initialer Irresektabilität nun

Tab. 1: Einfluss der First-line Chemotherapie auf die Resektabilität bei initial irresektablen Lebermetastasen

Studie	Patienten	Therapie	Resektabilität	R0-Resektion
Beat [37]	1914	FOLFOX oder FOLFIRI + Bevacizumab	Gesamt 7,6 % FOLFOX 10,4 % FOLFIRI 6,5 %	Gesamt 6,0 % FOLFOX 8,0 % FOLFIRI 5,1 %
Crystal [36]	1202	FOLFIRI ± Cetuximab	Cetuximab 7,0 % w/o Cetuximab 3,7 %	Cetuximab 4,8 % w/o Cetuximab 1,7 %
Opus [7]	338	FOLFOX + Cetuximab		Cetuximab 4,7 % w/o Cetuximab 2,4 %
Celim [14]	114	FOLFOX oder FOLFIRI + Cetuximab		FOLFOX 38 % FOLFIRI 30 %

einer Leberresektion unterzogen wurden. Dabei war in 74 % der Fälle eine Resektion bereits nach einem Zyklus einer Oxaliplatin- oder Irinotecan-basierten Chemotherapie möglich, 26 % der Patienten erhielten mehr als einen Zyklus Chemotherapie vor der konsekutiven Leberresektion. Das 5- und 10-Jahres-Überleben betrug in der Resektionsgruppe nach initialer Irresektabilität 33 % beziehungsweise 27 %. Diese Patienten hatten im Durchschnitt drei oder weniger Metastasen mit einer Größe kleiner 30 mm vor Chemotherapie.

1.3 Chemotherapieassoziierte Morbidität

Die Oxaliplatin- und Irinotecan-bedingten Leberschädigungen sind mittlerweile gut beschrieben. Treten nach Oxaliplatin überwiegend sinusoidale Veränderungen ähnlich der veno-okklusiven Erkrankung auf (sinusoidal obstructing syndrom = SOS), führen Irinotecan-haltige Schemata häufiger zu eine Steatohepatitis (chemotherapy associated steatohepatitis = CASH). Masi et al. [19] zeigten in einer Studie an 196 Patienten, die eine FOLFOXIRI-Therapie durchliefen, dass selbst nach im Median 11 Zyklen Therapie und einer medianen Behandlungsdauer von 5,5 Monaten weder eine G3 sinusoidale Obstruktion, noch eine G4 Steatosis auftraten. Die Inzidenz einer Steato-Hepatitis wurde mit 5 % der Patienten angegeben. Die Gesamtmorbidität war mit 27 % erhöht, ohne allerdings die Mortalität negativ zu beeinflussen. In der Zusammenschau der zum Teil älteren Studien scheint sich die Entwicklung einer Irinotecan-bedingten Fettleber-Hepatitis negativer auf die Morbidität auszuwirken als das Oxaliplatin-bedingte sinusoidale Obstruktionssyndrom. Eine präoperative Chemotherapie gilt in Abwägung des potenziellen Nutzens für den Patienten auch vor einer Leberresektion als sicher. Dabei erscheint es dennoch als sinnvoll, eine längerfristige Verabreichung von Chemotherapien vor der Hepatektomie zu vermeiden und die Anzahl der Therapiezyklen zu begrenzen [14, 22].

Die präoperative Therapie mit zielgerichteten Antikörpern gegen VGEF oder EGFR hatte nach Einschätzung von Pessaux et al. [26] keine weitere hepatotoxische Wirkung. Neben den Oxaliplatin- und Irinotecan-bedingten Leberschädigungen konnte für keinen der beiden Antikörper ein zusätzlicher parenchymatöser Schaden in der Histologie nachgewiesen werden. Interessant ist die Beobachtung, dass Bevacizumab offenbar die Inzidenz und Ausprägung der Oxaliplatin-induzierten Leberschädigung vermindern kann.

1.4 Postoperative Chemotherapie

Power et al. [28] fassten die Daten zur adjuvanten Chemotherapie nach Leberresektion zusammen. Insgesamt war der positive Effekt auf das Überleben durch eine systemische adjuvante Chemotherapie nicht gesichert. Die gezeigten Vorteile der adjuvanten Chemotherapie bezogen sich in den Studien nahezu ausschließlich auf das krankheitsfreie Überleben und stammten meistenteils aus Studien, die noch in der 5-Fluorouracil/Leukovorin Ära durchgeführt wurden. Bisherige Studien auf der Basis einer Therapie mit Irinotecan- oder Oxaliplatin-haltiger Schemen zeigten ebenfalls keine klaren Überlebensvorteile, sodass eine generelle Therapieempfehlung bisher aussteht. Daher kann die adjuvante Chemotherapie außerhalb von Studien nicht empfohlen werden. Zur Evaluation der Bedeutung einer adjuvanten Therapie sind randomisierte Studien mit moderner Chemotherapie im Laufen.

1.5 Portalvenöse Embolisation (PVE) bei Lebermetastasen

Die präoperative portalvenöse Embolisierung, erstmals beschrieben im multimodalen Therapiekonzept der Behandlung hilärer Cholangiokarzinome, stellt ein etabliertes Verfahren zur Hypertrophieinduktion des zukünftigen Leberremnants vor Leberteilresektion dar und ermöglicht so die sichere Ausweitung des Resektionsausmaßes. In Patienten mit einer parenchymgesunden Leber sollte eine präoperative PVE durchgeführt werden, wenn das voraussichtliche Volumen des zukünftigen Leberremnants < 30 % des Gesamtvolumens betragen wird. Patienten, die eine präoperative

Chemotherapie erhielten, sind nicht als parenchymgesund zu betrachten. Daher sollte die Indikation zur portalvenösen Embolisierung auch bei zu erwartendem Restvolumen des zukünftigen Leberremnants von > 30 % nach präoperativer Chemotherapie großzügiger gestellt werden.

In einer retrospektiven Analyse wiesen Wicherts et al. [38] auf die Steigerung der Resektabilitätsraten durch die präoperative portalvenöse Embolisierung an Patienten mit kolorektalen Lebermetastasen hin. Es wurden Patienten identifiziert, bei denen eine erweiterte Leberteilresektion von 3 oder mehr Segmenten vorgenommen werden musste. Von 364 resezierten Patienten erhielten 67 Patienten eine präoperative PVE, 297 benötigten diese nicht. Als Cut-off für die präoperative PVE wurde ein zukünftiges Volumen des Leberremnants von < 40 % des Gesamtvolumens in der CT Volumetrie definiert. In der PVE-Gruppe wurde bei 84 % der Patienten eine präoperative Chemotherapie durchgeführt, in der Gruppe ohne PVE bei 84,5 %. In beiden Gruppen überwogen Oxaliplatin-basierte Therapieregime. In der Gruppe mit PVE zeigten sich im Durchschnitt mehr als 3 Lebermetastasen (68 vs. 40,9 %) mit einem öfter bilobären Verteilungsmuster (78 vs. 55,2 %), die mit einem höheren Anteil erweiterter Hemihepatektomien behandelt wurden (63 vs. 18,1 %). Dem erhöhten Resektionsausmaß geschuldet zeigte sich eine postoperative Morbidität von 55 % in der PVE-Gruppe gegenüber 41,1 % in der Gruppe ohne PVE und ein 3-Jahres-Überleben von 44 gegenüber 61 %. Auch wenn in der multivariaten Analyse die präoperative Chemotherapie und die präoperative PVE als unabhängige negative Prognosefaktoren für das Gesamtkollektiv identifiziert wurden, zeigte sich dennoch in der Gruppe mit einem präoperativ zu kleinen Leberremnant eine Steigerung der Resektabilität auf 68 % durch die PVE.

Auch wenn durch die Kombination aus präoperativer Chemotherapie und Durchführung einer PVE die Resektabilität bei kolorektalen Lebermetastasen deutlich gesteigert werden kann, nimmt die prä-Hepatektomie Chemotherapie unmittelbar Einfluss auf die Hypertrophie des Remnants nach PVE. Sturesson et al. [32] zeigten, dass bei Patienten mit präoperativer PVE vor Leberteilresektion die Dynamik der Hypertrophie des zukünftigen Leberremnants signifikant verändert wurde. Ohne präoperative Chemotherapie wurde eine adäquate Hypertrophie des Remnants-Leberlappens im Median nach 30 Tagen dokumentiert, in der Gruppe mit präoperativer Chemotherapie nach 59 Tagen. Die Gruppe von Tanaka et al. [33] konnte demonstrieren, dass weniger die Vorbehandlung mit Chemotherapie an sich, sondern die Manifestation einer Irinotecan-induzierten Steatohepatits mit einer signifikanten Hemmung der Hypertrophie des zukünftigen Leberremnants einhergeht. Die Studie von Aussilhou et al. [5] bezog überdies die Kombination einer FOLFOX- oder FOLFIRI-Therapie mit Bevacizumab in die Untersuchungen ein. Die Gruppen mit Bevacizumab zeigten eine signifikante Hemmung der Hypertrophie des zukünftigen Leberremnants, insbesondere dann, wenn mehr als 6 Zyklen der kombinierten Bevacizumab-Therapie verbreicht wurden oder die behandelten Patienten älter als 60 Jahre waren.

1.6 Synchrone Lebermetastasen: Klassische, simultane oder „liver first"-Resektion?

Der zeitliche Ablauf von Resektion des Primarius und Lebermetastasen ist derzeit einer sehr aktiven Diskussion unterworfen. Bisher galt die Resektion des Primarius im Krankheitsverlauf des hepatisch metastasierten kolorektalen Karzinoms weithin als akzeptierter Standard, sie wird hier daher als klassisches Vorgehen bezeichnet. Neben dem klassischen Ansatz werden zwei weitere Verfahren diskutiert, die simultane Resektion von Primarius und Lebermetastasen, sowie die chemotherapeutische Vorbehandlung, gefolgt von zunächst der Leberresektion und der sich erst dann anschließenden Resektion des Primarius, das sogenannte „liver first"-Konzept.

Die simultane Resektion von Primarius und Lebermetastasen war nach der aktuellen Studienlage an selektionierten Patienten sicher durchführbar. Die wesentliche Limitierung dieser chirurgischen Strategie war, dass Major-Resektionen (> 3 Segmente) im simultanen Vorgehen mit einer bis zu 3fach höheren Morbidität einhergingen [30]. De

Haas et al. [11] zeigten in einer uni-institutionellen Einrichtung eine mit 11 % gegenüber 25,4 % signifikant niedrigere kumulative Morbidität in der simultan operierten Patientengruppe gegenüber den klassisch behandelten Patienten. Das klassische Vorgehen war demgegenüber mit einem signifikanten Vorteil in Bezug auf das 3–Jahres-progressionsfreie-Überleben mit 26,1 % gegenüber 8 % dem simultanen Vorgehen überlegen. Allerdings erhielten 92 % der Patienten in der klassisch behandelten Gruppe eine systemische Chemotherapie vor der Leberresektion, gegenüber 31 % in der Gruppe der simultan operierten Patienten. Der klassische Ansatz wurde durch Reddy et al. [29] infrage gestellt. Die Autoren legten zugrunde, dass Komplikationen des asymptomatischen Primarius im Verlauf im vernachlässigbar niedrigen Bereich auftraten und die Prognose der Erkrankung ohnehin von dem Behandlungserfolg der Lebermetastasen abhing. Bei irresektablen Lebermetastasen konnte unter Berücksichtigung etwas älterer Studien kein Nutzen durch die Primärtumorresektion im Vergleich zur Nichtresektion dargestellt werden, sodass eine Chemotherapie ohne Zeitverzug nach Diagnosestellung eingeleitet werden konnte. Dieses Vorgehen wurde konzeptionell von zwei aktuellen Studien von Cellini et al. und Poultsides et al. [27] gestützt. Die Therapieerfolge der neoadjuvanten Chemotherapie bei fortgeschrittenen Lebermetastasen eines CRC veranlasste die Gruppe um Mentha et al. [20] zu einer prospektiven Studie an 35 Patienten. Bei im Median 6 Lebermetastasen und einer medianen Größe des größten Knotens von 6 cm erhielten alle Patienten zwischen drei bis sechs Zyklen einer FOLFOXIRI Chemotherapie. Bei 30 Patienten konnte die „liver first"-Resektion als Major-Resektion durchgeführt werden. Im Intervall nach sechs bis acht Wochen erfolgte die Resektion des Primarius, wobei in diesem Intervall bei 13 Patienten mit Rektumkarzinom eine Standard-Radio-/Chemotherapie durchgeführt wurde. Nach der Resektion des Primarius wurden weitere Chemotherapiezyklen zur Komplettierung verabreicht. Die 30 Patienten, die das Programm vollständig durchlaufen hatten, zeigten ein 1-, 3- und 5-Jahres-Überleben von 100 %, 60 % und 31 %. Die aktuelle Studie von Brouquet et al. [8] stellte die drei möglichen Verfahren gegenüber. Erfasst wurden 156 Patienten, von denen 72 das klassische Verfahren, 43 die simultane Resektion und 27 die „liver first"-Resektion nach chemotherapeutischer Vorbehandlung erhielten. Die Patienten in der Gruppe der simultanen Resektion zeigten median 1 Lebermetastase, im klassischen chirurgischen Vorgehen median 3 Lebermetastasen und im „liver first"-Vorgehen median 4 Lebermetastasen. Die kumulative Morbidität unterschied sich in der o.g. Gruppenzuordnung mit 47 %, 51 % und 31 % nicht signifikant. Das 3- und 5-Jahres-Überleben war für die simultane Resektion 65 % und 55 %, für die klassische zweizeitige Resektion 58 % und 48 % und für die „liver first"-Resektion 79 % und 39 %. Die Autoren kamen daher zu dem Schluss, dass bei asymptomatischem Primarius und dem Vorliegen einer ausgedehnten Lebermetastasierung immer der „liver first"-Ansatz gewählt werden sollte, damit in der Therapiesequenz keine Zeit bis zur Einleitung einer systemischen Chemotherapie verloren geht. Insgesamt liegen aber noch keine validen Daten vor, ob dieses Vorgehen auch bei mit weniger ausgedehnten Resektionen operabler Lebermetastasen gerechtfertigt erscheint. Daher kamen auch Hopt et al. [16] zu dem Schluss, dass eine „liver first"-Resektion mit oder ohne neoadjuvante Chemotherapie den Fällen vorbehalten bleiben sollte, bei denen durch den Zeitverzug der Primärtumorbehandlung eine Irresektabilität droht, oder zum Zeitpunkt der Diagnosestellung bereits eine irresektable Lebermetastasierung vorliegt. Unter Berücksichtigung der Resektabilität von Primärtumor und Lebermetastasen empfahlen Pathak et al. (25) den folgenden Algorithmus:

- einfache Primärtumorresektion und einfache Leberresektion: simultane Resektion,
- einfache Primärtumorresektion und grenzwertig oder nicht resektable Lebermetastasen: Chemotherapie, „liver first"-Resektion, nachfolgend Primärtumorresektion,
- grenzwertig oder nicht resektabler Primärtumor und einfache Leberresektion: Chemotherapie oder Radio-/Chemotherapie des Primarius, Resektion des Primarius, nachfolgend Leberteilresektion.

1.7 Wiederholte Leberresektionen bei Rezidiven kolorektaler Karzinome

Trotz großer Fortschritte in der multimodalen Therapie kolorektaler Lebermetastasen entwickeln viele Patienten nach kurativer R0-Resektion der Metastasen im Verlauf ein Rezidiv. In bisherigen Studien waren Rezidivraten von 50–60 % berichtet, wobei hier selten Aussagen zur Lokalisation des Rezidivs gemacht wurden. In einer großen multizentrischen Studie von de Jong et al. konnte jedoch anhand eines großen Patientenkollektivs von 1 669 Patienten das Rezidivverhalten kolorektaler Lebermetastasen detailliert aufgearbeitet werden [12]. Hier zeigte sich nach einem mittleren rezidivfreien Überleben von 16,3 Monaten bei insgesamt 56,7 % aller Patienten ein Rezidiv. Bei 43,2 % dieser Patienten war die neu aufgetretene Metastase in der Leber lokalisiert, während die erneute Läsion bei 35,8 % extrahepatisch und bei 21 % der Patienten kombiniert auftrat. Faktoren, die mit einem verkürzten rezidivfreien Überleben assoziiert waren, beinhalteten primäre Lymphknotenmetastasen, eine synchrone Metastasierung, das Rektum als Lokalisation des Primarius sowie die Durchführung einer Chemotherapie. Ein positiver Resektionsrand sowie eine durchgeführte RFA korrelierten signifikant mit dem Auftreten eines intrahepatischen Metastasenrezidivs. In der Therapie des kolorektalen Lebermetastasenrezidivs hat sich in den letzten Jahren, nicht zuletzt aufgrund der zunehmenden Sicherheit bei der Durchführung ausgedehnter Leberresektionen, die Re-Resektion als vielversprechende Option entwickelt. In der ebenfalls von de Jong et al. veröffentlichten Serie von 645 Patienten mit einem kolorektalen Lebermetastasenrezidiv konnten 246 Patienten einer erneuten chirurgischen Therapie zugeführt werden [13]. Auffallend an den Ergebnissen dieser Studie ist zum einen, dass das zeitliche Intervall zwischen chirurgischen Eingriffen auch bei mehrmaligen Re-Resektionen ähnlich blieb, sodass auch bei mehrfachen Rezidiven nicht von einem Progress der Wachstumsgeschwindigkeit ausgegangen werden muss. Zudem konnte anhand dieser multizentrischen Studie gezeigt werden, dass Mortalität und Morbidität auch bei zweiter, dritter oder vierter Resektion kolorektaler Metastasen mit den Risiken der primären Operation vergleichbar waren. Ein negativer Einfluss auf das Überleben wurde bei Auftreten extrahepatischer Rezidive gezeigt. Es lässt sich somit anhand dieser Studie zeigen, dass Re-Resektionen kolorektaler Lebermetastasen sicher und mit geringem Morbiditätsrisiko durchgeführt werden können. Bei Patienten ohne extrahepatische Manifestation sollte somit die Re-Resektion als Therapieoption in Betracht gezogen werden, da somit eventuell die Chancen auf ein Langzeitüberleben verbessert werden können. Die Entscheidungskriterien für ein operatives Vorgehen sollten hierbei jedoch ähnlich wie bei der Primäroperation beachtet werden, da nur eine kurative Resektion für die Patienten eine sinnvolle Option darstellt.

1.8 Kolorektale Lebermetastasen und Alter

Mit steigendem Lebensalter nimmt auch die Inzidenz des hepatisch metastasierten CRC zu. Die EORTC elderly task force [24] weist kritisch darauf hin, dass in den klinischen Chemotherapiestudien Patienten im höheren Alter, die für die Erkrankung eigentlich repräsentativ sind, nicht eingeschlossen wurden. Retrospektive Untersuchungen zeigten, dass ältere Patienten denselben Nutzen durch die multimodalen Therapiestrategien haben können. Das Fehlen aussagekräftiger prospektiver Daten und die Unterrepräsentation von älteren Patienten, die einer Leberteilresektion unterzogen wurden, schränken die Beurteilung ein, ob ein negatives Outcome im Hinblick auf Toxizitätsraten beim älteren Patienten mit multiplen Komorbiditäten und einer geringeren Funktionsreserve der Leber, mit steigendem Alter einhergeht. Daher fordern die Autoren den Einschluss älterer Patienten in prospektive Therapiestudien um diejenigen Patienten identifizieren zu können, die von dem modernen onko-chirurgischen, multimodalen Behandlungskonzept profitieren würden. Adam et al. [2] stellten die Ergebnisse einer großen internationalen, multizentrischen Kohorte des LiverMetSurvey vor. Von 7 764 Patienten des Registers, die eine Leberteilresektion aufgrund eines hepatisch metastasierten CRC erhielten, waren 999 im Alter zwischen 70–75 Jahre, 468 zwischen 76–80 Jahre und 157 über 80 Jahre alt. Bei den Patienten > 70 Jahre lagen signifikant weniger häufig multinoduläre oder bilaterale Metastasen vor. Signifikante Unterschiede zwischen den Altersgruppen jünger und älter als 70 Jahre war die niedrigere Frequenz einer präoperativen Chemotherapie und die häufigere Anwendung einer limitierten Resektion < 3 Segmente bei den Älteren. Ebenso wurden in der Gruppe der Älteren signifikant weniger häufig Rezidiveingriffe durchgeführt. Dabei waren sowohl die 60-Tages-Mortalität mit 3,8 % zu 1,6 % signifikant bei den Älteren erhöht, wie auch die Morbidität mit 32,3 % gegenüber 28,7 %, Das 3-Jahres-Überleben bei den Älteren war mit 57,1 % gegenüber 60,2 % zwar signifikant niedriger, aber dennoch in einem beachtlichen Bereich. Die Autoren sahen daher keine Altersgrenze für die Durchführung einer Leberteilresektion beim hepatisch metastasierten CRC, wenn die Resektion in kurativer Absicht erfolgen konnte.

2 Nicht kolorektale Lebermetastasen

2.1 Einleitung

Der Stellenwert der Leberresektion bei nicht kolorektalen, nicht neuroendokrinen Lebermetastasen im Rahmen eines multimodalen Therapiekonzeptes ist weiterhin umstritten. Im Gegensatz zu kolorektalen Lebermetastasen, bei denen hauptsächlich eine Metastasierung über die portalvenöse Drainage erfolgt, stellen Lebermetastasen nicht kolorektaler und nicht neuroendokriner Primarien häufig lediglich den makroskopisch sichtbaren Anteil der über die systemische Zirkulation erfolgten Filialisierung dar, sodass ein isoliertes Auftreten hepatischer Filiae eher selten ist. Dennoch ist in der Durchschau gegenwärtiger Literatur eine Zunahme veröffentlichter Fallzahlen zu verzeichnen, was sicherlich den Fortschritten in der Leberchirurgie sowie den teilweise vielversprechenden Ergebnissen geschuldet ist. In größeren Serien konnte gezeigt werden, dass die Resektion nicht kolorektaler, nicht neuroendokriner Metastasen technisch sicher und komplikationsarm durchführbar ist und bei ausgewählten Patienten zu einem verlängerten Überleben führen kann [15, 23]. Aufgrund der Heterogenität dieser Patientengruppe jedoch sollen hier im Folgenden die aktuellsten Studien der häufigsten Tumorentitäten getrennt aufgezählt werden:

2.2 Mammakarzinom

Die Prognose des metastasierten Mammakarzinoms ist trotz stetiger Fortschritte in der systemischen Therapie weiterhin enttäuschend. In selektiven Fällen kann jedoch die Resektion hepatischer Metastasen ein Langzeitüberleben ermöglichen. In einer Studie von Thelen et al. konnte bei einem Kollektiv von 39 Patientinnen durch die Resektion hepatischer Metastasen ein 5-Jahres-Überleben von 42 % erreicht werden [35]. Ähnliches zeigen auch die Ergebnisse von Caralt et al. [10]. Bei 13 Patientinnen wird hier nach Leberteilresektion ein 3-Jahres-Überleben von 79 % beschrieben, wobei 58 % der Patientinnen ein Metastasenrezidiv bekamen. Auffallend in dieser Studie war zudem, dass Patientinnen mit frühzeitiger Metastasierung in einem Zeitraum von höchstens 24 Monaten nach Operation des Mammakarzinoms kein 5-Jahres-Überleben erreichten, wobei von den Patienten mit spät auftretender Metastasierung immerhin 60 % nach fünf Jahren noch am Leben waren. Insgesamt stellt die Resektion hepatischer Mammakarzinommetastasen heute einen festen Bestandteil des interdisziplinären Behandlungskonzeptes dieser Erkrankung dar.

2.3 Magenkarzinom

Auch für die Behandlung hepatischer Filiae eines Magenkarzinoms sind derzeit keine einheitlichen Leitlinien verfügbar. Schon lange ist bekannt, dass eine Resektion von Magenkarzinommetastasen prognostisch nur dann mit einem Nutzen verbunden sein kann, falls die Anzahl der Metastasen, der Zeitpunkt der Resektion sowie die chirurgische Radikalität beachtet werden, weshalb eine Resektion nur für einen Bruchteil der Patienten infrage kommt [17]. Selbst bei Selektion der Patienten konnte in der Studie von Thelen et al. bei einem Kollektiv von 24 Patienten lediglich ein 5-Jahres-Überleben von 10 % für Patienten mit Magenkarzinommetastasen erreicht werden, wobei sich in der multivariaten Analyse der Resektionsrand als einziger unabhängiger prognostischer Marker zeigte [35]. Bei Patienten mit metachroner Metastasierung beschreibt die erwähnte Studie ein 5-Jahres-Überleben von immerhin 40 %, wobei aufgrund der sehr geringen Patientenzahl (n=5) hieraus sicherlich keine Schlussfolgerung gezogen werden darf. Inwieweit durch verbesserte zielgerichtete Chemotherapiekonzepte sowie eine neoadjuvante Therapie das Überleben dieser Patienten positiv beeinflusst werden kann, ist derzeit Thema der Forschung. Bis dahin bleibt die Resektion hepatischer Magenkarzinommetastasen weiterhin einer hochselektiven Patientengruppe vorbehalten, kann jedoch dann als Teil des multimodalen Konzeptes sinnvoll sein.

2.4 Melanom

Ähnlich allen nicht kolorektalen, nicht neuroendokrinen Lebermetastasen sind die hepatischen Filiae eines kutanen oder Aderhautmelanoms als Teil einer fortgeschrittenen systemischen Erkrankung zu verstehen. Im Gegensatz jedoch zu anderen Entitäten sind die Ansprechraten einer systemischen Therapie hier nochmals geringer und somit die Prognose sehr limitiert. Die Erfahrungen mit der operativen Therapie hepatischer Melanommetastasen beschränken sich derzeit auf einzelne kleine Fallserien. Bei einer Gruppe von 14 Patienten mit Lebermetastasen eines kutanen oder okulären Melanoms, die in einem Zeitraum von 13 Jahren an einem Zentrum einer operativen Therapie zugeführt wurden, konnte in einer aktuellen Studie von Caralt et al. ein 3-Jahres-Überleben von 49 % gezeigt werden, wobei keine Unterschiede zwischen kutanem und okulärem Primarius gesehen wurden [9]. Bei 92,3 % der Patienten kam es innerhalb des Beobachtungszeitraums zum Rezidiv. Inwieweit ein operatives Vorgehen bei Patienten mit metastasiertem Melanom eine sinnvolle Option ist, kann anhand der derzeitigen Studienlage nicht eindeutig beantwortet werden. Weitere größere Serien sind sicherlich notwendig, wobei die Operation bei bisher unbefriedigenden Ergebnissen der systemischen Therapiekonzepte sicherlich nicht kategorisch ausgeschlossen werden sollte.

2.5 Nierenzellkarzinom

Bei weltweit steigender Inzidenz des Nierenzellkarzinoms liegt bei 20–30 % aller Patienten bei initialer Diagnosestellung bereits eine synchrone Lebermetastasierung vor, so dass eine Evaluierung der Möglichkeiten einer operativen Therapie hier essenziell ist. In einer kürzlich veröffentlichten Studie von Staehler et al. wurden insgesamt 88 Patienten mit Nierenzellkarzinommetastasen in der Leber entweder operativ/chemotherapeutisch (n=68) oder nur chemotherapeutisch (n=20) behandelt. Es zeigte sich ein signifikanter Überlebensvorteil der operativen Gruppe, bei der ein 5-Jahres-Überleben von 62,2 % erreicht wurde im Gegensatz zu 29,3 % in der Vergleichsgruppe [31]. In der multivariaten Analyse konnten Grading, Lymphknotenstatus, metachrone vs. synchrone Metastasierung sowie die Metastasektomie selbst als unabhängige prognostische Faktoren identifiziert werden. Patienten mit High-grade-Nierenzellkarzinom oder synchroner Lebermetastasierung profitierten nicht von einer Resektion der Lebermetastasen. Insgesamt zeigt diese Studie jedoch, dass die Resektion hepatischer Nierenzellkarzinommetastasen in Kombination mit chemotherapeutischen Konzepten erfolgen sollte und dann zu einem verlängerten Überleben der Patienten führen kann.

2.6 Andere

Auch für die Resektion von selteneren Lebermetastasen weiterer Primarien, wie beispielsweise dem Leiomyosarkom, Ovarial- oder Pankreaskarzinom, konnte anhand kleinerer Studien gezeigt werden, dass bei einem selektiven Patientengut ein Benefit erreicht werden kann, wobei die Fallzahlen der Studien sehr gering sind und eine daraus abgeleitete Therapieempfehlung sicher nicht möglich ist [18].

3 Schlussfolgerungen

Zusammenfassend haben sich die Ergebnisse der Metastasenchirurgie kolorektaler Karzinome in den letzten Jahren deutlich verbessert. Dem zugrunde liegen Verbesserungen in der Bildgebung, in der perioperativen und chirurgischen Behandlung sowie in der Einführung geeigneter Chemotherapie-Protokolle. Die Chemotherapien mit 3er- oder 4er-Kombinationen sind denen mit 2er-Kombinationen überlegen. In der Konversionstherapie bei irresektablen Lebermetastasen setzt sich eine zusätzliche zielgerichtete Antikörpertherapie gegen VGEF oder EGFR als Standard durch. Klinisch-pathologische Faktoren wie Tumorgröße, Anzahl der Tumorknoten und extrahepatische Tumormanifestation sind aktuell keine Kontraindikationen mehr für eine Leberresektion. Im Vordergrund steht die Notwendigkeit, eine komplette R0-Resektion zu erreichen. Dies gilt auch für die Resektion von Rezidiven.

Zum gegenwärtigen Zeitpunkt sollte die präoperative Chemotherapie nur Patienten mit nicht resektablen oder nur grenzwertig resektablen Lebermetastasen vorbehalten bleiben. Nicht wissenschaftlich belegt, aber ebenfalls zu diskutieren ist, ob Patienten mit ungünstigen biologischen Tumoren von einer präoperativen Therapie profitieren. Hierzu zählen Patienten mit ausgeprägter Tumorlast bei multiplen Lebermetastasen (z.B. n > 4, zusätzlich extrahepatische Tumormanifestation). Grundlage für diese Überlegungen ist das gute Überleben dieser Patienten bei initial nicht resektablen Lebermetastasen mit hoher Tumorlast, die nach einem Down-Staging durch die Chemotherapie resektabel werden. Bei primär resektablen Befunden ist der Stellenwert einer präoperativen Chemotherapie nicht endgültig geklärt. Bezüglich der Reihenfolge der Resektion bei synchronen Lebermetastasen sollte sich das Vorgehen nach Resektabilität des Primarius und der Lebermetastasen richten. Insbesondere bei initial irresektablen Lebermetastasen und asymptomatischem Primarius scheint sich das „liver first"-Konzept zunehmend durchzusetzen.

Eine adjuvante Chemotherapie sollte insbesondere bei Patienten mit einem ungünstigen Risikoprofil für ein Rezidiv erwogen werden.

Bei nicht kolorektalen, nicht neuroendokrinen Lebermetastasen lässt sich aus den bisherigen Erfahrungen der Schluss ziehen, dass aufgrund der Heterogenität des Patientengutes zwar keine einheitlichen Therapiestandards ableitbar sind, jedoch bei einer ausgewählten Patientengruppe ein längeres Gesamtüberleben erreicht werden kann. Die Metastasenresektion als ein Baustein des multimodalen Therapiekonzeptes kann daher als sinnvolle Therapieoption in Betracht gezogen werden.

Insgesamt ist bei allen hepatisch metastasierten Tumoren die interdisziplinäre Behandlung anzustreben, um das bestmögliche multimodale Therapiekonzept anbieten zu können. Die operative Versorgung sollte bevorzugt in einem spezialisierten Leberzentrum erfolgen.

4 Therapiealgorithmus

Primäre Resektabilität der Lebermetastasen

bevorzugt

1. Resektion
   a. Simultan bei synchronen Lebermetastasen und minor-Leberteilresektionen
   b. Klassisch bei synchronen Lebermetastasen und Major-Leberteilresektionen

oder

2. Chemotherapie bei Chemonaivität und ungünstiger Tumorbiologie

Grenzwertige Resektabilität der Lebermetastasen

entweder

1. Resektion

oder

2. Chemotherapie bei Chemonaivität und ungünstiger Tumorbiologie
   a. nachfolgende Resektion bei synchronen Lebermetastasen entweder „liver-first" oder klassisch

Irresektabilität der Lebermetastasen

1. Chemotherapie
   a. bei Erreichen sekundärer Resektabilität: Resektion, bei synchronen Metastasen entweder „liver-first" oder klassisch

Literatur

[1] Adam R, Bhangui P, Poston G et al.: Is perioperative chemotherapy useful for solitary metachronous, colorectal liver metastases. Ann Surg 2010; 252: 774–787. [EBM III]

[2] Adam R, Frilling A, Elias D et al.: Liver resection of colorectal metastases in elderly patients. Br J Surg 2010; 97: 366–376. [EBM III]

[3] Adam R, Wicherts DA, de Haas RJ et al.: Complete pathologic response after preoperative chemotherapy for colorectal liver metastases: myth or reality? J Clin Oncol 2008; 26: 1635–1641. [EBM IIb]

[4] Adam R, Wicherts DA, de Haas RJ et al.: Patients with initially unresectable colorectal liver metastases: Is there a possibility of cure? J Clin Oncology 2009; 27: 1829–1835 [EBM III]

[5] Aussilhou B, Dokmak S, Fiavre S et al.: Preoperative liver hypertrophy induced by portal flow occlusion before major hepatic resection for colorectal metastases can be impaired by Bevacizumab. Ann Surg Oncol 2009; 16: 1553–1559. [EBM Ib]

[6] Benoist S, Nordlinger B: The role of preoperative chemotherapy in patients with resectable colorectal liver metastases. Ann Surg Oncol 2009; 16: 2385–2390. [EBM Ib]

[7] Bokemeyer C, Bondarenko I, Makhson A et al.: Fluorouracil, Leucovorin, and Oxaliplatin with and without Cetuximab in the first-line treatment of metastatic colorectal cancer. J Clin Oncol 2009; 27: 663–671 [EBM Ib]

[8] Brouquet A, Mortensen MM, Vauthey JN et al.: Surgical strategies for synchronous colorectal liver metastases in 156 consecutive patients: classic, combined or reversed strategy? J Am Coll Surg 2010; 210: 934–941 [EBM IIa]

[9] Caralt M, Bilbao I, Cortés J et al.: Hepatic resection of liver metastases as part of the „oncosurgical" treatment of metastatic breast cancer. Ann Surg Oncol 2008; 15: 2804–2810 [EBM III]

[10] Caralt M, Marti J, Cortés J et al.: Outcome of patients following hepatic resection for metastatic cutaneous and ocular melanoma. J Hepatobiliary Pancreat Sci 2010. Epub ahead of print. [EBM III]

[11] De Haas RJ, Adam R, Wicherts DA et al.: Comparison of simultaneous or delayed liver surgery for limited synchronous colorectal metastases. Br J Surg 2010; 97: 1279–1289. [EBM III]

[12] de Jong MC, Pulitano C, Ribero D et al.: Rates and patterns of recurrence following curative intent surgery for colorectal liver metastasis: an international multi-institutional analysis of 1669 patients. Ann Surg 2009; 250: 440–448. [EBM III]

[13] de Jong MC, Mayo SC, Pulitano C, Lanella S, Ribero D, Strub J, Hubert C, Gigot JF, Schulick RD, Choti MA, Aldrighetti L, Mentha G, Capussotti L, Pawlik TM: Repeat curative intent liver surgery is safe and effective for recurrent colorectal liver metastasis: results from an international multi-institutional analysis. J Gastrointest Surg 2009; 13: 2141–2151. Epub 2009 Oct 1. [EBM III]

[14] Folprecht G, Gruenberger T, Bechstein WO et al.: Tumor response and secondary respectability of colorectal liver metastases following neoadjuvant chemotherapy with cetuximab: the CELIM randomised phase 2 trial. The Lancet Oncology 2010; 11: 38–47. [EBM Ib]

[15] Goéré D, Elias D: Resection of liver metastases from non-colorectal non-endocrine primary tumours. EJSO 2008; 34: 281–288. [EBM III]

[16] Hopt UT, Drognitz O, Neeff H: Zeitlicher Ablauf von Leber- und Darmresektion bei Patienten mit kolorektalem Karzinom und synchronen Lebermetastasen. Zentralbl Chir 2009; 134: 425–429. [EBM III]

[17] Kakeji Y, Morita M, Maehara Y: Strategies for treating liver metastasis from gastric cancer. Surg Today 2010; 40: 287–294. [EBM III]

[18] Lehner F, Ramackers W, Bektas H et al.: Leberresektion bei nicht kolorektalen, nicht neuroendokrinen Lebermetastasen – ist die Resektion im Rahmen des „onko-chirurgischen" Therapiekonzeptes gerechtfertigt? Zentralbl Chir 2009; 134: 430–436. [EBM III]

[19] Masi G, Loupakis F, Pollina L et al.: Long-term outcome of initially unresectable metastatic colorectal cancer patients treated with 5-Fluorouracil/Leucovorin, Oxaliplatin, and Irinotecan (FOLFOXIRI) followed by radical surgery of metastases. Ann Surg 2009; 249: 420–425. [EBM Ib]

[20] Mentha G, Roth AD, Terraz S et al.: "Liver first" approach in the treatment of colorectal cancer with synchronous liver metastases. Dig Surg 2008; 25: 430–435. [EBM IIa]

[21] Neumann UP, Thelen A, Röcken C et al.: Nonresponse to pre-operative chemotherapy does not preclude long-term survival after liver resection in patients with colorectal liver metastases. Surgery 2009; 146: 52–59. [EBM III]

[22] Nordlinger B, Sorbye H, Glimelius B et al.: Perioperative Chemotherapy with FOLFOX 4 and surgery versus surgery alone for resectable liver metastases from colorectal cancer (EORTC Intergroup trial 40983): a randomised controlled trial. Lancet 2008; 371: 1007–1016. [EBM Ib]

[23] O'Rourke TR, Tekkis P, Yeung S, Fawcett J, Lynch S, Strong R et al.: Long-term results of liver resection for non-colorectal, non-neuroendocrine metastases. Ann Surg Oncol 2007; 15: 207–218. [EBM IIb]

[24] Pallis AG, Papamichael D, Audisio R et al.: EORTC task force experts opinion for the treatment of colon cancer in older patients. Cancer Treatment Reviews 2010; 36: 83–90. [EBM IV]

[25] Pathak S, Sarno G, Nunes QM et al.: Synchronous resection for colorectal liver metastases: the future. Eur J Surg Oncol 2010; 36: 1044–1046. [EBM IV]

[26] Pessaux P, Panaro F, Casnedi S et al.: Targeted molecular therapies (Cetuximab and Bevazuzimab) do not influence additional hepatotoxicity: preliminary results of a case-control study. Eur J Surg Oncol 2010: 575–582. [EBM III]

[27] Poultsides GA, Servais EL, Saltz LB et al.: Outcome of primary tumor in patients with synchronous stage IV colorectal cancer receiving combination chemotherapy without surgery as initial treatment. J Clin Oncol 2009; 27: 3379–3384. [EBM IIb]

[28] Power DG, Kemeny NE: Role of adjuvant therapy after resection of colorectal cancer liver metastases. J Clin Oncol 2010; 28: 2300–2309. [EBM III]

[29] Reddy SK, Barbas AS, Clary BM: Synchronous colorectal liver metastases: Is it time to reconsider traditional paradigms of management. Ann Surg Oncol 2009; 16: 2395–2410. [EBM III]

[30] Reddy SK, Pawlik TM, Zorzi D et al.: Simultaneous resection of colorectal cancer and synchronous liver metastases: a multi-institutional analysis. Ann Surg Oncol 2007; 14: 3481–3491. [EBM III]

[31] Staehler M, Kruse J, Haseke N et al.: Liver resection for metastatic disease prolongs survival in renal cell carcinoma: 12-year results from a retrospective comparative analysis. World J Urol 2010; 28: 543–547. [EBM III]

[32] Sturesson C, Keussen I, Tranberg KG: Prolonged chemotherapy impairs liver regeneration after portal vein occlusion – An audit of 26 patients. EJSO 2010; 36: 358–364. [EBM IIa]

[33] Tanaka K, Kumamoto T, Matsuyama R et al.: Influence of chemotherapy on liver regeneration induced by portal vein embolization or first hepatectomy of a staged procedure for colorectal liver metastases. J Gastrointes Surg 2010; 14: 359–368. [EBM IIb]

[34] Thelen A, Benckert C, Jonas S et al.: Liver resection for metastases from breast cancer. J Surg Oncol 2008; 97: 25–29. [EBM III]

[35] Thelen A, Jonas S, Benckert C et al.: Liver resection for metastatic gastric cancer. Eur J Surg Oncol 2008; 34: 1328–1334. [EBM III]

[36] Van Cutsem E, Köhne CH, Hitre E et al.: Cetuximab and chemotherapy as initial treatment for metastatic colorectal cancer. N Engl J Med 2009; 360: 1408–1417. [EBM Ib]

[37] Van Cutsem E, Rivera F, Berry S et al.: Safety and efficacy of first-line bevacizumab with FOLFOX, XELOX, FOLFIRI and fluoropyrimidines in metastaic colorectal cancer: the BEAT study. Ann Oncol 2009; 20: 1842–1847. [EBM Ib]

[38] Wicherts DA, de Haas RJ, Andreani P et al.: Impact of portal vein embolizationon long-term survival of patients with primarily unresectable colorectal liver metastases. Br J Surg 2010; 97: 240–250. [EBM III]

2.5 Was gibt es Neues bei primären Lebertumoren?

A. Andreou und D. Seehofer

1 Einleitung

Die kurative Behandlung von Patienten mit primären Lebertumoren wie dem hepatozellulären Karzinom (HCC) und dem intrahepatischen Cholangiokarzinom hängt nach wie vor von der Resektabilität der vorhandenen Läsionen ab. Die Verbesserung der Prognose von Patienten mit ausgedehnten primären Lebertumoren erfordert sowohl die Weiterentwicklung der chirurgischen Technik als auch die Optimierung der Selektion chirurgischer Kandidaten und ihrer Vorbereitung. Die Einführung multimodaler Therapien und die multidisziplinäre Betreuung der Patienten dienen der Verlängerung der Lebenserwartung nach der Resektion.

Neueste Studien haben sich mit dem Vergleich der verfügbaren Methoden der hepatischen Gefäßokklusion und der Parenchymdurchtrennung beschäftigt. Die Anwendung der laparoskopischen Operation in der chirurgischen Therapie des HCC wurde erneut als Alternative bei ausgewählten Patienten untersucht. Die Leberinsuffizienz nach hepatischer Resektion maligner Tumoren fordert die ausgiebige Evaluierung und Vorbereitung der Patienten. Radiologische Untersuchungen und Leberfunktionstests wurden angewendet, in dem Bestreben postoperative Komplikationen zu vermeiden. Die Klassifizierung des HCC, als Voraussetzung für die Planung der Therapie, benötigt empfindliche diagnostische Mittel und geeignete Staging-Systeme, um die Patienten, die am meisten von einer Operation profitieren, detektieren zu können. Auch wenn die Resektion die Therapie der Wahl darstellt, könnten lokale Maßnahmen wie die transarterielle Chemoembolisation (TACE) und Radiofrequenzablation im Rahmen multimodaler Therapiekonzepte das Langzeitüberleben der Patienten mit HCC erhöhen oder eine Therapiemöglichkeit bei inoperablen Patienten anbieten. Die TACE als neoadjuvante Therapie für resektable Patienten und die Kombinationstherapie mit TACE und ablativen Verfahren für inoperable Patienten wurden evaluiert.

2 Operative Technik

2.1 Blutungskontrolle

Erhöhter Blutverlust und ein damit einhergehender erhöhter Bedarf an Bluttransfusionen während leberchirurgischer Eingriffe haben einen negativen Einfluss auf die perioperative Morbidität und Mortalität und beinträchtigen das Langzeitüberleben onkologischer Patienten [20]. Eines der primären Ziele ist aus diesem Grund, die Blutungskontrolle während der Parenchymdissektion. Sie wird klassischerweise durch die temporäre Okklusion der portalen Trias, das sogenannte *Pringle*-Manöver, erreicht. Die komplette Organischämie während der vollständigen Unterbrechung der Blutzufuhr und die nachfolgenden Reperfusionsschäden haben zur Einführung schonenderer Techniken, wie der einseitigen vaskulären Einflussokklusion („Hemi-*Pringle*") und der selektiven Okklusion des Pfortaderhauptstamms, beigetragen. Beim ersten Verfahren wird nur der Pfortaderast der zu resezierenden Leberhälfte temporär verschlossen. Bei der selektiven Okklusion der Pfortader bleibt die arterielle Durchblutung des Lebergewebes erhalten, um den Ischämieschaden zu minimieren [1, 13, 23]. Si-Yuan et al. verglichen in einer prospektiv randomisierten Studie diese beiden Verfahren mit dem konventionellen *Pringle*-Manöver bezüglich

Blutverlust, Leberzellschaden, Operationszeit, Morbidität und Mortalität an jeweils 60 Patienten pro Gruppe. Das *Pringle*-Manöver war mit der niedrigsten Operationszeit vergesellschaftet. Dennoch gab es keine Unterschiede beim intraoperativen Blutverlust oder der perioperativen Mortalität zwischen den drei Patientengruppen. Ein signifikanter Befund war die erhöhte Komplikationsrate nach Eingriffen mit *Pringle*-Manöver und ein daraus resultierender verlängerter Intensivstations- und Gesamtkrankenhausaufenthalt. Aus diesem Grund empfehlen die Autoren, der einseitigen vaskulären Einflussokklusion (Hemi-*Pringle*) den Vorzug gegenüber einer kompletten Hilusokklusion zu geben [28].

Einen Risikofaktor stellt nicht nur die Schädigung des Lebergewebes durch die Ischämie während der Gefäßokklusion, sondern auch die nachfolgende Reperfusionsphase dar. Die Entwicklung protektiver Methoden, wie der ischämischen Präkonditionierung [6], der *In-situ*-Kühlung [5] und die Verwendung pharmakologischer Agenzien, zielen auf eine Reduktion der reperfusionsbedingten Schäden. Abu-Amara et al. stellten in einer Metaanalyse einen Vergleich der aktuell zur Verfügung stehenden pharmakologischen Agenzien zur Prävention dieser Schäden vor. Ein systematischer Review von 18 randomisierten klinischen Studien vergleicht Medikamente bezüglich ihrer potenziellen Leberprotektion während kontinuierlicher oder intermittierender hepatischer Gefäßokklusion. Methylprednisolon zeigte eine signifikante Verbesserung der Leberfunktion und konnte den intraoperativen Blutverlust sowie den Intensivstations- und Gesamtkrankenhausaufenthalt reduzieren. Trimetazidin und Vitamin E verkürzten ebenfalls die Dauer der stationären Behandlung. Als Hinweis auf eine protektive Rolle lagen sowohl bei Methylprednisolon als auch bei Trimetazidin, Dextrose und Ulinastatin die postoperativen Aktivitäten der Leberenzyme AST und ALT im Serum niedriger als in den jeweiligen Kontrollgruppen. Ein signifikanter Unterschied in der postoperativen Mortalität und Morbidität und insbesondere auch der postoperativen Leberinsuffizienz konnte jedoch nicht belegt werden. Somit hat sich trotz positiver Effekte bisher keines der Medikamente für die generalisierte Anwendung qualifiziert [2].

2.2 Methoden der Parenchymdurchtrennung

Zur Optimierung der Ergebnisse von Leberresektionen wurden verschiedene Techniken der Parenchymdurchtrennung etabliert. Richter et al. haben in einer prospektiven, randomisierten Studie die Verwendung von Ultraschall-Dissektion, Wasserstrahl-Dissektion und *Dissecting Sealer* bezüglich Dissektionsgeschwindigkeit, Blutverlust, Morbidität, Mortalität und Kosten untersucht. Der direkte Vergleich ergab keine signifikanten Unterschiede zwischen den drei Verfahren. Der *Dissecting Sealer* erwies sich jedoch als die langsamste und kostenintensivste Technik bei der Durchführung von Hemihepatektomien [27].

Eine Reduktion des Blutverlustes sowie der Operations- und der Gefäßokklusionszeiten bei Leberresektionen kann durch die sogenannte 2-Chirurgen-Methode erreicht werden, einer Kombination aus Ultraschall-Dissektor und *Saline-linked Cautery* [4]. Palavecino et al. untersuchten in einer großen retrospektiven Studie an 1 477 leberresezierten Patienten den Einfluss der 2-Chirurgen-Methode und anderer Faktoren auf die perioperative Transfusionsrate. Als prädiktive Faktoren für einen erhöhten Transfusionsbedarf fanden sich in dieser Analyse das weibliche Geschlecht, der präoperative Hämatokrit-Wert, Thrombozytenzahl, gleichzeitige Resektion anderer Organe, ein erweiterter Eingriff, das *Pringle*-Manöver und eine Tumorgröße > 10 cm. Die 2-Chirurgen-Methode der Parenchymdurchtrennung war andererseits hoch signifikant mit einer reduzierten Transfusionsrate assoziiert [25].

2.3 Laparoskopische Leberchirurgie

Die Resektion von primären und auch sekundären Lebertumoren erfolgt zunehmend laparoskopisch. Studien haben gezeigt, dass die Vorteile der minimal-invasiven Technik im Vergleich zum offenen chirurgischen Eingriff vor allem bei Patienten mit einem HCC besonders deutlich sind [8]. Insbesondere Patienten mit begleitender Leberzirrhose könnten infolge geringerer Wundheilungsstörungen und Aszites-assoziierter Komplikationen von einem minimalinvasivem Vorgehen profitieren [31]. Die postoperativen Ergebnisse laparoskopischer Leberresektionen beim HCC wurden durch Aldrighetti et al. evaluiert [3]. Als Kontrolle diente eine Patientengruppe, die konventionell behandelt wurde und vergleichbare Voraussetzungen hinsichtlich Tumorausdehnung, Ausmaß der Leberzirrhose und Resektionstyp aufwies. In dieser Studie nahm die laparoskopische Operation weniger Zeit in Anspruch und war mit einem geringeren Blutverlust und einer niedrigeren Krankenhausverweildauer assoziiert. Die chirurgischen und onkologischen Ergebnisse wurden in dieser Studie durch den laparoskopischen Eingriff nicht beeinflusst. Es fanden sich keine signifikanten Unterschiede hinsichtlich postoperativer Mortalität, Morbidität, Überlebens- und Rezidivrate zwischen beiden Gruppen. Zwei spezialisierte Zentren für laparoskopische Leberchirurgie in Frankreich und eines in Italien präsentierten in einer multizentrischen Studie ihre 10-jährigen Erfahrungen in der chirurgischen Therapie des HCC. Die postoperativen Ergebnisse mit niedriger Mortalität und operationsspezifischer Morbidität von jeweils 1,2 % und 11,6 % unterstützen die Zulässigkeit der Methode in den Händen erfahrener Operateure. Die Gesamt- und rezidivfreie 5-Jahres-Überlebensrate von jeweils 64,9 % und 32,2 % sind vergleichbar mit den Resultaten offener Eingriffe. Damit stellt die laparoskopische Technik eine adäquate Alternative für ausgewählte Patienten mit primären Lebertumoren dar [12].

2.4 Komplikationsvermeidung

Ausgedehnte Lebereingriffe werden zunehmend zur kurativen Resektion ausgedehnter Lebertumoren durchgeführt. Die postoperative Leberfunktion stellt hierbei eine große Herausforderung für die Planung therapeutischer Strategien dar. Eine funktionelle Leberinsuffizienz infolge eines nicht ausreichenden residualen Lebervolumens (RLV) nach partieller Hepatektomie ist hauptverantwortlich für postoperative Morbidität und Mortalität in der Leberchirurgie [11]. Methoden zur Prognose und Verbesserung des postoperativen RLV wurden entwickelt. Die Volumetrie der Leber basierend auf Schnittbildgebung wird verwendet, um das RLV einzuschätzen [32]. Die Pfortaderembolisation dient der Hypertrophie und Hyperplasie des Leberparenchyms, falls eine postoperative Leberinsuffizienz zu erwarten ist [26]. Kishi et al. zeigten in einer retrospektiven Serie von 301 Patienten, die eine erweiterte rechte Hemihepatektomie erhielten, dass die postoperative Leberinsuffizienz und Mortalität bei Patienten mit einem präoperativ kalkuliertem RLV von ≤ 20 % signifikant höher ist. Patienten mit einem RLV ≤ 20 %, die nach Pfortaderembolisation Werte über 20 % aufwiesen, hatten postoperativ vergleichbare Ergebnisse wie Patienten mit einem initial ausreichenden RLV (> 20 %). Diese Studie unterstreicht, dass die systematischen Messungen des RLV eine sehr große Bedeutung für die Selektion der Patienten haben, die von einer Pfortaderembolisation profitieren, und somit die postoperative Morbidität und Mortalität signifikant reduziert wird [21].

Im Bestreben ausgedehnte Leberresektionen *sicher* durchzuführen, wurde von Stockmann et al. der sogenannte LiMAx-Test zur Messung der Leberfunktion vorgestellt. Er basiert auf dem Hepatozyten-spezifischen Metabolismus vom ^{13}C-Methacetin durch das Cytochrom P450 1A2- Isoenzym. Die Untersuchung von 329 Patienten, die für eine Hepatektomie evaluiert wurden, ergab eine signifikante Korrelation zwischen den präoperativen LiMAx-Werten und der Indikationsstellung für eine Operation sowie der postoperativen Mortalität. Der LiMAx-Test stellt ein zusätzliches Werkzeug für die Selektion bzw. Risikostratifizierung chirurgischer Kandidaten und die Verbesserung der postoperativen Ergebnisse dar [29].

Besonders bei HCC-Patienten, die häufig eine eingeschränkte Leberfunktion aufweisen, ist eine vorsichtige präoperative Evaluierung und Vorbereitung erforderlich, um Leberinsuffizienz-assoziierte Komplikationen nach der Resektion zu verhindern. Die Rolle der Pfortaderembolisation bei HCC-Patienten mit ausgedehnten Hepatektomien (≥ 3 Segmente), wurde durch Palavecino et al. untersucht. Die Pfortaderembolisation wurde durchgeführt, wenn das RLV bei normaler Leberfunktion ≤ 20 %, bei einer Leber mit signifikanter Fibrose oder Steatose ≤ 30 % oder bei einer zirrhotischen

Leber ≤ 40 % war. Als Vergleichsgruppe wurden Patienten untersucht, die direkt ohne Pfortaderembolisation operiert wurden. Interessanterweise konnte gezeigt werden, dass die assoziierte postoperative Mortalität und hochgradige Morbidität durch die Pfortaderembolisation signifikant reduziert wurden ohne die langfristigen onkologischen Ergebnisse der Patienten zu beeinträchtigen. Damit kann die Pfortaderembolisation auch bei Patienten mit eingeschränkter Leberfunktion die operative Sicherheit erhöhen [24].

3 Hepatozelluläres Karzinom

3.1 Diagnostik

Trotz neuester Entwicklungen in der radiologischen Methodik bleibt die Diagnose des HCC immer noch eine Herausforderung. Vor allem bei kleinen Läsionen ist die Entitätsdiagnostik mittels triphasischer Spiral-Computertomografie oder konventioneller Magnetresonanztomografie nur eingeschränkt möglich. Dies kann die Prognose vieler Patienten durch eine verzögerte Diagnosestellung einschränken und begründet die Verwendung leberspezifischer Kontrastmittel, wie dem Gadoxetsäure-Dinatriumsalz (Gd-EOB-DTPA). Eine japanische multizentrische Studie verglich die Sensitivität der triphasischen Spiral-Computertomografie und der Magnetresonanztomografie mit oder ohne gadoliniumhaltige Kontrastmittel bezüglich der Detektion und Charakterisierung von Leberläsionen. Die Analyse der Daten von 178 Patienten an 15 beteiligten Zentren ergab einen signifikanten Vorteil für die Magnetresonanztomografie mit Gd-EOB-DTPA. Insbesondere kleine hepatozelluläre Karzinome (≤ 20 mm) auf dem Boden einer Leberzirrhose konnten mithilfe des hepatozytenspezifischen Kontrastmittels effizienter nachgewiesen werden [17].

3.2 Staging

Die Prognose von Patienten mit HCC hängt nicht nur von der Tumorausdehnung, sondern auch vom Ausmaß der hepatischen Dysfunktion ab. Dies kompliziert die Etablierung eines geeigneten Systems zur Evaluierung der Patienten und zur Entscheidungsfindung für die optimale Therapie. Die Selektion von Patienten für chirurgische, interventionelle oder konservative Therapieregime sowie der Vergleich der Ergebnisse klinischer Studien benötigen ein Staging-System, das in der Lage ist, das Überleben dieser Patientenpopulation zu prognostizieren. Die aktuell weltweit verwendeten Staging-Systeme wurden auf ihre Präzision diesbezüglich von Huitzil-Melendez et al. verglichen. Die gängigsten Systeme, d. h. TNM-Klassifikation (sixth edition), Okuda-Score, Barcelona Clinic Liver Cancer (BCLC), Cancer of the Liver Italian Program (CLIP), Chinese University Prognostic Index (CUPI), Japan Integrated Staging Score (JIS Score) und Groupe d'Etude et de Taitement du Carcinome Hepatocellulaire Prognostic classification (GETCH) wurden angewendet, um 187 Patienten mit fortgeschrittenem HCC retrospektiv zu klassifizieren und die prädiktive Rolle dieser Staging-Systeme für das Überleben der Patienten zu evaluieren. Während BCLC und die TNM-Klassifikation eine schwache Korrelation zu den Langzeitergebnissen zeigten, qualifizierten sich CLIP, CUPI und GETCH als informative Staging-Systeme, die signifikante prognostische Aussagen präoperativ treffen könnten. Eine weitere prospektive Validierung dieser Ergebnisse ist dringend erforderlich, um zu bestätigen, dass die drei Klassifizierungssysteme für die Therapieentscheidung und Stratifizierung der Patienten in klinischen Studien in der Tat geeignet sind [16].

3.3 Chirurgische Therapie

Eine anatomische Leberresektion ist eine Kontraindikation bei vielen Patienten mit HCC aufgrund der fortgeschrittenen Leberzirrhose und der gefürchteten postoperativen Leberinsuffizienz. Eine Lebertransplantation, die die Therapie der Wahl in diesem Fall darstellt, wird durch die eingeschränkte Organverfügbarkeit und die Tumorprogression während der Wartezeit limitiert. Eine Alternative zur kurativen Behandlung dieser Patienten bietet eine nicht anatomische Leberresektion, die kontrovers in der Literatur diskutiert wird [9, 30].

Eine retrospektive Evaluierung von 77 Patienten, die sich einer nicht anatomischen Resektion ihres HCC unterzogen, ergab 1-, 2-, und 3-Jahres-Überlebensraten von jeweils 78 %, 68 % und 56 %. Die rezidivfreie Überlebensrate betrug jeweils 66 %, 58 % und 55 %. Huang et al. konnten so zeigen, dass auch mit dieser Strategie gute Langzeitergebnisse erzielt werden können und mehr Patienten eine kurative Option angeboten werden kann [15].

3.4 Multimodale Behandlungskonzepte

Die kurativen Behandlungsmöglichkeiten für das HCC bestehen in der Resektion und Transplantation. Die Lebertransplantation wird durch die Organverfügbarkeit und Patienteneignung eingeschränkt, so dass in vielen Fällen die Resektion als einzige kurative Therapiemöglichkeit bleibt. Allerdings ist sie mit einer hohen intrahepatischen Rezidivrate behaftet. Aus diesem Grund wurden neoadjuvante Konzepte untersucht, insbesondere eine neoadjuvante TACE (transarterielle Chemoembolisation) um das Auftreten von Rezidiven zu verhindern und das Überleben zu verlängern. Die insgesamt kontroversen Ergebnisse zu dieser Problematik haben Chua et al. in einem systemischen Review zur neoadjuvanten TACE bei resektablem HCC untersucht. Achtzehn Studien mit insgesamt 3 927 Patienten, von denen 1 293 eine präoperative TACE erhalten haben, wurden evaluiert. Trotz komplikationsloser Durchführung der TACE und einem hohen histologischen Ansprechen, konnte die Rezidivfreiheit durch eine neoadjuvante TACE nicht verbessert werden [10].

Patienten mit multiplen Leberläsionen und hochgradiger Zirrhose, die keine geeigneten Kandidaten für eine Lebertransplantation oder eine kurative Resektion sind, erhalten eine palliative Lokaltherapie. Die TACE [22] oder ablative Verfahren [7] haben sich in der Behandlung von inoperablem HCC etabliert und ermöglichen eine signifikante Verlängerung des Überlebens. Häufig sind wiederholte Behandlungen nötig, um eine komplette Tumornekrose zu erreichen.

Die Frage, ob durch eine Kombinationstherapie dieser Verfahren bessere Langzeitergebnisse erreicht werden können, wurde in einer aktuellen Metaanalyse von Wang et al. untersucht. Die Evaluierung der verfügbaren Studien ergab eine signifikante Verbesserung des Gesamtüberlebens sowie eine Reduktion der Rezidivrate nach der synergistischen Anwendung von TACE und einem ablativen Verfahren gegenüber der isolierten Anwendung beider Verfahren. Die Studie bietet die Basis für die Einführung einer Kombinationstherapie als Standard in der Palliation von geeigneten Patienten mit inoperablem HCC [33].

4 Intrahepatisches Cholangiokarzinom

Die ausgedehnte Resektion bleibt die Therapie der Wahl für das intrahepatische Cholangiokarzinom und bietet eine signifikante Verlängerung der Lebenserwartung im Vergleich zu Patienten mit inoperablem Tumor [18]. Für die Behandlung der häufigen intrahepatischen Rezidive wurden multimodale Therapiekonzepte entwickelt, um die Prognose dieser Patienten zu verbessern. Ercolani et al. haben ihre 20-jährige Erfahrung (1988–2008) in der Behandlung von intrahepatischen Cholagiokarzinomen vorgestellt. Eine Leberresektion wurde mit kurativer Absicht durchgeführt und resultierte in 3- und 5-Jahres-Überlebensraten von jeweils 62 % und 48 % für den gesamten Zeitraum. Das rezidivfreie Überleben betrug nach drei Jahren 30 % und nach 5 Jahren 25 %. Seit 1999 wurde in diesem Zentrum eine multidisziplinäre Behandlungsstrategie eingeführt. Patienten mit rein intrahepatischen Rezidiven erhielten entweder eine erneute Hepatektomie oder eine Radiofrequenzablation. Patienten mit extrahepatischen Rezidiven wurden chemotherapeutisch behandelt. Dies führte zu einer Erhöhung der 3-Jahres-Überlebensrate nach 1999 von 44 % auf 68 % und der 5-Jahres-Überlebensrate von 33 % auf 56 %. Diese Ergebnisse bilden eine Grundlage für die Fortführung des multimodalen Therapieansatzes [14].

Eine Berliner Studie bestätigte die Ergebnisse der wiederholten Hepatektomie, Radiofrequenzablation oder kombinierten Therapien für das rezidivierende intrahepatische Cholangiokarzinom mit einer 3-Jahres-Überlebensrate für die gesamte Patientenpopulation von 52% [19].

5 Fazit

- Die einseitige vaskuläre Einflussokklusion könnte bezüglich der postoperativen Komplikationsrate Vorteile gegenüber der kompletten Hilusokklusion (*Pringle-Manöver*) haben.
- Methylprednisolon, Trimetazidin, Vitamin E, Dextrose und Ulinastatin zeigen gewisse positive Effekte in der Prävention der Ischämie-Reperfusionsschäden bei hepatischen Eingriffen, signifikante Vorteile bezüglich Mortalität und Morbidität konnten jedoch nicht nachgewiesen werden.
- Eine schnellere und blutärmere Parenchymdissektion der Leber kann durch eine 2-Chirurgen-Methode erreicht werden.
- In erfahrenen Händen konnte das laparoskopische Vorgehen in geeigneten Fällen als sichere und möglicherweise sogar komplikationsärmere Alternative bei der Therapie primärer Lebertumoren bestätigt werden.
- Messungen des residualen Lebervolumens in Kombination mit einem neueren Leberfunktionstest (z.B. LiMAx-Test) könnten die Patientenselektion insbesondere bei Hochrisikopatienten in Zukunft verbessern und somit die Rate an postoperativer Leberinsuffizienzen vermindern.
- Die Bildgebung kleiner HCC in Zirrhose hat sich durch Einführung neuer MRT-Kontrastmittel (Gd-EOB-DTPA) weiter verbessert.
- Aktuelle neoadjuvante Konzepte (TACE) führen bei resektablem HCC zu keiner Verbesserung der Ergebnisse.
- Beim HCC führt die Kombination von TACE mit einem ablativen Verfahren zu einer niedrigeren Rezidivrate als die Einzelverfahren.

Literatur

[1] Abdalla EK, Noun R, Belghiti J: Hepatic vascular occlusion: which technique? Surg Clin North Am 2004; 84: 563–585. [EBM III]

[2] Abu-Amara M, Gurusamy K, Hori S et al.: Systematic review of randomized controlled trials of pharmacological interventions to reduce ischaemia-reperfusion injury in elective liver resection with vascular occlusion. HPB 2010; 12: 4–14. [EBM Ia]

[3] Aldrighetti L, Guzzetti E, Pulitano C et al.: Case-matched analysis of totally laparoscopic versus open liver resection for HCC: short and middle term results. J Surg Oncol 2010; 102: 82–86. [EBM III]

[4] Aloia TA, Zorzi D, Abdalla EK et al.: Two-surgeon technique for hepatic parenchymal transection of the noncirrhotic liver using saline-linked cautery and ultrasonic dissection. Ann Surg 2005; 242: 172–177. [EBM III]

[5] Azoulay D, Eshkenazy R, Andreani P et al.: In situ hypothermic perfusion of the liver versus standard total vascular exclusion for complex liver resection. Annals of Surgery 2005; 241: 277–285. [EBM III]

[6] Azoulay D, Lucidi V, Andreani P et al.: Ischemic preconditioning for major liver resection under vascular exclusion of the liver preserving the caval flow: a randomized prospective study. Journal of the American College of Surgeons 2006; 202: 203–211. [EBM Ib]

[7] Brunello F, Veltri A, Carucci P et al.: Radiofrequency ablation versus ethanol injection for early hepatocellular carcinoma: A randomized controlled trial. Scand J Gastroenterol 2008; 43: 727–735. [EBM Ib]

[8] Bryant R, Laurent A, Tayar C et al.: Laparoscopic liver resection-understanding its role in current practice: the Henri Mondor Hospital experience. Ann Surg 2009; 250: 103–111. [EBM III]

[9] Cho YB, Lee KU, Lee HW et al.: Anatomic versus nonanatomic resection for small single hepatocellular carcinomas. Hepatogastroenterology 2007; 54: 1766–1769. [EBM III]

[10] Chua TC, Liauw W, Saxena A et al.: Systematic review of neoadjuvant transarterial chemoembolization for resectable hepatocellular carcinoma. Liver Int 2010; 30: 166–174. [EBM Ia]

[11] Clavien PA, Petrowsky H, DeOliveira ML et al.: Strategies for safer liver surgery and partial liver transplantation. N Engl J Med 2007; 356: 1545–1559. [EBM III]

[12] Dagher I, Belli G, Fantini C et al.: Laparoscopic hepatectomy for hepatocellular carcinoma: a European experience. J Am Coll Surg 2010; 211: 16–23. [EBM III]

[13] Dixon E, Vollmer CM, Jr., Bathe OF et al.: Vascular occlusion to decrease blood loss during hepatic resection. Am J Surg 2005; 190: 75–86. [EBM Ia]

[14] Ercolani G, Vetrone G, Grazi GL et al.: Intrahepatic cholangiocarcinoma: primary liver resection and aggres-

sive multimodal treatment of recurrence significantly prolong survival. Ann Surg 2010; 252: 107–114. [EBM III]

[15] Huang ZY, Chen G, Hao XY et al.: Outcomes of non-anatomic liver resection for hepatocellular carcinoma in the patients with liver cirrhosis and analysis of prognostic factors. Langenbecks Arch Surg 2010. [EBM III]

[16] Huitzil-Melendez FD, Capanu M, O'Reilly EM et al.: Advanced hepatocellular carcinoma: which staging systems best predict prognosis? J Clin Oncol 2010; 28: 2889–2895. [EBM III]

[17] Ichikawa T, Saito K, Yoshioka N et al.: Detection and characterization of focal liver lesions: a Japanese phase III, multicenter comparison between gadoxetic acid disodium-enhanced magnetic resonance imaging and contrast-enhanced computed tomography predominantly in patients with hepatocellular carcinoma and chronic liver disease. Invest Radiol 2010; 45: 133–141. [EBM III]

[18] Jonas S, Thelen A, Benckert C et al.: Extended liver resection for intrahepatic cholangiocarcinoma: A comparison of the prognostic accuracy of the fifth and sixth editions of the TNM classification. Ann Surg 2009; 249: 303–309. [EBM III]

[19] Kamphues C, Seehofer D, Eisele RM et al.: Recurrent intrahepatic cholangiocarcinoma: single-center experience using repeated hepatectomy and radiofrequency ablation. J Hepatobiliary Pancreat Sci 2010; 17(4): 509–515. [EBM III]

[20] Katz SC, Shia J, Liau KH et al.: Operative blood loss independently predicts recurrence and survival after resection of hepatocellular carcinoma. Ann Surg 2009; 249: 617–623. [EBM III]

[21] Kishi Y, Abdalla EK, Chun YS et al.: Three Hundred and One Consecutive Extended Right Hepatectomies: Evaluation of Outcome Based on Systematic Liver Volumetry. Ann Surg 2009. [EBM III]

[22] Llovet JM, Bruix J: Systematic review of randomized trials for unresectable hepatocellular carcinoma: Chemoembolization improves survival. Hepatology 2003; 37: 429–442. [EBM Ia]

[23] Malassagne B, Cherqui D, Alon R et al.: Safety of selective vascular clamping for major hepatectomies. J Am Coll Surg 1998; 187: 482–486. [EBM III]

[24] Palavecino M, Chun YS, Madoff DC et al.: Major hepatic resection for hepatocellular carcinoma with or without portal vein embolization: Perioperative outcome and survival. Surgery 2009; 145: 399–405. [EBM III]

[25] Palavecino M, Kishi Y, Chun YS et al.: Two-surgeon technique of parenchymal transection contributes to reduced transfusion rate in patients undergoing major hepatectomy: analysis of 1,557 consecutive liver resections. Surgery 2010; 147: 40–48. [EBM III]

[26] Ribero D, Abdalla EK, Madoff DC et al.: Portal vein embolization before major hepatectomy and its effects on regeneration, resectability and outcome. Br J Surg 2007; 94: 1386–1394. [EBM III]

[27] Richter S, Kollmar O, Schuld J et al.: Randomized clinical trial of efficacy and costs of three dissection devices in liver resection. Br J Surg 2009; 96: 593–601. [EBM Ib]

[28] Si-Yuan FU, Yee LW, Guang-Gang L et al.: A prospective randomized controlled trial to compare Pringle maneuver, hemihepatic vascular inflow occlusion, and main portal vein inflow occlusion in partial hepatectomy. Am J Surg 2010. [EBM Ib]

[29] Stockmann M, Lock JF, Malinowski M et al.: The LiMAx test: a new liver function test for predicting postoperative outcome in liver surgery. HPB (Oxford) 2010; 12: 139–146. [EBM IIb]

[30] Tanaka K, Shimada H, Matsumoto C et al.: Anatomic versus limited nonanatomic resection for solitary hepatocellular carcinoma. Surgery 2008; 143: 607–615. [EBM III]

[31] Tranchart H, Di Giuro G, Lainas P et al.: Laparoscopic resection for hepatocellular carcinoma: a matched-pair comparative study. Surg Endosc 2010; 24: 1170–1176. [EBM III]

[32] Vauthey JN, Chaoui A, Do KA et al.: Standardized measurement of the future liver remnant prior to extended liver resection: methodology and clinical associations. Surgery 2000; 127: 512–519. [EBM III]

[33] Wang W, Shi J, Xie WF: Transarterial chemoembolization in combination with percutaneous ablation therapy in unresectable hepatocellular carcinoma: a meta-analysis. Liver Int 2010; 30: 741–749. [EBM Ia]

2.5 Was gibt es Neues bei primären Lebertumoren?

2.6 Was gibt es Neues bei Indikationen zur Leberresektion bei benignen Erkrankungen?

C. Kamphues und D. Seehofer

1 Einleitung

Die Inzidenz benigner Lebertumoren ist in den letzten Jahren nicht zuletzt aufgrund des vermehrten Einsatzes der abdominellen Sonografie als Teil der Routinediagnostik weltweit angestiegen. Die meisten Läsionen sind dabei als Zufallsbefunde asymptomatisch und bedürfen oftmals keiner Therapie. Bekannterweise sind jedoch einige benigne Lebertumoren mit einem relevanten Komplikationsrisiko sowie der Möglichkeit einer malignen Entartung assoziiert, sodass eine zuverlässige Diagnostik hier von immenser Wichtigkeit ist. Im Folgenden sollen daher ein Überblick über die Entwicklung in der Diagnostik der benignen Lebertumoren der letzten Jahre gegeben werden.

Des Weiteren stellen Fortschritte in der Erforschung der Pathogenese und Molekularpathologie der einzelnen Läsionen die Grundlage für ein individualisiertes Therapiekonzept der unterschiedlichen Läsionen dar. Mit besonderem Interesse wird hier die Unterscheidung einer Subtyp-Klassifikation des Leberzelladenoms betrachtet.

Bei der Frage nach der Indikation zur Leberchirurgie ist ein Überblick über die derzeitigen Möglichkeiten der Chirurgie sinnvoll. Hierbei muss speziell auf die in den letzten Jahren aufgetretenen Entwicklungen auf dem Gebiet der minimal-invasiven Chirurgie eingegangen werden.

2 Entwicklungen in der Diagnostik benigner Lebertumoren

2.1 Sonografie und kontrastmittelverstärkte Sonografie

Die einfache Sonografie kann anhand ihres Echoverhaltens solide oder zystische Leberläsionen differenzieren. Während die einfache Sonografie für eindeutige zystische Läsionen wie einfache Leberzysten oder Echinokokkuszysten durchaus die diagnostische Methode der Wahl darstellen kann, ist der diagnostische Wert bei der Entitätsdiagnostik solider Lebertumoren unzureichend. So wird für die Diagnostik eines Hämangioms lediglich eine Sensitivität von maximal 70 % angegeben [8, 12]. Eine noch geringere Spezifität erreicht die Sonographie bei Leberzelladenomen oder bei der FNH [20]. Somit ist die kostengünstige und allgemein verfügbare Sonografie lediglich als Screeninguntersuchung anzusehen und muss gegebenenfalls eine weiterführende Entitätsdiagnostik nach sich ziehen.

Eine Methode die zunehmende Verbreitung findet und die Spezifität der Sonografie bei benignen und malignen Lebertumoren signifikant erhöht ist die kontrastmittelverstärkte Sonografie. Nach intravenöser Applikation von Mikrobläschen enthaltenden Kontrastmitteln (z.B. SonoVue®) werden dabei die intrahepatischen Blutgefäße durch vermehrte Schallreflexion kontrastreich dargestellt. Dies ermöglicht die genaue Beurteilung der Vaskularisation der Leber bzw. der fraglichen Raumforderung. Darüber hinaus wird die kontinuierliche sonografische Begutachtung der Läsion über die gesamte Kontrastmittelphase in Echtzeit erlaubt, was einen Vorteil gegenüber den zeitlich fixierten Untersuchungen mittels CT oder MRT darstellt. So konnten Trillaud et al. bei 30 Patienten mit histologisch bestätigter Diagnose für die Kontrastmittelsonografie (CEUS: contrast enhanced ultrasound) eine Sensitivität von 95,5 % erreichen, diese lag signifikant höher als beim MRT (81,8 %) oder CT (72,2 %) in der gleichen Patientengruppe [32].

In einer großen multizentrischen Studie der DEGUM wurden insgesamt 1 349 Leberläsionen (davon 573 benigne) mittels CEUS untersucht [1]. Die Sensitivität für die korrekte Diagnose einer malignen Raumforderung betrug hier 95,8 % bei einer Spezifität von 83,1 %. Beim Vergleich der CEUS mit der Spiral-CT zeigte sich, dass die CEUS der CT in der Diagnostik benigner Lebertumoren zumindest als ebenbürtig, tendenziell sogar als überlegen anzusehen ist (Sensitivität 94 % vs. 90,7 %; Spezifität 83 % vs. 81,5 %) [30]. Ähnliche Ergebnisse waren auch beim Vergleich der CEUS mit der MRT in einem kleinen Subkollektiv nachweisbar (Sensitivität 90,9 % vs. 81,8 %) [29]. Somit erscheint die CEUS eine sinnvolle Erstliniendiagnostik bei primären Lebertumoren zu sein.

2.2 Computertomografie (CT)

Die 3-Phasen-Kontrastmittel-CT stellt seit einigen Jahren ein Standardverfahren in der Diagnostik unklarer sowohl maligner als auch benigner Leberraumforderungen dar. Allerdings gibt es auch hier Schwierigkeiten bei der Differentialdiagnostik ähnlicher solider Tumoren wie der FNH und dem Leberzelladenom. Während typische Läsionen wie das kavernöse Hämangiom aufgrund eindeutiger Kontrastmittelphänomene meist gut zuzuordnen sind, fehlt z.B. die zentrale Narbe, die eine eindeutige Identifizierung einer FNH im CT erlaubt, in schätzungsweise 50 % der Fälle. Zudem weisen Leberzelladenome oftmals heterogene Dichtegrade aufgrund von Nekrosen, Kalzifikationen oder Wash-out-Phänomenen auf, so dass eine zuverlässige Diagnose durch die CT alleine oft problematisch erscheint und die erreichte Sensitivität in der Diagnostik benigner Lebererkrankungen oftmals 70 % nicht überschreitet [8].

Neuere Multidetektor-CTs können durch eine verringerte Schichtdicke zwar auch kleinere Läsionen erfassen, die genannten artdiagnostischen Schwierigkeiten bleiben aber bestehen [31]. Eine verbesserte Differenzierung von Leberzelladenom und FNH könnte möglicherweise durch den Einsatz des PET/CT erreicht werden. In einer kürzlich veröffentlichten Pilotstudie mit 21 Patienten konnte mittels PET/CT mit dem Tracer 18F-Fluorocholine eine Sensitivität und Spezifität von jeweils 100 % in der Differenzierung zwischen Adenom und FNH erreicht werden [34]. In Anbetracht des geringen Studienumfanges und der zu erwartenden Kosten stellt dieser Ansatz aber sicher kein Routineverfahren dar und bleibt Ausnahmesituationen vorbehalten.

2.3 MRT

Auf dem Gebiet der Magnet-Resonanz-Bildgebung konnte durch technische Weiterentwicklung der Tomografen und vor allem auch durch den Einsatz neuer Kontrastmittel die diagnostische Aussagekraft bei der Differenzierung fokaler Leberläsionen erheblich verbessert werden. Durch Einsatz extrazellulärer gadoliniumhaltiger Kontrastmittel war in der Vergangenheit bereits die Genauigkeit der KM-CT erreicht worden. Eine deutliche Verbesserung in der Detektion fokaler Läsionen wurde nun durch die Einführung der leberspezifischen Kontrastmittel Gd-BOPTA (Multihance®) und Gd-EOB-DTPA (Primovist®) möglich. Die hepatozytenspezifischen Kontrastmittel werden nach intravenöser Injektion in gleichen Anteilen über Niere und Gallenwege eliminiert. Dadurch besteht zum einen die Möglichkeit, in der dynamischen Bildgebung Rückschlüsse auf die Vaskularisierung der Leber zu erhalten, zum anderen können durch den Grad der Kontrastmittelanreicherung in den Hepatozyten sowie die Exkretion über die Gallengänge in der Spätphase Aussagen über den Aufbau verschiedener Leberläsionen gemacht werden. Neben einer Unterscheidung zwischen benignen und malignen Tumoren ist somit auch die oftmals schwierige Differenzierung zwischen Leberzelladenom und FNH deutlich einfacher. In der Studie von Hammerstingl et al. [19] konnte für die Detektion fokaler Leberläsionen eine signifikant höhere Sensitivität der Primovist®-MRT im Vergleich zur KM-CT gezeigt werden (87,4 % vs. 77,1 %). Ähnliche Ergebnisse zeigen auch die Studien von Zech et al. [37], in der das Primovist-MRT eine höhere Treffgenauigkeit in der Diagnostik fokal nodulärer Hyperplasien gegenüber dem Spiral-CT erreicht (88,1 % vs. 84,7 %). Grundsätzlich neue Ansätze wie beispielsweise der Gebrauch des diffusionsgewichteten MRT zur Unterscheidung fokaler Leberläsionen sind derzeit noch in der Erforschung und können nicht als Teil der Diagnostik empfohlen werden [24].

Generelles Problem in der bildgebenden Diagnostik bleibt weiterhin die mangelnde Aussagekraft bisher durchgeführter Studien, die zum Teil auf nur kleine Patientenzahlen zurückgreifen und zum anderen oftmals nicht die jeweils aktuellste Diagnostik miteinander vergleichen. Aussagekräftige Ergebnisse sind diesbezüglich eventuell von dem sog. DiFA trial von Esschert et al. zu erwarten, in dem Multiphasen-CT, Primovist-MRT, PET-CT mit Fluoromethylcholin und Kontrastmittelultraschall prospektiv in der Differenzierung von FNH und Leberzelladenom untersucht werden sollen [35].

2.4 Leberbiopsie

Bei nach bildgebender Diagnostik weiterhin unklarer Diagnose kann die histologische Sicherung des Befundes notwendig werden. Hiermit wird zwar in der Mehrzahl der Fälle die richtige Diagnose gestellt, jedoch ist bekannt, dass auch in der Leberbiopsie keine 100%ige Sensitivität und Spezifität erreicht wird [23]. Zum einen ist die CT- oder ultraschallgestützte Punktion vor allem kleiner, zentral gelegener Herde oft schwierig und mit dem Risiko der Fehlpunktion verbunden, zum anderen ist auch erfahrenen Pathologen die sichere Differenzierung ähnlicher Tumoren nicht immer sicher möglich. Zudem sind mit der Biopsie die Risiken der Blutung sowie der Tumorzellverschleppung verbunden, die dazu geführt haben, dass die Leberbiopsie oftmals erst nach Ausreizung aller nicht invasiven Maßnahmen zum Einsatz kommt.

Solange jedoch durch die bildgebenden Verfahren keine absolute Sicherheit in der Diagnosefindung zu erreichen ist, wird auch die Leberbiopsie weiterhin Teil der Diagnostik sowohl benigner als auch maligner Lebertumoren bleiben [9].

3 Therapeutisches Vorgehen

3.1 Hämangiom

Die Prävalenz für Hämangiome schwankt in der Literatur zwischen 3 % und 20 %, wobei vor allem Frauen im mittleren Alter betroffen sind. In der Mehrzahl der Fälle treten Hämangiome als Zufallsbefunde in der abdominellen Sonografie auf. Größenprogrediente Hämangiome können unspezifische Symptome wie Oberbauchschmerzen verursachen, wobei Komplikationen wie Ruptur und Blutung äußerst selten auftreten.

Eine relative Indikation zur operativen Therapie besteht bei Auftreten von Symptomen, die durch das Hämangiom erklärt werden können, bei starkem Größenwachstum sowie eine absolute Indikation bei Verdacht auf Malignität. Das operative Spektrum umfasst hier sowohl Leberresektionen als auch -enukleationen. In kürzlich veröffentlichten Studien konnte kein signifikanter Unterschied im postoperativen Outcome nach Leberteilresektion im Vergleich mit der Enukleation gesehen werden [16]. Fu et al. zeigten zudem, dass auch zentral gelegene Hämangiome einer Enukleation zugänglich sind, wobei dies mit einem erhöhten intraoperativen Blutverlust sowie einer längeren Operationszeit verbunden war, bei jedoch vergleichbarer Komplikationsrate [15].

Weiterhin unter Diskussion ist die Therapie von großen Hämangiomen mit einem Durchmesser von mehr als 4 cm. Während einige Autoren in diesem Stadium die Resektion aufgrund des erhöhten Rupturrisikos propagieren, konnte in einer kürzlich veröffentlichten Studie diese Gefahr relativiert werden [28]. In einem Kollektiv von 289 Patienten mit Hämangiomen von mehr als 4 cm Größe zeigte sich eine vergleichbare Rate an lebensbedrohlichen Komplikationen in der konservativen Gruppe im Vergleich zur operativen Gruppe (2 % vs. 7 %, p=0,07) im Follow-up-Zeitraum von elf Jahren. Diese Tendenz spricht eher für eine höhere Sicherheit in der konservativen Gruppe, allerdings handelt es sich um eine retrospektive Auswertung, sodass ein Selektionsbias nicht auszuschließen ist. Dies lässt die Schlussfolgerung zu, dass die operative Therapie des Hämangioms nur für ein selektives Patientenkollektiv mit schwerwiegenden Symptomen oder dem Verdacht einer Malignität zu empfehlen ist.

3.2 Fokale noduläre Hyperplasie (FNH)

Die FNH stellt die zweithäufigste benigne Leberläsion dar und repräsentiert ungefähr 8 % aller primären Lebertumoren. Wesentliche neue Aspekte haben sich in den letzten Jahren nicht ergeben. Die Pathogenese der zumeist polyklonalen FNH ist weiterhin nicht vollständig geklärt [27]. Man nimmt an, dass eine arterielle Malformation ursächlich für einen veränderten lokalen Blutfluss ist und diese eine hyperplastische Antwort der normalen Leberzellen bedingt. Die FNH ist eine rein benigne Entität ohne Entartungsrisiko. Das therapeutische Vorgehen ist daher in der Regel konservativ. Eindeutige FNH-assoziierte Symptome, die in weniger als 30 % der Fälle auftreten können, sind als relative Operationsindikation anzusehen. Eine chirurgische Rolle spielt die FNH ansonsten nur, da die Abgrenzung von malignen Läsionen Schwierigkeiten bereiten kann (s.o.), sodass gelegentlich Resektionen bei Malignitätsverdacht vorgenommen werden. Inwieweit die o.g. Fortschritte in der Diagnostik der fokalen Leberläsion zu einer Reduktion der Leberresektionen bei FNH führen, bleibt abzuwarten.

3.3 Leberzelladenom

Die dritthäufigsten benignen Leberzelltumoren stellen die Leberzelladenome dar. Mit einer Inzidenz von ca. 3–4/100 000 ist in der Mehrzahl der Fälle das weibliche Geschlecht betroffen. Eine entscheidende Rolle spielt hierbei die orale Kontrazeption, die bewiesenermaßen als Hauptrisikofaktor für die Entstehung von Leberzelladenomen gilt. Andere Risikofaktoren umfassen beispielsweise Androgenzufuhr, Glykogenosen sowie die familiäre Polyposis coli. Obwohl die Mehrheit der Adenome asymptomatisch bleibt, so sind abdominelle Beschwerden doch in bis zu 40 % der Fälle beschrieben. Ein Hauptunterschied des Adenoms zu anderen benignen Lebertumoren ist das Risiko einer Blutung auf dem Boden einer Adenomruptur. Diese kann in bis zu 30 % der Fälle auftreten und unter Umständen lebensbedrohlich sein. Zudem besitzen Adenome das potenzielle Risiko einer malignen Entartung, die in großen Patientenkollektiven in bis zu 5 % aller Fälle aufgezeigt werden konnten [7]. In der Studie von Deneve et al. konnte an einem Patientenkollektiv von 124 Patienten gezeigt werden, dass die Größenzunahme eines Adenoms sowie eine kurze Zeit vorher stattgefundene Hormonbehandlung unabhängige Risikofaktoren für eine Adenomruptur darstellen und eine maligne Entartung erst bei Tumoren mit einem Durchmesser von mehr als 8 cm auftritt [11]. Daraus ergab sich die Empfehlung der Autoren, asymptomatische Adenome ab einer Größe von 4 cm oder bei notwendiger hormoneller Behandlung des Patienten operativ zu therapieren.

Ähnliche Ergebnisse präsentierten Dokmak et al. in einer aktuellen Studie aus dem Jahr 2009 [13]. In einem Kollektiv von 122 Patienten wurde eine signifikante Korrelation zwischen Tumorgröße und Entartungsneigung gezeigt. Zudem war auch das männliche Geschlecht signifikant mit einem höheren Transformationsrisiko verbunden, während die Anzahl der Adenome keinen Einfluss auf das Entartungsrisiko hatte. Anhand der histopathologischen Analyse der resezierten Adenome wurde das Patientenkollektiv dieser Studie zudem in 3 Subgruppen (steatotisch, teleangiektatisch, unklassifiziert) unterteilt. Bei der Auswertung des Risikoprofils dieser Gruppen wurde erkennbar, dass die teleangiektatische sowie die unklassifizierte Subgruppe mit einer deutlich erhöhten Malignitätsrate assoziiert waren (10 % bzw. 14 %), während in der steatotischen Gruppe keine Entartungen gefunden wurden. Den Resultaten dieser Studie zufolge wird daher bei großen Adenomen (> 5 cm), bei männlichen Patienten oder bei Vorhandensein des teleangiektatischen oder unklassifizierten Subtyps die Resektion des Adenoms empfohlen. Patienten mit steatotischem Subtyp können demnach konservativ überwacht werden.

Eine weitergehende pathomolekulare Klassifikation der Adenome mittels immunhistochemischer Marker wurde kürzlich von Bioulac-Sage veröffentlicht [2, 3]. Hiernach werden die Adenome anhand der Korrelation dieser Marker mit dem Phänotyp der Läsion in 4 Subtypen differenziert (Tab. 1). Die Adenome der Gruppe 1, die etwa 35–40 % aller Adenome umfassen, zeichnen sich durch eine inaktivierende Mutation im HNF1A-Gen (hepatocyte nuclear factor 1A) aus. Dies führt zu einer vermehrten Steatose des Adenoms ohne dass jedoch Zellatypien oder inflammatorische Infiltrate erkennbar sind. Das Risiko einer malignen Entartung wird in dieser Gruppe folglich als sehr gering eingeschätzt. Weniger häufig treten die Adenome der Gruppe 2 auf, die in 10–18 % aller Fälle nachgewiesen werden konnte. Dieser Subtyp besitzt eine aktivierende Mutation im β-catenin-Gen. Diese führt zu einem vermehrten Auftreten von Zellatypien ohne Steatose und somit zu einer signifikant höheren Entartungsrate, was die Unterscheidung dieser Adenomgruppe zum hepatozellulären Karzinom oftmals schwierig macht. Die dritte und größte Subgruppe mit ca. 50 % aller Fälle ist histopathologisch vor allem durch inflammatorische Infiltrate sowie durch sinusoidale Dilatationen zu identifizieren. Hauptrisiko dieses Subtyps ist die Blutung, wobei auch bei 10 % dieser Adenome zusätzlich eine β-catenin-Mutation vorliegt und somit ein potenzielles Entartungsrisiko besteht. Eine kleine Anzahl von Adenomen (5–10 %), die keinerlei Marker oder inflammatorische Infiltrate aufweisen, sind in der Gruppe 4, den unspezifischen Adenomen, zusammengefasst. Ähnlich der bereits erwähnten Studie von Dokmak et al. konnte im Rahmen dieser Studie zudem gezeigt werden, dass das multiple Auftreten von Leberzelladenomen nicht mit einem zusätzlichen Risiko einer Blutung oder Entartung verbunden ist und somit die Lebertransplantation, die bei diffus verteilter Adenomatosis vereinzelt durchgeführt wurde – abhängig vom Subtyp – nicht als Therapie der Wahl angesehen werden kann.

Aufbauend auf diesen histopathologischen Subklassifizierungen ist in Zukunft ein individualisiertes Vorgehen in der Therapie der Leberzelladenome entsprechend der jeweiligen Risikoeinteilung denkbar, prospektive Daten zur Evaluierung dieses Konzeptes müssen allerdings noch abgewartet werden.

3.4 Leberzysten

Einfache Leberzysten stellen häufige Zufallsbefunde in der sonografischen Diagnostik dar.

Eine Operationsindikation besteht nur bei Verdrängung umliegender Strukturen und klinischen Beschwerden. Standardverfahren bleibt die laparoskopische Zystenentdachung mit Einlage einer Netzplombe, die laut aktueller Studienlage gute Ergebnisse zeigt und nachvollziehbar zu einer signifikanten Reduktion der Symptome führt [22]. Bei bildmorphologisch unklarer Dignität der Zyste ist ein offenes Vorgehen im Sinne einer Zystenentdachung oder Leberteilresektion vorzuziehen. Interventionelle Verfahren wie die perkutane Drainage mit Aspiration des Zysteninhaltes und Sklerosierung der Zyste mit Alkohol oder Doxycy-

Tab. 1: Subtypen-Klassifikation der Leberzelladenome nach Bioulac-Sage et al. [23]

Gruppe	Häufigkeit	Pathologie	Klinische Relevanz	Prädisponierende Faktoren
1	35–40 %	HNF1α-Mutation	Keine Entartung	Adenomatose
2	10–15 %	β-Catenin-Mutation	Häufige Entartung (40 %)	Männliches Geschlecht, familiäre Polyposis, Glykogenosen
3	50 %	Inflammatorische Infiltrate	Blutungsrisiko, geringe Entartung (2–3 %)	Hoher BMI Alkoholabusus
4	5–10 %	Keine Marker oder Infiltrate	Keine Entartung	

2.6 Was gibt es Neues bei Indikationen zur Leberresektion bei benignen Erkrankungen?

clin werden aufgrund der hohen Rezidivrate und den zuverlässigen Ergebnissen der Laparoskopie zunehmend verlassen.

Bei dem seltenen Krankheitsbild der polyzystischen Leberdegeneration, welches autosomal-dominant vererbt wird und häufig mit einer ebenfalls zystischen Nierendegeneration assoziiert ist, bleiben die Patienten häufig lange asymptomatisch und bedürfen keiner chirurgischen Therapie. Bei Auftreten von Beschwerden durch größenprogrediente Zysten sind jedoch dieselben Verfahren wie bei den einfachen Zysten durchführbar. Ein Leberversagen durch Verlust funktionellen Lebergewebes tritt fast nie ein. Bei zunehmenden Verdrängungserscheinungen mit begleitender Kachexie bleibt in seltenen Fällen die Indikation zur Lebertransplantation, ggf. als kombinierte Leber-Nierentransplantation. Diese kann sicher mit guten Resultaten durchgeführt werden [22].

3.5 Echinokokkuszysten

Die Echinokokkose kann grundsätzlich alle Organe befallen, am häufigsten Lunge und Leber. Dort verläuft die Erkrankung in der Regel zunächst asymptomatisch und macht sich erst durch das Auftreten von Komplikationen wie der Zystenruptur und damit verbunden in 10 % der Fälle einem anaphylaktischen Schock bemerkbar. Diagnostisch wegweisend ist die Bildgebung in Kombination mit serologischen Tests.

Kleine kalzifizierte Zysten benötigen bei Symptom- und Infektfreiheit keine Therapie. Bei kleinen seropositiven Zysten unter 4 cm Durchmesser kann unter Umständen ein Therapieversuch mit Albendazol/Mebandazol bis zu 3 Monaten unternommen werden [18]. Grundsätzlich bleibt jedoch das operative Vorgehen die Therapie der Wahl. Unterschiedliche drainierende und resezierende Methodiken sind derzeit üblich, wobei in einer Studie von Yüksel et al. gezeigt werden konnte, dass die Resektion der ungeöffneten Hydatide als Perizystektomie oder Leberteilresektion mit einer signifikant geringeren Rezidivrate verbunden ist als drainierende Verfahren [36]. Der Resektion oder Perizystektomie ist somit bei der Therapie der Echinokokkuszyste der Vorrang zu geben.

3.6 Seltenere benigne Lebertumoren

3.6.1 Caroli-Syndrom

Das Caroli-Syndrom beschreibt eine seltene angeborene gutartige Erkrankung der Leber, die mit einer zystischen Erweiterung und konsekutiver Steinbildung der intrahepatischen Gallenwege sowie einer fortschreitenden Leberfibrose einhergeht. Die Patienten werden in der Regel durch Oberbauchschmerzen und rezidivierendes Fieber ausgelöst durch wiederkehrende Cholangitiden symptomatisch. Mit konservativen Therapieversuchen mit Antibiotika und Stenting der Gallengänge konnten in der Vergangenheit nur unzufriedenstellende Ergebnisse mit hohen Rezidivraten der Beschwerden und einer signifikanten Mortalität erreicht werden. Zusätzlich besteht bei Patienten mit Caroli-Syndrom ein relevantes Entartungsrisiko von bis zu 10 %. Die Therapie der Wahl stellt daher bei Patienten mit monolobulärem Auftreten die Leberteilresektion dar. In der größten verfügbaren Studie von Ulrich et al. konnte gezeigt werden, dass in einem Patientenkollektiv von 40 Patienten durch die Leberteilresektion eine signifikante Reduktion der Symptomatik erreicht werden konnte [28]. Bei bilobulärem Befall mit rezidivierenden Cholangitiden oder einer zunehmenden Dekompensation der Leberfunktion empfiehlt die genannte Studie die Lebertransplantation, welche bei 4 Patienten sicher durchgeführt werden konnte und ein gutes Langzeitüberleben der Patienten ermöglicht.

3.6.2 Cystadenom

Intrahepatische Cystadenome stellen eine sehr seltene Entität dar, die ca. 5 % der zystischen Leberläsionen repräsentieren. Die Cystadenome bilden in der Regel solitäre Herde, die einen Durchmesser von bis zu 20 cm erreichen können. Symptome werden durch die Größe der Zyste bedingt und umfassen zumeist unspezifische Oberbauchbeschwerden. Eine Unterscheidung des Cystadenoms von anderen zystischen Raumforderungen ist trotz verbesserter Diagnostik weiterhin schwierig. Zudem ist das Risiko einer malignen Transformation des Cystadenoms in ein Cystadenokarzinom bekannt, sodass bei Verdachtsdiagnose eines intrahepatischen Cystadenoms die radikale Resektion die Standardtherapie darstellt. Konservative Maßnahmen wie Feinnadelaspiration, Sklerosierung und Fensterung sind nach aktueller Studienlage mit einer signifikant höheren Komplikations- und Rezidivrate verbunden und sollten daher nicht mehr durchgeführt werden [10].

3.6.3 Angiomyolipom

Noch seltener als die bisher aufgeführten benignen Leberläsionen ist das Angiomyolipom, von dem bisher weltweit nur ca. 200 Fälle publikatorisch erfasst sind. Diese Tumoren, die sich radiologisch vor allem durch ihren hohen Fettanteil sowie eine ausgeprägte Hypervaskularität auszeichnen, lassen sich oftmals differenzialdiagnostisch nicht eindeutig abgrenzen. Immunhistochemisch kann hier die Bestimmung von HMB 45, einem Antikörper gegen das gleichnamige melanomassoziierte Protein, nützlich sein. Moench et al. empfehlen dennoch aufgrund der potenziell bestehenden Möglichkeit der Malignität die onkologische Resektion des Angiomyolipoms. Nur bei kleinen Tumoren mit eindeutiger Diagnose kann eine abwartende Strategie erwogen werden [25].

4 Entwicklungen in der Chirurgie

Für ein ausgewähltes Patientengut mit benignen Leberläsionen stellt die Leberteilresektion heutzutage die Therapie der Wahl dar. Der Anteil der Leberresektionen, die aufgrund benigner Tumoren durchgeführt werden, wird derzeit mit 9–15 % aller Leberresektionen angegeben, wobei die Tendenz aufgrund der verbesserten Diagnostik in Zukunft eher steigen dürfte. Aufgrund der geringeren Radikalität der Operation ist die Leberteilresektion benigner Tumoren mit einer signifikant niedrigeren Morbidität und Mortalität im Vergleich zu den malignen Tumoren assoziiert, wobei der Sicherheit des Patienten gerade bei Operationen aufgrund benigner Erkrankungen eine entscheidende Rolle in der Therapieentscheidung zukommt. In einer Studie von Ibrahim et al. wurde anhand eines Patientenkollektivs von 84 Patienten gezeigt, dass Leberteilresektionen bei vorwiegend soliden benignen Lebertumoren sicher durchführbar sind [21]. Die Komplikationsrate dieser Studie wurde mit 8,3 % bei einer Mortalität von 0 % angegeben. Hauptindikationen waren Verdacht auf Malignität in 59,5 % der Fälle sowie Symptome in 39,3 %. Ähnliche Ergebnisse werden auch durch die derzeit größte verfügbare Studie von Feng et al. bestätigt [14]. Bei einem Kollektiv von insgesamt 827 Patienten, bei denen Leberteilresektionen aufgrund benigner Krankheitsbilder durchgeführt wurden zeigte sich eine postoperative Komplikationsrate von 13,5 %, wobei eine Unterteilung der Komplikationen gemäß der Dindo-Klassifikation hier nicht angegeben wurde und somit auch eine Vielzahl weniger schwerer Komplikationen erfasst wurden. Die Mortalitätsrate im gesamten Kollektiv wurde mit 0,24 % angegeben. Trotz der möglichst parenchymsparenden Resektionen benigner Leberläsionen sind in der genannten Studie 183 Fälle eingeschlossen, bei denen eine Resektion von mehr als 3 Lebersegmenten durchgeführt wurde, sodass die Schlussfolgerung gezogen werden darf, dass auch ausgedehnte Leberresektionen bei Patienten mit benignen Lebertumoren in spezialisierten Zentren sicher durchgeführt werden können.

Im Rahmen des weltweiten Aufschwungs der Laparoskopie in den letzten Jahren hat auch die laparoskopische Leberresektion in der Therapie maligner und benigner Lebertumoren an Bedeutung gewonnen. In einer Serie von ingesamt 166 laparoskopischen Leberresektionen eines Pariser Leberzentrums, war bei insgesamt 66 Patienten die Operation aufgrund eines benignen Lebertumors durchgeführt worden, wobei in absteigender Häufigkeit vor allem Adenome, FNH und Leberzysten reseziert wurden [4]. Der Anteil von ausgedehnten Resektionen (≥ 3 Segmente) betrug hierbei 16,7 %. Die postoperative Komplikationsrate für das gesamte Kollektiv der 166 Resektionen betrug 15,1 % (25 Patienten), wobei nur 8 (4,8 %) Komplikationen leberspezifisch waren und davon nur 2 (1,2 %) einem Schweregrad von ≥ 3 zugeordnet werden mussten.

Seit 1992 sind weltweit mittlerweile knapp 3 000 Patienten minimal-invasiv leberreseziert worden. In einer ausführlichen Übersichtsarbeit von Nguyen et al. wurden insgesamt 2 804 Patienten aus 127 Publikationen kollektiv ausgewertet [26]. Bei 1 253 dieser Patienten (44,7 %) war die Indikation zur Operation eine benigne Leberläsion, wobei die Leberzysten mit 24 % aller Fälle die größte Gruppe darstellte, gefolgt von FNH, Hämangiom und Adenom. Für die Gesamtheit aller Leberresektionen ermittelte die Studie eine postoperative Morbidität von 10,5 % bei einer Mortalität von 0,9 %, allerdings fehlt eine Unterteilung in die Resektionen bei benignen und malignen Läsionen. Basierend auf den Erfahrungen der letzten 8 Jahre ist die laparoskopische Leberresektion gemäß einer internationalen Konsensuskonferenz bei einzelnen Läsionen mit einer Größe von bis zu 5 cm und einer Lokalisation in den Segmenten 2 bis 6 sicher und zuverlässig anzuwenden [5]. Während die linkslaterale Resektion als Standardverfahren durchgeführt werden kann, wird bei ausgedehnteren Resektionen die Durchführung durch ein spezialisiertes Zentrum empfohlen. Obwohl die minimal-invasive Leberresektion somit auch für eine Vielzahl benigner Lebertumoren infrage kommt, wird in der Konsensuskonferenz dennoch nochmals betont, dass die Möglichkeit einer laparoskopischen Resektion nicht zu einer Erweiterung der Operationsindikationen benigner Lebertumoren führen darf. Im Rahmen der Weiterentwicklung der laparoskopischen Zugangswege wurden auch für die Resektion benigner Lebertumoren bereits erste Einzelfallbeschreibungen zum Thema NOTES und Single-Port-Laparoskopie veröffentlicht, wobei hier erst größeren Fallzahlen die Relevanz für die Praxis überprüfen werden [6, 16].

Zusammenfassend ist festzustellen, dass die Resektion benigner Leberläsion sowohl offen als auch laparoskopisch standardisiert sicher durchgeführt werden kann. Dies sollte in der Therapieentscheidung benigner Lebertumoren erwogen werden, wobei allein die Machbarkeit einer chirurgischen Maßnahme nicht zu einer Auflockerung der Indikationskriterien führen sollte.

5 Fazit

- Fortschritte der bildgebenden Diagnostik ermöglichen eine bessere Differenzierung benigner Tumoren, dabei sind insbesondere neue Kontrastmittel in der Sonografie sowie der MRT hilfreich.
- Für die heterogene Gruppe der Leberzelladenome könnte künftig mittels einer Subtypenklassifikation anhand molekularpathologischer Marker ein jeweiliges Risikoprofil erstellt werden.
- Trotz aller Fortschritte in der Diagnostik bleibt bei Malignitätsverdacht sowie bei Symptomen bei allen benignen Lebertumoren die Indikation zur operativen Therapie bestehen.
- Im Falle einer operativen Therapie sind sowohl offene als auch laparoskopische Verfahren sicher und können unter sorgfältiger Abwägung der Operationsmethode in spezialisierten Zentren angewandt werden.
- Allein die Machbarkeit einer operativen Therapie, z.B. auf minimalinvasivem Wege, darf aber nicht zur Ausweitung oder Auflockerung der Indikationskriterien führen.

Literatur

[1] Bernatik T, Seitz K, Blank W, Schuler A, Dietrich CF, Strobel D: Unclear Focal Liver esions in Contrast-Enhanced Ultrasonography – Lessons to be Learned from the DEGUM Multicenter Study for the Characterization of Liver Tumors. Ultraschall Med 2010. Epub ahead of print [EBM Ib]

[2] Bioulac-Sage P, Balabaud C, Zucman-Rossi J: Subtype classification of hepatocellular adenoma. Dig Surg 2010; 27: 39–45. [EBM III]

[3] Bioulac-Sage P, Laumonier H, Couchy G, Le Bail B, Sa Cunha A, Rullier A et al.: Hepatocellular adenoma management and phenotypic classification: the Bordeaux experience. Hepatology 2009; 50: 481–489. [EBM III]

[4] Bryant R, Laurent A, Tayar C, Cherqui D : Laparoscopic liver resection-understanding its role in current practice: the Henri Mondor Hospital experience. Ann Surg 2009; 250: 103–111. [EBM III]

[5] Buell JF, Cherqui D, Geller DA, O'Rourke N, Iannitti D, Dagher I et al.: World Consensus Conference on Laparoscopic Surgery. The international position on laparoscopic liver surgery: The Louisville Statement, 2008. Ann Surg 2009; 250: 825–830. [EBM IV]

[6] Castro-Pérez R, Dopico-Reyes E, Acosta-González LR: Minilaparoscopic-assisted transvaginal approach in benign liver lesions. Rev Esp Enferm Dig 2010; 102: 357–364. [EBM IV]

[7] Cho SW, Marsh JW, Steel J, Holloway SE, Heckman JT, Ochoa ER et al. Surgical management of hepatocellular adenoma: take it or leave it? Ann Surg Oncol 2008; 15: 2795–2803. [EBM III]

[8] Choi BY, Nguyen MH: The diagnosis and management of benign hepatic tumors. J Clin Gastroenterol 2005; 39: 401–412. [EBM IV]

[9] Colecchia A, Scaioli E, Montrone L, Vestito A, Di Biase AR, Pieri M, D'Errico-Grigioni A, Bacchi-Reggiani ML, Ravaioli M, Grazi GL, Festi D. Pre-operative liver biopsy in cirrhotic patients with early hepatocellular carcinoma represents a safe and accurate diagnostic tool for tumour grading assessment. J Hepatol 2010. Epub ahead of print. [EBM III]

[10] Delis SG, Touloumis Z, Bakoyiannis A, Tassopoulos N, Paraskeva K, Athanassiou K et al.: Intrahepatic biliary cystadenoma: a need for radical resection. Eur J Gastroenterol Hepatol 2008; 20: 10–14. [EBM IV]

[11] Deneve JL, Pawlik TM, Cunningham S, Clary B, Reddy S, Scoggins CR et al. Liver cell adenoma: a multicenter analysis of risk factors for rupture and malignancy. Ann Surg Oncol 2009; 16: 640–648. [EBM III]

[12] Descotte B, Glineur D, Lachachi F, Valleix D, Paineau J, Hamy A et al.: Laparoscopic liver resection of benign liver tumors. Surg Endosc 2003; 17; 23–30. [EBM III]

[13] Dokmak S, Paradis V, Vilgrain V, Sauvanet A, Farges O, Valla D et al.: A single-center surgical experience of 122 patients with single and multiple hepatocellular adenomas. Gastroenterology 2009; 137: 1698–1705. [EBM III]

[14] Feng ZQ, Huang ZQ, Xu LN, Liu R, Zhang AQ, Huang XQ et al.: Liver resection for benign hepatic lesions: a retrospective analysis of 827 consecutive cases. World J Gastroenterol 2008; 14: 7247–7251. [EBM III]

[15] Fu XH, Lai EC, Yao XP, Chu KJ, Cheng SQ, Shen F et al.: Enucleation of liver hemangiomas: is there a difference in surgical outcomes for centrally or peripherally located lesions? Am J Surg 2009; 198: 184–187. [EBM III]

[16] Gaujoux S, Kingham TP, Jarnagin WR, D'Angelica MI, Allen PJ, Fong Y: Single-incision laparoscopic liver resection. Surg Endosc 2010. Epub ahead of print. [EBM IV]

[17] Giuliante F, Ardito F, Vellone M, Giordano M, Ranucci G, Piccoli M et al.: Reappraisal of surgical indications and approach for liver hemangioma: single-center experience on 74 patients. Am J Surg 2010. Epub ahead of print. [EBM III]

[18] Goksoy M, Saklak M, Saribeyoglu K, Schumpelick V: Chirurgische Therapie bei Echinococcus-Zysten der Leber. Chirurg 2008; 79: 729–737. [EBM IV]

[19] Hammerstingl R, Huppertz A, Breuer J, Balzer T, Blakeborough A, Carter R et al.: European EOB-study group. Diagnostic efficacy of gadoxetic acid (Primovist) – enhanced MRI and spiral CT for a therapeutic strategy: comparison with intraoperative and histopathologic findings in focal liver lesions. Eur Radiol 2008; 18: 457–467. [EBM Ib]

[20] Hung CH, Changchien CS, Lu SN, Eng HL, Wang JH, Lee CM et al.: Sonographic features of hepatic adenomas with pathologic correlation. Abdom Imaging 2001; 26: 500–506. [EBM IV]

[21] Ibrahim S, Chen CL, Wang SH, Lin CC, Yang CH, Yong CC et al.: Liver resection for benign liver tumors: indications and outcome. Am J Surg 2007; 193: 5–9. [EBM III]

[22] Loehe F, Globke B, Marnoto R, Bruns CJ, Graeb C, Winter H et al.: Long-term results after surgical treatment of nonparasitic hepatic cysts. Am J Surg 2010; 200: 23–31. [EBM III]

[23] Longerich T, Schirmacher P: Recent developments in biopsy diagnosis of early and undefined liver tumors. Z Gastroenterol. 2009; 47: 30–36. [EBM IV]

[24] Miller FH, Hammond N, Siddiqi AJ, Shroff S, Khatri G, Wang Y et al.: Utility of diffusion-weighted MRI in distinguishing benign and malignant hepatic lesions. J Magn Reson Imaging 2010; 32: 138–147. [EBM IIa]

[25] Moench C, Burck I, Bug R, Bak YJ, Richter B, Schroeder R et al.: Das Angiomyolipom – eine seltene Differentialdiagnose der Leberraumforderung. Z Gastroenterol 2008; 46: 54–57. [EBM IV]

[26] Nguyen KT, Gamblin TC, Geller DA: World review of laparoscopic liver resection – 2 804 patients. Ann Surg 2009; 250: 831–841. [EBM I]

[27] Rebouissou S, Bioulac-Sage P, Zucman-Rossi J: Molecular pathogenesis of focal nodular hyperplasia and hepatocellular adenoma. J Hepatol 2008; 48: 163–170. [EBM III]

[28] Schnelldorfer T, Ware AL, Smoot R, Schleck CD, Harmsen WS, Nagorney DM: Management of Giant Hemangioma of the Liver: Resection versus Observation. J Am Coll Surg 2010. Epub ahead of print. [EBM III]

[29] Seitz K, Bernatik T, Strobel D, Blank W, Friedrich-Rust M, Strunk H: Contrast-enhanced ultrasound (CEUS) for the characterization of focal liver lesions in clinical practice (DEGUM Multicenter Trial): CEUS vs. MRI – a prospective comparison in 269 patients. Ultraschall Med 2010; 31: 492–499. [EBM Ib]

[30] Seitz K, Strobel D, Bernatik T, Blank W, Friedrich-Rust M et al.: Contrast-Enhanced Ultrasound (CEUS) for the characterization of focal liver lesions – prospective comparison in clinical practice: CEUS vs. CT (DEGUM multicenter trial). Parts of this manuscript were presented at the Ultrasound Dreiländertreffen 2008, Davos. Ultraschall Med 2009; 30: 383–389. [EBM Ib]

[31] Smith JT, Hawkins RM, Guthrie JA, Wilson DJ, Arnold PM, Boyes S, Robinson PJ: Effect of slice thickness on liver lesion detection and characterisation by multidetector CT. J Med Imaging Radiat Oncol 2010; 54: 188–193. [EBM IIb]

[32] Trillaud H, Bruel JM, Valette PJ, Vilgrain V, Schmutz G, Oyen R et al.: Characterization of focal liver lesions with SonoVue-enhanced sonography: international multicenter-study in comparison to CT and MRI. World J Gastroenterol 2009; 15: 3748–3756. [EBM Ib]

[33] Ulrich F, Pratschke J, Pascher A, Neumann UP, Lopez-Hänninen E, Jonas S et al.: Long-term outcome of liver resection and transplantation for Caroli disease and syndrome. Ann Surg 2008; 247: 357–364. [EBM III]

[34] Van den Esschert JW, Bieze M, Beuers UH, van Gulik TM, Bennink RJ: Differentiation of hepatocellular adenoma and focal nodular hyperplasia using (18)F-Fluorocholine PET/CT. Eur J Nucl Med Mol Imaging 2010. Epub ahead of print. [EBM IV]

[35] Van den Esschert JW, van Gulik TM, Phoa SS: Imaging modalities for focal nodular hyperplasia and hepatocellular adenoma. Dig Surg 2010; 27: 46–55. [EBM IV]

[36] Yüksel O, Akyürek N, Sahin T, Salman B, Azili C, Bostanci H: Efficacy of radical surgery in preventing early local recurrence and cavity-related complications in hydatic liver disease. J Gastrointest Surg 2008; 12: 483–489. [EBM IIa]

[37] Zech CJ, Grazioli L, Breuer J, Reiser MF, Schoenberg SO: Diagnostic performance and description of morphological features of focal nodular hyperplasia in Gd-EOB-DTPA-enhanced liver magnetic resonance imaging: results of a multicenter trial. Invest Radiol 2008; 43: 504–511. [EBM Ib]

2.7 Was gibt es Neues in der Dickdarmchirurgie/der Chirurgie des Rektums?

C.T. Germer und A. Thalheimer

1 Sigmadivertikulitis

Mit einer Inzidenz von bis zu 33 % aller Patienten > 45 Jahren ist die Divertikulose des Kolons in westlichen Industrieländern eine sehr häufige Erkrankung. Die Divertikulose ist hierbei in über 80 % im Bereich des Sigmas lokalisiert. Es ist davon auszugehen, dass sich bei bis zu 25 % dieser Patienten im weiteren Verlauf eine entzündliche Komplikation im Sinne einer Divertikulitis entwickelt.

1.1 Klassifikation der Divertikulitis

Die Klassifikation der Divertikulitis folgt im internationalen Schrifttum der Einteilung nach Hinchey (Tab. 1). Diese Einteilung umfasst allerdings nur die komplizierten Formen einer Divertikulitis und benötigt für die exakte Stadienfestlegung den intraoperativen Befund. Als Richtlinie für eine differenzierte Indikationsstellung vor einer operativen Therapie erscheint diese Klassifikation somit als nur bedingt brauchbar.

Im deutschsprachigen Raum hat sich daher die Klassifikation nach Hansen u. Stock etabliert (Tab. 2). Hierbei erfolgt die Einteilung der Divertikulitiden in unkomplizierte, komplizierte und chronisch rezidivierende Formen der Divertikulitis anhand der computertomografischen Befunderhebung. Diese Klassifikation ist im klinischen Alltag zur Indikationsstellung für die operative Therapie zu bevorzugen.

1.2 Indikationsstellung zur operativen Therapie

Die Indikationsstellung zur Resektion bei komplizierten Formen der Divertikulitis mit Peridivertikulitis, gedeckter oder freier Perforation (Hansen u. Stock Stadium IIb und IIc) ist unbestritten. Im Stadium IIb ist die frühelektive Versorgung der Patienten mit Resektion des divertikeltragenden Darmsegmentes nach initialer antibiotischer Therapie anzustreben (ca. sieben bis zehn Tage nach Primärmanifestation). Im Stadium IIc wird

Tab. 1: Klassifikation der komplizierten Divertikulitis nach Hinchey

Stadium	Befund
I	Perikolischer oder intramuraler Abszess
IIa	Demarkierter Abszess
IIb	Komplexer Abszess mit/ohne Fistelbildung
III	Eitrige Peritonitis
IV	Kotige Peritonitis

Tab. 2: Klassifikation der Divertikulitis nach Hansen u. Stock

Stadium	Befund
0	Asymptomatische Divertikulose als Zufallsbefund
I	Unkomplizierte Divertikulitis
IIa	Akute phlegmonöse Divertikulitis
IIb	Akute abszedierende Divertikulitis mit gedeckter Perforation
IIc	Akute Divertikulitis mit freier Perforation
III	Chronisch-rezidivierende Divertikulitis

die notfallmäßige Resektion bei akuter Peritonitis notwendig.

Unklarheit herrscht noch über die Indikation zur Resektion im Stadium III (chronisch-rezidivierende Form der Divertikulitis). Weitläufig verbreitet sind die Annahmen, dass mit Anzahl der Schübe die Rate an Komplikationen ansteigt und ein vermindertes Ansprechen auf eine konservative Therapie resultiert. Basierend auf dieser Annahme wird oft noch die Indikation zur Resektion nach dem zweiten Schub einer unkomplizierten Divertikulitis gestellt. In aktuellen Publikationen konnte allerdings gezeigt werden, dass eine zunehmende Anzahl der Schübe einer rezidivierenden Divertikulitis nicht zu einer Erhöhung des Komplikationsrisikos führt [33]. Ebenfalls ist kein vermindertes Ansprechen auf die konservative antibiotische Therapie zu beobachten. Auch die Rate lebensbedrohlicher Komplikationen ist bei Patienten mit multiplen Schüben einer rezidivierenden Divertikulitis eher niedriger als bei der Erstmanifestation. Es ist belegt, dass die freie Perforation einer Divertikulitis, die zu einer notfallmäßigen Resektion zwingt, bei der überwiegenden Mehrzahl der Patienten ohne vorausgegangene Divertikulitisschübe auftritt und somit durch die elektive Sigmaresektion bei chronisch-rezidivierender Divertikulitis in der Regel nicht verhindert werden kann [9]. Zusammenfassend ist festzustellen, dass rezidivierende Divertikulitisschübe nicht mit einem schlechteren Outcome und einem erhöhten Risiko für eine komplizierte Divertikulitis einhergehen. Aus diesem Grund ist auch die bisher geltende Operationsempfehlung einer elektiven Sigmaresektion nach zwei Schüben einer unkomplizierten Sigmadivertikulitis heute nicht mehr aufrechtzuerhalten. Vielmehr muss die Operationsindikation individuell in Abhängigkeit vom Beschwerdebild und der Komorbidität gestellt werden.

Die akute Divertikulitis bei Patienten < 50 Jahren wird in der Literatur vielfach als spezifische Entität mit häufigerem kompliziertem Verlauf angesehen. In diesem speziellen Patientenkollektiv wird daher die Indikation zur Resektion nach dem ersten entzündlichen Schub einer akuten Divertikulitis empfohlen. Basierend auf der aktuellen Literatur muss allerdings davon ausgegangen werden, dass der Eindruck des aggressiveren klinischen Verlaufs der akuten Divertikulitis bei jüngeren Patienten wahrscheinlich auf Fehlklassifikationen und einer Selektionsbias beruht. Studien aus jüngerer Zeit erlauben Zweifel an dieser Annahme und zeigen, dass der Verlauf mit dem Schweregrad der Divertikulitis, welche computertomografisch festgestellt und klassifiziert wurde, korreliert. Zusätzlich wird die Diagnose der akuten Divertikulitis bei jüngeren Patienten eher verspätet diagnostiziert, wodurch aufgrund der verzögert initiierten Therapie der Eindruck eines aggressiveren Verlaufs entstehen kann. Zusammenfassend ist festzustellen, dass es kaum Evidenz gibt, die Hypothese zu unterstützen, dass eine elektive Resektion nach dem ersten Schub einer unkomplizierten Divertikulitis beim jungen Patienten erfolgen sollte [17].

1.3 Operative Technik

Über die letzten Jahre wurde in zahlreichen nicht randomisierten Studien demonstriert, dass die laparoskopische Resektion bei der Sigmadivertikulitis technisch gut machbar und für den Patienten im Vergleich zum offenen Verfahren vorteilhafter ist. Die Reduktion der postoperativen Schmerzen, der Dauer der postoperativen Darmatonie und somit auch der Dauer des stationären Aufenthaltes sind in diesem Zusammenhang als kurzfristige Vorteile zu nennen. Im Langzeitverlauf spielen möglicherweise das reduzierte Risiko intraabdomineller Adhäsionen und die reduzierte Rate an Narbenhernie eine wesentliche Rolle. Häufiger Kritikpunkt am Design dieser Studien insbesondere im Hinblick auf die kurzfristigen Vorteile des laparoskopischen Vorgehens war die suboptimale postoperative Versorgung, da die Prinzipien des mittlerweile etablierten *Fast-Track-Managements* nur eingeschränkt beachtet wurden.

In der aktuellen Literatur wurde jetzt die laparoskopische gegen die konventionelle elektive Sigmaresektion bei Divertikulitis in einer prospektiv randomisierten Studie verglichen [13]. Hierbei zeigte sich eine signifikante Reduktion der postoperativen Darmatonie und auch der Dauer des stationären Aufenthaltes bei den laparoskopisch operierten Patienten. Bezüglich der postoperativen Schmerzempfindung fand sich bei den laparoskopisch operierten Patienten ein tendenziell günstigerer Wert, der allerdings keine Signifikanz erreichte. Zusammenfassend kann man die aktuellen Daten dahin gehend interpretieren, dass elektiv operierte Patienten mit Sigmadivertikulitis vom laparoskopischen Vorgehen zumindest im früh postoperativen Zeitraum profitieren. Einschränkend muss allerdings erwähnt werden, dass die Patienten der konventionellen Gruppe nicht entsprechend aktueller Fast-Track-Konzepte behandelt wurden.

Gezeigt wurde in der aktuellen Literatur weiterhin, wenn auch nicht überraschend, dass die notfallmäßige Sigmaresektion bei Divertikulitis (Hansen u. Stock IIc oder Hinchey 3/4) im Vergleich zur elektiven Sigmaresektion zu einer signifikant erhöhten Rate bezüglich Morbidität, perioperativer Letalität und notwendiger Kolostomata führt [29]. Die Frage, ob bei der notfallmäßigen Laparotomie im Rahmen einer frei perforierten Sigmadivertikulitis mit Peritonitis grundsätzlich eine Diskontinuitäts-Resektion durchgeführt werden muss, wurde in einer Literaturübersicht adressiert [1]. Dabei zeigte sich, dass die chirurgische Resektion mit primärer Anastomose bei der akuten komplizierten Sigmadivertikulitis mit Peritonitis der Diskontinuitäts-Resektion nach Hartmann in Bezug auf Letalität und Morbidität (Sepsis, Wundkomplikationen) zumindest gleichwertig ist. Einschränkend ist anzumerken, dass die Datenlage diesbezüglich schwach ist. Es scheint sich aber abzuzeichnen, dass die primäre Anastomose mit vorgeschalteter protektiver Ileostomie für den Patienten von Vorteil ist, da die Rückverlagerung eines Ileostomas komplikationsärmer als die Kontinuitätswiederherstellung nach Hartmann-Operation ist. Grundsätzlich ist davon auszugehen, dass eine Diskontinuitäts-Resektion in fast der Hälfte aller Fälle ein endgültiges Verfahren darstellt, die Kontinuitätswiederherstellung also aufgrund der Gesamtmorbidität des Patienten nicht durchgeführt wird.

2 Colitis ulcerosa

Die Colitis ulcerosa zeigt sich klinisch als eine chronisch entzündliche Erkrankung des Dickdarms unklarer Ätiologie, die sich vom Rektum beginnend kontinuierlich bis zum Coecum auszubreiten vermag. Die Erkrankung ist charakterisiert durch intermittierende Exazerbation der klinischen Symptome mit blutigen Diarrhöen einhergehend mit Stuhldrang und krampfartigen Bauchbeschwerden. Die Ausprägung dieser Symptome kann nur leichtgradig bis hin zu systemischer Toxizität sein. Entsprechend der Chronic Ulcerative Colitis Disease Severity Scale werden betroffene Patienten in eine milde, moderate oder schwere Erkrankungsaktivität kategorisiert. Trotz Entwicklung und Etablierung neuerer Erkrankungsscores erscheint die hier dargestellte Einteilung am praktikabelsten, da hiermit eine einfache und schnelle klinische Differenzierung gelingt. Wichtig in der Beurteilung akut symptomatischer Patienten mit Colitis ulcerosa ist auch die Kenntnis des aktuellen Erkrankungsausmaßes, sodass hier immer auch eine endoskopische Diagnostik des Dickdarms zu fordern ist.

2.1 Therapie mit Infliximab

Die medikamentöse Therapie der Colitis ulcerosa ist nicht kurativ, weder für die intestinalen noch für die extraintestinalen Manifestationen der Erkrankung. Sie zielt auf die Reduktion der Entzündungssituation und die Symptomkontrolle der Erkrankung ab. Neben der klassischen immunsuppressiven Medikation spielen Antikörper gegen bestimmte Bestandteile des Immunsystems eine zunehmende Rolle. Für Infliximab, einen monoklonalen Antikörper gegen Tumornekrose-Faktor Alpha (TNF-α), konnte bei Patienten mit Colitis ulcerosa die Induktion und Erhaltung der Remission gezeigt werden. In einer aktuellen Untersuchung wurde der Einfluss einer Infliximab-Therapie auf die Kolektomierate untersucht [35]. Dabei zeigte sich, dass Patienten mit moderater oder schwerer aktiver Colitis ulcerosa in Bezug auf die Kolektomierate innerhalb eines Jahres von einer Infliximab-Therapie profitieren. Die Frage, ob möglicherweise die geringere Kolektomierate Infliximab-behandelter Patienten zu einer erhöhten Rate von Notfalloperationen im weiteren Verlauf führt, wurde in einer weiteren aktuellen Untersuchung adressiert [8]. Dabei zeigte sich die Rate an

Notfalleingriffen, an subtotalen Kolektomien und die Rate ileoanaler Pouchrekonstruktionen nicht von einer Infliximab-Exposition beeinflusst. Vor diesem Hintergrund scheint die Infliximab-Therapie für Patienten mit moderater oder schwerer Colitis ulcerosa eine sinnvolle Therapieoption zu sein.

2.2 Indikationen und Strategien der operativen Therapie

Eine einfache Einteilung operativer Therapieoptionen unterscheidet die notfallmäßige und elektive Chirurgie.

Indikationen für die notfallmäßige Operation sind das toxische Megakolon, die Perforation, massive Hämorrhagien, Sepsis oder eine fulminante, medikamentös therapierefraktäre Krankheitsaktivität. In diesen Notfallsituationen muss es Ziel der operativen Therapie sein, durch die Entfernung des erkrankten Dickdarms den Komplikationen der Erkrankung zu begegnen. Als Methode der Wahl wird hier die subtotale Kolektomie mit Anlage eines endständigen Ileostomas empfohlen, da in dieser Situation eine restaurative Prozedur wie die IPAA (ileal pouch anal anastomosis) mit einer deutlich höheren Komplikationsrate wie Blutung und Verletzung der vegetativen Nervengeflechte des kleinen Beckens assoziiert ist. Zudem profitiert der Patient in der Akutsituation von einer kurzen Operationsdauer, weshalb hier auch auf das primär laparoskopische Vorgehen verzichtet werden sollte.

Mittels dieses Notfall-Eingriffs werden im Normalfall die Akutsymptome der Erkrankung bei deutlicher Reduktion der immunsuppressiven Medikation effektiv eliminiert. Das in der elektiven Situation indizierte restaurative Verfahren der IPAA kann dann im Sinne einer two-step procedure im entzündungsfreien Intervall erfolgen.

Indikationen für die elektive Operation bei Patienten mit einer Colitis ulcerosa sind:

1. Medikamenten-refraktäre Symptome,
2. Komplikationen aufgrund Nebenwirkungen der Medikation,
3. Symptomatische Stenosen,
4. Dysplasien und Neoplasien,
5. Extraintestinale Manifestationen der Colitis ulcerosa,
6. Retardiertes Wachstum im Kindesalter.

Als Standardoperation in der elektiven Situation ist heutzutage die Proktokolektomie mit IPAA etabliert. Hierbei wird das gesamte Kolon inklusive Rektum unter Erhalt der fäkalen Kontinenz entfernt. Diese Operationsmethode beinhaltet im Wesentlichen vier Phasen:

- Entfernung des intraabdominal lokalisierten Kolons,
- Rektumresektion unter Erhalt der vegetativen Nerven und des analen Sphinkterapparates,
- Konstruktion eines Ileum-Reservoirs,
- Anastomosierung des Ileum-Reservoirs mit dem Analkanal.

Dieser Eingriff wird in der Mehrzahl der Fälle mit der Anlage eines doppelläufigen Schutzileostomas, welches nach 2–3 Monaten zurückverlagert werden kann, kombiniert.

Grundsätzlich kann die Proktokolektomie auch laparoskopisch durchgeführt werden. In einer aktuellen Arbeit wurde das laparoskopische dem offenen Vorgehen in Bezug auf Patientensicherheit, Kurz- und Langzeiteffekte, Lebensqualität und funktioneller Ergebnisse gegenübergestellt [10]. Hierbei fand sich eine signifikant verkürzte stationäre Aufenthaltsdauer bei gleicher Operationszeit und gleichem Blutverlust. Das kumulative Risiko für Komplikationen war in beiden Gruppen vergleichbar. Die postoperative Funktion sowie die Lebensqualität unterschieden sich in beiden Gruppen ebenfalls nicht. Schlussfolgernd zeigte die Arbeit, dass die laparoskopisch-assistierte Proktokolektomie mit IPAA ein zum offen-chirurgischen Vorgehen vergleichbares Outcome aufweist.

Eine aktuelle Metaanalyse, welche die verfügbaren Daten zur Rolle des laparoskopischen Vorgehens in der operativen Behandlung von Patienten mit Colitis ulcerosa untersucht, zeigt, dass die laparoskopisch durchgeführten Operationen zu einer Verkürzung der stationären Aufenthaltsdauer bei schnellerer postoperativer Erholung und Reduktion der allgemeinen Komplikationsrate führten [41]. Spezifische Komplikationen wie Anastomoseninsuffizienz, peritoneale Abszedierung und intestinale Obstruktion zeigten im Vergleich zum offenen Vorgehen keine Unterschiede. Es ist aber festzustellen, dass die Qualität der in der Metaanalyse untersuchten Studien als unzureichend angesehen werden muss, sodass eine abschließende Empfehlung bezüglich des zu wählenden Vorgehens schwerfällt. Vor diesem Hintergrund erscheint es wenig ratsam, ein laparoskopisches Vorgehen immer zu erzwingen. Alternativ kann den Patienten auch das offene Vorgehen angeboten werden, ohne dass hieraus ein signifikanter Nachteil erwachsen würde.

2.3 Pouch-Design und Pouch-Technik

Im Vordergrund der restaurativen Bemühungen nach Koloproktektomie mit ileoanaler Pouchanlage bei Patienten mit Colitis ulcerosa steht das funktionelle Outcome. Im Allgemeinen gilt der ileoanale J-Pouch als die Standardrekonstruktion im Zuge der restaurativen Koloproktektomie [24]. Diese Auffassung wurde kürzlich in einer retrospektiven Untersuchung kritisch beleuchtet [4]. Hierbei wurde gezeigt, dass die Anwendung eines Kock-Pouches (sog. K-Pouch, ursprünglich entwickelt als kontinente Ileostomie in den 60er-Jahren in Schweden) im Vergleich zum J-Pouch zu einem besseren funktionellen Langzeitergebnis in der behandelten Patientenpopulation führte. Die Ergebnisse sind allerdings aufgrund des Studiendesigns ohne standardisierte Lebensqualitätsmessung und ohne Evaluation der Pouchitisrate mit Vorsicht zu interpretieren.

Große Untersuchungen aus den USA zeigen, dass die Stapleranastomose im Rahmen der IPAA die besseren Ergebnisse bei der restaurativen Koloproktektomie im Vergleich zur transanalen Handnahtanastomose zeigt [19]. Eine weitere Arbeit der gleichen Arbeitsgruppe beschäftigte sich mit einer Subgruppenanalyse von Patienten, die nach ileoanaler Pouchanlage eine Anastomoseninsuffizienz erlitten hatten, in Bezug auf die im Rahmen der Pouchanlage angewandte Anastomosentechnik (Stapler vs. Handnaht). Dabei zeigte sich, dass die intraoperative Transfusionsrate und die postoperative Blutungsrate nach Handnaht höher waren als nach Stapleranastomose. Weiterhin fand sich auch im Bezug auf das Langzeitpouchversagen ein signifikant günstigerer Wert bei Patienten mit Stapleranastomose. Hier zeigte sich die Insuffizienz nach Handnahtanastomose als unabhängiger Risikofaktor für ein Pouchversagen. Es wurde gefolgert, dass das Langzeitoutcome von Patienten mit insuffizienter Stapleranastomose besser ist als nach insuffizienter Handnahtanastomose.

Grundsätzlich muss allerdings festgestellt werden, dass zwischen den Anastomosentechniken durchaus ein qualitativer Unterschied besteht. Während die Handnahtanastomose üblicherweise mit einer transanalen Mukosektomie bis zur Linea dentata erfolgt, verzichtet man bei der Stapleranastomose bewusst auf die Resektion der letzten 2–3 cm Rektumschleimhaut. Dies ist ohne Frage in vielen Fällen mit einer guten Pouchfunktion assoziiert. Bei erheblich entzündetem Rektum führt das Belassen entsprechender Zentimeter an Rektumschleimhaut allerdings gelegentlich zu dem Krankheitsbild der sogenannten „Cuffitis". Dieses Krankheitsbild führt zu einer sich eher verschlechternden Pouchfunktion mit klinischem Bild einer Pouchitis, welches aus therapeutischer Sicht nicht selten eine extreme Herausforderung darstellt. Grundsätzlich muss also zwischen den Folgen einer zu radikalen Mukosektomie und den Folgen eines belassenen Rektumcuffs abgewogen werden. Die Entscheidung, welches Verfahren zum Einsatz kommt, sollte entsprechend individuell entschieden werden.

3 Kolonkarzinom

3.1 Laparoskopische Technik

Im Zuge der Einführung der laparoskopischen kolorektalen Chirurgie wurden prospektiv randomisierte Studien initiiert, welche die onkologischen Langzeitergebnisse der Methode evaluieren sollten. Eine der grundlegenden Studien stellt dabei die COLOR-Trial-Studie dar, welche multizentrisch (29 europäische Zentren) gut 1 000 Patienten mit einem Kolonkarzinom in eine laparoskopisch

2.7 Was gibt es Neues in der Dickdarmchirurgie/der Chirurgie des Rektums?

operierte Gruppe und in eine offen konventionell operierte Gruppe randomisierte [6]. Bei einem medianen Follow-up von 53 Monaten zeigte sich in beiden Gruppen kein Unterschied im R-Status, in der Anzahl der entfernten Lymphknoten sowie bei Morbidität und Letalität. Das 3-Jahres-tumorfreie-Überleben und das 3-Jahres-Gesamtüberleben waren in beiden Gruppen ohne statistisch signifikanten Unterschied. Diese wichtige Studie zeigt für das Kolonkarzinom, dass nach drei Jahren die laparoskopische Resektion mit keinem onkologischen Nachteil für die behandelten Patienten assoziiert ist.

Erstmalig wurden auch Daten aus der deutschen prospektiv randomisierten LAPKON II-Multicenterstudie vorgestellt, in der die laparoskopische gegen die offene Operation bei Patienten mit Kolonkarzinomen und Karzinomen des oberen Rektumdrittels verglichen wurde [27]. Im Gegensatz zu allen anderen Studien erfolgte bei der LAPKON-II-Studie die Randomisierung in ein offenes oder laparoskopisches Vorgehen erst nach initialer diagnostischer Laparoskopie. In der Gruppe der laparoskopisch operierten Patienten war die Konversionsrate mit 11,2 % zwar deutlich niedriger als in allen anderen vergleichbaren Studien, blieb aber dennoch unerwartet hoch. In Bezug auf Morbidität und Letalität zeigten sich zwischen den beiden Gruppen keinerlei Unterschiede. Die laparoskopisch operierten Patienten wurden im Mittel nach zehn Tagen versus zwölf Tagen in der offenchirurgischen Gruppe entlassen.

In einer weiteren deutschen multizentrisch angelegten Untersuchung wurden Langzeitergebnisse von Kolonkarzinompatienten, die vom laparoskopischen zum offen-chirurgischen Verfahren konvertiert werden mussten, präsentiert [31]. Die Konversionsrate in dieser Untersuchung betrug 16 %. Bei einem medianen Follow-up von annähernd 40 Monaten war das tumorfreie Gesamtüberleben nicht signifikant unterschiedlich. Lediglich im Tumorstadium II war die Konversion mit einer signifikant schlechteren Prognose im Vergleich zum offenen und laparoskopischen Vorgehen assoziiert. Sollte sich für die Gruppe der konvertierten Patienten im weiteren Verlauf eine schlechtere Prognose ergeben, müssen Patienten, die sich einer laparoskopischen, onkologischen Kolonkarzinom-Resektion unterziehen, noch besser selektiert werden, um die Konversionsrate möglichst gering zu halten.

Eine weitere wichtige Studie für den Vergleich des laparoskopischen mit dem offenen Vorgehen beim kolorektalen Karzinom ist der britische MRC-CLASICC Trial. Aktuell wurden nun die 5-Jahres- Follow-up-Langzeitdaten publiziert [18]. Hierbei zeigten sich in der Gruppe der Patienten mit Kolonkarzinomen keine Unterschiede bezüglich rezidivfreiem und Gesamt-Überleben sowie dem Auftreten einer metachronen Metastasierung im Vergleich der laparoskopisch und offen operierten Patienten. Die Konversion vom laparoskopischen zum offenen Vorgehen, die im Rahmen dieser Studie in 29 % der laparoskopisch operierten Patienten notwendig wurde, war mit einem signifikant schlechteren Gesamtüberleben assoziiert. Als Schlussfolgerung der Untersuchung wird das laparoskopische Vorgehen beim kolorektalen Karzinom im Vergleich zum offenen Verfahren als onkologisch gleichwertig angesehen. Unter Berücksichtigung der im Vergleich zum offenen Verfahren positiven Kurzzeiteffekte, hat das National Institute for Health and Clinical Excellence in Großbritannien das laparoskopische Verfahren als gleichwertige Methode in der operativen Behandlung von Patienten mit kolorektalen Karzinomen anerkannt.

Bislang hat lediglich eine prospektiv randomisierte Studie einen Vorteil in Bezug auf die onkologische Qualität für die Laparoskopie herausgearbeitet. Die Langzeitergebnisse mit einem medianen Follow-up von nun 95 Monaten wurden aktuell publiziert [21]. Die Kalkulation der Langzeitergebnisse ergibt den statistisch nicht signifikanten Trend des längeren rezidivfreien Überlebens und Gesamtüberlebens für die laparoskopische Gruppe im Vergleich zur offen-chirurgischen Gruppe. Wie in der 2002 erstmalig publizierten Studie schon dargestellt, schlussfolgern die Autoren, dass die laparoskopische Kolonkarzinom-Chirurgie effektiver sei als die offen-chirurgische Chirurgie des Kolonkarzinoms. Über die Ergebnisse der Arbeit sind zahlreiche Kommentare verfasst worden. Wesentlicher Kritikpunkt an der Studie ist eine auffallend hohe Rezidivrate von 28 % in der offen-chirurgischen Gruppe im Vergleich zu 18 % in der laparoskopischen Gruppe.

Zusammenfassend ist unter Berücksichtigung aller Daten, die sich mit der laparoskopischen Chirurgie des Kolonkarzinoms beschäftigen, festzuhalten, dass sich im Vergleich zur offen-chirurgischen Technik keine onkologischen Nachteile im Langzeitverlauf ergeben. Bezüglich der publizierten positiven perioperativen Effekte der Laparoskopie im Vergleich zum offenen Verfahren ist kritisch anzumerken, dass sich diese Effekte wahrscheinlich *nicht* mehr nachweisen lassen, wenn die Patienten nach offenem Verfahren einer modernen perioperativen Behandlung zugeführt werden.

3.2 Rolle der Lymphadenektomie

In einer viel beachteten Arbeit wurden Daten aus dem Tumorregister München zur Metastasierung beim kolorektalen Karzinom präsentiert [16]. Ziel der statistischen Berechnung war es, die Überlebenszeit der Patienten ab dem Zeitpunkt der Metastasierung zu analysieren. Herangezogen wurden die Krankheitsverläufe von gut 16 000 Patienten mit kolorektalem Karzinom. Die Daten wurden bezüglich der T-Kategorie und der befallenen Lymphknoten (0; 1–3; 4–10; > 10) kategorisiert. In einem rechnerischen Modell zum Überleben ab dem Zeitpunkt der Metastasierung wurde das Risikoverhältnis der Metastasierung u.a. in Bezug auf Patientenalter, Lymphknotenbefall, Grading und die pT-Kategorie gesetzt. Als wesentliches Ergebnis der komplexen statistischen Aufarbeitung wurde gezeigt, dass die Anzahl der positiven Lymphknoten der beste Prognosefaktor für eine Metastasierung ist. Die Prognosefaktoren des Primärtumors haben dabei auf das Überleben ab dem Zeitpunkt der Metastasierung fast keinen Einfluss mehr. Entsprechend erscheinen die Krankheitsverläufe ab Metastasierung weitgehend vergleichbar mit einem medianen Überleben von ca. 17 Monaten. Aus der Verteilung der Überlebenszeit ab Diagnose des Primärtumors lässt sich den Autoren nach für den Metastasierungsprozess (vom Start der Metastasierung bis zum Nachweis der Metastasen) eine Dauer von ca. sechs Jahren schätzen. Dies bedeutet, dass bei der Diagnose primärer M1-Befunde die Metastasierung etwa sechs Jahre früher initiiert wurde. Entsprechend müsste auch bei initialen M0-Befunden mit im Verlauf auftretender metachroner Metastasierung diese bereits vor der Behandlung des Primärtumors initiiert gewesen sein. Daraus folgt den Autoren nach, dass positive Lymphknoten nur Indikator aber keine Ursache für die Metastasierung sind. Schlussfolgernd legen die zeitlichen Zusammenhänge zur Metastasierung die Hypothese nahe, dass die Metastasierung vor der Diagnose des Primärtumors bereits stattgefunden hat. Diese Hypothese habe demnach ein hohes Erklärungspotenzial dafür, dass bislang kaum Daten existieren, die die positive Beeinflussung des Überlebens durch eine radikale Lymphknotendissektion zeigen.

Diese Hypothese wird durch eine aktuelle Publikation herausgefordert, in der Kolonkarzinompatienten mittels zweier unterschiedlicher radikaler onkologischer Resektionen behandelt wurden [39]. Eine Patientengruppe erhielt eine onkologische Standard-Lymphadenektomie nach den gängigen Grundlagen der onkologischen Chirurgie. Die andere Patientengruppe wurde mit einer ausgedehnten, radikalen Lymphadenektomie mit komplett zentraler Gefäßligatur (sog. CME=complete mesocolic excision) versorgt. Die histopathologische Aufarbeitung der Resektate nach CME und Standardoperation erbrachte eine Lymphknotenausbeute von 30 Lymphknoten (CME-Gruppe) versus 18 Lymphknoten (Standard-Operation). Der Vergleich beider Patientenpopulationen zeigte ein um 15 % verbessertes 5-Jahres-Überleben in der Gruppe der radikaler operierten Patienten. Das Konzept der CME und die onkologischen Ergebnisse sind bereits in einer vorausgegangenen Arbeit dargestellt worden [15].

Letztlich ist unklar, ob die radikale Resektion mit weit ausgedehnter Lymphadenektomie die Prognose der Patienten mit Kolonkarzinom tatsächlich verbessert, oder ob das Überleben des einzelnen Patienten chirurgisch nur sehr wenig beeinflussbar bleibt. Fakt allerdings ist, dass national und international im Rahmen der onkologischen Resektion eines Kolonkarzinoms eine systematische Lymphadenektomie mit einer Mindestzahl von 12 Lymphknoten weiterhin Standard ist.

3.3 Adjuvante Therapie beim Kolonkarzinom

Stadium III

Die Einführung neuer chemotherapeutischer und zielgerichteter Medikamente hat die Prognose von Patienten mit kolorektalen Karzinomen in den letzten Jahren nachhaltig verbessert. Durch zahlreiche Studien und Metaanalysen ist der therapeutische Nutzen einer adjuvanten Therapie mit 5-Fluorouracil (5-FU)/Folinsäure oder Capecitabin im Stadium III klar belegt. Die signifikante Verbesserung der Prognose im Vergleich zur alleinigen Operation ist gesichert.

In Bezug auf eine Kombinationstherapie zeigten drei randomisierte Phase III-Studien keinen Vorteil für 5-FU-Irinotecan-basierte Protokolle. Hingegen konnten weitere randomisierte Phase III-Studien (MOSAIC, NSABP-C-07, XELOXA) den Vorteil einer adjuvanten Kombinationschemotherapie mit Oxaliplatin im Vergleich zur 5-FU/Folinsäure-Therapie belegen [30].

In der MOSAIC-Studie wurden die Protokolle 5-FU/LV und FOLFOX4 bei über 2 200 Patienten mit Kolonkarzinomen im Stadium II und III untersucht [2]. Das Gesamtüberleben und das rezidivfreie Überleben waren jeweils in der mit Oxaliplatin behandelten Gruppe signifikant gebessert. Diesen therapeutischen Vorteil erkauft man sich allerdings mit einer signifikant höheren Toxizität der Therapie im FOLFOX-Arm. Insbesondere spielt hier die therapieinduzierte Neuropathie eine gewichtige Rolle. Nichtsdestotrotz war die therapiebedingte Mortalität mit 0,5 % in beiden Armen gleich. Die Ergebnisse der MOSAIC-Studie konnten durch die NSABP-C-07-Studie (5-FU/LV vs. FLOX) bestätigt werden [20].

Auch die Kombination von Oxaliplatin mit oralen 5-FU-Derivaten (Capecitabin), die sich gegenüber der i.v. Bolustherapie mit 5-FU durch ein günstigeres Toxizitätsprofil auszeichnen, zeigte im Vergleich mit dem 5-FU-basiertem Mayo-Schema bei Kolonkarzinompatienten im Stadium III signifikant verbesserte Therapieergebnisse, die in einem nahezu identischen Ausmaß in der MOSAIC- und in der NSABP-C-07-Studie erreicht wurden.

Entsprechend dieser Datenlage ist in den aktuell publizierten S3-Leitlinien zur Behandlung des kolorektalen Karzinoms die adjuvante, Oxaliplatin-basierte Chemotherapie bei Kolonkarzinompatienten im Stadium III empfohlen [37].

Stadium II

Der klinische Nutzen einer adjuvanten Chemotherapie beim Kolonkarzinom im Stadium II war bis vor kurzem nicht klar belegt. In der 2007 publizierten QUASAR-Studie wurden gut 3 000 Kolonkarzinompatienten, die meisten im Stadium II, in eine Behandlungsgruppe mit 5-FU/Folinsäure und eine Beobachtungsgruppe randomisiert [14]. Es zeigte sich hierbei ein signifikanter Überlebensvorteil durch die adjuvante Therapie mit 5-FU/Folinsäure, wobei der absolute Überlebensvorteil mit 3,6 % allerdings gering war. Aufgrund dieser Daten kann jetzt eine adjuvante Therapie mit 5-FU/FS oder Capecitabin im Stadium II erwogen werden. Hiervon ausgenommen sind allerdings Patienten mit mikrosatelliteninstabilen Tumoren, da diese Tumoren im Stadium II eine ausgezeichnete Prognose haben und zudem von einer adjuvanten 5-FU/FS-Therapie nicht profitieren.

Hinsichtlich der Kombinationschemotherapie mit Oxaliplatin liegen bei Patienten im Stadium II mit Standardrisiko im Gegensatz zum Stadium III beim Kolonkarzinom keine signifikant positiven Daten vor, sodass aufgrund der höheren Toxizität einer Kombinationschemotherapie vom adjuvanten Einsatz der Kombinationstherapie bei diesen Patienten zurzeit noch abgeraten werden muss.

Patienten im Stadium II mit gewissen Risikosituationen wie T4-Tumor, Tumorperforation und/oder Operation unter Notfallbedingungen gehen mit einer schlechteren Prognose einher. Diese Patienten sollten daher eine adjuvante Therapie erhalten. Da diese Hochrisikopatienten im Stadium II durch eine Oxaliplatin-basierte Kombinationschemotherapie profitierten [2], kann diese für entsprechende Patienten im Einzelfall erwogen werden. Hierbei spielt der Mikrosatellitenstatus des Tumors keine Rolle.

Adjuvante Antikörper-Therapie

Zur Beurteilung der Bedeutung einer adjuvanten Therapie im Stadium III des Kolonkarzinoms mit

VEGF- und EGFR-Antikörper, die im Stadium IV des kolorektalen Karzinoms als Standardbehandlung in Kombination mit Oxaliplatin-basierter Chemotherapie etabliert sind, liegen nun belastbare Daten vor.

In der NSABP-C-08-Studie konnte durch die zusätzliche Gabe des VEGF-spezifischen Antikörpers Bevacizumab im Vergleich zur alleinigen FOLFOX-Therapie nur eine geringe zeitliche Verschiebung der Rezidive erzielt werden, ohne dass das 3-Jahres-rezidivfreie-Überleben signifikant verändert wurde [40].

Der EGFR-Inhibitor Cetuximab wurde ebenfalls in Kombination mit FOLFOX im Stadium III des Kolonkarzinoms gegen die alleinige Behandlung mit FOLFOX verglichen [34]. Auch hier zeigte sich keine Veränderung des rezidivfreien Überlebens oder des Gesamtüberlebens für Patienten mit Wildtyp K-ras. Die Subgruppe der älteren Patienten (> 70 Jahre) hatte sogar einen signifikanten Nachteil durch die Cetuximab-Kombination.

Die bisher vorliegenden Ergebnisse deuten also darauf hin, dass die Blockade von VEGF und EGFR in der adjuvanten Therapie des Kolonkarzinoms keinen Stellenwert hat.

4 Rektumkarzinom

4.1 Multimodale Therapie

Der Stellenwert einer neoadjuvanten Radiochemotherapie zur Reduktion des Lokalrezidivrisikos in der Rektumkarzinomchirurgie erscheint seit Publikation der Daten aus der sogenannten „Sauer-Studie" [36] gesichert. Hierbei konnte eine signifikante Reduktion des Lokalrezidivrisikos bei Rektumkarzinom-Patienten mit neoadjuvanter Radiochemotherapie im Vergleich zur adjuvanten Radiochemotherapie gesichert werden. Die Rate an akuten und chronischen Toxizitäten war im präoperativen Therapiearm niedriger und die postoperativen Komplikationen waren im Vergleich zum postoperativen Therapiearm nicht vermehrt. Weiterhin wurde bei den Patienten mit präoperativer Radiochemotherapie häufiger eine sphinktererhaltende Operation möglich. Das Gesamtüberleben war in beiden Gruppen ohne wesentlichen Unterschied, was verdeutlicht, dass in erster Linie das systemische Rezidiv für die Langzeitprognose entscheidend ist. Die Daten der deutschen Studie sind durch weitere Studien bestätigt worden [5, 12].

Eine weitere wichtige Untersuchung aus Großbritannien verglich 1 350 Patienten, die in eine Gruppe mit neoadjuvanter Kurzzeit-Radiotherapie (25Gy in 5 Fraktionen) und in eine Gruppe mit selektiver adjuvanter Radiochemotherapie (25Gy in 5 Fraktionen in Kombination mit i.v. 5-FU-Gabe) randomisierte [38]. Das Selektionskriterium für die adjuvante Radiochemotherapie war ein Tumorbefall des zirkumferentiellen Resektionsrandes (CRM). Als Tumorbefall wurde ein CRM ≤ 1 mm festgelegt. Bei einem medianen Follow-up von 4 Jahren zeigte sich in der neoadjuvanten Radiotherapiegruppe eine Lokalrezidivrate von 4,4 % gegenüber einer Lokalrezidivrate von 10,6 % in der adjuvanten Gruppe. Das Gesamtüberleben in beiden Gruppen zeigte keinen Unterschied.

Im gleichen Jahr erschien eine zweite Arbeit der Studiengruppe, in der der Focus der Untersuchung auf der histopathologischen Aufarbeitung der Operationspräparate und der Korrelation mit den klinischen Daten lag [32]. Nur in 52 % der Resektate konnte eine gute TME-Qualität mit erhaltener mesorektaler Hüllfaszie gesichert werden. Nach Korrelation mit den klinischen Daten erwiesen sich sowohl eine gute TME als auch ein negativer CRM (> 1 mm Abstand vom zirkumferentiellen Resektatrand) als Prädiktor für eine geringe Lokalrezidivrate. Dabei betrug die Rezidivrate nach 3 Jahren bei Patienten mit negativem bzw. positivem CRM 6 % respektive 17 %. In Bezug auf die Qualität der TME fand sich bei Patienten mit guter TME in 4 % nach drei Jahren ein Lokalrezidiv, bei intermediärer TME 7 % und bei schlechter TME 13 %. Durch die neoadjuvante Radiotherapie reduzierte sich die Rezidivrate bei den Patienten mit schlechter TME auf 10 %.

Als Schlussfolgerungen aus beiden Arbeiten wurde die Effektivität der neoadjuvanten Radiotherapie zur Reduktion der Lokalrezidivrate betont unter besonderer Berücksichtigung einer hohen

TME-Qualität als wichtigem Prädiktor für eine niedrige Rezidivwahrscheinlichkeit.

Unter Berücksichtigung der Daten dieser Studien wird entsprechend der gültigen S3-Leitlinien beim Rektumkarzinom im unteren und mittleren Drittel die neoadjuvante Radiochemo- oder Radiotherapie für das Stadium II und III empfohlen [37].

Aktuelle Ansätze zur Weiterentwicklung der multimodalen Therapie finden sich insbesondere in der Modulation und Intensivierung der Chemotherapie, da man erhofft, hiermit eine Verbesserung des Gesamtüberlebens zu erreichen. So kann zum einen 5-FU in der kombinierten Radiochemotherapie durch das oral applizierbare Capecitabin ersetzt werden, wodurch wiederum eine Verbesserung der therapiebedingten Toxizität erwartet werden darf. Eine Intensivierung der Chemotherapie durch Hinzunahme von Oxaliplatin zu 5-FU im Rahmen der neoadjuvanten Radiochemotherapie beim Rektumkarzinom hat in den bisher vorliegenden Untersuchungen zu keiner Verbesserung der pathologischen Remissionsrate geführt [7, 11]. Überlebensraten stehen hier noch aus. Zusätzlich müssen die Daten der CAO/AIO/ARO-04- und PETACC-6-Studien, die ebenfalls eine Intensivierung der 5-FU bzw. Capecitabinbasierten Radiochemotherapie mit Oxaliplatin untersuchen, abgewartet werden. Bei beiden Studien erfolgt die Intensivierung mit Oxaliplatin auch im adjuvanten Therapieteil.

4.2 Zirkumferentieller Resektionsrand

Vor etwa 20 Jahren, mit der Etablierung und Verbreitung der totalen mesorektalen Exzision als onkologisch überzeugendste Technik der Chirurgie des Rektumkarzinoms, kam auch der zirkumferentielle Resektionsrand (CRM) als mesorektale Resektionsebene in den Fokus der Betrachtung. Seitdem haben viele Untersuchungen gezeigt, dass ein tumorinfiltrierter CRM ein deutlich negativer Prädiktor für das Lokalrezidiv aber auch für das Auftreten von Fernmetastasen und letztlich das Gesamtüberleben der Patienten ist.

Aktuell publizierte Daten aus dem norwegischen Rektumkarzinomregister zeigen erneut die Bedeutung des CRM [3]. Das Besondere am norwegischen Rektumkarzinomregister ist, dass die überwiegende Mehrheit der Patienten keine neoadjuvante Therapie erhielt, alle Patienten entsprechend der international gültigen Leitlinien einer TME-Resektion unterzogen wurden und alle Operationspräparate zur Beurteilung des CRM leitliniengerecht aufgearbeitet wurden, sodass der postoperativ diagnostizierte CRM-Status dem tatsächlichen präoperativen Status entspricht. Ziel der Datenerhebung aus Norwegen war es, die prognostische Bedeutung des CRM zu analysieren. Der CRM wurde als positiv, also tumorbefallen, bewertet, wenn der Abstand des Tumorrandes zum CRM 0–2 mm betrug. Bei einem CRM ≤ 2 mm zeigte sich nach einem 5-Jahres-Follow-up im Vergleich zu einem CRM > 2 mm eine signifikant erhöhte Rate an Lokalrezidiven (23,7 % vs. 8,9 %), an Fernmetastasen (43,9 % vs. 21,7 %) und ein signifikant reduziertes Gesamtüberleben (44,5 % vs. 66,7 %). Die Datenanalyse aus Norwegen bekräftigt ausdrücklich noch einmal die prognostische Wichtigkeit des CRM. In einer sehr zu empfehlenden Übersichtsarbeit zum CRM wird auch auf die Möglichkeit eingegangen, den präoperativ mittels Kernspintomografie des Beckens gut einschätzbaren CRM als Selektionskriterium für eine neoadjuvante Therapie zu nutzen [26]. Möglicherweise ist die zurzeit noch in den Leitlinien festgeschriebene Indikation zur neoadjuvanten Therapie beim Rektumkarzinom für das Stadium II und III zu weit gefasst, sodass zahlreiche Patienten unnötigerweise einer belastenden Radiochemotherapie zugeführt werden. Die Frage, ob die prätherapeutische Bestimmung eines Tumorbefalls des CRM mittels Bildgebung ein sinnvolles Selektionskriterium für die Durchführung einer neoadjuvanten Therapie darstellt, bleibt in prospektiv randomisierten multizentrischen Studien zu klären.

4.3 Laparoskopische Resektion

Die Datenlage zur laparoskopischen Resektion des Rektumkarzinoms im Vergleich zum offenen Verfahren ist dürftig. Aktuell wurde eine prospektiv randomisierte Studie zu den Kurzzeiteffekten der laparoskopischen Resektion von Rektumkarzinomen des unteren und mittleren Rektumdrittels publiziert [23]. Die Studie beschreibt vergleichbare Kurzzeiteffekte der laparoskopischen Resektion im Vergleich zum offenen Vorgehen im Hinblick auf die primären Endpunkte (Anzahl der resezierten Lymphknoten, Befall des CRM, Komplikationsrate und Dauer des stationären Aufenthaltes). Unter Berücksichtigung der geringen Patientenzahl von jeweils nur gut 100 Fällen pro Gruppe erscheint die Untersuchung allerdings nicht geeignet, die Schlussfolgerung der Studie, dass die laparoskopische Resektion des Rektumkarzinoms dem offenen Verfahren gegenüber als gleichwertig anzusehen ist, mit den dargelegten Daten zu rechtfertigen.

Bezüglich onkologischer Langzeiteffekte der laparoskopischen Resektion von Karzinomen des unteren und mittleren Rektumdrittels steht bisher als einzige prospektiv randomisierte Studie nur der bereits im Zusammenhang mit der operativen Behandlung des Kolonkarzinoms beschriebene CLASICC-Trial zur Verfügung.

Aktuell wurden zusätzlich Daten einer prospektiv randomisierten Studie publiziert, die das 10-Jahres-Follow-up von Patienten nach laparoskopischer Resektion von Rektumkarzinomen des oberen Rektumdrittels im Vergleich zum offenen Vorgehen vorstellten [28]. Hierbei zeigte sich nach laparoskopischem Vorgehen eine signifikante Reduktion der kumulativen Langzeitmorbidität, was v.a. dem deutlich häufigerem Auftreten eines Adhäsionsileus in der offenen Gruppe geschuldet war. Keine signifikanten Unterschiede erbrachte der Vergleich der Lokalrezidivrate, des tumorfreien Überlebens und des Gesamtüberlebens. So konnte in dieser Studie im Langzeitverlauf gezeigt werden, dass das laparoskopische Vorgehen bei Rektumkarzinomen im oberen Rektumdrittel mit einer Reduktion der Langzeitkomplikationsrate bei gleichzeitig vergleichbaren onkologischen Ergebnissen einhergeht. Somit sind diese Ergebnisse auch mit den Resultaten des CLASICC-Trials vergleichbar, in dem ja onkologisch gleichwertige Ergebnisse nach einem Zeitraum von drei Jahren beschrieben sind. Wie bereits beim Kolonkarzinom dargestellt, wird im CLASICC-Trial ausdrücklich das Problem der Konversion angesprochen. Ein hohes Tumorstadium (T4-Situation) sowie ein erhöhter Body-Mass-Index sind Prädiktoren für die Notwendigkeit einer Konversion, die möglicherweise mit einer Prognoseverschlechterung für den Patienten einhergeht. Hier ist eine strenge Indikationsstellung zu fordern, um Nachteile für betroffene Patienten zu vermeiden.

Eine Reihe weiterer Publikationen zur Wertigkeit der laparoskopischen Resektion von Rektumkarzinomen im unteren und mittleren Rektumdrittel stehen mittlerweile als monozentrische, nicht randomisierte Studien zur Verfügung [22, 25]. Zusammenfassend lässt sich aus diesen Studien schließen, dass auf Evidenzlevel II das laparoskopische Vorgehen bei der Resektion des Rektumkarzinoms ohne erhöhtes Risiko für die Patienten durchgeführt werden kann.

Literatur

[1] Abbas S: Resection and primary anastomosis in acute complicated diverticulitis, a systematic review of the literature. Int J Colorectal Dis 2007; 4: 351–357. [EBM IIb]

[2] Andre T, Boni C, Navarro M et al.: Improved overall survival with oxaliplatin, fluorouracil, and leucovorin as adjuvant treatment in stage II or III colon cancer in the MOSAIC trial. J Clin Oncol 2009; 19: 3109–3116. [EBM Ib]

[3] Bernstein TE, Endreseth BH, Romundstad P et al.: Circumferential resection margin as a prognostic factor in rectal cancer. Br J Surg 2009; 11: 1348–1357. [EBM IIa]

[4] Block M, Borjesson L, Lindholm E et al.: Pouch design and long-term functional outcome after ileal pouch-anal anastomosis. Br J Surg 2009; 5: 527–532. [EBM IIa]

[5] Bosset JF, Collette L, Calais G et al.: Chemotherapy with preoperative radiotherapy in rectal cancer. N Engl J Med 2006; 11: 1114–1123. [EMB Ib]

[6] Buunen M, Veldkamp R, Hop WC et al.: Survival after laparoscopic surgery versus open surgery for colon cancer: long-term outcome of a randomised clinical trial. Lancet Oncol 2009; 1: 44–52. [EMB Ib]

[7] Aschele C, Pinto C, Cordio S et al.: Preoperative fluorouracil (FU)-based chemoradiation with and without weekly oxaliplatin in locally advanced rectal cancer: Pathologic response analysis of the Studio Terapia Adiuvante Retto (STAR)-01 randomized phase III trial. J Clin Oncol (Meeting Abstracts) 2009; 27: CRA4008. [EBM Ib]

[8] Cannom RR, Kaiser AM, Ault GT et al.: Inflammatory bowel disease in the United States from 1998 to 2005:

has infliximab affected surgical rates? Am Surg 2009; 10: 976-980. [EBM IIb]

[9] Collins D, Winter DC: Elective resection for diverticular disease: an evidence-based review. World J Surg 2008; 11: 2429–2433. [EBM IIa]

[10] El Gazzaz GS, Kiran RP, Remzi FH et al.: Outcomes for case-matched laparoscopically assisted versus open restorative proctocolectomy. Br J Surg 2009; 5: 522–526. [EBM IIa]

[11] Gerard JP, Azria D, Gourgou-Bourgade S et al.: Comparison of two neoadjuvant chemoradiotherapy regimens for locally advanced rectal cancer: results of the phase III trial ACCORD 12/0405-Prodige 2. J Clin Oncol 2010; 10: 1638–1644. [EMB Ib]

[12] Gerard JP, Conroy T, Bonnetain F et al.: Preoperative radiotherapy with or without concurrent fluorouracil and leucovorin in T3-4 rectal cancers: results of FFCD 9203. J Clin Oncol 2006; 28: 4620–4625. [EMB Ib]

[13] Gervaz P, Inan I, Perneger T et al.: A prospective, randomized, single-blind comparison of laparoscopic versus open sigmoid colectomy for diverticulitis. Ann Surg 2010; 1: 3–8. [EMB Ib]

[14] Gray R, Barnwell J, McConkey C et al.: Adjuvant chemotherapy versus observation in patients with colorectal cancer: a randomised study. Lancet 2007; 9604: 2020–2029. [EMB Ib]

[15] Hohenberger W, Weber K, Matzel K et al.: Standardized surgery for colonic cancer: complete mesocolic excision and central ligation – technical notes and outcome. Colorectal Dis 2009; 4: 354–364. [EBM IIa]

[16] Hölzel D, Eckel R, Engel J: Colorectal cancer metastasis. Frequency, prognosis, and consequences. Chirurg 2009; 4: 331–340. [EBM III]

[17] Janes S, Meagher A, Faragher IG et al.: The place of elective surgery following acute diverticulitis in young patients: when is surgery indicated? An analysis of the literature. Dis Colon Rectum 2009; 5: 1008–1016. [EMB III]

[18] Jayne DG, Thorpe HC, Copeland J et al.: Five-year follow-up of the Medical Research Council CLASICC trial of laparoscopically assisted versus open surgery for colorectal cancer. Br J Surg 2010; 11: 1638–1645. [EMB Ib]

[19] Kirat HT, Remzi FH, Kiran RP et al.: Comparison of outcomes after hand-sewn versus stapled ileal pouch-anal anastomosis in 3,109 patients. Surgery 2009; 4: 723–729. [EBM IIa]

[20] Kuebler JP, Wieand HS, O'Connell MJ et al.: Oxaliplatin combined with weekly bolus fluorouracil and leucovorin as surgical adjuvant chemotherapy for stage II and III colon cancer: results from NSABP C-07. J Clin Oncol 2007; 16: 2198–2204. [EMB Ib]

[21] Lacy AM, Delgado S, Castells A et al.: The long-term results of a randomized clinical trial of laparoscopy-assisted versus open surgery for colon cancer. Ann Surg 2008; 1: 1–7. [EMB Ib]

[22] Laurent C, Leblanc F, Wutrich P et al.: Laparoscopic versus open surgery for rectal cancer: long-term oncologic results. Ann Surg 2009; 1: 54–61. [EBM III]

[23] Lujan J, Valero G, Hernandez Q et al.: Randomized clinical trial comparing laparoscopic and open surgery in patients with rectal cancer. Br J Surg 2009; 9: 982–989. [EMB Ib]

[24] McGuire BB, Brannigan AE, O'Connell PR: Ileal pouch-anal anastomosis. Br J Surg 2007; 7: 812–823. [EBM III]

[25] Milsom JW, de OO, Jr., Trencheva KI et al.: Long-term outcomes of patients undergoing curative laparoscopic surgery for mid and low rectal cancer. Dis Colon Rectum 2009; 7: 1215–1222. [EBM III]

[26] Nagtegaal ID, Quirke P: What is the role for the circumferential margin in the modern treatment of rectal cancer? J Clin Oncol 2008; 2: 303–312. [EBM IIa]

[27] Neudecker J, Klein F, Bittner R et al.: Short-term outcomes from a prospective randomized trial comparing laparoscopic and open surgery for colorectal cancer. Br J Surg 2009; 12: 1458–1467. [EBM Ib]

[28] Ng SS, Leung KL, Lee JF et al.: Long-term morbidity and oncologic outcomes of laparoscopic-assisted anterior resection for upper rectal cancer: ten-year results of a prospective, randomized trial. Dis Colon Rectum 2009; 4: 558–566. [EBM Ib]

[29] Novitsky YW, Sechrist C, Payton BL et al.: Do the risks of emergent colectomy justify nonoperative management strategies for recurrent diverticulitis? Am J Surg 2009; 2: 227–231. [EBM III]

[30] O'Connell MJ: Oxaliplatin or irinotecan as adjuvant therapy for colon cancer: the results are in. J Clin Oncol 2009; 19: 3082–3084. [EBM Ib]

[31] Ptok H, Kube R, Schmidt U et al.: Conversion from laparoscopic to open colonic cancer resection – associated factors and their influence on long-term oncological outcome. Eur J Surg Oncol 2009; 12: 1273–1279. [EBM Ib]

[32] Quirke P, Steele R, Monson J et al.: Effect of the plane of surgery achieved on local recurrence in patients with operable rectal cancer: a prospective study using data from the MRC CR07 and NCIC-CTG CO16 randomised clinical trial. Lancet 2009; 9666: 821–828. [EBM Ib]

[33] Rafferty J, Shellito P, Hyman NH et al.: Practice parameters for sigmoid diverticulitis. Dis Colon Rectum 2006; 7: 939–944. [EBM III]

[34] Alberts SR, Sargent DJ, Smyrk TC et al.: Adjuvant mFOLFOX6 with or without cetuxiumab (Cmab) in KRAS wild-type (WT) patients (pts) with resected stage III colon cancer (CC): Results from NCCTG Intergroup Phase III Trial N0147. J Clin Oncol (Meeting Abstracts) 2010; 28: CRA3507: [EBM Ib]

[35] Sandborn WJ, Rutgeerts P, Feagan BG et al.: Colectomy rate comparison after treatment of ulcerative colitis with placebo or infliximab. Gastroenterology 2009; 4: 1250–1260. [EBM Ib]

[36] Sauer R, Becker H, Hohenberger W et al.: Preoperative versus postoperative chemoradiotherapy for rectal cancer. N Engl J Med 2004; 17: 1731–1740. [EBM Ib]

[37] Schmiegel W, Pox C, Reinacher-Schick A et al.: S3 guidelines for colorectal carcinoma: results of an evidence-based consensus conference on February 6/7, 2004 and June 8/9, 2007 (for the topics IV, VI and VII). Z Gastroenterol 2010; 1: 65–136. [EBM Ia]

[38] Sebag-Montefiore D, Stephens RJ, Steele R et al.: Preoperative radiotherapy versus selective postoperative chemoradiotherapy in patients with rectal cancer (MRC CR07 and NCIC-CTG C016): a multicentre, randomised trial. Lancet 2009; 9666: 811–820. [EBM Ib]

[39] West NP, Hohenberger W, Weber K et al.: Complete mesocolic excision with central vascular ligation produces an oncologically superior specimen compared with standard surgery for carcinoma of the colon. J Clin Oncol 2010; 2: 272–278. [EBM IIa]

[40] Wolmark N: A phase III trial comparing mFOLFOX6 to mFOLFOX6 plus bevacizumab in stage II or III carcinoma of the colon: Results of NSABP Protocol C-08. J Clin Oncol (Meeting Abstracts) 2009; 27: LBA4. [EBM Ib]

[41] Wu XJ, He XS, Zhou XY et al.: The role of laparoscopic surgery for ulcerative colitis: systematic review with meta-analysis. Int J Colorectal Dis 2010; 8: 949–957. [EBM Ia]

2.7 Was gibt es Neues in der Dickdarmchirurgie/der Chirurgie des Rektums?

2.8 Was gibt es Neues bei Gallenblasen- und Gallengangskarzinomen?

A. Thelen und S. Jonas

1 Gallenblasenkarzinom

Ein wichtiger Aspekt der Studien des Jahres 2010 zur Therapie des Gallenblasenkarzinoms ist wie bereits in vorangegangenen Jahren der therapeutische Nutzen der Re-Resektion bei Patienten mit inzidentiellem Gallenblasenkarzinom. Eine interessante Arbeit zu diesem Thema stellt die Analyse des Zentralregisters für okkulte Gallenblasenkarzinome der Deutschen Gesellschaft für Chirurgie dar [6]. Analysiert wurden in dieser retrospektiven Arbeit insgesamt 624 Patienten mit inzidentiellen Gallenblasenkarzinomen hinsichtlich des therapeutischen Nutzens einer frühen Re-Resektion und des Einflusses des Resektionsausmaßes auf die Prognose und die Langzeitüberlebensrate. Eine frühe Re-Resektion wurde von den Autoren als eine operative Versorgung innerhalb von 45 Tagen nach der primären Cholecystektomie definiert. Dabei wurden die Patienten in Abhängigkeit vom Primärtumorstadium separat betrachtet. Wie bereits in vorangegangenen Analysen des Zentralen Registers für okkulte Gallenblasenkarzinome berichtet wurde, konnte auch in der aktuellen Auswertung ein therapeutischer Nutzen mit einem signifikanten Überlebensvorteil für die Re-Resektion in allen Primärtumorstadien mit Ausnahme der T4-Tumore belegt werden. Die Ursache für die fehlende Aussagekraft der Analyse bei Tumoren im Stadium T4 dürfte dabei in der geringen Fallzahl (n=4) in dieser Subpopulation zu suchen sein. Interessant sind die Ergebnisse zum therapeutischen Nutzen einer Re-Resektion insbesondere für die Gruppe der T1-Tumore, welche damit die Ergebnisse aus dem Jahre 2008 bestätigen und somit einen weiteren Hinweis darauf geben, dass auch in diesem Tumorstadium eine Re-Resektion sinnvoll ist. Allerdings wird in der gegenwärtigen Analyse nicht zwischen T1A- und T1B-Tumoren unterschieden, weshalb die Analysen in Bezug auf die differenzierte operative Behandlung der Subgruppen der T1-Gallenblasenkarzinome keine neuen Erkenntnisse zu vorangegangenen Analysen bieten. Abgesehen vom grundsätzlichen therapeutischen Nutzen einer Re-Resektion beschäftigen sich die Autoren in ihrer Analyse mit dem Einfluss des Resektionsausmaßes auf die Prognose und das Langzeitüberleben der Patienten. Sie kommen dabei auf der Grundlage ihrer Analysen zu dem Ergebnis, dass mit zunehmendem Primärtumorstadium die Patienten von einem ausgedehnteren Resektionsausmaß bei der Re-Resektion profitieren. Allerdings wird bei den meisten Subgruppenanalysen für die unterschiedlichen Resektionsverfahren nicht das statistische Signifikanzniveau erreicht. So weisen Patienten mit einem T1-Gallenblasenkarzinom, die eine Gallenblasenbettresektion erhalten hatten (n=15), eine 5-Jahres-Überlebensrate von 100 % gegenüber 62 % (n=6) und 71 % (n=9) nach Segment-IVb/V-Resektionen beziehungsweise anderen Resektionsverfahren auf; allerdings ist dieser Unterschied im Langzeitüberleben zwischen den einzelnen Resektionsverfahren nicht signifikant. Ebenso findet sich in der Gruppe der T2-Tumore kein signifikanter Unterschied zwischen einer Gallenblasenbettresektion (n=67) und der Segment-IVb/V-Resektion (n=31) und die Autoren beschreiben bei einem 5-Jahres-Überleben von 46 % bzw. 54 % lediglich einen Trend für eine günstigere Prognose nach dem ausgedehnteren Resektionsverfahren. Nur zu Patienten, welche eine andere Resektion erhalten hatten, die nach Aussage der Autoren meistenteils ein geringeres Resektionsausmaß umfassten, hatten mit einem 5-Jahres-Überleben von 15 % ein signifikant ungünstigeres Langzeitüberleben. Auch in der Gruppe der T3-Tumore zeigten Patienten nach ausgedehnteren Eingriffen zwar eine etwas günstigere Langzeitprognose, statistische Signifikanz ließ sich jedoch auch in dieser Subgruppe für die einzelnen Resektionsverfahren nicht belegen. Ähnlich günstige Ergebnisse für die Re-Resektion wie sie vom Deutschen Zentralregister berichtet werden, finden sich auch in der Auswertung der Daten der Schweizer Gesellschaft für Laparoskopische und Thorakoskopische Chirurgie [5]. Zwar bezieht sich diese Studie nur auf 69 Patienten, die Autoren konnten jedoch einen medianen Überlebensvorteil für die Re-Resektion von 6,9 Jahren bei T2-Tumoren und von zwei Jahren für Tumoren im Stadium T3 belegen. Somit unterstreichen diese Analysen die Bedeutung der Re-Resektion im therapeutischen Gesamtkonzept des inzidentiellen Gallenblasenkarzinoms. Allerdings kann keine abschließende Beurteilung des notwendigen Resektionsausmaßes aus den Ergebnissen dieser Studien gezogen werden. Dies ist sicherlich auch darauf zurückzuführen, dass trotz der insgesamt großen Studienpopulationen insbesondere in der Analyse des Deutschen Registers für okkulte Gallenblasenkarzinome die Fallzahlen in den einzelnen Subgruppen zum Teil recht gering und zudem die Eingriffe teilweise sehr heterogen sind, sodass geringe Unterschiede im Langzeitüberleben nur schwer statistisch herausgearbeitet werden können. Eingegangen wird in diesen Arbeiten auch nicht auf die Lokalisation des Gallenblasenkarzinoms, welche ebenso Einfluss auf das therapeutische Ergebnis nach den unterschiedlichen Resektionsverfahren haben dürfte, da beispielsweise die Radikalität einer Gallenblasenbettresektion aufgrund der Resektionslinie bei einem Karzinom im Bereich des Infundibulums unter Umständen nicht ausreichend sein kann. Daher sollten weitere Studien durchgeführt werden, um das notwendige Resektionsausmaß in den einzelnen Primärtumorstadien besser definieren zu können.

Eine interessante Arbeit des zurückliegenden Jahres zur lokalen Tumorprogression und der lymphogenen Metastasierung des Gallenblasenkarzinoms kommt aus einer Hochrisikoregion für diese Tumorentität, nämlich aus Japan [12]. Die Autoren der Studie haben die Resektate von 30 Patienten mit T2-Gallenblasenkarzinomen hinsichtlich des Einflusses der Infiltrationstiefe der Tumore im Bereich der Subserosa auf die Invasion des Primärtumors in umgebende Strukturen sowie der Metastasierung in die lokoregionären Lymphknotenstationen untersucht. Dabei wurden von den Autoren in Abhängigkeit von der Tiefe und der Breite der Tumorinfiltration drei Subgruppen definiert, welche anschließend hinsichtlich der histopathologischen Charakteristika separat ausgewertet wurden. Dabei fanden sich bei Tumoren, deren tiefste Tumorinfiltration ⅓ der Subserosa nicht überschritt und eine horizontale Tumorausdehnung in der Subserosa weniger als 5 mm betrug, keine Infiltrationen in umgebende Strukturen und keine Disseminierung in die regionalen Lymphknotenstationen. Im Gegensatz hierzu wies ein erheblicher Anteil der T2-Tumore mit einem ausgedehnteren Tumorwachstum in der Subserosa Infiltrationen in die Leber und/oder den Gallengang auf. Darüber hinaus ließen sich bei über 25 % der Patienten mit ausgedehnteren Tumorinfiltrationen Metastasen in den regionalen Lymphknotenstationen nachweisen. Auf der Grundlage ihrer Ergebnisse postulieren die Autoren, dass möglicherweise bei T2-Gallenblasenkarzinomen mit einer geringen Infiltrationstiefe und -ausdehnung in der Subserosa eine einfache kurative Cholecystektomie therapeutisch ausreichend sein könnte. Zur Unterstützung ihrer Schlussfolgerung wird dabei angeführt, dass das 5-Jahres-Überleben in dieser Subgruppe 100 % betrug und kein Patient ein Rezidiv erlitt, obwohl drei von vier Patienten nur eine einfache Cholezystektomie erhalten hatten. Wenngleich die Ergebnisse hinsichtlich des Verständnisses der Tumorbiologie des Gallenblasenkarzinoms interessant sind, ist in der Beurteilung der Studie jedoch die geringe Größe der Studienpopulation einschränkend zu berücksichtigen. So umfasste die Subgruppe der Tumore mit geringer Infiltrationstiefe und -ausdehnung lediglich vier Patienten, wodurch die Ergebnisse in dieser Gruppe kaum uneingeschränkt auf ein breiteres Patientengut übertragen werden können. Außerdem stehen den Ergebnissen der vorliegenden Studie zur nodalen Disseminierung Analysen von größeren Patientenserien gegenüber, welche bereits ab einem Tumorstadium T1B eine nodale Disseminierung des Gallenblasenkarzinoms belegen konnten. Allerdings weisen die Ergebnisse dieser Studie trotz der erheblichen Einschränkungen darauf hin, dass durch ein besseres Verständnis der Tumorbiologie und insbesondere des Metastasierungsmusters des Gallenblasenkarzinoms die individuelle Behandlung des einzelnen Patienten weiterverbessert werden könnte. Insbesondere könnte in einer differenzierten Beurteilung des Rezidivrisikos in den einzelnen Tumorstadien nach kurativer Resektion eine wichtige Entscheidungshilfe für eine weiterführende adjuvante Therapie liegen.

Eine weitere interessante Arbeit des Jahres 2010 aus Japan beschäftigt sich mit der prognostischen Bedeutung des Ausmaßes der nodalen Disseminierung nach kurativer Resektion von Gallenblasenkarzinomen [18]. Die Autoren analysierten in dieser retrospektiven Studie die Lymphknoten von 116 Patienten, die eine kurative Resektion im Zeitraum von 1982 bis 2007 erhalten hatten. Alle Patienten erhielten im Rahmen der Tumorresektion eine regionale Lymphadenektomie, welche mindestens die Lymphknotenstationen des Leberhilus, des hepatoduodenalen Ligaments, des Pankreasoberrandes, der A. hepatica communis bis einschließlich des Truncus coeliacus und der superioren mesenterialen Lymphknoten umfasste. Insgesamt betrug die mediane Anzahl der resezierten Lymphknoten 13,5 (zwischen 3 und 70 Lymphknoten). Das Primärtumorstadium wurde bei 19 Patienten als pT1, bei 57 Patienten als pT2, bei 30 Patienten als pT3 und bei 10 Patienten als pT4 klassifiziert. Eine Lymphknotendisseminierung wurde bei 47 Patienten nachgewiesen, wohingegen sich bei 69 Patienten keine Metastasen in den Lymphknoten detektieren ließen. In der Gruppe der nodal-positiven Tumoren hatten 19 Patienten eine singuläre Lymphknotenmetastase, 15 Patienten 2 bis 3 positive Lymphknoten und 13 Patienten 4 oder mehr metastatisch infiltrierte Lymphknoten. Die Lokalisation der Lymphknotenmetastasen wurde bei 19 Patienten als pN1, bei 22 Patienten als pN2 und bei 6 Patienten als pN3 klassifiziert. In der univariaten Analyse zeigte sowohl die Anzahl der Lymphknotenmetastasen als auch die Lokalisation signifikanten Einfluss auf das Langzeitüberleben nach kurativer Resektion, wohingegen in der multivariaten Analyse lediglich die Anzahl der metastatisch infiltrierten Lymphknoten als unabhängige prognostische Variable identifiziert werden konnte. Das 5-Jahres-Überleben nach kurativer Resektion von Patienten mit Tumoren ohne nodale Disseminierung betrug 81 % wohingegen Patienten mit Lymphknotenmetastasen ein 5-Jahres-Überleben von 42 % aufwiesen. Allerdings war das 5-Jahres-Überleben von Patienten mit nodal-disseminierten Tumoren in Abhängigkeit von der Anzahl der positiven Lymphknoten signifikant unterschiedlich. So betrug das 5-Jahres-Überleben von den 19 Patienten mit einer singulären Lymphknotenmetastase 62 %, das 5-Jahres-Überleben von Patienten mit 2 oder 3 Lymphknotenmetastasen 43 % und die 5-Jahres-Überlebensrate von den 13 Patienten mit 4 oder mehr Lymphknotenmetastasen 15 %. Die Ergebnisse dieser Studie unterstreichen daher die prognostische Bedeutung einer prinzipiellen Lymphadenektomie im Rahmen der Tumorresektion beim Gallenblasenkarzinom, welche entsprechend dem Kommentar der S3-Leitlinie der Deutschen Gesellschaft für Verdauungs- und Stoffwechselerkrankungen sowie der Deutschen Gesellschaft für Allgemein- und Viszeralchirurgie die Lymphknotenstationen vom Leberhilus bis zum Truncus coeliacus umfassen sollte. Darüber hinaus zeigt diese Analyse aber auch, dass Langzeitüberleben selbst bei fortgeschrittener nodaler Disseminierung beim Gallenblasenkarzinom durch kurative Resektion möglich ist. Damit wird durch diese Studie unterstrichen, dass auch in fortgeschrittenen Tumorstadien bei Gallenblasenkarzinom ein radikaler chirurgischer Therapieansatz gerechtfertigt ist, wenn eine kurative Resektion erreicht werden kann.

Wenngleich die Veränderungen in der 7. Auflage der TNM-Klassifikation für das Gallenblasenkarzinom vergleichsweise gering ausfallen, so sind sie doch nicht unerheblich [1]. Insbesondere die Klassifikation der Metastasen in den zöliakalen, periduodenalen, peripankreatischen und Lymphknoten entlang der A. mesenterica superior als Fernmetastasen bedeutet eine Änderung gegenüber der 6. Auflage. Daher werden auch Patienten mit Metastasen in diesen Lymphknotenstationen in der 7. Auflage der TNM-Klassifikation in das

2.8 Was gibt es Neues bei Gallenblasen- und Gallengangskarzinomen?

Stadium IVB und somit das ungünstigste Tumorstadium eingeteilt. Als lokoregionäre Lymphknotenstationen gelten die Lymphknotenstationen des Ductus cysticus, Ductus hepaticus communis, der Vena portae und der A. hepatica. In der Einteilung der Tumorstadien wird im Wesentlichen die Unterteilung der Tumorstadien I und II nach der 6. Auflage der TNM-Klassifikation aufgehoben und eine Unterteilung der Tumorstadien III und IV in ein Unterstadium A und B vorgenommen. Dadurch wird jedem T-Stadium ein eigenes Tumorstadium zugeordnet, sofern keine nodale Disseminierung vorliegt. Darüber hinaus entspricht eine nodale Disseminierung in die regionären Lymphknoten einem Stadium IIIB unabhängig vom Primärtumorstadium und eine weitergehende Lymphknotenmetastasierung oder Fernmetastasierung einem Tumorstadium IVB. Ziel dieser Neuordnung der Stadiengruppierung ist eine bessere Korrelation mit der chirurgischen Resektabilität herzustellen. Darüber hinaus werden Tumore des Ductus cysticus zukünftig wie Gallenblasenkarzinome klassifiziert. Zukünftige Analysen werden zeigen, ob mit dieser neuen Stadieneinteilung die prognostische Genauigkeit der Tumorstadien weiterverbessert werden konnte.

Eine Studie des zurückliegenden Jahres aus Korea beschäftigt sich mit dem Rezidivmuster nach kurativer Resektion [11]. In dieser retrospektiven Untersuchung wurden 166 Patienten hinsichtlich des Rezidivmusters und des krankheitsfreien Überlebens analysiert, die zwischen 1994 und 2007 aufgrund eines Gallenblasenkarzinoms eine kurative Resektion erhalten hatten. Insgesamt entwickelten 53 Patienten im Nachbeobachtungszeitraum ein Tumorrezidiv, wobei das mediane Zeitintervall zwischen Resektion und Auftreten des Rezidivs 8 Monate (zwischen 2 und 80 Monaten) betrug. Erwartungsgemäß war das krankheitsfreie 1- und 3-Jahres-Überleben abhängig vom Tumorstadium und betrug im Stadium IA (n=27) jeweils 100 %, im Stadium IB (n=56) 92,9 % bzw. 75,7 %, im Stadium IIA (n=14) 71,4 % bzw. 55,1 %, im Stadium IIB (n=55) 64 % beziehungsweise 41,7 % und im Stadium III (n=14) jeweils 40,4 %. Das Rezidiv manifestierte sich bei den meisten Patienten als Metastasen in den retroperitonealen Lymphknoten (n=20; 27,8 %) oder innerhalb der Leber (n=16; 22,2 %).

15 Patienten (20,9 %) entwickelten ein Lokalrezidiv, wobei das Tumorrezidiv meist im Bereich des Leberhilus oder der biliodigestiven Anastomose detektiert wurde. Fernmetastasen in Organsystemen außerhalb des Abdomens traten lediglich bei fünf Patienten auf. Die Ergebnisse dieser Studie weisen darauf hin, dass die Rezidive des Gallenblasenkarzinoms meist lokoregionär auftreten. Dabei zählt eine nodale Manifestierung zu den häufigsten Lokalisationen, was die Bedeutung der lymphogenen Disseminierung für die Tumorprogression des Gallenblasenkarzinoms unterstreicht. Interessant sind die Ergebnisse auch hinsichtlich des therapeutischen Nutzens einer kurativen Resektion bei fortgeschrittenen Gallenblasenkarzinomen. Nach kurativer Resektion betrug in einem Tumorstadium III, also bei Tumoren mit einer Tumorausdehnung über die Gallenblase hinaus, noch über 40 %, welches unter Berücksichtigung der infausten Prognose nicht resezierter bzw. nicht resektabler Gallenblasenkarzinome als durchaus günstig anzusehen ist. In eine ähnliche Richtung weisen die Ergebnisse einer amerikanischen Studie [7]. In dieser retrospektiven Analyse wurden die Ergebnisse von 40 Patienten ausgewertet, die zwischen 1996 und 2009 aufgrund eines malignen Tumors eine kombinierte Leber- und Pankreasresektion erhalten hatten, wobei die Studienpopulation 9 Patienten mit lokal fortgeschrittenen und nodal disseminierten Gallenblasenkarzinomen beinhaltete. Bei den durchgeführten Leberteilresektionen handelte es sich bei 28 Patienten um eine (erweiterte) Hemihepatektomie, wohingegen bei 12 Patienten verschiedene Segmentresektionen durchgeführt worden waren. Die Pankreasresektionen umfassten bei 26 Patienten Pankreaticoduodenektomien und bei 14 Patienten Pankreasschwanzresektionen. Die postoperative Morbidität wird von den Autoren mit 35 % angegeben und keiner der eingeschlossenen Patienten ist während des postoperativen Verlaufs verstorben. Das 5-Jahres-Überleben der Patienten mit Gallenblasenkarzinom betrug 18 %, welches vergleichbar zu den Ergebnissen von 13 Patienten mit Cholangiokarzinomen war, welche ein 5-Jahres-Überleben von 24 % aufwiesen. Diese Studie belegt mit einer postoperativen Komplikationsrate, die bezogen auf das Ausmaß der Resektionen als eher gering einzustufen ist und zu keiner postoperativen Le-

talität geführt hat, dass solch ausgedehnte Resektionen sicher durchgeführt werden können. Allerdings dürfte eine sorgfältige Selektion geeigneter Patienten für den Erfolg und die Sicherheit solch ausgedehnter Resektionen gerade auch bei Patienten mit Gallenblasenkarzinomen von entscheidender Bedeutung sein. Darauf weisen das eher geringe Durchschnittsalter der Studienpatienten und die relativ hohen Mindestvolumina hin, welche von den Autoren für die Restleber gefordert wurden.

Insgesamt zeigen beide Analysen, dass ausgedehnte Resektionen im therapeutischen Gesamtkonzept des Gallenblasenkarzinoms erwogen werden können und gerade aufgrund der unzureichenden Behandlungsalternativen für die betroffenen Patienten eine Chance auf Langzeitüberleben und Kuration darstellen.

Die Autoren einer japanischen Arbeit entwickelten zur Einschätzung der Prognose nach kurativer Resektion ein neues Klassifikationssystem, welches in einer retrospektiven Analyse von 149 Patienten im Primärtumorstadium ≥ T2 ausgewertet wurde [15]. Die Klassifikation erfasst die Tumorausdehnung in die Leber und das hepatoduodenale Ligament sowie die nodale Disseminierung. In Abhängigkeit von der Anzahl der bei einem Tumor histopathologisch nachweisbaren Charakteristika wurden die Tumorstadien F0 bis F3 definiert, wobei in einem Tumorstadium F0 keines und in einem Stadium F3 alle drei Charakteristika bei einem Gallenblasenkarzinom vorhanden waren. Analysiert wurde dieses Klassifikationssystem vor allem bezüglich der prognostischen Bedeutung nach Resektion. Dabei konnten die Autoren zeigen, dass in der Gesamtpopulation das Langzeitüberleben zwischen den Gruppen F0, F1 und F2 signifikant unterschiedlich war. So betrug das 5-Jahres-Überleben von Patienten in den Tumorstadien F0 (n=50), F1 (n=38), F2 (n=38) und F3 (n=23) 69 %, 35 %, 5 % bzw. 0 %, wobei sich die Überlebensraten zwischen den Tumorstadien F0 und F1 (p < 0,0001) sowie F1 und F2 (p < 0,05) signifikant unterschieden. Wurde allerdings nur die Gruppe der Patienten mit R0-Resektionen (n=70) betrachtet, so bestand ein signifikanter Unterschied in den Überlebensraten lediglich zwischen den Gruppen F1 und F2 (5-Jahres-Überleben 63 % vs. 0 %; p < 0,0001) nicht jedoch zwischen Patienten mit Tumoren in den Gruppen F0 und F1 (%-Jahres-Überleben 78 % vs. 63 %; p=0,323). Darüber hinaus konnte in der multivariaten Analyse ein Tumorstadium F0 oder F1 als unabhängiger prognostischer Faktor für Langzeitüberleben identifiziert werden. Die Autoren unterstreichen somit mit ihrer Studie die Bedeutung der lokalen Tumorausdehnung und der nodalen Disseminierung für die Prognose von Patienten mit Gallenblasenkarzinom. Von Bedeutung dürften die Ergebnisse dieser Studie insbesondere für die Selektion von Patienten für ausgedehnte Resektionen sein, um Nutzen und Risiken einer Resektion besser beurteilen zu können. Nach den Ergebnissen dieser Studie sind die Erfolgsaussichten radikaler Resektionen bei lokal fortgeschrittenen und nodal disseminierten Tumoren zurückhaltend einzuschätzen. Allerdings muss hierbei auch in Betracht gezogen werden, dass vorangegangene Analysen bei lokal fortgeschrittenen und nodal disseminierten Tumoren durchaus Langzeitüberleben nach kurativen Resektionen berichtet haben, wenngleich die Prognose dieser Patienten natürlich insgesamt als ungünstiger als in früheren Tumorstadien einzuschätzen ist.

Unter dem Aspekt der Selektion geeigneter Patienten zur Resektion ist auch eine weitere koreanische Studie interessant [13]. In dieser Arbeit wurde die diagnostische Wertigkeit des ^{18}F-FDG PET-CT bei Gallenblasen- und Gallengangskarzinomen untersucht. Eingeschlossen wurden im Zeitraum von Dezember 2007 bis August 2008 insgesamt 99 Patienten, von denen 16 Patienten an einem Gallenblasenkarzinom erkrankt waren, wohingegen 17 Patienten ein intrahepatisches und 49 Patienten ein extrahepatisches Gallengangskarzinom aufwiesen. 17 Patienten wiesen eine benigne Grunderkrankung mit Beteiligung der Gallengänge auf, sodass die Studienpopulation insgesamt 82 onkologische Patienten umfasste. Analysiert wurden die Sensitivität und die Spezifität sowie der positive und negative prädiktive Wert für die Detektion des Primärtumors und regionaler Lymphknotenmetastasen sowie von Fernmetastasen. Die Auswertung konnte keine signifikanten Unterschiede zwischen ^{18}F-FDG PET-CT und CT in Bezug auf die Diagnose des Primärtumors belegen. Dagegen zeigte sich das ^{18}F-FDG PET-CT dem

2.8 Was gibt es Neues bei Gallenblasen- und Gallengangskarzinomen?

CT in der Detektion regionaler Lymphknotenmetastasen und von Fernmetastasen überlegen. So betrug der positive prädiktive Wert für den Nachweis von regionalen Lymphknotenmetastasen für das CT 77,5 %, wohingegen beim ^{18}F-FDG PET-CT 32 der 34 Patienten mit bildmorphologischem Verdacht auf regionale Lymphknotenmetastasen histologisch auch ein nodal disseminiertes Tumorstadium aufwiesen (p=0,04). Darüber hinaus war die Sensitivität des ^{18}F-FDG PET-CT in der Detektion von Fernmetastasen signifikant höher als beim CT. So betrug die Sensitivität des CTs 63,2 %, wohingegen im ^{18}F-FDG PET-CT 18 von 19 Patienten mit Fernmetastasierung identifiziert werden konnten (94,7 %; p=0,02). Somit könnte nach den Ergebnissen dieser Studie das ^{18}F-FDG PET-CT ein zusätzliches Diagnostikum bei Karzinomen der Gallenblase und der Gallengänge darstellen, das bei der Selektion von Patienten zur Resektion zur Anwendung kommen könnte. Der signifikant günstigere positive prädiktive Wert in der Detektion von regionalen Lymphknotenmetastasen legt nahe, dass sich das ^{18}F-FDG PET-CT insbesondere zum Ausschluss eines falsch positiven Verdachtes auf regionale Lymphknotenmetastasierung im CT eignet. Zur höheren Sensitivität in der Detektion von Fernmetastasen ist einschränkend anzumerken, dass der positive prädiktive Wert sich bei der Fernmetastasierung nicht signifikant zwischen beiden Untersuchungen unterscheidet. So wurde im ^{18}F-FDG PET-CT bei 3 Patienten und im CT bei 4 Patienten fälschlicherweise eine Fernmetastasierung diagnostiziert, was verdeutlicht, dass in Bezug auf die diagnostische Sicherheit des ^{18}F-FDG PET-CT an diesem Punkt durchaus Vorsicht geboten sein kann, insbesondere dann wenn dies zu einem Ausschluss von einem kurativen Therapieansatz führt. Auch muss angemerkt werden, dass die Detektionsrate von regionalen Lymphknotenmetastasen in dieser Studie mit 82,1 % außerordentlich gut ausfällt und weit über den Erfahrungen aus vorangegangenen Analysen liegt. Somit bleibt das ^{18}F-FDG PET-CT gegenwärtig ein diagnostisches Verfahren, welches im Einzelfall wichtige zusätzliche Informationen bei unklaren Befunden im CT bieten kann, jedoch noch nicht in die Routinediagnostik jedes Patienten integriert werden muss.

Eher enttäuschende Ergebnisse wurden im zurückliegenden Jahr über die Wirksamkeit neuer chemotherapeutischer Therapieansätze bei Gallenblasen- und Gallengangskarzinomen berichtet. Insbesondere konnte für den Thyrosinkinaseinhibitor Sorafenib keine vergleichbare Wirksamkeit bei diesen Tumorentitäten wie beim hepatozellulären Karzinom nachgewiesen werden. So wurde in einer Phase-II-Studie aus Italien die therapeutische Wirksamkeit von Sorafenib als Monotherapie bei Patienten mit nicht resektablen Gallenblasen- und Gallengangskarzinomen untersucht, wobei als primärer Endpunkt die Tumorkontrollrate 12 Wochen nach Therapiebeginn gewählt wurde [2]. Untersucht wurde ein Behandlungsschema, bei welchem Sorafenib in einer Dosierung von 400 mg zweimal täglich in einem 4-wöchigen Zyklus appliziert wurde. Die Studienpopulation umfasste insgesamt 46 Patienten, von denen 14 Patienten ein Gallenblasenkarzinom sowie 5 Patienten ein extrahepatisches und 27 Patienten ein intrahepatisches Gallengangskarzinom aufwiesen. Eine Toxizität, welche zu einer Dosisreduktion von 50 % beziehungsweise 75 % geführt hatte, entwickelten 10 Patienten (21,7 %). In der „Intention-to-treat-Analyse zeigte ein Patient eine partielle Response und 14 Patienten ein „stable disease", sodass in der gesamten Studienpopulation eine Tumorkontrollrate von 32,6 % 12 Wochen nach Therapiebeginn erreicht worden war. Das mediane progressionsfreie Überleben betrug 2,3 Monate (von 0 bis 12 Monaten) und es wurde ein medianes Gesamtüberleben von 4,4 Monaten (von 0 bis 22 Monaten) erzielt. Diese Ergebnisse sind sicherlich als enttäuschend zu werten und können die zum Teil hoffnungsvollen Erfahrungen aus präklinischen Tumormodellen nicht bestätigen. Dabei liegen die Ergebnisse dieser Studie auch teilweise deutlich unter den Resultaten, welche für konventionelle Chemotherapeutika bei diesen Tumorentitäten berichtet wurden. So lag die Response- und Tumorkontrollrate in einer gepoolten Analyse aus dem Jahr 2007 von 112 Studien bei 22,6 % bzw. 57,3 %. Allerdings waren auch bei einer Sorafenib-Monotherapie die Ergebnisse in einzelnen Subgruppen zum Teil günstiger. So war das mediane progressionsfreie und Gesamt-Überleben mit 5,7 Monaten beziehungsweise 8,8 Monaten bei Patienten mit einem ECOG 0 performance status signifikant günstiger als für Patienten mit einem ECOG I. Auch könnte möglicherweise die Wirksamkeit von Sorafenib durch die Kombination mit anderen Chemotherapeutika verbessert werden. Somit bleibt abzuwarten, ob die Ergebnisse dieser Studie in anderen Analysen bestätigt werden.

2 Gallengangskarzinome

Die Studien des zurückliegenden Jahres unterstreichen die Bedeutung der kurativen Resektion für das therapeutische Gesamtkonzept des zentralen Gallengangskarzinoms. Dabei bestätigen die retrospektiven Analysen von Patientenserien aus dem Jahr 2010 die Ergebnisse der großen Studien aus Asien, Europa und den USA, über die wir bereits in der Auflage des Vorjahres berichteten. So zeigt die Auswertung des Patientenguts der Universität Amsterdam, dass die Ergebnisse nach kurativer Resektion durch die Anwendung ausgedehnter En-bloc-Resektionen unter Einschluss einer Leberteilresektion signifikant verbessert wurden [20]. So stieg durch die verstärkte Anwendung ausgedehnter En-bloc-Leber- und Hilusresektionen die kurative Resektionsrate von 20 % auf 59 % und das 5-Jahres-Überleben von 20 % auf 33 %. In Bezug auf die therapeutische Wirksamkeit ausgedehnter Resektionen auch bei lokal fortgeschrittenen zentralen Gallengangskarzinomen ist besonders eine japanische Studie interessant [16]. In der Arbeit der Universität Nagoya wurden 50 Patienten, welche aufgrund eines lokal fortgeschrittenen zentralen Gallengangskarzinoms mit Infiltration von Pfortader und Leberarterie eine En-bloc-Resektion mit Gefäßresektion und -rekonstruktion zwischen 1997 und 2009 erhalten hatten, hinsichtlich der chirurgischen Ergebnisse und des Langzeitüberlebens retrospektiv analysiert. Die durchgeführten Leberteilresektionen wurden von den Autoren als Hemihepatektomie links bei 23 Patienten und als Trisektorektomie links bei 26 Patienten klassifiziert, wohingegen lediglich ein Patient eine Hemihepatektomie rechts unter Einschluss der Resektion des Lobus caudatus erhalten hatte. Die Resektionen der Pfortader waren in dieser Patientenserie sehr variabel und reichten von Keilresektionen am Abgang des linken Pfortaderastes bis hin zur vollständigen Resektion und Rekonstruktion des Pfortaderhauptstamms. Ebenso waren die Resektionen und Rekonstruktionen im Bereich der Leberarterie sehr unterschiedlich, wobei hier das Spektrum von Segmentresektionen der A. hepatica propria mit End-zu-End-Anastomosierungen bis hin zu vollständigen Resektionen und Rekonstruktionen der A. hep. propria reichte. Die chirurgische Radikalität war mit einer kurativen Resektionsrate von 66 % (n=33) durchaus Ergebnissen bei weniger ausgedehnten Tumoren vergleichbar und ist als gutes therapeutisches Resultat zu bewerten, insbesondere wenn man berücksichtigt, dass die meisten Patienten einen T4-Tumor aufwiesen, bei 25 Patienten Lymphknotenmetastasen detektiert wurden und bei 4 Patienten gar eine Fernmetastasierung vorlag. Die postoperative Letalitätsrate war mit 2 % (n=1) sehr gering und verdeutlicht somit, dass Gefäßresektionen im Rahmen großer Leberteilresektionen sicher durchführbar sind, ein Ergebnis, dass wir auch aus der eigenen Erfahrung mit diesem Patientengut bestätigen können. Das 1-, 3- und 5-Jahres-Überleben der Gesamtkohorte betrug 78,9 %, 36,3 % beziehungsweise 30,3 %, welches zwar signifikant ungünstiger war als bei Patienten ohne Gefäßresektion (p=0,013), allerdings unter Berücksichtigung des Tumorstadiums als durchaus günstig zu beurteilen ist. Bei Patienten, deren Resektion als kurativ klassifiziert wurde und bei denen keine Fernmetastasierung vorlag (n=30), fiel das 3- und 5-Jahres-Überleben sogar noch günstiger aus und betrug jeweils 40,7 %. Diese Studie belegt somit, dass auch lokal fortgeschrittene zentrale Gallengangskarzinome einem radikalen chirurgischen Therapieansatz zugänglich sind und somit auch aufwendige Gefäßresektionen und -rekonstruktionen bei selektionierten Patienten gerechtfertigt sind.

Ebenso interessant in Bezug auf die Behandlung von Patienten mit lokal fortgeschrittenen zentralen Gallengangskarzinomen sind die aktuellen Ergebnisse nach neoadjuvanter Radio-/Chemotherapie und Lebertransplantation der Mayo Clinic in Rochester, USA [17]. Wie die Arbeitsgruppe in der neusten Auswertung berichtete, wurden mittlerweile 120 Patienten aufgrund des Verdachts eines zentralen Gallengangskarzinoms mit einer Lebertransplantation behandelt, nachdem eine neoadjuvante Radio-/Chemotherapie nach dem Mayo-Clinic-Protokoll durchgeführt worden war. Insgesamt hatten seit 1993 184 Patienten das neoadjuvante Behandlungsprotokoll begonnen, wovon 64 Patienten allerdings aufgrund eines Tumorprogresses von der Transplantation ausgeschlossen werden mussten. Dabei konnte durch die Aufnahme der endoskopischen Ultraschallgestützten Aspirationsbiopsie der loko-regionären Lymphknoten in das diagnostische Protokoll die Rate von Patienten, die durch Befunde im Rahmen der Staging-Operation ausgeschlossen wurden, deutlich von 40 %–50 % auf unter 15 % reduziert werden. Das 5-Jahres-Überleben in der Intention-to-treat-Population betrug 54 %, wobei die 5-Jahres-Überlebensrate von Patienten mit zugrunde liegender PSC 61 % und bei Patienten ohne zugrunde liegende Hepatopathie 42 % betrug. Das 5-Jahres-Überleben nach Transplantation betrug 73 %, wobei auch nach Transplantation das Langzeitüberleben von Patienten mit zugrunde liegender PSC mit 79 % etwas günstiger ausfiel als bei Patienten ohne PSC, welche ein 5-Jahres-Überleben von 63 % aufwiesen. Ein Tumorrezidiv entwickelten 21 Patienten (18 %) nach einem mittleren Zeitraum von 25 Monaten nach Transplantation. Die Gefäßkomplikationen, insbesondere Stenosen mit und ohne Thrombosen der Pfortader, welche bereits in vorangegangenen Publikationen der Arbeitsgruppe berichtet wurden, werden mit 20 % beziffert. Dabei konnten nach Angaben der Autoren diese Spätkomplikationen alle mittels transluminaler Angioplastie erfolgreich behandelt werden, weshalb daraus kein Organverlust resultierte. Wenngleich auch mit der gegenwärtigen Publikation die Zweifel an den Ergebnissen der Arbeitsgruppe der Mayo Clinic nicht beseitigt werden können, insbesondere die Unsicherheit in Bezug auf die diagnostische Sicherheit des zentralen Gallengangskarzinoms, zeigt die neuerliche Analyse des Patientenguts, dass die Transplantation durchaus wieder als Teil des onkologischen Gesamtkonzeptes bei dieser Tumorentität angesehen werden kann. Da zunehmend auch in anderen Zentren, unter anderem in einigen deutschen Transplantationszentren, das zentrale Gallengangskarzinom nach adjuvanter Radio-/Chemotherapie wieder als Indikation zur Transplantation akzeptiert worden ist, wird die zukünftige Auswertung weiterer Patientenserien interessant bleiben.

Die wesentlichste Neuerung des Jahres 2010 für alle Entitäten der Gallengangskarzinome dürfte jedoch die Neufassung der TNM-Klassifikation darstellen [1]. Die 7. Auflage des TNM-Systems hebt die einheitliche Klassifikation der extrahepatischen Gallengangskarzinome auf und schafft separate Klassifikationen für die perihilären und die distalen Gallengangskarzinome, wobei die Einmündung des Ductus cysticus die Grenze zwischen den beiden Tumorentitäten darstellt. Aus klinischer Sicht erscheint dieses neue Konzept sinnvoll, da beide Tumorentitäten mit vollständig unterschiedlichen operativen Therapieansätzen behandelt werden. Werden die zentralen oder perihilären Gallengangskarzinome in aller Regel mit einer En-bloc-Hilus- und Leberteilresektion therapiert, so besteht die Therapie beim distalen Gallengangskarzinom meist aus einer Pankreatikoduodenektomie. Aber auch im Hinblick auf die Einteilung der lokoregionären Lymphknotenstation und -metastasen ist die neue Klassifikation von wesentlicher Bedeutung. Als regionäre Lymphknoten der perihilären Gallengangskarzinome gelten die hilären und pericholedochalen Lymphknoten des hepatoduodenalen Ligaments sowie die Lymphknotenstationen der Vena portae und der Arteria hepatica, wohingegen die Metastasen in den peripankreatischen Lymphknotenstationen als Fernmetastasen gewertet werden. Dagegen sind die regionären Lymphknotenstationen des distalen Gallengangskarzinoms die Lymphknoten des Ductus choledochus, der A. hepatica, die Lymphknoten in Richtung des Truncus coeliacus sowie die anterioren und posterioren pankreatikoduodenalen Lymphknoten, die entlang der V. mesenterica superior an der rechten lateralen Wand der A. mesenterica superior liegen. So könnte auch gerade aus dieser Neudefinition der lokoregionären Lymphknotenstationen eine bessere prognostische Diskreminierung der 7. Auflage der TNM-Klassifikation bei zentralen Gallengangskarzinomen resultieren.

Eine sehr interessante Arbeit des Jahres 2010 zum Thema Lymphknotendissektion bei extrahepatischen Gallengangskarzinomen kommt aus den USA [8]. Die Studie beschäftigte sich mit der Frage, welches Ausmaß der Lymphknotendissektion therapeutisch bei diesen Tumorentitäten sinnvoll ist. Insgesamt wurden 257 Patienten mit zentralem oder distalem Gallengangskarzinom retrospektiv untersucht, die zwischen 1987 und 2007 eine kurative Resektion erhalten hatten. Unter dem Gesichtspunkt des Ausmaßes einer adäquaten Lymphknotendissektion bei diesen Tumorentitäten ist vor allem die Analyse von 138 Patienten interessant, deren Resektion als kurativ und deren Lymphknotenstatus als pN0 klassifiziert worden war. In dieser Subgruppe konnten die Autoren eine positive lineare Korrelation zwischen der Anzahl an untersuchten Lymphknoten und dem krankheitsfreien Überleben nachweisen. Dabei ließ sich diese positive Korrelation auch bei einer separaten Betrachtung für die zentralen Gallengangskarzinome belegen. In einer weiteren Analyse versuchten die Autoren zu determinieren, ob die Anzahl der untersuchten Lymphknoten Einfluss auf das Langzeitüberleben nach kurativer Resektion bei Patienten mit nodal-negativen Tumoren besitzt. In dieser Analyse konnten die Autoren zeigen, dass bei nodal-negativen zentralen Gallengangskarzinomen ein signifikant günstigeres Langzeitüberleben erreicht werden konnte, wenn 7 oder mehr Lymphknoten untersucht worden waren. Die Autoren schlussfolgern aus den Ergebnissen ihrer Studie, dass eine Beurteilung des Lymphknotenstatus von zentralen Gallengangskarzinomen auf der Grundlage der Empfehlung der AJCC, welche mindestens 3 untersuchte lokoregionäre Lymphknoten fordert, zu einem unzureichendem Staging führt und daher einer ausgedehntere Lymphknotendissektion routinemäßig bei dieser Tumorentität durchgeführt werden sollte. Aus unserer Sicht bestätigen diese Ergebnisse das eigene Vorgehen, grundsätzlich eine vollständige Lymphadenektomie vom Leberhilus bis zum Truncus coeliacus durchzuführen. Allerdings sind weitere Studien zu der Fragestellung einer adäquaten Lymphknotendissektion beim zentralen Gallengangskarzinom erstrebenswert, um eine noch differenziertere Betrachtung dieses Aspekts der Therapie zu ermöglichen.

Mit einer weiteren interessanten chirurgisch-onkologischen Fragestellung beschäftigt sich eine Studie aus Japan, nämlich mit der Frage, ob bei einer in der Schnellschnittdiagnostik nachgewiesenen Tumorinfiltration des Resektionsrands am proximalen Gallengang eine Nachresektion onkologisch sinnvoll ist [19]. Die Autoren der Studie analysierten in ihrer Studie die Ergebnisse von insgesamt 8 Patienten, welche aufgrund eines positiven Absetzungsrandes in der intraoperativen Schnellschnittbefundung eine Nachresektion des Gallengangs erhalten hatten und danach als R0 klassifiziert worden waren. Verglichen wurden diese Ergebnisse mit Patienten, welche eine primär kurative Resektion erhalten hatten (n=275) und Patienten, deren Resektion als nicht-kurativ beurteilt worden war (n=20) sowie 134 Patienten, welche als nicht resektabel eingestuft und daher lediglich palliativ behandelt worden waren. Die Überlebensanalyse zeigt, dass Patienten, die eine Nachresektion erhalten hatten, keine günstigere Prognose hatten als Patienten, deren Resektion als nicht kurativ eingestuft worden war (p=0,294). Dagegen war das Überleben der Patienten, deren Resektion ohne Nachresektion als R0 klassifiziert wurde, mit einem 5-Jahres-Überleben von 37 % signifikant günstiger. Allerdings war das Langzeitüberleben von Patienten, deren Resektion als nicht kurativ klassifiziert worden war oder die eine Nachresektion erhalten hatten, signifikant günstiger als die Prognose von Patienten mit nicht resektablen Tumoren (p=0,0005). Die Autoren kommen aufgrund der Ergebnisse ihrer Studie zu der Schlussfolgerung, dass eine Nachresektion bei einer Tumorinfiltration des proximalen Gallengangsabsetzungsrandes möglicherweise keine prognostischen Vorteile bietet. Ein Verzicht auf eine Nachresektion wird allerdings auf der Basis der Studienergebnisse nicht gefordert, auch unter dem Verweis auf die insgesamt doch sehr geringe Anzahl an untersuchten Patienten. Trotz der methodischen Schwächen dieser Arbeit, insbesondere der geringen Patientenzahl in der Gruppe der nachresezierten Patienten, behandelt diese Arbeit einen interessanten Aspekt für die chirurgische Therapie des zentralen Gallengangskarzinoms. Technisch kann eine solche Nachresektion in manchen Fällen durchaus schwierig sein und unter Umständen die anschließende Rekonstruktion mittels biliodigestiver Anastomose erschweren. Somit mag diese Studie ein Argument darstellen im Einzelfall auf eine Nachresektion zu

2.8 Was gibt es Neues bei Gallenblasen- und Gallengangskarzinomen?

verzichten, wenn dadurch die Gefahr postoperativer Komplikationen erheblich gesteigert werden könnte. Allerdings sollten größere Studien die Ergebnisse der vorliegenden Analyse überprüfen, um den Wert der Nachresektion besser beurteilen zu können.

In einer Studie aus England wurde die diagnostische Wertigkeit des MRT beim zentralen Gallengangskarzinom untersucht [3]. Die Autoren analysierten an 26 Patienten die Übereinstimmung der präoperativen Befunde in dem mit Gadolinium durchgeführten MRT in Bezug auf die Tumorausdehnung entlang des Gallengangs sowie einer vaskulären Infiltration im Bereich der Pfortader und der Leberarterie mit den intraoperativen und histologischen Ergebnissen. In der Beurteilung der Tumorausdehnung entlang des Gallengangs fand sich bei 14 Patienten eine Übereinstimmung mit den intraoperativen und histologischen Befunden, wohingegen bei 4 Patienten eine Konkordanz nur mit den intraoperativen und bei 3 Patienten nur mit den histologischen Ergebnissen bestand. Bei 5 Patienten waren sowohl der intraoperative als auch der histologische Befund divergent zu den Ergebnissen im MRT. Eine Diskonkordanz wurde häufiger bei Patienten beobachtet, welche vor Durchführung des MRT eine Stentanlage erhalten hatten, wobei Patienten, die eine Übereinstimmung mit den intraoperativen nicht jedoch mit den histologischen Befunden aufwiesen, alle zuvor eine Stentanlage erhalten hatten und die Tumorausdehnung im MRT bei allen geringer eingestuft wurde als in der Histologie beschrieben. Ebenso hatten 4 der 5 Patienten, bei denen sowohl die intraoperativen als auch die histologischen Befunde nicht mit den Ergebnissen des MRT übereinstimmten, zuvor eine Stentanlage erhalten. Allerdings wurde durch die begleitende Entzündungsreaktion bei 3 Patienten die Tumorausdehnung im MRT überschätzt. Die Konkordanz der Befunde im MRT in Bezug auf eine Infiltration der Pfortader und der Leberarterie mit den intraoperativen und histologischen Ergebnissen war insgesamt noch günstiger als bei der Beurteilung der Tumorausdehnung im Bereich des Gallengangs. Die Beurteilung der Tumorausdehnung im MRT im Bereich des Pfortaderhauptstammes war in 22 von 26 Patienten mit den intraoperativen und histologischen Ergebnissen konkordant und in 19 von 21 Patienten im Bereich der A. hepatica propria (5 Patienten wiesen eine akzzessorische rechte Leberarterie auf und wurden daher bei der Beurteilung der A. hepatica propria nicht berücksichtigt.). In der Beurteilung des Pfortaderhauptstammes wurde im MRT bei 2 Patienten eine Tumorinfiltration vermutet, welche sich histologisch jedoch nicht bestätigte und bei einem Patienten bestand eine Gefäßinfiltration, welche im MRT nicht diagnostiziert worden war. Darüber hinaus bestand bei einem Patienten eine Übereinstimmung zwischen MRT und histologischem nicht jedoch dem intraoperativen Befund. Alle Patienten mit diskonkordanten Befunden im Bereich des Pfortaderhauptstammes hatten eine Stentanlage erhalten. Bei den beiden Patienten, welche diskonkordante Befunde im Bereich der A. hepatica propria aufwiesen, konnte einmal eine im MRT vermutete Infiltration histologisch nicht bestätigt werden und bei dem anderen Patienten war eine intraoperativ und histologisch nachgewiesene Infiltration im MRT nicht erkannt worden. Insgesamt bestätigt diese Untersuchung die diagnostische Wertigkeit der MRT mit gallengängigen Kontrastmitteln für das zentrale Gallengangskarzinom. Der Vorteil der MRT beziehungsweise MRC gegenüber der ERC liegt dabei neben dem nicht invasiven Charakter der Untersuchung in der gleichzeitigen Beurteilbarkeit der Tumorausdehnung im Bereich des Gallengangs und der angrenzenden vaskulären Strukturen. Die Ergebnisse dieser Studie zeigen jedoch auch, dass die MRC gerade bei Patienten, welche bereits einen Stent erhalten haben, zu Fehlbeurteilungen führen kann. Wünschenswert wäre es daher die MRC als erste diagnostische Maßnahme durchzuführen und anschließend selektiv den zu erhaltenden Leberanteil zu drainieren, um somit die präoperative Hypertrophie des verbleibenden Leberanteils weiterzubegünstigen.

Die wesentlichste Neuerung des Jahres 2010 für das intrahepatische Gallengangskarzinom dürfte die Neufassung der TNM-Klassifikation darstellen [1]. Zum ersten Mal wird in der 7. Auflage des TNM-Systems eine eigene Klassifikation für das intrahepatische Gallengangskarzinom geschaffen, was insbesondere von japanischen Autoren bereits seit langem gefordert wird, um dem unterschiedlichen biologischen Verhalten von hepatozellulären Karzinomen und Cholangiokarzinomen Rechnung zu tragen. Dabei werden die sehr seltenen kombinierten Hepato-Cholangio-Karzinome den intrahepatischen Gallengangskarzinomen zugerechnet. Die T-Kategorien der neu geschaffenen Klassifikation werden bestimmt durch die Anzahl der Tumore, die Gefäßinvasion und eine direkte extrahepatische Tumorausbreitung. Als prognostisch besonders ungünstige Tumorvariante wird der vor allem in Asien verbreitete primär periduktal infiltrierende Typ des intrahepatischen Gallengangskarzinoms abgegrenzt und aufgrund seiner ungünstigen Prognose als T4 klassifiziert (Tab. 1). Die lokoregionären Lymphknotenstationen werden zwischen Tumoren im rechten und linken Leberlappen unterschieden. So stellen die hilären, periduodenalen und peripankreatischen Lymphknoten für Tumore im Bereich des rechten Leberlappens und die hilären und gastrohepatischen Lymphknoten für Tumore im linken Leberlappen die lokoregionären Lymphknotenstationen dar. Lymphknotenmetastasen im Bereich der coeliacalen, paraaortalen und paracavalen Lymphknoten werden als Fernmetastasen (M1) angesehen. Grundsätzlich erscheint es sinnvoll die intrahepatischen Gallengangskarzinome in einer eigenen Klassifikation zu erfassen und somit von den hepatozellulären Karzinomen auch in diesem Punkt zu unterscheiden. Von Bedeutung könnte auch gerade die Prognose in den einzelnen Tumorstadien sein, um somit besser die individuelle Langzeitperspektive abschätzen zu können und möglicherweise eine Grundlage für die Empfehlung zu adjuvanten Therapiemaßnahmen zu erhalten.

In der Auflage des Vorjahres berichteten wir über die großen Serien aus Europa, USA und Asien, welche die zentrale Rolle der kurativen Resektion im onkologischen Gesamtkonzept des intrahepatischen Gallengangskarzinoms unterstrichen. Im zurückliegenden Jahr wurden zwei Studien publiziert, die sich mit den Ergebnissen nach chirurgischer bzw. interventioneller Therapie bei Rezidiven eines intrahepatischen Gallengangskarzinoms beschäftigen. Die Berliner Arbeitsgruppe analysierte eine Serie von 13 Patienten, die zwischen 2002 und 2008 aufgrund eines Rezidivs eines intrahepatischen Gallengangskarzinoms eine Re-Resektion und/oder eine Radiofrequenzablation (RFA) erhalten hatten [9]. Insgesamt wurden bei den Patienten dieser Kohorte 12 Re-Resektionen der Leber und 8 Radiofrequenzablationen durchgeführt. Nach einem medianen Nachsorgezeitraum von 28 Monaten nach der primären Leberteilresektion waren 6 Patienten verstorben, wohingegen 3 Patienten ohne Nachweis einer erneuten Tumormanifestation lebten. Das mediane Überleben aller eingeschlossenen Patienten betrug 51 Monate, mit einem 1- und 3-Jahres-Überleben nach der primären Leberteilresektion von 92 % bzw. 52 % und einer postoperativen Komplikationsrate von 7,6 %. Ähnliche Ergebnisse werden von einer italienischen Arbeitsgruppe berichtet [4]. Insgesamt wurden in dieser Studie 39 Patienten mit einem Tumorrezidiv nach Resektion analysiert. Von den

Tab. 1: TNM-Klassifikation für intrahepatische Gallengangskarzinome nach der 7. Auflage der TNM-Klassifikation des „American Joint Committee on Cancer"

TNM-Klassifikation	Charakteristika		
T1	Solitärer Tumor ohne Gefäßinfiltration		
T2a	Solitärer Tumor mit Gefäßinfiltration		
T2b	multiple Tumore, mit oder ohne Gefäßinfiltration		
T3	Tumor mit Perforation des viszeralen Peritoneums oder direkter Infiltration lokaler extrahepatischer Strukturen		
T4	Tumor mit periduktaler Invasion		
N0	Keine regionalen Lymphknotenmetastasen		
N1	Regionale Lymphknotenmetastasen		
M0	Keine Fernmetastasen		
M1	Fernmetastasen		
Tumorstadien			
Stadium I	T1	N0	M0
Stadium II	T2	N0	M0
Stadium III	T3	N0	M0
Stadium IVA	T4	N0	M0
	Jedes T	N1	M0
Stadium IVB	Jedes T	Jedes N	M1

eingeschlossenen Patienten wurden 15 Patienten mit einer palliativen Chemotherapie behandelt, wobei unterschiedliche meist Gemzitabine-basierte Protokolle zur Anwendung kamen, 6 Patienten erhielten eine Re-Resektion sowie 8 Patienten eine Radiofrequenzablation und 2 Patienten wurden mit einer Strahlentherapie behandelt. 16 Patienten hatten keine spezifische Behandlung des Tumorrezidivs erhalten. Die 3-Jahres-Überlebensrate betrug bei Patienten, die eine Behandlung des Rezidivs erhalten hatten, 60 % gegenüber 0 % bei unbehandelten Patienten, wobei der Überlebensunterschied zwischen beiden Gruppen statistisch signifikant war (p < 0,01). Parallel zu den Langzeitüberlebensraten zeigte sich auch im medianen Überleben mit 66,6 Monaten vs. 20,7 Monaten ein deutlicher Unterschied zwischen behandelten bzw. unbehandelten Patienten. Die Ergebnisse dieser beiden Studien zeigen, dass eine spezifische Therapie des Tumorrezidivs bei intrahepatischen Gallengangskarzinomen sinnvoll sein kann. Dabei kann bei selektionierten Patienten ein radikaler chirurgischer Therapieansatz erwogen werden, der bei einzelnen Patienten zu Langzeitüberleben führen kann. Die Studien verdeutlichen aber auch die Schwierigkeiten im Umgang mit diesem heterogenen Patientengut und die Notwendigkeit unter Berücksichtigung unterschiedlichster Therapieoptionen ein individuelles Behandlungsregime zu entwickeln.

Unter dem Aspekt palliativer Therapiemaßnahmen bei intrahepatischen Gallengangskarzinomen, stellt eine amerikanische Analyse zur Wirksamkeit der Chemoembolisation in dieser Tumorentität eine interessante Studie dar [10]. Insgesamt umfasste die Studienpopulation 62 Patienten, von denen 37 Patienten ein histologisch gesichertes Gallengangskarzinom aufwiesen, wohingegen 25 Patienten ein schlecht differenziertes Adenokarzinom eines unbekannten Primarius hatten, welches mit hoher Wahrscheinlichkeit auch einem Gallengangskarzinom entsprach. Das Chemoembolisat enthielt 10 mg Mitomycin C, 50 mg Doxorubicin und 100 mg Cisplatin. Ein Zyklus umfasste dabei die vollständige Embolisation des Tumors, wobei bei einem intrahepatischen Tumorprogress weitere Zyklen angeschlossen wurden, sodass insgesamt 165 Chemoembolisationen an den 62 Studienpatienten durchgeführt wurden. Aufgrund unzureichender Nachsorgedaten mussten von der weiteren Analyse 17 Patienten ausgeschlossen werden, sodass insgesamt 45 Patienten ausgewertet werden konnten. Bei 5 Patienten (11 %) konnte eine Tumorregression und bei 29 Patienten (64 %) ein „stable disease" bei der initialen Responseevaluation nachgewiesen werden. Dagegen zeigte sich bei 11 Patienten (24 %) eine Tumorprogression. Das mediane Überleben vom Zeitpunkt der Chemoembolisation betrug 15 Monate, mit einem 1-, 2- und 3-Jahres-Überleben von 61 %, 27 % beziehungsweise 8 %. Die Studie zeigt, dass die Chemoembolisation auch beim intrahepatischen Gallengangskarzinom erwogen werden kann. Dass bei 11 % der ausgewerteten Patienten eine Tumorregression beobachtet werden konnte, könnte ein Hinweis darauf sein, dass die Chemoembolisation bei einzelnen Patienten möglicherweise ein „Down Staging" bewirken kann, womit einzelne initial nicht resektable Tumore womöglich einer Resektion zugeführt werden könnten. Möglicherweise stellt somit die Chemoembolisation über die palliative Situation hinaus eine Möglichkeit dar, die Resektabilität bei dieser Tumorentität zu erhöhen.

Eher günstige Ergebnisse berichtet auch eine Studie zur Wirksamkeit von Bevacizumab und Erlotinib bei Patienten mit Gallengangs- und Gallenblasenkarzinomen [14]. Insgesamt wurden in diese Phase-II-Studie 53 Patienten eingeschlossen, von denen 49 Patienten ausgewertet werden konnten. Untersucht wurde die Wirksamkeit der Kombination aus Bevacizumab und Erlotinib, wobei die Responserate den primären Endpunkt bildete. Von den 49 ausgewerteten Patienten wiesen 9 Patienten (18 %) eine „partial response" und 25 Patienten (51 %) ein „stable disease" auf, wohingegen bei 15 Patienten (31 %) eine Tumorprogression nachgewiesen wurde. Von den 9 Patienten mit „partial response" wiesen 6 Patienten eine verlängerte Response auf, wobei die mediane Responsedauer 8,4 Monate betrug. Das mediane Gesamtüberleben betrug 9,9 Monate. Wenngleich auch die Ergebnisse dieser Studie die schwere Zugänglichkeit der Gallengangskarzinome für chemotherapeutische Therapieansätze bestätigen, weisen die Responseraten doch daraufhin, dass neue Chemotherapeutika einen Schlüssel für verbesserte

Behandlungserfolge bei diesen Tumorentitäten darstellen könnte. Dabei sollte der Fokus zukünftiger Untersuchungen nicht nur auf palliative Therapieansätze konzentriert sein, sondern auch die Anwendung neuer Behandlungsprotokolle in der adjuvanten Situation berücksichtigen, um die Ergebnisse nach Resektion weiterzuverbessern.

Literatur

[1] AJCC (American Joint Committee on Cancer): Cancer staging manual. Edge SB, Byrd DR, Carducci MA, et al (eds). 7th edn. Springer, New York 2009

[2] Bengala C, Bertolini F, Malavasi N, Boni C, Aitini E, Dealis C, Zironi S, Depenni R, Fontana A, Del Giovane C, Luppi G, Conte P: Sorafenib in patients with advanced biliary tract carcinoma: a phase II trial. Br J Cancer 2010; 102: 68–72. [EBM IIb]

[3] Chryssou E, Guthrie JA, Ward J, Robinson PJ: Hilar cholangiocarcinoma: MR correlation with surgical and histological findings. Clin Radiol 2010; 65. 781–788. [EBM III]

[4] Ercolani G, Vetrone G, Grazi GL, Aramaki O, Cescon M, Ravaioli M, Serra C, Brandi G, Pinna AD: Intrahepatic cholangiocarcinoma: primary liver resection and aggressive multimodal treatment of recurrence significantly prolong survival. Ann Surg 2010; 252: 107–114. [EBM III]

[5] Glauser PM, Srub D, Käser SA, Mattiello D, Rieben F, Meurer CA: Incidence, management, and outcome of incidental gallbladder carcinoma: analysis of the database of the Swiss association of laparoscopic and thoracic surgery. Surg Endosc 2010; 24: 2281–2286. [EBM III]

[6] Goetze TO, Paolucci V: Adequate extent in radical re-resections of incidental gallbladder carcinoma: analysis of the German Registry. Surg Endosc 2010; 24: 2156–2164. [EBM III]

[7] Hemming AW, Magliocca JF, Fujita S, Kayler LK, Hochwald S, Zendejas I, Kim RD: Combined resection of the liver and pancreas for malignancy. J Am Coll Surg 2010; 210: 808–814. [EBM III]

[8] Ito K, Ito H, Allen PJ, Gonen M, Klimstra D, D'Angelica MI, Fong Y, DeMatteo RP, Brennan MF, Blumgart LH, Jarnagin WR: Adequate lymph node assessment for extrahepatic bile duct adenocarcinoma. Ann Surg 2010; 251: 675–681. [EBM III]

[9] Kamphues C, Seehofer D, Eisele RM, Denecke T, Pratschke J, Neumann UP, Neuhaus P: Recurrent intrahepatic cholangiocarcinoma: single-center experience using repeated hepatectomy and radiofrequency ablation. J Hepatobiliary Pancreat Sci 2010; 17: 509–515. [EBM III]

[10] Kiefer MV, Albert M, McNally M, Robertson M, Sun W, Fraker D, Olthoff K, Christians K, Pappas S, Rilling W, Soulen MC: Chemoembolization of intrahepatic cholangiocarcinoma with Cisplatinum, Doxorubicin, Mitomycin C, Ethiodol, and polyvinyl alcohol. Cancer 2010. Epub ahead of print. [EBM III]

[11] Kim WS, Choi DW, You DD, Ho CY, Heo JS, Choi SH: Risk factors influencing recurrence, patters of recurrence, and efficacy of adjuvant therapy after radical resection for gallbladder carcinoma. J Gastrointest Surg 2010; 14: 679–687. [EBM III]

[12] Kohya N, Kitahara K, Miyazaki K: Rational therapeutic strategy for T2 gallbladder carcinoma based on tumor spread. World J Gastroenterol 2010; 28: 3567–3572.

[13] Lee SW, Kim HJ, Park JH, Park WK, Cho YK, Sohn CI, Jeon WK, Kim BI: Clinical usefulness of 18F-FDG PET-CT for patients with gallbladder cancer and cholangiocarcinoma. J Gastroenterol 2010; 45: 560–566. [EBM III]

[14] Lubner SJ, Mahoney MR, Kolesar JL, LoConte NK, Kim GP, Pitot HC, Philip PA, Picus J, Young WP; Horvarth L, Hazel GV, Erlichmann CE, Holen KD: Report of a multicenter phase II trial testing a combination of biweekly Bevicizumab and daily Erlotinib in patients with unresectable biliary tract cancer: a phase II consortium study. J Clin Oncol 2010; 28: 3491–3497. [EBM IIb]

[15] Miura F, Asano T, Amano H, Toyota N, Wada K, Kato K, Takada T, Takami H, Ohira G, Matsubara H: New prognostic factor influencing long-term survival of patients with advanced gallbladder carcinoma. Surgery 2010; 148: 271–277. [EBM III]

[16] Nagino M, Nimura Y, Nishio H, Ebata T, Igami T, Matsushita M, Nishikimi N, Kamei Y: Hepatectomy with simultaneous resection of the portal vein and hepatic artery for advanced perihilar cholangiocarcinoma. Ann Surg 2010; 252: 115–123

[17] Rosen CB, Heimbach JK, Gores GJ: Liver transplantation for cholangiocarcinoma. Transpl Int 2010; 23: 692–697. [EBM III]

[18] Sakata J, Shirai Y, Wakai T, Ajioka Y, Hatakeyama K: Number of positive lymph nodes independently determines the prognosis after resection in patients with gallbladder carcinoma. Ann Surg Oncol 2010; 17: 1831–1840. [EBM III]

[19] Shingu Y, Ebata T, Nishio H, Igami T, Shimoyama Y, Nagino M: Clinical value of additional resection of a margin-positive proximal bile duct in hilar cholangiocarcinoma. Surgery 2010; 147: 49–56. [EBM III]

[20] van Gulik TM, Kloek JJ, Ruys AT, Busch OR, van Tienhoven G, Lameris JS, Rauws EA, Gouma DJ. Improved treatment results in hilar cholangiocarcinoma after transition to more extensive procedure: 20 years experience AMC. Ned Tijdschr Geneeskd 2010; 154: A1815. [EBM III]

2.8 Was gibt es Neues bei Gallenblasen- und Gallengangskarzinomen?

2.9 Was gibt es Neues in der laparoskopischen Chirurgie?

Standards und Trends

B. Geissler und M. Anthuber

1 Einleitung

Mit Einführung der Videolaparoskopie 1980 durch Semm kam es, nach initialer Skepsis, zu einer flächendeckenden Verbreitung dieser neuen Operationstechnik. Innerhalb von 15 Jahren wurde, beginnend mit der laparoskopischen Cholezystektomie, von 1985 bis heute nahezu jede viszeralchirurgische Operation bis hin zur Whipple'schen Operation und Hemihepatektomie laparoskopisch durchgeführt. In den anfänglich durchgeführten Studien an meist kleinen Patientenkollektiven zeigten sich durchaus Vorteile für die minimalinvasive Chirurgie. Neben der verbesserten Ästhetik durch kleinere Schnittführungen waren dies insbesondere der verminderte postoperative Schmerz, geringere Komplikationsraten (v.a. hinsichtlich Wundheilungsstörungen), eine kürzere Krankenhausverweildauer und eine schnellere Wiedereingliederung in die Arbeitswelt. Noch bevor vergleichende Studien über Surrogatparameter hinaus die Vorteile der minimal-invasiven OP-Technik unzweifelhaft belegen konnten, war die laparoskopische Cholezystektomie schon zum Goldstandard geworden. In der Folge wurden minimal-invasive OP-Techniken auch zunehmend in der operativen Versorgung von Leistenhernien und der akuten Appendizitis angewandt, wobei man jedoch bis heute nicht davon ausgehen kann, dass das minimal-invasive Vorgehen bei diesen Indikationen den Status des Goldstandards erreicht hat. Dies gilt allenfalls noch für die laparoskopische Fundoplikatio zur Behandlung der gastroösophagealen Refluxkrankheit. In den vergangenen 10 Jahren ist zudem die bariatrische und kolorektale Chirurgie zum bevorzugten Anwendungsgebiet der laparoskopischen Technik geworden [86]. Mittlerweile gibt es auf dem Gesamtgebiet der Allgemein- und Viszeralchirurgie minimal-invasive Therapieansätze, die hier im Folgenden vorgestellt und kritisch diskutiert werden sollen.

2 Ösophagus und gastroösophagealer Übergang

2.1 Refluxkrankheit

2.1.1 Leitlinien der SAGES (Society of American Gastrointestinal and Endoscopic Surgeons)

Basierend auf 448 Studien, gab die SAGES zur chirurgischen Behandlung der GERD (Gastroösophageale Refluxkrankheit) 2010 folgende Empfehlungen ab [105]:

- Eine chirurgische Antirefluxtherapie erfordert einen objektiven Refluxnachweis. Hierzu zählen entweder ein pathologischer Befund bei der Endoskopie (Ösophagitis, Barett Ösophagus oder peptische Striktur) und/oder eine pathologische 24-Stunden-pH-Metrie. Zur Impedanz-Messung gibt es noch keine Empfehlung. Die Manometrie hingegen scheint entbehrlich [68].
- Eine Indikation zur Operation besteht bei unbefriedigender Medikamentenwirkung (inadäquate Symptomkontrolle, Volumenreflux, Nebenwirkungen der magensäureblockierenden Medikation), Komplikationsstadien (Barrett-Ösophagus, peptische Striktur) oder

extraösophagealen Manifestationen (Asthma, Heiserkeit, Brustschmerzen etc.)
- Das Alter per se ist keine Kontraindikation für eine Fundoplikatio.
- Das Langzeitergebnis einer Fundoplikatio ist schlechter bei fehlendem präoperativem Ansprechen auf Protonenpumpenhemmer und Patienten mit Depressionen.
- Im Vergleich zur medikamentösen Therapie liegt der Vorteil der Operation in einer anatomischen Wiederherstellung der mechanischen Antirefluxbarriere. In der Hand erfahrener Operateure ist die Morbidität gering und die Gesamttherapiekosten nach Operation sind niedriger als mit medikamentöser Dauertherapie.
- Re-Eingriffe sollten in spezialisierten Zentren vorgenommen werden.
- Die laparoskopische ist der offenen Fundoplikatio hinsichtlich Komplikationsrate, Verweildauer und Rückkehr zu Alltagstätigkeiten eindeutig überlegen.
- Bei vergleichbar guter Refluxkontrolle ist die Fundoplikatio nach Toupet in den ersten 5 Jahren mit einer geringeren Dysphagierate und einer niedrigeren Re-Operationsrate assoziiert als die Fundoplikatio nach Nissen. Bei retrospektiven Langzeitkontrollen hingegen scheint die Nissen-Manschette eine dauerhaftere Refluxbarriere darzustellen.
- Die kurzen Magengefäße zur Milz sollten durchtrennt werden, wenn ansonsten keine spannungsfreie Manschette angelegt werden kann.
- Bei Patienten mit einem BMI > 40 kg/m^2 mit GERD ist anstatt einer Fundoplikatio ein Gastricbypass die Methode der Wahl.
- Das Platzieren eines dicklumigen Magenschlauches zur Kalibrierung der Manschettenweite reduziert die postoperative Dysphagierate, ist jedoch mit dem geringen Risiko (1,2 %) einer Ösophagusperforation verbunden.
- Postoperativer Zwerchfellstress (z.B. Erbrechen, Würgen, Aufstoßen) sollte unbedingt vermieden werden, um eine Insuffizienz der Fundoplikatio und der Hiatoplastik zu verhindern.
- Re-Eingriffe sind sicher und effektiv, sollten jedoch nur von erfahrenen Chirurgen vorgenommen werden.
- Die Antirefluxchirurgie führt objektiv nachweisbar zu einer Normalisierung des unteren Ösophagussphinkterdruckes und der pH-Metrie, und subjektiv zu höherer Patientenzufriedenheit und Lebensqualität. Während typische Symptome meist verschwinden, können atypische Symptome länger persistieren. Längerfristig nehmen zwischen 5,8 und 62 % (überwiegende Studien < 20 %) der Patienten wieder Protonenpumpenhemmer ein. Hierüber muss der Patient präoperativ informiert werden.
- Die Auswirkungen einer Fundoplikatio auf einen Barrett-Ösophagus sind nicht vorhersagbar, so dass die endoskopische Überwachungspflicht bestehen bleibt. Nach histologischer Eradikation (z.B. EMR, ESD) eines Barrett-Ösophagus kann eine Fundoplikatio sinnvoll sein.

2.1.2 Nissen- vs. Toupet-Manschette

Die Frage, ob die partielle posteriore (270°) Fundoplikatio nach Toupet der totalen Fundoplikatio (360°) nach Nissen in der Behandlung der GERD überlegen ist, wird seit langem kontrovers diskutiert. Nach wie vor ist die Nissen-Fundoplikatio das meistgewählte Operationsverfahren in der Antirefluxchirurgie [116].

In einer Metaanalyse von 7 randomisiert-kontrollierten Studien stellten Broeders et al. fest, dass 388 Patienten, die eine Toupet-Manschette erhalten hatten, den 404 Patienten mit Nissen-Fundoplikatio bezüglich Dysphagierate, Reinterventionsrate (OP bzw. Dilatation), Aufstoßen und „gas bloating" überlegen waren bei vergleichbarer Refluxkontrolle [13].

Zu einem ähnlichen Ergebnis kommen Shan et al. in einem Review von 4 252 Nissen- und 1 984 Toupet-Patienten [100]. Die Reoperationsrate betrug nach Nissen 4,4 % und nach Toupet 3,68 %. Sie stellten interessanterweise fest, dass bei Reoperationen nach Nissen-Fundoplikatio häufig die Manschette nach intrathorakal herniert ist, während dies nach Toupet nicht der Fall ist. Sie führen dies auf die Fixierung der Toupet-Manschette an den Zwerchfellschenkel zurück und propagieren auch bei Nissen-Fundoplikatio eine Fixierungsnaht zwischen Manschette und Zwerchfell [100].

Für die Alltagspraxis empfehlen von Rahden und Germer, dass jeder Chirurg das von ihm am besten beherrschte Verfahren verwenden sollte, obwohl natürlich diese Daten von aktuell höchstem Evidenzgrad zugunsten der OP-Technik nach Toupet für die Zukunft zur Kenntnis genommen werden müssen [116].

2.1.3 Wiederholungseingriffe

Während Patienten nach Fundoplikatio mit mildem Rezidiv meist gut konservativ behandelt werden können, ist bei 3–6 % der Patienten eine Re-Operation erforderlich [80]. Häufigste Gründe hierfür sind starker Volumenreflux und Dysphagie. Die Diagnostik umfasst neben Gastroskopie, Manometrie und pH-Metrie eine Durchleuchtung. Als Ursache kommen neben einer Fehldiagnose vor dem Primäreingriff eine zu enge oder zu lockere Manschette, die unzureichende Mobilisierung eines verkürzten Ösophagus oder eine zu enge Hiatoplastik infrage. Wiederholungseingriffe sind komplex und sollten von erfahrenen Operateuren als „first case of the day" vorgenommen werden [80]. Zunächst werden unter intraoperativer Gastroskopie Verwachsungen und die vorhandene Manschette aufgelöst und die ursprüngliche Anatomie weitestgehend wiederhergestellt. Ansonsten entspricht das Vorgehen dem des Primäreingriffs, wobei das chirurgische Repertoire von partieller Fundoplikatio über Myotomie bis hin zu Roux-en-Y-Bypass bei adipösen Patienten und als ultima ratio sogar Ösophagektomie reichen sollte [80]. Besonderes Augenmerk ist auf Verletzungen von Ösophagus und Magen zu richten, die intraoperativ erkannt und übernäht werden müssen. Mit diesem Vorgehen können in spezialisierten Zentren bei über 80% der Patienten gute bis exzellente Ergebnisse erzielt werden.

2.2 Paraösophageale Hernie

Während Publikationen über die Versorgung paraösophagealer Hernien (PEH) meist nur von Einzelfällen oder kleinen Patientenzahlen berichteten, gibt es jetzt zwei große Serien aus Pittsburgh und Augsburg. Luketich et al. haben in einem 11-Jahres-Zeitraum 662 Patienten mit PEH operiert, davon 98,5 % laparoskopisch [61]. Im Mittel waren 70 % des Magens herniert. Um den bei PEH verkürzten Ösophagus zu „verlängern", wendeten sie in den ersten Jahren bei 86 % eine Collis-Gastroplastik an. Durch konsequentes mediastinales Mobilisieren des Ösophagus sank diese Rate in den letzten Jahren auf 53 %. Eine Mesh-Augmentierung wurde bei 13 % vorgenommen. Die Letalität betrug 1,7 %. 15,7 % der Patienten hatten radiologische Rezidive, waren jedoch meist beschwerdefrei, sodass hiervon nur 3,2 % reoperiert werden mussten [61]. Risikofaktoren für Rezidive waren Alter < 70 Jahre, BMI > 35 kg/m^2 und Mesh-Implantation. Hierbei dürfte es sich um statistische Phänomene handeln, da junge Patienten das Zwerchfell stärker belasten und ein Mesh vor allem bei Patienten mit großen Hernien und schwachen Zwerchfellschenkeln implantiert wird.

Geissler et al. haben in einer großen deutschen Serie 103 PEH-Patienten in 5 Jahren laparoskopisch operiert [29]. Durch weit nach mediastinal reichendes Mobilisieren des Ösophagus konnte der gastroösophageale Übergang stets nach intraabdominal verlagert werden, sodass bei keinem Patienten eine Collis-Gastroplastik nötig war. Bei 45 % der Patienten wurde die hintere Hiatoplastik mit einem leichtgewichtigen, grobmaschigen Kunststoffnetz augmentiert. Kriterien hierfür waren eine Herniengröße über 8 cm, schwache Zwerchfellschenkel, Einrisse oder Entlastungsinzisionen am Zwerchfell und Rezidivhernien. Da der Einsatz von Klammern am Hiatus zu schweren Komplikationen führen kann [67], wurde die Netzfixierung erfolgreich mittels Naht und zusätzlicher Fibrinklebung vorgenommen. Bei einer Letalität von 1 % betrug die Liegedauer 5,6 Tage. Nach einer Nachbeobachtungszeit von durchschnittlich 27 Monaten stieg die Lebensqualität in der validierten Evaluation nach Eypasch von präoperativ 108 auf 119 an (max. 144) und lag damit im Bereich der Normalbevölkerung [29].

2.3 Achalasie und Epiphrenisches Divertikel

Mit einer Inzidenz von 1–3/100 000 tritt vornehmlich bei 20–40-Jährigen eine Achalasie auf. Aufgrund einer neurodegenerativen Erkrankung ist die Relaxation des unteren Ösophagussphinkters vermindert. Hierdurch kommt es zu einer prästenotischen Erweiterung des Ösophagus und zu epiphrenischen Divertikeln [88]. Goldstandard der Diagnostik ist die Manometrie wobei typischerweise eine fehlende bzw. sekundäre Peristaltik der distalen Speiseröhre bei fehlender Relaxation des unteren Ösophagussphinkters vorliegt [88]. Campos et al. verglichen in einem Review von 105 Artikeln und insgesamt 7 855 Patienten die endoskopischen mit den chirurgischen Therapieverfahren [15]. Nach endoskopischer Injektion von Botulinum-Toxin waren nach 1, 6 bzw. 12 Monaten 79 %, 53 % bzw. 41 % der Patienten beschwerdefrei. Die pneumatische Ballondilatation führte nach den gleichen Zeitabständen zu einer Symptomfreiheit bei 85 %, 74 % bzw. 68 % und war damit länger wirksam als die Botulinum-Injektion [15]. Demgegenüber waren 3 086 operierte Patienten aus 39 Studien nach im Mittel 36 Monaten zu 90 % dysphagiefrei. Eine gleichzeitige Fundoplikatio senkte die Refluxrate von 32 auf 9 % [15]. In Anbetracht dieser eindeutigen Datenlage empfehlen die Autoren bei Achalasie primär eine laparoskopische Myotomie mit Fundoplikatio. Die früher übliche konservative Initialtherapie mit dreimaliger pneumatischer Ballondilatation oder Botulinuminjektion verursacht hingegen Vernarbungen und erhöht damit das Perforationsrisiko bei der Operation [15].

Operationstechnisch werden bei der Heller-Myotomie (1913 vom dt. Chirurgen Heller beschrieben) ca. 6 cm des Ösophagus und 2–3 cm der Cardia seromuskulär gespalten [79, 88]. Eine intraoperative Gastroskopie erleichtert über die Dehnung der Speiseröhrenwand die Präparation und hilft Mukosadefekte primär zu erkennen. Die Frage der optimalen Form der Fundoplikatio wurde kontrovers diskutiert. Eine komplette Nissen-Manschette kann aufgrund der Peristaltikstörung des Ösophagus durch Überkorrektur Retention und Dysphagie verursachen. Eine posteriore Toupet-Manschette hält die Myotomie offen und verhindert sicher den Reflux. Die meisten Autoren sowie die SAGES präferieren jedoch die ventrale Fundoplikatio nach Dor, da zusätzlich zur Refluxkontrolle auch die freiliegende Schleimhaut im früh postoperativen Verlauf suffizient abgedeckt wird [79, 88].

Das chirurgische Management bei epiphrenischem Divertikel stellten Kilic et al. in einem Review von 10 Studien vor [47]. Eine Operationsindikation besteht bei symptomatischen Patienten, wobei anamnestisch insbesondere auch respiratorische Symptome als Folge von Aspirationen erfragt werden sollten [104]. Da nur 10 % der asymptomatischen Patienten jemals Beschwerden entwickeln werden und die Eingriffe eine nicht unerhebliche Morbidität aufweisen, ist hier ein abwartendes Verhalten gerechtfertigt [104]. Während früher meist der thorakale Zugang üblich war, wird er heute allenfalls bei sehr hohen Divertikeln verwendet [104]. 86 % der Operationen werden mittlerweile laparoskopisch vorgenommen, da bei diesem Zugang das Klammernahtgerät für die Divertikulotomie winkelgünstig parallel zur Ösophagusachse eingebracht werden kann [104]. Das Review zeigte, dass bei 74 % der Patienten neben der Divertikulotomie noch eine Myotomie und Fundoplikatio vorgenommen wurde [47]. Indikation und Ausmaß der Myotomie werden uneinheitlich diskutiert. Da manometrische Langzeituntersuchungen bei 75–100 % der Patienten mit epiphrenischen Divertikeln eine Motilitätsstörung des Ösophagus nachwiesen [104], empfehlen die meisten Autoren generell eine Myotomie von der Kardia bis zum Divertikelhals [47]. Als Fundoplikatio sind Dor, Toupet und Nissen gebräuchlich mit leichtem Übergewicht für die ventrale Dor-Fundoplikatio. Die Morbidität liegt je nach Studie zwischen 0 und 50 %, ca. 14 % der Patienten entwickeln Leckagen, die therapeutisch hohe Anforderungen stellen [47].

2.4 Ösophaguskarzinom

Von Cuschieri et al. wurden 1992 erstmals eine minimal-invasive thorakoskopische Ösophagusoperation vorgenommen [20]. Verschiedenste Ansätze versuchten seither das Zugangstrauma weiter zu minimieren. Als Einhöhleneingriff ist die laparoskopische transhiatale Ösophagektomie möglich, während als Zwei- bzw. Dreihöhleneingriffe alle Kombinationen von Laparoskopie/Laparotomie mit Thorakoskopie/Thorakotomie und zervikaler/intrathorakaler Anastomose praktiziert werden [22, 85]. In spezialisierten Zentren wie in Pittsburgh konnten bisher über 500 Patienten mit Ösophaguskarzinomen minimal-invasiv operiert werden

[58]. Durch standardisiertes Vorgehen (aktuell laparoskopisch-thorakoskopisch mit intrathorakaler Anastomose nach Ivor Lewis) konnten exzellente Ergebnisse mit einer Insuffizienzrate von 3% und einer Letalität von 1,5 % erreicht werden [58, 85]. Zur Evaluation des Stellenwertes der minimalinvasiven Ösophaguschirurgie haben Decker und Lerut aus Belgien in einem systematischen Review 128 Studien mit insgesamt 1 932 Patienten ausgewertet [22]. Durchschnittlich lag die Morbidität bei 46 %, die Letalität bei 2,9 % und die pulmonale Komplikationsrate bei 22 % und war damit nicht besser, als nach konventioneller Ösophaguschirurgie in erfahrenen Zentren. Mit im Mittel nur 14 wurden deutlich weniger Lymphknoten entfernt als bei konventionellen Eingriffen. Da keine prospektiv kontrollierten Studien vorliegen, die laparoskopische und offene Resektionen vergleichen, bleibt der Stellenwert des minimal-invasiven Vorgehens vor allem auch in Bezug auf die onkologischen Langzeitergebnisse im Augenblick noch unklar. Die Autoren resümieren deshalb, dass minimalinvasive Eingriffe bei Ösophaguskarzinomen nach derzeitiger Datenlage keine eindeutigen Vorteile für den Patienten bringen. Statt „minimal-invasiv" empfehlen sie in diesem Zusammenhang besser den Terminus „minimal-access" zu verwenden und sehen für das Verfahren allenfalls bei benignen Läsionen oder Frühkarzinomen in spezialisierten Zentren eine Indikation [22].

Verhage et al. konnten in einer anderen Arbeit einen Vorteil für die minimal-invasiven Ösophaguseingriffe bei Morbidität (43,8 % vs. 60,4 %) und pulmonalen Komplikationen (15,1 % vs. 22,9 %) erkennen, plädieren jedoch ebenfalls für prospektiv randomisierte Studien [113]. Bis dahin sollten minimal-invasive Eingriffe bei Ösophaguskarzinomen ausschließlich spezialisierten Zentren vorbehalten bleiben.

3 Magen

Laparoskopische Mageneingriffe bei benignen und semimalignen Erkrankungen (z.B. Ulkusperforation, GIST-Tumore) sind fest etabliert. Jedoch auch bei Magenkarzinomen finden laparoskopische Magenresektionen ausgehend vom asiatischen Raum zunehmend Verbreitung. Magenfrühkarzinome kommen hier mit einer Inzidenz von 78/100 000 vor (USA/Europa 10/100 000) und stellen, so sie nicht durch endoskopische Submukosadissektion abtragbar sind, ideale Indikationen für minimal-invasive Eingriffe am Magen dar [48, 108]. Kim et al. verglichen in einer prospektiv randomisierten Multizenterstudie die Ergebnisse von 179 laparoskopisch mit 161 offen gastrektomierten Patienten [48]. Komplikationsraten (10,5 % vs. 14,7 %) und Letalität (1,1 % vs. 0 %) zeigten keine signifikanten Unterschiede [48] und auch onkologisch scheinen die laparoskopischen Magenresektionen sicher zu sein. Strong et al. bewiesen in einem Review, dass laparoskopisch gleich viele Lymphknoten bei der D2-Dissektion gewonnen werden können wie durch offene OP-Technik [108]. Vorteile der minimal-invasiven Eingriffe sind eine kürzere Verweildauer und raschere Rekonvaleszenz, als nachteilig muss ein erhöhter Ressourcen-Verbrauch mit verlängerten Operations-Zeiten auf ca. 400 Minuten [102] und erhöhten Gesamtkosten um ca. 1 000 $ [36] angeführt werden. Durch zunehmende Erfahrungen auf dem Gebiet der bariatrischen Magenchirurgie dürften auch bei uns in Mitteleuropa laparoskopische Resektionen bei Magenkarzinomen zunehmen, wobei wandüberschreitende Tumore zunächst der offenen Chirurgie vorbehalten bleiben sollten.

4 Appendix

4.1 Ist die laparoskopische Appendektomie der neue Standard?

Die Appendektomie stellt mit über 130 000 Operationen pro Jahr den häufigsten viszeralchirurgischen Notfalleingriff in Deutschland dar und wurde 2006 in 54,5 % der Fälle laparoskopisch vorgenommen [31]. Mittlerweile haben mehrere Studien und ein Cochrane-Review die sichere Durchführbarkeit der laparoskopischen Appendektomie (LA) sowie Vorteile des Verfahrens gegenüber der offenen Appendektomie (OA) im Hinblick auf Wundinfektionen, postoperative Schmerzen und Dauer der Rekonvaleszenz gezeigt [96, 110].

Tab. 1: Vor- und Nachteile der laparoskopischen Appendektomie

Vorteile	Nachteile
Komplette Exploration des Abdomens mit Erfassen der Differenzialdiagnosen (Meckel-Divertikulitis, Divertikulitis, Adnexitis, Endometriose)	Dreifach erhöhte Rate intraabdomineller Abszesse (bei Erwachsenen)
Signifikant geringere Wundinfektionsrate	Höhere stationäre Behandlungskosten
Signifikant geringere postoperative Schmerzen	
Signifikant frühere Rückkehr zur normalen Aktivität	
Weniger Adhäsionen, weniger Narbenhernien	
Bessere Kosmetik	
Signifikant kürzere Verweildauer	
Signifikant geringere Ileusrate (bei Kindern)	

nach [52]

Insbesondere für adipöse Patienten gilt der laparoskopische Zugangsweg zur Appendektomie mittlerweile als Standard und wird allgemein empfohlen [18, 50, 53].

Das primär offene Verfahren wird zunehmend seltener angewandt und kommt vor allem noch in Betracht bei jungen, schlanken Männern, Kleinkindern, voroperierten Patienten und ausdrücklichem Patientenwunsch [86], da bei den genannten Gruppen keine Vorteile der laparoskopischen Appendektomie nachgewiesen werden konnten.

4.2 Laparoskopische Appendektomie bei perforierter Appendizitis

Eine retrospektive Datenbank-Analyse bei 2 590 Patienten mit komplizierter Appendizitis zeigte für die LA eine signifikant niedrigere Rate an Wundinfekten bei erhöhter Inzidenz für intraabdominelle Abszesse (LA 6,74 % ⇔ OA 3,69 %) [110]. Auch in einer großen Cochrane-Metaanalyse wies die LA die genannten Vorteile auf bei jedoch 2,5-fach erhöhtem Risiko für intraabdominelle Abszesse [96]. Kouwenhoven et al. hingegen fanden nach 144 OA und 187 LA bei perforierter Appendizitis eine gleich hohe Rate intraabdomineller Abszesse (3,6 % ⇔ 3,5 %) [54]. Die Leitlinien der SAGES von 2010 empfehlen mittlerweile die laparoskopische Appendektomie als bevorzugte und sichere Zugangsmethode bei der perforierten Appendizitis [53].

4.3 Einfluss des Operationszeitpunktes auf den Verlauf

In den meisten Kliniken wird die akute Appendizitis notfallmäßig operiert. Dies geschieht unter der Vorstellung, dass im Zeitverlauf das präoperative Entzündungsstadium und damit die postoperative Komplikationshäufigkeit zunimmt. Ingraham untersuchte den Einfluss des Operationszeitpunktes an insgesamt 32 782 Patienten in einer retrospektiven Kohortenstudie [39]. 75 % der Patienten wurden innerhalb von 6 Stunden nach Erstvorstellung operiert, 15 % zwischen 6 und 12 Stunden und 10 % nach 12 Stunden. Es zeigte sich, dass zwischen den drei Gruppen kein Unterschied bezüglich Morbidität (5,5 % vs. 5,4 % vs. 6,1 %) und schweren Krankheitsverläufen inklusive Todesfällen (3,0 % vs. 3,6 % vs. 3,0 %) bestand. Trotz der üblichen Limitationen einer retrospektiven Analyse kommen die Autoren zu der Erkenntnis, dass die Operationsindikation bei Appendizitis dringlich, aber nicht notfallmäßig gestellt werden muss. Als Konsequenz hierauf sieht Hunter in seinem Kommentar unter dem Titel „Letting weary surgeons sleep and saving money" bereits das Verschwinden der Appendektomie zu ungünstigen Nachtzeiten [37].

4.4 Laparoskopie in der Schwangerschaft

Eine von 1 440 Schwangeren bekommt eine akute Appendizitis, die im fortgeschrittenen Stadium mit erhöhter Abortrate assoziiert ist [89]. Gerade im dritten Trimester ist die Rate perforierter Appendizitiden besonders hoch und erfordert ein chirurgisches Vorgehen innerhalb der ersten 24 Stunden [120]. Andererseits möchte der Chirurg die Rate negativer Appendektomien möglichst gering halten, um eine Schädigung des Feten durch Operation und Narkose zu vermeiden.

Die Leitlinien der SAGES nehmen zu Diagnostik und Behandlung akuter Bauchschmerzen in der Schwangerschaft folgendermaßen Stellung [120]:

Diagnostik der ersten Wahl in der Schwangerschaft ist die Sonografie. Bei positivem Befund kann ohne weitere Diagnostik operiert werden [27]. Anderenfalls muss abgewogen werden, ob eine weiterführende Bildgebung oder eine diagnostische Laparoskopie vorgenommen wird. Die Indikation zu einer Röntgendiagnostik ist streng zu stellen, da das Risiko von Chromosomenschäden oder neurologischer Störungen durch Exposition gegenüber Röntgenstrahlen steigt. Während die sensitivste Zeit für eine ZNS-Teratogenesis zwischen der 10-ten und 17-ten Gestationswoche liegt, kommt es im weiteren Schwangerschaftsverlauf insbesondere zu hämatologischen Erkrankungen. Insgesamt sollte die Strahlendosis in der Schwangerschaft 5–10 rad (1 rad=1cGy) nicht überschreiten. Eine CT-Untersuchung von Abdomen und Becken hat bereits eine Strahlenbelastung von 2–4 rad. In allen Stadien der Schwangerschaft ist eine MRT möglich, wobei auf die intravenöse Gabe von Gadolinium verzichtet werden sollte, da es plazentagängig ist. Bei entsprechender Klinik wird die diagnostische Laparoskopie als sicher und effektiv angesehen, weil hiermit ohne Strahlenbelastung eine sichere Diagnose und ggf. Therapie möglich ist.

Der laparoskopische Zugangsweg in der Schwangerschaft wird von der SAGES in jedem Trimester als sichere Methode empfohlen (Level II, Grade B) [120]. Während McGory et al. und Walsh et al. ein erhöhtes Abortrisiko bei LA (insbesondere bei negativer Appendektomie) beschreiben [62, 118], konnten zahlreiche weitere Studien belegen, dass die Gefahr für Mutter und Kind bei der LA gegenüber der OA nicht erhöht ist [50, 57, 89]. Bessere Sicht und geringere Manipulation an der Gebärmutter reduzieren die Rate an Spontanaborten. Frühere Empfehlungen, den Operationszeitpunkt möglichst auf das zweite Trimester zu verschieben, konnten nicht durch Studien gestützt werden. Ebenso gibt es für die Spätphase der Schwangerschaft bei gegebener Operationsindikation keine Einschränkungen mehr. Diverse Studien belegen erfolgreiche laparoskopische Appendektomien und Cholezystektomien auch am Ende des dritten Trimesters [120]. Um die Kompression von Vena cava und Aorta durch den Uterus zu reduzieren, sollten Schwangere auf der linken Seite gelagert werden. Die Technik des Einbringens des ersten Trokars ist immer wieder Gegenstand intensiver Diskussionen. Der Verres-Nadel-Technik haftet das immanente Risiko einer blinden Verletzung von Uterus, Fetus und intraabdominellen Strukturen an, allerdings kann dies auch bei der offenen Technik vorkommen. Wenn der erste Trokar abhängig vom Fundusstand nach subkostal verlagert wird, gelten laut SAGES beide Verfahren als sicher. Für das Pneumoperitoneum mit CO_2 wird ein Druck von 10–15 mmHg als folgenlos für die Schwangere und den Fetus angesehen. Generell sollte es jedoch so kurz wie möglich angelegt werden. Da bislang in der Literatur nie von intraoperativen Abnormitäten der fetalen Herzfrequenz berichtet wurde, scheint ein prä- und postoperatives Monitoring der fetalen Herzfrequenz ausreichend zu sein [120].

4.5 Soll die makroskopisch unauffällige Appendix entfernt werden?

Die Frage, ob die Appendix entfernt werden soll, wenn sie sich bei einer unter Appendizitisverdacht durchgeführten Laparoskopie als makroskopisch unauffällig darstellt, ist bis heute Gegenstand der Diskussion [28]. Roberts et al. konnten bei 139 Patienten einen negativ-prädiktiven Wert für den intraoperativen Befund einer „unauffälligen Appendix" von lediglich 67 % feststellen [87], das heißt 33 % zeigten histologisch Entzündungszeichen. Garlipp und Arlt untersuchten hierzu 70 Patienten, die in dieser Situation appendektomiert wurden und verglich sie mit 40 Patienten, bei denen die Laparoskopie ohne Appendektomie beendet wurde [28]. Interessanterweise fand sich bei fast allen 70 appendektomierten Patienten mit vermeintlich unauffälliger Appendix ein histologisch pathologischer Befund: 41 Endoappendizitiden (auf die Mukosa beschränkt), 11 chronisch entzündliche, 6 ulzero-phlegmonöse, 2 neurogene Appendikopathien. Im Nachbeobachtungszeitraum hatten appendektomierte und nur laparoskopierte Patienten einen ähnlichen Verlauf. Die Autoren schlussfolgern deshalb, dass die Entfernung einer makroskopisch unauffälligen Appendix bei unter Appendizitisverdacht durchgeführter Laparoskopie gerechtfertigt ist, um nicht eine potenziell pathologisch veränderte Appendix zu belassen [28]. Um einem indikatorischen Fehler zu entgehen, umschrieben die Operateure eine unauffällige Appendix mit Pseudonymen wie „gefäßinjiziert" oder „kaliberschwankend". Aufgrund der Daten sollte künftig dazu übergegangen werden, eine makroskopisch unauffällige Appendix auch als solche zu beschreiben, wenn sie entfernt wird.

4.6 Neue technische Aspekte der laparoskopischen Appendektomie

In einer Metaanalyse konnte gezeigt werden, dass die Absetzung der Appendixbasis mit einem linearen Klammernahtgerät sicherer ist als die Verwendung einer Schlinge [45]. Wird ein lineares Klammernahtgerät verwendet, ist die Operationszeit zudem um 9 Minuten kürzer, die Wundinfektionsrate und die Rate an postoperativem Ileus sind signifikant niedriger. Der routinemäßige Einsatz eines linearen Klammernahtgerätes zum Absetzen der Appendix wird daher als sicherste Methode empfohlen [52].

Im Zeitalter von NOTES (natural orifice transluminal endoscopic surgery) gibt es Bestrebungen, die 3-Trokar-Technik der laparoskopischen Appendektomie weiter zu minimalisieren. In einem Review vergleichen Sajid et al. die herkömmliche LA mit der „Needlescopic" Appendektomie [91]. Diese wird über zwei 2-mm- und einen 5-mm-Trokar vorgenommen. Außer einer längeren Operationsdauer und einer höheren Konversionsrate als Zeichen einer noch nicht abgeschlossenen Lernkurve, hatte das neue Verfahren keine Nachteile gegenüber der LA. Potenzielle Vorteile betreffen Schmerzen und Kosmetik, müssen jedoch noch in Studien bestätigt werden.

Eine breitere Anwendung scheint die single-incision laparoscopic appendectomy (SILA) im Sinne einer „Hybrid"-NOTES-Methode zu erfahren. Über einen trans- oder infraumbilikalen Zugang werden über einen 15–20-mm-Port die Kamera und zwei 5-mm-Arbeitsgeräte eingebracht und hierüber die Appendektomie vorgenommen [16]. Kim et al. konnten an 43 Patienten selbst gangränöse und perforierte Appendizitiden erfolgreich operieren [49]. Weitere Studien müssen zeigen, ob die Methode tatsächlich Vorteile hat oder das gleiche Ergebnis nicht auch mit einem kleinen Wechselschnitt in „loco typico" zu erreichen ist.

In diesem Zusammenhang ist die Untersuchung von Chu et al. interessant, die die Kosten der wichtigsten Operationsschritte (Trokare/Präparation Mesoappendix/Stumpf-Management) bei LA von 8 verschiedenen Chirurgen ermittelten [17]. Die verursachten Kosten pro Chirurg hatten eine Preisspanne zwischen 299 US$ und 552 US$ [17].

Es bleibt abzuwarten, inwieweit die Wahl der Operationstechnik künftig durch ökonomische Zwänge vorgegeben wird.

5 Kolon und Rektum

5.1 Grundlegende Studien zu laparoskopischen Operationen kolorektaler Karzinome

Jährlich werden 150 000 Europäer und 100 000 Amerikaner an kolorektalen Karzinomen (KRK) operiert [12]. Aufgrund der demografischen Entwicklung wird ein Anstieg dieser Zahlen um ca. 60 % prognostiziert. Meilensteine in der Therapie des KRK waren die Einführung der systematischen Lymphadenektomie beim Kolonkarzinom sowie in diesem Sinne auch (beim mittleren und tiefen Rektumkarzinom) die Etablierung der totalen mesorektalen Exzision (TME nach Heald) und die neoadjuvante Radiochemotherapie bei T > 2/N+-Stadien (CAO-AIO-ARO-94-Studie) beim Rektumkarzinom. Hierdurch konnte die Lokalrezidivrate von früher teilweise über 30 % auf unter 10 % gesenkt werden. Laparoskopische Techniken wurden seit Anfang der 90er-Jahre auch beim KRK angewandt. Der anfängliche Enthusiasmus wurde jedoch u.a. durch Berichte von Implantationsmetastasen an Trokareinstichstellen gebremst. Prospektiv randomisierte Studien sollten in Europa und USA die onkologische Sicherheit überprüfen.

Grundlegende Studien (Details siehe Tab. 2) sind:

- Barcelona-Studie,
- COST (Clinical Outcomes of Surgical Therapy),
- COLOR (Colon Cancer Laparoscopic or Open Resection),
- CLASSICC (Conventional vs. Laparoscopic-assisted surgery in patients with colorectal cancer).

Die Daten der vier Studien wurden von Bonjer et al. im Rahmen einer Meta-Analyse gepoolt [12], so dass letztlich 1 765 Patienten aus 48 amerikanischen und 44 europäischen Kliniken verglichen werden konnten. Dabei war die 3-JÜR der laparoskopisch operierten Patienten gleich hoch wie die der offen operierten Patienten (82,2 % vs. 83,5%, n.s.). Die Autoren kommen zu dem Schluss, dass die laparoskopische Chirurgie des KRK sicher ist. Um die Daten zügig publizieren zu können, wurden bei krankheitsfreiem und Gesamt-Überleben anstatt der üblichen fünf Jahre nur drei Jahre abgewartet. Da jedoch 80 % der Rezidive innerhalb der ersten drei Jahre auftreten und eine hohe Korrelation zwischen krankheitsfreiem Überleben nach drei Jahren und Gesamtüberleben nach fünf Jahren besteht [94], ändert dies nichts an der Grundaussage. Als Einschränkung ist jedoch zu erwähnen, dass in der Metaanalyse Kolon- und Rektumkarzinome nicht getrennt untersucht wurden, obwohl diese als eigenständige Entitäten anzusehen sind.

Ng et al. untersuchten 316 Patienten nach, bei welchen ausschließlich bei Rektumkarzinomen eine laparoskopische Resektion durchgeführt worden war [73]. Die operationstechnischen und onkologischen Ergebnisse waren sehr gut mit einer Konversionsrate von 5,4 %, Anastomoseninsuffizienzrate von 3,5 %, Lokalrezidivrate von 7,4 %, 5-JÜR von 70 % und 2 Trokar-Metastasen [73].

Eine deutsche Studie aus Regensburg mit 225 laparoskopisch operierten Rektumkarzinom-Patienten beschreibt eine Insuffizienzrate von 11,4 %, 5,8 % Lokalrezidive und eine 5-JÜR von 75,7 % [2]. Weder hohes Alter noch Übergewicht oder kardiopulmonale Komorbiditäten stellten dabei Kontraindikationen für den laparoskopischen Zugangsweg dar.

Mit Fokus auf das Rektumkarzinom wurden sowohl in Europa (COLOR II), als auch in den USA (ACOSOG-Z6051) multizentrische randomisierte kontrollierte Studien initiiert.

Eine Einstufung in ASA 3 und 4 wurde in früheren Jahren als unabhängiger Risikofaktor für eine erhöhte postoperative Morbidität und Letalität nach Kolektomien gewertet [60]. Dies wurde für den laparoskopischen Zugangsweg in einer matched-

Tab. 2: Grundlegende Studien zu laparoskopischen Operationen kolorektaler Karzinome

	Barcelona	COST	COLOR	CLASSICC
Patientenzahl	219	1 735	1 248	794
Zeitraum	1993–1998	1994–2001	1997–2003	1998–2002
Tumorlokalisation	Kolon	Kolon	Kolon	Kolon + Rektum
Zentren	1	48	29	27
Land	Spanien	USA, Kanada	Europa	United Kingdom
Zeitschrift	Lancet 2002 [56]	N Eng J Med 2004 [19]	Lancet Onkol 2005 [112]	Lancet 2005 [32]

pair Analyse an 462 Patienten überprüft. Dabei hatten laparoskopisch vs. offen operierte Patienten signifikant weniger Wundinfekte, eine niedrigere Morbidität (19 % vs. 28 %) und verursachten trotz geringgradig höherer Operationskosten insgesamt weniger Kosten (7 523 vs. 8 333 US$) [21].

Diese Vorteile konnten bislang für die rechtsseitige laparoskopische Hemikolektomie nicht belegt werden. Eine quere rechtsseitige Laparotomie erscheint im kurzfristigen wie auch langfristigen Outcome (einschließlich Hernienentwicklung) gleichwertig und deutlich kostengünstiger [111].

5.2 Ist die laparoskopische Lymphadenektomie ausreichend?

Verfechter des offenen Zugangs führen an, dass nur hiermit eine adäquate Lymphadenektomie erreicht werden kann. Dieser Frage ging die Cleveland-Klinik nach und überprüfte den Einfluss des Zugangsweges bei 729 Patienten [24]. Sowohl in der laparoskopischen wie auch in der konventionellen Gruppe fanden sich dabei im Mittel gleich viele Lymphknoten pro Präparat (24,0 vs. 25,2). Das gleiche Resultat ist auch der Cochrane-Datenbank 2008 zu entnehmen [55]. Ohnehin scheint die Anzahl der histologisch beschriebenen Lymphknoten einem multifaktoriellen Einfluss zu unterliegen. So sind männliches Geschlecht, tiefere Tumorinfiltration, akute Entzündung, jüngeres Alter und eine rechtskolische Tumormanifestation mit einer erhöhten Lymphknotenanzahl verbunden [24, 40], während eine präoperative Bestrahlung offensichtlich die Anzahl senkt [24]. Dass das Umfeld bis hin zum Pathologen ebenfalls eine große Rolle spielt, konnten Senthil et al. eindrucksvoll zeigen: Bei vom gleichen Chirurgen an zwei verschiedenen Institutionen vorgenommenen Kolektomien unterschied sich die mittlere Lymphknotenanzahl erheblich (17,8 vs. 7,0) [99].

5.3 Lebensqualität nach laparoskopischen kolorektalen Resektionen

Für laparoskopische Eingriffe beim kolorektalen Karzinom konnte eine reduzierte perioperative Morbidität und Krankenhausverweildauer in zahlreichen Studien belegt werden [2, 82]. Germer und Isbert weisen darauf hin, dass nach aktueller Studienlage die Lebensqualität (LQ) nach abdominoperinealer Rektumexstirpation und permanenter Kolostomie nicht zwangsläufig schlechter sein muss, als nach anteriorer Rektumresektion mit Sphinktererhalt [30]. Technisch ist auch bei Tumoren des unteren Rektumdrittels oft ein Sphinktererhalt möglich, allerdings sind insbesondere bei präoperativ reduzierter Sphinkterfunktion und neoadjuvanter oder adjuvanter Radiochemotherapie die funktionellen Ergebnisse teilweise enttäuschend. Die LQ wird jedoch wesentlich vom postoperativen Verlauf und der Stuhlfunktion beeinflusst. Bei der Resektion kommt daher der Art der Rekonstruktion eine wichtige Bedeutung zu. Im Vergleich zur geraden Anastomose oder der Koloplastie scheint eine Rekonstruktion mit Kolon-J-Pouch signifikante Vorteile in Bezug auf Stuhlfrequenz und Kontinenz zu besitzen [30]. In diesem Zusammenhang konnten Tsunoda et al. zeigen, dass die Anlage einer protektiven Ileostomie die LQ der Patienten negativ beeinflusst, dagegen die Rückverlegung der Ileostomie eine Verbesserung der LQ bedingt [109].

Obwohl die Einführung der TME mit scharfer Dissektion zu einer Schonung autonomer Nerven führt, leiden nach offenen Rektumresektionen bis zu 15 % der Patienten unter Blasenstörungen und bis zu 35 % unter sexuellen Dysfunktionen [81]. Die normale Blasen- und Sexualfunktion wird durch ein Zusammenspiel sympathischer und parasympathischer Nerven gewährleistet, die bei der TME gefährdet sind. Gerade bei Frauen scheinen die autonomen Nervenfasern sehr dünn und damit besonders vulnerabel zu sein [59]. Ob durch das laparoskopische Vorgehen autonome Nerven besser geschont werden, kann anhand der Datenlage derzeit noch nicht abschließend beurteilt werden. Möglicherweise bietet der laparoskopische Zugangsweg durch die Vergrößerungs- und Winkelfunktion der Optik Vorteile. So konnten Asoglu et al. zeigen, dass nur 5 % der Männer Sexualstörungen nach laparoskopischen Rektumresektionen im Vergleich zu 29 % beim offenen Vorgehen angaben (Frauen 7 vs. 50 %) [9]. Jayne et al. hingegen beschreiben im Rahmen der CLASSICC-Studie eine schlechtere Sexualfunktion von Männern nach laparoskopischen Rektumresektionen und führen dies auf die im Vergleich zur konventionellen Gruppe höhere Rate an TME zurück [42]. Dies bestätigt die Studie von Quah et al. [84]. In einer deutschen Nachuntersuchung von 225 Patienten hatten nach laparoskopischer Rektumresektion 21,6 % Sexual- und 12,2 % Blasenstörungen [2].

5.4 Lernkurve und Standards der laparoskopischen Kolorektalchirurgie

Den Einfluss der Lernkurve evaluierten Park et al. an 381 Patienten mit Rektumkarzinomen, die von einem einzigen Chirurgen laparoskopisch operiert wurden [78]. Im Verlauf von fünf Jahren verbesserten sich sämtliche operationstechnischen und onkologischen Parameter, allerdings mit unterschiedlicher Dynamik. Die Autoren demonstrierten, dass nach ca. 30 Eingriffen die technische Sicherheit erreicht wird, was sich in einer Verkürzung der Operationszeit, geringerer Konversionsrate und verminderter Komplikationshäufigkeit widerspiegelt. Für die langfristig entscheidende onkologische Sicherheit lag der „breakpoint" erst nach ca. 60 Operationen, erkennbar an einer adäquaten Lymphknotendissektion und sinkender Lokalrezidivrate [78].

Neben einer hohen Fallzahl hilft ein streng standardisiertes Vorgehen, den Operationsablauf zu optimieren. Anthuber et al. beschreiben hierzu folgende zehn Schritte [8]:

1. Präparation von A. mes. inf. und autonomen Nerven von medial nach lateral,
2. Identifizieren des linken Ureters,
3. Clippen und Absetzen der A. mes. inf.,
4. Clippen und Absetzen der V. mes. inf.,
5. Mobilisieren linksseitiges Kolon (medial, lateral),
6. Mobilisieren linke Flexur (medial, lateral, omental),
7. Präparation entlang der mesorektalen Faszie,
8. Absetzen des distalen Rektums (Endostapler),
9. extraabdominales Absetzen am Kolon descendens,
10. transanale Anastomose (Stapler).

5.5 Risikofaktoren und Ergebnisse nach Konversion

In einer multizentrischen Beobachtungsstudie an 7 189 Patienten wurde das Outcome laparoskopisch-assistierter, konvertierter und offener Rektumoperationen miteinander verglichen [82]. Dabei hatte die Konversionsgruppe signifikant mehr intra- und postoperative Komplikationen. Insbesondere im onkologischen Langzeitverlauf waren konvertierte Patienten benachteiligt mit einer Lokalrezidivrate von 16,0 % im Vergleich zu 3,3 % (laparoskopisch) bzw. 12,4 % (offen).

Als Risikofaktoren für die Konversion gelten männliches Geschlecht, hoher BMI und T4-Tumoren [3, 23]. Agha et al. beschreiben bei 8,6 % konvertierten Patienten vermehrt Komplikationen wie hohen Blutverlust oder Wundinfekte, jedoch keine Nachteile beim Gesamtüberleben [3].

6 Gallenblase

6.1 Leitlinien der SAGES

Basierend auf 177 Publikationen gibt die SAGES 2010 zusammenfassend folgende Empfehlungen bezüglich der laparoskopischen Cholezystektomie (LC) heraus [76]:

- Die Indikation zur LC besteht bei symptomatischer Cholezystolithiasis, akuter Cholezystitis und nach Komplikationen einer Choledocholithiasis. Patienten mit Gallenblasendyskinesie können auch ohne Nachweis von Gallensteinen von einer LC profitieren.

- Relative Kontraindikationen sind fortgeschrittene Zirrhose, Gerinnungsstörung und Verdacht auf Gallenblasen-Karzinom.
- Bei Risikopatienten ist eine perioperative single-shot-Antibiose indiziert.
- Bei der Zugangstechnik des ersten Trokars konnte kein Unterschied in der Sicherheit zwischen offener und geschlossener Technik demonstriert werden, sodass der Chirurg die ihm vertrauteste Technik wählen sollte. Bei Verdacht auf eine zugangsbedingte Komplikation ist großzügig zu konvertieren.
- Die Sicherheit der LC erfordert eine korrekte Identifikation der relevanten Anatomie.
- Eine Choledocholithiasis kann in der Hand eines auf diesem Gebiet außerordentlich erfahrenen Operateurs laparoskopisch mit Choledochotomie und Steinextraktion behoben werden. Ein vergleichbares Ergebnis kann jedoch auch mit einer prä- oder postoperativen ERCP erzielt werden.
- Die Dissektion der Gallenblase aus dem Leberbett kann ante- oder retrograd mit dem Elektrokauter, dem Ultraschall-Dissektor oder der Hydrodissektion vorgenommen werden.
- Drainagen sind bei unkomplizierter LC nicht indiziert und erhöhen das Komplikationsrisiko (Evidenzlevel I, Empfehlungsgrad A) [34].
- Die Entscheidung, auf eine offene Operation umzusteigen ist bei fehlender Klarheit der Anatomie großzügig zu stellen. Ein Umstieg per se ist keine Komplikation.
- Risikofaktoren für eine Verletzung des DHC sind: ungenügende Erfahrung des Operateurs, männlicher Patient und akute Gallenblasenentzündung.
- Bei akuter Cholezystitis ist die LC der bevorzugte Zugangsweg und sollte frühzeitig (24–72 h nach Diagnose) erfolgen. Hierdurch werden ohne erhöhtes Konversions- und Komplikationsrisiko die Dauer des Aufenthaltes und Kosten gesenkt (Evidenzlevel I, Empfehlungsgrad A). Gurusamy et al. verglichen hierzu in einer Metaanalyse randomisierter Studien frühelektive (während der ersten Symptomwoche) mit spätelektiven (nach 6 Wochen) Operationen bei 451 Patienten. Bei gleicher Rate an DHC-Verletzungen und Konversionen war der stationäre Aufenthalt in der frühelektiven Gruppe um 4 Tage kürzer [33].
- Bei kritisch kranken Patienten empfiehlt sich die Einlage einer perkutanen Drainage in die Gallenblase, bis sich der Patient stabilisiert hat und ggf. operiert werden kann.
- Bei biliärer Pankreatitis sollte eine rasche Steinsanierung des DHC mittels ERCP angestrebt werden. Während bei milder Form nach klinischer und laborchemischer Konsolidierung noch während desselben Aufenthaltes operiert werden kann, wird bei der schweren Form die Erholung des Patienten abgewartet (i.d.R. 6 Wochen).
- Während bei der Leberzirrhose Child A + B die LC unproblematisch ist, wird sie bei Child C nicht empfohlen. Eine Koagulopathie ist präoperativ zu optimieren, und intraoperativ ist besonders auf eine rekanalisierte Umbilikalvene oder pericholezystische Venen zu achten.
- Markumarisierte Patienten werden perioperativ auf niedermolekulare Heparine umgestellt.
- Patienten mit Porzellangallenblase haben ein erhöhtes Risiko ein Gallenblasen-Karzinom zu entwickeln. Dieses besteht insbesondere bei mukosalen Kalzifikationen, sodass diese Patienten primär offen cholezytektomiert werden sollten.
- Da bei Gallenblasen-Polypen ab 10 mm Größe insbesondere bei polypoidem Wachstumsmuster das Malignitätsrisiko steigt, ist eine LC indiziert. In der nicht westlichen Bevölkerung können auch kleinere Polypen bereits entarten und sollten operiert werden.
- Die Inzidenz des Gallenblasen-Karzinoms beträgt 1,2/100 000. Ist das Karzinom auf die Mukosa begrenzt (T1a), ist die LC als kurativ anzusehen. Bei einer Perforation der Gallenblase steigt das Risiko für Rezidive und Trokar-Metastasen an. Ab Stadium T1b können Lymphknotenmetastasen auftreten, sodass eine Leberresektion mit hepatoduodenaler Lymphknotendissektion in einem erfahrenen Zentrum geboten ist.
- Nach elektiver LC ist (zumindest in den USA) eine Entlassung der Patienten am Operationstag möglich.
- Der Einsatz neuer Techniken wie der SILS-Cholezystektomie oder der transvaginalen CHE sollten zunächst nur bei Patienten durch-

geführt werden, bei denen vonseiten der klinischen Symptomatik und dem Ultraschallbefund von günstigen Präparationsverhältnissen auszugehen ist. Während der Lernkurve sollte die Schwelle, Zusatztrokare einzubringen oder zu konvertieren, niedrig sein. Studienprotokolle sind diesbezüglich wünschenswert und entsprechende Eingriffe sollten im Sinne der Qualitätssicherung in Registern erfasst werden [12].

6.2 Komplikationsmanagement bei der laparoskopischen Cholezystektomie

Bei einer von 1 000 LC in England kommt es postoperativ zum Rechtsstreit [5]. 9,6 % der Klagen betreffen Verletzungen der Gefäße, 12,7 % intraabdomineller Organe (v.a. Dünndarm) und 43,0 % des Hauptgallenganges. Letztere werden aufgrund der oft erheblichen Beeinträchtigung der Lebensqualität mit der höchsten Wahrscheinlichkeit (77,9 %) zugunsten des Klägers entschieden mit einem Schmerzensgeld von durchschnittlich 180 000 $ in England und 500 000 $ in den USA [5].

Die Häufigkeit schwerer zugangsbedingter Komplikationen beim Einbringen des ersten Trokars wird mit 0,1 bis 0,3 % angegeben [95]. Azevedo et al. beschreiben in einem Review von 696 502 Patienten eine Verletzungsrate von 0,23 % bedingt durch die Verres-Nadel [10]. Sie propagieren deshalb eine Punktion außerhalb der Medianlinie, z.B. im linken Oberbauch (sog. „Palmer´s point"), da hier die Wahrscheinlichkeit einer Organverletzung am geringsten ist. In Kombination mit den etablierten Sicherheitstests wie Doppel-Klick, Aspirations- und Tropfenprobe scheint dieser Punktionsort v.a. nach abdominellen Voroperationen risikoarm zu sein, allerdings sollte der Magen durch eine Magensonde komplett entleert werden [95]. Metaanalysen zeigten, dass durch das offene Einbringen des ersten Trokars die Wahrscheinlichkeit einer Verletzung großer Gefäße zwar reduziert wird, gleichwohl jedoch eine fast gleich hohe Verletzungsrate für den Darm besteht [65, 95]. Für die Minilaparotomie spricht, dass Trokarhernien seltener sind, da durch initial vorgelegte Faszienfäden die Inzision sicherer verschlossen werden

kann [65]. Eine abschließende Beurteilung beider Zugangsmethoden steht jedoch bislang aus, sodass auch die Verres-Nadel bei entsprechender Erfahrung weiter ihre Berechtigung hat.

Verletzungen des Hauptgallenganges bei der LC können durch Einsatz der 30°-Optik, Vermeiden des Elektrokauters in DHC-Nähe und Dissektion unmittelbar am Infundibulum-Zystikus-Übergang reduziert werden, treten jedoch immer noch mit einer Häufigkeit von 0,4 % auf [119]. Risikofaktoren können vom Patienten ausgehen (Adipositas, männliches Geschlecht, Verwachsungen, schwierige Anatomie, Entzündung, Hämorrhagie) oder extrinsisch bedingt sein (Qualifikation des Chirurgen, Ausstattung im OP) [119]. Wu und Lineham empfehlen als Vermeidungsstrategie die „critical view technique". Hierbei wird durch Triangulation von Fundus, Infundibulum und Zystikus das Calotsche Dreieck so dargestellt, dass Arteria cystica und Duktus zystikus unzweifelhaft als Richtung Gallenblase ziehende Strukturen zu identifizieren sind [119]. Hier dürfen auch bei neuen Techniken wie der SILS keine Abstriche gemacht werden. Bisher konnte nur durch eine populationsbezogene Analyse aus Schweden gezeigt werden, dass durch eine intraoperative Cholangiografie das Verletzungsrisiko des Duktus hepatocholedochus (DHC) gesenkt werden kann [117]. Der Nutzen von intraoperativer Sonografie zur Vermeidung einer Gallengangsverletzung konnte hingegen bislang nicht belegt werden [119]. Bei schwierigem Situs empfiehlt sich das frühzeitige Hinzuziehen eines Kollegen im Sinne einer intraoperativen „second opinion" und das Umsteigen auf die offene Operation [119]. Als erfolgreiche Rückzugsmöglichkeit beschreiben Sharp et al. auch die partielle Cholezystektomie, bei der Teile des Gallenblasen-Infundibulums oder der Hinterwand belassen werden [101]. Nach einem Jahr hatten 26 Patienten mit partieller Cholezystektomie keine biliären Komplikationen.

Kommt es dennoch zu einer Verletzung des DHC, ist das richtige Management für das weitere Schicksal des Patienten von herausragender Bedeutung [90, 119]. Wird der Defekt intraoperativ bemerkt, kann nach Umstieg bei entsprechender Erfahrung sofort die Versorgung erfolgen. Andernfalls sollte der Patient mit Drainagen versorgt und unverzüglich in ein Zentrum für hepato-biliäre Chirurgie verlegt werden. Meist fallen Verletzungen des DHC erst postoperativ durch Schmerzen, Übelkeit, Erbrechen und pathologisch veränderte Leberwerte auf [119]. Diagnostisch ist eine ERCP ggf. mit Implantation eines Stents indiziert, falls das proximale Gangsystem nicht zugänglich ist ggf. auch eine perkutane transhepatische Cholangiografie. Es gibt verschiedene Klassifizierungssysteme für Verletzungen des DHC. Während bei Bismuth die anatomische Lokalisation des Defektes maßgeblich war, werden bei Strasberg et al. [107] und Neuhaus et al. [71] das spezielle Verletzungsmuster bei der LC berücksichtigt, bei Stewart-Way et al. zusätzlich begleitende Gefäßverletzungen [106].

Sahajpal et al. haben den Einfluss des Operationszeitpunktes auf Komplikationen und Langzeitergebnisse bei 69 Patienten mit DHC-Verletzungen insbesondere im Hinblick auf Gallengangsstrikturen untersucht [90]. Sie unterscheiden Sofort- (innerhalb 0–72 h), Intermediär- (72 h–6 Wochen) und Späteingriffe (> 6 Wochen). Zu 59 % wurden Hepatikojejunostomien, zu 35 % Choledochojejunostomien, zu 4 % Hemihepatektomien rechts und zu 1 % Direktnähte durchgeführt. Im Langzeitverlauf hatten die in der intermediären Phase operierten Patienten mit 26 % mit Abstand die höchste Rate an Gallengangsstrikturen. Deshalb raten die Autoren, diese Verletzungen entweder unmittelbar oder verzögert zu versorgen [90]. Da eine begleitende Gefäßverletzung der rechtsseitigen Leberarterie zu einer langsamen ischämischen Schädigung des DHC führen kann, hat hier die verzögerte Operation Vorteile, um die Demarkierung abzuwarten [90, 119]. Über das Schienen der biliodigestiven Anastomose (z.B. transhepatisch ausgeleitete Neuhaus-Drainage) gibt es kontroverse Diskussionen. Potenziellen Vorteilen wie Abdichten einer kleinen Insuffizienz oder Prophylaxe einer Stenose stehen Nachteile wie Drucknekrose des DHC oder Fistelbildung zu Lebergefäßen gegenüber [64]. Mercado et al. empfehlen Gallengangsdrainagen nur bei durchblutungsgefährdetem, narbigem oder kaliberschwachem (< 4 mm) Gang [64].

6.3 Neue technische Aspekte der laparoskopischen Cholezystektomie

Laparoskopische Techniken sind seit ihrer Erstbeschreibung vor 20 Jahren [66] bei vielen anderen Indikationen zum Standardverfahren geworden. In der Intention, das Zugangstrauma weiter zu minimieren, wurde für das Konzept der transumbilikalen Cholezystektomie [70] ein Single-Port entwickelt. Um den gegenwärtigen Stellenwert der SILS-Cholezystektomie zu ermitteln, führte Allemann eine umfassende Literaturrecherche durch. Nach Selektion verblieben 24 nicht randomisierte Studien mit 895 Patienten [6]. Die technische Machbarkeit der SILS scheint demnach gegeben mit einer Konversionsrate von 2 %. Allerdings bemängeln die Autoren, dass es bislang keinen Standard gibt und die technische Variationsbreite sehr groß ist. Eine Lernkurve konnte nicht ermittelt werden. Umbilikale Probleme hatten 2–10 % der Patienten bei einer Gesamt-Komplikationsrate von 5,4 %. Die Rate an Gallengangsverletzungen war mit 0,7 % doppelt so hoch wie bei der Standard-LC. Der kritische Kommentar zu dieser Studie von Rhodes zweifelt den Benefit für die Patienten an: Geringfügige kosmetische Vorteile stünden einer erhöhten umbilikalen Hernierungsgefahr und Kompromissen bei der Sicherheit am DHC gegenüber.

Das Harmonic Skalpell ist fester Bestandteil der laparoskopischen kolorektalen Chirurgie. Bei der Cholezystektomie wird jedoch noch von 85 % der Chirurgen monopolarer Strom eingesetzt [43]. Kandil et al. verglichen prospektiv je 70 Patienten, die mit beiden Dissektionstechniken cholezystektomiert wurden [43]. Dabei versorgten sie Duktus zystikus und Arteria zystika in der Monopolar-Gruppe mit Clips, während sie beide Strukturen in der Ultraschall-Gruppe mit dem Harmonic Skalpell ohne weitere Versorgung versiegelten und durchtrennten. Letzteres Verfahren führte bei keinem der Patienten zu einem Galleleck. In der Harmonic-Gruppe war die Operationszeit signifikant kürzer bei niedrigerer Konversionsrate. Die Autoren empfehlen aufgrund der guten hämobiliären Stase das Harmonic Skalpell als Alternative zu Clips bei der Versorgung von Duktus zystikus und Arteria zystika einzusetzen [43]. Passend hierzu führten Kavlakoglu et al. In-vitro-Tests an Gallenblasen durch, deren Duktus zystikus einmal mit dem Harmonic Skalpell und einmal mit Clips versorgt wurde [44]. Der Berstungsdruck bis zum Öffnen des verschlossenen Duktus zystikus war nach Verschluss mit dem Harmonic Skalpell signifikant höher als nach Clip-Versorgung (343 vs. 332 mmHg) [44] und unterstützt somit die Aussage der vorgenannten Studie.

Im Zuge der Minimierung des Zugangstraumas wurde in einem Cochrane-Review die Standard-LC (2×10 mm und 2×5 mm) mit Zugang über Miniports (Portdurchmesser < 5 mm) verglichen. 87 % der Patienten konnten auf diese Weise erfolgreich operiert werden und hatten signifikant geringere Schmerzen [35]. Bei einem Umstieg wurden Standard-Trokare platziert. Inwieweit ein „Umstieg" auf 5-mm-Trokare tatsächlich klinisch relevant ist, blieb jedoch offen.

7 Leber

7.1 Aktueller Stand der laparoskopischen Leberresektion (LL)

Seit der Erstbeschreibung einer laparoskopischen Leberresektion (LL) im Jahr 1992 durch Gagner wurden mehr als 3 000 Operationen publiziert [74, 75]. Gutartige Tumoren wie Adenome, fokal noduläre Hyperplasien und symptomatische Hämangiome stellten anfänglich die häufigste Indikation zur LL dar. Mit zunehmender Erfahrung wurde die Indikation auch auf primäre und sekundäre Tumore ausgedehnt. Hierzu zählen in der westlichen Hemisphäre insbesondere das hepatozelluläre Karzinom, kolorektale Lebermetastasen, aber auch Metastasen von Mammakarzinomen [98].

Als leicht erreichbare Läsionen galten Tumore in den peripheren Abschnitten der anterolateralen Lebersegmente (Segment 2, 3, 4b, 5 und 6), den sog. „laparoskopischen Segmenten" [14, 114]. Geeignete laparoskopische Resektionsausmaße sind Keil-, Segment- und linkslaterale Resektionen, aber auch für nicht anatomische Resektionen sind bislang exzellente Ergebnisse publiziert [98]. Im Unterschied dazu werden Läsionen in den posterioren und superioren Abschnitten der Leber (Segmente 1, 4a, 7 und 8) als schwierige Lokalisationen und deshalb nur sehr eingeschränkt als geeignet für die LL angesehen („non-laparoscopic segments") [98]. Eine Hybridtechnik mit Hand-Ports kann den Eingriff ggf. schneller, sicherer und effektiver machen, indem die taktile Komponente gewährleistet ist und bei Blutungen ein schnellerer, direkter Zugriff ermöglicht wird [14]. Hierdurch konnte die Konversionsrate gesenkt werden [114].

Nach bisherigen Daten entsprechen die Vorteile der minimal-invasiven Leberresektion denen anderer laparoskopischer Eingriffe [74, 75, 114], und hier in erster Linie einer kürzeren Liegedauer und einer zügigeren Rekonvaleszenz. Dem gegenüber stehen höhere Anforderungen an den Ausbildungsstand des Chirurgen und die Anschaffung eines speziellen Equipments [98]. Die Behandlung maligner Lebertumoren wirft darüber hinaus die Frage der onkologischen Gleichwertigkeit zur bewährten offenen Leberresektion auf. Die bisher publizierten Studien über die Resektion kolorektaler Metastasen und hepatozellulärer Karzinome bestätigen die Gleichwertigkeit der Verfahren, wenngleich noch auf niedrigem Evidenzniveau [98]. Eine prospektiv randomisierte Studie, die das offene und laparoskopische Vorgehen untersucht, fehlt bislang [74, 98]. Nguyen et al. errechneten bei 2 804 Patienten eine Morbidität von 10,5 % und Letalität von 0,3 % nach LL [74]. Die 3- und 5-Jahres-Überlebensraten entsprachen denen der konventionellen Chirurgie [74]. In einer internationalen Konsensuskonferenz wurde die LL als sicher eingestuft, wobei die Indikationen idealerweise solitäre Läsionen bis 5 cm in den Segmenten 2–6 sind [14]. Größere Resektionen insbesondere außerhalb dieser Segmente müssen derzeit noch entsprechend erfahrenen Zentren vorbehalten bleiben [14]. Die technische Machbarkeit sollte dabei nicht zu einer unkritischen Ausweitung der Indikationen führen [14, 75].

Aus ökonomischer Sicht sind LL zwar mit deutlich höheren Operationskosten verbunden, diese werden jedoch durch die verkürzte Verweildauer egalisiert [75].

Zum aktuellen Stand der LL in Deutschland führten Kleemann et al. 2009 eine Befragung bei Mitgliedern der Deutschen Gesellschaft für Allgemein- und Viszeralchirurgie durch [51].

Die LL wird in Deutschland bei benignen und malignen Indikationen durchgeführt. Der rein laparoskopische Zugangsweg wird allgemein favorisiert, wobei durch den Hand-Port auch die laparoskopisch schwer zugänglichen posterioren Segmente des rechten Leberlappens erreicht werden können. Atypische Resektionen sind mit 63 % das häufigste minimal-invasive Operationsverfahren, gefolgt von lateralen Segmentresektionen links mit 20,4 %. Alle weiteren Resektionen werden nur in kleiner Fallzahl durchgeführt. Die laparoskopische Leberchirurgie wird in Kliniken aller Versorgungsstufen praktiziert und beschränkt sich keineswegs nur auf Häuser der Maximalversorgung [51]. Das potenziell beschriebene Risiko einer Gasembolie in die Lebervenen durch das CO_2-Pneumoperitoneum scheint in der Praxis keine relevante Rolle zu spielen [97]. Häufigster Grund für Konversionen sind Blutungen, die laparoskopisch nur schwer zu beherrschen sind [51].

7.2 Laparoskopische Leberresektionen bei Leberzirrhose

Leberresektionen bei Zirrhose stellen für Patienten und Chirurgen eine Herausforderung dar und sind mit einer Komplikationsrate von 10–40 % und einer Letalität von 5–10 % verbunden [11]. Belli et al. verglichen die Ergebnisse von je 23 Patienten nach laparoskopischer und offener Leberresektion bei Child-A Zirrhotikern [11]. Dabei zeigten sich signifikante Vorteile zugunsten der laparoskopisch operierten Patienten bei Komplikationsrate (13 vs. 48 %) und Verweildauer (8,3 vs. 12 d). Sie führen dies u.a. darauf zurück, dass bei dem laparoskopischen Zugangsweg wichtige portosystemische Shunts der Bauchdecke und des Ligamentum falciforme erhalten werden, wodurch das Risiko von Blutungen oder Aszites sinkt [11]. Die LL-Patienten hatten eine vergleichbare 2-Jahres-Überlebensrate ohne Trokarmetastasen oder intraabdominelle Tumorzellverschleppung. Santambrogio et al. kommen zu dem gleichen Schluss, weisen jedoch auf die Bedeutung des intraoperativen laparoskopischen Ultraschalles hin (7,5 MHz Linear-Array-Transducer, ca. 6 cm Eindringtiefe), um die fehlende Taktilität auszugleichen [92, 93]. Auch sie berichten über eine niedrige Komplikationsrate, Gasembolien wurden nicht beobachtet [92].

7.3 Neue technische Aspekte der laparoskopischen Leberresektion

Der häufigste Konversionsgrund bei der LL ist die unkontrollierbare Blutung. Abu Hilal et al. konnten durch ein konsequentes Blutungsmangement den mittleren Blutverlust bei 80 LL einschließlich rechtsseitiger Hemihepatektomie auf im Mittel 120 ml reduzieren [1]. Neben einem laparoskopischen Pringle-Manöver erreichen sie dies durch einen kombinierten Einsatz von Ultraschalldissektion, CUSA, Endostaplern, Clips, Umstechungen und Kompression. Zur optimalen Visualisierung empfehlen die Autoren eine 30°-Winkeloptik in HD-Qualität [1]. Eine gute Hämostase wurde auch durch eine Präkoagulation mit Radiofrequenz beschrieben, mit dem zusätzlichen onkologischen Benefit abladierter Resektionsränder [4].

Das daVinci-System (USA) ist das derzeit einzige auf dem Markt befindliche therapeutisch zugelassene Robotersystem. Aufgrund der Anschaffungskosten von ca. 1,2 Millionen US$ und jährlichen Unterhaltskosten von 138 000 US$ kommt es nur für spezialisierte laparoskopische Zentren infrage [7]. Im Medical Center in Pittsburgh wurde es bislang ca. 150 Mal bei komplexen Operationen eingesetzt, darunter bei 15 Lebereingriffen und 30 Hepatikojejunostomien [38]. Vorteile scheinen neben dem dreidimensionalen Blick auf das Operationsgebiet eine präzise Technik mit 7 Freiheitsgraden und eine Ausschaltung des Tremors zu sein. Nachteilig sind der hohe technische, materielle und zeitliche Aufwand, und die Erfordernis von hochspezialisiertem OP-Personal [7, 38].

8 Milz

Für elektive Eingriffe an der Milz gilt der laparoskopische Zugangsweg als Verfahren der ersten Wahl, falls Voroperationen, eine massive Splenomegalie oder eine portale Hypertension nicht dagegensprechen. Die meisten Indikationen zur laparoskopischen Splenektomie ergeben sich aufgrund hämatologischer Erkrankungen [63]. Nebenmilzen können Ausgangspunkt für Rezidive sein. Quah et al. konnten an 58 Patienten mit 14 akzessorischen Nebenmilzen zeigen, dass eine CT-Untersuchung weniger sensitiv im Auffinden von Nebenmilzen war als die Laparoskopie [83]. Während die normal große Milz problemlos mit einem Bergebeutel über einen 2–3-cm-Schnitt geborgen werden kann (ideale Indikation zur laparoskopischen Splenektomie: M. Werlhof), sollte bei einer Organlänge > 22 cm bzw. einem Gewicht > 1 600 g ein Hand-Port in Erwägung gezogen werden [63].

Bei der hereditären Sphärozytose wird die partielle Splenektomie empfohlen, da hierdurch das Risiko einer Postsplenektomie-Sepsis (OPSI) deutlich gesenkt und dennoch eine hämatologische Remission erreicht wird [103]. Technisch werden ca. 10 ml des Milzoberpols erhalten. Die Perfusion des Restes erfolgt über die Gastricae-breves-Gefäße [103]. Das Parenchym wird an der Demarkationslinie mit Dissektionsgeräten auf Ultraschall- oder Strombasis vorgenommen [103]. Im Tierversuch konnte gezeigt werden, dass durch ein Pneumoperitoneum von 15 mmHg die Blutungszeit aus dem Parenchym von 15,2 auf 10,6 Minuten sinkt [77]. Die meisten Parenchym-Blutungen können jedoch allein durch Kompression und Abwarten gestillt werden.

Eine seltene Operations-Indikation stellt die Wandermilz dar, bei der es aufgrund einer Minderentwicklung ligamentärer Strukturen zu einer abnormen Milzbeweglichkeit mit Torquierungsgefahr kommt. Therapeutisch stehen Splenektomie, Splenopexie und Gastropexie zur Verfügung, wobei letzteres Verfahren wegen des Organerhalts und dem Vorteil einer anatomischen Rekonstruktion meist bevorzugt wird [26].

9 Pankreas

Während sich laparoskopische Eingriffe bei Pankreaserkrankungen lange Zeit auf Staging-Laparoskopien bei Karzinomen oder die Therapie von Pseudozysten beschränkten, werden heute zunehmend auch laparoskopische Resektionen vorgenommen. Indikationen können zystische und solide Tumoren wie neuroendokrine Tumoren [25] oder Adenokarzinome sein [69].

Distale Pankreasresektionen eignen sich hierbei gut für laparoskopische Resektionen, da keine Anastomosen angelegt werden müssen. Das Pankreas wird mittels moderner Dissektionsgeräte oder dem Endo-Stapler durchtrennt und ggf. mit einem Fibrinflies versiegelt [115]. Während bei maligner Grunderkrankung oder Milzvenenthrombose die distale Pankreasschwanzresektion mit einer Splenektomie kombiniert wird, kann die Milz in den übrigen Fällen erhalten werden [69]. Technisch gibt es hierfür zwei Techniken:

1. die großen Milzgefäße werden erhalten, wobei die kleinen Gefäßabgänge zum Pankreas sorgfältig zu koagulieren oder clippen sind,
2. die großen Milzgefäße werden abgesetzt und die Milz wird über die geschonten kurzen Magengefäße und die linksseitige gastroepiploische Arkade vaskularisiert [69].

Bei letzterer Methode bleibt jedoch ein nicht unerhebliches Risiko für einen sekundären, therapiebedürftigen Milzinfarkt. Mehrere Studien bewiesen die technisch sichere Machbarkeit der laparoskopischen Pankreaslinksresektion [41, 115]. Einer längeren Operationszeit (194 vs. 163 min) stehen ein geringerer Blutverlust und eine kürzere Verweildauer (5 vs. 7 d) gegenüber [41, 115]. Bei der Rate an Pankreasfisteln (15 vs. 13 %), schweren Komplikationen oder der Letalität ergab sich jedoch kein signifikanter Unterschied zwischen den beiden Zugangsformen [41, 115]. Wie auch schon aus der kolorektalen Chirurgie bekannt, konnten Jayaraman et al. auch für Pankreasresektionen nachweisen, dass konvertierte Operationen deutlich höhere Komplikations- und Fistelraten (27 % vs. 13 %) aufweisen als primär offene Operationen [41]. Risikofaktoren für eine Konversion sind erhöhter BMI, erhöhter Blutverlust und eine Tumorlokalisation proximal der mesenterialen Gefäßachse [41]. Da bei den laparoskopischen Eingriffen die haptische Komponente fehlt, entwickelten Newman et al. eine Möglichkeit, Pankreasläsionen präoperativ gastroskopisch-endosonografisch mit Tusche zu markieren. Hierdurch konnten die Läsionen intraoperativ sicher und schnell lokalisiert werden [72].

Im Gegensatz zur Pankreaslinksresektion wird der Stellenwert laparoskopischer Pankreaskopfresektionen kontrovers diskutiert und bleibt spezialisierten Zentren vorbehalten [46, 69]. Kendrick und Cusati berichten über 62 laparoskopische Pankreaskopfresektionen mit einer mittleren Operationszeit von 368 Minuten bei einem mittleren Blutverlust von 240 ml (maximal 1 200 ml). Weder in dieser Arbeit noch in anderen Studien konnte jedoch bislang ein Vorteil für das laparoskopische Vorgehen demonstriert werden. Bedenkt man, dass bei der Technik sechs 12-mm-Trokare eingesetzt werden und die Operationen bis zu 608 Minuten dauerten [46], scheint sich das Zugangs- und letztlich das Gesamtoperationstrauma im Vergleich zu einer konventionellen Whipple-Operation nicht wesentlich zu unterscheiden.

10 Fazit

Bei Cholezystektomie, Appendektomie und Fundoplikatio profitieren die Patienten in hohem Maße von einem minimal-invasiven Vorgehen, sodass dieses als Standardmethode gilt.

Aufgrund positiver Ergebnisse werden Erkrankungen an Kolon, Rektum, Magen, Pankreasschwanz, Milz und ventraler Leber zunehmend laparoskopisch operiert.

Demgegenüber sollten minimal-invasive Eingriffe bei Ösophagus- und Pankreaskopfkarzinom sowie komplexe Lebereingriffe spezialisierten Zentren vorbehalten bleiben, da hier die Datenlage noch unklar ist.

Literatur

[1] Abu Hilal M, Underwood T, Taylor MG et al.: Bleeding and hemostasis in laparoscopic liver surgery. Surg Endosc 2010; 24: 572–577. [EBM IIa]

[2] Agha A, Furst A, Hierl J et al.: Laparoscopic surgery for rectal cancer: oncological results and clinical outcome of 225 patients. Surg Endosc 2008; 22: 2229–2237. [EBM Ib]

[3] Agha A, Furst A, Iesalnieks I et al.: Conversion rate in 300 laparoscopic rectal resections and its influence on morbidity and oncological outcome. Int J Colorectal Dis 2008; 23: 409–417. [EBM IIa]

[4] Akyildiz HY, Morris-Stiff G, Aucejo F et al.: Techniques of radiofrequency-assisted precoagulation in laparoscopic liver resection. Surg Endosc 2010. [EBM IIa]

[5] Alkhaffaf B, Decadt B: 15 years of litigation following laparoscopic cholecystectomy in England. Ann Surg 2010; 251: 682–685. [EBM Ia]

[6] Allemann P, Schafer M, Demartines N: Critical appraisal of single port access cholecystectomy. Br J Surg 2010; 97: 1476–1481. [EBM IIa]

[7] Amodeo A, Linares Quevedo A, Joseph JV et al.: Robotic laparoscopic surgery: cost and training. Minerva Urol Nefrol 2009; 61: 121–128. [EBM IV]

[8] [8] Anthuber M, Spatz J: Operation Primer: Laparoscopic Total Mesorectal Excision. Springer Berlin 2010; 1: 1–106. [EBM IIa]

[9] Asoglu O, Matlim T, Karanlik H et al.: Impact of laparoscopic surgery on bladder and sexual function after total mesorectal excision for rectal cancer. Surg Endosc 2009; 23: 296–303. [EBM IIb]

[10] Azevedo JL, Azevedo OC, Miyahira SA et al.: Injuries caused by Veress needle insertion for creation of pneumoperitoneum: a systematic literature review. Surg Endosc 2009; 23: 1428–1432. [EBM Ia]

[11] Belli G, Fantini C, D'Agostino A et al.: Laparoscopic versus open liver resection for hepatocellular carcinoma in patients with histologically proven cirrhosis: short- and middle-term results. Surg Endosc 2007; 21: 2004–2011. [EBM IIb]

[12] Bonjer HJ, Hop WC, Nelson H et al.: Laparoscopically assisted vs open colectomy for colon cancer: a meta-analysis. Arch Surg 2007; 142: 298–303. [EBM Ia]

[13] Broeders JA, Mauritz FA, Ahmed Ali U et al.: Systematic review and meta-analysis of laparoscopic Nissen (posterior total) versus Toupet (posterior partial) fundoplication for gastro-oesophageal reflux disease. Br J Surg 2010; 97: 1318–1330. [EBM Ia]

[14] Buell JF, Cherqui D, Geller DA et al.: The international position on laparoscopic liver surgery: The Louisville Statement, 2008. Ann Surg 2009; 250: 825–830. [EBM IV]

[15] Campos GM, Vittinghoff E, Rabl C et al.: Endoscopic and surgical treatments for achalasia: a systematic

review and meta-analysis. Ann Surg 2009; 249: 45–57. [EBM Ia]

[16] Chouillard E, Dache A, Torcivia A et al.: Single-incision laparoscopic appendectomy for acute appendicitis: a preliminary experience. Surg Endosc 2010; 24: 1861–1865. [EBM IIb]

[17] Chu T, Chandhoke RA, Smith PC et al.: The impact of surgeon choice on the cost of performing laparoscopic appendectomy. Surg Endosc 2010. [EBM IIa]

[18] Corneille MG, Steigelman MB, Myers JG et al.: Laparoscopic appendectomy is superior to open appendectomy in obese patients. Am J Surg 2007; 194: 877–880; discussion 880–871. [EBM IIb]

[19] COST, Group S: A comparison of laparoscopically assisted and open colectomy for colon cancer. N Engl J Med 2004; 350: 2050–2059. [EBM Ib]

[20] Cuschieri A, Shimi S, Banting S: Endoscopic oesophagectomy through a right thoracoscopic approach. J R Coll Surg Edinb 1992; 37: 7–11. [EBM III]

[21] da Luz Moreira A, Kiran RP, Kirat HT et al.: Laparoscopic versus open colectomy for patients with American Society of Anesthesiology (ASA) classifications 3 and 4: the minimally invasive approach is associated with significantly quicker recovery and reduced costs. Surg Endosc 2010; 24: 1280–1286. [EBM IIa]

[22] Decker G, Coosemans W, De Leyn P et al.: Minimally invasive esophagectomy for cancer. Eur J Cardiothorac Surg 2009; 35: 13–20; discussion 20–11. [EBM Ia]

[23] Delaney CP, Pokala N, Senagore AJ et al.: Is laparoscopic colectomy applicable to patients with body mass index > 30? A case-matched comparative study with open colectomy. Dis Colon Rectum 2005; 48: 975–981. [EBM Ib]

[24] El-Gazzaz G, Hull T, Hammel J et al.: Does a laparoscopic approach affect the number of lymph nodes harvested during curative surgery for colorectal cancer? Surg Endosc 2010; 24: 113–118. [EBM III]

[25] Fernandez-Cruz L, Blanco L, Cosa R et al.: Is laparoscopic resection adequate in patients with neuroendocrine pancreatic tumors? World J Surg 2008; 32: 904–917. [EBM IIb]

[26] Fiquet-Francois C, Belouadah M, Ludot H et al.: Wandering spleen in children: multicenter retrospective study. J Pediatr Surg 2010; 45: 1519–1524. [EBM III]

[27] Freeland M, King E, Safcsak K et al.: Diagnosis of appendicitis in pregnancy. Am J Surg 2009; 198: 753–758. [EBM IIb]

[28] Garlipp B, Arlt G: Laparoscopy for suspected appendicitis. Should an appendix that appears normal be removed?. Chirurg 2009; 80: 615–621. [EBM III]

[29] Geissler B, Probst A, Anthuber M: Chirurgische Therapie der paraösophagealen Hernien – Aktuelle Übersicht und eigene Erfahrungen an 103 konsekutiven Patienten. Chir Praxis 2010; 72: 239–248. [EBM III]

[30] Germer CT, Isbert C: Quality of life after rectal cancer surgery. Chirurg 2009; 80: 316–323. [EBM IV]

[31] Gorenoi V, Dintsios C, Schönermark M et al.: Laparoskopische vs. offene Appendektomie: systematische Übersicht zur medizinischen Wirksamkeit und gesundheitsökonomische Analyse. GMS Health Technol Assess 2006; 2: 1–10. [EBM Ia]

[32] Guillou PJ, Quirke P, Thorpe H et al.: Short-term endpoints of conventional versus laparoscopic-assisted surgery in patients with colorectal cancer (MRC CLASICC trial): multicentre, randomised controlled trial. Lancet 2005; 365: 1718–1726. [EBM Ib]

[33] Gurusamy K, Samraj K, Gluud C et al.: Meta-analysis of randomized controlled trials on the safety and effectiveness of early versus delayed laparoscopic cholecystectomy for acute cholecystitis. Br J Surg 2010; 97: 141–150. [EBM Ia]

[34] Gurusamy KS, Samraj K, Mullerat P et al.: Routine abdominal drainage for uncomplicated laparoscopic cholecystectomy. Cochrane Database Syst Rev 2007CD006004. [EBM Ia]

[35] Gurusamy KS, Samraj K, Ramamoorthy R et al.: Miniport versus standard ports for laparoscopic cholecystectomy. Cochrane Database Syst Rev 2010CD006804. [EBM Ia]

[36] Hoya Y, Taki T, Tanaka Y et al.: Disadvantage of Operation Cost in Laparoscopy-Assisted Distal Gastrectomy under the National Health Insurance System in Japan. Dig Surg 2010; 27: 343–346. [EBM Ia]

[37] Hunter JG: Letting weary surgeons sleep and saving money. Arch Surg 2010; 145: 892. [EBM IV]

[38] Idrees K, Bartlett DL: Robotic liver surgery. Surg Clin North Am 2010; 90: 761–774. [EBM IV]

[39] Ingraham AM, Cohen ME, Bilimoria KY et al.: Effect of delay to operation on outcomes in adults with acute appendicitis. Arch Surg 2010; 145: 886–892. [EBM IIa]

[40] Jakub JW, Russell G, Tillman CL et al.: Colon cancer and low lymph node count: who is to blame? Arch Surg 2009; 144: 1115–1120. [EBM IIa]

[41] Jayaraman S, Gonen M, Brennan MF et al.: Laparoscopic distal pancreatectomy: evolution of a technique at a single institution. J Am Coll Surg 2010; 211: 503–509. [EBM IIa]

[42] Jayne DG, Brown JM, Thorpe H et al.: Bladder and sexual function following resection for rectal cancer in a randomized clinical trial of laparoscopic versus open technique. Br J Surg 2005; 92: 1124–1132. [EBM Ib]

[43] Kandil T, El Nakeeb A, El Hefnawy E: Comparative study between clipless laparoscopic cholecystectomy by harmonic scalpel versus conventional method: a prospective randomized study. J Gastrointest Surg 2010; 14: 323–328. [EBM Ib]

[44] Kavlakoglu B, Pekcici R, Oral S: Verification of clipless closure of cystic duct by harmonic scalpel. J Laparoendosc Adv Surg Tech A 2010; 20: 591–595. [EBM Ib]

[45] Kazemier G, in't Hof KH, Saad S et al.: Securing the appendiceal stump in laparoscopic appendectomy: evidence for routine stapling? Surg Endosc 2006; 20: 1473–1476. [EBM Ia]

[46] Kendrick ML, Cusati D: Total laparoscopic pancreaticoduodenectomy: feasibility and outcome in an early experience. Arch Surg 2010; 145: 19–23. [EBM III]

[47] Kilic A, Schuchert MJ, Awais O et al.: Surgical management of epiphrenic diverticula in the minimally invasive era. JSLS 2009; 13: 160–164. [EBM III]

[48] Kim HH, Hyung WJ, Cho GS et al.: Morbidity and mortality of laparoscopic gastrectomy versus open gastrectomy for gastric cancer: an interim report – a phase III multicenter, prospective, randomized Trial (KLASS Trial). Ann Surg 2010; 251: 417–420. [EBM Ib]

[49] Kim HJ, Lee JI, Lee YS et al.: Single-port transumbilical laparoscopic appendectomy: 43 consecutive cases. Surg Endosc 2010; 24: 2765–2769. [EBM IIb]

[50] Kirshtein B, Perry ZH, Mizrahi S et al.: Value of laparoscopic appendectomy in the elderly patient. World J Surg 2009; 33: 918–922. [EBM IIb]

[51] Kleemann M, Kuhling A, Hildebrand P et al.: Current state of laparoscopic hepatic surgery: Results of a survey of DGAV-members. Chirurg 2010. [EBM Ib]

[52] Köckerling F, Schug-Pass C, Grund S: Laparoscopic appendectomy. The new standard? Chirurg 2009; 80: 594–601. [EBM Ia]

[53] Korndorffer JR, Jr., Fellinger E, Reed W: SAGES guideline for laparoscopic appendectomy. Surg Endosc 2010; 24: 757–761. [EBM Ia]

[54] Kouwenhoven EA, Repelaer van Driel OJ, van Erp WF: Fear for the intraabdominal abscess after laparoscopic appendectomy: not realistic. Surg Endosc 2005; 19: 923–926. [EBM IIa]

[55] Kuhry E, Schwenk WF, Gaupset R et al.: Long-term results of laparoscopic colorectal cancer resection. Cochrane Database Syst Rev 2008CD003432. [EBM Ia]

[56] Lacy AM, Garcia-Valdecasas JC, Delgado S et al.: Laparoscopy-assisted colectomy versus open colectomy for treatment of non-metastatic colon cancer: a randomised trial. Lancet 2002; 359: 2224–2229. [EBM Ib]

[57] Lemieux P, Rheaume P, Levesque I et al.: Laparoscopic appendectomy in pregnant patients: a review of 45 cases. Surg Endosc 2009; 23: 1701–1705. [EBM III]

[58] Levy RM, Wizorek J, Shende M et al.: Laparoscopic and thoracoscopic esophagectomy. Adv Surg 2010; 44: 101–116. [EBM IIb]

[59] Liang JT, Lai HS, Lee PH et al.: Laparoscopic pelvic autonomic nerve-preserving surgery for sigmoid colon cancer. Ann Surg Oncol 2008; 15: 1609–1616. [EBM IIa]

[60] Longo WE, Virgo KS, Johnson FE et al.: Risk factors for morbidity and mortality after colectomy for colon cancer. Dis Colon Rectum 2000; 43: 83–91. [EBM IIa]

[61] Luketich JD, Nason KS, Christie NA et al.: Outcomes after a decade of laparoscopic giant paraesophageal hernia repair. J Thorac Cardiovasc Surg 2010; 139: 395–404, 404 e391. [EBM III]

[62] McGory ML, Zingmond DS, Tillou A et al.: Negative appendectomy in pregnant women is associated with a substantial risk of fetal loss. J Am Coll Surg 2007; 205: 534–540. [EBM IIb]

[63] Melman L, Matthews BD: Current trends in laparoscopic solid organ surgery: spleen, adrenal, pancreas and liver. Surg Clin North Am 2008; 88: 1033–1046, vii. [EBM IV]

[64] Mercado MA, Chan C, Orozco H et al.: To stent or not to stent bilioenteric anastomosis after iatrogenic injury: a dilemma not answered? Arch Surg 2002; 137: 60–63. [EBM III]

[65] Merlin TL, Hiller JE, Maddern GJ et al.: Systematic review of the safety and effectiveness of methods used to establish pneumoperitoneum in laparoscopic surgery. Br J Surg 2003; 90: 668–679. [EBM Ia]

[66] Mouret P: Celioscopic surgery. Evolution or revolution? Chirurgie 1990; 116: 829–832; discussion 832–823. [EBM IV]

[67] Muller-Stich BP, Linke G, Leemann B et al.: Cardiac tamponade as a life-threatening complication in antireflux surgery. Am J Surg 2006; 191: 139–141. [EBM III]

[68] Nagpal AP, Soni H, Haribhakti S: Is oesophageal manometry a must before laparoscopic fundoplication? Analysis of 46 consecutive patients treated without preoperative manometry. J Minim Access Surg 2010; 6: 66–69. [EBM IIb]

[69] Nakeeb A: Laparoscopic pancreatic resections. Adv Surg 2009; 43: 91–102. [EBM III]

[70] Navarra G, Pozza E, Occhionorelli S et al.: One-wound laparoscopic cholecystectomy. Br J Surg 1997; 84: 695. [EBM III]

[71] Neuhaus P, Schmidt SC, Hintze RE et al.: Classification and treatment of bile duct injuries after laparoscopic cholecystectomy. Chirurg 2000; 71: 166–173. [EBM IIa]

[72] Newman NA, Lennon AM, Edil BH et al.: Preoperative endoscopic tattooing of pancreatic body and tail lesions decreases operative time for laparoscopic distal pancreatectomy. Surgery 2010; 148: 371–377. [EBM IIa]

[73] Ng KH, Ng DC, Cheung HY et al.: Laparoscopic resection for rectal cancers: lessons learned from 579 cases. Ann Surg 2009; 249: 82–86. [EBM IIa]

[74] Nguyen KT, Gamblin TC, Geller DA: World review of laparoscopic liver resection – 2.804 patients. Ann Surg 2009; 250: 831–841. [EBM Ia]

[75] Nguyen KT, Geller DA: Laparoscopic liver resection – current update. Surg Clin North Am 2010; 90: 749–760. [EBM III]

[76] Overby DW, Apelgren KN, Richardson W et al.: SAGES guidelines for the clinical application of laparoscopic biliary tract surgery. Surg Endosc 2010; 24: 2368–2386. [EBM Ia]

[77] Papp A, Vereczkei JR, Lantos J et al.: The effect of different levels of peritoneal CO2 pressure on bleeding time of spleen capsule injury. Surg Endosc 2003; 17: 1125–1128. [EBM IIa]

[78] Park IJ, Choi GS, Lim KH et al.: Multidimensional analysis of the learning curve for laparoscopic resection in rectal cancer. J Gastrointest Surg 2009; 13: 275–281. [EBM IIa]

[79] Patti MG, Herbella FA: Fundoplication after laparoscopic Heller myotomy for esophageal achalasia: what type? J Gastrointest Surg 2010; 14: 1453–1458. [EBM III]

[80] Pennathur A, Awais O, Luketich JD: Minimally invasive redo antireflux surgery: lessons learned. Ann Thorac Surg 2010; 89: 2174–2179. [EBM III]

[81] Poon JT, Law WL: Laparoscopic resection for rectal cancer: a review. Ann Surg Oncol 2009; 16: 3038–3047. [EBM Ia]

[82] Ptok H, Steinert R, Meyer F et al.: Long-term oncological results after laparoscopic, converted and primary open procedures for rectal carcinoma. Results of a multicenter observational study. Chirurg 2006; 77: 709–717. [EBM Ib]

[83] Quah C, Ayiomamitis GD, Shah A et al.: Computed tomography to detect accessory spleens before laparoscopic splenectomy: is it necessary? Surg Endosc 2010. [EBM IIa]

[84] Quah HM, Jayne DG, Eu KW et al.: Bladder and sexual dysfunction following laparoscopically assisted and conventional open mesorectal resection for cancer. Br J Surg 2002; 89: 1551–1556. [EBM IIa]

[85] Qureshi I, Nason KS, Luketich JD: Is minimally invasive esophagectomy indicated for cancer? Expert Rev Anticancer Ther 2008; 8: 1449–1460. [EBM Ia]

[86] Reissfelder C, Mc Cafferty B, von Frankenberg M: Open appendectomy. When do we still need it? Chirurg 2009; 80: 602–607. [EBM III]

[87] Roberts JK, Behravesh M, Dmitrewski J: Macroscopic findings at appendicectomy are unreliable: implications for laparoscopy and malignant conditions of the appendix. Int J Surg Pathol 2008; 16: 386–390. [EBM IIb]

[88] Roll GR, Rabl C, Ciovica R et al.: A controversy that has been tough to swallow: is the treatment of achalasia now digested? J Gastrointest Surg 2010; 14: 33–45. [EBM IV]

[89] Sadot E, Telem DA, Arora M et al.: Laparoscopy: a safe approach to appendicitis during pregnancy. Surg Endosc 2010; 24: 383–389. [EBM III]

[90] Sahajpal AK, Chow SC, Dixon E et al.: Bile duct injuries associated with laparoscopic cholecystectomy: timing of repair and long-term outcomes. Arch Surg 2010; 145: 757–763. [EBM IIa]

[91] Sajid MS, Khan MA, Cheek E et al.: Needlescopic versus laparoscopic appendectomy: a systematic review. Can J Surg 2009; 52: 129–134. [EBM Ib]

[92] Santambrogio R, Aldrighetti L, Barabino M et al.: Laparoscopic liver resections for hepatocellular carcinoma. Is it a feasible option for patients with liver cirrhosis? Langenbecks Arch Surg 2009; 394: 255–264. [EBM IIa]

[93] Santambrogio R, Opocher E, Ceretti AP et al.: Impact of intraoperative ultrasonography in laparoscopic liver surgery. Surg Endosc 2007; 21: 181–188. [EBM IIa]

[94] Sargent DJ, Wieand HS, Haller DG et al.: Disease-free survival versus overall survival as a primary end point for adjuvant colon cancer studies: individual patient data from 20,898 patients on 18 randomized trials. J Clin Oncol 2005; 23: 8664–8670. [EBM Ia]

[95] Sasmal PK, Tantia O, Jain M et al.: Primary access-related complications in laparoscopic cholecystectomy via the closed technique: experience of a single surgical team over more than 15 years. Surg Endosc 2009; 23: 2407–2415. [EBM Ia]

[96] Sauerland S, Lefering R, Neugebauer EA: Laparoscopic versus open surgery for suspected appendicitis. Cochrane Database Syst Rev 2004CD001546. [EBM Ia]

[97] Schmandra TC, Mierdl S, Bauer H et al.: Transoesophageal echocardiography shows high risk of gas embolism during laparoscopic hepatic resection under carbon dioxide pneumoperitoneum. Br J Surg 2002; 89: 870–876. [EBM IIb]

[98] Schon MR: Value of laparoscopic liver resection. Chirurg 2010; 81: 516–525. [EBM IV]

[99] Senthil M, Trisal V, Paz IB et al.: Prediction of the adequacy of lymph node retrieval in colon cancer by hospital type. Arch Surg 2010; 145: 840–843. [EBM III]

[100] Shan CX, Zhang W, Zheng XM et al.: Evidence-based appraisal in laparoscopic Nissen and Toupet fundoplications for gastroesophageal reflux disease. World J Gastroenterol 2010; 16: 3063–3071. [EBM Ia]

[101] Sharp CF, Garza RZ, Mangram AJ et al.: Partial cholecystectomy in the setting of severe inflammation is an acceptable consideration with few long-term sequelae. Am Surg 2009; 75: 249–252. [EBM III]

[102] Shinohara T, Kanaya S, Taniguchi K et al.: Laparoscopic total gastrectomy with D2 lymph node dissection for gastric cancer. Arch Surg 2009; 144: 1138–1142. [EBM IIa]

[103] Slater BJ, Chan FP, Davis K et al.: Institutional experience with laparoscopic partial splenectomy for hereditary spherocytosis. J Pediatr Surg 2010; 45: 1682–1686. [EBM III]

[104] Soares R, Herbella FA, Prachand VN et al.: Epiphrenic Diverticulum of the Esophagus. From Pathophysiology to Treatment. J Gastrointest Surg 2010. [EBM III]

[105] Stefanidis D, Hope WW, Kohn GP et al.: Guidelines for surgical treatment of gastroesophageal reflux disease. Surg Endosc 2010; 24: 2647–2669. [EBM Ia]

[106] Stewart L, Robinson TN, Lee CM et al.: Right hepatic artery injury associated with laparoscopic bile

duct injury: incidence, mechanism and consequences. J Gastrointest Surg 2004; 8: 523–530; discussion 530–521. [EBM III]

[107] Strasberg SM, Hertl M, Soper NJ: An analysis of the problem of biliary injury during laparoscopic cholecystectomy. J Am Coll Surg 1995; 180: 101–125. [EBM III]

[108] Strong VE, Devaud N, Karpeh M: The role of laparoscopy for gastric surgery in the West. Gastric Cancer 2009; 12: 127–131. [EBM Ib]

[109] Tsunoda A, Tsunoda Y, Narita K et al.: Quality of life after low anterior resection and temporary loop ileostomy. Dis Colon Rectum 2008; 51: 218–222. [EBM IIb]

[110] Tuggle KR, Ortega G, Bolorunduro OB et al.: Laparoscopic versus open appendectomy in complicated appendicitis: a review of the NSQIP database. J Surg Res 2010; 163: 225–228. [EBM IIa]

[111] Veenhof AA, Van Der Pas MH, Van Der Peet DL et al.: Laparoscopic versus transverse Incision right colectomy for colon carcinoma. Colorectal Dis 2010. [EBM IIa]

[112] Veldkamp R, Kuhry E, Hop WC et al.: Laparoscopic surgery versus open surgery for colon cancer: short-term outcomes of a randomised trial. Lancet Oncol 2005; 6: 477–484. [EBM Ib]

[113] Verhage RJ, Hazebroek EJ, Boone J et al.: Minimally invasive surgery compared to open procedures in esophagectomy for cancer: a systematic review of the literature. Minerva Chir 2009; 64: 135–146. [EBM Ia]

[114] Vigano L, Tayar C, Laurent A et al.: Laparoscopic liver resection: a systematic review. J Hepatobiliary Pancreat Surg 2009; 16: 410–421. [EBM III]

[115] Vijan SS, Ahmed KA, Harmsen WS et al.: Laparoscopic vs open distal pancreatectomy: a single-institution comparative study. Arch Surg 2010; 145: 616–621. [EBM IIb]

[116] von Rahden BH, Germer CT: Superiority of toupet compared to Nissen fundoplication : New evidence level from meta-analysis. Chirurg 2010. [EBM IV]

[117] Waage A, Nilsson M: Iatrogenic bile duct injury: a population-based study of 152 776 cholecystectomies in the Swedish Inpatient Registry. Arch Surg 2006; 141: 1207–1213. [EBM Ib]

[118] Walsh CA, Tang T, Walsh SR: Laparoscopic versus open appendicectomy in pregnancy: a systematic review. Int J Surg 2008; 6: 339–344. [EBM Ia]

[119] Wu YV, Linehan DC: Bile duct injuries in the era of laparoscopic cholecystectomies. Surg Clin North Am 2010; 90: 787–802. [EBM III]

[120] Yumi H: Guidelines for diagnosis, treatment, and use of laparoscopy for surgical problems during pregnancy: this statement was reviewed and approved by the Board of Governors of the Society of American Gastrointestinal and Endoscopic Surgeons (SAGES), September 2007. It was prepared by the SAGES Guidelines Committee. Surg Endosc 2008; 22: 849–861. [EBM Ia]

2.10 Was gibt es Neues in der Endokrinen Chirurgie?

P. Goretzki, A. Akca und K. Schwarz

1 Einleitung

1.1 Überblick – Aus- und Weiterbildung in Endokriner Chirurgie

Die Schwerpunktbildung „Endokrine Chirurgie" hat sich in der Allgemeinen und Viszeralchirurgie in den USA, Canada, Australien und in der Europäischen Gemeinschaft etabliert, doch fehlen allgemeingültige Richtlinien für „fellowships" und „curricula" der Auszubildenden (Operationsfrequenzen, Dauer der Ausbildung, Wissensnachweis etc.).

Solorzano et al. [104] zeigen einen Vergleich von Kollegen in den USA, die im Rahmen der Allgemeinchirurgie oder als Auszubildende zur Erlangung der Schwerpunktbezeichnung „endocrine surgeon" arbeiten. So nimmt bei Spezialisierung die Frequenz der endokrinen Eingriffe um das 2–4-fache zu. Dies betrifft alle endokrinen Organe (Zahl der Eingriffe pro Jahr bei Ausbildung zum „general surgeon"/„endocrine surgeon": Schilddrüse 20 vs. 45; Nebenschilddrüse 12 vs. 26; Neck dissection 1–2 vs. 6, lap. Nebenniere 2 vs. 6; endokrines Pankreas < 1 vs. 4). Dennoch zeigten sich die befragten „endocrine surgeons" nach 7-jähriger Ausbildung nicht ausreichend sicher bei der Durchführung von Operationen an den Niebennieren (unsicher: 11 %); der Durchführung lateraler Halsdissektionen (unsicher: 32 %) und der Durchführung von Eingriffen am endokrinen Pankreas (unsicher: 43 %).

1.2 Publikationen 2010 – Schwerpunkte und Erfahrung mit Leitlinien

Neben einer Vielzahl von Arbeiten zum papillären Schilddrüsenkarzinom (PTC) und hier besonders zur Einschätzung des papillären Mikrokarzinoms (PMC) sowie den Arbeiten zum Wert und der Weiterentwicklung des Neuromonitorings (IONM) bei Schilddrüsenoperationen, wurden wenige prospektiv randomisierte Studien veröffentlicht (T4-Substitutiion nach Hemithyreoidektomie; TX versus geringere Resektion bei benigner Struma ohne Hyperthyreose etc.) und neue Techniken dargestellt (roboter-unterstützte Schilddrüsenchirurgie, Single-port-Adrenalektomie bei retroperitoneoskopischem Vorgehen etc.).

Außerdem sind einige Leitlinien überarbeitet worden (Diagnostik und Therapie von Schilddrüsentumoren (American Thyroid Association: ATA); „Gutartige Struma" (AWMF; Deutsche Ges. Allgemein- und Viszeralchirurgie – Arbeitsgemeinschaft CAEK).

In der Menge vorhandener Leitlinien wurden von Ahn et al. [3] die Leitlinie der Amerikanischen Radiologen, der Amerikanischen Endokrinologen und die Leitlinie der koreanischen Endokrinologen zur Diagnostik und Therapie von singulären Schilddrüsentumoren miteinander verglichen. Dabei zeigt sich eine unterschiedliche Gewichtigkeit von Ultraschall(US-)-Befunden, die zu weiterführender Diagnostik Anlass geben sollen. Die Überprüfung der unterschiedlichen Gewichtung an 990 Patientendaten mit Knoten zeigten retrospektiv, dass nach den Leitlinien in 16–60 % eine Feinnadelbiopsie mit Zytologie hätte erfolgen sollen und die Rate nicht diagnostizierter papillärer

Karzinome > 1 cm zwischen 10–29 % gelegen hätte. Die höhere Punktionsfrequenz ging dabei nicht mit einer besseren Diagnostik einher (Qualität der Leitlinien: Am. Radiologie < Am. Endokrinologie < Korean. Endokrinologie).

Fazit: Unter Berücksichtigung der vorhandenen Leitlinien zur Abklärung eines singulären Schilddrüsenknotens kann die Frequenz von Operationen um etwa 50 % gesenkt werden. Es werden aber auch etwa 3 % der PTC > 1 cm nicht erkannt.

2 Gutartige Schilddrüsenerkrankungen

2.1 Epidemiologie von Struma nodosa und Primärdiagnostik

Die Zahl der Erwachsenen mit Schilddrüsenknoten ist in Deutschland mit etwa 20 % anzusetzen, wobei sie mit dem Alter zunimmt und bei Frauen und Männern über dem 70. LJ mit 52 %/29 % angegeben wird.

2.2 Ultraschall und Feinnadelbiopsie

Die Ultraschalldiagnostik (US) stellt heute eine Grundvoraussetzung vor jeder Therapie einer Schilddrüsenerkrankung dar und soll die Struktur des Organs, Größe und Vorliegen von Knoten sowie den Charakter dieser Knoten näher beschreiben (Deutsche Chir. Leitlinien: Gutartige Struma Musholt et al. (AWMF); Mönig et al. [73]; die Ultraschalldiagnostik von den operierenden Chirurgen ist besser als der von einweisenden Kollegen (Erfahrung der USA!).

Die Ultraschall-Kriterien, die für eine mögliche Malignität eines Schilddrüsenknotens sprechen, wie Hypoechogenität, eine unscharfe Begrenzung des Knotens, das Auftreten von Mikroverkalkungen, die Struktur mit höher als lang und ein fehlendes Echohalo um den Knoten wurden durch die Elastografie erweitert [114] (siehe auch Kapitel: Maligne Schilddrüsentumoren).

2.3 Radikalität und Risiko in der Strumachirurgie allgemein

Die Leitlinine der operativen Behandlung benigner Schilddrüsenerkrankungen der DGAVC (erarbeitet durch die CAEK) [76] unterstreicht die Notwendigkeit der Entfernung aller Schilddrüsenknoten und weist auf die Notwendigkeit hin, eine eingeschränkt radikale Operation begründen zu sollen.

Die Empfehlung zur Entfernung aller Schilddrüsenknoten mit Begründungsnotwendigkeit bei eingeschränktem Vorgehen ist unter Berücksichtigung, der nur gering erhöhten Morbidität radikaler versus eingeschränkt radikaler Operationen, gegenüber der erhöhten Rezidivrate bei eingeschränkter Radikalität vorgenommen worden.

Als Grundlage dazu ist die evidence-based Studie von Agarwal und Agarwal [2] herangezogen worden, in der anhand fast ausschließlich retrospektiver Daten, mit teilweise geringer Qualität, die Thyreoidektomie als Therapie der Wahl bei der multinodulären Struma eingeschätzt wird. Unterstützt werden die Daten von der prospektiv randomisierten Studie von Barczynski et al. [10], in der nach fünf Jahren die Struma-Rezidive nach fast Thyreoidektomie, Hartley-Dunhill-Operation und beidseitig subtotaler Resektion bei 1 %; 5 % und 12 % lagen, mit einer Rate permanenter Rekurrenparesen von 1 %, 0,8 % und 0,5 %. Die temporären Rekurrensparese-Raten und temporären Hypoparathyreoidismus-Raten lagen bei 2 %, 4 % und 10 % sowie bei 2 %, 4 % und 5 % nach subtotaler Resektion, Hartley-Dunhill-OP und Thyreodektomie (Abb. 1).

2.4 Postoperative Nervus laryngeus recurrens Paresen (NLRP)

Von 3,9 % frühpostoperativen Rekurrensparesen wurden in Schweden nur 11 % intraoperativ bemerkt und 56,1 % der Patienten wurden nicht konsequent nachuntersucht [15]. Dies bestätigt

Pseudo-Hirschsprung bei MEN-2 mit inhibierender Mutation (MEN-2A 611, 618, 620, MEN-2b 918)

Der Darm mit Appendix

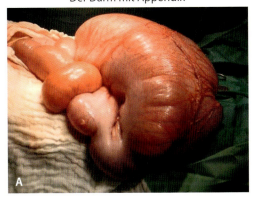

Der gesamte entfernte Kolonrahmen

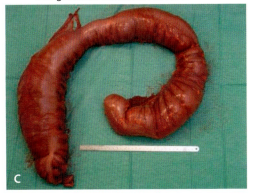

Das Rö-Bild

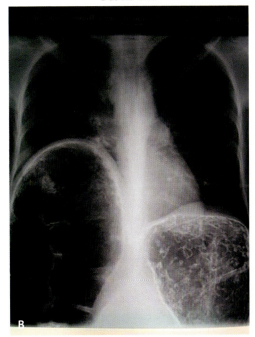

Pat. Mit MEN-2B

Abb. 1: Bilder eines „Pseudohirschsprungs" bei Pat. mit codon-620-Mutation. A) makroskopisches Bild des erweiterten Coekums, B) Röntgenbild des erweiterten Dickdarms, C) makroskopisches Bild des entfernten und erweiterten Kolonrahmens.

die Forderung nach einer obligaten Kontrolle der Stimmbandfunktion postoperativ, wie es in den Dtsch. Leitlinien empfohlen wird.

Als besonders gefährdete Personen für eine Rekurrensparese haben sich nach Arbeiten von Serpell et al. [97] und Sancho et al. [90] solche mit einer frühen externen Aufteilung des Nervus laryngeus recurrens (NLR) dargestellt, bei denen nur der obere Ast die entscheidenden motorischen Neuronenfasern beinhaltet (Abb. 2). Eine frühe extralaryngeale Aufteilung ist in gut 20 % aller Patienten nachweisbar. Selbst bei Teilverletzung dieses Astes oder anderer Äste des Nervus recurrens sollte eine weitere Nervenschädigung vermieden werden, da auch bei vorliegendem Stimmlippenstillstand auf einer Seite der N. Vagus und N. Recurrens nach Chi et al. [23] weiterhin funktionelle Bedeutung aufweisen können.

Echternach et al. [30] konnten an einer Gruppe von 761 Patienten mit Schilddrüsenoperationen postoperativ (dritter bis vierter postop. Tag) mittels endoskopischer Laryngostroboskopie in über 30 % Intubationsschäden an den Stimmbändern nachweisen. In 11 % lag ein Stimmbandstillstand vor, der in 1,8 % schon präoperativ darstellbar gewesen war. Auch wenn in dieser Arbeit funktionelle Untersuchungen zur Bedeutung der sichtbaren Befunde fehlen, zeigt sie, wie wichtig die genaue prä- und postoperative Analyse möglicher Stimmbandveränderungen ist, um zwischen vorbeste-

2.10 Was gibt es Neues in der Endokrinen Chirurgie?

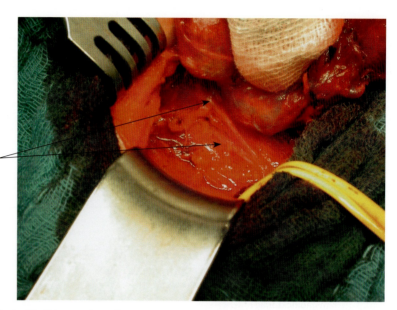

Abb. 2: Risiko-Minderung in der SD-Chirurgie; Darstellung extralaryngealer NLR-Aufteilung.

Darstellung des NLR mit seiner Aufteilung (ventral/dorsal)

henden Problemen und chirurgischen bzw. anästhesiologischen Komplikationen unterscheiden zu können. Probleme, die bisher fast ausschließlich immer dem Operateur angelastet wurden. In 0,4 % war zusätzlich eine einseitige „idiopathische" NLRP nachweisbar, die für die Operationsstrategie von Bedeutung sein kann (Gefahr der bilateralen NLRP!).

2.5 Intraoperatives Neuromonitoring (IONM)

Die Veröffentlichungen zum intraoperativen Neuromonitoring haben 2010 stark zugenommen. Doch muss nochmals darauf hingewiesen werden, dass die prä- und postoperative Laryngoskopie aller Patienten als Grundvoraussetzung wissenschaftlicher Auswertungen von IONM-Daten anzusehen ist.

Nervus laryngeus recurrens Paresen (NLRP) werden bei fehlender obligater Kontrolle in britischen und schwedischen Arbeiten unterschätzt. Aus 27 Artikeln mit obligater Stimmbandkontrolle bei über 25 000 Patienten wird eine mittlere temporäre NLRP-Rate von 8 % angegeben, somit etwa das Doppelte der skandinavischen Arbeiten und das Vierfache der britischen Arbeiten, die jeweils obligate Kontrollen vermissen ließen.

Der Wert des IONM war im letzten Jahr nach den Daten von Barczynski et al. [11] besonders bei Patienten mit höherem Risiko nachweisbar, wobei hier die NLRP-Rate von 4,9 % auf 2,0 % gesenkt werden konnte (Abb. 3).

Dralle und Lorenz [29] weisen nochmals auf die Sicherheit der IONM-Befunde hin. Dies steht im Gegensatz zu vielen früheren Ergebnissen des IONM, mit hohen Raten falsch-negativer Stimulation (IONM-negative trotz normaler Stimmbandbeweglichkeit), die nur durch Standardisierung verbessert werden konnten, wie es Chiang et al. [24] durch laryngoskopische Kontrolle der Tubuslage erreichten.

Eigene Erfahrungen an 1 333 Patienten mit beidseitig zu operierender Struma nodosa weisen besonders auf die Bedeutung des IONM-Signalausfalls nach Operation der ersten Seite hin. Diese retrospektive Analyse unserer Daten von drei Jahren zeigt, dass mit Verwendung des IONM die Rate der dauerhaften und frühpostoperativen NLRP nicht gesenkt werden konnte. In 36 Fällen lag jedoch mit Ausfall des IONM-Signals nach Operati-

Hemithyroidektomie bei unilat.
Struma Kontralaterales „Pseudo-Rezidiv": 3–24 % in 10–20 Jahren

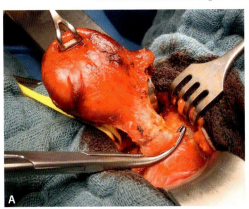 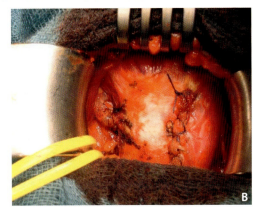

Die SD-Hälfte   Nach Entfernung 1 Seite

Barczynski > 5 J: Rezidive bei + L-T4 1,3 % ohne L-T4 16,0 % (p < 0,001)

Abb. 3: Hemithyreoidektomie mit Belassen des kontralateralen Schilddrüsenlappens.

on der ersten Seite und sichtlich erhaltenem Nerv eine Information vor, die der Operateur benutzen oder vernachlässigen konnte (z.B. Beendigung der Operation nach Hemithyreoidektomie und zweizeitiges Vorgehen). Bei Benutzung der Information in 18 Fällen trat in keinem Fall eine beidseitige NLRP auf, während dieses bei drei der anderen 18 Fälle zu verzeichnen war. Damit hat das IONM einen eindeutigen Einfluss auf unsere Strategie bei beabsichtigter beidseitiger Schilddrüsenresektion (bei Ausfall des Nervs der ersten Seite Abbruch der Operation mit Hemithyreoidektomie). Es verhindert ggf. eine mögliche beidseitige NLRP und die Gefahr einer notwendigen Tracheotomie.

Fazit: Nicht jeder Verlust muskulärer Antwort auf einen elektrischen Reiz des NLR oder NV kann beim IONM dem Funktionsverlust der Stimmbandbeweglichkeit gleichgesetzt werden (zwischen 25 [34] und 78 % [38]).

Doch hat das IONM in der Schilddrüsenchirurgie einen Ausbildungscharakter, ist als Hilfe bei schwierigen Operationen zu nutzen und kann die intraoperative Strategie bei prinzipiell gutartigen aber beidseitigen pathologischen Befunden beeinflussen.

Die Weiterentwicklung des IONM wird fraglos in der kontinuierlichen Überwachung der Nevenstimulierbarkeit liegen.

2.6 Vorgehen bei Verletzungen des Nervus laryngeus recurrens

Verletzungen des NLR werden trotz vosichtiger Operationsweise, Sichtschonung und IONM immer wieder auftreten und betreffen häufiger Patienten mit anatomischen Varianten, wie z.B. die einer extralaryngealen Aufteilung des Nerven, wobei nach Serpell et al. [97] der obere Ast die entscheidenden motorischen Fasern beinhaltet. Entweder muss eine sofortige Rekonstruktion der durchgeschnittenen Nerven erfolgen oder es sollten andere Maßnahmen gewählt werden. Sanuki et al. [92] berichten über zwölf Patienten, die zwischen 2000 und 2008 mit unterschiedlichen Methoden, z.B. auch einer Reinervation der Nerven behandelt wurden. Letztere hat den Tonus des M. thyrearytanoideus wiederkehren lassen und mündete in eine fast normale Stimmbandfunktion.

Bei bilateraler NLRP kann die Laterofixation des Stimmbands neben der Beherrschung des Stridors in etwa 20 % ein befriedigendes funktionelles Stimmergebnis erreichen und vor allem ein Tracheostoma unnötig werden oder wieder verschließen lassen.

Bei einseitiger Parese wird hingegen die Injektion eines Kunststoffkissens in die Stimmbandebene empfohlen, eine umschriebene, ungefährliche und effektive Therapie.

2.7 Postoperativer Hypoparathyreoidismus

Der postoperative Hypoparathyreoidismus, als zweite klassische Komplikation der Schilddrüsenoperation, betrifft besonders Patienten nach vollständiger Thyreoidektomie [113], und solche nach Operation eines Morbus Basedow [95]. So haben Unalp et al. eine 33-fach erhöhte frühpostoperative Hypoparathyreoidismus-Rate bei thyreoidektomierten gegenüber „near total thyroidectomy"-behandelten Patienten in einer prospektiv randomisierten Studie an 143 Patienten nachgewiesen.

Für die rein retrospektiven Daten bez. einer erhöhten frühpostoperativen Hypoparathyreoidismusrate nach Operation des Morbus Basedow gegenüber anderen gutartigen Schilddrüsenerkrankungen wird von Schwarz et al. [95] auf den stimulierten Knochenstoffwechsel und die erhöhten präoperativen Serum-PTH-Werte bei Basedow Patienten hingewiesen (Abb. 4).

Antworten auf die Frage, wie am besten eine drohende Hypokalzämie nach beidseitiger Schilddrüsenresektion vorausgesagt und wie diese behandelt werden kann, geben Studien von Cavacchi et al. [21]. So folgt dem Abfall des intraoperativen PTHs (IOPTH) von mehr als 56 % des Ausgangswerts in 88 % eine Hypokalzämie nach 16 Stunden. Bei Lim et al. [64] zeigten vier symptomatische Hypokalzämie-Patienten eine Stunde nach Operation alle einen sPTH-Wert von < 2,5 pmol/l, während dies bei keinem der 14 Hypokalzämie-Patienten ohne Symptome der Fall war.

Die hier geschilderten Ergebnisse entsprechen in etwa der Vorhersagsagekraft des direkt postoperativen sPTH von < 10 ng/l (PPV 96,4 %), wie es von Barczynski et al. [12] 2008 veröffentlicht wurde.

Als zusätzlicher Faktor für die Entwicklung einer postoperativen Hypokalzämie ist bei gleichem operativen Vorgehen und gleicher Grundkrankheit immer auch das Patientenalter und der präoperative 25-Hydroxy-Vitamin-D-Spiegel des Patienten

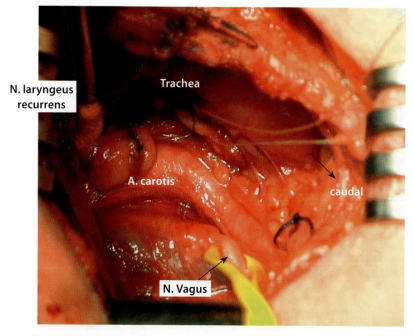

Abb. 4: Risiko-Minderung in der SD-Chirurgie; intraop.Neuromonitoring (IONM) – 2 Orte/2 Zeitpunkte.

zu bedenken. Bei Erniedrigung des 24OHVitD auf weniger als die Hälfte des Normalwertes (< 15 ng/ml) steigt auch die Rate der postoperativen Hypokalzämie um das 28-fache an.

Die geschilderten Ergebnisse entsprechen auch den Erfahrungen von Roh et al. [87], die Patienten mit Hypoparathyreoidismus nach Thyreoidektomie mit und ohne laterale Halsdissektion aufgrund differenzierter Schilddrüsenkarzinome verglichen. So konnte bei dieser propsektiv randomisierten Untersuchung mit prophylaktischer oraler Gabe von Calcium und Vitamin D3 (3 g/d Ca + 1 μg/d 1alphacalcidiol) über 14 Tage die Rate symptomatischer Hypokalzämiefälle von 26 % auf 2 % gesenkt werden, ohne dass daraus eine zeitlich verlängerte Nebenschilddrüseninsuffizienz resultierte. Nach spätestens einem Monat sollte jedoch die Substitution langsam abgesetzt werden, da nach Thyreoidektomie nur in 1–4 % eine dauerhafte Hypokalzämie droht.

Die frühe Kalzium- und Vitamin-D-Substitution bei nachgewiesener PTH-Defizienz führt zur klinischen Besserung, sowie zu einer geringeren Notaufnahme wegen Tetanie, ohne die Nebenschilddrüsen weiter zu schädigen. Langfristig ist ein normales PTH nach Sitges-Serra et al. [100] in 78 % normalen Werten zu unterstellen (sehr fragwürdig und nicht bewiesen!!). Leider kann auch die NSD-Autotransplantation einen dauerhaften Hypoparathyreoidismus nicht unbedingt immer verhindern.

Fazit: Der postoperative Hypoparathyreoidismus zeigt eine Erkrankungs-, Operations-, Alters- und Vitamin-D-Status-abhängige Gefährdung der Patienten nach Schilddrüsenoperationen. Prospektiv eingeschätzt und durch intraoperative Serum-PTH-Messungen relativ genau vorausgesagt sollte die frühzeitige und ausreichende Calcium- und Vitamin-D-Substitution erfolgen.

Die Definition eines dauerhaften Hypoparathyreoidismus wird in der Literatur teilweise zu streng gestellt (nicht messbares sPTH) und bedarf zukünftig einer klaren Regelung (bei welchem sCa, sPTH, sVit-D3 ohne externe Substitution)

2.8 Andere Risikofaktoren in der Strumachirurgie

Weiterhin gilt, dass mögliche Nachblutungen (Häufigkeit 0.3->2 %) innerhalb der ersten 24 Stunden (80–90 % aller Blutungen) eine ambulante Schilddrüsenchirurgie mit Zurückhaltung sehen lassen (Rosenbaum et al. [76]. Außerdem wird zzt. die optimale Behandlung von Patienten mit Chylusfisteln diskutiert, wobei in Fällen mit geringer Chylusproduktion (< 300 ml/d) von Lorenz et al. [69] das konservative Vorgehen präferiert wird.

2.9 Minimalinvasive Schilddrüsenchirurgie und Roboter-Chirurgie

Die minimalinvasive, video-assestierte Thyreoidektomie (MIVAT) nach Miccoli ist inzwischen ein etabliertes Verfahren und zeigt nach Lombardi et al. [67] nur Vorteile gegenüber dem konventionellen Vorgehen mit einer NLRP-Rate von 0,1 %. Dies steht im Gegensatz zu fast allen sonstigen Veröffentlichungen, die zeigen können, dass die NLRP-Rate mit 0,9 %, und 1,7 % dauerhaften Schäden mindestens die Höhe klassischer Operationen erreicht; sie bestätigen damit fast alle bisherigen Arbeiten.

Nach Del Rio [28] ist bei MIVAT gegenüber konventionellem Vorgehen die postoperative Hypoparathyreoidismus-Rate gesenkt worden. Doch zeigen seine Daten 27,9 % Hypoparathyreoidismus nach konventioneller Chirurgie und 7,6 % nach MIVAT. Beides Daten, die eher am oberen Normbereich liegen.

Die Untersuchung von Alesina et al. [5] an 75 Patienten mit MIVAT und einem Schilddrüsenvolumen < 30 ml verglichen mit 94 Patienten mit konventioneller Operation bei einem Schilddrüsenvolumen von > 35 ml konnte keinen Unterschied in den postoperativen Schmerzen bei den Patienten in beiden Gruppen feststellen. Somit ist der Vorteil der MIVAT-Operation nur noch in der Kosmetik des kürzeren Schnittes zu sehen.

Für die weitaus weniger abgesicherten Operationen der Schilddrüse durch axilläre oder perimamilläre Zugänge zeigten Shan et al. [98] bei 394 Patienten in 2,9 % verlängerte Serombildungen und Koh et al. [63] konnten die Implantation von Schilddrüsengewebe in die Halsmuskulatur und in die Haut entlang der Zugänge verifizieren.

Wird dieses Verfahren mittels Robotertechnik (Da Vinci) vorgenommen, zeigten sich nach anfänglich positiven Ergebnissen ebenfalls keine Vorteile.

Die transorale endoskopische Thyreoidektomie, erstmals von Benhidjeb et al. [13] im Tier gezeigt stellt ein rein experimentelles Vorgehen dar, dessen Bedeutung äußerst fraglich bleibt.

Von allen video-assistierten minimalinvasiven Vorgehensweisen ist bisher nur die MIVAT nach Miccoli etabliert und weist ein besseres kosmetisches Ergebnis als das konventionelle Vorgehen nach. Komplikationsraten sind auch nach einer abgeschlossenen Lernkurve nicht geringer als beim konventionellen Verfahren und das Argument verringerter postoperativer Schmerzen kann nicht mehr als allgemeingültig akzeptiert werden.

2.10 Vessel Sealing mit US- oder HF-Geräten

Die Verwendung verschiedener auf Ultraschall oder HF-Energiebasis betriebener Dissektionsgeräte hat auch in der Schilddrüsenchirurgie zugenommen. Bisher ist jedoch nur eine Reduktion der notwendigen Operationszeiten bei gleichem operativen Risiko belegt, welches auch für die Anwendung beim Schilddrüsenkarzinom mit lateraler Hals-Dissektion gilt. Der Weg von Benutzung der Vessel-sealing-Instrumente in Vergleichsstudien über prospektiv randomisierte Studien (mit vorhergehender Berechnung der notwendigen Patientenanzahl) hin zu einer täglichen Anwendung in der Routine und deren nachträgliche Ergebniskontrolle wurde von uns 2009 [39] in einer genügend großen Patientenkohorte dargestellt. Nach Scerrino et al. [94] wird zudem die Rate des postoperativen Hypoparathyreoidismus mit Verwendung neuer Geräte, die eine geringe Hitzeentwicklung zeigen, vermindert. Die bisherigen Daten hierzu sind jedoch sehr widersprüchlich und müssen überprüft werden.

3 Maligne Schilddrüsentumoren

3.1 Epidemiologie und Pathologie

Die Zahl der differenzierten Schilddrüsen-Karzinome (DTC) und besonders der papillären Micro-Karzinome (PMC) steigt in Europa und den USA um etwa 4 % pro Jahr an. Dies ist nicht nur durch eine verbesserte Diagnostik zu erklären [119]. Nach Iyer et al. [53] wird in Gegenden mit ausreichender Jodversorgung, bei nicht strahlenbelasteten Patienten und einem Schilddrüsen-Inzidentalom (z.B. durch MRT, PET oder Ultraschalldarstellung) in 60 bis 83 % eine Feinnadelbiopsie vorgenommen (median 38 %), die in 14 bis 47 % (median 27 %) ein Karzinom nachweist. Auch in Endemie-Gebieten wie Pakistan zeigen Patienten mit solitären Knoten in etwa 40 % ein Schilddrüsenkarzinom, während die prominenten Knoten einer multinodulären Struma hier in < 1 % maligne waren [48]. Zumindest alle singulären Knoten über 1 cm und alle im Ultraschall auffälligen Knoten sollten deshalb weiter abgeklärt werden (Feinnadelpunktion und Zytologie (FNA) oder Operation).

Mit einem neuen TNM-System für differenzierte Schilddrüsenkarzinome (siehe Update 2010) wurde auch eine UICC-Stadieneinteilung vorgenommen, bei der besonders das Alter der Patienten als Faktor akzeptiert wird und Patienten vor dem 45. Lebensjahr ohne Fernmetastasen alle in das Stadium 1 subsummiert werden. Die jüngeren Patienten und älteren Patienten mit Lymphknotenmetastasen werden in das Stadium 2 eingestuft. Die Stadien 3 und 4 sind ausschließlich den über 45 Jahre alten Patienten mit Lymphknoten- bzw. Fernmetastasen vorbehalten. Diese relativ positive Einschätzung ist sinnvoll, da die 10-Jahres-Überlebensrate der Patienten im Stadium 1 100 %, im Stadium 2 99,7 %, im Stadium 3 95,7 % und im Stadium 4 93,2 % ausmacht. Dagegen sind die 10-Jahres-Rezidivraten mit 7,4 %; 10,1 %; 23,4 % und 31,2 % nach Ito et al. [50] weitaus höher einzustufen, ohne dass sie jedoch den Patienten umbringen. Die japanische Arbeitsgruppe um Sugitani et al. [109] hat schließlich zeigen können, dass bei 25 Jahren Beobachtungszeit Patienten der low-risk-Gruppe eine 100%ige Überlebenschance aufweisen, während diese bei high-risk-Patienten unter/um 60 % im Jahr lag. Als wichtigster Parameter für das Auftreten von Rezidiven wird von ihnen eine Tumorgröße von </> 4 cm angegeben. Dies entspricht auch der Erfahrung einer deutschen Arbeitsgruppe zur Ermittlung prognostischer Parameter beim differenzierten Schilddrüsenkarzinom, die bei allen Patienten mit Fernmetastasen eine Tumorgröße > 2 cm maßen und zusätzlich extrathyroidales Wachstum als unabhängigen Prognosefaktor ermitteln konnten.

Fazit: Die überarbeitete ATA-Leitlinie muss so interpretiert werden, dass Patienten mit differenzierten Schilddrüsenkarzinomen > 1 cm thyreoidektomiert werden sollten, eine therapeutische (nicht aber prophylaktische) zentrale Neckdissektion wird empfohlen, wie bei T3-Stadium und intermediärem Risiko ggf. eine prophylaktische Neckdissektion vorgenommen werden kann. Diese Stratefizierung in drei Gruppen ist sinnvoll und eine ablative Radiojod-Therapie ist bei allen Tumoren > 4 cm, bei extrathyroidalem Wachstum und bei Fernmetastasen notwendig. Tyrosinkinaseinhibitoren werden für fortgeschrittene Stadien, die radiojod-refraktär sind, diskutiert (s. gering differenzierte und fortgeschrittene differenzierte Schilddrüsenkarzinome).

3.2 Bildgebung und Feinnadelbiopsie/Zytologie von SD-Tumoren

Inzidentell gefundene Schilddrüsentumoren (z.B. durch PET- oder MRT-Untersuchungen), die in 1 bis 8 % der Untersuchten auftraten, [53] wiesen in etwa ⅓ der biopsierten Tumoren ein PTC auf.

Punktiert wurden jedoch nur etwa 50 % der zufällig beschriebenen Befunde. Die Abklärung der Schilddrüsenbefunde > 1 cm durch Feinnadelbiopsie und Zytologie (FNA-Zytologie) gilt nur eingeschränkt bei männlichen Patienten mit verdächtigen Knoten, da hier in über 60 % falsch-negative Befunde zu verzeichnen waren und ebenfalls nur eingeschränkt bei Jugendlichen und Kindern, da auch hier die Inzidenz der Malignome groß ist. Gleiches wird nach Mihailescu et al. für Patienten nach Strahlenexposition angegeben, die häufig unter Multizentrizität kleiner PTCs leiden.

Unabhängig davon stellt die FNA-Zytologie weiterhin die beste präoperative Diagnostik eines klinischen und im bildgebenden Verfahren auffälligen Befundes der Schilddrüse dar. Als sonografische Verdachtskriterien für das Vorliegen eines Malignoms werden von Eng et al. [31] fünf Kriterien mit Angabe von positive predictive value (PPV) und negative predictive value (NPV) zusammengefasst.

Tab. 1: Wahrscheinlichkeit maligner SD-Tumoren bei Ultraschall Kriterium 1–5

Kriterium	PPV	NPV
1) Echoarmut	74–94 %	11–68 %
2) Microkalzifizierung	42–94 %	24–71 %
3) Unscharfe Grenze	38–98 %	9–60 %
4) Intratumor Vaskularität	86–97 %	24–42 %
5) Quer > Längs	75 %	67 %

Nach diesen Kriterien kann bei benignem Befund die Inzidenz der nicht operierten Malignome von ehemals 8 % auf 2–3 % gesenkt werden.

Tab. 2: ATA-Bethesda-Kriterien der Feinnadelbiopsie-Zytologie(FNA-)-Befunde

Befund/Kriterium	Häufigkeit (USA)	Malignität in %	Therapieempfehlung
nicht verwertbar	19 %	keine Angabe	FNA wiederholen
benigne	59 %	0–3 %	klin. Kontrolle
Atypie (0 Signifik.)	3 %	5–15 %	FNA wiederholen
Atypie (suspekt)	10 %	15–30 %	Lobektomie
V.a. Malignität	2 %	60–75 %	Lobektomie vs. TX
maligne	7 %	97–99 %	Thyreoidektomie

Die Elastografie, von Kagoja et al. [55] zusätzlich zum normalen Ultraschallbild angefertigt nutzt das System des „taller than wide"-Zeichens. Doch auch hier ist die klinische Bedeutung zurzeit noch nicht abschätzbar.

Fazit: Die neue Einteilung der Bethesda-Kriterien für die Zytologie nach Feinnadelbiopsie war notwendig, um die Zahl fraglicher Befunde zu verringern und eine bessere Korrelation zwischen Diagnose und Malignitätswahrscheinlichkeit präoperativ erstellen zu können. Dies kann im Zusammenhang mit den verbesserten Ultraschallbefunden eine sichere präoperative Dignitätseinschätzung von Tumoren versprechen.

Probleme in der präoperativen Diagnostik intrathyreoidaler Schilddrüsenkarzinome gibt es weiterhin für das FTC und die Untergruppe der follikulären Variante des PTC, da sie BRAF-negativ sind und zytologisch nur schwer von follikulären Adenomen unterschieden werden können. Als Laboruntersuchung zur Tumordifferenzierung ist weiterhin nur das präoperative Calcitonin sinnvoll.

3.3 Operatives Vorgehen

Die Indikation, alle PTC und FTC mit einer Thyreoidektomie und nachfolgender Radiojodtherapie zu behandeln und das MTC mit Thyreoidektomie und bilateraler Lymphknoten-Dissektion kann so nicht aufrechterhalten werden, sondern sollte den Stadien der Erkrankung und den spezifischen Untergruppen der Tumoren angepasst werden (Abb. 5).

So bestätigt die Arbeit von Toniato et al. [112] an 504 Patienten mit FTC+PTC, dass die Rate der permanenten Nervus laryngeus recurrens Paresen (NLRP) durch zusätzliche zentrale Lymphknotendissektion von 0,4 % auf 2,9 % stieg und nur mit zunehmender Erfahrung die primäre Rate permanenter Hypoparathyreoidismus-Fälle (HypoP) von

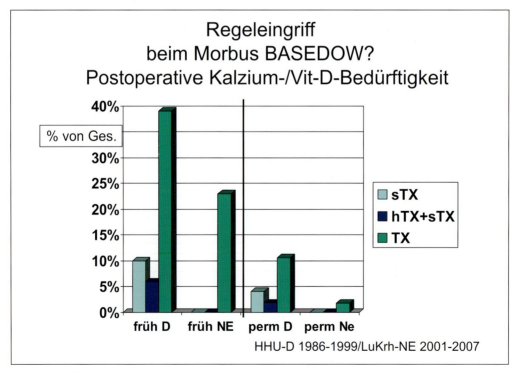

Abb. 5: Darstellung der temporären und permanenten NLRP-Raten und Hypoparathyreoidismus-Raten nach Operation eines Morbus Basedow.

13,2 % auf 3,6 % gesenkt werden konnte. Eine Ausweitung der operativen Radikalität sollte deshalb immer vorsichtig erfolgen.

Fazit: Auch mit viel Erfahrung in der endokrinen Chirurgie stellt die zentrale Lymphknotendissektion in der Thyreoidektomie immer noch eine technische Herausforderung dar, die eine vollständige Dissektion des NLR und der unteren sowie oberen Nebenschilddrüsen verlangt. Da der Analyse von Chrisholm et al. [24a] nur retrospektive Studien zugrunde liegen, sollte auf die Ergebnisse von prospektiven Vergleichen gewartet werden, bevor die systematische zentrale Lymphknotendissektion unkritisch für alle Operationen der Schilddrüsenkarzinome in jedem Stadium gefordert wird.

3.4 Papilläres Karzinom (PTC) – Prinzipien

Die einzeitige radikale Entfernung des Tumors mit ggf. metastatisch durchsetzten Lymphknoten ist das prinzipielle Ziel der Chirurgie beim PTC, wobei jedoch besonders die prophylaktische Lymphknotendissektion klinisch unauffälliger aber histologisch wahrscheinlich betroffener Lymphknoten keinen klinischen Vorteil zeigt. Auch ist die Behandlung des papillären Microkarzinoms (PMC) noch zurückhaltender geworden und die ersten prospektiv randomisierten Studien mit reiner klinischer Überwachung gegenüber Operation, aus Japan, zeigten für „very low risk"-Patienten nur in etwa 20 % Indikationen zu therapeutischem Vorgehen während eines Beobachtungszeitraumes von bis zu zehn Jahren (Ito et al. [50]). Bei diesen 340 Patienten war nach fünf Jahren in 6,4 % und nach zehn Jahren in 15,9 % ein Wachstum von mehr als 3 mm nachweisbar. Lymphknotenmetastasen traten in 1,4 % und 3,4 % nach fünf und zehn Jahren auf, sodass dies schließlich zur Operationsindikation führte. Kein Patient verstarb am PMC und kein Patient zeigte ein Rezidiv nach Operation.

Während die o.g. Faktoren für tumorfreies Überleben und das Auftreten von möglichen lokoregionären Rezidiven nachgewiesen sind, ist deren Bedeutung für das Überleben der Patienten bei PTC und besonders bei PMC weitaus fraglicher. Hier haben nur Ki67, das Alter und bei einigen Studien die extrathyroidale extrakapsuläre Ausdehnung bei PTC einen Einfluss gezeigt.

Tab. 3: Prognosefaktoren bei Patienten mit papillärem Schilddrüsenkarzinom

Autor	Land	Tumor	Pat (N)	Sex	Alter	Mult.	extrathyr	Infilt.	Größe	LK	Ki67/Histo
Lombardi	Italien	PMC	933	+	++	+++		++			
Xiao	China	PTC	121							+	
Sugitani	Japan	PMC	300				+++			+	+++
Ito	Japan	PMC	340	+					++		
Salter	USA	PTC	115			++			++		- FV-PTC
Ito	Japan	PTC	2.638						++		
Shen	USA	PTC	295						++		
Mustafa	D (?)	PTC	155						++		
Baloch	USA	PTC	114								0 FV-PTC
Vegez	France	PTC	41						+	++	
Beal	USA	DTC	9.926							++	
Anand	Canada	DTC	98						+		
Koo	Korea	PTC	132			+					
Lee	Korea	PTC	258						+	+	
Choe	Korea	PTC	589	+			+		+		
So	Korea	PMC	551	+		+	+				

3.5 Papilläres Microkarzinom (PMC = PTC 1a = PTC bis 1 cm)

Die überarbeiteten ATA-Leitlinien stellen klar heraus, dass besonders bei PMC zwischen zufällig gefundenen und klinisch apparenten PMC zu unterscheiden ist.

Die gute Prognose von Patienten mit PMC ist unumstritten, jedoch zeigen Untersuchungen von Gülben et al. [89], dass in der Gruppe der PMC bei Multifokalität die Inzidenz von Lymphknotenmetastasen von 1,2 % auf 12 % steigt und bei Kapselüberschreitung von 1,3 % auf 6,3 %. Lombardi et al. [68] korrelierten an 933 Patienten kapselüberschreitendes Wachstum mit Multizentrizität und bilateralem Vorkommen des Tumors, das von 30 auf 59 % und von 20 auf 50 % steigt. Subitani et al. [108] schlagen eine Dreiteilung der PMCs vor, bei der papilläre Microkarzinome ohne Lymphknotenmetastasen, extrathyroidales Wachstum und Fernmetastasen nochmals in solche klinisch inapparente und klinisch apparente mit möglichem Tumorwachstum unterteilt werden. Diese wiederum sollten von denen mit extrathyroidalem Wachstum und denen mit Metastasen getrennt werden, da bei ihnen tumorassoziierte Todesfälle nachweisbar sind. Zusätzlich wird unabhängig davon das Auftreten von gering differenzierten Komponenten als negativer Faktor für die Prognose akzeptiert. Ito et al. zeigen, dass die Prognose der PMC für Thyroidektomie oder „near total"-Thyroidektomie gegenüber eingeschränkten Verfahren keinen Vorteil bringt, wie auch eine postoperative Radiojodtherapie keinen zusätzlichen Nutzen zeigt. Tumorfreies Überleben findet sich nach zehn Jahren bei 97 % und selbst bei mikroskopisch positiven Lymphknoten bei 96 %, nachgewiesen an 2 638 Patienten.

Trotz der guten Prognose weist auch bei Microkarzinomen die Größe unter und über 5 mm Unterschiede bezüglich Metastasenhäufigkeit von 6 bzw. 16 % auf, wie Friguglietti et al. [35] aus Brasilien an 448 Patienten zeigen konnten. Extrathyroidales Wachstum und Multizentrizität waren bei diesen beiden Gruppen nicht unterschiedlich. Nach Bernet et al. [14] kann beim PMC Multifokalität in 30–40 %, Bilateralität in 20 %, zervikaler Lymphknotenbefall in 25–43 %, extrathyroidales Wachstum in 15–21 %, Gefäßinvasion in bis zu 4 % und Fernmetastasen in 1–2,8 % gefunden werden. Dabei sind Multifokalität und bilaterales Auftreten von prognostischer Bedeutung bezüglich der lokoregionären Rezidive, nicht aber bezüglich der Mortalität, die auch nach zehn Jahren tumorspezifisch weit < 1 % liegt.

Fazit: Die papillären Schilddrüsenkarzinome < 1 cm (PMC) haben eine exzellente Prognose, zeigen bei Multizentrizität und extrakapsulärem Wachstum aber vermehrt Lymphknotenmetastasen sowie lokoregionäre Rezidive nach zehn Jahren. Zudem sollten sie in klinisch auffällige und zufällig entdeckte Tumoren unterteilt werden.

Die Bedeutung dieser Aussage bezüglich Multizentrizität war lange Zeit nicht klar zu verstehen, da erste Untersuchungen die These unterstützten, dass die Tumoren als singuläre Tumoren an verschiedenen Stellen isoliert voneinander entstehen. Nun aber haben Untersuchungen von Wang et al. [118] aus China gezeigt, dass bei 25 bilateral aufgetretenen papillären Schilddrüsenkarzinomen, die in zehn Fällen auch Lymphknotenmetastasen hatten eine Übereinstimmung der Klonalität (anhand der X-Chromosom-Inaktivierung mit Polymorphismen) von Tumor und Metastasen bzw. von unterschiedlichen Tumoren in 81 % und 80 % besteht. So kann von einer intrathyroidalen Metastasierung oder mindestens einer gemeinsamen Ursprungstumor-Zelle in den meisten Fällen multifokaler PMCs ausgegangen werden. Dies bedeutet also, dass multizentrische PMCs wahrscheinlich doch eine fortgeschrittenere Tumorprogression des unizentrischen PMCs darstellen. Eine unterschiedliche Vorgehensweise, wie sie bisher in den Leitlinien für unizentrische und multizentrische PMCs empfohlen wurde, ist somit weiterhin sinnvoll und wurde von der CAEK übernommen.

3.6 Klassisches Papilläres Schilddrüsenkarzinom (PTC)

Für den Langzeitverlauf von Patienten mit einem klassischen papillären Schilddrüsenkarzinom ist die 2009 beschriebene Tumorfreiheit (TG unter Nachweisgrenze bzw. < 2 ng/ml) wichtig. Nach Yuen et al. [124] stellen klinisch apparente Schilddrüsenkarzinome jedoch nur 0,05 % aller papillären Karzinome dar, im Vergleich zu Autopsiestudien. Die multiplen PMCs und extrakapsulär wachsenden werden als aggressivere Variante von den ATA-Leitlinien berücksichtigt.

Insgesamt hat die Zahl der Lymphknotendissektionen speziell für Schilddrüsen- und Nebenschilddrüsentumoren im Laufe der letzten Jahre in den USA zugenommen (von 2 822 im Jahr 2000 auf 5 282 im Jahr 2006), während Lymphknotendissektionen wegen anderen Erkrankungen eher abnahmen [60]. Gleichzeitig ergab sich der Trend, dass Lymphknotendissektionen in spezialisierten Zentren vorgenommen wurden (Zunahme von 25 %). Die zentrale Lymphknotendissektion ohne klinische Auffälligkeit weist nach Son et al. [106] in 35 % mikroskopischen Lymphknotenbefall auf. Während die Lymphknotendissektion in vielen Veröffentlichungen zu einer zunehmenden Rate temporärer Hypocalzämien führt, konnten Shindo und Stern [99] dies nicht feststellen (Abb. 6).

Insgesamt ist jedoch dieses Vorgehen, wie auch die prophylaktische Lymphknotendissektion beim papillären Schilddrüsenkarzinom äußerst fraglich, da sie keine Überlebensratenverbesserung nachweisen kann und nur zu einer verbesserten Klassifikation im TNM-System sowie vielleicht einer verminderten Rezidivrate bei einigen Patienten führt.

Fazit: Die prophylaktische zentrale Lymphknotendissektion beim papillären Schilddrüsenkarzinom ist weiterhin eine Einzelentscheidung und zeigt an retrospektiv vorgenommenen Analysen keine eindeutige Überlegenheit gegenüber einem konservativeren Vorgehen.

Zentrales Kompartement: Teil der TX beim SD-Ca

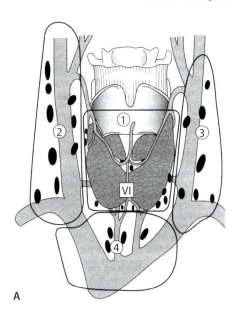

A

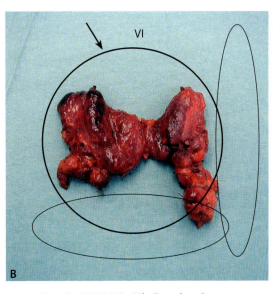

B

Pap. Ca T1N1M0 in Mb. Basedow Struma

Abb. 6: Lymphknotendissektion bei PTC; A) Einteilung der Halskompartimente nach den Deutschen Leitlinien; B) Beispiel eines PTC mit Lymphknotenmetastasen im zentralen Kompartement (Einteilung nach den Amerikanischen Leitlinien (zentrales K=VI)).

3.7 Ansätze zur präoperativen Entdeckung von Metastasen des papillären Schilddrüsenkarzinoms

Für die Darstellung von Schilddrüseninzidentalomen und solitären Schilddrüsenknoten hat die FTG-PET-CT-Untersuchung keine Überlegenheit gegenüber der Ultraschalldiagnostik nachweisen können, wohingegen Fernmetastasen auch des papillären Karzinoms sowie okkulte kontralaterale Befunde teilweise durch die FTG-PET-CT-Untersuchung sichtbar gemacht werden konnten. Trotz dieser teilweise positiven Befunde kann das FTG-PET-CT als Routineuntersuchung beim papillären Schilddrüsenkarzinom nicht generell empfohlen werden.

3.8 Sonderformen des PTC

Die follikuläre Variante des PTC (SV PTC) wird besonders häufig in Jodmangelgebieten gesehen und macht jetzt in den USA 31,6 % von 46 699 Patienten mit PTC aus. Die Prognose ist vergleichbar dem klassischen PTC mit der Besonderheit, dass BRAF-Mutationen viel seltener zu verzeichnen sind und eine Lymphknotenmetastasierung ebenfalls seltener vorliegt. Damit ergibt sich bei der follikulären Variante noch seltener die Indikation zur zentralen oder lateralen Lymphknotendissektion [89].

Als aggressive Variante des PTC sind das hochzellige PTC und das PTC mit Schuhnagelerscheinungen anzusehen. Nach Morris et al. [74], Albores-Saaveda [4] und Asioli et al. [9] zeigen diese beiden Formen eine 5-Jahres-Überlebensrate, die nach Morris et al. anhand der SEER-Statistik von 278 Patienten gegenüber 2 522 Patienten mit klassischem PTC nur 82 % gegenüber 98 % beträgt.

Fazit: Bei der Therapie des papillären Schilddrüsenkarzinoms sind besonders das Mikrokarzinom (PMC), die follikuläre Variante des PTCs (FV-PTC) und das hochzellige PTC sowie das PTC mit schuhnagelartigen Veränderungen gesondert zu berücksichtigen. Während für die ersten beiden Formen eine sicher eingeschränkte Radikalität sinnvoll erscheint, ist bei den letzten beiden Formen ein radikaler Therapieansatz notwendig.

3.9 Follikuläres Karzinom (FTC)

Die Problematik des FTC besteht darin, dass die FNA nur eine „Follikuläre Neoplasie" wiedergeben kann und die Schnellschnittuntersuchung oft das Karzinom nicht beweist. Somit ist die Hemithyreoidektomie primär angezeigt. Die Prognose der Patienten wird vom Tumorstadium beeinflusst und es ist ein minimal-invasives follikuläres Schilddrüsenkarzinom (MIFTC) gegenüber dem breit-invasiven follikulären Schilddrüsenkarzinom (WIFTC) zu unterscheiden.

Aufgrund der seltenen Lymphknotenmetastasierung von FTC, die nach Vorländer et al. [115] an 191 Patienten bis zu einer Tumorgröße von 2 cm (T1a+T1b) 0 % betrug und in der Literatur mit insgesamt 2–15 % angegeben wird, kann die Lymphknotendissektion beim FTC nur für klinisch auffällige Befunde (therapeutisch) und in höheren Stadien (T3–T4a) empfohlen werden.

3.10 Das minimalinvasive follikuläre Schilddrüsenkarzinom (MIFTC)

Dieser Subtyp ist gekapselt und wird in 40–50 % der FTC diagnostiziert. In einer Studie von Piiana et al. [80] an 67 Patienten starb kein Patient an den Folgen des Tumors, wie auch die Literaturrecherche dieser Gruppe bei Schilddrüsenkarzinomassoziierten Todesfällen in keinem Fall ein gekapseltes minimal-invasives FTC feststellen konnte. Micro-FTCs im Vergleich zu Micro-PTCs sind extrem selten und eine Studie der CAEK konnte von primär 90 Patienten mit Verdacht auf Micro-FTC dieses nur bei vier Fällen bestätigen, wobei auch die Prognose dieser Patienten sehr gut ist [25]. Gleiches zeigt eine Studie von Hermann et al. [44] anhand der Literatur von 850 Patienten mit MIFTC, bei denen < 1 % Lymphknotenmetastasen aufwiesen, 4 % Fernmetastasen primär oder metachron, 2 % Rezidive und 2 % tumorassoziiert verstorben sind.

3.11 Das breit-invasive folliculäre Schilddrüsenkarzinom (WIFTC)

Im Gegensatz zum minimalinvasiven FTC besteht WIFTC in etwa 1/3 der Fälle Gefäßinvasion und in 7–40 % Fernmetastasen im weiteren Verlauf. Gefäßinvasionsbefunde nehmen mit Größe des Tumors zu. Die Untersuchung von Lin et al. [65] an 32 Patienten mit FTC wies bei venöser Invasion in 44 % auf, wohingegen in keinem Fall eine lymphatische Invasion nachweisbar war, die sehr differenziert mit spezifischen Markern CD31, CD34 und D2-40 untersucht worden sind. Nach diesen Daten sollte das folliculäre Karzinom mit Angioinvasion nicht dem MIFTC zugerechnet werden, sondern primär unter dem WIFTC subsummiert werden.

3.12 Hürthle-Zell-Karzinom der Schilddrüse (= Onkozytäres SD-Ca)

Die Hürthle-Zell-Karzinome werden heute aufgrund ihrer molekulargenetischen Unterscheidung gegenüber den FTC und PTC als eigenständige Tumorentität verstanden und zeigen eine etwas schlechtere Prognose als die übrigen differenzierten Schilddrüsenkarzinome. Nach Pisanu et al. [82] würde deshalb bei Vorliegen onkozytärer Veränderungen in einer Feinnadelbiopsie die Operationsindikation gestellt werden, zumal die Prävalenz von Karzinomen bei dieser Befundung anhand eigener Ergebnisse von 57 Patienten bei 49 % lag. Als einzigen weiteren prädiktiven Faktor für das onkozytäre Karzinom gegenüber einem onkozytären Adenom war die Tumorgröße zu nennen, wobei Karzinome im Mittel 5,8 cm und Adenome 2,6 cm maßen.

Fazit: Für Patienten mit minimal-invasivem follikulärem Schilddrüsenkarzinom (MIFTC) bei denen Angioinvasion festgestellt wird, mit breit-invasivem Karzinom (BIFTC) und bei Patienten mit onkozytärem Schilddrüsenkarzinom (Hürthle-Zell-Karzinom = HTC) ist bei Verdacht die Hemithyreoidektomie und bei Beweis die vollständige Thyreoidektomie indiziert. Eine postoperative Radiojodtherapie wird ebenfalls empfohlen.

Nach den ATA-Richtlinien und beschriebenen Daten ist dagegen die prophylaktische Lymphknotendissektion nicht zu empfehlen.

3.13 Sonderformen der differenzierten Schilddrüsenkarzinome (DTC) bei Kindern und Jugendlichen

Eine Analyse von Raval et al. [86] an 8 300 Patienten mit differenziertem Schilddrüsenkarzinom im Alter 0–21 Jahre zeigt auch bei Kindern die Zunahme der Thyreoidektomie als Therapieform der Wahl und die zunehmende Hinwendung zu spezialisierten Zentren. Im Gegensatz zu der häufigen Diagnose von T1a-Tumoren bei Erwachsenen zeigten die Befunde bei Kindern In über 85 % einen Primärtumor von > 1 cm. Etwa die Hälfte wies Lymphknotenmetastasen und nur 2 % Fernmetastasen auf. Langzeitergebnisse der Mayo Clinic, vorgestellt von I.D. Hay et al. [42] und aus einer Literaturübersicht von Pawelczak et al. [79] beschäftigen sich mit tumorassoziierten Todesfällen, die besonders im Zeitraum von mehr als 20–50 Jahren nach Primärtherapie auftreten und dies trotz der Tatsache, dass alle postoperativ eine Radiojodtherapie erhielten. Auch die Arbeit von Pawelczak et al. [79] zeigt das Problem, dass die Radiojodtherapie bei Lungenmetastasen selten eine komplette Tumorfreiheit erwirkt und deshalb bezüglich Langzeitmorbidität und Mortalität kritisch betrachtet werden muss.

Fazit: Auch bei Kindern wird die vollständige Thyreoidektomie mit ggf. Lymphknotendissektion zunehmend propagiert, wohingegen die Radiojodtherapie bezüglich ihrer Effekte nach 30–50 Jahren zzt. kritisch hinterfragt wird.

3.14 Lokal fortgeschrittenes differenziertes Schilddrüsenkarzinom und wenig differenzierte SD-Ca (PDTC)

Der Übergang vom lokal fortgeschrittenen Schilddrüsenkarzinom der hochzelligen Variante des PTC, grob-invasivem FTC (WIFTC) zur Definition der wenig differenzierten Karzinome (z.B. insuläre Variante des FTC) ist fließend. So zeigen die differenzierten Karzinome nach Seo et al. [96] nur in etwa 5 % lokoregionäre Invasion der umgebenden Strukturen, wohingegen dies bei 26–53 % der anaplastischen Karzinome zu verzeichnen ist. Ausgedehnte Resektionen mit Tracheateilresektion sind nach An und Kim [7] deshalb nur bei nicht anaplastischen Schilddrüsenkarzinomen sinnvoll, gehen aber mit 4–15 % Insuffizienz und Revisionsraten einher. Eine Literaturrecherche von Honings et al. [45] zeigte für die Beherrschung der tracheal und laryngeal invadierenden Schilddrüsenkarzinome an 595 von 10 000 Fällen (5,8 %) eine insgesamt bessere Langzeitprognose bei primärer Radikalität als bei sekundärer radikaler Operation eines Rezidivs. Unterschiede zwischen trachealen Shaving-Operationen und radikalen Spangenresektionen konnten für die differenzierten Schilddrüsenkarzinome an fünf vergleichenden retrospektiven Studien nicht gezeigt werden. Gleiches gilt für die perkutane Strahlentherapie dieser Tumoren.

Trotz Fehlens evidenzbasierter Daten kann an den bisherigen größeren Patientenserien klar festgestellt werden, dass PDTC häufiger als gut differenzierte Karzinom Lymphknotenmetastasen (in 64 %) und ein schilddrüsenübergreifendes Wachstum aufweisen.

Fazit: Daten zu lokal fortgeschrittenen und wenig differenzierten Schilddrüsenkarzinomen sind sehr eingeschränkt beurteilbar, wie auch die teilweise propagierte radikale Operationstechnik dieser Tumoren.

Aufgrund der bisherigen Daten zeigt sich in Einzelfällen eine sinnhafte Indikation zu radikaler Chirurgie, die dann die notwendige Kooperation und Erfahrung in endokriner Chirurgie, Tracheal- und Larynxchirurgie sowie Gefäßchirurgie verlangt.

Die Diagnose der Fernmetastasen differenzierter Schilddrüsenkarzinome ist insofern entscheidend, als die Prognose sehr unterschiedlich sein kann. Yipintsoi et al. [122] konnten an 1 056 behandelten Patienten mit WDTC und Metastasen des aerodigestiven Traktes eine 10-Jahres-Überlebensrate von 65 % nachweisen, die bei Knochenmetastasen nur 34 % betrug.

Ito et al. [57] weisen nach, dass Patienten mit Lungenmetastasen eine bessere Prognose haben als Patienten mit anderen Fernmetastasen, und dass Patienten unter dem Alter von 55 Jahren trotz Fernmetastasierung eine 10-Jahres-Überlebensrate von 88 % aufweisen, während dies bei nur 19 % der über 55 Jahre alten Patienten der Fall ist. Eine weitere Analyse dieser Gruppe über einen 10–15-Jahre-Zeitraum zeigt an 71 Patienten mit M1-Befunden bei PTC aus einer Gruppe von 5 969 Patienten, dass die 10-Jahres-Überlebensrate mit einem Alter < 55 Jahre von Patienten mit reinen Lungenmetastasen mit nicht massiver extrathyroidaler Ausprägung, aber auch mit Tumoren < 4 cm besser als mit Tumoren > 4 cm ist (92 % 10-Jahres-Überlebensrate gegenüber 52 %).

Bei Verdacht auf extracervikale Metastasen, wie z.B. Knochenmetastasen, wird von Haugen et al. [41a] zusätzlich eine 18F-FDG-PET-Untersuchung empfohlen, die besonders bei Patienten mit Radiojod-resistenten Metastasen und vor Systemtherapie mit Tyrosinkinase-Rezeptorinhibitoren induziert erscheint.

3.15 Systemische Therapie metastasierter differenzierter und wenig differenzierter Schilddrüsenkarzinome

Nach O'Neill et al. [78] zeigen 4–15 % aller Patienten mit differenziertem Schilddrüsenkarzinom Fernmetastasen, die zu einer auf 40 % des Normalen reduzierten 10-Jahres-Überlebensrate führen. Diese Daten sind nicht mit der Literatur kompatibel, da selbst für Patienten mit Knochenmetastasen eine 10-Jahres-Überlebensrate von über 60 % angegeben wird. Fraglos ist jedoch die Notwendigkeit alternativer Therapie von Patienten mit

Radiojod-refraktären Metastasen differenzierter Schilddrüsenkarzinome gegeben.

Hier werden die ersten Studien zu Thyrosinkinaseinhibitoren dargestellt, die partielle Remissionsraten nach den RECIST-Kriterien in durchschnittlich 20 % und stabile Erkrankungsphasen in durchschnittlich 60 % aufweisen. Dies ist sicherlich besser als die bisherige chemotherapeutische Effektivität mit partiellen Remissionsraten < 20 % und stabilen Tumorsituationen in etwa 30–40 %. Nebenwirkungen dieser Therapien sind jedoch signifikant und betragen z.B. das Hand-Fuß-Syndrom und hämatologische Veränderungen, die in 60 % leichten Ausmaßes sind aber auch 10–20 % Grad 3–4 annehmen können. In etwa 10 % führen sie zum Abbruch der Therapie.

3.16 Anaplastisches Karzinom (UTC)

Die Zahl der anaplastischen Karzinome nimmt im Gegensatz zu den differenzierten Schilddrüsenkarzinomen mit verbesserter Jodzufuhr ab. Teilweise kann dies auf einer frühen Diagnose differenzierter Schilddrüsenkarzinome beruhen, da 80–90 % der anaplastischen Karzinome aus differenzierten Schilddrüsenkarzinomen entstehen wie Ito et al. 2008 an fünf Fällen zeigen.

Smallridge und Copland [103] haben in einer retrospektiven Analyse von 35 Veröffentlichungen der Jahre 1949 bis 2005 und 1 771 Patienten mit anaplastischem Schilddrüsenkarzinom darstellen können, dass trotz unterschiedlichster Versuche mit radikaler Chirurgie und Chemotherapie die mittlere Überlebensrate weiterhin bei fünf Monaten liegt und die 1-Jahres-Überlebensrate bei nur 20 %.

Da eine Operationsindikation nur bei rein lokal wachsendem anaplastischem Karzinom diskutiert werden kann, ist der Ausschluss von Fernmetastasen, die am exaktesten mit dem FDG-PET-CT nachweisbar sind, notwendig.

3.17 Medulläres Karzinom oder C-Zell-Karzinom (MTC)

Das in Europa an vielen Stellen etablierte Calcitonin-Screening zur Früherkennung eines MTC bei Patienten mit Knotenstruma ist auch für die USA nach Cheung et al. [22] nach Kosten-Nutzen-Analysen von Vorteil (11 000 $ pro gewonnenem Lebensjahr). Als pathologische Grenzwerte werden bei über 21 000 Patienten mit Schilddrüsenknoten 15 ng/l CT angegeben. Die Gruppe der Patienten mit basalen Werten von 8–30 pg und stimulierten Werten von 2–204 pg/ml zeigt in 74 % eine C-Zell-Hyperplasie und in 8 % ein C-Zell-Karzinom. Nimmt man dagegen die Grenze von 20 pg/ml an, ist nach Karges et al. [57] der positive predictive value 50 % und somit sicher zu akzeptieren. Als zusätzlicher Marker der MTCs hat sich seit 2009 auch die Bestimmung des Procalcitonins als sinnvoll erwiesen, da es eine sehr gute Korrelation zum SCT aufweist (K=0,81) und ein chemisch weitaus stabileres Molekül darstellt.

Sollten Patienten mit dem seltenen Befund eines zufällig entdeckten Mikro-MTC in einer primär unverdächtig erscheinenden Struma postoperativ ein normales basales und Pentagastrin-stimuliertes Serum-Calcitonin (CT) zeigen und in der RET-Untersuchung sowie der Familienanamnese negativ sein, kann auf eine Nachoperation verzichtet werden (Abb. 7).

3.18 Sporadisches Medulläres Karzinom (sMTC)

Als Basistherapie aller Operationen des sporadischen MTC (Ausnahme o.g. Micro-MTC mit postop. normalem b+sCT) gilt heute die vollständige Thyreoidektomie mit zentraler Lymphadenektomie und ggf. prophylaktischer unilateraler Neckdissektion. Im Falle weiterhin pathologischer postoperativer CT-Werte, sollte bei bildgebend negativem Befund eine kontralaterale LKD erwogen werden. Nach Ergebnissen von Ito et al. [52] zeigen Patienten bei unabhängig vom Primärbefund immer durchgeführter beidseitiger LKD eine 10 und 20 Jahre Tumorspezifische ÜLR von 96,6°% und

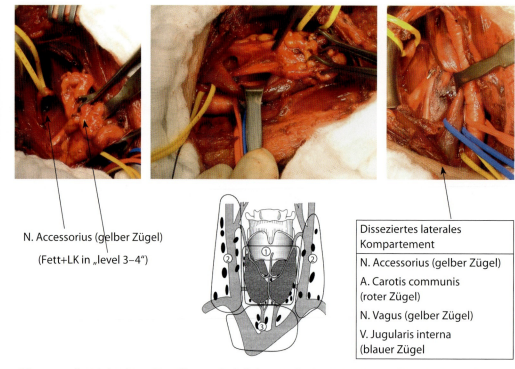

Abb. 7: Laterale Halsdissektion; Darstellung und Erhalt der entscheidenden Strukturen (Muskeln, Nerven, Arterien, Venen) und Entfernung des gesamten Fett-Lymph-Gewebes.

91,7°%. Ergebnisse die weitaus besser als die europäischer Studien mit stadienabhängiger beidseitiger LKD sind. Ob die unterschiedliche operative Radikalität jedoch die unterschiedliche Prognose ursächlich bedingt ist weiterhin fraglich.

3.19 Familiäre Formen des Medullären Karzinoms (fMTC)

Vor Operation eines fMTC muss auch weiterhin das Vorliegen eines Phäochromozytoms ausgeschlossen werden (MEN-2) und für prophylaktische Operationen wird die reine Thyreoidektomie mit zentraler LK-Dissektion als ausreichend angesehen.

Die spezifischen Genmutationen bestimmen dabei zu einem großen Teil das Alter, in dem sich Tumoren entwickeln und Lymphknotenmetastasen auftreten (918 > 645 > 791 etc.), auch wenn dies aufgrund zusätzlicher Faktoren selbst bei gleicher Mutation variieren kann (siehe „Familiäre Syndrome mit endokrinen Tumoren") (Abb. 8).

3.20 Metastasierendes MTC: Nachweis und chemotherapeutische Ansätze

Der Nachweis von Fernmetastasen des MTC zeigte bisher nur beim Lungenbefund frühzeitige positive Ergebnisse. Nun kann mithilfe der FDG-PET-Untersuchung auch ein sonst okkulter Resttumor und Rezidivtumor sowie metastatisches Gewebe nachgewiesen werden, wie Skoura et al. beschrieben [102]. Nach Skoura ist die FTG-PET-CT-Untersuchung in etwa der Hälfte der Fälle mit Metastasen positiv und zeigt weniger als 20 % falsch-positive Befunde, wobei die Ergebnisse jedoch bei sporadischem MTC besser als bei MEN-2-assoziiertem MTC sind.

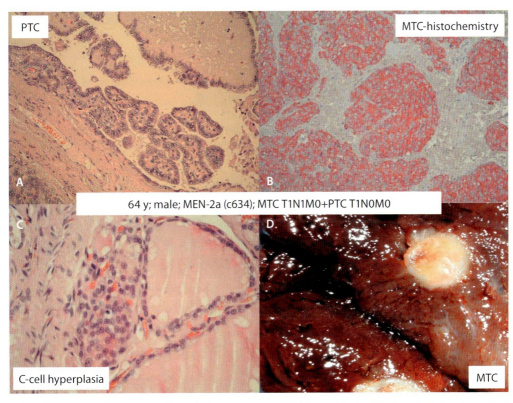

Abb. 8: Makroskopisches und histologisches Bild eines MTC(T1N1M0) mit PTC(T1N0M0) bei MEN-A(codon634); A) Histologisches Bild des PTC; B) Histologisches Bild des MTC; C) Histologisches Bild der C-Zell-Hyperplasie; D) Makroskopisches Bild des MTC.

Fazit: Serum-Calcitonin und FDG-PET-CT-Untersuchungen stellen heute prä- und postoperativ die erfolgversprechendsten Untersuchungen zum Auffinden von Fernmetastasen dar.

Die Effektivität von Multityrosinkinase-Rezeptor-Inhibitoren wie Vandenip, Sorafenib, Motesanib, Imatinib etc. zeigt im Durchschnitt partielle Remissionen in etwa 20 % und stabile Tumorerkrankung in gut 50 %. Die Mittel werden generell relativ gut vertragen. Doch ist weiterhin eine Überlebenszeitverlängerung bisher nicht nachgewiesen worden.

4 Nebenschilddrüse Primärer Hyperparathyreoidismus (PHPT)

4.1 Wandel in Klinik und Operationsindikation

Die Therapie des primären Hyperparathyreoidismus (PHPT) hat sich in den letzten Jahren grundlegend geändert und betrifft heute vermehrt Frühformen des PHPT mit symptomarmen oder symptomfreien Patienten. Die Gesamtfrequenz der Operation steigt an und mit den heutigen bildgebenden Möglichkeiten, besonders dem Sestamibi-Szintigramm wird vermehrt das fokussierte

Vorgehen ausgeübt. So sind Evidenz-basierte Publikationen im Jahre 2009 im Rahmen eines IAES-Symposiums und in einem Heft des Langenbecks Archives of Surgery publiziert worden.

Zu den neuen Symptomen des primären Hyperparathyreoidismus werden Schwächegefühl, Gedächtnis- und Denkstörung, Depression, Schlaflosigkeit und Muskelschwäche gezählt, die in den USA bis zu 50 % zur Indikation der Operation mit herangezogen werden.

4.2 Pathophysiologie des PHPT und deren Auswirkungen

Neben der Tatsache, dass gut 80 % der Patienten mit einem PHPT singuläre Adenome zeigen, die nicht im Rahmen einer familiären Erkrankung auftraten und besonders das weibliche Geschlecht in der Postmenopause betrafen, ist die Sonnenlichtaufnahme und Vitamin-D-Verfügbarkeit mit einer Kombination aus zusätzlich vorhandenen Steroidhormonen (z.B. Östrogene) als Bedeutung für die Entwicklung eines primären Hyperparathyreoidismus akzeptiert (Fraser 1).

Vergleicht man jüngere Patienten mit älteren und schließt Patienten mit nachgewiesener familiärer Häufung aus, zeigen Untersuchungen von Wirowski et al. [120] keine Unterschiede im Auftreten der Mehrdrüsenerkrankung bei jüngeren Patienten.

Fazit: Der PHPT stellt in > 80 % ein primäres Adenom auch bei jungen Patienten und auch bei Patienten nach perkutaner Halsbestrahlung dar, sodass auch bei diesen ein fokussiertes Vorgehen primär sinnvoll erscheint.

4.3 Oligo- und asymptomatische PHPT-Formen

Empfehlungen zur Indikation der Operation eines asymptomatischen PHPT sind 1990, 2002 und 2009 im Rahmen einer NIH-Konsensus-Konferenz erarbeitet worden (Tab. 4), die jedoch primär schon von vielen Kollegen als zu restriktiv angesehen wurde.

Yu et al. [123] konnten nun nachweisen, dass auch Patienten mit einem milden primären Hyperparathyreoidismus eine erhöhte Mortalität und Morbidität speziell aufgrund kardiovaskulärer und zerebrovaskulärer Erkrankungen aufweisen. Die Studie basiert auf einer Untersuchung an 1 683 Patienten. Pilz et al. [81] konnten an 3 232 Patienten mit kardiovaskulärer Erkrankung darstellen, dass ein erhöhtes Parathormon auch unabhängig von Symptomen einen Risikofaktor für Mortalität und kardiovaskuläre Akutprobleme darstellt.

Sankaran et al. [91] und Morris et al. [75] weisen nach, dass beim milden und asymptomatischen Hyperparathyreoidismus durch die Operation die Knochendichte ansteigt und die Patienten eine verbesserte Muskelarbeitsfähigkeit (nachgewiesen an einem 6-Minutengehen) entwickeln und Adler et al. [1] zeigen in einer Studie mit 146 Patienten, dass die Lebensqualitätsverbesserung bei Patienten nach fokaler Operation (n=89) gegenüber bilateraler Exploration (n=48) größer ist. Erstaunlicherweise persistiert dieser Unterschied auch noch ein Jahr nach der Operation.

Tab. 4 Empfehlungen: NIH-Konsensus-Konferenz 2009 zum asymptomatischen PHPT

Parameter	1990	2002	2009
Ionisiertes sCA (mmol/l)	> 0,25–0,4	> 0,25	> 0,25
Kalziurie (mmol/l)	> 10	> 10	keine Indikation
Kreatininclearance	< 30 %	< 30 %	< 60 ml/min
BMD	Z-score < -2,0	T-score < -2,5	T-score < -2,5
	Dist. Radius	LS/TH/FN/DR	+/- Frakturen
Alter (LJ)	< 50	< 50	< 50

4.4 Empfehlungen zur Symptomorientierten Therapie des PHPT

Nach Caron und Pasieka ist durch die erfolgreiche PHPT-Operation eine Besserung der meisten Symptome zu erwarten, somit eine Verbesserung der Lebensqualität [20] (Level I–III). Die Besserung betrifft sowohl die klassischen Symptome wie auch die Lethargie, Muskelschwäche und die kognitiven Fähigkeiten.

4.5 Empfehlungen zur Therapie des PHPT nach Evidenz I–IV

Die Arbeiten der letzten Jahre leiden weiterhin unter dem Fehlen prospektiv randomisierter Studien, sodass die EBM-Empfehlungen ausschließlich Grad B-C erreichen (Studien ohne Randomisierung bis hin zu retrospektive Analysen anerkannter Spezialisten).

Greene et al. zeigen die Entwicklung der NSD-Chirurgie in den USA, die vor zehn Jahren in etwa ¾ der Fälle das klassische bilaterale Vorgehen mit Darstellung aller 4 Epithelkörperchen und nun in etwa 90 % eine fokussierte oder dem Befund angepasste Operationsstrategie aufweist. Ein Paradigmenwechsel, der kaum größer sein könnte.

Tab. 5: Vorgehen beim PHPT

Patienten	Symptome/Vorgehen/Fragestellung	Empfehlung
Welche Symptome können durch Operation des PHPT verbessert werden?		
PHPT	Knochendichte Hüfte, Lendenwirbel	Grad B
PHPT	Pathologische Frakturen	keine
PHPT	Lebensqualität, kognitive Fähigkeiten	Grad B
PHPT	Neuromuskuläre Schwäche	Grad C
Welche präoperativen bildgebenden Untersuchungen sind notwendig?		
PHPT	vor klassischer 4-EK keine Darstellung (L)	keine
PHPT	vor fokussierter OP 2L/1L+IOPTH	Grad B-C
PHPT	bei fok. OP IOPTH wenn 2 diskordante L	Grad C
Welche Operation kann für den Ersteingriff angeboten werden?		
PHPT	vei negativer L klassisches Vorgehen	Grad C
Lithium PHPT	klassisches Vorgehen	Grad C
PHPT	Vorteil MIVAP/klass. BLD (Zeit/Kosmetik)	Grad A-B
PHPT	MIVAP vs. offene fokussierte OP	Grad B
SHPT	MIVAt technisch möglich	keine
Welche Operation ist bei Reeingriffen sinnvoll?		
PHPT	fokussiert + IOPTH nach 2 gleichen L	Grad C
PHPT	offenes Verfahren + IOPTH bei 1/0 L+	keine
Welche Therapie ist beim familiären PHPT angezeigt?		
MEN-1	subtotale PTX	Grad C
MEN2A	alle vergrößerten EKs	Grad C
HPT-JT, ADMH	alle – nur vergrößerte	keine
FHH + Symptome	wann – welche – wie viele	keine

4.6 Bildgebende Verfahren zum Nachweis vergrößerter EKs (Epithelkörperchen)

Für die Darstellbarkeit von Nebenschilddrüsenadenomen mittels Ultraschall, Szintigrafie oder CT-Untersuchung werden sehr unterschiedliche Erfolgszahlen angegeben und insgesamt steigt mit Größe des Adenoms auch die Nachweisbarkeit. In einer Analyse von zehn Veröffentlichungen und 1 523 Patienten mit singulärem Adenom weisen Mihai et al. [72] bei den präoperativ nicht gefundenen Adenomen (22,1 %) ein mittleres Gewicht der Adenome von 480 mg nach, gegenüber einem von 1,434 mg für die (77,9°%) präoperativ dargestellten Adenome (Abb. 9).

Fazit: Zusammenfassend kann eine EBM-Empfehlungen Grad B für die Erstoperation angegeben werden: A) als primäre Darstellung Sestamibi und Ultraschall als Alternative; B) wenn zwei Tests positiv sind kann die fokussierte Operation vorgenommen werden. Bei nur einem Test oder Diskordanz der Ergebnisse sollte das intraoperative PTH gemessen werden. C) Sind beide Tests negativ wird die klassische Vorgehensweise empfohlen und D) für mediastinale Adenome wird MRT oder CT empfohlen.

Als neue Lokalisationsverfahren werden neben der (11C)Methionin-Pet-Untersuchung die Hybrid-CT-MIBI-Spect-Untersuchung von Levine et al. [66] als Weiterentwicklung der MIBI-Spect-Untersuchung vorgestellt, deren Ergebnisse von einigen Untersuchern schon mit einer Sensitivität und Spezifität von über 90 % angegeben werden [36].

Allgemein kann die Sensitivität der Sestamibi-Szintigrafie mit 70–87 % beim singulären Adenom und mit 37–44 % bei Mehrdrüsenerkrankung angegeben werden. Für den präoperativen Ultraschall betragen die Werte 57–77 % beim singulären Adenom und 25–30 % bei einer Mehrdrüsenerkrankung.

Vor einer notwenigen *Reoperation* geben Mihai et al. [72] die EBM-basierte Empfehlung B-C zu notwendiger Lokalisationsdiagnostik an:

a) Nochmalige Sestamibi-Untersuchung mit SPECT.

b) Nochmaliger US mit ggf. einer Punktion und PTH-Bestimmung im Punktat. Sollten diese Untersuchungen nicht vollständig aussagekräftig sein wird.

c) Ein MRT und/oder CT empfohlen und bei weiterhin fraglichen Befunden.

d) Die selektive Venenkatheter Untersuchung mit regionaler PTH-Bestimmung.

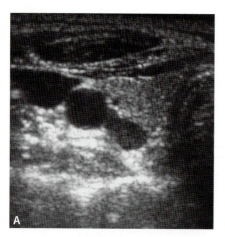
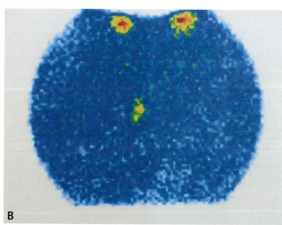

Fokussierte OP-Voraussetzung: 2 konkordante Lokalisations-Nachweise oder eine positive Lokalisation plus intraop. qPTH

Abb. 9: Lokalisationsdiagnostik der Nebenschilddrüsen-Adenome; A) Ultraschall-Bild und B) ^{99}Tc-MIBI Szintigramm eines NSD-Adenoms.

Fazit: Neben dem Sestamibi-Spect stellt die Ultraschall-Untersuchung durch den Chirurgen selbst bzw. in Kooperation mit einem entsprechend ausgebildeten Fachkollegen die unabdingbare Basis für ein fokussiertes Vorgehen beim Erst- und Rezidiveingriff dar.

4.7 Fokussiertes vs. klassisches Vorgehen

Nach den Untersuchungen der letzten Jahre ist das fokussierte Vorgehen dem klassischen aufgrund einer kürzeren Operationszeit, weniger postoperativer Schmerzen, besserer Kosmetik und einer geringeren Rate postoperativer Hypoparathyreoidismen überlegen (Abb. 10).

Bei positiver präoperativer Bildgebung werden besonders das Alter des Patienten, eine vorausgegangene Halsoperation und zusätzliche Risiken wie Übergewichtigkeit etc. als Gründe für ein fokussiertes Vorgehen angegeben, während fehlende Bildgebung bzw. der Nachweis von zwei verdächtigen Herden, eine kontralaterale Schilddrüsenerkrankung, die familiäre Anamnese vermehrter Hyperparathyreoidismusfälle, eine Lithium-Therapie und eine bestehende Schwangerschaft als Gründe für bilaterales Vorgehen angegeben werden. Die Erfolgsrate beider Vorgehensweisen war dabei nicht unterschiedlich und liegt bei über 96 % (bis zu 99,8 %) (Abb. 11).

Fazit: Das fokussierte Vorgehen ist heute bei präoperativ nachgewiesenem Nebenschilddrüsenadenom,

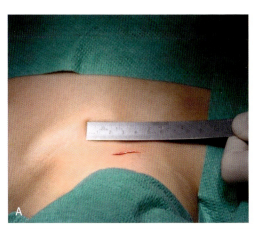
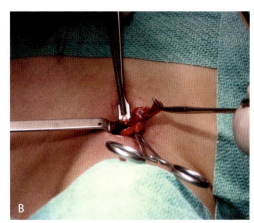
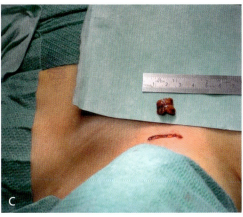
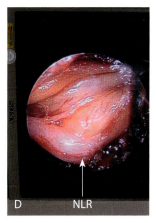

MIC-HPT
(MIVAP/OMIP)

Abb. 10: Minimalinvasive Nebenschilddrüsen-Chirurgie: A) 2 cm Hautschnitt; B) Präparation des NSD-Adenoms; C) Entfernung eines 1,2 cm großen Adenoms; D) Intraop. Videoansicht des NLR.

2.10 Was gibt es Neues in der Endokrinen Chirurgie?

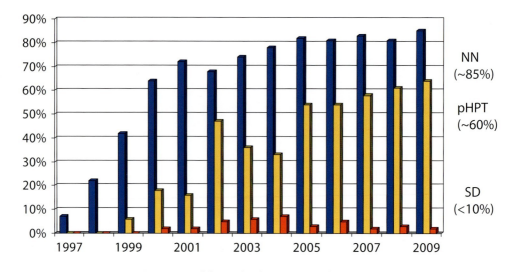

Abb. 11: Entwicklung des minimalinvasiven Vorgehens in der endokrinen Chirurgie am Beispiel der Chirurgischen Kliniken HHU-D 1986–2001 und des LK Neuss 2001–2009. Anteil der minimalinvasiv durchgeführten Operationen in Prozent der Gesamtoperationen im Zeitraum von 1997–2009.
Blaue Balken: Nebennieren-Operationen; gelbe Balken: Nebenschilddrüsen-Operationen; rote Balken: Schilddrüsenoperationen.

fehlender familiärer Belastung oder Lithium-assoziiertem HPT und fehlender größerer Struma nodosa das Vorgehen der Wahl.

4.8 Intraoperatives qPTH (IOPTH) – wann sinnvoll?

Beim fokussierten Vorgehen mit nur einer positiven Lokalisationsdiagnostik wird die EBM-gestützte Empfehlung Grad B-C zum IOPTH abgegeben. Als Grenzwert hat sich dabei der > 50 % Abfall des basalen PTHs nach 10 Minuten und falls notwendig nach 20 Minuten, in den Normalbereich als sinnvoll erwiesen. Eine Empfehlung, welches nach EBM-Kriterien der beste Grenzwert ist und ob dieser nach 10, 15 oder 20 Minuten zu messen ist, kann nach Harrison et al. [41] aufgrund der vorliegenden Studien nicht abgegeben werden.

Ein weiteres intraoperatives Hilfsmittel wird besonders aus den USA, nämlich die Tc99m-Sestamibi-gestützte Detektion der NSD mit Kamera oder Pinhole-Kolimator, angegeben, die in Europa jedoch von untergeordneter Bedeutung ist. Bei Doppeladenomen kann das intraoperative Parathormon jedoch einen falsch-positiven Abfall zeigen, wenn das zweite Adenom sehr klein ist (2/3 der 13 Patienten von Sitges-Serra et al. [101]).

4.9 Persistierend hohe sPTH nach anscheinend erfolgreicher Operation

Nach Heller et al. [43] zeigen Patienten mit intraoperativen Parathormon-Werten von mehr als 40 pg/ml ein erhöhtes Risiko für eine PHPT-Persistenz. Dies entspricht den meisten Studien nicht, die erst bei pathologischen Werten über 64 pg/ml die Gefahr erhöhter Persistenzen bzw. die eines Hyperkalzämierezidivs sehen.

Persistierend erhöhte sPTH-Werte werden auch nach erfolgreicher PHPT-Operation in etwa 20 % zu erwarten sein, wobei es sich oft um Patienten mit Vitamin-D-Mangel und schwerer postoperativer Hypokalzämie handelt, bei denen nach primär regelrechtem Absinken des sPTH vorübergehend eine regulative Erhöhung folgt.

Nach Solorzano et al. [105] zeigten von 505 Patienten 163 (33,3 %) nach sechs Monaten noch ein erhöhtes Parathormon, von denen jedoch nur 8 (4,6 %) ein Rezidiv der Erkrankung erlitten. Die früheste Rezidiventwicklung war nach zwei Jahren bemerkbar. Ein postoperativ erhöhter Parathormonwert nach einem halben Jahr, ist nach erfolgreicher Operation wahrscheinlicher, wenn der präoperative Wert hoch ist und wenn ein hoch normales oder erhöhtes Kreatinin messbar war.

4.10 PHPT aufgrund eines mediastinalen NSD-Adenoms

Mediastinale NSD-Adenome werden vermehrt (-30 %) im Rahmen des MEN-1 und beim sekundären HPT erkannt, was durch die chronische Stimulation der intrathymischen NSD-Anlagen zu erklären ist. Sie werden bei etwa 5 % der sporadischen PHPT gefunden.

Bezüglich der Vorgehensweise bei *ektoper Lage* von Nebenschilddrüsen hat sich das fokussierte Vorgehen bewährt, wobei eine videoassistierte Chirurgie transthorakal oder mediastinoskopisch vorgenommen werden kann. Ein Problem stellen dabei Patienten mit Tumoren im aortopulmonalen Fenster dar, die teilweise über eine Sternotomie oder eine Thorakotomie operiert werden müssen. In der Studie von Iacobone et al. [46] konnten von 63 Patienten mit mediastinalem Nebenschilddrüsengewebe 51 zervikal operiert werden und 6 wurden sternotomiert, wohingegen 12 videoassistiert therapiert wurden. Die sternotomierten und videoassistierten Patienten wurden alle geheilt.

Auch Randone et al. [85] wiesen bei 10 von 13 mediastinoskopisch operierten Patienten eine Heilung nach. Ismail et al. [49] berichteten von fünf Patienten mit mediastinalem Nebenschilddrüsengeweben (3 PHPT, 2 Rezidiv SHPT), die sie thoraxchirurgisch mit dem DaVinci-Roboter-System erfolgreich operierten.

4.11 NSD-Karzinom und die Bedeutung des HRTP2(HPT-Kiefertumor S.)-Gens

Der Verdacht auf ein NSD-Karzinom wird immer dann gestellt, wenn infiltratives Wachstum, sehr hohe primäre PTH-Werte und ggf. zystische Veränderungen bei älteren Patienten mit primärem Hyperparathyreoidismus zu verzeichnen sind. Letzteres wird auch bei Patienten mit HPT-Kiefersyndrom gefunden, bei denen etwa 15 % maligne NSD-Tumoren auftreten. Iacobone et al. [46] berichten über ihre Erfahrungen bei 23 Patienten aus 3 Familien, von denen 2 Patienten einen malignen Befund zeigten. Sarquis et al. [93] zeigten zudem an einer Gruppe von 7 Patienten mit familiärem HPT bei HRTP2-Mutation die hohe Rezidivrate bei diesen Patienten, eine Tatsache, die die Notwendigkeit zu einer aggressiven Primärtherapie unterstreicht. In einer Übersicht von 66 Familien und 195 Patienten weisen Silveira et al. [99a] nach, dass in 24 % der Patienten NSD-Karzinome diagnostiziert wurden.

Talat und Schulte [110] fassen die Literaturübersicht von 330 Patienten mit NS-Karzinom zusammen. Dabei können sie zeigen, dass 35 % an dem Tumor versterben und 63 % ein Rezidiv erleiden, das Auftreten von metachronen Fernmetastasen mit der Invasion des Tumors in umgebendes Gewebe unter Bildung von fibrösen Bändern korreliert. Die En-bloc-Resektion zeigt dabei eine 5-Jahres-Überlebensrate von 40 %, während sie bei lokaler Exzision (R1-, R2-Resektion) bei etwa 10 % lag.

4.12 PHPT Rezidiv und Persistenz

Die Veröffentlichung von Prescott und Udelsman [84a] fasst die derzeitige Literatur zusammen ohne klare Empfehlungsgrade anzugeben. So ist der Grund für Rezidivoperationen beim PHPT immer noch in nicht gefundenen Adenomen (wenig erfahrene Operateure), nicht erkannter Mehrdrüsenerkrankung und besonderen Pathologien (MEN-1, HPT-JT-Syndrom, Karzinom etc.) (Abb. 12) zu sehen.

2.10 Was gibt es Neues in der Endokrinen Chirurgie?

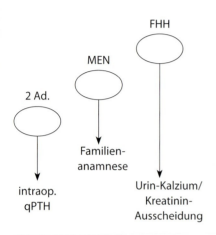

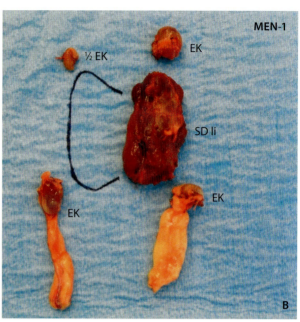

Abb. 12: Problem: Mehrdrüsenerkrankungen und PHPT. A) Mögliche Mehrdrüsenerkrankungen und deren Diagnose; B) Vier vergrößerte EKs bei MEN-1 und 3½-Entfernung mit Hemithyreoidektomie (bei SD-Knoten) und von collar erreichbarem Thymus.

Auch sollten wenn möglich zwei deckungsgleiche Bildgebungen angestrebt werden und wenn nötig auch eine selektive Venenkatheter-Blutabnahme durchgeführt werden. Zusätzlich ist die Empfehlung zur fokussierten Vorgehensweise mit IOPTH Grad B ausgesprochen worden.

Durch verbesserte prä- und intraoperative Diagnostik hat die Erfolgsrate von 1994 bis heute fast immer über 90 % gelegen und erreicht bei einigen Kollegen heute sogar 98 %. Weiterhin ist jedoch mit einer erhöhten postoperativen Hypoparathyreoidismus- und erhöhten NLRP-Rate bei Reeingriffen zu rechnen.

Fazit: In den letzten Studien hat sich auch für die Operation des persistierenden und rezidivierenden PHPT das fokussierte Vorgehen auf der Basis zweier deckungsgleicher Bildgebungen (z.B. mit Venenkatheter) und der IOPTH Kontrolle als bestes Vorgehen mit Erfolgen bis zu 98°% erwiesen.

Sollten jedoch alle operativen Maßnahmen mit einer Persistenz der Erkrankung und der Hyperkalzämie einhergehen oder eine Operation nicht möglich sein (z.B. vitale Gefährdung bei gerade überstandenem Herzinfarkt) ist die Therapie mit einem Kalzium-Mimetikum wie z.B. Cinacalcet indiziert.

4.13 Sekundärer renaler Hyperparathyreoidismus (SHPT)

Nach einer Übersicht von KJ Martin [70] spielen Veränderungen des Vitamin-D-Metabolismus eine entscheidende Rolle in der Pathogenese des renalen sekundären Hyperparathyreoidismus (SHPT), die z.B. durch erniedrigte Serum-25-Hydroxy-Vitamin-D-Werte und durch die FGF-23-induzierte Suppression der 1-alpha-Hyroxylase dokumentiert ist.

Eine Parathyreoidektomie kann die vermehrte myokardiale Vulnerabilität beseitigen, auch wenn in 5–20 % der Fälle Reoperationen nötig werden. So zeigt eine retrospektive Analyse von Costa-Hong et al. [27] bei einem nicht randomisierten

Vergleich von 118 Patienten, dass die Parathyreoidektomie beim sHPT die Rate der kardiovaskulären Komplikationen senkt und die Überlebensrate steigert.

Zusätzlich steigt nach erfolgreicher Operation die Knochendichte bei Patienten mit renalem SHPT und tertiärem HPT (THPT) nach Nierentransplantation wieder an. Dabei sollte beachtet werden, dass viele Nebenschilddrüsen im thyreothymischen Ligament gefunden werden und etwa 15,5 % der Patienten mit renalem HPT eine überzählige Nebenschilddrüse aufweisen.

Fazit: Die Entfernung des kollar erreichbaren Thymus erscheint demnach beim SHPT und THPT sicher sinnvoll, um langfristig vermehrte Rezidive zu vermeiden.

Weiterhin wird in der Literatur diskutiert, ob die subtotale Resektion der Nebenschilddrüsen mit Belassen eines kleinen Restes (3½-Resektion) der totalen Parathyreoidektomie mit Autotransplantation vorzuziehen ist. Doch wird auch die totale Thyreoidektomie ohne Autotransplantation neuerlich von Coulston et al. [26] wieder propagiert; sie hat den Vorteil, dass Entfernung von hyperplastischem Autografgewebe nicht notwendig ist, gegenüber Rezidivraten von etwa 17 % bei subtotaler PTX.

4.14 Alternativen zur Operation – Cinacalcet-Therapie des renalen Hyperparathyreoidismus (SHPT)

Die konsequente Verwendung von Phosphatbindern und Vitamin-D-Analoga sowie der Einsatz des Calcimimeticums Cinacalcet hat die Zahl der Operationen wegen eines SHPT und PHPT gesenkt.

So wiesen Srinivas et al. an 10 Patienten nach Nierentransplantation die Reduktion des Serumcalciums und Parathormons unter Cinacalcet nach. Kakuta et al. [56] errechneten, dass mittels Cinacalcet etwa 80 % der Operationen wegen eines SHPT und THPT vermieden werden könnten.

Ob Cinacalcet zusätzlich eine Wirkung auf die verringerte Knochendichte hat, wird widersprüchlich diskutiert, wie auch die Wirkung von Cinacalcet auf eine mögliche Größenreduktion diffus und knotig veränderter Nebenschilddrüsen nicht einheitlich wiedergegeben wird.

Fazit: Die Cinacalcet Therapie stellt eine mögliche Prophylaxe, alternative Therapie zur Operation und zur Behandlung des Rezidivs eines sekundären und tertiären Hyperparathyreoidismus dar. Während jedoch die Operation einen nachgewiesenen positiven Effekt auf Knochendichte und Lebenserwartung der Patienten mit sekundärem und tertiärem HPT hat, ist dies für die Therapie mit Cinacalcet weiterhin nicht nachgewiesen.

5 Nebenniere

5.1 Inzidentalome der Nebenniere

Durch verbesserte bildgebende Verfahren werden heute in 4–6 % [16] aller CT-Untersuchungen und Ultraschalluntersuchungen des Abdomens und bei bis zu 10°% aller Erwachsenen (N) Nebennierentumoren gefunden, die in den meisten Fällen unter 3 cm messen und meist benigne, hormoninaktive Adenome darstellen.

So zeigt die Studie von Kasperli-Zaluska et al. [58] aus Polen an 440 Patienten mit inzidentell gefundenen Nebennierentumoren in 87 % benigne Tumoren, in 10 % adrenale Karzinome und in 3 % Metastasen anderer Primärtumoren in der Nebenniere. Subklinische endokrine Aktivitäten zeigten sich bei 8 % der Fälle, wobei der subklinische Morbus Cushing mit Abstand die häufigste Diagnose darstellt. Diese Daten entsprechen auch der Erfahrung in den USA, die in 36 % bis 94 % der Fälle benigne Befunde, in 9 % Cushing-Syndrom, in 4 % Phäochromozytome und in 2 % Conn-Syndrom diagnostizierten. Metastatische Tumoren anderer Primärorgane und primäre adrenale Karzinome wurden mit 1–20 % angegeben.

Die Indikation zur Operation von Patienten mit inzidentellen Nebennierentumoren baut weiterhin auf der möglichen Malignität oder endokrinen Aktivität des Tumors auf. Die Diagnose der subklinischen Cushing-Syndrom ist hierbei von besonderer Bedeutung (Abdelmannan und Aron (N5), auch wenn kein Goldstandard für die Diagnose eines „subklinischen Cushing" vorliegt. Neben der genauen Anamnese (Gewichtzunahme trotz normaler Kalorienzufuhr etc.) basiert die Diagnose auf dem Ergebnis eines 1-mg-Dexamethason-Hemmtests über Nacht. Aus Langzeitbeobachtung ist bekannt, dass Patienten mit subklinischem Morbus Cushing die gleichen erhöhten kardiovaskulären Risiken aufweisen, wie Patienten mit einem floriden Morbus Cushing. Dieses wurde auch für die nonfunktionellen Inzidentalome bestätigt.

Bezüglich der möglichen Malignität wird besonders auf die CT-Untersuchung mit Hounsfield-Einheiten (HU) über 10 und das sogenannte „washout"-Phänomen der CT-Untersuchung und den „chemical shift" (T1- zu T2-Wichtung) des MRT hingewiesen. Nach Okada et al. [77] kann durch gleichzeitige FDG-PET-Untersuchung (FDG-PET/CT) die Genauigkeit der Aussage („Malignität") noch weiterverbessert werden.

Unabhängig davon ist die vollständige biochemische Abklärung unumgänglich, die nach Johanssen et al. [54] selbst bei möglichen Nebennierenrinden-Karzinomen (398 Pat. der Jahre 1998–2009) in 21 % nicht, und in 59 % nur unvollständig durchgeführt wird. Bei 13 % musste die primäre pathologische Diagnose eines Malignoms revidiert werden, wie auch bei 11 % primär die Diagnose eines benignen NN-Tumors gestellt wurde. Derzeitige Entwicklungen zur Unterscheidung von gut- und bösartigen NN-Tumoren schließen deshalb die Suche nach Tumor-spezifischen Genveränderungen ein, mit denen zukünftig vielleicht auch eine verbesserte zytologische Diagnostik ermöglicht wird.

5.2 Hormonaktive Nebennierentumoren

Besondere Aufmerksamkeit wird in der Arbeit von Porterfield et al. [84] auf die Differenzialdiagnose verschiedener Ursachen des Morbus Cushing und des Cushing-Syndroms gelegt, wobei auch auf die Differenzialdiagnose der primären pigmentierten bilateralen Hyperplasie und der bilateralen Hyperplasie der Nebenniere mit Cushing-Syndrom hingewiesen wird. Erstere kann als familiäre Erkrankung im sogenannten Carney-Syndrom-Komplex erscheinen.

Die ACTH-abhängige bilaterale Nebennieren-Rinden-Hyperplasie (Morbus Cushing) ist primäre Domäne der Neurochirurgie und wird nur bei Versagen dieser in einigen Fällen zur bilateralen Adrealektomie führen. Die Rezidivrate nach operativer Therapie der Nebennieren wird dabei mit 5–10 % nach fünf Jahren, und 10–20 % nach zehn Jahren angegeben und ist noch höher anzusetzen, wenn die Patienten unter Makroadenomen der Hypophyse leiden. Zudem entwickelt sich in bis zu 11 % der Patienten mit ACTH-produzierenden Adenomen der Hypophyse nach bilateraler Adrenalektomie ein Nelson-Salassa-Syndrom mit Schädigung der Nn. optici, das jedoch nicht bei bds. Adrenalektomie ohne hypophysäres Adenom auftritt [47].

Die Analyse von Kaye et al. (N25) wertet die Daten von 22 Artikeln mit 417 Patienten mit Teiladrenalektomie bei NN-Tumoren aus (meist kleine Tumoren um 2–3 cm) und zeigt die geringere Tumor-Rezidivrate von 3 % sowie den Umstand, dass bei bilateraler Teilresektion etwa 1/3 (26–35 %) der Patienten in Stress-Situationen NNR-Hormone benötigen.

Die Therapie bösartiger Tumoren der Nebennierenrinde mit Kortisolexzess (tertiäres Cushing-Syndrom) ist nach Porterfield et al. [84] mit einem erhöhten perioperativen Risiko der Patienten, einer Mortalität von 5 % und einer Rezidivrate von über 70 %, nach weniger als zwei Jahren, belastet.

5.3 Adrenaler Hyperaldosteronismus (Conn-Syndrom)

Das Conn-Syndrom mit Nebennierenrindenadenom stellt nach den Inzidentalomen die häufigste Indikation zur Adrenalektomie dar.

Meist handelt es sich um kleine (< 2 cm) singuläre Adenome bei sonst normaler Nebenniere, die zunehmend mittels Aldosteron-/Renin-Bestimmungen auch ohne klassische Hypokaliämie entdeckt und heute sicher organsparend endoskopisch reseziert werden [83, 116].

5.4 Phäochromozytom

Die Arbeiten aus den letzten zwei Jahren haben schon viele Punkte der Klinik, Diagnose und Therapie von sporadischen Phäochromozytomen und Paragangliomen beleuchtet. So zeigten Algeciras-Schimnich et al. [6] die Bedeutung der fraktionierten Plasmametanephrine in der Diagnose des Phäochromozytoms. Sind Metanephrine um das 4-fache erhöht, ggf. mit einem gleichzeitig erhöhten Chromogranin A kann ein Phäochromozytom mit einer Spezifität von 80 % und Sensitvität von 91 % als sicher angenommen werden.

Vor Operation eines Phäochromozytoms ist weiterhin die alpha-adrenerge-Blockade oder Verwendung von Kalzium-Antagonisten eine conditio sine qua non, besonders zur Verhinderung kardiologischer Komplikationen. Als Risikofaktoren für eine hämodynamische Instabilität perioperativ konnten Bruynzeel et al. [19] an 73 Patienten die Höhe des Norepinephrins im Plasma, die Größe des NN-Tumors und den Abfall des systolischen Druckes nach alpha-Blockade belegen.

5.5 Minimalinvasive Techniken bei gutartigen NN-Tumoren und deren Weiterentwicklung

Nach Walz et al. (N=27) und Pohl et al. (N=28) ist die minimalinvasive Adrenalektomie oder Teiladrenalektomie jeder offenen Vorgehensweise vorzuziehen und die Frage besteht nur noch darin, ob diese transabdominell oder retroperitoneoskopisch vorgenommen werden sollte.

Auch die Studie von Grupta et al. [40] an 988 Patienten mit minimalinvasiver Adrenalektomie der Jahre 2007–2008 aus den USA weist mit einer geringeren Morbidität von 6,8 % und einer geringeren Mortalität von 0,5 %, bei einer Zahl von über 180 beteiligten Hospitälern, die Sicherheit der MIC-Adrenalektomie (meist laparoskopisch) nach. Die COPD von Patienten erhöht dabei die Krankenhausaufenthaltsdauer und eine ASA-4-Einschätzung des Patienten gegenüber einer ASA-1-Einschätzung die Operationszeit der Adrenalektomie.

Prospektiv randomisierte Studien zum Vergleich der transperitonealen versus retroperitonealen minimal-invasiven Vorgehensweise gibt es kaum. Als Indikation für eine bevorzugte retroperitoneale Vorgehensweise werden von den meisten Autoren transabdominelle Voroperationen genannt. Hierzu weist jedoch die Studie von Pohl et al. [83] an 33 Patienten mit Voroperationen gegenüber 81 Patienten ohne abdominelle Voroperationen darauf hin, dass abdominelle Voroperationen auch beim transabdominellen Vorgehen weder zur Verlängerung der Operationszeit noch zu mehr Komplikationen führen.

Eine vielversprechende Neuerung des retroperitoneoskopischen Vorgehens stellt die single-access-Vorgehensweise von Walz et al. dar [116]. Sie ist technisch nicht aufwendiger und führt im Vergleich zum bisher durchgeführten retroperitoneoskopischen Vorgehen bei Vergleich von je 47 Patienten zu einem singulären Schnitt sowie zu einer Minderung der postoperativen Schmerzmedikation.

Fazit: Das videoassistierte minimalinvasive Vorgehen (transabdominell oder retroperitoneoskopisch) ist als Goldstandard für die Operation aller gutartigen Nebennierentumoren, unabhängig von deren Größe (bis 10 cm), akzeptiert.

5.6 Maligne Nebennierentumoren

5.6.1 Sporadisches malignes Phäochromozytom

Strong et al. [107] wiesen 2008 schon darauf hin, dass Malignität bei Phäochromozytomen mit dem PASS-Score-System nachgewiesen werden kann. Bei einem Wert unter 4 wird ein benignes Phäochromozytom und bei Werten über 6 Punkten Malignität unterstellt (Parameter: Tumornekrose, metabolische Aktivität, Tumorzellspindelbildung und der Nachweis von sogenannten Zellnestern). Doch ist das PASS-System zur Unterscheidung benigner und maligner Befunde anderen Autoren zufolge nicht verlässlich (Abb. 13).

Als einzige kurative Maßnahme und Therapie der Wahl gilt weiterhin die chirurgische Tumor-

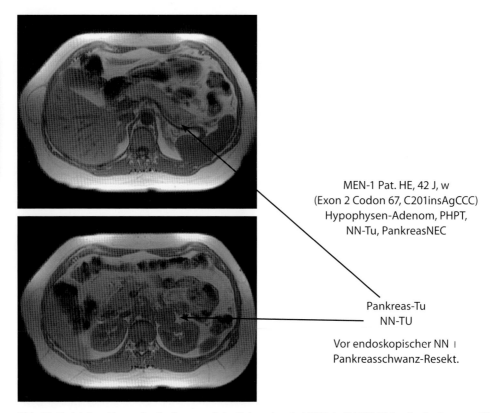

Abb. 13: Endokriner Tumor des Pankreas und der Nebenniere bei MEN-1. A) MRT-Bilder des Pankreas und B) MRT des Nebennierentumors.

entfernung nach Tessier et al. [111]. Erfahrung in der Nebennierenchirurgie erfordert. So wurde bei Operationen des Phäochromozytoms und besonders der malignen Tumoren über schwere Komplikationen in den Händen Unerfahrener berichtet (Am Beispiel von fünf Patienten war zweimal eine Lebertransplantation und dreimal eine Nierenentfernung notwendig.).

Bezüglich der postoperativen Therapie von metastasierten malignen Phäochromozytomen weisen Andersen et al. [8] darauf hin, dass nach Therapie mittels Isotopen(Beta-Strahler-)-aktivierten Somatostatin-Analoga am ehesten von den neuen „targeted therapies" ein ausreichender palliativer Effekt (~20–30 % partielle Remissionen) zu erwarten ist.

Die 5-Jahres-Überlebensrate der malignen Phäochromozytome wird weiterhin mit 80 % nach radikaler Operation (R0/1) und 0 % bei Inoperabilität oder R2-Resektion angegeben.

5.6.2 Adrenokortikales Karzinom (ACC) und Metastasen anderer Malignome in der Nebenniere

Nach Revision der TNM-Klassifikation 2003 ist die Stadieneinteilung der Nebennierenkarzinome vom European Network for the Study of Adrenal Tumours (ENSAT) neu definiert worden (Fassnacht et al. [33]). Sie zeigt im Stadium 1 (T1N0M0) eine 5-Jahres-Überlebensrate von 82 %, im Stadium 2 (T2N0M0) eine von 61 %, im Stadium 3 (T1-4N0-1M0) eine von 50 % und im Stadium 4 (T1-4N0-1M1) eine von 13 % (Abb. 14 und 15).

Neben der rein chirurgischen Therapie führen jedoch auch die adjuvante Radiochemotherapie

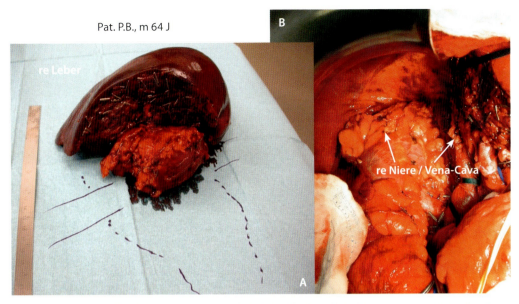

Abb. 14: En-Block-Resektion beim metastasierten ACC. A) En-Block-Resektat; B) intraoperativer Befund nach Resektion.

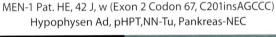

MEN-1 Pat. HE, 42 J, w (Exon 2 Codon 67, C201insAGCCC)
Hypophysen Ad, pHPT, NN-Tu, Pankreas-NEC

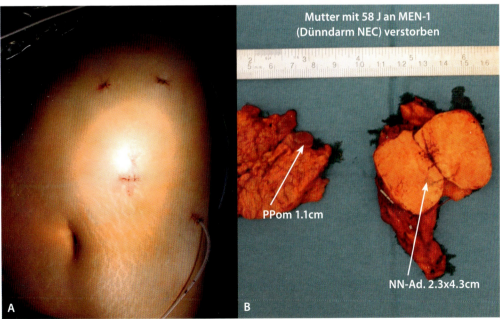

Abb. 15: Minimalinvasive Pankreasschwanz- und Nebennieren-Operation. A) Abdominalbefund drei Tage nach OP; B) makroskopische Darstellung der entfernten Pankreas- und Nebennierengewebe.

und die Mitotane Therapie zu zwar einer geringen aber nachweisbaren Lebensverlängerung und nach Kirshtein et al. [61] sollten Nebennierenkarzinome offen operiert werden, wohingegen Bonnet et al. [17] bei Metastasen anderer Tumoren in der Nebenniere die laparoskopische Vorgehensweise unterstützen. Die Sinnhaftigkeit der Therapie dieser Metastasen ist dabei vom Primärtumor abhängig und eher gegeben, wenn die Metastasen metachron auftreten. Dies ist besonders für das Nierenzellkarzinom bewiesen.

Fazit: Die Chirurgie von Metastasen in der Nebenniere, wie die Chirurgie der Phäochromozytome und die primär adrenaler Nebennierenrindenkarzinome zählen zu den schwierigeren Operationen mit größerem Komplikationsrisiko.

6 Familiäre Syndrome mit endokrinen Tumoren

6.1 Einleitung mit Übersicht

Syndromerkrankungen mit endokrinen Tumoren sind auf vererbte genetische Abberationen von Chromosomen-Abschnitten, spezifischen Genen oder nur einzelnen Codons (Basenpaare) zurückzuführen und können dadurch zu den Erkrankungen mit endokrinen Tumoren prädisponieren. Teilweise sind die Mutationen krankheitsbestimmend autosomal dominant vererbt und zeigen eine direkte Genotyp-Phänotyp-Korrelation (z.B. Ret-Mutation 918/634/721 beim medullären Karzinom der Schilddrüse) und teilweise wirken sie nur eine veränderte Tumoranfälligkeit. Die klinisch relevanten familiären Tumorsyndrome mit endokrinen Tumoren werden nachfolgend dargestellt.

6.2 Multiple endokrine Neoplasie Typ 1 (MEN-1)

Klinisch zeigt sich MEN-1 als eine autosomal-dominant vererbte Erkrankung, mit einer Penetranz von 10 % im 20. Lebensjahr, 35 % im 30., 81 % im 50. und annähernd 100 % nach dem 65. Lebensjahr. Die Primärsymptome können variieren, doch stellt der primäre Hyperparathyreoidismus (pHPT) mit *41 %* die häufigste Primärmanifestation und mit über *80 %* auch die häufigste Einzelerkrankung dar, gefolgt von pankreatischen Inselzell-Tumoren bzw. submukösen duodenalen Tumoren (*50 %*) (Tab. 8) und Hypophysenadenomen (*40 %*). Nebennierenrinden(NNR-)-Tumoren und Karzinoide des Thymus sind mit *10–20 %* bzw. *2–7 %* dagegen eher selten und treten fast nie als Primärmanifestation der Erkrankung auf, können aber die Prognose der Patienten bestimmen.

Nach Goudet et al. [38] werden über 70 % der MEN-1-Patienten an syndromassoziierten Erkrankungen versterben (Literatur: 28–46 %) und das Risiko ist

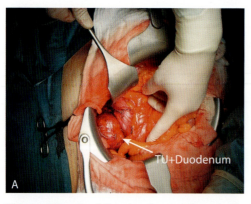 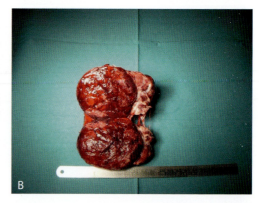

Abb. 16: Offene Resektion eines Paraglangliomes bei fraglicher Malignität. A) Intraoperativer Befund; B) entfernter Tumor (dunkle Farbe!).

O.S.; w; 41 J
Cushing-Syndrom
T4N2M0 NNR-Ca
OP + Lysodren
1/2 J: M1 Lunge + 3/4 J Tod

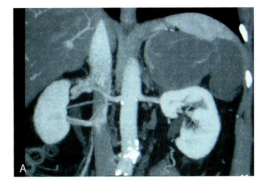

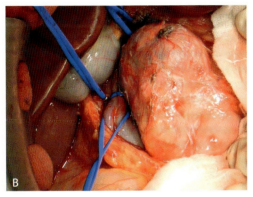

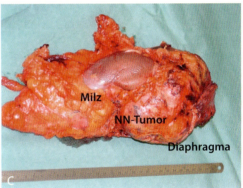

Abb. 17: En-Block-Resektion beim Nebennierenkarzinom (ACC). A) CT-Befund eines T4-ACC; B) intraoperativer Befund; C) En-Block-Resektat mit Nebenniere, Zwerchfell und Milz.

vom spezifischen Tumor abhängig. Für 758 Patienten aus 80 Kliniken und einer mittleren Beobachtungszeit von 6,3 Jahren ist das spezifische Risiko im Vergleich zu den anderen MEN-1-Patienten dargestellt worden: Letalitätswahrscheinlichkeit bei Tumornachweis: NEC-Thymus – 4,6-fach, Glucagonom-Vipom-Somatostatinom – 4,3-fach, nichtfunktionell aktives PET – 3,4-fach, Gastrinom – 1,9-fach, Insulinom-nicht erhöht (Abb. 16 und 17).

Neben PHPT (> 90 %) und Pankreastumoren werden bei MEN-1-Patienten jedoch auch vermehrt Hypophysentumoren, multiple Lipome und Leiomyome) beobachtet. Die Pankreastumoren können schon im Kindesalter entstehen und sollten spätestens ab dem 20. Lebensjahr in festen Abständen kontrolliert werden. Da viele Patienten wegen dieser Tumoren mehrfach operiert werden müssen, ist langfristig auch ggf. die totale Pankreatektomie zu überlegen [37], die jedoch sicher nicht als Pimärtherapie indiziert ist.

Dies gilt auch für den Fall multipler Insulinome, wenn MEN-1-Syndrom weder bewiesen noch ausgeschlossen ist. So haben genaue Aufarbeitungen der Pankreata von MEN-1- und von Hippel-Lindau-Syndrom(vHL-)-Patienten in weit über 50 % Mikroadenome festgestellt, die jedoch nicht „prophylaktisch" zu entfernen sind.

Fazit: Bei MEN-1-Patienten gibt es keine klare „Genotyp-Phänotyp"-Korrelation und prinzipiell kann jeder Patient alle im Syndrom bekannten Erkrankungen und Tumoren entwickeln, sodass zu aggressives (z.B. primäre Pankreatektomie) und zu konservatives Vorgehen (z.B. nur ein EK entfernt) bei Ersteingriff vermieden werden sollten.

6.3 Mehrdrüsenerkrankung der Nebenschilddrüsen im Rahmen familiärer Syndrome

Neben Mutationen im MEN-1-Gen (MEN-1) führten Mutationen im Ret (MEN-2), im HRPT"-Gen (HPT-Kiefertumor-Syndrom) und solche im Gen für den Cyclin-abhängigen Kinase-Inhibitor (p27) zu einem PHPT. Klinisch ist der PHPT bei MEN-1- und HPT-JT-Patienten aggressiver zu behandeln als beim MEN-2- und p27-Syndrom (Rezidivgefahr bei MEN-1, Malignomgefahr bei HPT-TJ-Syndrom) [59, 121].

Die Ergebnisse von Salmeron et al. [88] an 69 Patienten zeigen, dass neben der 3 bzw. 3+½ Resektion der Nebenschilddrüsen besonders auf eine Entfernung des collar erreichbaren Thymus zu achten ist, da die Zunahme der Rezidive auf der Beobachtungsdauer und der fehlenden Entfernung des Thymus als wesentlichen Faktor für die Rezidiventwicklung beruhte, die sich auf 13 % belief.

Sollte ein Rezidiv nach Erst- oder Reoperation eines HPT bei MEN-1-Patienten auftreten, ist heute die Möglichkeit der Therapie mit Cinacalcet zu erwägen, wie dies von Moyes et al. [75a] an 8 Patienten (2 ohne Voroperation, 6 mit PHPT-Rezidiv) dargestellt wurde. Nebenwirkungen traten bei zwei Patienten auf (1×Übelkeit, 1×Diarrhoe), ohne dass die Therapie abgesetzt werden musste. In allen Fällen konnte das sCa in den Normbereich gesenkt werden.

6.4 Multiple endokrine Neoplasie Typ 2a/b (MEN-2a/b) und familiäres medulläres Schilddrüsenkarzinom (fam. MTC)

Stimulierende Mutationen des Protoonkogens Ret auf Chromosom 10 in der Region q12.2 sind für die autosomal-dominant vererbte MEN-2 verantwortlich und zeigen eine sehr enge Genotyp-Phänotyp-Korrelation [34]. So wird die MEN-2a- und das familiäre MTC in über 60 % durch Mutationen im Cysteinreichen Bereich des Gens bewirkt (codon 643), die einen extrazellulären Teil des Tyrosin-Kinase-Rezeptor-Proteins kodieren. Bei der MEN-2b liegt in etwa 95 % der Fälle eine Mutation des Codons 918 vor, das eine Aminosäure des intrazellulären Teils des Rezeptors kodiert.

Die Verteilung der Mutationen ist von Land zu Land unterschiedlich und zeigt in Italien weniger als 634 und mehr 804 Mutationen als im übrigen Europa. Daraus resultiert eine vermehrte Diagnose von FMTC-Fällen gegenüber MEN-2A-Fällen in Italien.

Die Empfehlungen der Europäischen MEN-Arbeitsgruppe finden mit denen der ATA zur Operation des fam. MTC geringe Unterschiede:

Fazit: Die spezifische RET-Mutation des MEN-2-Patienten bestimmt bei basal-normalem Serum-Calcitonin den Zeitpunkt der prophylaktischen Thyeoidektomie.

6.5 Familiäre differenzierte Schilddrüsenkarzinome

Die Zahl der Veröffentlichungen zum familiären differenzierten Schilddrüsenkarzinom (DTC) oder auch familiäres nicht medulläres Schilddrüsenkarzinom (FNMTC) genannt, das etwa 5 % aller DTC ausmacht, haben im letzten Jahr sprunghaft zugenommen [18, 62].

Kahn et al. [62] geben 5 Gene an, die für die FNMTC-Entstehung entscheidend sein könnten, die nicht mit den Kandidatengenen von Suh et al. [109a] übereinstimmen und unabhängig von Syndromerkrankungen sind, bei denen auch vermehrt DTCs auftreten (Gardner-Syndrom Chr.5q21/APC-

Tab. 6: Empfehlungen der Europäischen und ATA MEN-Arbeitsgruppe zur Operation des familliären MTC

Eur.MEN	/ ATA	Mutationen	empfohlene Therapie
A	/ 1	768, 790, 791, 804, 891, 609 (Eur)	Op 5.–10. LJ/ bei pathol. sCT
B	/ 2	611, 618, 620, 630, 609 (ATA), 634 (Eur)	vor 5. LJ
C	/ 3	883, 918 (Eur), 634 (ATA)	in ersten 6 L. Monaten

Gen; Cowden disease Chr.10q22/PTEN-Gen, Carney complex Chr.17q23-24/PRKARIa-Gen; Werner syndrome Chr.8p11-12/WRN-Gen).

6.6 von Hippel-Lindau-Syndrom (vHL)

Die von von Hippel (1895) und Lindau (1926) beschriebene Angiomatosis Retinae wird durch Mutationen im vHL-Gen auf Chromosom 3, Region p25.5, einem Tumorsuppressor-Gen, hervorgerufen und autosomal-dominant vererbt. Auch hier ist die Zahl der unterschiedlichen Mutationen groß und über das gesamte Gen verteilt. Hämangioblastome des ZNS und der Retina, Nierenzellkarzinome und zystische sowie solid-zystische Tumoren parenchymatöser Organe sind die häufigsten Manifestationen. In mehr als 38 % der Fälle werden zystische und solide Tumoren des Pankreas beobachtet, in etwa 15 % der Fälle entwickelt sich histologisch ein neuroendokriner Tumor (NET) des Pankreas.

Diese sind häufiger als früher erachtet (> 50 %) meist Hormon-inaktiv und nur für Neuron-spezifische Enolase (NSE) sowie Chromogranin A (cGA) positiv. Phäochromozytome treten in bis zu 20 % der Patienten mit vHL auf und sind häufiger bei Patienten mit Pankreastumoren (etwa 1/3) als bei Patienten ohne Pankreastumoren (unter 15 %) zu finden [32].

Mutationen des vHL-Gens werden des Weiteren bei sporadischen Nierenzellkarzinomen und zystischen Pankreastumoren gefunden, ohne dass diesen Befunden zzt. eine klinische Bedeutung nachgewiesen werden konnte.

Tab. 7: Vorkommen der Phäochromozytome und Paragangliome im Syndrom

Syndrom	Gen	TU adrenale	Tu extraadrenal	parasympatische TU
MEN2	RET	++	+/-	-
VHL	VHL	++	++	+/-
NF1	NF1	++	+/-	+/-
PGL1	SDHD	+	++	++
PGL3	SDHC	+/-	+/-	++
PGL4	SDHB	+	++	++

Tab. 8: Tabelle häufiger familiärer Syndrome mit endokrinen Tumoren

Syndrom	Chromosom	Gen	Klinik/beteiligte Organe	Gentest
MEN-1	11q13	Menin	pHPT (> 80 %), PET (50 %), Hypophysenad (40 %), NNR-Tu (10–20 %), Thymus (2–7 %)	Ja – immer mit Klinik
MEN-2a	10q12.2	Ret 634 etc.	MTC (-100 %), Phäo (50 %), pHPT (20 %)	Entscheidend
MEN-2b	10q12.2	Ret 918	MTC (-100 %) Phäochromozytome (50 %) Neurome Zunge/Augenwinkel	Entscheidend
von Hippel-Lindau	3p25.5	vHL	Hämangioblastome ZNS/Retina, Nierenzell-Ca, zystische/solid-zystische Tumoren parenchymatöser Organe (Pankreas 38 %, NET des Pankreas 15 %) Phäochromozytome (~20 %)	Ja aber Klinik Unterlegen
Paragangliom-Syndrom	1q35-36 1q21-23 11q23	SDHB SDHC SDHD	extraadrenale Paragangliome	vorhanden Bedeutung ?
FHH / SNHPT	3q13.3-21	CASR	(meist asymptomatischer) pHPT (heterozygot) neonataler schwerer lebensbedrohlicher pHPT (homozygot)	Ja – immer mit Klinik (Ca im Urin)
HPT-JT	1q21-31	HRPT2	pHPT (häufig zystische Adenome; 10 % Karzinome), Wilms-Tumoren, fibröse Kiefertumoren	Ja – immer mit Klinik (Histologie!)

6.7 Familiäres Phäochromozytom und Paragangliom-Syndrom

Patienten mit klinisch auffälligen Paragangliomen und Phäochromozytomen zeigen eine altersabhängige Häufung familiärer Syndrome, die von 80–100 % bei Kindern auf unter 10 % nach dem 40. Lebensjahr sinkt. Die Verteilung der verschiedenen Syndrome ist dabei länderabhängig (SDHB-D>MEN-2>vHL in Deutschland). Abhängig von der zu erwartenden Wahrscheinlichkeit des Auftretens werden deshalb auch unterschiedliche Vorschläge zu einem genetischen Screening bei vermeintlich sporadischen Phäochromomzytomen und Paragangliomen abgegeben.

McNicol [71] weist darauf hin, dass auch bei familiären Phäochromozytomen und Paragangliomen das PASS nicht gut zwischen benignen und malignen Befunden diskriminiert.

Literatur

[1] Adler JT, Sippel RS, Schaefer S et al.: Surgery improves quality of life in patients with „mild" hyperparathyroidism. Am J Surg 2009; 197: 284–290. [EBM III]

[2] Agarwal G, Agarwal V: Is total thyroidectomy the surgical procedure of choice for benign multinodular goiter? An evidence based review. World J Surg 2008; 32: 1313–1324. [EBM Ib]

[3] Ahn SS, Kim DR, Kang DR et al.: Biopsy of thyroid nodules: comparison of three sets of guidelines. AJR 2010; 194: 31–37. [EBM IIb]

[4] Albores-Saavedra J: Papillary thyroid carcinoma with prominent hobnail features: a new aggressive variant of moderately differentiated papillary carcinoma. Am J Pathol 2010; 34: 1913. [EBM III]

[5] Alesina P, Rolfs T, Rühland K et al.: Evaluation of postoperative pain after minimally invasive videoassisted and conventional thyroidectomy: results of a prospective study. Langenbecks Arch Surg 2010; 395: 845–849. [EBM IIb]

[6] Algeciras-Schimnich A, Preissner CM, Young F, Singh RJ and Grebe STKG: Plasma Chromogranin A or Urine Fractionated Metanephrines Follow-Up Testing Improves the Diagnostic Accuracy of Plasma Fractionated Metanephrines for Pheochromocytoma. J Clin Endorcrinol Metab 2008; 93: 91–95. [EBM III]

[7] An SY, Kim KH: Surgical management of locally advanced thyroid cancer. Curr Opin Otolaryngol Head Neck Surg 2010; 18: 119–123. [EBM IV]

[8] Andersen KF, Altaf R, Krarup-Hansen et al.: Malignant pheochromocytoma and paragangliomas – the importance of a mustidisciplinary approach. Cancer treatment reviews 2010. (DOI: 10/1016/j.ctrv.2010.07.002) [EBM IV]

[9] Asioli S, Erickson LA, Sebo TJ et al.: Papillary thyroid carcinoma with prominent hobnail features: a new aggressive moeraltely differentiated papilarycarcinoma. A clinicopathologic, immunhistochemical, and molecular study of eight cases. Am J Pathol 2010; 34: 44–52. [EBM III]

[10] Barczynski M, Konturek A, Hubalewska-Dysejczyk A et al.: Five-year follow-up of a randomized clinical trial of total thyroidectomy versus Dunhill operation versus bilateral subtotal thyroidectomy for multinodular nontoxic goiter. World J Surg 2010; 34: 1203–1213. [EBM Ib]

[11] Barczynski M, Komturek A, Cichon S: Randomized clinical trial of visualization versus neuromonitoring of recurrent laryngeal nerves during thyroidectomy. Br J Surg 2009; 96: 240–246. [EBM Ib]

[12] Barczynski M, Cichon S, Konturek A, Cichon W: Applicability of intraoperative parathyroid hormone assay during total thyroidectomy as a guide fort he surgeon to selective parathyroid tissue autotransplantation. World J Surg 2008; 32: 822–828. [EBM IIb]

[13] Benhidjeb T, Harlaar J, Kerver A et al.: Transorale endoskopische Thyreoidektomie. Chirurg 2010; 81: 134–138. [EBM IV]

[14] Bernet V: Approach to the patient with incidental papillary microcarcinoma. J Clin Endocrinol Metab 2010; 95: 3586–3592. [EBM IIb]

[15] Bergenfelz A, Jansson S, Kristoffersson A et al.: Complications to thyroid surgery: results as reported in a database from a multicenter audit comprising 3,660 patients. Langenbecks Arch Surg 2008; 393: 667–673. [EBM IIb]

[16] Boland GW, Blake MA, Hahn PF, Mayo-Smith WW: Incidental adrenal lesions: principles, techniques, and algorithms for imaging characterization. Radiology 2008; 249: 756–775. [EBM III]

[17] Bonnet St, Gaujoux S, Leconte M, Thillois JM, Tissier F, Dousset B: Laparoscopic Adrenalectomy for Metachronous Metastasis from Renal Cell Carcinoma. World J Surg 2008; 32: 1809–1814. [EBM IV]

[18] Brindel P, Doyon F, Bourqain C et al.: Family history of thyroid cancer and the risk of differentiated thyroid cancer in French Polynesia. Thyroid 2010; 20: 393–400. [EBM IIb]

[19] Bruynzeed R, Feelders RA, Groenland THN et al.: Risk factors for hemodynamic instability during surgery for pheochromocytoma. J Clin Endocrinol Metab 2010; 95: 678–685. [EBM III]

[20] Caron NR, Pasieka JL: What symptom improvement can be expected after operation for primary hyperparathyroidism? World J Surg 2009; 33: 2244–2255. [EBM IV]

[21] Cavacchi O, Piccin O, Caliceti U, Fernandez IJ, Bordonaro C, Saggese D, Ceroni AR: Accuracy pf PTH assay and corrected calcium in early prediction of hypoparathyroidism after thyroid surgery. Otolaryngology-Head and neck surgery 2008; 138: 594–600. [EBM IIb]

[22] Cheung K, Roman SA, Wang TS et al.: Calcitonin measurement in the evaluation of thyroid nodules in the United States: cost effectiveness and decision analysis. L Clin Endocrinol Metab 2008; 93: 2173–2180. [EBM IIb]

[23] Chi SY, Lammers B, Boehner H, Pohl P, Goretzki PE: Is it meaningful to preserve a palsied recurrent laryngeal nerve? Thyroid 2008; 18: 363–366. [EBM III]

[24] Chiang FY, Lee KW, Chen HC et al.: Standardization of intraoperative neuromonitoring of recurrent laryngeal nerve in thyroid operation. World J Surg 2010; 34: 223–229. [EBM IIb]

[24a] Chrisholm EJ, Kulinskaya E, Tolley NS: Systemic review and meta-analysis of the adverse effects of thyroidectomy combined with central neck dissection as compared with thyroidectomy alone. Laryngoscopy 2009; 119: 1135–1129. [EBM Ia]

[25] Clerici T, Kolb W, Beutner U et al.: Diagnosis and treatment of small follicular thyroid carcinomas. Br J Surg 2010; 97: 839–844. [EBM III]

[26] Coulston JE, Egan R, Willis E et al.: Total parathyroidectomy without autotransplantation for renal hyperparathyroidism. Br J Surg 2010; 97: 268–274. [EBM III]

[27] Costa-Hong V, Jorgetti V, Henrique L, Gowdak W, Moyses RMA, Krieger EM and De Lima JJG: Parathyroidectomy reduces cardiovascular events and mortality in renal hyperparathyroidism. Surgery 2007; 142: 699–703. [EBM IIb]

[28] Del Rio P, Arcuri MF, Pisani P et al.: Minimally invasive video-assisted thyroidectomy (MIVAT): what is the real advantage? Langenbecks Arch Surg 2010; 395: 323–326. [EBM III]

[29] Dralle H, Lorenz K: Intraoperatives Neuromonitoring bei Schilddrüsenoperationen. Chirurg 2010; 81: 612–619. [EBM IIb]

[30] Echternach M, Maurer C, Mencke T, Schilling M, Verse T, Richter B: Laryngeal complications after thyroidectomy. Arch Surg 2009; 144: 149–153. [EBM IIa]

[31] Eng CY, Quraishi MS, Bradley PJ: Management of thyroid nodules in adult patients. Head & Neck Oncology 2010; 2: 11–18. [EBM IIa]

[32] Erlic Z, Hoffmann MM, Sullivan M et al.: Pathogenicity of DNA variants and double mutations in multiple endocrine neoplasia type 2 and von Hippel-Lindau syndrome. J Clin Endocrinol Metab 2010; 95: 308–311. [EBM III]

[33] Fassnacht M, Wittekind C, Allolio B: Aktuelles TNM-Klassifikationssystem für das Nebennierenkarzinom. Der Pathologe 2010; 31: 374–378. [EBM IIb]

[34] Frank-Raue K, Rondot S, Raue F: Molecular benetics and phenomics of RET mutations: impact on prognosis of MTC. Molecular and Cellular Endocrinology 2010; 322: 2–7. [EBM IIa]

[35] Friguglietti CUM, Dutenhefner SE, Brandao LG et al.: Classification of papillary thyroid microcarcinoma accordino to size and fine needle aspiraton cytology: behavior and therapeutic implications. Head Neck (DOI: 10.1002/hed.21517) 2010. [EBM Ib]

[36] Gasparri G, Camandona M, Bertoldo U et al.: The usefulness of preoperative dual-phase 99mTc Mibi-scintigraphy and IOPTH assay in the treatment of secondary and tertiary hyperparathyroidism. Ann Surg 2009; 250: 1–4. [EBM IIb]

[37] Gauger PG, Doherty GM, Broome JT et al.: Completion pancreatectomy and duodenectomy for recurrent MEN-1 pancreaticoduodenal endocrine neoplasms. Surgery 2009; 146: 801–808. [EBM III]

[38] Goudet P, Murat A, Binquet C et al.: Risk factors and causes of death in MEN1 disease. World J Surg 2010; 34: 249–255. [EBM III]

[39] Goretzki PE, Schwarz K, Lammers BJ: Implementing the general use of dissection devices in thyroid surgery from prospective randomized trial to daily use. Surg Technol Intern 2009; 18: 86–92. [EBM IIa]

[40] Grupta PK, Natarajan B, Pallati PK et al.: Outcomes after laparoscopic adrenalectomy. Surg Endosc 2010. (DOI 10.1007/s00464-010-1256-y) [EBM IIb]

[41] Harrison BJ, Triponez F: Intraoperative adjuncts in surgery for primary hyperparathyroidism. Langenbeck`s Arch Surg 2009; 394: 799–810. [EBM IIb]

[41a] Haugen BR, Kane MA: Approach to the thyroid cancer patient with extracervical metastases. J Clin Endocrinol Metab 2010; 95: 987–993. [EBM IIb]

[42] Hay ID, Gonzalez-Losada T, Reinalda MS et al.: Long-term outcome in 215 children and adolescents with papillary thyroid cancer treated during 1940 through 2008. World J Surg 2010; 34: 1192–1202. [EBM IIa]

[43] Heller KS, Blumberg SN: Relation of final intraoperative parathyroid hormone level and outcome following parathyroidectomy. Arch Otolaryngol Head Neck Surg 2009; 135: 1103–1107. [EBM IIb]

[44] Herrmann M, Tonninger K, Kober F et al.: Minimalinvasives folikuläres Schilddrüsenkarzinom. Chirurg 2010; 81: 627–635. [EBM III]

[45] Honings J, Stephen AE, Marres HA et al.: The management of thyroid carcinoma invading the larynx or trachea. Laryngoscope 2010; 120: 682–689. [EBM IV]

[46] Iacobone M, Mondi I, Viel G et al.: The results of surgery for mediastinal parathyroid tumors: a comarative study of 63 patients. Langenbecks Arch Surg 2010. (DOI.10.1007/ss00423-010-0678-2) [EBM III]

[47] Iacobone M, Albiger N, Scaroni C, Mantero F, Fassina A, Viel G, Frego M, Favia G: The Role of Unilateral Adrenalectomy in ACTH-Independent Macronodular Adrenal Hyperplasia (AIMAH). World J Surg 2008; 32: 882–889. [EBM III]

[48] Igbal M, Mehmood Z, Rasul S et al.: Carcinoma thyroid in multi and uninodular goiter. J Coll Physicians and Surgeons Pakistan 2010; 20: 310–312. [EBM IV]

[49] Ismail S, Maza S, Swierzy M et al.: Resection of ectopic mediastinal parathyroid glands with the da Vinci robotic system. Br J Surg 2010; 97: 337–343. [EBM IV]

[50] Ito Y, Ichihara K, Masuoka H et al.: Establishment of an intraoperative staging system (iStage) by improving UICC TNM classification system for papillary thyroid cancer. World J Surg 2010; 34: 2570–2580. [EBM IIa]

[51] Ito Y, Masuoka H, Fukushima M et al.: Prognosis and prognostic factors of patients with papillary carcinoma showing distant metastasis at surgery (M1 patients) in Japan. Endocrine Journal 2010; 57: 523–531. [EBM IIa]

[52] Ito Y, Miyauchi A, Yabuta T et al.: Alternative surgical strategies and favorable outcome in patients with medullary thyroid carcinoma in Japan: experience of a single institution. World J Surg 2009; 33: 58–66. [EBM IIa]

[53] Iyer NG, Shaha AR, Silver CE: Thyroid incidentalomas: treat or not to treat. Eur Arch Otorhinolaryngo 2010; 267: 1019–1026. [EBM IV]

[54] Johannson S, Hahner S, Saeger W et al.: Defizite in der klinischen Betreuung von Patienten mit Nebennierenkarzinom. Dtsch Ärzteblatt 2010; 107: 885–891. [EBM III]

[55] Kagoya R, Monobe H, Tojima H: Utility of elastography for differential diagnosis of benign and malignant thyroid nodules. Otolaryngol-Head and Neck Surgery 2010; 143: 230–234. [EBM IIb]

[56] Kakuta T, Tanaka R, Kanai G, Sawaya A, Hirukawa T, Sato A, Saito A: Can Cinacalcet replace parathyroid intervention in severe secondary hyperparathyroidism? Therapeutic Apheresis and Dialysis 2009; 13: 20–27. [EBM III]

[57] Karges W: Kalzitoninbestimmung zur Frühdiagnose des medullären Schilddrüsenkarzinoms. Chirurg 2010; 81: 620–626. [EBM IIb]

[58] Kasperli-Zaluska AA, Otto M, Cichocki A, Roslonowska E, Slowinska-Srzednicka J, Jeske W, Papierska L, Zgliczynski W: Incidentally Discovered Adrenal Tumors: A Lesson from Observation of 1444 Patients. Horm Metab Res 2008; 40: 338–341. [EBM IIb]

[59] Kihara M, Miyauchi A, Ito Y et al.: MEN1 gene analysis inpatients with primary hyperparathyroidism: 10-year experience of a single institution for thyroid and parathyroid care in Japan. Endocrine Journal 2009; 56: 649–656. [EBM IIa]

[60] Kim Y, Eisele DW, Goldberg AN et al.: Neck dissection in the United States from 2000 to 2006: volumne, indications, and regionalization. Head & Neck 2010. (DOI 10.1002/hed.21536). [EBM III]

[61] Kirshtein B, Yelle JD, Moloo H, Poulin E: Laparoscopic Adrenalectomy for Adrenal Malignancy: A Preliminary Report Comparing the Short-Term Outcomes with Open Adrenalectomy. Journal of Laparoendoscopic & Advanced Surgical Techniques 2008. (DOI: 10.1089/lap.2007.0085). [EBM IIa]

[62] Khan A, Smellie J, Nutting C et al.: Familial non-medullary thyroid cancer: a review of the genetics. Thyroid 2010; 20: 795–801. [EBM IIb]

[63] Koh KW, Lee TH, Cho SY et al.: Subcutaneous implantation of adenomatous goiter: an unpredicted complication of endoscopic thyroid surgery. Thyroid 2010; 20: 441–443. [EBM IV]

[64] Lim JP, Irvine R, Bugis S, Holmes D, Wiseman SM: Intact parathyroid hormone measurement 1 hour after thyroid surgery identifies individuals at high risk for the development of systematic hypocalcemia. Am J Surg 2009; 197: 648–654. [EBM IIb]

[65] Lin X, Zhu B, Liu Y et al.: Follicular thyroid carcinoma invades venous rather than lymphatic vessels. Diagnostic Pathology 2010; 5: 8–14. [EBM IIb]

[66] Levine DS, Belzberg AS, Wiseman SM: Hybrid SPECT/CT imaging for primary hyperparathyroidism. Clin Nucl Med 2009; 34: 779–784. [EBM III]

[67] Lombardi CP, Raffaelli M, De Crea C et al.: Video-assisted thyroidectomy: lessons learned after more than one decade. Acta Ololaryngol Ital 2009; 29: 317–320. [EBM Ia]

[68] Lombardi CP, Bellantone R, DeCrea C et al.: Papillary microcarcinoma: extrathyroidal extension, lymph node metastases, and risk factors for recurrence in a high prevalence of goiter area. World J Surg 2010; 34: 1214–1221. [EBM IIa]

[69] Lorenz K, Abuazab M, Sekulla C et al.: Management of lymph fistulas in thyroid surgery. Langenbecks Arch Surg 2010; 395: 911–917. [EBM III]

[70] Martin KJ: Vitamin D contraindicated in dialysis patients. Seminar in Dialysis 2009; 22: 247–249. [EBM III]

[71] McNicol AM: Update on tumours of the adrenal cortex, pheochromocytoma and extra-adrenal paraganglioma. Histopathology 2010. (DOI: 10.1111/j.1365-2559.2010.03613). [EBM IV]

[72] Mihai R, Simon D, Hellman P: Imaging for primary hyperparathyroidism – an evidence based analysis. Langenbeck`s Arch Surg 2009; 394: 765–784. [EBM Ia]

[73] Mönig H, Harbeck B, Lehnert H: Sonographie der Schilddrüse. Dtsch Med Wochenschr 2010; 135: 765–770. [EBM IIa]

[74] Morris LGT, Shaha AR, Tuttle RM et al.: Tall-cell variant of papillary thyroid carcinoma: a matched-pair analysis of survival. Thyroid 2010. (DOI: 10.1089/thy.2009.0352). [EBM IIb]

[75] Morris LF, Zanocco K, Ituarte PHG et al.: The value of intraoperative parathyroid hormone monitoring in localized primary hyperparathyroidism: a cost analysis. Ann Surg Oncol 2010; 17: 679–685. [EBM IIa]

[75a] Moyes VJ, Monson JP, Chew SL et al.: Clinical use of Cinacalcet in MEN1 hyperparathyroidism. Int J Endocrinology 2010. (DOI:10.1155/2010/906163). [EBM IIb]

[76] Musholt TJ, Clerici T, Dralle H et al.: German association of endocrine surgeons practice guidelines for the surgical treatment of benign thyroid disease (Thyroid: accepted for publication). [EBM IIA]

[77] Okada M, Shimono T, Komeya Y et al.: Adrenal masses: the value of additional fluorodeoxyglucose-positron emission tomography/computed tomography (FDG-PET/CT) in differentiating between benign and malignant lesions. Ann Nucl Med 2009; 23: 349–354. [EBM III]

[78] O'Neill C, Oucharek J, Learoyd D et al.: Standard and emerging therapies for metastatic differentiated thyroid cancer. The Oncologist 2010; 15: 146–156. [EBM IIb]

[79] Pawelczak M, David R, Franklin B et al.: Outcomes of children and adolescents with well-differentiated thyroid carcinoma and pulmonary metastases following 131I treatment: a systematic review. Thyroid 20 2010. (DOI: 10.1089/thy.2009.0446). [EBM IIa]

[80] Piiana R, Frasoldati A, DiFelice E et al.: Encapsulated well-differentiated follicular-patterned thyroid carcinomas do not play a significant role in the fatality rates from thyroid carcinoma Am J Pathol 2010; 34: 868–872. [EBM IIa]

[81] Pilz S, Tomaschitz A, Drechsler C et al.: Parathyroid hormone level is associated with mortality and cardiovascular events in patients undergoing coronary angiography. European Heart Journal 2010; 31: 1591–1598. [EBM IIa]

[82] Pisanu A, Chiara BD, Reccia I et al.: Oncocytic cell tumors of the thyroid: factors predicting malignancy and influencing prognosis, treatment decisions, and outcome. World J Surg 2010; 34: 836–843. [EBM III]

[83] Pohl PP, Meyer A, Lammers BJ, Goretzki PE: Abdominelle Voroperationen – Keine Kontraindikation für eine laparoskopische transabdominelle Adrenalektomie. Chirurg 2008; 79: 571–575. [EBM IIb]

[84] Porterfield JR, Thompson GB, Young Jr. WF, Chow JT, Fryrear RS, van Heerden JA, Farley DR, Atkinson JLD, Meyer FB, Abboud CF, Nippoldt TB, Natt N, Erickson D, Vella A, Carpenter PC, Richards M, Carney JA, Larson D, Schleck C, Churchward M, Grant CS. (2008) Surgery for Cushing's Syndrome: An Historical Review and Recent Ten-year Experience. World J Surg 2008; 32: 659–677. [EBM III]

[84a] Prescott JD, Udelsman R: Remedial operation for primary hyperparathyroidism. World J Surg 2009; 33: 2324–2334. [EBM III]

[85] Randone B, Costi R, Scatton O, Fulla Y, Bertagna X, Soubrane O, Bonnichon P: Thoracoscopic removal of mediastinal parathyroid glands. Ann Surg (online publication) 2009. [EBM III]

[86] Raval MV, Bentrem DJ, Stewart AK et al.: Utilization of total thyroidectomy for differentiated thyroid cancer in children. Ann Surg Oncol 2010; 17: 2545–2553. [EBM IV]

[87] Roh JL, Park JY, Park C: Prevention of postoperative hypocalcemia with routine oral calcium and vitamin D supplements in patients with differentiated papillary thyroid carcinoma undergoing total thyroidectomy plus central neck dissection. Cancer 2009; 115: 251–258. [EBM III]

[88] Salmeron MD, Gonzalez JMR, Fornos JS et al.: Causes and treatment of recurrent hyperparathyroidism after subtotal parathyroidectomy in the presence of MEN1. World J Surg 2010; 34: 1325. [EBM III]

[89] Salter KD, Andersen PE, Cohen JI et al.: Central nodal metastases in papillary thyroid carcinoma based on tumor histologic type and focality. Arch Otolaryngol Head Neck Surg 2010; 136: 692–696. [EBM III]

[90] Sancho JJ, Pascual-Damieta M, Pereira JA, Carrera MJ, Fontane J, Sitges-Serra A: Risk factors for transient vocal cord palsy after thyroidectomy. Br J Surg 2008; 95: 961–967. [EBM IIb]

[91] Sankaran S, Gamble G, Bolland M et al.: Skeletal effects of interventions in mild primary hyperparathyroidism: a meta analysis. J Clin Endocrinol Metab 2010; 95: 1653–1662. [EBM Ia]

[92] Sanuki T, Minoda R, Kodama N: The role of immediate recurrent laryngeal nerve reconstruction for thyroid cancer surgery. J Oncol 2010. (doi: 10.1155/2010/846235). [EBM IV]

[93] Sarquis MS, Silveira LG, Pimenta FJ, Dias EP, The BT, Friedman E, Gomez RS, Tavares GC, Eng C and De Marco L: Familial hyperparathyroidism: surgical outcome after 30 years of follow-up in three families with germline HRPT2 mutations. Surgery 2008; 143: 630–640. [EBM IIb]

[94] Scerrino G, Paladino NC, Di Paola V et al.: Total thyroidectomy performed with the starion vessel sealing system versus conventional technique: a prospective randomized trial. Surgical Innovation 2010; 17: 242–247. [EBM Ib]

[95] Schwarz K, Kühn P, Lammers BJ, Goretzki PE: Chirurgische Therapie der Hyperthyreose. Allgemein- und Viszeralchirurgie up2date 2009; 4: 1–12. [EBM IV]

[96] Seo YL, Yoon DY, Lim KJ et al.: Locally advanced thyroid cancer: can CT help in prediction of extrathyroidal invasion to adjacent structures? AJR 2010; 195: W240–W244. [EBM IIb]

[97] Serpell JW, Yeung MJ, Grodski S: The motor fibres of the recurrent laryngeal nerve are located in the anterior branch. Ann Surg 2009; 249: 648–652. [EBM IIb]

[98] Shan CX, Zhang W, Jiang DZ et al.: Prevalence, risk factors, and management of seroma formation after breast approach endoscopic thyroidectomy. World J Surg 2010, 34. 1817–1822. [EBM IV]

[99] Shindo M, Stern A: Total thyroidectomy with and without selective central compartment dissection. Arch Otolaryngol Head Neck Surg 2010; 136: 584–587. [EBM IIb]

[99a] Silveira LG, Dias EP, Marinho BCG et al.: HRPT2-related familial isolated hyperparathyroidism: could molecular studies direct the surgical approach? Arq Bras Endocrinol Metab 2008; 52: 1211–1220. [EBM IIa]

[100] Sitges-Serra A, Ruiz S, Girvent M et al.: Outcome of protracted hypoparathyroidism after total thyroidectomy. Br J Surg 2010. (DOI: 10.1002/bjs7219). [EBM IIb]

[101] Sitges-Serra A, Diaz-Aguirregoitia, de la Quintana A et al.: Weight difference between double parathyroid adenomas is the cause of false-positive IOPTH test after resection of the first lesion. World J Surg 2010; 34: 1337–1342. [EBM IIa]

[102] Skoura E, Rondogianna P, Alevizaki M et al.: Role of 18F-FDG-PET/CT in the detection of occult recurrent medullary thyroid cancer. Nucl Med Commun 2010; 31: 567–575. [EBM III]

[103] Smallridge RC, Copland JA: Anaplastic thyroid carcinoma: pathogenesis and emerging therapies. Clinical Oncology 2010; 22: 486–497. [EBM IV]

[104] Solorzano CC, Sosa JA, Lechner SC et al.: Endocrine surgery: where are we today? Surgery 2010; 147: 536541. [EBM IV]

[105] Solorzano CC, Mendez W, Lew JI, Rodgers ST, Montano R, Carneiro-Pla DM, Irvin III GL: Long-term Outcome of Patients With Elevated Parathyroid Hormone Levels After Succesful Parathyroidectomy for Sporadic Primary Hyperparathyroidism. Arch Surg 2008; 143: 659–663. [EBM IIa]

[106] Son YI, Jeong HS, Baek CH et al.: Extent of prophylactic lymph node dissection in the central neck area of the patients with PTC: comparison of limited versus comprehensive lymph node dissection in a 2-year safety study. Ann Surg Oncol 2008; 17: 2020–2026. [EBM IIa]

[107] Strong VE, Kennedy T, Al-Ahmadie H, Tang L, Coleman J, Fong Y, Brennan M, Ghossein RA: Prognostic indicators of malignancy in adrenal pheochromocytomas: clinical, histopathologic, and cell cycle/apoptosis gene expression analysis. Surgery 2008; 143: 759–768. [EBM IIb]

[108] Subitani I, Toda K, Yamada K et al.: Three distinctly different kinds of papillary thyroid microcarcinoma should be recognized: our treatment strategies and outcomes. World J Surg 2010; 34: 1222–1231. [EBM Ib]

[109] Sugitani I, Fujimoto Y: Management of low-risk papillary thyroid carcinoma: unique conventional policy in Japan and our efforts to improve the level of evidence. Surg Today 2010; 40: 199–215. [EBM Ib]

[109a] Suh I, Filetti S, Vriens MR et al.: Distinct loci on chromosome 1q21 and 6q22 predispose to familial nonmedullary thyroid cancer: a SNP array-based linkage analysis of 38 families. Surgery 2009; 146: 1073–1080. [EBM Ia]

[110] Talat N, Schulte KM: Clinical presentation staging and long-term evolution of parathyroid cancer. Ann Surg Oncol 2010; 17: 2156–2174. [EBM IIb]

[111] Tessier DJ, Iglesias R, Chapman WC, Kercher K, Matthews BD, Gorden DL, Brunt LM: Previously unreported high-grade complications of adrenalectomy. Surg Endosc 2007. (DOI 10.1007/s00464-008-9947-3). [EBM IV]

[112] Toniato A, Boschin IM, Piotto A, Pelizzo MR, Guolo A, Foletto M, Casalide E: Complications in thyroid surgery for carcinoma: one institution`s surgical experience. World J Surg 2008; 32: 572–575. [EBM IV]

[113] Unalp HR, Erbil Y, Akguner T, Kamer E, Derici H, Issever H: Does near total thyroidectomy offer advantage over total thyroidectomy in terms of postoperative hypocalcemia? Int J Surg 2008; 7: 120–125. [EBM IIb]

[114] Vorländer C, Wolff J, Saalabian S et al.: Real-time ultrasound elastography – a non-invasive diagnostic procedure for evaluating dominant thyroid nodules. Langenbecks Arch Surg 2010; 395: 865–871. [EBM IIb]

[115] Vorländer C, Lienenlüke RH, Wahl RA: Lymphknotendissektion beim papillären und follikulären Schilddrüsenkarzinom. Chirurg 2008; 79: 565–570. [EBM IIa]

[116] Walz MK, Gwosdz R, Levin SL et al.: Retroperitoneoscopic adrenalectomy in Conn`s syndrome caused by adrenal adenomas or nodular hyperplasia. World J Surg 2008; 32: 847–853. [EBM III]

[117] Walz MK, Groeben H, Alesina PF: Single-access retroperitoneoscopic adrenalectomy (SARA) versus conventional retroperitoneoscopic adrenalectomy (CORA): a case control study. World J Surg 2010. (DOI 10.1007/s00268-010-0494-4). [EBM IIb]

[118] Wang W, Wang H, Teng X et al.: Clonal analysis of bilateral, recurrent, and metastatic papillary thyroid carcinomas. Human Pathology 2010; 41: 1299–1309. [EBM IIa]

[119] Ward EM, Jemal A, Chen A: Increased incidence of thyroid cancer: is diagnostic scrutiny the sole explanation? Future Oncol 2010; 6: 185–188. [EBM III]

[120] Wirowski D, Lammers BL, Pohl P, Schwarz K, Goretzki PE: Does multiple gland disease in primary hyperparathyroidism (PHPT) correlate with age or sex? Langenbeck`s Arch Surg 2009; 394: 885–890. [EBM IIb]

[121] Wirowski D, Lammers BJ, Schwarz K, Goretzki PE: Familiäre Tumorerkrankungen Allgemeine- und Viszeralchirurgie up2date 2009; 4: 237–255. [EBM IV]

[122] Yipintsoi T, Premprabha I, Geater A et al.: Mortality-related factors in 1056 radioiodine-treated patients with well-differentiated thyroid cancer in Southern Thailand. World J Surg 2010; 34: 230–236. [EBM III]

[123] Yu N, Donnan PT, Flynn RWV et al.: Increased mortality and morbidity in mild primary hyperparathyroidism patients. Clin Endocrinol 2010; 75: 30–34. [EBM III]

[124] Yuen APW, Ho ACW, Wong BYH: Ultrasonographic screening for occult thyroid cancer. Head & Neck 2010. (DOI: 10.1002/hed.21462). [EBM III]

2.11 Was gibt es Neues in der Transplantation?

A. Weissenbacher, S. Schneeberger und J. Pratschke

1 Neues in der Immunosuppression

Die erste Dekade des neuen Jahrtausends war im Hinblick auf die Entwicklung neuer Therapeutika im Bereich der Transplantation nur mäßig von Erfolg gekennzeichnet. Der Mangel an Neuheiten im Bereich der transplantationsspezifischen Therapeutika spiegelt sich im online-Verzeichnis der laufenden klinischen Prüfungen wider. In mehr als 700 klinischen Transplantations-Studien, in welche aktiv Patienten eingeschlossen werden, wird nur in 8 eine neue Substanz geprüft bzw. erforscht [49]. Es bleibt aber zu hoffen, dass insbesondere mit der rasanten Entwicklung neuer „Biologicals", also designter Wirkstoffe zur spezifischen Aktivierung oder Blockade einer Zielstruktur, eine gerichtete und nebenwirkungsärmere immunsuppressive/tolerogene Therapie möglich wird.

Für diese Zusammenfassung wurde das Hauptaugenmerk auf die Entwicklung der neuen immunsuppressiven Pharmazeutika gelegt, welche sich noch in einer klinischen Prüfung befinden.

1.1 Belatacept (LEA29Y) – Phase III abgeschlossen

Belatacept, ein biologisches Co-Stimulation-blockierendes Agens wird als Immunsuppressivum für Nierenempfänger evaluiert. Das klinische Profil des selektiven Co-Stimulationsblockers ist in zwei entscheidenden Phase-III-Studien demonstriert worden, BENEFIT und BENEFIT-EXT. Beide Studien haben ein niedriger und ein höher dosiertes Belatacept-basiertes immunsuppressives Schema mit einem Cyclosporin-basierten Regime verglichen. Lymphoproliferative Erkrankungen nach Transplantation (PTLD), vor allem des zentralen Nervensystems, sind häufiger in den Belatacept-Armen beobachtet worden. Zwei PTLD-Fälle sind in den ersten beiden Beobachtungsjahren in der Belatacept-Gruppe aufgetreten. Das Low-Dosis-Belatacept-Regime ist dem höher dosierten Regime bezüglich Sicherheit und Wirksamkeit überlegen. Bezüglich der Funktion zeigt sich nach zwei Jahren eine anhaltend bessere Nierenfunktion, als in der CNI-Gruppe. Patienten- und Organüberleben sind in allen Studiengruppen identisch [30].

Aktuell läuft an der Universität von San Francisco (UCSF), und der Emory Universität eine Evaluierung der Effektivität von Belatacept und Sirolimus, Toleranz in Nierenempfänger nach Nierenlebendspende zu induzieren. In einer zusätzlichen Untersuchung wird Belatacept mit Alemtuzumab kombiniert. Des Weiteren wird Belatacept in einer Phase-II-Studie nach Lebertransplantation geprüft [49].

1.2 Amevive (Alefacept) – Phase II

Alefacept ist ein humanes LFA-3-IgG1-Fusionsprotein [13]. Der LFA-3-Anteil von Alefacept bindet an CD2 der T-Lymphozyten, blockiert die Interaktion zwischen LFA-3 und CD2 und interferiert deshalb mit der T-Zellaktivierung. Es kommt zu einer Dosisabhängigen Reduktion von T-Effektor-Memory-Zellen nicht aber von naiven T-Zellen. Dieser Effekt macht Alefacept sehr interessant für die Transplantation, im Besonderen in Kombination mit einer Co-Stimulationsblockade, weil diese als Monotherapie eine, durch Memory-T-Zellen getriggerte, Organabstoßung nicht verhindern kann.

Weaver et al. von der Emory Universiät in Atlanta konnten in einem experimentellen Modell mit Primaten nachweisen, dass oben genannte Kombination, Alefacept und CTLA4-Ig, eine Nierenabstoßung und eine Alloantikörperbildung in Primaten verhindert. Diese Erkenntnis unterstützt die Einführung eines immunsuppressiven Regimes, das auf CNI, Steroide oder T-Zell-depletierende Substanzen verzichtet [51]. Eine randomisierte, multizentrische Phase-II-Studie zur Prüfung der Sicherheit und Wirksamkeit von Alefacept in Kombination mit Standardimmunsuppression, nach Nierentransplantation, ist bereits initiiert [49].

1.3 Tasocitinib (CP-690550) – Phase IIB

Tasocitinib ist ein Janus-Kinase-3-Inhibitor (JAK3). Janus Kinasen (JAKs) sind cytoplasmatische Tyrosinkinasen, die vielfältig an Signalwegen über Zellrezeptoren beteiligt sind. JAKs katalysieren die STAT-Phosphorylisierung (signal transducers and activators of transcription), welche die STAT-Dimerisierung und deren Transport in den Nucleus und die Genregulierung ermöglichen [39]. JAK3 hat spezielle Eigenschaften, die es für die Transplantation interessant machen:

1. Eine spezielle Gewebsverteilung – es kommt vornehmlich in hämatopoetischen Zellen vor.
2. Es bindet spezifisch an ein Epitop welches in Gewebsrezeptoren für IL-2, IL-4, IL-7, IL-9, IL-15 und IL-21 vorkommt.

Demzufolge kann die Blockierung von JAK3 die Immunantwort unterdrücken [43].

Busque et al., Stanford University, haben eine randomisierte Pilotstudie mit JAK-Inhibitor CP-690,550 und Tacrolimus nach Nierentransplantation durchgeführt. Die Ergebnisse haben gezeigt, dass Tasocitinib, 30 mg zweimal täglich, in Kombination mit MMF zu einer Überimmunsuppression führt. Die Wirksamkeit und Sicherheit von 15 mg Tasocitinib zweimal täglich ist, bis auf eine höhere virale Infektionsrate, vergleichbar mit Tacrolimus. Die Inzidenz Biopsie-geprüfter akuter Abstoßungen sowie die Nierenfunktion sechs Monate nach Transplantation sind in allen Gruppen vergleichbar [7].

1.4 Voclosporin (ISA247) – Phase II abgeschlossen

ISA247 ist ein neues orales semisynthetisches, strukturelles Analogon von Cyclosporin [2]. Ergebnisse experimenteller Studien haben ergeben, dass Voclosporin keine nephrotoxischen Eigenschaften hat [47]. Gaber et al. haben in einer multizentrischen Phase-IIB-Studie festgestellt, dass in der Voclosporin-Gruppe zwar seltener ein Diabetes mellitus auftrat, die Nierenfunktion aber in allen Gruppen (ISA247 zweimal täglich in unterschiedlichen Dosierungen versus Tacrolimus in Kombination mit IL-2-Antikörper, MMF und Steroiden) vergleichbar war – also auch diesbezüglich kein Vorteil von Voclosporin nachgewiesen werden konnte.

1.5 Sotrastaurin (AEB071) – Phase II

AEB ist ein Proteinkinase-(PKC)-Inhibitor, welcher durch Blockade verschiedener PKC-Isoformen, die T-Zell-Aktivierung und die IL-2-Produktion blockiert und dadurch immunsuppressiv wirkt. Diese Hemmung der T-Zell-Aktivierung ist unabhängig vom Signalweg bzw. Blockierungsablauf der CNIs, wodurch die CNI-assoziierten Nebenwirkungen und deren Toxizität vermieden werden kann [15].

Budde et al. hat eine multizentrische Phase-II-Studie durchgeführt. Es sind Nierenempfänger eingeschlossen worden und diese entweder mit Sotrastaurin 200 mg zweimal täglich und einer Standard- bzw. Reduktionsdosis von Tacrolimus oder mit einer Tacrolimus-Standarddosierung und Mycophenolsäure, 720 mg zweimal täglich, behandelt worden. In beiden Sotrastaurin-Gruppen erfolgte im dritten Monat eine Konversion auf Mycophenolsäure, sodass ein CNI-freies Schema erreicht wird. In der initialen Phase hat sich eine sehr gute Wirksamkeit und Verträglichkeit der Medikation gezeigt, die Konversion auf ein CNI-freies Schema hat allerdings keine adäquate Abstoßungsprävention erbracht [6].

2 Neues in der Nierentransplantation

In der Nierentransplantation war in den letzten Jahren ein Hauptaugenmerk darauf gerichtet, die optimale Kombination von Immunosuppressiva zu definieren um Nephrotoxizität und andere Nebenwirkungen zu vermeiden.

Die CALLISTO-Studie war eine prospektive, multizentrische Studie, die gezeigt hat, dass der frühe Einsatz von Everolimus, in Kombination mit Cyclosporin, bei Patienten mit einem hohen Risiko eine verzögerte Transplantatfunktion zu entwickeln, eine sehr gute Nierenfunktion mit einem guten Wirksamkeits- und Sicherheitsprofil ergibt. Ein verzögerter Beginn der Therapie mit Everolimus zeigt jedoch, die Nierenfunktion betreffend, keinen Vorteil [12].

Chan et al. evaluierten das Ergebnis nach Nierentransplantation mit Hauptaugenmerk auf den Zusammenhang der Everolimusdosierung und dem Auftreten einer akuten Abstoßung. In Kombination mit Tacrolimus ist ein Serumtalblutspiegel von mehr als 3 ng/ml notwendig, um eine niedrige Abstoßungsrate und eine dementsprechend gute Nierenfunktion zu erreichen [9].

Advagraf, die Tacrolimus-Formulierung welche nur einmal täglich verabreicht werden muss, zeigt in einer multizentrischen Phase-III-Studie, ein dem Prograf gleichwertiges Wirkungsprofil und vergleichbare Nierenfunktionswerte in einer Kombination mit MMF, ohne Induktionstherapie [29].

Die SMART-Studiengruppe konnte letztes Jahr zeigen, dass eine frühe Konversion eines CNI-basierten-Regimes auf ein CNI-freies Protokoll mit Sirolimus, ein optimales Verfahren ist um die Nierenfunktion zu verbessern. Wichtig ist hierbei, die Patienten gut auszuwählen, denn die limitierenden Faktoren der Verträglichkeit sind die Sirolimus-bedingten Nebenwirkungen, wie das Auftreten von Akne, Aphten und Hyperlipidämie. Im Vergleich zu den CNI-basierten Protokollen ist die Rate an CMV-Infektionen deutlich geringer [23].

Retrospektiv wurde Mycophenol-Säure mit Mycophenolat Mofetil, anhand einer UNOS-Datenbank, verglichen. Mehr als 48 000 Patienten wurden analysiert. Es zeigten sich keine Unterschiede im Organüberleben, im Auftreten eines Diabetes mellitus und auch nicht in der Nierenfunktion [25]. Auch in einer randomisierten 4-Jahres-Analyse ergibt sich, im Rahmen eines steroidfreien, niedrig dosierten CNI-basierten Protokolls kein Unterschied zwischen Mycophenolatmofetil und Mycophenolsäure – weder im Bezug auf die Abstoßungsraten, noch im Nebenwirkungsprofil [10].

3 Lebertransplantation

3.1 Marginale Spender in der Lebertransplantation

Die wachsende Anzahl der potenziellen Leberempfänger auf der Warteliste steht in einem unproportionalen Verhältnis zu den potenziellen Organspendern. Es gilt marginale Organe nach strengen Kriterien zu evaluieren um mehr Organe transplantieren zu können [37]. Neben dem Steatosegrad, ist ein Spenderalter von über 65 Jahren Kriterium für ein marginales Organ. Aktuelle Studien haben gezeigt, dass „ältere" Organe nach Transplantation ein akzeptables Ergebnis erzielen, allerdings gilt dies nicht, wenn marginale Organe für Patienten mit einer Hepatitis-C-Zirrhose verwendet werden [41].

Eine kürzlich publizierte Arbeit von Clavien et al. zeigt die Möglichkeit auf, auch Spenderlebern mit einem hohen Steatosegrad von mehr als 65 %, zu verwenden. Die Rate an primärer Organdysfunktion ist zwar erhöht, aber das 3-Jahres-Patienten-Überleben ist mit 83 % vergleichbar mit der Kontrollgruppe. Die postoperativen histologischen Untersuchungen haben eine signifikante Abnahme der Steatose gezeigt: im Median von 90 % auf 15 %. Aufgrund dieser Studie und dem dringlichen Bedarf an Spenderorganen, kann es nicht länger verantwortet werden, steatotische Organe abzulehnen und nicht zu transplantieren. Diese marginalen Organe können Patienten, welche ansonsten auf der Warteliste versterben, das Leben retten [11]. In diesem Zusammenhang gilt es auch, Methoden wie die extrakorporale Organperfusion weiterzuentwickeln und in die Klinik zu bringen, um marginale Organe zu rehabilitieren [50].

Das aggressive Ausschöpfen des Pools an verfügbaren Organen hat dazu geführt einen Donor-Risk-Index zu entwickeln. Dieser Index ist ein quantitativer, objektiver und metrischer Index, der die Leberqualität mittels Faktoren angibt, welche zum Zeitpunkt des Organangebotes bekannt sind. Registerdaten aus den USA zeigen außerdem, dass Patienten, mit einem hohen MELD-Score, von der Transplantation einer marginalen Spenderleber signifikant profitieren. Im Vergleich dazu haben gesündere Transplantationskandidaten keinen Überlebensvorteil wenn sie ein solches Organ erhalten. Um solche Entscheidungen zu treffen, ist es wichtig Spender- und Organdetails, Empfängercharakteristika, voraussichtliche Gegebenheiten während der Transplantation, die Expertise des Zentrums und die Dynamik der lokalen Organverfügbarkeit zu berücksichtigen [16].

3.2 Lebertransplantation und Hepatitis B

Das Ziel in der Behandlung der Hepatitis B, vor und nach der Lebertransplantation, ist das Senken der viralen Replikationsrate in einen Bereich nicht detektierbarer HBV-DNA, um damit eine Infektion der transplantierten Leber zu vermeiden. Die meisten Studien der vergangenen Jahre beschäftigen sich mit der Lamivudin-Therapie in der prä- und posttransplant-Phase. In einer Metaanalyse ist die Anwendung der Lamivudin-Monotherapie und die Kombinationstherapie, bestehend aus Lamivudin und Hepatitis-B-Immunglobulin an HBV-infizierten Leberempfängern untersucht worden. Die Kombinationstherapie resultiert in einer signifikant niedrigeren Hepatitis B Rekurrenz. Bezüglich des Patienten- und Organüberlebens zeigt sich kein signifikanter Unterschied bzw. keine signifikante Verbesserung durch die Kombinationstherapie [40]. Anhand aktueller Daten ergeben orale antivirale Mediamente kombiniert mit niedrig dosiertem Hepatitis-B-Immunglobulin eine äußerst effektive Prophylaxe gegen eine Rekurrenz der chronischen Hepatitis B nach Lebertransplantation [19]. Die Gabe von niedrig dosiertem, intramuskulär verabreichtem Hepatitis-B-Immunglobulin, in Kombination mit Lamivudin, bietet nicht nur eine effektive Prophylaxe gegen das Wiederauftreten der Hepatitis B, sondern beträgt insgesamt nur 5 % der Kosten von konventionellem hoch dosiertem, intravenös verabreichtem Hepatitis-B-Immunglobulin [26]. Neuere Nucleosid-Analoga wie Entecavir und Tenovir zeigen geringere Resistenzraten als Lamivudin und mehr antivirales Potenzial in Studien auch außerhalb des Transplantationssettings [3], v.a. in der Anwendung bei immunsupprimierten Patienten aufgrund hämatologischer Malignitäten [5]. In der Therapie einer Hepatitis-B-Rekurrenz nach Lebertransplantation zeigt die Anwendung von Entecavir und Tenofovir, beide in der Kombination mit intramuskulär verabreichtem Hepatitis-B-Immunglobulin, eine sehr gute Effizienz und Sicherheit, sowohl in der Prophylaxe als auch in der Therapie [27].

3.3 Lebertransplantation und virale Hepatitis C

Die Rekurrenz der Hepatitis C nach orthotoper Lebertransplantation ist eine der häufigsten Ursachen des Transplantat-Verlustes. Bis zu 30 % der Leberempfänger mit HCV entwickeln eine Fibrose und Zirrhose innerhalb von fünf Jahren nach Transplantation. Risikofaktoren für den Krankheitsprogress betreffen sowohl den Empfänger als auch den Spender und das Verhalten des Hepatitis-C-Virus selbst. [21]. In einer randomisierten spanischen Studien kann gezeigt werden, dass ein immunsuppressives Schema ohne Steroide, die bakteriellen und metabolischen Komplikationen nach Transplantation mindert und das Outcome verbessert [33]. Auch in einer anderen Studie hat sich gezeigt, dass ein frühes Steroid-Tapering, unter Tacrolimus-Monotherapie, mit vergleichbaren Abstoßungsraten möglich ist. Die Rezirrhose in HCV-Patienten wird zwar nicht von einer kontinuierlichen Steroidtherapie beeinflusst, tritt aber deutlich häufiger in HCV-Patienten auf, welche einen Steroidbolus erhalten [52].

Die präemptive anti-HCV-Therapie, welche binnen weniger Wochen nach der Transplantation gestartet wird, ist meist limitiert durch die schlechte

Verträglichkeit, besonders bei Patienten mit einem hohen MELD-Score vor der Transplantation. Die häufigste Anwendung findet die antivirale Therapie beim Vorliegen einer rekurrenten HCV-Infektion. Die Kombination von pegyliertem Interferon und Ribavirin ist die Therapie der Wahl. Ein anhaltender virologischer Response kann mit einer 48-wöchigen Therapie in einem Drittel der behandelten Patienten erreicht werden. Eine frühe fehlende Nachweisbarkeit der Hepatitis-C-Virus-RNA ist ein positiv prädiktiver Faktor für einen anhaltenden Response, der wiederum mit dem Überleben korreliert. Immunologische Komplikationen, akute und chronische Abstoßung sowie eine autoimmune Hepatitis, treten in Assoziation mit der antiviralen Therapie, wenngleich auch nur sehr selten, auf.

HCV-Empfänger repräsentieren eine wichtige Patientenpopulation, für welche ein besonders dringender Bedarf besteht, neue Therapiemethoden zu entwickeln um den Organverlust zu minimieren und vor allem das Gesamtüberleben nach Transplantation zu verbessern [48].

3.4 Lebertransplantation und Malignome

Die Lebertransplantation gehört zum Goldstandard für die Behandlung von Patienten mit hepatozellulärem Karzinom [1]. Der große Vorteil dieser Therapiemethode liegt darin, dass abgesehen von der kurativen Behandlung des hepatozellulären Karzinoms auch die zugrunde liegende Lebererkrankung eliminiert wird. Die Anwendung der restriktiven Mailand-Kriterien hat zu einem sehr guten rezidiv-freien Langzeitüberleben geführt [28]. Auch Patienten, welche außerhalb der Mailand-Kriterien liegen, kommen für eine Lebertransplantation infrage. Mazzaferro et al. haben gezeigt, dass Patienten nach den „up-to-seven"-Kriterien (hepatozelluläres Karzinom mit 7 als Summe des Ausmaßes des größten Tumors (in cm) und der Anzahl der Tumoren), bei fehlender mikrovaskulärer Infiltration, ein 5-Jahres-Überleben von 71,2 % erreichen können [34].

Angesichts des Organmangels ist es von besonderer Wichtigkeit, dass Strategien und Behandlungsmodelle entwickelt werden, die jene Patienten mit einem Malignom, welche den größten Benefit durch die Lebertransplantation erlangen, identifiziert werden.

Neben dem hepatozellulären Karzinom, stellt die orthotope Lebertransplantation auch für das frühe Stadium des cholangiozellulären Karzinoms, nach einer neoadjuvanten Therapie, eine Behandlungsoption dar. Im Falle sehr gut selektionierter Stadium-I und -II-Patienten mit cholangiozellulärem Karzinom kann eine 5-Jahres-Überlebensrate von 80 % erreicht werden. Trotz hoher Strahlendosis und einer erhöhten chirurgischen Komplikationsrate scheint ein solches Protokoll seine Rechtfertigung zu haben. Insbesondere bei Patienten mit einer PSC war das Patientenüberleben ausgezeichnet [42].

Wenig erfolgreich war bisher die Therapie von Metastasen eines kolorektalen Karzinoms mittels Lebertransplantation. Eine rezentere Studie hat unter Verwendung eines mTOR-Inhibitors ein disease-free survival von 40 % nach 25 Monaten ergeben. Auch wenn Langzeitdaten noch ausstehen und auch wenn das Überleben dem einer konventionellen Therapie überlegen sein sollte, so rechtfertigen solche Zahlen bei bekanntem Organmangel noch nicht eine breite Anwendung.

Für nicht resezierbare Lebermetastasen oder bei Auftreten medikamentös nicht mehr behandelbarer Symptome eines neuroendokrinen Tumors, ist die Lebertransplantation mit 90 % 5-Jahres-Überleben hingegen eine gute Therapieoption.

Weitere nicht hepatozelluläre Karzinome wie das primäre hepatische Epitheloid-Hämangioendothelioma (HEHE) sind seltene, aber ausgezeichnete Indikationen für die Lebertransplantation mit guten Langzeitergebnissen [31].

Des Weiteren gibt es Berichte und Daten von einzelnen Institutionen, welche Hämangioendotheliome sowie Hepatoblastome mittels Transplantation therapieren und Langzeitüberlebensraten zwischen 66 % und 96 % erreichen [22].

4 Darmtransplantation

In den letzten 25 Jahren hat sich die Transplantation des Dünndarms zu einer validen Therapieoption für Patienten mit kompliziertem Kurzdarmsyndrom entwickelt. Früher eher als experimentelles Verfahren abgetan, werden heute 1-Jahres-Patienten- und Organüberlebensraten von mehr als 80 % erreicht (Intestinal Transplant Registry, http://www.intestinaltransplant.org). Bezüglich der Indikationen für eine Darm- oder auch Multiviszeraltransplantation hat sich nicht sehr viel geändert, Gastroschisis, Volvulus und nekrotisierende Enterokolitis stellen beim Kind und hämorrhagische sowie ischämische Infarzierung, Morbus Crohn und abdominelles Trauma beim Erwachsenen nach wie vor die häufigsten Indikationen dar. Niedrig-maligne Tumore sind nach wie vor eine seltene Indikation für eine Darmtransplantation. Falls konventionelle Verfahren für die Rekonstruktion der Bauchdecke nicht ausreichen, kann eine Transplantation der Bauchdecke mit guten funktionellen und kosmetischen Ergebnissen durchgeführt werden [32].

Die besseren Ergebnisse sind in erster Linie Resultat innovativer immunsuppressiver Strategien, welche die Behandlung mit Campath-1H (beim Erwachsenen) Thymoglobulin oder einem IL-2-Rezeptorantagonisten und einer Tacrolimus-Monotherapie oder einem mTOR-Inhibitor beinhalten [17]. Eine Erweiterung des immunsuppressiven Armentariums durch Antikörper gegen TNF-alpha könnte zumindest bei der therapierefraktären Abstoßung hilfreich sein [35]. Es bleibt abzuwarten ob neue Immunsuppressiva wie Belatacept oder Alefacept auch bei der Darmtransplantation einen Vorteil gegenüber „konventionellen Immunosuppressiva" zeigt und zur Reduktion von immunologischen, metabolischen, infektiologischen und neoplastischen Komplikationen führen.

In diesem Zusammenhang sind 2010 zwei experimentelle Studien publiziert worden, die den Einfluss der Immunsuppression auf Darmfunktion und Abstoßung in Rattenmodellen geprüft haben. Die Gabe von Inliximab resultiert in einer signifikant geringeren Leukozyten- und Zellinfiltration (CD8-positiv) in die Muskularis Mucosae und zu einer gesteigerten Darmmotilität und Kontraktilität 24 Stunden nach Gabe [36].

In einer zweiten experimentellen Studie wurde die kombinierte Gabe von Sirolimus und Tacrolimus nach intestinaler Transplantation auf den Effekt der Organfunktion untersucht. Durch die Kombination verbessert sich die Organmotilität deutlich, des Weiteren war Sirolimus effizient zur Vermeidung einer Entzündungsreaktion, wohingegen Tacrolimus notwendig scheint um eine akute Abstoßung zu vermeiden [18].

5 Composite Tissue Transplantation

Haut wurde erstmals bereits während des 2. Weltkrieges transplantiert um Defekte nach ausgedehnten Verbrennungen zu decken. Wenn diese Therapie auch in manchen Fällen erfolgreich war, so zeigte sich auch, dass die ausgeprägte Immunantwort gegen die Haut limitierend für den Erfolg und breiteren Einsatz war. Der erste Versuch eine Hand zu transplantieren, wurde 1964 unternommen [20]. Wegen einer Abstoßung musste das Transplantat allerdings nach 2 Wochen wieder abgenommen werden. Erst 1998 wird in Lyon in Frankreich die erste erfolgreiche Handtransplantation in der Ära der modernen Immunosuppression durchgeführt [14]. In den darauffolgenden Jahren werden 64 Hand- und 12 partielle Gesichtstransplantationen durchgeführt (www.handregistry.com + personal communication). Das Transplantat-Überleben ist annähernd 100 %, allerdings sind bei praktisch allen Patienten behandlungsbedürftige Episoden von Hautabstoßung beobachtet worden [38].

Chirurgisch-technisch werden bei der Handtransplantation ähnliche Prinzipien angewendet wie bei der Replantation. Nach der knöchernen Stabilisierung erfolgt die Revaskularisierung bevor Muskulatur/Sehnen und Nerven und abschließend die Haut adaptiert wird. Ähnlich wie in der Organtransplantation verhindert eine Induktionstherapie gefolgt von einer Dreifach-Immunsuppression den Transplantatverlust, wenngleich Episoden von Hautabstoßung bei den meisten Patienten beobachtet und therapiert werden [4, 24, 44–46]. Nach Reduktion der Anzahl von immunkompetenten T- und B-Zellen, wurde meist eine Kombinationstherapie mit Tacrolimus, Mycophenolatmophetil und Aprednisolon verwendet. Langfristig ist bei allen Patienten eine deutliche Reduktion der Dosis und Anzahl der Medikamente möglich, sodass zehn Jahre nach einer Handtransplantation nur wenig Immunsuppression zum Erhalt des Transplantatüberlebens notwendig scheint [4].

Histomorphologisch aufgearbeitete Hautstanzbiopsien sind zur Verifizierung einer klinisch manifesten Hautabstoßung indiziert. Die Beurteilung einer Hautabstoßung erfolgt mittels der dafür entworfenen BANFF-Klassifikation [8].

Durch die Regeneration peripherer Nerven und die kortikale Re-integration der transplantierten Hand kann eine Funktion von bis zu ca. 75 % einer normalen Hand erzielt werden [4]. Das funktionelle und kosmetische Ergebnis ist in den meisten Fällen sehr gut, in manchen Fällen ausgezeichnet. Die Transplantation von „vaskularisiertem Gewebe" erlaubt nun auch die Behandlung von komplexen Defekten im Mittelgesichtsbereich – und vieles mehr. Entscheidend ist die Interdisziplinarität bei der Vorbereitung, der Transplantation als auch der Nachsorge. Besondere Bedeutung kommt der Physikalischen Therapie bei Handtransplantation zu. Die funktionellen Komponenten einer Hand (Knochen, Muskel, Gefäßsystem, Nerven und Haut) unterliegen unterschiedlichen Heilungsmechanismen und damit auch zeitlich unterschiedlicher Regeneration/Reinnervation. Ein entsprechend angepasstes Rehabilitationsprotokolls mit dem Ziel die Regeneration der Motorik ebenso wie die Sensibilität zu optimieren kommt hier zur Anwendung.

Nephrotoxizität, Hypertonie, Hyperlipidämie, Diabetes, Neurotoxizität, opportunistische Infektion und Tumoren zählen zu den häufigsten und bekanntesten Nebenwirkungen immunsuppressiver Medikamente und diese Nebenwirkungen sind auch bei Patienten nach Hand- oder Gesichtstransplantation aufgetreten.

Literatur

[1] Abrams P, Marsh JW: Current approach to hepatocellular carcinoma. Surg Clin North Am 2010; 90: 803–816. [EBM Ia]

[2] Aspeslet L, Freitag D, Trepanier D et al.: ISA(TX)247: A novel calcineurin inhibitor. Transplant Proc 2001; 33: 1048–1051. [EBM IIa]

[3] Beckebaum S, Sotiropoulos GC, Gerken G, Cicinnati VR:. Hepatitis B and liver transplantation: 2008 update. Rev Med Virol 2009; 19: 7–29 [EBM Ia]

[4] Brandacher G, Ninkovic M, Piza-Katzer H, Gabl M, Hussl H, Rieger M, Schocke M, Egger K, Loescher W, Zelger B, Ninkovic M, Bonatti H, Boesmueller C, Mark W, Margreiter R, Schneeberger S: The Innsbruck hand transplant program: update at 8 years after the first transplant. Transplant Proc 2009; 41: 491–494. [EBM III]

[5] Brost S, Schnitzler P, Stremmel W, Eisenbach C: Entecavir as treatment for reactivation of hepatitis B in immunosuppressed patients. World J Gastroenterol. 2010; 16: 5447–5451. [EBM Ib]

[6] Budde K, Sommerer C, Becker T et al.: Sotrastaurin, a novel small molecule inhibiting protein kinase C: first clinical results in renal-transplant recipients. Am J Transplant. 2010; 10: 571–581. Epub 2010. [EBM Ib]

[7] Busque S, Leventhal J, Brennan DC et al.: Calcineurin-inhibitor-free immunosuppression based on the JAK inhibitor CP-690,550: a pilot study in de novo kidney allograft recipients. Am J Transplant 2009; 9: 1936–1945. [EBM Ib]

[8] Cendales LC, Kanitakis J, Schneeberger S, Burns C, Ruiz P, Landin L, Remmelink M, Hewitt CW, Landgren T, Lyons B, Drachenberg CB, Solez K, Kirk AD, Kleiner DE, Racusen L: The Banff 2007 Working Classification of Skin-Containing Composite Tissue Allograft Pathology. Transplant 2008; 8: 1396–1400. [EBM III]

[9] Chan L, Hartmann E, Cibrik D, Cooper M, Shaw LM: Optimal everolimus concentration is associated with risk reduction for acute rejection in de novo renal transplant recipients. Transplantation. 2010; 90: 31–37.] [EBM Ib]

[10] Ciancio G, Gaynor JJ, Zarak A et al.: Randomized Trial of Mycophenolate Mofetil Versus Enteric-Coated Mycophenolate Sodium in Primary Renal Transplantation With Tacrolimus and Steroid Avoidance: Four-Year Analysis. Transplantation. 2010. Epub ahead of print. [EBM Ib]

[11] Clavien PA, Oberkofler CE, Raptis DA et al.: What is critical for liver surgery and partial liver transplantation: size or quality? Hepatology. 2010; 52: 715–729. [EBM Ia]

[12] Dantal J, Berthoux F, Moal MC et al.: Efficacy and safety of de novo or early everolimus with low cyclosporine in deceased-donor kidney transplant recipients at specified risk of delayed graft function: 12-month results of a randomized, multicenter trial. Transpl Int 2010; 23: 1084–1093. [EBM Ib]

[13] Da Silva AJ, Brickelmaier M, Majeau GR et al.: Alefacept, an immunomodulatory recombinant LFA-3/IgG1 fusion protein, induces CD16 signaling and Cd2/Cd16-dependent apoptosis of CD2+cells. J Immunology 2002; 168: 4462–4471. [EBM IIb]

[14] Dubernard JM, Owen E, Herzberg G, Lanzetta M, Martin X, Kapila H: Human hand allograft: report on first six months. Lancet 1999a; 353: 1315–1320. [EBM IV]

[15] Evenou J-P, Thuille N, Cottens S et al.: NVP-AEB071 (AEB), a novel protein kinase C inhibitor, abrogates early mouse T cell activation without affecting activation induced cell death. Am J Transplant 2006; 6: 1029. [EBM IIb]

[16] Feng S: The dilemma of high-risk deceased donor livers: Who should get them? Liver Transpl 2010; 16: 60–64. [EBM Ia]

[17] Fishbein TM, Florman S, Gondolesi G et al.: Intestinal transplantation before and after the introduction of sirolimus. Transplantation 2002; 73: 1538–1542.[EBM Ib]

[18] Fujishiro J, Pech TC, Finger TF et al.: Influence of immunosuppression on alloresponse, inflammation and contractile function of graft after intestinal transplantation. Am J Transplant 2010; 10: 1545–1555. [EBM IIb]

[19] Gane E: Posttransplant prophylaxis strategies for hepatitis B. Am J Transplant 2010; 10: 1721–1722. [EBM Ia]

[20] Gilbert R: Transplant is successful with a cadaver forearm. Med Trib Med News 1964; 5: 20. [EBM IV]

[21] Gonzalez SA: Management of recurrent hepatitis C following liver transplantation. Gastroenterol Hepatol (NY) 2010; 6: 637–645. [EBM Ia]

[22] Grossman EJ, Millis JM. Liver transplantation for non-hepatocellular carcinoma malignancy: Indications, limitations, and analysis of the current literature. Liver Transpl 2010; 16: 930–942. [EBM Ia]

[23] Guba M, Pratschke J, Hugo C: Renal function, efficacy, and safety of sirolimus and mycophenolate mofetil after short-term calcineurin inhibitor-based quadruple therapy in de novo renal transplant patients: one-year analysis of a randomized multicenter trial. Transplantation 2010; 90: 175–183. [EBM Ib]

[24] Hautz T, Zelger B, Grahammer J, Krapf C, Amberger A, Brandacher G, Landin L, Müller H, Schön MP, Cavadas P, Lee AW, Pratschke J, Margreiter R, Schneeberger S: Molecular Markers and Targeted Therapy of Skin Rejection in Composite Tissue Allotransplantation. Am J Transplant 2010; 10: 1200–1209. [EBM IIb]

[25] Irish W, Arcona S, Gifford RJ, Baillie GM, Cooper M: Enteric-coated mycophenolate sodium versus mycophenolate mofetil maintenance immunosuppression: outcomes analysis of the United Network for Organ Sharing/Organ Procurement and Transplantation Network database. Transplantation 2010; 90: 23–30. [EBM Ib]

[26] Jiang L, Yan L, Li B et al.: Prophylaxis against hepatitis B recurrence posttransplantation using lamivudine and individualized low-dose hepatitis B immunoglobulin. Am J Transplant 2010; 10: 1861–1869. [EBM IIb]

[27] Jiménez-Pérez M, Sáez-Gómez AB, Mongil Poce L et al.: Efficacy and safety of entecavir and/or tenofovir for prophylaxis and treatment of hepatitis B recurrence post-liver transplant. Transplant Proc 2010; 42: 3167–3168. [EBM IIb]

[28] Koschny R, Schmidt J, Ganten TM: Beyond Milan criteria – chances and risks of expanding transplantation criteria for HCC patients with liver cirrhosis. Clin Transplant 2009; 23: 49–60. [EBM Ia]

[29] Krämer BK, Charpentier B, Bäckman L et al.: Tacrolimus Once Daily (ADVAGRAF) Versus Twice Daily (PROGRAF) in De Novo Renal Transplantation: A Randomized Phase III Study. Am J Transplant 2010; 10: 2632–2643. [EBM Ib]

[30] Larsen CP, Grinyó J, Medina-Pestana J et al.: Belatacept-Based Regimens Versus a Cyclosporine A-Based Regimen in Kidney Transplant Recipients: 2-Year Results From the BENEFIT and BENEFIT-EXT Studies. Transplantation 2010; 90: 1528–1535. [EBM Ib]

[31] Lerut JP, Orlando G, Adam R et al.: The place of liver transplantation in the treatment of hepatic epitheloid hemangioendothelioma: report of the European liver transplant registry. Ann Surg 2007; 246: 949–957. [EBM III]

[32] Levi DM, Tzakis AG, Kato T et al.: Transplantation of the abdominal wall. Lancet 2003; 361: 2173. [EBM IV]

[33] Lladó L, Fabregat J, Castellote J et al.: Impact of immunosuppression without steroids on rejection and hepatitis C virus evolution after liver transplantation: results of a prospective randomized study. Liver Transpl 2008; 14: 1752–1760. [EBM IIb]

[34] Mazzaferro V, Llovet JM, Miceli R et al.: Predicting survival after liver transplantation in patients with hepatocellular carcinoma beyond the Milan criteria: a retrospective, exploratory analysis. Lancet Oncol 2009; 10: 35–43. [EBM IIa]

[35] Pascher A, Radke C, Dignass A et al.: Successful infliximab treatment of steroid and OKT3 refractory acute cellular rejection in two patients after intestinal transplantation. Transplantation 2003; 76: 615–618. [EBM IIb]

[36] Pech T, Finger T, Fujishiro J et al.: Perioperative infliximab application ameliorates acute rejection associated inflammmation after intestinal transplantation. Am J Transplant 2010; 10: 2431–2441. [EBM IIb]

[37] Perera MT, Mirza DF, Elias E: Liver transplantation: Issues for the next 20 years. Gastroenterol Hepatol 2009; 24: 124–131. [EBM III]

[38] Petruzzo P, Lanzetta M, Dubernard JM et al.: The International Registry on Hand and Composite Tissue Transplantation. Transplantation 2010; 90: 1590–1594. [EBM IV]

[39] Podder H, Kahan BD: Janus kinase 3: A novel target for selective transplant immunosuppression. Expert Opin Ther Targets 2004; 8: 613–629. [EBM IIb]

[40] Rao W, Wu X, Xiu D: Lamivudine or lamivudine combined with hepatitis B immunoglobulin in prophy-

[41] Rauchfuss F, Voigt R, Dittmar Y, Heise M, Settmacher U: Liver transplantation utilizing old donor organs: a German single-center experience. Transplant Proc 2010; 42: 175–177. [EBM IIa]

[42] Rea DJ, Heimbach JK, Rosen CB et al.: Liver transplantation with neoadjuvant chemoradiation is more effective than resection for hilar cholangiocarcinoma. Ann Surg 2005; 242: 451–458. [EBM IIa]

[43] Saemann MD, Zeyda M, Stulnig TM et al.: Janus kinase-3 (JAK3) inhibition: A novel immunosuppressive option for allogeneic transplantation. Transpl Int 2004; 17: 481-489. [EBM IIb]

[44] Schneeberger S, Gorantla VS, Hautz T, Pulikkottil B, Margreiter R, Lee WPA: Immunosuppression and Rejection in Human Hand Transplantation. Transplant Proc 2009; 41: 472–475. [EBM IIb]

[45] Schneeberger S, Ninkovic M, Gabl M, Ninkovic M, Hussl H, Rieger M, Loescher W, Zelger B, Brandacher G, Bonatti H, Hautz T, Boesmueller C, Piza-Katzer H, Margreiter R: First forearm transplantation: outcome at 3 years. Am J Transplant 2007; 7: 1753–1762. [EBM IV]

[46] Schneeberger S, Ninkovic M, Piza-Katzer H, Gabl M, Hussl H, Rieger M et al.: Status 5 years after bilateral hand transplantation. Am J Transplant 2006; 6: 834–841. [EBM IV]

laxis of hepatitis B recurrence after liver transplantation: a meta-analysis. Transpl Int 2009; 22: 387–394. [EBM Ia]

[47] Stalder M, Birsan T, Hubble RW, Paniagua RT, Morris RE: In vivo evaluation of the novel calcineurin inhibitor ISATX247 in non-human primates. J Heart Lung Transplant 2003; 22: 1343–1352. [EBM IIb]

[48] Terrault NA: Hepatitis C therapy before and after liver transplantation. Liver Transpl 2008; 14: 58–66. [EBM Ia]

[49] Vincenti F, Kirk AD: What's next in the pipeline. Am J Transplant 2008; 8: 1972–1981. [EBM Ia]

[50] Vogel T, Brockmann JG, Friend PJ: Ex-vivo normothermic liver perfusion: an update. Curr Opin Organ Transplant 2010; 15: 167–172. [EBM IIb]

[51] Weaver TA, Charafeddine AH, Agarwal A et al.: Alefacept promotes co-stimulation blockade based allograft survival in nonhuman primates. Nat Med 2009; 15: 746–749. [EBM IIb]

[52] Weiler N, Thrun I, Hoppe-Lotichius M et al.: Early Steroid-Free Immunosuppression With FK506 After Liver Transplantation: Long-Term Results of a Prospectively Randomized Double-Blinded Trial. Transplantation 2010; 90: 1560–1566. [EBM Ib]

2.11 Was gibt es Neues in der Transplantation?

2.12 Was gibt es Neues bei NOTES und verwandten Verfahren?

K.H. Fuchs und W. Breithaupt

1 Einleitung

Der Begriff NOTES (Natural Orifice Transluminal Endoscopic Surgery) wurde von einer amerikanischen Arbeitsgruppe von Gastroenterologen und Chirurgen im Jahr 2006 geprägt, nachdem A. Kalloo 2004 die erste transgastrale Peritoneoskopie publiziert hatte [14, 24]. Seit zwei bis drei Jahrzehnten ist man in der Chirurgie bemüht, das Zugangstrauma für einen operativen Eingriff zu reduzieren. Dieser Trend wurde in der Chirurgie in den letzten 20 Jahren vor allem durch die minimalinvasiven Operationstechniken vorangetrieben. Diese Gedanken und Entwicklungen beschränken sich aber keineswegs auf die Chirurgie und andere operative Fächer. Viele Bemühungen der endoskopischen und interventionell tätigen Fachdisziplinen, wie der gastroenterologischen Endoskopie und interventionellen Radiologie, gehen ebenfalls in diese Richtung. Mit Einführung der NOTES-Technik[1] ist in den letzten Jahren diese Vision des minimalen Zugangstraumas durch neue Alternativen gedanklich weit vorausgeeilt. Inzwischen haben sich mehrere Optionen entwickelt.

Wie bei allen ungewöhnlichen Neuerungen wird über den Sinn oder Unsinn von NOTES unter Chirurgen und Gastroenterologen kontrovers diskutiert. Die prinzipielle Idee ist es, über natürliche Körperöffnungen in die Bauchhöhle zu gelangen und dort Operationen durchzuführen. Die notwendigen komplexen Techniken verlangen sowohl minimalinvasive chirurgische als auch interventionell-endoskopische Fähigkeiten. Da der technische Aufwand und die technischen Schwierigkeiten einer NOTES-Operationsmethode sowohl Erfahrung in der fortgeschrittenen laparoskopischen Chirurgie wie auch in der fortgeschrittenen therapeutischen flexiblen Endoskopie erfordern, erscheint das Erlernen und Anlernen dieser Technik noch schwieriger als damals die laparoskopische Technik für den konventionellen Chirurgen. Bei der NOTES-Technik werden natürliche Körperöffnungen wie Mund, Anus, Vagina, Harnblase als primärer Zugang zur Bauchhöhle verwendet. Folgt man dem initial publizierten White-Paper der NOSCAR-Gruppe, so ist NOTES die operative Technik über natürliche Körperöffnungen mit flexiblen Endoskopen unter Vermeidung des Zugangsweges über die Bauchdecke, um die Morbidität des Zugangs und den Schmerz im Bereich der Bauchdecke zu reduzieren [24]. Inzwischen sind viele Eingriffe tierexperimentell mit flexiblen Endoskopen über die NOTES-Technik durchgeführt und trainiert worden, wie zum Beispiel die Leberbiopsie, die Cholecystektomie, Splenektomie, Pankreasresektion, Sterilisationen, Nephrektomie, Gastrojejunostomie, Magenresektion sowie Darmresektionen [5–8, 15, 20–22]. Limitierend sind zurzeit die unzureichenden Endoskope, die für diesen Zweck nicht entwickelt wurden und die damit verbundene nicht stabile Plattform zur Feinarbeit.

In der klinischen Praxis werden in den letzten drei Jahren eine Reihe von Verfahren angewendet, die dem NOTES-Gedanken entsprungen sind, und sich letztlich als machbar und attraktiv herausgestellt

---

[1] NOTES ist eine ganz junge Technik, die sich erst etablieren muss. Bis jetzt fehlen umfassende Erfahrungsberichte, Vergleichsuntersuchungen mit etablierten Standards und deswegen gibt es auch keine evidenz-basierten Kriterien. Das bedeutet, dass alle Aussagen und Berichte der letzten Jahre immer wieder kritisch überprüft werden müssen, besonders im Hinblick auf die Patientensicherheit.

haben [10, 17, 19, 27, 32]. Wissenschaftliche Beweise ihrer Überlegenheit oder ihrer Vorteile stehen noch aus. Meistens handelt es sich um sogenannte Hybrid-Verfahren, d.h. Kombinationen von Verfahren, die NOTES-Elemente und Laparoskopie und/oder endoskopische Elemente beinhalten.

Hierzu gehören die transvaginale Cholecystektomie, die transgastrale Staging-Untersuchung, die transgastrale Appendektomie, die Transösophageale Ösophagusmyotomie und die transanalen Darmresektionen. Als Alternativen zur NOTES-Entwicklung hat sich das Single-Port-Verfahren (Single Port Surgery/Single Incision Surgery) in einigen Ländern etabliert.

2 Weitere Entwicklungen assoziierter minimal-invasiver Techniken

NOTES hat inzwischen viele Chirurgen stimuliert, die alte Idee des operativen laparoskopischen Zuganges über nur einen Zugangsweg erneut aufzugreifen. Aus dem Zugang über nur einen Trokard oder Single-Port ist inzwischen eine Vielfalt von verschiedenen methodischen Varianten entstanden. Dies drückt sich in der verwirrenden Terminologie der Berichte und Publikationen aus: SAS – Single-access-surgery; SAP – Single-access-port; SILS – Single-incision-laparoscopic-surgery; NOTUS – Natural-orifice-transumbilical-surgery, TUES – Transumbilical-endoscopic-surgery und viele mehr [1, 9, 12, 18, 23, 25].

Hierbei wird diese Möglichkeit der transumbilicalen Laparoskopie mit einer Hautinzision verwendet mit einem Trocard über die Nabelregion. Kommerziell werden verschieden Trocards angeboten mit drei bis vier Zugängen über einen Port. Studien werden zeigen müssen, inwieweit diese Zugangswege und Techniken einen Vorteil insbesondere bei fest etablierten Operationen wie der laparoskopischen Cholecystektomie haben werden gegenüber der konventionellen laparoskopischen Technik. Gegenwärtig erlebt diese Technik eine erhebliche Verbreitung in den USA und Europa. Erste Ergebnisse zeigen einerseits die Machbarkeit und die kosmetischen Vorteile dieser Technik [10, 19, 32]. Andererseits gibt es erste Berichte über einen Anstieg der ernsthaften Komplikationen, was deutlich macht, wie wichtig Training, technische Sorgfalt und selektive Indikationsstellung bei der Einführung neuer Techniken sind.

Auch die flexiblen endoskopischen Behandlungsverfahren haben von der Entwicklung der NOTES-Techniken profitiert. Die endoskopischen Mukosaresektionen und (ESD) endoskopische Submukosadissektion erleben gegenwärtig ein großes Interesse. Ein besonderes Beispiel ist die endoskopische Therapie der Gastroösophagealen Refluxkrankheit, der Achalasie sowie endoskopische Verfahren zur Adipositas-Therapie. Eine Vielzahl von verschiedenen Techniken wurde in den letzten zehn Jahren eingeführt und nach mangelndem Erfolg oder gar schwerwiegenden Komplikationen wieder verlassen. Es gibt einige intraluminale und transluminale Techniken, die gegenwärtig weiterhin wenn auch in beschränktem Umfang verwendet werden.

3 Gegenwärtige klinische Anwendungen von NOTES-Techniken

3.1 Transvaginale Techniken

Inzwischen ist nach vielen praktischen Erfahrungen klar geworden, dass flexible endoskopische Operationsverfahren mit den herkömmlichen flexiblen Endoskopen sehr schwierig sein können oder für den Ungeübten gar unmöglich sein können. Deswegen haben die Chirurgen auf die bewährten laparoskopischen Techniken zurückgegriffen und diese Elemente mit der NOTES-Technik verbunden. Basierend auf diesen Gedanken hat sich die im Jahre 2007 erstmals durchgeführte transvaginale und transumbilicale laparoskopische Cholecystektomie fest etabliert und wird mit Erfolg vielerorts durchgeführt, wie die Ergebnisse des NOTES-Registers der Deutschen Gesellschaft für Allgemein- und Viszeralchirurgie zeigen [19]. Die Anzahl der registrierten Patienten überstieg im Herbst 2010 die Zahl 1 500. Hierunter waren erstaunlich wenige Komplikationen registriert, was auf eine sehr sichere Einführung dieser Methode in Deutschland hinweist. Ungewöhnliche Komplikationen waren Blasen- und Rektumverletzungen in sehr geringer Anzahl. Die transvaginale Zugangstechnik ist seit vielen Jahrzehnten fester Bestandteil der Verfahren in der Gynäkologie. In einer Metaanalyse konnte gezeigt werden, dass transvaginale Operationen im Vergleich zu transabdominellen oder laparoskopischen Operationen deutliche Vorteile bezüglich des Schmerzpegels und der Erholungsphase aufweisen [13]. Die Ideen zu Zugangstechniken über natürliche Körperöffnungen sind letztlich die logische Weiterentwicklung der „minimal-access-surgery". Die transvaginale laparoskopische Cholezystektomie ist sehr populär und wird von vielen Chirurgen ausgeübt [19, 32]. Die Komplikationsrate ist hierbei beachtenswert niedrig und zeugt von umsichtiger Indikationsstellung und vorsichtigem Einsatz der transvaginalen Techniken. Der transvaginale Zugangsweg wird auch für kolorektale Eingriffe genutzt.

3.2 Transgastrale und transösophageale Techniken

Die transgastralen Zugangstechniken waren favorisierte Form in der initialen Entwicklungsphase, geprägt durch die Gastroenterologen [14, 15]. Man hatte gehofft, in der transgastralen Cholecystektomie eine ähnlich attraktive Verfahrensalternative zu finden, wie es die laparoskopische Cholecystektomie 20 Jahre früher war. Allerdings erwiesen sich die technischen Schwierigkeiten mit den flexiblen endoskopischen Techniken und die Gefahren einer intraabdominellen Öffnung des Gastrointestinaltrakts als zu große Hürde. Trotzdem wurde dieser Möglichkeit mit Beharrlichkeit weiter nachgegangen und erste Erfahrungen gesammelt. Den potenziellen Gefahren stehen mögliche Vorteile gegenüber. Die Vermeidung einer Bauchwandverletzung durch einen größeren Trocard oder durch eine Minilaparotomie zur Bergung eines kleinen Tumors hat den potenziellen Vorteil, die postoperativen Schmerzen zu reduzieren und die Morbi-

dität eines solchen Zugangs zu verringern. Voraussetzung bleibt der komplikationsfreie Zugang und spätere Verschluss des Intestinums. Gegenwärtig wird in Einzelfällen die transgastrale Cholecystektomie (z.B. in der neu angelegten randomisierten NOSCAR-Studie) eingesetzt. Darüber hinaus bestehen neueste Erfahrungen mit der Staging-Endoskopie bei Malignomen im Abdomen. Auch bei der transgastralen Resektion von Dünndarmtumoren ist diese Technik eingesetzt worden.

Besonders erfolgversprechend hat sich die transösophageale Kardiamyotomie bei der Achalasie im Jahre 2010 in wenigen Zentren der Welt etabliert. Die Idee dieser Technik geht auf die Tunnelbildung zum Austritt aus dem Ösophagus zurück. Inoue et al. [11] haben diese Idee aufgegriffen und in den letzten beiden Jahren eine beachtliche Serie an Patienten mit Achalasie transösophageal mit flexibel endoskopischer Technik operiert. Diese Serie umfasst inzwischen über 50 Patienten mit geringer Morbidität und guten funktionellen Resultaten. Hierbei wird über eine Incision in der Ösophagusschleimhaut ein submuköser Tunnel geschaffen. Dieser Tunnel muss den proximalen Magen erreichen. Dann kann die endoskopische Myotomie der inneren zirkulären Muskelschicht, der lamina muscularis propria erfolgen. Abschließend wird die Öffnung der Ösophagusmukosa mit Clips wieder verschlossen. Gegenwärtig erscheint diese Methode eine echte Alternative zur laparoskopischen Myotomie in geübten Händen zu werden.

3.3 Transanale/Transcolonische Techniken

Im chirurgischen Fachgebiet hat sich der transanale Zugang bei der transanalen endoskopischen Mikrochirurgie, begründet durch G. Buess, seit mehr als 25 Jahren einen festen Platz im therapeutischen Spektrum der kolorektalen Chirurgie geschaffen [2, 3]. In diesen Fällen verwendet man natürliche Zugänge zu den Bauchorganen, um die operative Therapie durchzuführen und dabei das Bauchdecken-Trauma und die damit verbundenen Nachteile zu vermeiden. Inzwischen wird dieser Zugangsweg für ausgedehntere kolorektale Eingriffe genutzt und evaluiert [4, 17, 28–31]. Hierbei kann man mit vielen technischen Details auf die bewährten Erfahrungen der TEM-Technik zurückgreifen. Ein Basis-Equipment steht von mehreren Firmen zur Verfügung, um transanale endoskopische Operationen durchzuführen.

Den experimentellen Erfahrungen der letzten Jahre sind im Jahre 2010 erste klinische Erfahrungen gefolgt [17]. Es besteht bei dieser Technik eine gute Perspektive, die alten Techniken der TEM, die neuen experimentellen und klinischen Erfahrungen mit NOTES-Operationen und bewährten Elementen der Laparoskopie miteinander zu verbinden. Erste klinische Erfahrungen mit der transanalen Rektumchirurgie und Sigmaresektionen in wenigen Arbeitsgruppen wurden gesammelt und darüber liegen eine Reihe von durchaus positiven Kongressberichten vor. Selbstverständlich handelt es sich um Hybridverfahren, bei denen nach wie vor einzelne Operationsschritte laparoskopisch zumindest überwacht oder noch dadurch vorgenommen werden. Eine schrittweise sichere Etablierung dieser Techniken erscheint in der Zukunft sinnvoll machbar. Weitere Studien müssen zur Absicherung folgen.

4 Kritische Beurteilung

Denkbare Nachteile der Therapietechnik über natürliche Körperöffnungen liegen ebenso auf der Hand. Eine gesunde Organwand wird durchbrochen, um sich den Zugang zur Bauchhöhle zu verschaffen. Diese Öffnung bzw. der problematische und nicht gelungene spätere Verschluss einer solchen Öffnung kann eine potenziell lebensgefährliche Komplikation heraufbeschwören mit Sepsis und allen Folgen. Darüber hinaus kann auch noch die Notwendigkeit von sowohl speziellen Instrumenten als auch speziell ausgebildeten Operateuren und Endoskopikern als Nachteil angesehen werden. Der Mehraufwand an Personal und Ressourcen zur Erlernung und Durchführung dieser Technik steht im Widerspruch einerseits zu den schwindenden finanziellen Mitteln, die im Gesundheitswesen zur Verfügung stehen, andererseits zu den schwindenden Personalressourcen, die für solche speziellen Behandlungsmöglichkeiten bereitstehen.

Das Risiko von Komplikationen bei Eingriffen über natürliche Körperöffnungen lässt sich nur erahnen bei genauerer Analyse der vorhandenen Literatur bezüglich endoskopischer intraluminaler Mukosaresektionen und Submukosa-Dissektionen im oberen und unteren Gastrointestinaltrakt sowie der Berichte über transvaginale Operationen. Ein Resümee dieser Analyse zeigt auf jeden Fall, dass die Komplikationsrate beim endoskopischen Verschluss einer Magen- oder Darmperforation nicht mit Null gleichzusetzen ist, sondern hier sicher ein gewisses Restrisiko besteht.

Denkbare Vorteile der NOTES-Technik und aller assoziierten Techniken sind vordergründig die kürzere Erholungsphase nach den Eingriffen durch vermehrt mögliche Mobilität der Patienten bei fehlendem Bauchdeckenschaden, möglicherweise eine geringere Schmerzbelastung der Patienten, das Vermeiden der Narbenhernien-Problematik an der Bauchdecke, und die bessere Kosmetik für die Patienten. Wichtig wird sein, dass diese Ideen kritisch und äußerst gründlich in naher Zukunft geprüft werden. Die potenziellen Vorteile können für die Patienten nur dann umgesetzt werden, wenn diese Operations- und Therapietechniken für den Patienten sicher angeboten werden können.

Es gibt keinen Zweifel, dass bei den bisher etablierten NOTES-Prozeduren und assoziierten Techniken sowohl Fähigkeiten und umfassende Erfahrungen in der flexiblen Endoskopie und in der laparoskopischen Chirurgie vorhanden sein müssen, um die Chance zu haben, solche Operationen sicher durchführen zu können. Die gegenwärtigen Protagonisten dieser Technik sind in aller Regel spezialisierte Viszeralchirurgen und gastroenterologische Endoskopiker mit langjähriger Erfahrung im Magen-Darm-Trakt. Ausnahmen mögen diese Regel bestätigen, aber generell lassen sich diese Eingriffe nur mit einer solchen Basis sicher durchführen und eher nicht nach ein paar Trainingskursen durch Anfänger in diesen Prozeduren. Gute klinische Erfahrungen, spezielle technische Fähigkeiten und der Wille zur notwendigen Teamarbeit sind die absoluten Notwendigkeiten für das aussichtsreiche Training in dieser Technik, um sie später beim Patienten sicher anwenden zu können.

Beim Ersteinsatz dieser Technik am Patienten ist das Votum eines „Institutional Review Boards" oder eines Ethik-Komitees unumgänglich, um die geplante Methodik kritisch zu diskutieren und ein Höchstmaß an Sicherheit für den Patienten zu gewährleisten. Gerade diese Schritte wurden bei der Entwicklung der laparoskopischen Chirurgie nur vereinzelt angewendet. Der ökonomische Druck in den Krankenhäusern, der auch schon damals bestand, hat in vielen Fällen dazu geführt, dass die minimal-invasive Technik überstürzt in den Kliniken eingeführt wurde und dadurch kein ausreichendes Trainingsprogramm absolviert werden konnte, bevor die Operateure selbstverantwortlich operiert haben. Diese Entwicklung soll zumindest in den beiden großen europäischen Fachgesellschaften vermieden werden.

Wie alle neuen Techniken sollten auch die NOTES-Verfahren und assoziierte Techniken kritisch und äußerst gründlich geprüft werden. Denkbare Vorteile sind die mögliche Reduktion von Wundinfektionen, von Narbenhernien und von postoperativen Mobilitätseinschränkungen. Diese potenziellen Vorteile können für den Patienten nur dann umgesetzt werden, wenn diese Operationstechnik für den Patienten sicher angeboten werden kann. Die Einführung neuer Ideen erfordert von allen Beteiligten eine große Verantwortung, die wir uns hoffentlich bewusst machen und deswegen die vorgegebenen Empfehlungen einhalten werden. Die begonnene Entwicklung von NOTES wird sicher zunächst weitergehen. Die in der Entwicklung befindlichen neuen Operationsendoskope werden diese Technik erst sinnvoll möglich machen. Neue Ideen werden auftauchen, die überprüft werden müssen.

Das Prinzip der Operationstechnik über minimalisierte Zugangswege zur Vermeidung eines substanziellen Zugangstraumas, wie es die NOTES-Technik und assoziierte Techniken sind, wird weiterentwickelt und bietet eine gute Perspektive. Es fehlen zurzeit die dafür notwendigen speziellen Operationsendoskope mit stabiler Plattform und Möglichkeiten der operativen Manipulation. In der Industrie wird zurzeit fieberhaft an der Entwicklung dieser Instrumente gearbeitet, sodass wir erwarten dürfen, dass in wenigen Jahren diese Techniken zur Verfügung stehen und wir die gegenwärtigen experimentellen Erfahrungen und Gedanken in die klinische Praxis umsetzen können.

Literatur

[1] Bucher P, Pugin F, Morel P: Single Port access laparoscopic right hemicolectomy. Int J Colorectal Dis 2008

[2] Buess G, Mentges B, Manncke K, Starlinger M: Technique and results of transanal endoscopic microsurgery in early rectal cancer. Am J Surg 1992; 163: 63–69

[3] Cuschieri A, Buess G, Perrisat J: Operative Manual of Endoscopic Surgery, Springer Verlag, Heidelberg 1992

[4] Denk PM, Swanstrom LL, Whiteford MH: Transanal endoscopic Microsurgical platform for natural orifice surgery. Gastrointest Endosc 2008; 68: 954–959

[5] Fritscher-Ravens A, Mosse CA, Ikeda K, Swain P: Endoscopic transgastric lymphadenectomy by using EUS for selection and guidance. Gastrointest Endosc 2006; 63: 302–306

[6] Fuchs KH, Meier PN, Breithaupt W, Kühl HJ: Endoskopische Chirurgie über natürliche Körperöffnungen. Endoskopie heute 2008, 21: 6–10

[7] Fuchs KH, Breithaupt W, Kuhl HJ, Schulz T, Dignaß A: Experience with a training program for transgastric procedures in NOTES. Surg Endosc 2010; 24: 601–609

[8] Fuchs KH, Breithaupt W, Schulz T, Varga G, Frenecz A, Weber G: Transgastric small bowel resection and anastomosis – a survival study. Surg Endosc 2010. Epub ahead of print.

[9] Gentileschi P, Camperchioli I, Benavoli D, Lorenzo ND, Sica G, Gaspari AL: Laparoscopic single-port sleeve gastrectomy for morbid obesity: preliminary series. Surg Obes Relat Dis 2010

[10] Horgan S, Thompson K, Talamini M, Ferreres A, Jacobsen G, Spaun G, Cullen J, Swanstrom L: Clinical experience with a multifunctional, flexible surgery system for endolumenal, single-port, and NOTES procedures. Surg Endosc 2010

[11] Inoue H, Minami H, Kobayashi Y, Kaga M, Suzuki M, Satodate H, Odaka N, Itoh H, Kudo S: Peroral endoscopic myotomy (POEM) for esophageal achalasia. Endoscopy 2010; 42: 265–271

[12] Jacob DA, Raakow R: Single-port transumbilical endoscopic cholecystectomy: a new standard? Dtsch Med Wochenschr 2010; 135: 1363–1367

[13] Johnson N, Barlow D, Lethaby A, Tavender E, Curr E, Garry R: Surgical Approach to hysterectomy for benign gynaecological disease. Cochrane Database Syst Rev 2006; 2: CD003677

[14] Kalloo AN, Singh VK, Jagannath SB, Niiyama H, Hill SL, Vaughn CA: Flexible transgastric peritoneoscopy: a novel approach to diagnostic and therapeutic interven-

tions in the peritoneal cavity. Gastrointest Endosc 2004; 60: 114–117

[15] Kantsevoy SV, Jagannath S, Vaughn CA, Scorpio D, Magee CA, Pipitone L: Per-oral transgastric endoscopic ligation of fallopian tubes with long survival in a porcine model. Gastrointest Endosc 2004; 59: AB 112

[16] Kaouk JH, Haber GP, Goel RK, Desai MM, Aron M, Rackley RR, Moore C, Gill IS: Single Port laparoscopic surgery in urology: initial experience. Urology 2008; 71: 3–6

[17] Lacy AM, Delgado S, Rojas OA, Almenara R, Blasi A, Llach J: MANOS radical sigmoidectomy: report of a transvaginal resection in the human. Surg Endosc 22: 1717–1723

[18] Leblanc F, Makhija R, Champagne BJ, Delaney CP: Single incision laparoscopic total colectomy and proctocolectomy for benign disease – Initial experience. Colorectal Dis 2010; Oct. 19. Doi: 20.1111/j 1463-1318. Epub ahead of print

[19] Lehmann KS, Ritz JP, Wibmer A, Gellert K, Zornig C, Burghardt J, Büsing M, Runkel N, Kohlhaw K, Albrecht R, Kirchner TH, Arlt G, Mall JW, Butters M, Bulian DR, Bretschneider J, Holmer C, Buhr HJ: The German registry for natural orifice translumenal endoscopic surgery: report of the first 551 patients. Ann Surg 2010; 252: 263–270

[20] Leroy J, Cahill RA, Peretta S, Forgione A, Dallemagne B, Marescaux J: Natural orifice translumenal endoscopic surgery (NOTES) applied totally so sigmoidectomy: an original technique with survival in a porcine model. Surg Endosc 2009; 23: 24–30

[21] Onders R, McGee MF, Marks J, Chak A, Schilz R, Rosen MJ, Ignagni A, Faulx A, Elmo MJ, Schomisch S, Ponsky J: Diaphragm pacing with natural orifice transluminal endoscopic surgery: potential for difficult-to-wean intensive care unit patients. Surg Endosc 2007; 21: 475–479

[22] Park PO, Bergström M, Ikeda K, Fritscher-Ravens A, Swain P: Experimental studies of transgastric gallbladder surgery: cholecystectomy and cholecystogastric anastomosis (videos). Gastrointest Endosc 2005; 61: 601–605

[23] Podolsky ER, Curcillo PG 2nd: Single port access (SPA) surgery – a 24-month experience. J Gastrointest Surg 2010; 14: 759–767

[24] Rattner D, Kalloo AN and ASGE/SAGES working Group: White Paper on Natural Orifice translumenal endoscopic surgery. Surg Endosc 2006; 20: 329–333

[25] Rottman SJ, Podolsky ER, Kim E, Kern J, Curcillo PG 2nd: Single port access (SPA) splenectomy. JSLS 2010; 14: 48–52

[26] Ryou M, Fong DG, Pai RD, Tavakkolizadeh A, Rattner DW, Thompson CC: Dual-port distal pancreatectomy using a prototype endoscope and endoscopic stapler: a natural orifice translumenal endoscopic surgery (NOTES) survival study in a porcine model. Endoscopy 2007; 39: 881–887

[27] Seifert H, Wehrmann T, Schmitt T, Zeuzem S, Caspary WF: Retroperitoneal endoscopic debridement for infected peripancreatic necrosis. Lancet 2000; 356: 653–655

[28] Sylla P, Rattner DW, Delgado S, Lacy AM: NOTES transanal rectal cancer resecting using transanal endoscopic microsurgery and laparoscopic assistance. Surg Endosc 2010; 24: 1205–1210

[29] Sylla P, Sohn DK, Cizginer S, Konuk Y, Turner BG, Gee DW, Willingham FF, Hsu M, Mino-Kenudson M, Brugge WR, Rattner DW: Survival study of natural orifice translumenal endoscopic surgery for rectosigmoid resection using transanal endoscopic microsurgery with or without transgastric endoscopic assistance in a swine model. Surg Endosc 2010; 24: 2022–2030

[30] Sylla P, Willingham FF, Sohn DK, Brugge WR, Rattner DW: NOTES rectosigmoid resection using transanal endoscopic microsurgery (TEM) with transgastric endoscopic assistance: a pilot study in swine. J Gastrointest Surg 2008; 12: 1717–1723

[31] Wilhelm D, Meining A, von Delius S, Fiolka A, Can S, Hann von Weyhenn C, Schneider A, Feussner H: An innovative, safe and sterile sigmoid access (ISSA) for NOTES. Endoscopy 2007; 39: 401–406

[32] Zornig C, Mofid H, Emmermann A, Alm M, von Waldenfels HA, Felixmüller C: Scarless cholecystectomy with combined transvaginal and transumbilical approach in a series of 20 patients. Surg Endosc 2008; 22: 1427–1429

2.13 Was gibt es Neues bei endoskopischen Techniken und Verfahren?

A. Fritscher-Ravens, P. Sergeev und M. Ellrichmann

1 Einleitung

Der Focus dieses Artikels zielt auf Neuerungen in der Endoskopie, die kürzlich Interesse erlangten, in die Routine Einzug hielten oder aktuell neu diskutiert werden. Als voraussetzende Technik in der Endoskopie ist die Bildgebung naturgemäß von zentraler Bedeutung. In den letzten Jahren haben Filtertechniken wie das „Narrow Band Imaging" (NBI) Einzug in die klinischen Bereiche gehalten, die allerdings in Studien keine großen Verbesserungen zur Routinediagnostik zeigen konnten. I-scan und FICE (Fujinon Intelligent Chromoendoscopy) sind ähnliche Techniken auf einer anderen Grundlage, deren erste Erfahrungen und Studien in diesem Artikel besprochen werden sollen. Die konfokale Laserendomikroskopie, ein neues, viel diskutiertes bildgebendes Verfahren, entwickelt sich ständig weiter. In diesem Zusammenhang sollen neue klinische Anwendungsmöglichkeiten besprochen werden.

Die Darstellung der Gallenwege war bisher weitestgehend von indirekten und radiologischen Verfahren geprägt. Die Cholangioskopie konnte nur mit einem Mother-Baby-System komplex durchgeführt werden und stand nur sehr wenigen Zentren zur Verfügung. In der letzen Zeit wird sehr an einer direkten Darstellung mittels kleiner Endoskope, die direkt in den Gallengang eingebracht werden können, gearbeitet. Die ersten Ergebnisse werden vorgestellt.

Für den Chirurgen von Interesse sind zweifellos endoskopische Verfahren, die die Chirurgie in einem kleinen Bereich bereichern und/oder ersetzen können. Für diese Darstellung wurden die endoskopische Refluxtherapie mittels Esophyx sowie die ersten klinischen Erfahrungen mit endoskopischen Nahttechniken ausgewählt.

2 I-Scan-Technologie in der Früherkennung kolorektaler Neoplasien

Das kolorektale Karzinom stellt einen der häufigsten malignen Tumoren in der westlichen Welt dar, wobei die frühzeitige Diagnose von prämalignen und malignen Läsionen lebensrettend ist [21, 51], da das Kolonkarzinom sich nicht nur aus Polypen entwickelt, die relativ leicht diagnostiziert werden können, sondern auch aus flachen und kleinen Läsionen (Typ II und III nach Pariser Klassifikation) [31]. Die Diagnostik dieser kleinen Läsionen stellt eine Herausforderung für den Endoskopiker dar, da sie leicht übersehen werden können. Daher werden zurzeit große Anstrengungen unternommen, diese kleinen Läsionen besser erkennen und auch differenzieren zu können.

Die bisher beste diagnostische Möglichkeit der konventionellen Koloskopie stellt die Chromoendoskopie dar. Ihre Anwendung in Zusammenhang mit der Zoom-Endoskopie ließ bereits in den 90er-Jahren die Pit-Pattern-Klassifikation entwickeln, die eine klare prä-histopathologische Vorhersage während der Untersuchung geben kann und hyperplastische Polypen von Adenomen oder Karzinomen differenziert [7, 22, 28, 30]. Die Chromoendoskopie hat jedoch einen entscheidenden Nachteil – sie lässt sich im Alltag schwer applizieren, insbesondere in den Praxen, wo am häufigsten Vorsorgekoloskopien durchgeführt werden. Ein virtueller Ersatz, der leicht anzuwenden ist, wird benötigt. Verschiedene Firmen haben mittlerweile versucht, solche Systeme zu entwickeln: HOYA/PENTAX Japan: i-Scan-Technologie; Fudjinon: FICE, Olympus: NBI.

Bei der i-Scan-Technologie handelt es sich um eine digitale Bildverstärkung, die primär drei Algorithmen verwendet: I-scan Surface Enhancement (SE): Der Filter dient zur Kontrastverstärkung der Mukosaoberfläche und führt dadurch zu einer vereinfachten *Detektion* von kleinen Schleimhautläsionen. Dabei wird das natürliche Licht benutzt, sodass es zu keiner Farbverschiebung des normalen endoskopischen Bildes kommt. I-scan Tone Enhancement (TE): Dieser Farbfilter dient zum Hervorheben der Oberflächenstrukturen und akzentuiert dabei auch die Gefäßstrukturen, in dem das normale endoskopische Weißlicht modifiziert wird (Spektralveränderungen des Lichts). Dies wird auch als „virtual chromoendoscopy at the push of a button" bezeichnet und eignet sich besonders für die bessere *Charakterisierung* von detektierten Läsionen. Contrast Enhancement (CE): Dient der weiteren Kontrastverstärkung durch zusätzliche Betonung von Falten mit blauer Farbe.

Alle i-Scan-Modi arbeiten in Echtzeit. Surface Enhancement verändert die gewohnte Farbe des Organs nicht und dient dadurch im besonderen Maße der Früherkennung von Tumoren bei Screening-Untersuchungen. Der TE-Modus trennt und analysiert die individuelle Rot-Grün-Blau-Komponenten des Bildes. Dieser Modus wechselt die Farbfrequenz von Komponenten und rekombiniert sie danach in einem neuen, gefärbten Bild.

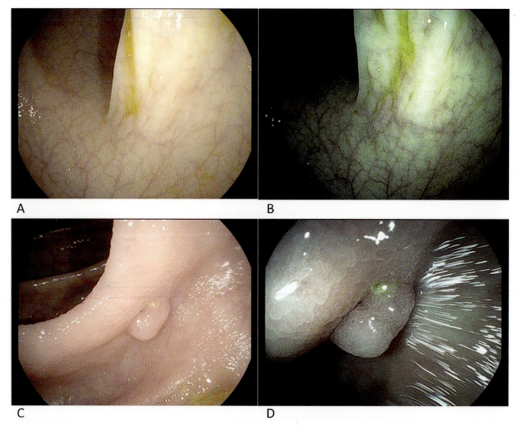

Abb. 1: A und C: konventionelle Bilddarstellung; B und D: i-Scan-Technologie im TE-Modus.

So wird die Darstellung kleinster Strukturen der Schleimhaut verstärkt, die dann deutlich eher ins Auge fallen [27] (Abb. 1).

Erste Studien zeigen, dass das neue System im Vergleich mit der konventionellen Koloskopie die Zahl der entdeckten Adenome und Frühkarzinome deutlich erhöhen kann (38 % vs. 13 %) [18]. Zusätzlich wurde eine hohe Genauigkeit in der Vorhersage der Histologie der Läsionen von 98,6 % demonstriert, weil das System die Differenzierung der pit-pattern fördert. Die Ergebnisse der Studie sind durch die geringe Zahl der Patienten in den beiden Armen (100 Patienten/Arm) limitiert, geben aber positiven Anlass zu weiteren Studien. Man darf auf die Ergebnisse der zurzeit in Hamburg laufenden großen Studie mit Einbindung von niedergelassenen Kollegen gespannt sein. Obwohl bisher noch kein direkter Vergleich zwischen i-Scan und NBI veröffentlich wurde, ließ sich durch NBI ebenfalls eine erhöhte Rate an neu diagnostizierten Adenomen sowie eine Sensitivität von 89 % und Spezifität von 70 % erreichen [37, 48]. Erst eine randomisierte Studie, bei der beide Verfahren im direkten Vergleich antreten, kann jedoch konkrete Aussagen zur optimalen Nutzung der technischen Möglichkeiten liefern.

3 Konfokale Laserendomikroskopie

Seit Einführung im Jahr 2004 hat sich die konfokale Laserendomikroskopie (CLE) zu einem wertvollen Instrument der gastrointestinalen Bildgebung entwickelt, mit dem der Endoskopiker in der Lage ist, histopathologische Veränderungen „real time" und in vivo darzustellen.

Die CLE basiert auf Reflexion niedrig-energetischer Laserstrahlen durch das betrachtete Gewebe. Des Weiteren ist ein fluoreszierendes Agens für eine konfokale Bildgebung notwendig. Diese Agenzien können sowohl systemisch als auch topisch appliziert werden. Die weiteste Verbreitung hat bisher die intravenöse Applikation von Fluorescein gefunden. Nach Injektion verteilt sich Fluorescein innerhalb von 7–14 Sekunden im Kapillarsystem und hebt nach Einlagerung im Gewebe die extrazelluläre Matrix für eine CLE hervor. Eine Kerndarstellung ist mit dieser Methodik nicht möglich. Alternativ können topisch applizierbare Agenzien verwendet werden. Mit Acriflavine oder Cresyl violett lässt sich neben einer Cytoplasmafärbung auch eine Darstellung der Nuclei erreichen [23].

Bisher sind zwei unterschiedliche Systeme für die CLE erhältlich und zugelassen. Intergrierte CLE-Systeme (iCLE, Pentax Endomicroscope System) erlauben über zwei getrennte Monitore eine simultane Untersuchung endomikroskopischer und makroskopischer Strukturen. Dabei ist in das distale Ende des Endoskops ein 488-nm-Laser eingelassen, der eine Schnittdicke von 0,7 µm und ein konfokales Gesichtsfeld von 475 µm×475 µm zulässt. Durch das integrierte Lasersystem ist das distale Endoskopende weniger flexibel als bei konventionellen Endoskopen, der Arbeitskanal bleibt jedoch nutzbar (Abb. 2).

Im Gegensatz zur iCLE wird bei dem sondenbasierten System (probe based CLE, pCLE) über den Arbeitskanal (Durchmesser mindestens 2,8 mm) eines konventionellen Endoskops die CLE-Sonde vorgebracht (Cellvizio Endomicroscopy System, Mauna Kea Technologies, Frankreich).

In der klinischen Anwendung der CLE steht bisher die Diagnostik von ösophagealen und kolorekta-

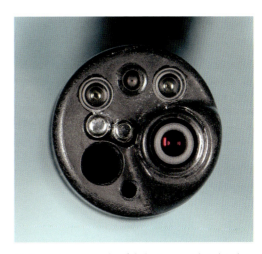

Abb. 2: Integriertes konfokales Laserendomikroskop iCLE (Fa. Pentax Endomicroscope System) mit großlumigem Arbeitskanal.

len Veränderungen im Vordergrund (Abb. 3). Bei der Diagnostik des Barrett-Ösophagus war es in einer Studie von Kiesslich et al. möglich, unterschiedliche Neoplasiegrade bis hin zum Karzinom mit einer Genauigkeit von 88–97 % vorherzusagen. Zusätzlich ließ sich durch eine CLE-gesteuerte Biopsie die Rate an neu diagnostizierten Barrett-Karzinomen verdoppeln [24]. Mit einer Spezifität von 87 % und Sensitivität von 100 % ist über eine CLE eine Vorhersage für das Vorliegen eines Plattenepithelkarzinoms des tubulären Ösophagus möglich [41].

Im Rahmen einer Screening-Koloskopie konnten kolorektale Neoplasien mit einer Genauigkeit von 99,2 % bestimmt werden (Spezifität 99,4 %; Sensitivität 97,4 %) [46]. Vergleicht man die Endomikroskopie mit einer virtuellen Chromoendoskopie zeigt sich eine signifikant höhere Sensitivität (p=0,01) der CLE für die Klassifikation kolorektaler Polypen [2]. In einer randomisierten Studie an 153 Patienten mit lang bestehender Colitis ulcerosa wurde die CLE mit der klassischen Chromoendoskopie verglichen. Dabei konnte die CLE 4,75-mal häufiger neoplastische Veränderungen detektieren als die Chromoendoskopie [25].

Insgesamt stellt die integrierte oder sondenbasierte CLE eine hochmoderne Möglichkeit dar, pathologische Prozesse in vivo darzustellen. Durch neuartige Minisonden ist es sogar möglich, epitheliale Veränderungen der extrahepatischen Gallenwege und des Pankreasgangs nachzuweisen.

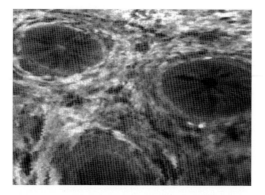

Abb. 3: Endomikroskopie des unteren Gastrointestinaltraktes.

4 Direkte perorale Cholangioskopie mit ultradünnem Gastroskop

Die Cholangioskopie ermöglicht eine direkte Visualisation des Gallengangs zu diagnostischen und therapeutischen Zwecken. Sie ist daher sehr attraktiv für die weitere Diagnostik von wandständigen und nicht der radiologischen Bildgebung zugänglichen Veränderungen am Gallengang [15, 35, 36, 47, 49]. Der nicht chirurgische Zugang zum Gallengang kann entweder transcutan oder peroral erreicht werden. Der perkutane Zugang hat jedoch die Nachteile der hohen Invasivität und der langen Zeit bis zur suffizienten Formierung einer Fistel [36].

Der klassische Weg des peroralen Zugangs wird durch die sogenannte „mother-baby"-Endoskopie ermöglicht. Ein dünnes Cholangioskop wird über den Arbeitskanal eines großlumigen Doudenoskops in den Gallengang vorgeschoben. Diese Technik hat, wie die perkutane Methode ebenfalls Nachteile. Die Arbeit mit dem „mother-baby"-Endoskop ist nicht nur sehr zeitintensiv, sondern benötigt vor allem zwei sehr versierte und aufeinander eingespielte Endoskopiker [29]. Das System ist zudem sehr teuer und reparaturanfällig, sodass diese Technik in den letzten Jahren nur gelegentlich zum Einsatz kam.

Eine neue Möglichkeit für den direkten Zugang zum Gallengang stellen die in den letzten Jahren für die neonatale Gastroskopie auf den Markt gebrachten ultradünnen Gastroskope dar. Mit diesen Geräten ist es möglich, transoral oder sogar transnasal einen direkten Zugang zu den extrahepatischen Gallenwegen zu erreichen [32]. Vorteile des Arbeitens mit einem solchen Endoskop schließen eine hochauflösende Bildqualität, sowie einen 2-mm-Arbeitskanal ein, über den sogar Biopsien unter optischer Kontrolle möglich sind. Die Diagnostik wird somit deutlich präzisiert und therapeutische Maßnahmen werden beispielsweise mittels Argon-Plasma-Koagulation möglich (Abb. 4). Einzelne Fallberichte für Therapien mit den ultradünnen Gastroskopen beschreiben die Argon-Plasma-Koagulation von intraduktal wachsenden Hepatomen und intraduktal papillär muzinösen Neoplasien des Gallengangs [1, 39]. Diese ultradünnen Gastroskope sind deutlich robuster als die Babyskope und kostengünstiger, da sie auch für andere Indikationen zum Einsatz kommen und mittlerweile zur Routineausstattung von größeren Endoskopie-Abteilungen gehören.

Bei der direkten Cholangioskopie mit dem Gastroskop wird zunächst eine weite Papillotomie angelegt, wonach ein Führungsdraht in den Gallengang eingelegt wird. Nach Entfernung des Duodenoskops wird das ultradünne Gastroskop über den Draht in den Gallengang eingeführt oder mit der Hilfe eines zusätzlich über den Führungsdraht vorgeschobenen Ballonkatheters vorgebracht. Vorteil des Ballonkatheters ist die Möglichkeit, sich im Gallengang „festzuankern" und dadurch das wenig stabile Gastroskop in die gewünschte Position zu bringen. In einer kleinen Studie wurde gezeigt, dass der ballon-assistierte Zugang deutlich erfolgreicher war als die allein führungsdraht-basierte Variante. Die erfolgreiche Intubation war bei 20 von 21 (95,2 %) Patienten mit dem zusätzlichen Ballon und bei 5 von 11 (45,5 %) Versuchen mit dem alleinigen Führungsdraht erreicht worden. Komplikationen wurden in dieser Studie nicht beobachtet [34].

Choi et al. benutzen einen Overtube, der für das Doppelballonendoskop vorgesehen war, als innovative Alternative. Das Endoskop wurde über ein Seitenloch im Tubus (65–75 cm vom distalen Ende)

in den Gallengang eingeführt, nachdem der Ballon geblockt und der Tubus im Duodemum verankert war. Die Verankerung im Duodenum verleiht dieser Methode eine deutlich größere Stabilität. So wurden 10 der 12 untersuchten Patienten mit Erfolg direkt cholangioskopiert [5].

Obwohl zurzeit keine Ergebnisse von größeren Studien vorliegen, gaben die Daten aus kleinen Serien und Fallberichten Anlass zum Interesse der Industrie an einer Verbesserung und Entwicklung von Stabilisierungssystemen zu arbeiten. Die Frage, ob die Luftinsufflation in die Gallenwege zu weitreichenden Komplikationen wie z.B. einer Luftembolie führen kann, ist bisher nicht eindeutig geklärt.

5 EsophyX© – endoskopische, endoluminale Fundoplikatio

Etwa 10 % der Bevölkerung Westeuropas und den USA sind von täglichen Symptomen einer gastroösophagealen Refluxerkrankung (GERD) betroffen, wobei sogar 25–40 % der Bevölkerung Refluxbeschwerden mindestens einmalig im Monat verspüren [29]. Eine medikamentöse Therapie mit Protonenpumpeninhibitoren (PPI) kann in dieser Patientengruppe eine gute Symptomkontrolle erreichen, die auslösenden Ursachen wie Cardiainsuffizienz, Volumenreflux und Regurgitation bleiben dadurch jedoch unbeeinflusst [6].

Chirurgische Therapieverfahren konzentrieren sich auf eine Rekonstruktion der Antirefluxbarrieren im Bereich der Cardia, des unteren Ösophagussphinkters und des His'schen Winkels. Seit Einführung der offen-chirurgischen Fundoplikatio nach Nissen in den 50er-Jahren [6] entwickelten sich weitere, weniger invasive Operationstechniken. Dabei stellt die laparoskopische Fundoplikatio den derzeitigen Therapiestandard dar [3]. Endoskopische Techniken, um die Antirefluxbarierre zu verbessern, umfassen drei verschiedene Prinzipien:

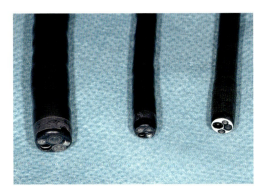

Abb. 4: Vergleich der Durchmesser eines konventionellen Gastroskops (links) mit ultradünnem Gastroskop (Mitte) und konventionellem Bronchoskop (rechts).

1. Radiofrequenz-Ablation der glatten Muskulatur des unteren Ösophagussphinkters und der Cardia.

2.13 Was gibt es Neues bei endoskopischen Techniken und Verfahren?

2. Injektion inerter Polymere in die Muskelschicht des unteren Ösophagussphinkters.
3. Endoskopische, transmurale Nahttechniken.

Die meisten dieser Techniken sind nach kurzer Erprobung aus verschiedenen Gründen wieder aufgegeben worden, so zum Beispiel die Polymer-Injektion [20] und die endoskopische Nähmaschine [45], sodass in den letzten Jahren ein Vakuum für eine endoskopische Therapie der Refluxkrankheit entstand.

In 2007 wurde in den USA und der EU eine neue Technik für eine endoluminale Fundoplikatio (ELF) zugelassen. Das unter dem Namen EsophyX© (EndoGastric Solutions, Redmond, USA) erhältliche Instrument macht es möglich, die Antirefluxbarriere des gastroösophagealen Übergangs über eine transmurale Vollwandnaht zu rekonstruieren (Abb. 5). Dabei wird EsophyX© ähnlich einem Overtube über ein Standardgastroskop transoral bis in den Magen vorgeschoben. Anschließend erfolgt eine Retraktion des Fundus, sodass eine 3–5 cm lange Plikatur des Fundus mit dem distalen Ösophagus entsteht. Diese Doppelung von Ösophagus- und Magenwandung wird dann mit speziellen „H"-förmigen Nähten fixiert. Ausgehend von der großen Kurvatur wird diese Prozedur in einer Zirkumferenz von 200–300 wiederholt [44] (Abb. 6 und 7).

In einer kürzlich erschienenen Studie von Velanovich wurden 24 Patienten einer endoskopischen Fundoplikatio unterzogen. Einschlusskriterien wurden als Refluxsymptome, kleine (< 2 cm) axiale Hiatushernie, pathologischer Nachweis einer

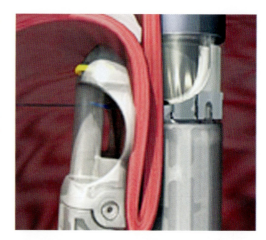

Abb. 6: Endoluminale Fundoplicatio mit Esophyx-Device.

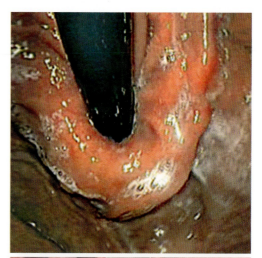

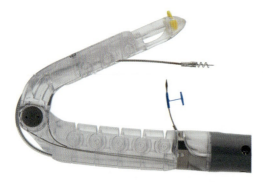

Abb. 5: Esophyx-Device (EndoGastric Solutions, Redmond, USA). In blau: H-förmiger Nahtanker.

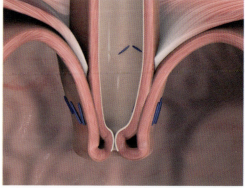

Abb. 7: Erfolgreiche endoskopische Fundoplication, endoskopische und schematische Darstellung.

Refluxösophagitis und Fehlen einer Motilitätsstörung des Ösophagus definiert. Bei 19 Patienten (79 %) konnte eine signifikante Beschwerdebesserung erreicht werden. Der GERD-HRQL-Score (GERD-health related quality of life-Score) verbesserte sich signifikant im Median von 25 auf 5 (p=0,0004) [50].

In einer Langzeituntersuchung von Cadiere et al. wurden 14 Patienten mit EsophyX© therapiert und für einen Zeitraum von zwei Jahren nachbeobachtet. In diesem Zeitraum traten keine therapiebezogenen Langzeitkomplikationen auf. Bei 50 % der Patienten verbesserte sich dauerhaft der GERD-HRQL-Score, wobei sogar 71 % ohne PPI-Medikation beschwerdefrei waren. In der endoskopischen Kontrolle ließ sich eine stabile Fundoplikatio nachweisen mit Reduktion von axialen Hiatushernien um 60 % und Reduktion der Rate an Refluxösophagitiden um 55 % [4].

Trotz der überzeugenden Langzeitdaten, ließen sich bisher die besten Ergebnisse bei Patienten mit einer sehr kleinen Hiatushernie von < 2 cm erreichen. Somit bleibt dieses Antireflux-Verfahren bisher einer kleinen Patientenpopulation vorbehalten.

6 Transmurale endoskopische Nahttechniken

Mit dem neuartigen endoskopisch-chirurgischen Konzept der „Natural Orifice Translumenal Endoscopic Surgery" (NOTES) erfolgte ein Umdenken in der Endoskopie, das die „Erhaltung der gastrointestinalen Wandung" als alleinigen Arbeitsraum für nicht mehr unbedingt zutreffend ansieht. Perforationen, Inzisionen für NOTES, Nahtinsuffizienzen nach großen operativen Eingriffen etc. erhalten nunmehr das Potenzial einer endoskopischen Therapie. Dieses wäre ganz besonders für die Verletzung des Ösophagus von Bedeutung, denn Operationen in diesem Bereich sind besonders folgenschwer. Allerdings sind die technischen Herausforderungen, gerade im Hinblick auf Manipulationen auf der peritonealen/mediastinalen, also „blinden" Seite des Gastrointestinal-(GI)-Traktes vielfältig. Eine Reihe von Verschlusstechniken wurde für die mögliche Anwendung bei Vollwandläsionen entwickelt, aber nur wenige wurden bisher am Patienten eingesetzt. Standardverfahren wie der Einsatz von Hämoclips wären potenziell eine Möglichkeit zur Therapie, allerdings können sie die meist klaffenden Wandöffnungen in der Regel nicht überspannen und können zusätzlich nicht die volle Wand erfassen und zusammenfügen. Somit stellen sie keinen verlässlichen Partner für den Verschluss von Vollwandläsionen dar [9].

Ein neues, relativ einfach zu handhabendes Verschlusssystem, das auch für transmurale Läsionen geeignet ist, ist der OVESCO-Clip, eine Art Bärenkralle, dessen Applikationstechnik der Ligatur von Ösophagusvarizen ähnelt. Das System kann über einer Perforationsstelle appliziert werden, nachdem die klaffenden Seiten der Laceration mit einer speziellen, einzeln zu öffnenden Zange, zusammengeführt wurden, sodass die komplette Wandöffnung in die „Bärenfalle" eingebracht ist und von ihr bedeckt wird, bevor sie verschlossen wird [26, 40, 42].

Das OVESCO-System ist eine der wenigen zur Verfügung stehenden technischen Neuentwicklungen zum Vollwandverschluss, die bisher erfolgreich bewiesen haben, dass sie den notwendigen Anforderungen auch standhalten und eine Zulassung der amerikanischen „Food and Drug Administration" (FDA) für die Anwendung am Patienten erhielten.

Ein weiteres zugelassenes „Vollwandnahtsystem" ist das Tissue Apposition System (TAZ, Ethicon Endosurgery, Cincinnati, USA). Ein 8 mm langes Metallstück am Ende eines langen Fadens dient als Verankerung der zukünftigen Naht hinter der endoluminalen Wand des GI-Traktes. Sie wird in den inneren, hohlen Teil einer 19-20gauge Spezial- oder Endosonografie-Nadel eingelegt (Abb. 8). Die Nadel wird zunächst durch den Arbeitskanal eines Endoskops, dann weiter durch die Wand des GI-Traktes nur wenige Millimeter neben der klaffenden Vollwandläsion bis hinter die Ösophagus- oder Magenwand vorgeschoben (Abb. 9). Der Metallanker wird dann mit einem Stilet aus der Nadel herausgedrückt. Er dreht sich um 90° und legt sich als Widerlager an die extraluminale Seite der Magenwand (Abb. 10). Ein zweiter Anker wird auf die gegenüberliegende Seite des Defektes gelegt. Beide Fäden werden mit einem endoskopisch applizierbaren Verschlusssystem zusammengebracht und verkorkt (Abb. 11, 12). Es handelt sich somit um Vollwand-Einzelknopfnähte, die zunächst in universitären Wekstätten hergestellt wurden [11, 12, 19], bevor sie heute als Prototypen für klinische Studien zur Verfügung stehen (Ethicon Endosurgery Inc., Cincinatti, Oh, USA).

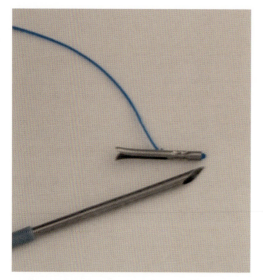

Abb. 8: Metallanker am Faden. Dieser wird in eine Hohlnadel eingelegt und kann darüber vorgebracht werden.

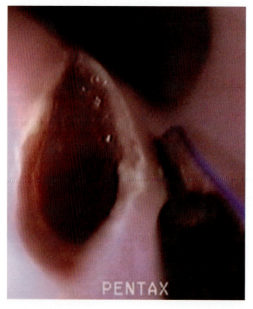

Abb. 9: Vollwandläsion.

Bevor mit den ersten Studien an Patienten begonnen wurde, wurden diese Naht- und Verschlusssysteme in ausgedehnten Tierstudien getestet [10, 13, 14, 43]. Die Vollwandnähte sind bei korrekter Anwendung in der Lage, die Läsion einer kompletten gastrointestinalen Wand jeglicher Größe sicher zu verschließen. Da die Anker allerdings blind auf die extraluminale Seite des GI-Traktes verbracht werden, besteht die Gefahr der Verletzung anliegender Organe oder Gefäßstrukturen [8, 43]. Somit ist eine besonders gute Schulung und ausreichende Erfahrung im Umgang mit Nadeln notwendig, um den Anker korrekt platzieren zu können.

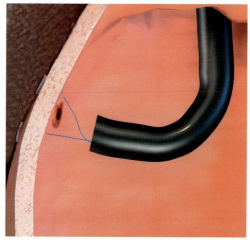

Abb. 10: Schematische Darstellung der Anker hinter der GI-Wand mit den noch vorhandenen Fäden, vor Verankerung.

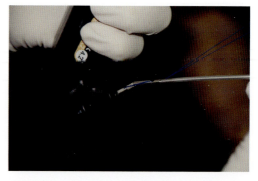

Abb. 11: Ankersystem nach Beladung mit den beiden Fäden vor Eintritt in das Endoskop.

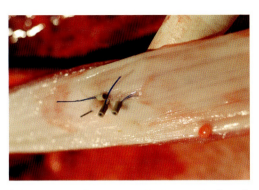

Abb. 12: Autopsiebefund zwei Wochen nach Vollwandinzision des Ösophagus und Verschluss durch die endoskopische Nahttechnik. Blick auf die verbliebenen Verschlusssysteme, die nach wenigen Wochen via naturalis abgehen.

Erste klinische Studien zeigen, dass Ösophagusperforationen und auch Nahtinsuffizienzen nach Ösophagektomie und Gastrektomie gute Indikationen darstellen [16, 17]. Auch wurden sie bei unstillbaren Blutungen bei einigen Patienten erfolgreich angewandt [38]. Allerdings fehlen zurzeit noch größere, aussagekräftige Studien an Patienten, um abschließend den Wert dieser Methode bei Patienten mit Vollwandläsionen sowie Anastomoseninsuffizienzen und Perforationen beurteilen zu können.

Literatur

[1]   Brauer BC, Fukami N, Chen YK: Direct cholangioscopy with narrow-band imaging, chromoendoscopy, and argon plasma coagulation of intraductal papillary mucinous neoplasm of the bile duct (with videos). Gastrointest Endosc 2008; 67: 574–576. [EBM IIa]

[2]   Buchner AM, Shahid MW, Heckman MG et al.: High-definition colonoscopy detects colorectal polyps at a higher rate than standard white-light colonoscopy. Clin Gastroenterol Hepatol 2010; 8: 364–370. [EBM IIa]

[3]   Cadière GB, Houben JJ, Bruyns J et al.: Laparoscopic Nissen fundoplication: technique and preliminary results. Br J Surg 1994; 81: 400–403. [EBM IIa]

[4]   Cadière GB, Van Sante N, Graves JE et al.: Two-year results of a feasibility study on antireflux transoral incisionless fundoplication using EsophyX. Surg Endosc 2009; 23: 957–964. [EBM IIa]

[5]   Choi HJ, Moon JH, Ko BM et al.: Overtube-balloon-assisted direct peroral cholangioscopy by using an ultra-slim upper endoscope (with videos). Gastrointest Endosc 2009; 69: 935–940. [EBM IIa]

[6]   DeMeester TR, Bonavina L, Albertucci M: Nissen fundoplication for gastroesophageal reflux disease. Evaluation of primary repair in 100 consecutive patients. Ann Surg 1986; 204: 9–20. [EBM IIa]

[7]   Eisen GM, Kim CY, Fleischer DE et al.: High-resolution chromoendoscopy for classifying colonic polyps: a multicenter study. Gastrointest Endosc. 2002; 55: 687–694. [EBM IIa]

[8]   Fritscher-Ravens A, Cuming T, Jacobsen B et al.: Feasibility and safety of endoscopic full-thickness esophageal wall resection and defect closure: a prospective long-term survival animal study. Gastrointest Endosc. 2009; 69: 1314–1320. [EBM IIa]

[9]   Fritscher-Ravens A, Hampe J, Grange P et al.: Clip closure vs endoscopic suturing vs thorascoscopic repair an iatrogenic esophageal perforation: A randomized comparative long term survival study in a porcine model. Gastrointest Endosc 2010; 72: 1020–1026. [EBM Ib]

[10]   Fritscher-Ravens A, Mosse CA, Ikeda K et al.: Endoscopic transgastric lymphadenectomy using endoscopic ultrasound for selection and guidance. Gastrointest Endosc 2006; 63: 302–306. [EBM IIa]

[11]   Fritscher-Ravens A, Mosse CA, Mukherjee D et al.: Transluminal Endosurgery: Single lumen access anastomosis device for flexible endoscopy. Gastrointest Endosc 2003; 58: 585–591. [EBM IIa]

[12]   Fritscher-Ravens A, Mosse CA, Mills TN et al.: A through the scope device for suturing and tissue approximation under endoscopic ultrasound control. Gastrointest Endosc 2002; 56: 737–742. [EBM IIa]

[13]   Fritscher-Ravens A, Cuming T, Eisenberger CF et al.: Randomized comparative long-term survival study of endoscopic vs thoracoscopic esophageal wall repair after NOTES mediastinoscopy in healthy vs compromised animals. Endoscopy 2010; 42: 468–474. [EBM IIa]

[14]   Fritscher Ravens A, Patel K, Ghanbari A et al.: Natural orifice transluminal endoscopic surgery (NOTES) in the mediastinum: long-term survival animal experiments in transesophageal access, including minor surgical procedures. Endoscopy 2007; 39: 870–875. [EBM IIa]

[15]   Fukuda Y, Tsuyuguchi T, Sakai Y et al. Diagnostic utility of peroral cholangioscopy for various bile-duct lesions. Gastrointest Endosc 2005; 62: 374–382. [EBM IIa]

[16]   Hampe J, Schniewind B, Arlt A et al.: Closure of anastomotic leakage and iatrogenic perforation with endoscopic suturing: an ongoing pilot study in patients. Gastrointest Endosc 2010; 71: AB 133. [EBM IIa]

[17]   Hampe J, Schniewind B, Both M et al.: Use of a NOTES closure device for full-thickness suturing of a postoperative anastomotic esophageal leakage. Endoscopy 2010; 42: 595–598. [EBM IIa]

[18]   Hoffman A, Sar F, Goetz M et al.: High definition colonoscopy combined with i-Scan is superior in the

detection of colorectal neoplasias compared with standard video colonoscopy: a prospective randomized controlled trial. Endoscopy. 2010; 42: 827–833. Epub 2010. [EBM Ib]

[19] Ikeda K, Mosse CA, Park PO et al.: Endoscopic full-thickness resection (EFTR): circumferential cutting method. Gastrointest Endosc 2006; 64: 82–89. [EBM IIa]

[20] Johnson DA: Enteryx for gastroesophageal reflux disease. Expert Rev Med Devices 2005; 2: 19–26. Review. [EBM Ia]

[21] Kahi CJ, Rex DK, Imperiale TF: Screening, surveillance, and primary prevention for colorectal cancer: a review of the recent literature. Gastroenterology 2008; 135: 380–399. [EBM Ia]

[22] Kato S, Fujii T, Koba I et al.: Sano Y: Assessment of colorectal lesions using magnifying colonoscopy and mucosal dye spraying: can significant lesions be distinguished? Endoscopy 2001; 33: 306–310. [EBM IIa]

[23] Kiesslich R, Canto MI: Confocal laser endomicroscopy. Gastrointest Endosc Clin N Am 2009; 19: 261–272. [EBM IIa]

[24] Kiesslich R, Gossner L, Goetz M et al.: In vivo histology of Barrett's esophagus and associated neoplasia by confocal laser endomicroscopy. Clin Gastroenterol Hepatol 2006; 4: 979–987. [EBM IIa]

[25] Kiesslich R, Goetz M, Lammersdorf K et al.: Chromoscopy-guided endomicroscopy increases the diagnostic yield of intraepithelial neoplasia in ulcerative colitis. Gastroenterology 2007; 132: 874–882. [EBM Ib]

[26] Kirschniak A, Traub F, Kueper MA et al.: Endoscopic treatment of gastric perforation caused by acute necrotizing pancreatitis using over-the-scope clips: a case report. Endoscopy 2007; 39: 1100–1102. [EBM IIa]

[27] Kodashima S, Fujishiro M: Novel image-enhanced endoscopy with i-scan technology. World J Gastroenterol 2010; 16: 1043–1049. [EBM IIa]

[28] Konishi K, Kaneko K, Kurahashi T, Yamamoto T et al.: A comparison of magnifying and nonmagnifying colonoscopy for diagnosis of colorectal polyps: A prospective study. Gastrointest Endosc 2003; 57: 48–53. [EBM IIa]

[29] Kozarek R, Kodama T, Tatsumi Y: Direct cholangioscopy and pancreatoscopy. Gastrointest Endosc Clin N Am 2003; 13: 593–607. [EBM Ia]

[30] Kudo S, Tamura S, Nakajima T et al.: Yamano H. Diagnosis of colorectal tumorous lesions by magnifying endoscopy. Gastrointest Endosc 1996; 44: 8–14. [EBM IIa]

[31] Lambert R, Kudo SE, Vieth M et al.: Pragmatic classification of superficial neoplastic colorectal lesions. Gastrointest Endosc 2009; 70: 1182–1199. [EBM Ib]

[32] Larghi A, Waxman I: Endoscopic direct cholangioscopy by using an ultra-slim upper endoscope: a feasibility study. Gastrointest Endosc 2006; 63: 853–857. [EBM IIa]

[33] Moayyedi P, Talley NJ: Gastro-oesophageal reflux disease. Lancet 2006; 367: 2086–2100. [EBM Ia]

[34] Moon JH, Ko BM, Choi HJ et al.: Direct peroral cholangioscopy using an ultra-slim upper endoscope for the treatment of retained bile duct stones. Am J Gastroenterol 2009; 104: 2729–2733. [EBM IIa]

[35] Neuhaus H: Cholangioscopy. Endoscopy 1992; 24: 125–132. Review. [EBM Ia]

[36] Nimura Y, Shionoya S, Hayakawa N et al.: Value of percutaneous transhepatic cholangioscopy (PTCS). Surg Endosc 1988; 2: 213–219. [EBM IIa]

[37] Pagart JN, Aslanian HR, Siddiqui UD. Narrow Band Imaging to Detect Residual or Recurrent Neoplastic Tissue During Surveillance Endoscopy. Dig Dis Sci 2010 Jun. [Epub ahead of print] [EBM Ib]

[38] Park PO, Bergström M: Transgastric peritoneoscopy and appendectomy: thoughts on our first experience in humans. Endoscopy 2010; 42: 81–84. [EBM IIa]

[39] Park do H, Park BW, Lee HS et al.: Peroral direct cholangioscopic argon plasma coagulation by using an ultraslim upper endoscope for recurrent hepatoma with intraductal nodular tumor growth (with videos). Gastrointest Endosc 2007; 66: 201–203. [EBM IIa]

[40] Parodi A, Repici A, Pedroni A et al.: Endoscopic management of GI perforations with a new over-the-scope clip device (with videos). Gastrointest Endosc 2010; 72: 881–886. [EBM IIa]

[41] Pech O, Rabenstein T, Manner H et al.: Confocal laser endomicroscopy for in vivo diagnosis of early squamous cell carcinoma in the esophagus. Clin Gastroenterol Hepatol 2008; 6: 89–94. [EBM IIa]

[42] Pohl J, Borgulya M, Lorenz D et al.: Endoscopic closure of postoperative esophageal leaks with a novel over-the-scope clip system. Endoscopy 2010; 42: 757–759. [EBM IIa]

[43] Raju GS, Fritscher-Ravens A, Rothstein RI et al.: Endoscopic closure of colon perforation compared to surgery in a porcine model: a randomized controlled trial (with videos). Gastrointestinal endoscopy 2008; 68: 324–332. [EBM Ib]

[44] Reavis KM, Melvin WS: Advanced endoscopic technologies. Surg Endosc 2008; 22: 1533–1546. [EBM Ia]

[45] Rothstein RI, Filipi CJ: Endoscopic suturing for gastroesophageal reflux disease: clinical outcome with the Bard EndoCinch. Gastrointest Endosc Clin N Am 2003; 13: 89 101. [EBM IIa]

[46] Sanduleanu S, Driessen A, Gomez-Garcia E et al.: In vivo diagnosis and classification of colorectal neoplasia by chromoendoscopy-guided confocal laser endomicroscopy. Clin Gastroenterol Hepatol 2010; 8: 371–378. [EBM IIa]

[47] Shim CS, Neuhaus H, Tamada K: Direct cholangioscopy. Endoscopy 2003; 35: 752–758. [EBM Ia]

[48] Togashi K, Osawa H, Koinuma K et al.: A comparison of conventional endoscopy, chromoendoscopy, and the optimal-band imaging system for the differentiation

of neoplastic and non-neoplastic colonic polyps. Gastrointest Endosc 2009; 69: 734–741. [EBM Ib]

[49] Tsuyuguchi T, Fukuda Y, Saisho H: Peroral cholangioscopy for the diagnosis and treatment of biliary diseases. J Hepatobiliary Pancreat Surg 2006; 13: 94–99. Review. [EBM Ia]

[50] Velanovich V: Endoscopic, endoluminal fundoplication for gastroesophageal reflux disease: initial experience and lessons learned. Surgery 2010; 148: 646–651. [EBM IIa]

[51] Winawer SJ, Zauber AG, Ho MN et al.: Prevention of colorectal cancer by colonoscopic polypectomy. The National Polyp Study Workgroup. N Engl J Med 1993; 329: 1977–1981. [EBM Ib]

2.13 Was gibt es Neues bei endoskopischen Techniken und Verfahren?

2.14 Was gibt es Neues in der computer- und telematik-assistierten Chirurgie?

H. Feussner, A. Schneider, H. Friess und D. Wilhelm

1 Einleitung

Die Chirurgie ist ein manuell geprägtes Fach, sodass prima vista moderne Computertechnologien und die Telematik nur begrenzt für die direkte Unterstützung des chirurgischen Handelns geeignet scheinen.

Spätestens seit der Einführung der kameragestützten Chirurgie hat sich die Situation grundlegend gewandelt.

Heute ist insbesondere die minimalinvasive Chirurgie ohne Computer- und Telematikunterstützung nicht mehr denkbar, wie im Folgenden an konkreten Anwendungsfeldern gezeigt wird. Die Darstellung ist methodisch – nicht indikatorisch strukturiert. Telematik ist ein Kunstwort aus Telemedizin und Informatik.

Es soll insbesondere gezeigt werden, dass das Potenzial neuerer Operationsmethoden direkt von der Weiterentwicklung technischer und methodischer Hilfsmittel im weitesten Sinn abhängt.

2 Visualisation

Die optimale visuelle Wahrnehmung des Operationsfelds ist eine conditio sine qua für die Durchführung des operativen Eingriffs.

Eine bemerkenswerte Verbesserung der Abbildungsqualität konnte durch die Einführung des HDTV-Standards erreicht werden, die in den letzten Jahren flächendeckend erfolgt ist.

Durch die Erweiterung der Zeilenzahl und die Verbesserung der Bildaufbauverfahren und der Bildwiederholrate konnte die horizontale, vertikale und zeitliche Auflösung ganz erheblich gesteigert werden.

Weniger spektakulär, aber dennoch von erheblicher Bedeutung sind weitere Verbesserungen in der Bildverarbeitung, wie z.B. die Kontrastanhebung.

Die insgesamt erheblich verbesserte Bildübertragungstechnik hat bewirkt, dass Anwenderseits die Forderung nach einer 3D-Visualisierung derzeit nicht mehr aktuell ist.

3 Räumliche Orientierung

Die räumliche Orientierung wird erheblich durch die Stabilität des Bildes beeinflusst. Bereits bei minimal-invasiven Eingriffen mit starren Teleskopen (laparoskopische Thorakoskopie) ist es störend, wenn es bei nicht ausreichend sorgfältiger Kameraführung zur Rotation des Bildes kommt, d.h. der Horizont des Bildes schwankt. In noch stärkerem Maß gilt das für Mono-Port- oder gar narbenlose Chirurgie (natural orifice transluminal endoscopic surgery: NOTES).

Es ist heute technisch möglich, die Lage des Horizonts praktisch in Echtzeit und kontinuierlich zu stabilisieren, sodass „Oben" und „Unten" immer korrekt und stabil der Realität entsprechend abgebildet werden. Die erforderliche Information für die Horizontkorrektur liefern miniaturisierte Gravitationssensoren, die in die Kamera integriert sind (Abb. 1).

2.14 Was gibt es Neues in der computer- und telematik-assistierten Chirurgie?

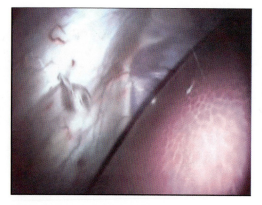
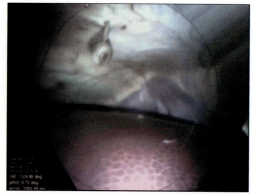

Abb. 1: Automatische Horizontkorrektur in Echtzeit. Links dargestellt das Originalbild, rechts das korrespondierende horizontkorrigierte Bild.

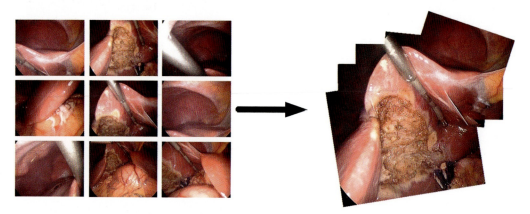

Abb. 2: Um das bei der kameragestützten Chirurgie immer eingeschränkte Sichtfeld zu erweitern, steht heute die Bildverarbeitungsmethode des sog. „Mosaiking" zur Verfügung. Aus der Vielzahl von (kleinen) Einzelaufnahmen wird sozusagen eine Panoramaansicht synthetisiert, die die räumliche Orientierung erheblich erleichtert.

Eine weitere Verbesserung der intraoperativen visuellen Orientierung kann durch eine (virtuelle) Erweiterung des intraoperativen Sichtfelds erreicht werden. Durch den Einsatz des Teleskops wird bereits schon bei der minimalinvasiven Chirurgie der Blick auf den Situs erheblich eingeengt. Es resultiert ein „Tunnelblick", durch den die Einsicht in die Peripherie des unmittelbaren Operationsfelds verloren geht und somit die räumliche Orientierung erschwert wird.

Dieses spezifische Problem der kameragestützten Chirurgie wird bei der Monoport-Chirurgie und erst recht bei NOTES noch viel relevanter, weil hier das Sichtfeld noch einmal erheblich kleiner als in der MIC ist. Für die Lösung dieses Problems käme aus technischer Sicht die temporäre Umschaltung auf ein Weitwinkelobjektiv in Betracht. Abgesehen davon, dass damit nur eine situative und keine kontinuierliche Darstellung der Peripherie möglich ist, ist eine „Fischaugenfunktion" bei dünnkalibrigen (NOTES) bzw. flexiblen Optiken derzeit noch nicht ohne Weiteres zu realisieren.

Eleganter wäre deshalb eine kontinuierliche Darstellung des Gesamtsitus auf einem anderen Weg.

In den letzten Jahren wurden Verfahren zur software-basierten 3D-Rekonstruktion von Oberflächen entwickelt, sodass der Bezug des aktuellen Kameraausschnitts zum Gesamtobjekt (d.h. dem ganzen OP-Situs) hergestellt werden kann. Erwähnenswert sind Lichtfeld-basierte Verfahren oder Methoden der Mustererkennung [1, 9, 13]. Die einzelnen aufgenommenen Bildausschnitte werden zueinander registriert und die Überlappbereiche aus dem Gesamtbild entfernt. Die entstehenden Randstellen werden durch „Vernähen" oder Wachstumsverfahren geschlossen (Abb. 2). Aus vielen Einzelbildern wird wie bei einem Mosaik ein Gesamtbild rekonstruiert, sodass auch diejenigen Abschnitte des Situs erkennbar sind, auf die die Kamera zum aktuellen Zeitpunkt nicht gerichtet ist.

4 Time-of-Flight

Ein weiteres Verfahren, das auch für das „Mosaiking" gut geeignet ist, ist die sog. Time-of-Flight-Messung (ToF).

Bei diesem Verfahren wird über die Phasenverschiebung eines Lichtstrahls, der vom Objekt reflektiert wird, die absolute Distanz zu dem betreffenden Objekt ermittelt. Da diese Messung quasi in Echtzeit für jedes einzelne Pixel mit hoher Abtastfrequenz durchgeführt werden kann, wird die dreidimensionale Erfassung der betrachteten Oberfläche möglich (Abb. 3).

Damit kann sozusagen eine „Geometrie" des intraabdominalen Situs erstellt werden, da jedes Objekt anhand seiner Oberfläche erkannt wird. Auf diese Weise können dann jederzeit Einzelbilder in ein großes Panoramabild eingeordnet werden.

Abgesehen von der Möglichkeit des „Mosaikings" bietet die ToF-Methode auch hervorragende Möglichkeiten, den Prozess der Referenzierung zu verbessern, der für die intraoperative Befunddarstellung in augmentierter Realität erforderlich ist.

Referenzierung bedeutet, zwei verschiedene Koordinatensysteme so passgenau zur Deckung zu bringen, dass aus der Überlagerung sinnvolle Mehrinformationen resultieren. Konkret geht es hier um die Integration der Befunde aus der präoperativen Bildgebung in das aktuelle Bild des Operationssitus.

Die Idee, die Befunde der präoperativen Diagnostik auf den intraoperativen Situs zu projizieren, um auf diese Weise zusätzliche Informationen über die 3. Dimension zu erhalten [6], ist nicht neu. Die praktische Umsetzung scheiterte bisher aber, weil die präoperativ erhobenen Befunde keineswegs unmittelbar auf den intraoperativen Situs übertragen werden können. Eine Adaptierung des jeweiligen Volumendatensatzes auf die intraoperativ veränderte Anatomie ist dringend erforderlich. Abgesehen von Ansätzen, die auf intraoperativen diagnostischen Verfahren beruhen (z.B. Ultraschall) bietet die ToF-Methodik durch die 3D-Information in Echtzeit hervorragende Möglichkeiten für die erforderliche Anpassung.

5 „Robotik": Mechatronische Assistenzsysteme

In der Viszeralchirurgie haben sich die großen Hoffnungen nicht erfüllt, die in die erste Generation von Medizinrobotern (z.B. ZEUS, DaVinci) sowie Kameraführungssysteme (z.B. AESOP) gesetzt wurden. Es liegen mittlerweile zahlreiche Studien vor, die überzeugend nachweisen, dass der Einsatz dieser Systeme bei dem deutlich erhöhten Zeit- und Kostenaufwand ohne merkbaren Vorteil für Arzt und Patient nicht gerechtfertigt ist [2, 3, 8, 10]. Einer der beiden Anbieter von „Operationsrobotern" musste sich infolge dieser Entwicklung vom Markt zurückziehen. Das wirtschaftliche Überleben des Mitbewerbers konnte dadurch gesichert werden, dass es gelang, in der urologischen Chirurgie einen Indikationsbereich (Prostatektomie) zu finden. Bisher gibt es jedoch noch keine Evidenz für einen Vorteil der Robotergestützten Prostatektomie.

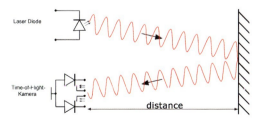

Abb. 3: Prinzip der „Time-of-Flight"-Entfernungsmessung.

Jedenfalls ist zumindest mittelfristig in der Allgemein- und Viszeralchirurgie ein echter Bedarf nicht abzusehen [7].

Völlig anders stellt sich die Situation bei den neuen Operationsverfahren wie der Monoport-Chirurgie und der narbenlosen Chirurgie (Natural orifice transluminal endoscopic surgery) dar. Insbesondere bei NOTES scheint es nach Meinung aller Protagonisten offenkundig zu sein, dass die dringend erforderlichen Operationsplattformen über ein gewisses Maß an Intelligenz verfügen müssen.

Bei der Jahrestagung 2010 der EURO-NOTES (dem europäischen Pendant zur NOSCAR-Organisation) wurde deshalb der bis dahin geltende Anforderungskatalog an NOTES-Plattformen [4] um die Forderung nach Kontextsensitivität und intuitiven Mensch-Maschine-Schnittstellen erweitert [12]. Dies setzt zwingend den Einsatz einer hoch entwickelten Sensorik und einer leistungsfähigen Informationsverarbeitung voraus, die sogar eine gewisse Teilautonomie ermöglichen.

In den letzten drei Jahren wurden zwar mehrere dedizierte NOTES-Plattformen prototypisch vorgestellt, aber nur wenige entsprechen den Kriterien von „echten" mechatronischen Assistenzsystemen. Auf der bereits erwähnten europäischen NOTES-Konferenz wurde erstmals ein Klassifikationssystem entwickelt, das eine Einordnung der heute bekannten Plattform-Prototypen ermöglicht (Tab. 1).

Viele Vertreter der Gruppe I stellen zweifellos eindrucksvolle mechanische Konstruktionen dar, aber in diesem Zusammenhang sind nur Entwicklungen der Gruppe II und III relevant.

Die aktuellen Herausforderungen liegen in der Bewältigung der Schnittstellenprobleme

- bei der Interaktion zwischen Gewebe und System,
- bei der Interaktion zwischen System und dem Benutzer, d.h. dem operierenden Chirurg.

Die Fortschritte in der Computertechnik, d.h. dem Informationsmanagement im weitesten Sinn (Entwicklung kontextsensitiver Systeme), lassen das Ziel der „intuitiven" Schnittstellen allmählich greifbar erscheinen.

6 Integrierte Operationssysteme

Infolge der zunehmenden Technisierung operativer Eingriffe (minimalinvasive Chirurgie, NOTES etc.) hat die Zahl an Peripheriegeräten im Operationssaal erheblich zugenommen. Um den Informationsfluss zwischen den einzelnen Systemen und vor allem die Bedienung zu optimieren, spielt der Aspekt der Integration und Vernetzung sowohl bei der Verwendung von Medizinprodukten durch den Operateur als auch bei der Ausstattung von OPs eine immer wichtigere Rolle. Fast alle größeren internationalen Hersteller bieten deshalb integrierte OP-Systeme an (Karl Storz: OR1, Richard Wolf: core-OP, Olympus: Endo Alpha, Stryker: Endosuite™ usw.).

Kennzeichen dieser integrierten OP-Systeme ist die zentrale Steuerung aller erforderlichen Geräte (Laparoskopietürme, OP-Tisch, OP-Lampe, HF-Chirurgie usw.) durch Eingabegeräte aus dem Sterilbereich (Touchscreens, Sprachsteuerung, Handmaus usw.). Im Allgemeinen sind alle Gerätesysteme, die nicht zwingend unmittelbar am OP-Tisch verfügbar sein müssen, in die Peripherie verlagert bzw. an Deckenampeln montiert. Ein weiteres gemeinsames Merkmal sind die Zugänglichkeit externer Bildquellen (Röntgen- Sonografie- und Endoskopiebefunde) und die umfassende

Tab. 1: Klassifikation der NOTES-Plattformen

I. Mechatronische Plattformen	II. Computer-assistierte Plattformen	III. Agenten (Kapseln)
z.B. R-scope, NeoGuide, Transport, Cobra, Direct Drive Endoscopic System, EndoSamurai, Anubis	z.B. MASTER, HVSPS, IREP, Viacath, Oleynikov device	z.B. mechanische Kapseln magnetgesteuerte Kapseln

Dokumentationsmöglichkeit sowie die Anbindung an das Klinikinformationssystem.

Problematisch ist allerdings, dass diese Gesamtsysteme in sich geschlossen sind. Zusätzliche Geräte anderer Hersteller können nicht integriert werden bzw. ein Austausch einzelner Module durch firmenfremde Produkte ist ausgeschlossen, da gemeinsame offene Standards für den Datenaustausch und die Vernetzung der einzelnen Medizinprodukte fehlen. Ein wesentlicher Grund dafür ist die Problematik der Zulassung und des Risikomanagements vernetzter Medizinprodukte. Bisher verlieren Medizinprodukte ihre Zulassung, wenn sie nicht speziell für die Vernetzung zugelassen worden sind. Verbindliche Normen, wie z.B. die IEC 80001 (risk management for IT-networks incorporating medical devices), werden derzeit erst ausgearbeitet. Derzeit soll in einer Initiative des BMBF ein innovatives Konzept für eine flexible Integration von Operationssystemen entwickelt werden. Ziel ist die Umsetzung von herstellerübergreifend vernetzten Medizinsystemen, die auf offenen Standards basieren und neben einem effektiven Risikomanagement eine effiziente Mensch-Maschine-Aktion gewährleisten. Dies betrifft vor allem die modulare Vernetzung von Bildgebung, computergestützter Navigation, mechatronischen Instrumenten und Monitoring. Weitere Projektschwerpunkte sind die Entwicklung geeigneter Konzepte zu Lösungen zur Erhöhung der Benutzerfreundlichkeit und -akzeptanz modular aufgebauter Arbeitssysteme.

7 Modellbasierte Chirurgie

Jeder chirurgische Eingriff ist eine singuläre medizinische Intervention an einem individuellen Patienten, die u.a. im Detail dokumentiert werden muss. Nichtsdestoweniger sind individuelle Operationen bei gleicher Indikation in hohem Maß standardisierbar.

Diese Standardisierung ist nicht nur zur Ressourcenschonung, sondern auch zur Fehlervermeidung wünschenswert. Auf der Basis von gut definierten Ablaufstandards können sehr detaillierte Operationsschritte und Handlungsketten formuliert werden, ebenso wie etwaige Handlungsalternativen in bestimmten Entscheidungssituationen (chirurgisches Prozessmodell).

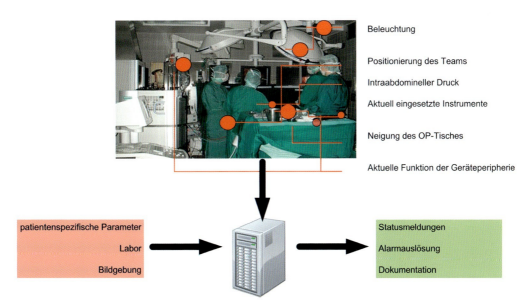

Abb. 4: Intelligente Workflow-Analyse und -prädiktion.

Darauf aufbauend kann eine Prozessmodellierung stattfinden – d.h. die Spezifizierung eines optimalen Ablaufs (Soll-Zustand). Im dritten Schritt werden die Ergebnisse der Prozessmodellierung genützt, um die Ausführung des Prozesses durch den Computer zu unterstützen.

Die Analyse von Prozessen sowie die Optimierung von Workflows sind in nicht medizinischen Bereichen seit langem etabliert und finden jetzt auch Eingang in den klinischen Bereich. Bei derartigen Ansätzen wird der eigentliche Operationsablauf im Allgemeinen als Blackbox modelliert, da die Komplexität der Abläufe im OP eine Erfassung schwierig macht.

Die Forschung wendet sich erfreulicherweise jetzt verstärkt dem Problem der chirurgischen Prozessanalyse zu. Dabei sollte das Ziel sein, im OP eine Softwarearchitektur zur Verfügung zu stellen, die alle für den Patienten relevanten Daten aus unterschiedlichen Quellen, die prä- und intraoperativ gewonnen werden, sinnvoll und logisch miteinander verknüpfen. Durch die Echtzeitverarbeitung soll dann nicht nur eine präzise automatische Dokumentation, sondern auch eine Entscheidungsunterstützung des Operationsteams möglich sein (Abb. 4).

Bereits heute können die dafür erforderlichen umfangreichen Daten über den genauen OP-Ablauf in Echtzeit gewonnen und zur Verfügung gestellt werden, ohne dass dadurch der OP-Ablauf beeinträchtigt wird [11].

Insgesamt wird dadurch nicht nur eine Verbesserung in ökonomischer Hinsicht erreicht, sondern auch eine beträchtliche Reduktion von Fehlerquellen und damit eine weitere Erhöhung des Sicherheitsniveaus. Nicht zuletzt ist eine präzise Prozessmodellierung auch Voraussetzung für den Einsatz von kontextsensitiven Systemen, d.h. von Gerätesystemen, die selbstständig den situativen Zusammenhang ihrer aktuellen Funktion erkennen können.

Tab. 2: Wichtige Begriffe der modell-basierten Chirurgie [5]

Definition
Chirurgischer Prozess, Surgical Process (SP) Die Durchführung eines chirurgischen Eingriffs inklusive perioperativer Schritte. Ein **Prozess** besteht aus miteinander verbundenen **Handlungen** bzw. **Aktivitäten**. Der Betrachtungsfokus liegt im Allgemeinen auf dem Chirurgen, kann aber auf weitere Handlungsträger erweitert werden.
Chirurgisches Prozessmodell, Surgical Process Model (SPM) Ein Modell ist eine vereinfachte formale Beschreibung der Realität. Ein SPM wählt einen Teil der Realität aus, der im Modell repräsentiert sein soll. Im Idealfall basiert es auf einer formalen Beschreibung der Struktur des Prozesses, es kann jedoch auch unformal, z.B. als Zeichnung, beschrieben werden [12a].
Granularitätsgrad, Level of Granularity (LoG) Die Genauigkeit des SPM bezüglich zeitlicher Auflösung und inhaltlicher Detaillierung bestimmt den Granularitätsgrad. Eingebürgert haben sich Begrifflichkeiten wie **feingranulare Prozessbeschreibung** für Aufzeichnungen mit zeitlicher Auflösung im Sekundenbereich und die Beschreibung einzelner Tätigkeiten (z.B. „Schneiden") sowie **grobgranulare Prozessbeschreibung** für die Beschreibung einzelner Prozessphasen (z.B. „Resektionsphase").
Chirurgischer Workflow, Surgical Workflow (S-WF) Ein chirurgischer Prozess, der durch Automatisierungstechniken in seiner Ausführung unterstützt oder (teil-)automatisiert durchgeführt wird. In der Praxis wird häufig auch bei vorher definierten Prozessen, bei denen keinerlei Rechnerunterstützung gegeben ist, von **Workflow** gesprochen. Der Begriff **Workflow** sollte nur verwendet werden, wenn ein Workflow-Modell eines Prozesses oder einer Gruppe von Prozessen vorliegt und dieses Modell eine Verarbeitung mittels Computern oder eine Computerunterstützung ermöglicht [9a].
Workflow Management System (WfMS) Ein Computersystem, das automatisiert die Ausführung von Prozessen auf der Basis eines Workflow-Modells unterstützt.

8 Schlussbemerkungen

Computer- und telematikunterstützte Ansätze haben in den letzten Jahren auch in der Chirurgie in allen Einsatzbereichen Einzug genommen. Wenn auch je nach Einsatzbereich (offene und laparoskopische Chirurgie, Monoport und NOTES) unterschiedlich, hängt die Effizienz und Machbarkeit direkt von der Computer- und Telematikunterstützung ab.

Es muss deshalb für alle Chirurgen ein besonderes Anliegen sein, die Nutzung dieser außerordentlich hilfreichen neuen Werkzeuge aktiv voranzutreiben, um so ihr eigenes Fach weiterzuentwickeln.

Literatur

[1] Atasoy S, Noonan DP, Benhimane S, Navab N, Yang GZ: A global approach for automatic fibroscopic video mosaicing in minimally invasive diagnosis; Med Image Comput Comput Assist Interv 2008; 11: 850–857

[2] Ballantyne GH: Robotic surgery, telerobotic surgery, telepresence and telementoring. Review of early clinical results; Surg Endosc 2002; 16: 1389–1402

[3] Ballantyne GH: Telerobotic gastrointestinal surgery: phase 2 – safety and efficacy; Surg Endosc 2007; 21: 1054–1062

[4] Bardaro SJ, Swanstrom L: Development of advanced endoscopes for Natural orifice transluminal endoscopic surgery (NOTES); Minim Invasive Ther Allied Technol 2006; 15: 378–383

[5] Burgert O, Neumuth T: Analyse und Beschreibung chirurgischer Workflows; In: Schlag PM, Eulenstein S, Lange T (Hrsg.): Computerassistierte Chirurgie Urban & Fischer München; Kapitel 2011; 17: 303–310

[6] Feußner H, Burian M: Was gibt es Neues in der „High-Tech-Chirurgie"? In: Meßmer K, Jähne J, Neuhaus P (Hrsg.): Was gibt es Neues in der Chirurgie? ecomed-Verlag Landsberg/Lech 2005

[7] Feußner H, Can S, Fiolka A, Schneider A, Wilhelm D: Leistungsfähigkeit, Risiken und Vorteile des Einsatzes der Robotik in medizinisch-operativen Disziplinen; Bundesgesundheitsblatt 2010; 53: 831–838

[8] Gutt CN, Oniu T, Mehrabi A et al.: Robot-assisted abdominal surgery; Br J Surg 2004; 91: 1390–1397

[9] Hernández-Mier Y, Blondel WC, Daul C, Wolf D, Guillemin F: Fast construction of panoramic images for cystoscopic exploration; Comput Med Imaging Graph 2010; 34: 579–592

[9a] Jannin P, Morandi X: Surgical models for computer-assisted neurosurgery. NeuroImage 2007; 37: 783–791

[10] Kraft BM, Jäger C, Kraft K et al.: The AESOP robot system in laparoscopic surgery: increased risk or advantage for surgeon and patient? Surg Endosc 2004; 18: 1216–1223

[11] Kranzfelder M, Schneider A, Gillen S, Feußner H: New technologies for information retrieval to achieve situational awareness and higher patient safety in the surgical operating room: the MRI institutional approach and review of the literature; Surg Endosc 2011. Epub ahead of print

[12] Meining A, Feussner H, Swain P, Yang GZ, Lehmann K, Zorron R, Meisner S, Ponsky J, Martiny H, Reddy N, Armengol-Miro JR, Fockens P, Fingerhut A, Costamagna G: Natural-orifice transluminal endoscopic surgery (NOTES) in Europe: summary of the working group reports of the Euro-NOTES meeting 2010; Endoscopy 2011. Epub ahead of print

[12a] Neumuth T, Jannin P, Strauß G, Meixensberger J, Burgert O: Validation of knowledge acquisition for surgical process models. J Am Med Inform Assoc 2009; 16: 72–80

[13] Seshamani S, Lau W, Hager G: Real-time endoscopic mosaicking; Med Image Comput Comput Assist Interv 2009; 9: 355–363

2.14 Was gibt es Neues in der computer- und telematik-assistierten Chirurgie?

3 Thorax-, Herz- und Gefäßchirurgie

3.1 Was gibt es Neues in der Thoraxchirurgie?

H. Dienemann

1 Lung cancer screening

Der Zusammenhang zwischen Tabakkonsum und Entstehung des Lungenkarzinoms ist unstrittig, ebenso die Tatsache, dass das Überleben umso länger ist, je früher das Karzinom entdeckt und einer adäquaten Therapie zugeführt wird. Eine Reihe von Screening-Studien unter Einsatz des Röntgen-Thoraxübersichtsbildes und der Sputumzytologie konnte jedoch keinen Überlebensvorteil durch das Screening von Risikoprobanden belegen [4, 6–8, 14, 16–17, 23]. Jüngere Studien unter Einsatz der low-dose Computertomografie (LDCT) waren prospektive Kohortenstudien und somit in ihrer Aussage limitiert aufgrund des sogenannten *lead time bias*, d.h. es ist unklar, ob die Entdeckung der Erkrankung in einem frühen Stadium einem tatsächlichen *stage shift* oder einer Überdiagnose entspricht. Daher haben Screening-Studien die Fragen aufgeworfen bezüglich falsch-positiver Befunde, Überdiagnose, Lebensqualität und Kosten, Morbidität und Letalität sowie unnötiger chirurgischer Aktivitäten. In keinem Gesundheitswesen wird derzeit ein Screening bezüglich Lungenkarzinom empfohlen.

Die impliziten Schwächen einer einarmigen Kohortenstudie werden vermieden durch randomisierte kontrollierte Studien. Gupal et al. [10] haben einen systematischen Review und eine Metaanalyse der aktuell offenen randomisiert-kontrollierten Screening-Studien mit LDCT vorgenommen. Von den weltweit bislang neun offenen oder abgeschlossenen randomisiert-kontrollierten Studien konnten sechs für die Metaanalyse verwendet werden.

Aktuell sind fünf Studien noch offen, die die LDCT mit Kontrollgruppen vergleichen, welche entweder kein Screening erhalten oder lediglich einer Thoraxröntgen-Aufnahme unterzogen werden. Da die endgültigen Ergebnisse dieser Studien erst in einigen Jahren verfügbar sein werden, wurden Surrogat-Endpunkte definiert und hierfür mehr als 14 000 Individuen gepoolt. Als Surrogat-Marker dienten die Anzahl nicht kleinzelliger Lungenkarzinome im Stadium I, die Anzahl sämtlicher entdeckter Karzinome, die Anzahl falsch-positiver Befunde sowie unnötiger Thorakotomien.

Das Screening mittels LDCT resultiert in einer signifikant höheren Anzahl entdeckter nicht kleinzelliger Lungenkarzinome im Stadium I, einer höheren Anzahl auch höherer Stadien einschließlich kleinzelliger Karzinome, einer höheren Anzahl falsch-positiver Befunde und unnötiger Thorakotomien. Je 1 000 gescreenter Individuen wurden neun nicht kleinzellige Lungenkarzinome im Stadium I sowie 235 falsch-positive Läsionen entdeckt und vier Thorakotomien bei benignen Läsionen durchgeführt.

Während sich in der klinischen Realität nur etwa 16–20 % aller Karzinomträger im Stadium I befinden, betrug die Rate in den Screening-Studien 70 % und war damit nahezu vierfach höher im Vergleich zu den Kontrollarmen. Der Vorteil einer Frühdiagnose könnte aufgehoben werden durch die Nachteile des Screening, wozu die Überdiagnose, die Entdeckung falsch-positiver Befunde und das Erfordernis einer weiterführenden Diagnostik wie Follow-up, wiederholte bildgebende Untersuchung, Biopsie und gegegebenenfalls Operation gehören. Individuen im Screening-Arm mit LDCT hatten eine 3,1-fach höhere Wahrscheinlichkeit eines falsch-positiven Befundes im Vergleich zum Kontrollarm, was in einer Häufigkeit von einer unnötigen Operation je 250 Hochrisiko-Individuen resultiert. Nicht berücksichtigt wurden in dieser Metaanalyse andere Surrogat-Endpunkte wie die Anzahl unnötiger Bronchoskopien und transbronchialer bzw. transthorakaler Biopsien anlässlich benigner Läsionen.

Zahlreiche offene Fragen verbleiben im Zusammenhang mit Screening-Studien für das Lungenkarzinom, dazu gehört die Frage nach der optimalen Frequenz, Länge und Kollimation der LDCT sowie nach einem Protokoll für das Follow-up nicht kalzifizierter Läsionen. Das PET/CT wurde bisher nicht als Modalität im Rahmen von Screening-Studien für das Lungenkarzinom eingesetzt, zeigt jedoch in einer prospektiven Studie an gesunden Probanden lediglich eine Sensitivität von 50 % in Bezug auf die Entdeckung von Karzinomen, darunter auch Lungenkarzinome [19].

Zu den zahlreichen Limitationen und Nachteilen derartiger Studien zählt zweifellos auch der psychologische Aspekt des Screening selbst, welches bei Individuen mit fraglichen Läsionen Ängste auslösen kann. Deren Anteil dürfte in Anbetracht der hohen Rate an falsch-positiven Läsionen nicht unbeträchtlich sein. Schließlich bedarf die Kosten-Nutzen-Abwägung einer eigenen Diskussion, bevor Screeningprogramme in nationale Leitlinien übernommen werden.

Die Metaanalyse liefert noch keine eindeutigen Anhaltspunkte für oder gegen das Screening des Lungenkarzinoms mittels LDCT, weshalb die finale Auswertung der offenen Studien abgewartet werden muss.

2 Rekonstruktion Vena cava superior

Sowohl benigne als auch maligne thorakale Prozesse erfordern mitunter die Resektion und den Ersatz der Vena cava superior, wobei der Erfolg der Operation von zahlreichen Variablen beeinflusst wird:

- die Dringlichkeit der Operation unter Berücksichtigung der vorbestehenden Einflussstauung
- das Ausmaß bereits bestehender Kollateralen
- die Länge und das Material des Interponats
- das Rekonstruktionsprinzip in Hinblick auf die Einbeziehung einer oder beider Brachiocephalvenen,

hinzu kommen sog. weiche Faktoren wie Operationszeit und Operationstechnik und schließlich patientenseitige Faktoren wie Koagulabilität und aktuelle Kreislaufverhältnisse. In Kenntnis dieser Variablen fällt es auch dem erfahrenen Operateur mitunter schwer zu entscheiden, ob und über welchen Zeitraum gegebenenfalls eine Antikoagulation zur Vermeidung einer frühen Okklusion des Interponats erfolgen soll. Die Nachteile einer zu starken Beeinflussung der Gerinnung liegen auf der Hand, zumal der Venenersatz im Allgemeinen mit weiteren komplexen Resektionen vergesellschaftet ist.

Es erstaunt daher nicht, dass die Daten aus der Literatur bezüglich der Frage nach Prothesenmaterial, Operationstechnik und Antikoagulation bis dato wenig hilfreich waren. Okereke et al. berichteten nun über das bisher größte Patientenkollektiv (n=38), das innerhalb eines 18-Jahre-Zeitraumes mit stets identischem Prothesenmaterial versorgt wurde [20]. Die Autoren verwendeten ausschließlich ringverstärktes PTFE-Material, wobei der Durchmesser zwischen 8 und 19 mm schwankte, in der Hälfte der Fälle 16 mm betrug. Ausschlaggebend war letztlich stets die Tatsache, ob die herzferne Anastomose mit einer der Brachiocephalvenen oder einem Stumpf der Vena cava hergestellt wurde. Die favorisierte Rekonstruktion wurde im Laufe der Zeit die Interposition zwischen der rechten Brachiocephalvene und der zentralen Vena cava bei gleichzeitiger Unterbindung der linksseitigen Brachiocephalvene. Einbezogen waren ausschließlich Patienten, die sich einer kompletten Tumorresektion mit negativen Resektionsrändern unterzogen. 2 Patienten waren perioperativ verstorben, die mediane Nachbeobachtungszeit für die verbliebenen 36 Patienten betrug 15 Monate, wobei lediglich bei 2 Patienten eine Okklusion der Prothese beobachtet wurde. Kein Patient hatte eine unmittelbar postoperative Okklusion, keiner der 38 Patienten jemals die Zeichen eines postoperativen Vena cava superior-Syndroms entwickelt. Lediglich die ersten 3 Patienten dieser Serie wurden postoperativ einer Antikoagulation mit Warfarin unterworfen. Aufgrund einer Nachblutung wurde das Konzept geändert und auf die alleinige Gabe von Acetylsalicylsäure umgestellt.

Zusammengefasst erscheint vorteilhaft die Verwendung ringverstärkter PTFE-Prothesen mit ausreichend weitem Durchmesser, die Bevorzugung der rechtsseitigen Brachiocephalvene (über die offensichtlich ein höherer Fluss erzielt wird als bei Anastomosierung mit der linksseitigen Brachiocephalvene), die Vermeidung einer Klemmen-Ansetzung an das Prothesenmaterial (was Beschädigungen der Innenwand und konsekutiv Thrombosen provozieren kann), sowie schließlich die Beschränkung auf Acetylsalicylsäure als Antikoagulans für die Langzeittherapie.

3 Bedeutung von Mikrometastasen für die Prognose des Lungenkarzinoms

Die Bedeutung von Mikrometastasen in regionären Lymphknoten bei Lungenkarzinom für die Prognoseabschätzung und gegebenenfalls Therapieentscheidungen wird unterschiedlich interpretiert. Hierfür ist eine Reihe von Faktoren verantwortlich: Definition der Mikrometastasen, Verwendung unterschiedlicher Antikörper für immunhistochemische Verfahren, unterschiedliche Standards der chirurgischen Lymphknotendissektion, Standards der Routine-Histopathologie u.a. Unter Berücksichtigung all dieser Faktoren kommen die Autoren Herpel et al. zu Resultaten, die für die pathohistologische Aufarbeitung des Operationsmaterials bei Lungenkarzinom einen neuen Standard setzen könnten [12]. Bei 170 Patienten im Stadium I und II des nicht kleinzelligen Lungenkarzinoms wurde nach kompletter Resektion in den dissezierten Lymphknoten nach Mikrometastasen gefahndet. Die mediane Anzahl entfernter Lymphknoten/Patient betrug 31 (davon in N1-Position median 16, in N2-Position median 15). Unter Verwendung verschiedener Zytokeratin-Antikörper wurden immunhistochemisch bei 82 Patienten (48,2 %) Mikrometastasen detektiert, wobei sich der Antikörper KL-1 als sensitivster Marker (Sensitivität 99,5 %) herausstellte. Das Auffinden von Mikrometastasen resultierte in einem theoretischen Upstaging von 39 Patienten (20,5 %), dabei hatte die Detektion von Mikrometastasen in ansonsten histopathologisch negativen Lymphknoten für die Prognose eine signifikante Bedeutung: Im Vergleich zu Patienten mit mikrometastatischem Befall in N1-Position und Patienten ohne Nachweis von Mikrometastasen in regionären Lymphknoten war bei mikrometastatischem Befall der N2-Stationen das krankheitsfreie Intervall signifikant schlechter (p=0,022).

Zusammengefasst wurden bei nahezu 50 % der Patienten (Stadium I und II) zusätzliche Mikrometastasen entdeckt. In der Literatur wird eine Prävalenz von Mikrometastasen zwischen 10,4 % und 70,5 % berichtet, wobei sich die Unterschiede aus Tumorcharakteristika, Stadien und immunhistologischen Verfahren, schließlich auch aus der Definition von Mikrometastasen ergeben (obwohl Mikrometastasen durch die UICC/AJCC eindeutig definiert sind: als Tumorläsion in einem Durchmesser zwischen 0,2 und 2 µm, die durch Routine HE-Färbung entdeckt werden können und Mitosen und Invasionszeichen aufweisen [1, 25]). Hiervon sind abzugrenzen isoliert immunhistochemisch positiv gefärbte Zellen oder Zellansammlungen ohne Mitosen oder vaskuläre Invasion. Der in dieser Studie verwendete Marker KL-1 ist ein Breitspektrum-Keratinmarker in Form einer Mischung mehrerer monoklonaler Antikörper, der sich aufgrund seiner hohen Sensitivität als alleiniger Marker daher für die Routine anbietet. Auch für das Colonkarzinom hat sich KL-1 als geeigneter Marker zur Aufdeckung von Mikrometastasen bewährt. Hinsichtlich der prognostischen Bedeutung scheint sich eine Relevanz für Patienten mit mikrometastatischem Befall der N2-Position abzuzeichnen.

Eine weitere aktuelle Arbeit unterstützt die Auffassung, dass Mikrometastasen für das Staging und die Prognose relevant sind. Verhagen et al. analysierten retrospektiv die Prävalenz von Mikrometastasen und isolierten Tumorzellen in zwei Gruppen von Patienten, die sich einer kurativen Operation im Frühstadium des nicht kleinzelligen Lungenkarzinoms unterzogen hatten [26]. Gruppe 1 definierte sich über ein Follow-up über fünf Jahre ohne Auftreten eines Rezidivs, Gruppe 2 definierte sich über eine Gruppe gleicher Stadienzusammensetzungen, jedoch mit Rezidiventwicklung. In beiden Gruppen waren die N2-Lymphknotenstationen lichtmikroskopisch unauffällig.

Immunhistochemisch wurden sämtliche Lymphknoten reexaminiert. In der Gruppe ohne Rezidive wurden Mikrometastasen bzw. isolierte Tumorzellen nur bei einem Patienten entdeckt, dagegen in der Gruppe mit Rezidiven bei 6 von 16 Patienten (p=0,04).

Die Studie zeigt, dass die Prävalenz von Mikrometastasen bei Patienten, die sich einer kompletten Resektion des Lungenkarzinoms unterzogen hatten und Fernmetastasen entwickelten, signifikant erhöht ist im Vergleich zu stadiengleichen Patienten ohne Fernmetastasen. Auch diese Arbeit demonstriert mithin, dass eine minimale Beteiligung von Lymphknoten einer Tumordissemination entspricht, die tatsächlich auch klinisch relevant ist im Sinne einer Prädiktion von Rezidiven. Ob die Anwesenheit von Mikrometastasen innerhalb mediastinaler Lymphknoten mit einer gleich schlechten Prognose vergesellschaftet ist wie bei offensichtlichem Befall dieser Kompartimente wird in der Literatur noch widersprüchlich beurteilt. Es spricht indessen einiges dafür, dass Mikrometastasen die Vorstufe zur Entwicklung regulärer Lymphknotenmetastasen darstellen und insofern lediglich das Ergebnis einer sorgfältigen Untersuchung durch den Pathologen darstellen. Hierfür spricht die hohe Prävalenz mediastinaler Mikrometastasen bei Patienten mit Befall der N1-Kompartimente, wie in dieser Studie gezeigt.

Unstrittig ist die Bedeutung des Nachweises von Mikrometastasen für die Prognoseabschätzung, insofern wäre der Routineeinsatz einer entsprechenden Nachweismethode wünschenswert. Dies dürfte jedoch auf breiter Basis an Kosten und Zeitaufwand scheitern. Verhagen et al. berechneten für die Aufarbeitung von durchschnittlich 4,5 mediastinalen Lymphknotenstationen pro Patient mit einem Inhalt von durchschnittlich 2,4 Lymphknoten zusätzliche Kosten von $ 245 und einem Mehraufwand von 60 Minuten.

Mikrometastasen definieren potenziell eine Subgruppe, die sich für eine postoperative Systemtherapie eignet. In dem Maße, wie der Nachweis von Mikrometastasen für Therapiealgorithmen an Bedeutung gewinnt, dürfte die Rolle der PET-Diagnostik sowie der Ultraschall-gesteuerten Feinnadelaspiration mediastinaler und hilärer Lymphknoten im Hinblick auf die Sensitivität relativiert werden.

4 Chemotherapie bei Patienten mit resektablem nicht kleinzelligen Lungenkarzinom

In den vergangenen zwei Dekaden wurden in großer Zahl Studien zur Rolle der postoperativen (adjuvanten) Chemotherapie für das Überleben nach Lungenresektion bei nicht-kleinzelligem Lungenkarzinom durchgeführt. Die hierzu vorgenommenen Metaanalysen berichteten über eine hazard ratio von 0,74 bis 0,87 zugunsten der Chemotherapie [2, 11,13, 22]. In geringerer Zahl sind Untersuchungen zur Rolle der präoperativen (induktiven, neoadjuvanten) oder perioperativen Chemotherapie vor Lungenresektion durchgeführt worden. Auch für diese Studien konnte in Metaanalysen eine hazard ratio zwischen 0,66 und 0,88 zugunsten der Chemotherapie dargestellt werden [3, 5, 9, 18]. Sowohl die induktive als auch die adjuvante Chemotherapie haben auf dieser Grundlage Eingang in nationale Leitlinien für das nicht kleinzellige Lungenkarzinom gefunden. Konfrontiert mit einer Fülle von Daten fällt es dem Kliniker indes schwer zu entscheiden, von welchem „Timing" der Chemotherapie der Patient stärker profitiert. Lim et al. haben einen systematischen Review der randomisierten Studien vorgenommen mit dem Ziel, über eine indirekte Vergleichs-Metaanalyse die Auswirkungen der prä- oder postoperativen Chemotherapie für das Überleben der Patienten mit operablem Lungenkarzinom zu vergleichen [15]. Die systematische Literatursuche umfasste sämtliche randomisierten Studien bis 2007, unter Anwendung der Ausschlusskriterien verblieben schließlich 32 randomisierte Studien, in denen die Chemotherapie entweder präoperativ (oder prä- und postoperativ) oder postoperativ verabreicht wurde (n=10 bzw. n=22). Insgesamt entsprach dies Datensätzen von 1 637 Patienten. Für das Gesamtüberleben ergab sich eine hazard ratio für die postoperative Chemotherapie von 0,8 (0,74 bis 0,87; p < 0,001), für die präoperative Chemotherapie von 0,81 (0,68 bis 0,97; p=0,024), somit fand sich kein statistisch signifikanter Unterschied.

Für den sekundären Endpunkt „krankheitsfreies Überleben" konnten 15 Studien für die postoperative Chemotherapie und sieben für die präoperative Chemotherapie ausgewertet werden. Auch bezüglich dieses Parameters errechnete sich kein signifikanter Unterschied. Ebenso erbrachte die stadienbezogene Betrachtung hinsichtlich der 5-Jahres-Überlebenswahrscheinlichkeit keinen signifikanten Unterschied (Stadium IIA bis IIIA auf der Basis der 6. Auflage der TNM-Klassifikation). Lediglich unter Berücksichtigung der höheren Zahl an Studien zu postoperativer Chemotherapie sowie nach Ausschluss der Studien mit perioperativer Chemotherapie errechnete sich ein marginaler statistischer Vorteil für die postoperative Chemotherapie.

Der absolute Überlebensvorteil ist mit etwa 4 % bis 5 % über fünf Jahre zu veranschlagen. Dies ergab auch eine Metaanalyse, die 2008 publiziert wurde [21] und Studien eingeschlossen hatte, die mindestens 150 Patienten auswerten konnten. Für das Stadium IB konnte kein Vorteil der adjuvanten Chemotherapie demonstriert werden, fur Stadium IA sogar ein signifikanter Nachteil.

Für die Zukunft gilt es, Subgruppen von Patienten zu definieren, die den größten Nutzen von einer adjuvanten Chemotherapie erwarten können. Ein Beispiel hierfür ist die K-ras-Mutation, die spezifisch in der JBR10-Studie überprüft wurde [27]. Patienten mit einer K-ras-Mutation zeigten keinen Vorteil unter adjuvanter Chemotherapie. Auch molekulare Tumorcharakteristika könnten den spezifischen Typ der adjuvanten Therapie vorgeben. So sind Mutationen des Epidermal-Growth-Factor-Receptor (EGFR) mit einer erhöhten Sensitivität gegenüber Gefitinib und Erlotinib assoziiert (selektive Inhibitoren der Tyrosinkinase-Domäne des EGF-Rezeptors).

Ein bisher wenig beachteter, jedoch entscheidender Nachteil der präoperativen Chemotherapie ist die negative Beeinflussung der Diffusionskapazität [24]. In dieser retrospektiven Untersuchung an 66 Patienten waren postoperative Komplikationen signifikant häufiger mit einer niedrigen DLCO assoziiert. Dies ist eines der Argumente, das uns veranlasst, in der eigenen Klinik Patienten im Stadium IIA bis IIIA, einschließlich N2-unilevel ausschließlich der postoperativen Chemotherapie nach kompletter Resektion des nicht kleinzelligen Karzinoms zuzuführen.

Literatur

[1] AJCC Cancer Staging Manual, 7th Ed. Springer, New York 2009

[2] Alam N, Darling G, Evans WK et al.: Lung Cancer Disease Site Group of Cancer Care Ontario's Program in Evidence-Based Care. Adjuvant chemotherapy for completely resected non-small cell lung cancer: a systematic review. Crit Rev Oncol Hematol 2006; 58: 146–155

[3] Berghmans T. Paesmans M, Meert AP et al.: Survival improvement in resectable non-small cell lung cancer with (neo)adjuvant chemotherapy: results of a meta-analysis of the literature. Lung Cancer 2005; 49: 13–23

[4] Berlin NI, Buncher CR, Rontana RS et al.: The National Cancer Institute Cooperative Early Lung Cancer Detection Program. Results of the initial screen (prevalence). Early lung cancer detection: Introduction. Am Rev Respr Dis 1984; 130: 545–549. [EBM III]

[5] Burdett S, Stewart LA, Rydzewska L: A systematic review and meta-analysis of the literature: chemotherapy and surgery versus surgery alone in non-small cell lung cancer. J Thorac Oncol 2006; 1: 611–621

[6] Flehinger BJ, Kimmel M, Polyak T et al.: Screening for lung cancer. The Mayo Lung Project revisited. Cancer 1993; 72: 1573–1580. [EBM IIb]

[7] Fontana RS: The Mayo Lung Project: a perspective. Cancer 2000; 89: 2352–2355. [EBM IIb]

[8] Frost JK, Ball WC Jr, Levin ML et al.: Early lung cancer detection: results of the initial (prevalence) radiologic and cytologic screening in the Johns Hopkins study. Am Rev Respir Dis 1984; 549–554. [EBM IIb]

[9] Gilligan D, Nicolson M, Smith I et al.: Preoperative chemotherapy in patients with resectable non-small cell lung cancer: results of the MRC LU22/NVALT 2/EORTC 08012 multicentre randomised trial and up-date of systematic review. Lancet 2007; 369: 1929–1937. [EBM Ib]

[10] Gupal M, Abdullah SE, Grady JJ et al.: Screening for lung cancer with low-dose computed tomography. J Thorac Oncol 2010; 5: 1233–1239. [EBM Ia]

[11] Hamada C, Tanaka F, Ohta M et al.: Meta-analysis of postoperative adjuvant chemotherapy with tegafur-uracil in non-small cell lung cancer. J Clin Oncol 2005; 23: 4999–5006

[12] Herpel E, Muley T, Schneider T et al.: A pragmatic approach to the diagnosis of nodal micrometastases in early stage non-small cell lung cancer. J Thorac Oncol 2010; 5: 1206–1207. [EBM IIb]

[13] Hotta K, Matsua K, Ueoka H et al.: Role of adjuvant chemotherapy in patients with resected non-small cell lung cancer: reappraisal with a meta-analysis of randomized controlled trials. J Clin Oncol 2004; 22: 3860–3867. [EBM Ia]

[14] Kubik A, Parkin DM, Khlat M et al.: Lack of benefit from semi-annual screening for cancer of the lung: follow-up report of a randomized controlled trial on a population of high risk males in Czechoslovakia. Int J Cancer 1990; 45: 26–33. [EBM IIa]

[15] Lim E, Harris G, Patel A et al.: Preoperative versus postoperative chemotherapy in patients with resectable non-small cell lung cancer. Systematic review and indirect comparison meta-analysis of randomized trials. J Thorac Oncol 2009; 4: 1380–1388. [EBM Ia]

[16] Marcus PM, Bergstralh EJ, Zweig MH et al.: Extended lung cancer incidence follow-up in the Mayo Lung Project and overdiagnosis. J Natl Cancer Inst 2006; 98: 748–756. [EBM IIb]

[17] Melamed MR: Lung cancer screening results in the National Cancer Institute New York study. Cancer 2000; 89: 2356–2362. [EBM IIb]

[18] Nakamura H, Kawasaki N, Taguchi M et al.: Role of preoperative chemotherapy for non-small cell lung cancer: a meta-analysis. Lung Cancer 2006; 54: 325–329

[19] Nishizawa S, Kojima S, Teramukai S et al.: Prospective evaluation of whole-body cancer screening with multiple modalities including 18F fluorodeoxyglucose positron emission tomography in a healthy population: a preliminary report. J Clin Oncol 2009; 27: 1767–1773. [EBM III]

[20] Okereke IC, Kesler KA, Rieger KM et al.: Results of superior vena cava reconstruction with externally stented-polytetrafluoroethylene vascular prostheses. Ann Thorac Surg 2010; 90: 383–387. [EBM III]

[21] Pignon JP, Tribodet H, Scagliotti GV et al.: Lung adjuvant cisplatin evaluation: a pooled analysis by the LACE Collaborative Group. J Clin Oncol 2008; 26: 3552–3559. [EBM IIa]

[22] Sedrakyan A, Van Der Meulen J, O'Byrne K et al.: Postoperative chemotherapy for non small cell lung cancer: a systematic review and meta-analysis. J Thorac Cardiovasc Surg 2004; 128: 414–419

[23] Stitik FP, Tockman MS: Radiographic screening in the early detection of lung cancer. Radiol Clin North Am 1978; 16: 347–366 [EBM IIb]

[24] Takeda S, Funakoshi Y, Kadota Y et al.: Fall in diffusing capacity associated with induction therapy for lung cancer: A predictor of postoperative complication? Ann Thorac Surg 2006; 82: 232–236. [EBM III]

[25] UICC. TNM Classification of Malignant Tumors, 7th Ed. Hoboken: Wiley-Blackwell 2009

[26] Verhagen AF, Bulten J, Shirango H et al.: The clinical value of lymphatic micrometastases in patients with non-small cell lung cancer. J Thorac Oncol 2010; 5: 1201–1205. [EBM IIb]

[27] Winton T, Livingston R, Johnson D et al.: Vinorelbin plus cisplatin vs. observation in resected non-small cell lung cancer. New Engl J Med 2005; 352: 2589–2597. [EBM Ib]

3.2 Was gibt es Neues in der Herzchirurgie?

M. Kamler, D. Wendt und H. Jakob

1 Einleitung

Vor 40 Jahren, am 09.01.1971, fand die Gründungsversammlung der Deutschen Gesellschaft für Thorax-, Herz- und Gefäßchirurgie statt. Zu diesem Zeitpunkt gab es in Deutschland 16 herzchirurgische Zentren mit ca. 2 000 durchgeführten Herzoperationen pro Jahr. Nach einer zunächst nur langsamen Entwicklung nahm die Anzahl der Herzzentren aufgrund eines enormen Patientendrucks mit langen Wartezeiten in den 80er-Jahren deutlich zu, bis zu dem heutigen Stand von 80 herzchirurgischen Zentren. In diesen wurden im Jahr 2009 insgesamt 162 417 Herzoperationen mit und ohne Herzlungenmaschine durchgeführt. Auf 1 Million Einwohner bezogen ergibt dies in Deutschland durchschnittlich 1 985 Herzoperationen. Damit ist in Deutschland eine flächendeckende Versorgung durch insgesamt 769 Fachärzte für Herzchirurgie und 72 mit der Schwerpunktbezeichnung Thorax- und Kardiovaskularchirurgie gewährleistet. Das Leistungsspektrum umfasst dabei die Koronarchirurgie, die Klappenchirurgie mit neuen interventionellen Verfahren, die Aortenchirurgie, die Korrektur/Palliation angeborener Herzfehler, die thorakale Transplantation von Herz und Lunge sowie die Implantation von Herzunterstützungssystemen, die Schrittmacher- und Kardiovertereingriffe sowie weitere extrakardiale Eingriffe, wie Ersatz- und Endostent der Aorta abdominalis sowie Gefäßeingriffe.

Im Bereich der operativen Therapie von Klappenerkrankungen und Aortenerkrankungen ist die Fallzahl bisher stabil bis steigend. Aufgrund der Zunahme der Erkrankungsschwere sowie eine immer älter werdenden Patientenkollektivs beschäftigt sich die Herzchirurgie intensiv mit der Suche nach schonenden und interventionellen Verfahren. Dabei spielt auch der Wunsch der Patienten nach schmerzfreier, kosmetisch optimaler Behandlung eine große Rolle. In diesem Bericht werden Verfahren zur Behandlung der Herzklappen und der Aorta vorgestellt. Dabei wird diskutiert, ob diese neuen Verfahren hinsichtlich der Ergebnisqualität mit dem Goldstandard, d.h. mit der bisher besten verfügbaren Therapie vergleichbar sind.

2 Mitralklappenchirurgie

Unbehandelte Mitralvitien sind bewiesenermaßen der Grund für erhöhte Morbidität und Letalität [4]. Mit 5 190 isolierten Mitralklappenoperationen (11 489 bei Kombinationseingriffen) hat dieses Verfahren in Deutschland im Jahr 2009 einen neuen Höchststand erreicht. Die Krankenhaussterblichkeit lag dabei bei 4 % [15].

Die Reparatur der Mitralklappe bei degenerativer Mitralklappeninsuffizienz hat sich als gängige Methode etabliert, da sich gegenüber dem Klappenersatz ein Überlebensvorteil bietet [10]. Aufgrund guter Ergebnisse der Mitralklappenrekonstruktionen gibt es durch die Fachgesellschaften nun auch die Empfehlung zur Operation noch asymptomatischer Patienten, wenn die Chance zur erfolgreichen Rekonstruktion gut ist (90 %). Ebenfalls wenn neu aufgetretenes Vorhofflimmern besteht, welches durch einen rhythmuschirurgischen Eingriff beseitigt werden kann (oder PA-Druck < 50 mmHg) [6].

Aus diesem Grunde nimmt die Anzahl der Mitralklappenrekonstruktionen weiter zu und hat in Deutschland 64 % erreicht. Dabei liegt die Krankenhaussterblichkeit bei 2 % vs. 7 % beim Ersatz. Allerdings wird der Klappenersatz bei schwereren Krankheitsbildern wie Endokarditis oder Mitralstenose überproportional häufiger erforderlich, sodass die Vergleichbarkeit der Techniken aus diesen Zahlen nicht möglich ist.

2.1 Mitralklappenrekonstruktion

Zur Rekonstruktion der Mitralklappe etablierte sich neben dem bisherigen Goldstandard, der quadrangulären Segelresektion, die von Opell und Mohr beschriebene Chordaeersatzplastik [43]. Die Ergebnisse der Techniken sind vergleichbar, die Chordaeplastik zeigt aber tendenziell weniger Reoperationen im 5-Jahres-Verlauf [36]. Dabei wird die Technik der Annuloraphie durch die Applikation verschiedener Ringimplantate (offen, geschlossen, rigide, flexibel) ständig weiter verfeinert. Neben der reinen Verkleinerung der Ringgröße in zwei Ebenen wird bei Neuentwicklungen die 3. Dimension berücksichtigt.

So wird durch Anheben der Annulusebene das betroffene Segel in eine optimierte Position zum Klappenschluss gebracht [11]. Andere Entwicklungen (im Versuchsstadium) erlauben die Einstellung der Größe des implantierten Ringes nach Implantation unter Ultraschallkontrolle, in der Zukunft evtl. sogar im postoperativen Verlauf.

Von Langer et al. aus der Homburger Gruppe um H.J. Schäfers wurde 2009 eine neue Methode zur Korrektur der Mitralinsuffizienz bei ischämischen Vitien mit dilatiertem linkem Ventrikel und sogenanntem „tenting" der Segel vorgeschlagen. Dabei wird zusätzlich zur Ringannuloplastie eine Naht am Papillarmuskel angelegt, die dann unterhalb des Aortenannulus ausgeführt wird. Durch Anheben oder Reposition des Papillarmuskels kann so die Pathologie des Vitiums korrigiert werden. Dies geschieht unter Echokontrolle am schlagenden Herzen, bietet also den Vorteil der Kontrolle unter Volllast des Herzens [24, 25].

Entscheidend für den Langzeiterfolg bei der Rekonstruktionschirurgie ist die Betrachtung der Mitralklappe inklusive Annulus, beider Segel und des Halteapparates. Retrospektive Analysen von großen Kollektiven zeigen, dass nur dann beste Ergebnisse erzielt werden, wenn der gesamte Mitralapparat behandelt wird [13, 22]. Dies ist besonders wichtig im Hinblick auf Entwicklungen mittels neuer perkutaner oder vaskulärer Applikationen, die im Anfangsstadium der Entwicklung meist nur Teile der Pathologie korrigieren können.

2.2 Endoskopische Mitralchirurgie

Aufgrund signifikanter Entwicklungen optischer Systeme, des Instrumentariums sowie der Technologie der Herz-Lungen-Maschine können seit einigen Jahren die minimalinvasive Mitral- und Trikuspidalklappenchirurgie sowie weitere Operationen durch zunehmend kleinere Inzisionen durchgeführt werden (Abb. 2). Hierbei wird die Herz-Lungen-Maschine über die Leistengefäße angeschlossen, die Aorta entweder mittels endovaskulären Ballons über die Leistenarterie oder mittels der sogenannten Chitwoodklemme abgeklemmt, für die eine kleine thorakale Inzision erforderlich ist. Inzwischen gibt es zahlreiche retrospektive Analysen der Ergebnisse mit minimal-invasiver Technik im Vergleich zum Goldstandard der medianen Sternotomie. Hierbei zeigt die endoskopische Technik exzellente frühpostoperative Ergebnisse, aber auch im Langzeitüberleben zeigen sich keine Unterschiede im Vergleich zur konventionellen Operationsmethode [18]. Unterschiede finden sich hinsichtlich der Bypass- und Aortenabklemmzeit, welche bei den endoskopischen Verfahren signifikant länger sind, insbesondere in der Lernkurve [38], was sich jedoch hinsichtlich Morbidität und Letalität nicht auswirkt. Die Beatmungsdauer allerdings und somit der Intensiv- bzw. Krankenhaus-

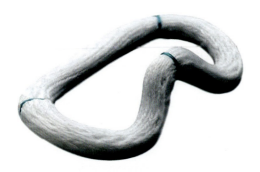

Abb. 1: Beispiel Annuloraphiering 3 D.

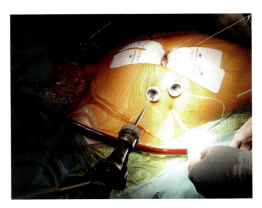

Abb. 2: Endoskopischer OP-Zugang bei AV-Klappenchirurgie.

aufenthalt ist bei den minimal-invasiven Verfahren jedoch verkürzt, was auch für die postoperativen Schmerzen gilt [23]. Trotz adäquater Ergebnisse spielt der Operationsroboter kaum eine Rolle, da teuer, personal- und zeitaufwändig [26]. Der aktuelle Stand der Literatur erlaubt die Aussage, dass die minimal-invasive AV-Klappenchirurgie sicher ist und eine dauerhafte Alternative zum herkömmlichen Zugangsweg mit vergleichbarer oder geringerer Morbidität und Letalität darstellt [34]. Dies gilt auch für Re-Eingriffe bei vorher konventionell operierten Patienten [8, 35]. Im Vergleich zur konventionellen Sternotomie werden in Deutschland über 30 % der isolierten Mitralklappeneingriffe minimalinvasiv und/oder endoskopisch assistiert durchgeführt [15].

2.3 Transapikaler Zugang zur Mitralklappe

Eine weitere aktuelle Neuerung ist die sogenannte transapikale Chordaersatzplastik. Hierbei wird am schlagenden Herzen über den Apex des linken Ventrikels ein Instrument eingeführt, welches es erlaubt unter simultaner transösophagealer echokardiografischer Kontrolle das prolabierende Mitralklappensegel zu greifen, dieses Segel dann mit „Neochordae" aus Goretex zu versehen, welches dann nach extern geführt werden. Unter echokardiografischer Kontrolle kann dann die Länge der Fäden adaptiert und fixiert werden. Klinische Ergebnisse mit diesem neuen Device liegen derzeit jedoch noch nicht vor [28].

2.4 Mitraclip

Das Verfahren funktioniert nach dem Prinzip der „double orifice"-Technik nach Alfieri [2]. Dabei wird perkutan ein Clip zur Verbesserung der Koaptation beider Segel eingebracht. Klinisch wird das Verfahren bisher bei Hochrisikopatienten mit schwerster Mitralinsuffizienz verwendet und in der Regel von interdisziplinären Teams, bestehend aus Kardiologen und Herzchirurgen, durchgeführt. Erste Ergebnisse von Machbarkeitsstudien zeigen eine Reduktion des Schweregrades der Insuffizienz sowie eine klinische Besserung der Symptomatik bei den meisten Patienten [12]. Eine kontrollierte, randomisierte und multizentrische Studie zum Vergleich mit der Chirurgie wird zurzeit durchgeführt (EVEREST II) [29].

3 Aortenklappenchirurgie

War bisher die Indikation zur operativen Therapie auf die symptomatischen Aortenvitien (Aortenstenose) beschränkt, empfehlen die internationalen Fachgesellschaften zur Prognoseverbesserung nun eine proaktive Therapie auch für die asymptomatische Aortenstenose, wenn: Vmax > 4 m/s, AVA < 1 cm^2 oder der mittlere Gradient > 40 mmHg beträgt. Andere Kriterien sind Symptome bei Belastungstests, eingeschränkte LV-Auswurffraktion < 50 % oder bei Kombinationseingriffen wie ACVB [6].

3.1 Rekonstruktion der Aortenklappe

Bei der Aortenklappeninsuffizienz hat sich die Rekonstruktionschirurgie in den letzten beiden Dekaden zu einer differenzierten Chirurgie entwickelt, die verschiedene Aspekte wie Dilatation der Aorta ascendens, Taschenprolaps oder Ringdilatation berücksichtigt. Auch bei kongenitalen bikuspiden Aortenklappen kommen Rekonstruktionsverfahren zum Einsatz [1, 7]. Rekonstruktionstechniken beinhalten Wurzelremodeling, Reimplantationstechniken, Klappenresuspension, Klappenreparatur sowie die Kombination der Verfahren. Die Ergebnisse der Rekonstruktionstechniken sind, soweit in retrospektiven Analysen publiziert, gut [32, 33]. Zahlenmäßig werden bisher in Deutschland wenige Aortenklappenrekonstruktionen registriert im Verhältnis zur Anzahl der durchgeführten Eingriffe (120 vs. 11 981). Mögliche Ursachen sind Zurückhaltung der Operateure aufgrund verlängerter Operationsdauer, aber auch unzureichende Dokumentationsmöglichkeiten mit dem bisherigen OPS-Kodierungssystem, das hier noch unzureichende Möglichkeiten bietet.

3.2 Aortenklappenersatz

Der chirurgische Aortenklappenersatz stellt den Goldstandard der Therapie der Aortenklappenerkrankung dar, bei geringen Komplikationsraten und einer 30-Tage-Letalität von 2–3 %. Im Langzeitverlauf sind 5-Jahres-Überlebensraten von 76 % zu erwarten, die der der alters- und geschlechtsgleichen deutschen Normalbevölkerung nahezu entsprechen (mittleres Alter bei Operation: 68 Jahre) [45].

In den westlichen Industrienationen vollzieht sich ein demografischer Wandel. So sind mittlerweile fast 12 % der Patienten, die sich in Deutschland einem herzchirurgischen Eingriff unterziehen älter als 80 Jahre [15, 19]. Um dieser Herausforderung zu begegnen, wurden in den letzten Jahren vermehrt minimal-invasive, schonende Verfahren entwickelt, die chirurgisch oder katheterbasiert/interventionell durchzuführen sind. Dabei sind vier wesentliche Entwicklungsstufen zu nennen. Der chirurgische Zugang über partielle Sternotomie mit ansonsten konventioneller Operation ist mit exzellenten Ergebnissen durchzuführen und in vielen Kliniken Standard (ca. 10 % der AK-Operationen in Deutschland). Die nächste Stufe ist die Beschleunigung der Operation durch die Entwicklung und Verwendung sogenannter nahtloser Klappen. Historisch betrachtet geht diese Idee auf Magovern zurück, der bereits in den 60er-Jahren diese Technik mittels mechanischer Prothese mit Widerhaken aus Metall klinisch angewandt hat [28]. Heute sind die nahtlosen Klappen in der Regel glutaraldehyd-fixierte biologische Herzklappenprothesen aus equinem Perikard verschiedener Hersteller, welche auf einem Nickel-Titan-Gerüst fixiert sind. Die Eigenschaften von Nitinol® erlauben es, dass der Stent unter kalten Bedingungen extrem verformbar ist und unter Erwärmung in seine ursprüngliche Form zurückspringt (Abb. 3). Aktuelle Studien berichten über sehr geringe Gradienten nach Implantation dieser nahtlosen Prothesen was dem gerüstlosen Design dieser Prothesenart zuzuschreiben ist. Erste mittelfristige Ergebnisse von 4,5 Jahren zeigen ebenso exzellente hämodynamische Resultate mit niedrigsten transvalvulären Gradienten [31].

Andere Modelle werden zusätzlich zum nativen Aortenklappenannulus auch im Sinus Valsalvae durch elastische Rückstellkräfte verankert (Abb. 4a). Für die Implantation werden lediglich drei Führungsnähte am Nadir des Aortenklappenannulus platziert, die eine Rotation der Prothese während

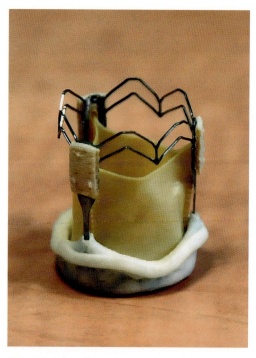

Abb. 3: Nahtlose Bioprothese mit Nitinol®-Gerüst.

Was gibt es Neues in der Herzchirurgie? 3.2

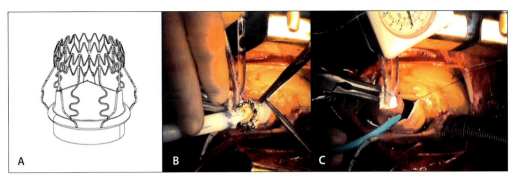

Abb. 4: A) Nitinol®-Gerüst Nahtlosprothese, B) intraoperativer Situs mit Platzierung der Führungsnähte, C) Nachdilatation mittels Valvuloplastieballons.

des Einführens verhindern sollten. Weiterhin wird diese Prothese unter warmem Wasser mit einem Valvuloplastieballon nachdilatiert (Abb. 4b und c). Die gesamte operative Prozedur wird hierdurch beschleunigt und sowohl die Ischämiezeit des Herzens wie auch die Bypasszeit und Operationszeit werden deutlich verkürzt [37]. Vor allem bei Kombinationseingriffen kann die Reduktion der Ischämiezeit extrem wichtig sein.

Auch an der Möglichkeit, mechanische Aortenklappen nahtlos zu implantieren wird aktuell intensiv gearbeitet. Die Arbeitsgruppe um Berreklouw entwickelt ein neues Verankerungssystem, ebenfalls nitinolbasiert, welches es ermöglicht, eine Standard-Mechanoprothese nahtlos zu implantieren. Dieses Verfahren ist zurzeit noch in der tierexperimentellen Phase, zeigt jedoch sehr erfolgversprechende Ergebnisse [5].

Ein weiterer interessanter Ansatz ist die einmalige Implantation eines Ringes in Aortenklappenposition. Auf diesen Ring wird eine biologische Aortenklappe ausgesetzt und eingeklinkt, welche bei Restenose oder Verkalkung ausgetauscht werden kann. Somit wäre es zukünftig eventuell möglich, auch jüngeren Patienten eine biologische Aortenklappe zu implantieren, was mit einem Verzicht von Marcumar® einhergeht.

3.3 Katheterbasierter Aortenklappenersatz

Die erste erfolgreiche sogenannte „Transkatheter-Herzklappen-Implantation" gelang Alain Cribier et al. im Jahre 2002, basierend auf einer Beschreibung von Andersen et al. [3, 9]. Grundsätzlich kann man hierbei zwei Typen von Prothesen unterscheiden: einerseits die selbstexpandierbaren Prothesen, welche aus Nitinol® bestehen, andererseits ballonexpandierbare Prothesen, die aufgrund ihres Aufbaus aus einem Stahlgerüst die Expansionskräfte des Ballons für ihre Implantation benötigen. Weitere Typen sind in klinischer Erprobung. Fortschritte sind dabei die Möglichkeit der anatomisch korrekten Implantation sowie die Repositionierungsmöglichkeit der Prothese bei zu tiefer oder hoher Implantation.

Als mögliche Zugangswege für die Transkatheter-Herzklappenimplantation kommen aktuell sowohl der transfemorale (retrograde, perkutane) Zugangsweg, als auch die chirurgischen Zugangswege über den linksventrikulären Apex (transapikal), über die Aorta ascendens (transaortal) als auch transsubklavikulär infrage. Die Durchführung geschieht in der Regel durch ein interdisziplinäres Team aus Kardiologen und Herzchirurgen.

Die initial schlechten Ergebnisse dieser Techniken konnten in den letzten zwei Jahren aufgrund von technischen Neuerungen, Überwinden von Lernkurven und strenger Indikationsstellung immer weiterverbessert werden, die Eingriffe gehören an großen Herzzentren zur klinischen Routine. Derzeit liegt die 30-Tages-Mortalität bei deutlich unter 10 % und erste mittelfristige Ergebnisse zeigen exzellente hämodynamische Daten sowie keinerlei Degenerationen der Prothesen [16]. Auch bei Reoperationen sowie als „valve-in-valve"-Konzept bei multimorbiden Patienten scheinen die Transkatheter-Aortenklappen eine minimalinvasive und schonende Alternative zu sein [30]. In Deutschland wurden 2009 bereits über 2000 Transkatheterklappen eingesetzt mit steigender Tendenz.

4 Aortenchirurgie

Die akute Aortendissektion vom Typ A ist eine lebensbedrohliche Notfallsituation, die eine sofortige chirurgische Intervention erfordert. Sobald die Verdachtsdiagnose gestellt ist, sollte der Patient unverzüglich in ein Zentrum mit einem Hybrid-OP verlegt werden, um eine sofortige Diagnostik mit ggf. anschließender Intervention oder Operation durchführen zu können. Die verwendeten operativen und protektiven Strategien sind in Deutschland und international uneinheitlich und reichen von unterschiedlich hypothermer Neuro- und Kreislaufprotektion über verschiedene Kanülierungs- und Perfusionstechniken bis hin zu unterschiedlichen Operationsansätzen mit Ascendensersatz, Ascendens- und Bogenersatz oder Ascendens- plus Bogenersatz inklusive Descendensstenting durch sogenannte Elephant-Trunks oder Descendens-Stentprothesen. Ein neuer Ansatz bei der Kanülierung ist die direkte Kanülierung des wahren Lumens der Aorta ascendens bei der akuten Typ-A-Dissektion [20, 21].

4.1 Direkte Aortenkanülierung

Bei der direkten Kanülierung des wahren Lumens der Aorta ascendens, bei der akuten Typ-A-Dissektion, wird in der Notfallsituation bei Kreislaufinstabilität nach Entbluten des Kreislaufs über die Herzlungenmaschine die Aorta unter direkter Sicht kanüliert. Unter kontrollierten Bedingungen wird dagegen die Arteria axillaris kanüliert, hierunter scheint die neurologische Komplikationsrate geringer zu sein [17]. Eine echte Alternative scheint auch die Kanülierung der Arteria Carotis Communis zu sein, wie von Urbanski et al. beschrieben [42].

4.2 Wahl der Prothese

Bei der Wahl der Prothese ist eine Neuentwicklung besonders hervorzuheben, die stentbewehrte Aortenbogenprothese. Diese erlaubt, das Stenting der Aorta descendens sowie den Ersatz des gesamten Aortenbogens mit einer Prothese [21]. Durch dieses Vorgehen soll einerseits das falsche Lumen im Bereich der Aorta descendens okkludiert, aber auch die Komplikation des proximalen Endoleaks am Übergang von der Bogenprothese zur nativen Aorta verhindert werden und so ein einzeitiges Vorgehen möglich machen [40].

4.3 Intraoperative Angioskopie

Die Entscheidung, ob die neuartige Prothese eingesetzt wird, kann dabei nach angioskopischer Kontrolle und In-vivo-Inspektion der Aorta descendens intraoperativ am OP-Tisch erfolgen [39].

4.4 Aortenregister

Um einen Überblick über die verwendeten Methoden und Ergebnisse zu erzielen, wurde von der Deutschen Gesellschaft für Thorax- Herz- und Gefäßchirgie (DGTHG) im Juli 2006 ein Register für die akute Aortendissektion Typ A gegründet. Im April 2010 wurden erste Ergebnisse aus 33 Zentren von 676 operierten Patienten veröffentlicht. Bei der Aufnahme hatten 25 % der Patienten neurologische Symptome und 35 % ein Malperfusionssyndrom. Zwischen Symptombeginn und Beginn der Chirurgie lagen im Median zehn Stunden. In der Mehrzahl der Fälle wurde ein suprakoronarer Ersatz der Aorta ascendens durchgeführt (71,6 %). Ein partieller Bogenersatz erfolgte in 47 % der Fälle und ein totaler Bogenersatz in 15 % der Fälle. Dabei wurde bei 34 % ein zusätzlicher Aortenklappeneingriff durchgeführt. Die Durchschnittstemperatur des Körpers lag bei 23 °C. Die Kopfperfusion wurde in 31,5 Minuten mit einer Durchschnittstemperatur von 21,8 °C durchgeführt. Neue neurologische Komplikationen traten bei 11 % der Patienten postoperativ auf. Die 30-Tages-Mortalität lag bei 18,5 %. Das deutsche Register der akuten Typ-A-Aortendissektion ist das größte Register weltweit für Patienten mit dieser Diagnose [44].

Eine ähnliche, spezifischere Fragestellung verfolgte die Gruppe Jakob et al. Hier wurde ein europäisches Register zur Erfassung der Ergebnisse bei Operationen der akuten und chronischen Aortendissektion mit simultanem Descendensstenting erstellt. Aktuell im Dezember 2010 wurden Ergebnisse von 191 Patienten vorgestellt, die eine Kombination aus proximalem Aortenersatz mit antegradem Stentgrafting erhielten. Die Hospital-Letalität der akuten Dissektionspatienten war in diesem Kollektiv 13 %, 1-Jahr- und 3-Jahres-Überlebensraten betrugen 82 % und 74 % [41].

4.5 Endovaskuläres Stentgrafting

Eine weitere neue Option bei Aortenerkrankungen im Aortenbogen und der Aorta descendens ist eine endovaskuläre Intervention der Aorta descendens und des Aortenbogens mittels Stentgraft nach chirurgischer Transposition der Kopfhalsgefäße [14].

5 Zusammenfassung

Die Patienten werden in der Zukunft aus einer immer größeren Anzahl an therapeutischen Optionen wählen können, die sich zunehmend in Richtung schonende/minimalinvasive Verfahren entwickeln. Einer der wichtigsten Aspekte aus Patientensicht ist dabei meist der operative/interventionelle = minimalinvasivste Zugang. Aus ärztlicher Sicht sollte aber diejenige Therapie gewählt werden, die dem Patienten die beste Therapieoption im Hinblick auf das Therapieziel gibt. Idealerweise wird dies durch ein interdisziplinäres Team erreicht, in dem, unabhängig von persönlichen Vorlieben oder Spezialisierung des Arztes, dem Patienten die beste Beratung und Therapie nach aktuellen Richtlinien zukommen kann.

Literatur

[1] Aicher D, Langer F, Adam O, Tscholl D, Lausberg H, Schafers HJ: Cusp repair in aortic valve reconstruction: does the technique affect stability? J Thorac Cardiovasc Surg 2007; 134: 1533–1538. [EBM III]

[2] Alfieri O, Maisano F, De BM et al.: The double-orifice technique in mitral valve repair: a simple solution for complex problems. J Thorac Cardiovasc Surg 2001; 122: 674–681. [EBM III]

[3] Andersen HR, Knudsen LL, Hasenkam JM: Transluminal implantation of artificial heart valves. Description of a new expandable aortic valve and initial results with implantation by catheter technique in closed chest pigs. Eur Heart J 1992; 13: 704–708. [EBM III]

[4] Avierinos JF, Gersh BJ, Melton LJ et al.: Natural history of asymptomatic mitral valve prolapse in the community. Circulation 2002; 106: 1355–1361. [EBM III]

[5] Berreklouw E, Koene B, De SF et al.: Sutureless replacement of aortic valves with St Jude Medical mechanical valve prostheses and Nitinol attachment rings: Feasibility in long-term (90-day) pig experiments. J Thorac Cardiovasc Surg 2010. Epub ahead of print. [EBM III]

[6] Bonow RO, Carabello BA, Chatterjee K et al.: 2008 Focused update incorporated into the ACC/AHA 2006 guidelines for the management of patients with valvular heart disease: a report of the American College of Cardiology/American Heart Association Task Force on Practice Guidelines (Writing Committee to Revise the 1998 Guidelines for the Management of Patients With Valvular Heart Disease): endorsed by the Society of Cardiovascular Anesthesiologists, Society for Cardiovascular Angiography and Interventions, and Society of Thoracic Surgeons. Circulation 2008; 118: e523–e661. [EBM IIa]

[7] Boodhwani M, de Kerchove L, Glineur D et al.: Repair of regurgitant bicuspid aortic valves: a systematic approach. J Thorac Cardiovasc Surg 2010; 140: 276–284. [EBM III]

[8] Casselman FP, La MM, Jeanmart H et al.: Endoscopic mitral and tricuspid valve surgery after previous cardiac surgery. Circulation 2007; 116: I270–I275. [EBM III]

[9] Cribier A, Eltchaninoff H, Bash A et al.: Percutaneous transcatheter implantation of an aortic valve prosthesis for calcific aortic stenosis: first human case description. Circulation 2002; 106: 3006–3008. [EBM III]

[10] David TE: Outcomes of mitral valve repair for mitral regurgitation due to degenerative disease. Semin Thorac Cardiovasc Surg 2007; 19: 116–120. [EBM III]

[11] DeBonis M, Taramasso M, Grimaldi A et al.: The GeoForm annuloplasty ring for the surgical treatment

of functional mitral regurgitation in advanced dilated cardiomyopathy. Eur J Cardiothorac Surg 2011. Epub ahead of print. [EBM III]

[12] Feldman T, Kar S, Rinaldi M et al.: Percutaneous mitral repair with the MitraClip system: safety and midterm durability in the initial EVEREST (Endovascular Valve Edge-to-Edge REpair Study) cohort. J Am Coll Cardiol 2009; 54: 686–694. [EBM III]

[13] Gillinov AM, Tantiwongkosri K, Blackstone EH et al.: Is prosthetic anuloplasty necessary for durable mitral valve repair? Ann Thorac Surg 2009; 88: 76–82. [EBM III]

[14] Gottardi R, Funovics M, Eggers N et al.: Supra-aortic Transposition for Combined Vascular and Endovascular Repair of Aortic Arch Pathology. Ann Thorac Surg 2008; 86: 1524–1529. [EBM III]

[15] Gummert JF, Funkat A, Beckmann A et al.: Cardiac surgery in Germany during 2009. A report on behalf of the German Society for Thoracic and Cardiovascular Surgery. Thorac Cardiovasc Surg 2010; 58: 379–386. [EBM III]

[16] Gurvitch R, Wood DA, Tay EL et al.: Transcatheter aortic valve implantation: durability of clinical and hemodynamic outcomes beyond 3 years in a large patient cohort. Circulation 2010; 122: 1319–1327. [EBM III]

[17] Immer FF, Moser B, Krahenbuhl ES et al.: Arterial access through the right subclavian artery in surgery of the aortic arch improves neurologic outcome and midterm quality of life. Ann Thorac Surg 2008; 85: 1614–1618. [EBM III]

[18] Iribarne A, Russo MJ, Easterwood R et al.: Minimally invasive versus sternotomy approach for mitral valve surgery: a propensity analysis. Ann Thorac Surg 2010; 90: 1471–1477. [EBM III]

[19] Iung B, Cachier A, Baron G et al.: Decision-making in elderly patients with severe aortic stenosis: why are so many denied surgery? Eur Heart J 2005; 26: 2714–2720. [EBM IIb]

[20] Jakob H, Tsagakis K, Szabo A, Wiese I, Thielmann M, Herold U: Rapid and safe direct cannulation of the true lumen of the ascending aorta in acute type A aortic dissection. J Thorac Cardiovasc Surg 2007; 134: 244–245. [EBM III]

[21] Jakob H, Tsagakis K, Tossios P et al.: Combining classic surgery with descending stent grafting for acute DeBakey type I dissection. Ann Thorac Surg 2008; 86: 95–101. [EBM III]

[22] Johnston DR, Gillinov AM, Blackstone EH et al.: Surgical repair of posterior mitral valve prolapse: implications for guidelines and percutaneous repair. Ann Thorac Surg 2010; 89: 1385–1394. [EBM III]

[23] Kamler M, Wendt D, Szabo A et al.: Video-assisted cardiac valve surgery. Herz 2006; 31: 396–403. [EBM III]

[24] Langer F, Groesdonk HV, Kunihara T, Schafers HJ: Dynamic RING + STRING for ischemic mitral regurgitation: Papillary muscle repositioning and modification of the septal-lateral diameter in the loaded beating heart under echocardiographic guidance. J Thorac Cardiovasc Surg 2010. Epub ahead of print. [EBM III]

[25] Langer F, Kunihara T, Hell K et al.: RING+STRING: Successful repair technique for ischemic mitral regurgitation with severe leaflet tethering. Circulation 2009; 120: 85–91. [EBM III]

[26] Lehr EJ, Rodriguez E, Chitwood WR: Robotic cardiac surgery. Curr Opin Anaesthesiol 2010. Epub ahead of print. [EBM III]

[27] Magovern GJ, Liebler GA, Park SB, Burkholder JA, Sakert T, Simpson KA: Twenty-five-year review of the Magovern-Cromie sutureless aortic valve. Ann Thorac Surg 1989; 48: 33–34. [EBM III]

[28] Maisano F, Michev I, Rowe S et al.: Transapical endovascular implantation of neochordae using a suction and suture device. Eur J Cardiothorac Surg 2009; 36: 118–122. [EBM III]

[29] Mauri L, Garg P, Massaro JM et al.: The EVEREST II Trial: design and rationale for a randomized study of the evalve mitraclip system compared with mitral valve surgery for mitral regurgitation. Am Heart J 2010; 160: 23–29. [EBM Ib]

[30] Pasic M, Unbehaun A, Dreysse S et al.: Transapical aortic valve implantation after previous aortic valve replacement: Clinical proof of the „valve-in-valve" concept. J Thorac Cardiovasc Surg 2010. Epub ahead of print. [EBM III]

[31] Sadowski J, Kapelak B, Pfitzner R, Bartus K: Sutureless aortic valve bioprothesis '3F/ATS Enable' – 4.5 years of a single-centre experience. Kardiol Pol 2009; 67: 956–963. [EBM III]

[32] Schafers HJ, Kunihara T, Fries P, Brittner B, Aicher D: Valve-preserving root replacement in bicuspid aortic valves. J Thorac Cardiovasc Surg 2010; 140: 36–40. [EBM III]

[33] Schafers HJ, Langer F, Glombitza P, Kunihara T, Fries R, Aicher D: Aortic valve reconstruction in myxomatous degeneration of aortic valves: are fenestrations a risk factor for repair failure? J Thorac Cardiovasc Surg 2010; 139: 660–664. [EBM III]

[34] Seeburger J, Borger MA, Falk V et al.: Minimal invasive mitral valve repair for mitral regurgitation: results of 1339 consecutive patients. Eur J Cardiothorac Surg 2008; 34: 760–765. [EBM III]

[35] Seeburger J, Borger MA, Falk V et al.: Minimally invasive mitral valve surgery after previous sternotomy: experience in 181 patients. Ann Thorac Surg 2009; 87: 709–714. [EBM III]

[36] Seeburger J, Falk V, Borger MA et al.: Chordae replacement versus resection for repair of isolated posterior mitral leaflet prolapse: a egalite. Ann Thorac Surg 2009; 87: 1715–1720. [EBM III]

[37] Shrestha M, Folliguet T, Meuris B et al.: Sutureless Perceval S aortic valve replacement: a multicenter, pros-

pective pilot trial. J Heart Valve Dis 2009; 18: 698–702. [EBM II]

[38] Suri RM, Schaff HV, Meyer SR, Hargrove WC: Thoracoscopic versus open mitral valve repair: a propensity score analysis of early outcomes. Ann Thorac Surg 2009; 88: 1185–1190. [EBM III]

[39] Tsagakis K, Kamler M, Benedik J, Jakob H: Angioscopy – a valuable tool in guiding hybrid stent grafting and decision making during type A aortic dissection surgery. Eur J Cardiothorac Surg 2010; 38: 507–509. [EBM III]

[40] Tsagakis K, Kamler M, Kuehl H et al.: Avoidance of Proximal Endoleak Using a Hybrid Stent Graft in Arch Replacement and Descending Aorta Stenting. Ann Thorac Surg 2009; 88: 773–779. [EBM III]

[41] Tsagakis K, Pacini D, Di Bartolomeo R et al.: Multicenter early experience with extended aortic repair in acute aortic dissection: Is simultaneous descending stent grafting justified? J Thorac Cardiovasc Surg 2010; 140: 116–120. [EBM III]

[42] Urbanski PP, Lenos A, Lindemann Y, Weigang E, Zacher M, Diegeler A: Carotid artery cannulation in aortic surgery. J Thorac Cardiovasc Surg 2006; 132: 1398–1403. [EBM III]

[43] von Oppell UO, Mohr FW: Chordal replacement for both minimally invasive and conventional mitral valve surgery using premeasured Gore-Tex loops. Ann Thorac Surg 2000; 70: 2166–2168. [EBM III]

[44] Weigang E, Conzelmann LO, Kallenbach K, Dapunt O, Karck M: German registry for acute aortic dissection type A (GERAADA) – lessons learned from the registry. Thorac Cardiovasc Surg 2010; 58: 154–158. [EBM III]

[45] Wendt D, Osswald BR, Kayser K et al.: Society of Thoracic Surgeons score is superior to the EuroSCORE determining mortality in high risk patients undergoing isolated aortic valve replacement. Ann Thorac Surg 2009; 88: 468–474. [EBM III]

3.2 Was gibt es Neues in der Herzchirurgie?

3.3 Was gibt es Neues in der Herz- und Lungentransplantation?

Einsatz moderner ECMO-Verfahren in Herz- und Lungentransplantation

G. Warnecke und A. Haverich

1 Einleitung

Die extrakorporale Membranoxygenierung (ECMO) ist ein seit vielen Jahren etabliertes Therapieverfahren für Patienten mit akutem kardialem, respiratorischem oder kardio-respiratorischem Versagen. Grundsätzlich kann das Verfahren als „bridge to recovery" oder als „bridge to transplantation" eingesetzt werden, wobei hier in Abhängigkeit von der Grunderkrankung, die Herz-, die Lungen- oder die kombinierte Herz-Lungen-Transplantation infrage kommt. Technisch besteht ein ECMO-Kreislauf im engeren Sinne aus einem Oxygenator, einer Pumpe, venösen und gegebenenfalls arteriellen Kanülen am Patienten und dem verbindenden Schlauchsystem. Über viele Jahre und bis in die allerjüngste Vergangenheit hinein wurden hierfür Komponenten verwendet, die dem Bedarf für Herz-Lungen-Maschinen aus der offenen Herzchirurgie entnommen und „offlabel" eingesetzt wurden [22]. Seit etwa fünf Jahren ist allerdings eine rasante technische Entwicklung zu beobachten, die aktuell die ECMO-Therapie vor, während und nach Herz- und Lungentransplantation revolutioniert. In diesem Kapitel sollen die technischen Entwicklungen der ECMO-Therapie der jüngsten Vergangenheit und ihre Anwendung im Bereich der Herz- und Lungentransplantation beschrieben und diskutiert werden.

2 Technologie

Der wichtigste Bestandteil der ECMO ist der Oxygenator. Dieses Bauteil oxygeniert das Blut und eliminiert CO_2. Oxygenatoren die dem Herz-Lungen-Maschinen(HLM-)-Bedarf entstammen sind prinzipiell nur für den Kurzzeiteinsatz zugelassen, haben oft einen erheblichen Flusswiderstand (können also eine Hämolyse verursachen), und benötigen eine scharfe Antikoagulation im Sinne einer Vollheparinisierung. Ebenso wurden in der Vergangenheit Roller- oder Zentrifugalpumpen aus der HLM-Technik als Antriebe für ECMO-Kreisläufe verwendet, wenngleich diese Pumpen für den Langzeiteinsatz oft nur bedingt geeignet waren. Die klinische Erfahrung des ECMO-Einsatzes vergangener Jahre war somit auch geprägt von Komplikationen wie Blutungen, Thrombembolien, Oxygenatormembran- oder Pumpenversagen. Bezüglich der begrenzten Laufzeiten der Oxygenatoren sowie der Pumpenköpfe hat man oft vollständige Back-up-Systeme parallel in den ECMO-Kreislauf integriert, um notfalls durch Öffnen einer Schlauchklemme einen neuen Oxygenator und Pumpenkopf einsatzbereit zu haben. Die hohen Komplikationsraten und die äußerst begrenzte Laufzeit dieser frühen ECMO-Systeme haben ihren Einsatz in vielen Zentren auf den ultima-ratio-Bereich limitiert. Jenseits des Einsatzes in der Herzchirurgie als kardio-zirkulatorischer Support im „Postkardiotomiesyndrom" sind nur wenige systematische Anwendungen praktiziert worden. Eine multizentrische Studie bei ARDS-(acute respiratory distress syndrome-)Patienten als „bridge-to-recovery" ergab vorsichtig optimistische Ergebnisse, hat aber keineswegs zu einem generellen Durchbruch dieser Technik geführt [13, 15, 16]. Auch der Einsatz der ECMO als bridging-to-lungtransplantation war beschränkt auf im Prinzip präterminale Patienten, die an der mechanischen Ventilation mit verschärften Beatmungsparametern respiratorisch oder hämodynamisch nicht mehr führbar waren, hatte dementsprechend beschränkte Überlebenszeiten nach Lungentransplantation, wenn diese überhaupt erreicht wurde und blieb kasuistisch.

Eine neue Ära der ECMO-Therapie begann mit der Einführung eines neuartigen Oxygenators der Firma Novalung in 2004 [1, 7]. Die Novalung-Oxygenatormembran besteht aus Microfasern des Werkstoffs Polymethylpenten, dieser Oxygenator hat einen sehr niedrigen Flusswiderstand von nur 11 mmHg bei einem Fluss von 2,5 l/min, die Membran hat eine Oberfläche von nur 1,3 m^2 und das Gerät ein Priming(Füll)-Volumen von nur ca. 200 ml. Der Oxygenator eignet sich aufgrund dieser Eigenschaften für den Einsatz als sogenanntes „interventional lung assist (ILA)", welches ohne Pumpe nur mit zwei kurzen, perkutan zu punktierenden Kanülen an die Arteria und Vena femoralis des Patienten angeschlossen wird [4]. In diesem Setting wird der Blutfluss über die Oxygenatormembran vom arteriovenösen Blutdruckgefälle des Patienten aufrechterhalten, so dass im Prinzip ein arteriovenöser Shunt entsteht. Die Limitationen dieses Verfahrens sind die Voraussetzung einer intakten Hämodynamik des Patienten zur Unterhaltung des Shunts, sowie die fehlende Möglichkeit zur effektiven Oxygenierung, sodass der wesentliche Zweck in der CO_2-Eliminierung besteht. Dennoch war die Einführung aufgrund der sehr niedrigen Komplikationsrate und der langen Laufzeit des Verfahrens ein Erfolg bei entsprechend ausgewählten Patienten, bei denen eine verbesserte CO_2-Eliminierung im Vordergrund der therapeutischen Bemühungen stand. Schnell zeigte sich aber das Potenzial der Polymethylpenten-Membran auch für weitere Anwendungen im veno-venösen oder veno-arteriellen ECMO-Setting. Hier kommt eine neue Generation von (Blut-) Pumpensystemen zum Tragen, welche zeitgleich, zum Teil als Ergebnis der „Kunstherz"- (bzw. left ventricular assist device/LVAD) Entwicklung, auf den Markt kamen.

Diese „rotary pumps" (z.B. Levitronix Centrimag) haben deutlich verlängerte Laufzeiten mit sehr niedrigen Hämolyseraten. Aus einem Novalung-Oxygenator, einer Levitronix-Blutpumpe und ca. 3 m Schlauch lässt sich somit ein seinerzeit auch „mini-ECMO" genannter Kreislauf zusammensetzen, der gegenüber den zuvor verwendeten Systemen einen großen Fortschritt bedeutet [3, 6, 17]. Die Liste der konzeptuellen Verbesserungen eines solchen Systems gegenüber dem älteren an die HLM angelehnten Setup ist lang; neben den vorgenannten Verbesserungen an Oxygenatoren und Blutpumpen ist auch die künstliche Oberfläche des kürzeren Schlauchsystems und des kleineren Oxygenators viel kleiner, die Blut-Luft-Grenzfläche im in vielen älteren ECMO-Systemen integrierten Reservoir entfällt, die Systeme sind oftmals vollständig heparinisiert, die nötige Antikoagulation mittels kontinuierlicher Heparininfusion muss nur noch eine Ziel-ACT (activated clotting time) von 160–180 s erreichen (entsprechend einer eher milden Gerinnungshemmung) und die modernen venösen und arteriellen Kanülen sind meist für die Anlage in perkutaner Punktionstechnik ausgelegt. Mittlerweile bieten mehrere Hersteller eine Reihe von modernen ECMO-Systemen an (Tab. 1), die dem oben beschriebenen neuen Konzept mehr oder weniger entsprechen, so zum Beispiel das PLS-System von Maquet mit Quadrox-Oxygenator und Rotaflow-Blutpumpe, das Cardiohelp-System von Maquet, das dezidiert für den Transport von Patienten entwickelt wurde, das Deltastream-System von Medos mit Hilite-Oxygenator und DP-III-Blutpumpe, das Levitronix Centrimag-System und weitere Oxygenatoren von Eurosets und Sorin, sowie Blutpumpen von Medtronic. Auch Novalung hat angekündigt ein neues veno-venöses Lungenunterstützungssystem mit Blutpumpe demnächst einsatzbereit zu haben. In dieser Flut von neuen Produkten, die in jüngster Vergangenheit auf den Markt drängen, spiegeln sich sowohl der bedeutende technische Fortschritt, der erzielt wurde, als auch die Hoffnungen, die damit in kommerzieller und medizinischer Hinsicht verbunden werden, wider.

Als mechanische Überbrückungsverfahren zur Lungentransplantation kommen im Prinzip drei Methoden infrage, als Überbrückungsverfahren zur Herztransplantation nur die dritte. Die erste Option ist ein ILA ohne Blutpumpe als arteriovenöser Shunt von Femoralarterie zu (kontralateraler) Femoralvene. Die zweite Option ist ein venovenöses ECMO-System, welches typischerweise auf Höhe der Vena cava inferior drainiert und in den rechten Vorhof einspeist. Die dritte Option ist die ECMO im veno-arteriellen Modus, wo Blut aus dem rechten Vorhof drainiert und in eine große Schlagader, wie Art. femoralis, Art. subclavia oder Aorta, eingespeist wird.

2.1 Interventional Lung Assist

Bereits 1978 zeigten Gattinoni et al., dass bei Verwendung einer ECMO zur effektiven CO_2-Eliminierung beim Erwachsenen nur 500–1000 ml/min Blutfluss über den Gasaustauscher notwendig sind, während 2000–4000 ml/min für eine ausreichende Oxygenierung benötigt werden [11]. Hieraus wird deutlich, dass Geräte, die nur ein partielles Herzzeitvolumen über die Gasaustauschmembran laufen lassen, wie der ILA, gute CO_2-Eliminierung, aber nur unzureichende Oxygenierung erreichen können [20]. Der Blutfluss über die Oxygenatormembran des ILA wird hierbei limitiert durch den Durchmesser der arteriellen Kanüle und die Hämodynamik des Patienten. Hieraus folgt, dass hämodynamisch instabile Patienten mit einem ILA nicht sinnvoll versorgt werden können; aus der klinischen Erfahrung der Autoren lässt sich sagen, dass Patienten, die sich am ILA kardiozirkulatorisch verschlechterten nicht selten auf eine veno-venöse oder veno-arterielle ECMO umkanüliert werden mussten, so dass die Indikation für den ILA eher strikt für stabile Patienten nur zur reinen CO_2-Eliminierung gestellt werden sollte.

2.2 Veno-venöse Extrakorporale Membranoxygenierung

Die veno-venöse ECMO eignet sich prinzipiell für den fast vollständigen Lungenersatz, vorausgesetzt, es besteht kein wesentlicher pulmonalarterieller Hypertonus und die hämodynamische Situation ist ansonsten stabil, wie z.B. bei ARDS- [19] oder endgradigen CF-Patienten. Eine ausreichende Oxygenierung wird mittels veno-venöser ECMO vor allem dann erreicht, wenn der ECMO-Blutfluss dem Herzzeitvolumen des Patienten entspricht und die beiden venösen ECMO-Kanülenspitzen ausreichend weit voneinander entfernt sind, um eine Kurzschlussverbindung des Blutflusses zu vermeiden. Die CO_2-Eliminierung ist üblicherweise unter veno-venöser ECMO kein Problem.

2.3 Veno-arterielle Extrakorporale Membranoxygenierung

Dieses System unterscheidet sich von den vorgenannten dadurch, dass der Blutfluss in eine große Arterie gerichtet ist, sodass nicht nur eine respiratorische, sondern auch eine kardiozirkulatorische Unterstützung möglich ist. Dies ist von Bedeutung, wenn neben dem Lungenversagen im Sinne eines Versagens des Gasaustausches auch ein Rechtsherzversagen vorliegt, eine klinische Entität, die insbesondere bei Patienten mit pulmonalarteriellem Hypertonus zum Tragen kommt. Des Weiteren eignet sich die veno-arterielle ECMO im Gegensatz zu den vorgenannten Systemen auch für Fälle von akuter Lungenembolie mit Rechtsherzversagen und viele Formen des kardiozirkulatorischen Versagens im Rahmen primär kardialer Erkrankungen. Ein spezifisches Problem der arteriellen ECMO-Kanülierung ist die Möglichkeit der distalen Malperfusion, z.B. der abhängigen Femoralarterie. Dieses Problem kann durch die prophylaktische Anlage einer kleinen distalen Perfusionskanüle gelöst werden, die Autoren verwenden hierfür seit Jahren erfolgreich prophylaktisch eine 6F-Schleuse, die bereits vor arterieller ECMO-Kanülierung nach distal punktiert werden sollte, da das Auffinden des distalen arteriellen Pulses nach Anlage der arteriellen 15- oder 17F-Kanüle in der Leiste oft nicht mehr trivial ist. Ein weiteres Problem, insbesondere bei Patienten mit veno-arterieller ECMO-Kanülierung in der Leiste und starker Einschränkung der pulmonalen Gasaustauschleistung, ist die Ausbildung einer Wasserscheide zwischen gut oxygeniertem Blut in der unteren Körperhälfte und schlecht oxygeniertem Blut aus der Lunge, ein Problem, das pikanterweise

Tab. 1: Auswahl kommerziell erhältlicher ECMO-Systeme bzw. Komponenten

Hersteller	System	Oxygenator	Blutpumpe	Besonderheit
Maquet	PLS	Quadrox D	Rotaflow	
Maquet	Cardiohelp			transportabel
Medos	Deltastream	Hilite 7000 LT	DP3	
Levitronix	CentriMag		CentriMag	
Sorin		EOS ECMO		
Eurosets		ECMO		
Medtronic			BioPump	
Novalung	ILA	Novalung		

besonders bei Patienten ohne signifikanten pulmonalarteriellen Hypertonus zum Tragen kommt. Vorsichtsmaßnahmen sollten ergriffen werden, um eine ausreichende Sauerstoffversorgung des Kopfes und der Koronararterien zu gewährleisten. Zu diesen Vorsichtsmaßnahmen kann das grundsätzliche Legen eines arteriellen Katheters in die rechte Radialarterie zählen, wodurch näherungsweise ein Monitoring der Oxygenierung des Blutes oberhalb der Wasserscheide möglich wird.

3 Überbrückung zur Lungentransplantation

Ein klassisches Einsatzgebiet der ECMO ist die mechanische Lungenunterstützung als Überbrückungsverfahren zur Lungentransplantation. Zugrunde liegend muss der Spenderorganmangel angeschuldigt werden. Der Spenderorganmangel ist in der Lungentransplantation ein wesentliches Problem. Der Erfolg der klinischen Lungentransplantationsprogramme hat in den letzten 15 Jahren in Deutschland zu einer deutlichen Ausweitung der Aktivität, aber auch zu einem überproportionalen Anwachsen der Wartelisten geführt. Die Wahrscheinlichkeit, dass ein gegebener Patient mit einer schnell progredienten Grunderkrankung wie Lungenfibrose, aber auch manche Patienten mit primärer pulmonaler Hypertonie oder cystischer Fibrose (CF) im regulären Wartestatus „T" zeitgerecht eine Organallokation erhält, ist oftmals gering. Hieraus resultiert eine Wartelistensterblichkeit von ca. 15 % im Eurotransplant-Bereich und die zunehmende Tendenz, Patienten im dringlichen (urgency, U) oder hoch dringlichen Status (high urgency, HU) zu listen. Nahezu $^2/_3$ aller Lungentransplantationen in Deutschland werden bei dringlich oder hoch dringlich gemeldeten Patienten durchgeführt. Dies hat dazu beigetragen, dass auch die Wartezeiten dieser dringlich und hoch dringlich gemeldeten Patienten auf Wochen oder Monate angestiegen sind, sodass in echten Notfallsituationen nur noch die mechanische Unterstützung als Überbrückungsverfahren bleibt.

Generell gibt es zwei Indikationen für den Einsatz einer ECMO bei Patienten die auf eine Lungentransplantation warten, die eine ist ein Versagen des Gasaustausches, die andere ist das Rechtsherzversagen.

3.1 Pulmonales Versagen mit Verlust der Gasaustauschleistung

Wenn die Einschränkung des Gasaustausches vital bedrohlich wird, wird der Lungentransplantationskandidat üblicherweise intubiert und beatmet. Wenn sich an der mechanischen Beatmung dann eine schwere Hyperkapnie entwickelt, kommt es oftmals zur Dysregulation des peripheren systemarteriellen Widerstandes, wodurch die Gabe von Katecholaminen wie Noradrenalin notwendig wird. Manchmal ist diese klinische Situation nur noch schwer von einer Sepsis zu differenzieren, sodass, z.B. bei Patienten mit CF, das führende klinische Problem der CO_2-Retention durch den Verlust der Gasaustauschleistung der Lunge durch ein septiformes Krankheitsbild verschleiert wird. In diesen Fällen kann eine ILA, wie unsere Arbeitsgruppe in einer Kohorte von 12 Patienten mit pCO_2-Werten deutlich oberhalb von 100 mmHg und schwerer respiratorischer Azidose zeigen konnte, die Hyperkapnie und die Azidose korrigieren, sowie die Katecholamindosis reduzieren [10].

In Fällen globaler respiratorischer Insuffizienz kann der ILA die mangelnde Oxygenierung nicht ersetzen, und die veno-venöse ECMO wird das Unterstützungssystem der Wahl [9, 14]. Patienten mit CF oder Lungenfibrose sind die Patientengruppen, die am häufigsten für ein solches Überbrückungsverfahren infrage kommen. In unserer klinischen Erfahrung hilft die Korrektur der schweren respiratorischen Azidose durch die ECMO auch bei Differenzialdiagnose der Sepsis, speziell bei CF-Patienten. Wenn die hohe Noradrenalindosen erfordernde systemische Vasoplegie durch Korrektur von pCO_2 und pH nicht reversibel ist, steigt die Wahrscheinlichkeit der septischen Verschlechterung erheblich und der Patient wird gegebenfalls intransplantabel.

3.2 Lungenerkrankungen mit Rechtsherzversagen

Im klinischen Bild des Rechtsherzversagens wird eine veno-arterielle ECMO notwendig, um eine ausreichende Hämodynamik wiederherzustellen. Patienten mit primärer oder schwerer sekundärer pulmonalarterieller Hypertonie sind typischerweise betroffen. Das klinische Rechtsherzversagen wird meist erst erkannt, wenn es mit beginnendem Endorganversagen, wie akutem Nierenversagen (ANV) oder Leberversagen einhergeht. Invasive Messungen ergeben hohe zentralvenöse Drücke (ZVD > 20 mmHg), niedrige zentralvenöse Sauerstoffsättigungen (svO_2 < 50 %) und ein stark reduziertes Herzzeitvolumen. Diese unmittelbar lebensbedrohliche Situation kann durch eine veno-arterielle ECMO stabilisiert werden, die Nieren- und Leberfunktion kann sich wieder erholen oder eine Verschlechterung kann vermieden werden [12]. Manche Zentren schlagen auch zugunsten einer Standardisierung der Technik die generelle Verwendung der veno-arteriellen ECMO für alle Arten des Lungenversagens vor [2].

Eine spezielle Form des extrakorporalen Lungenersatzverfahrens als Überbrückung zur erfolgreichen Lungentransplantation bei vier Patienten mit pulmonalarterieller Hypertonie hat unsere Arbeitsgruppe gemeinsam mit der Arbeitsgruppe aus Toronto publiziert [21]. Hierbei wird ein Novalung-Oxygenator ohne Verwendung einer Blutpumpe zentral in die Pulmonalarterie sowie den linken Herzvorhof kanüliert, eine Technik, die einem „Lungenersatz" der anatomischen Hämodynamik nach schon recht nahekommt. Ein Patient dieser kleinen Serie konnte am Assist sogar erfolgreich extubiert werden, wodurch Mobilisierung und Ernährung mit entsprechender Erhaltung/Verbesserung von Muskel- und Ernährungsstatus deutlich vereinfacht wird. Man muss allerdings bedenken, dass diese Technik einen thorakalen chirurgischen Eingriff bedeutet, wodurch die Implantation der Kanülen ungleich invasiver wird.

3.3 Ist die mechanische Beatmung am ECMO verzichtbar?

Die große Mehrzahl der extrakorporalen Lungenersatzverfahren wird zu einem Zeitpunkt im klinischen Verlauf des Patienten eingesetzt, der deutlich nach Beginn der endotrachealen Intubation und mechanischen Beatmung liegt. Es ist allerdings auch gut dokumentiert, dass das 1-Jahres-Überleben nach Lungentransplantation auf etwas unter 50 % fällt, wenn Patienten analysiert werden, die vor der Transplantation mechanisch beatmet waren [8]. Es ist fraglich, ob der zusätzliche Einsatz einer ECMO in einem Patientengut mit solch schlechter Prognose den möglichen Benefit einer solchen Therapie überhaupt realisieren kann. Es besteht dadurch eine gewisse Gefahr, immer kränkere Patienten an Beatmung und ECMO der Lungentransplantation zuzuführen, was unweigerlich schlechtere postoperative Überlebensdaten ergibt. Da die Gesamtzahl der Lungentransplantationen durch das Spenderaufkommen limitiert ist, könnte das Ergebnis eines aggressiveren Einsatzes der ECMO bei einem präterminalen, mechanisch ventilierten Patientengut sogar einen negativen Einfluss auf den zu erreichenden Gewinn an Lebensjahren durch die Lungentransplantation insgesamt haben, da effektiv gute Kandidaten für schlechte eingetauscht werden.

Die Bemühungen können aber auch in eine andere Richtung gelenkt werden. Man muss davon ausgehen, dass die Sedierung, Intubation und mechanische Ventilation von Patienten mit terminalen Lungenerkrankungen ein großes zusätzliches Feld von Morbidität und Mortalität eröffnet. So kommt es durch den Mangel an endogener Bronchialtoilette häufig zu Pneumonie und Sepsis und der Muskelstatus wird schnell dekonditioniert. Ein neues Konzept ist durch den Einsatz einer ECMO die mechanische Beatmung zu vermeiden, oder das Weaning von einer Beatmung zu ermöglichen [24]. Hierdurch ist es möglich den Patienten wach zu halten, seinen Muskelstatus zu erhalten oder sogar zu verbessern, und so nicht nur das Überleben bis zur Lungentransplantation zu erreichen, sondern auch die Frühmortalität nach Lungentransplantation zu senken. Dieser Weg wird derzeit von unserem Zentrum beschritten [18]. Mittlerweile wurden in Hannover 10 Patienten erfolgreich mit veno-venösem (4) oder veno-arteriellem ECMO (6) wach zur Lungentransplantation überbrückt. Unsere derzeit überschaubaren Daten ergeben für dieses Verfahren nach Lungentransplantation ein 90-Tage-Überleben bei jenen Patienten, die erfolgreich wach bis zum Eingriff überbrückt wurden, von 90 %. Dies ist, auch schon in dieser kleinen Fallzahl, deutlich besser als bei Patienten die (mit oder ohne zusätzliche ECMO) an der mechanischen Beatmung der Lungentransplantation zugeführt wurden.

4 Andere Indikationen für ECMO-Therapie bei der Lungentransplantation

4.1 Intraoperative veno-arterielle ECMO

Der oben beschriebene Fortschritt der ECMO-Technologie hat das Verfahren auch für weitere Indikationen bei der Lungentransplantation interessant gemacht. Zunächst wäre hier der intraoperative Einsatz als extrakorporale Zirkulation (EKZ), entsprechend der Herz-Lungen-Maschine (HLM), zu nennen. Die Praxis des Einsatzes der HLM bei der Lungentransplantation variiert stark in Abhängigkeit vom Zentrum. Eine Reihe von Faktoren spielt eine Rolle. An der Medizinischen Hochschule Hannover wurde die HLM bisher in etwa einem Drittel der Lungentransplantationen eingesetzt. Insbesondere sind dies Patienten mit primärem oder sekundärem pulmonalarteriellen Hypertonus. Eine sekundäre PHT ist bei Lungenfibrosepatienten häufig, während CF oder Lungenemphysem-Patienten seltener betroffen sind. Demnach hat der Indikationsmix der Warteliste eines gegebenen Zentrums einen Einfluss, aber auch die chirurgischen Gewohnheiten des Operateurs spielen eine Rolle. Nachteile der konventionellen HLM in der Lungentransplantation sind die Notwendigkeit zur Vollheparinisierung, die zu Nachblutungen prädisponiert, sowie die antizipierte unspezifische Inflammationsaktivierung durch die große künstliche Oberfläche und die offene Blut-Luft-Interaktion im Reservoir der HLM. Unser Zentrum hat mit Beginn des Jahres 2010 die intraoperative EKZ vollständig auf über die Leistengefäße kanülierte veno-arterielle ECMO umgestellt, wodurch der Verbrauch von Blutkonserven, sowie die Revisionshäufigkeit deutlich gesenkt werden konnten (unpublizierte Daten). Interessanterweise steht dies im Gegensatz zu Daten einer anderen Arbeitsgruppe [5], die, in einem allerdings recht kleinen Patientenkollektiv, einen Vorteil im Einsatz der HLM gegenüber der ECMO sah.

4.2 Postoperative ECMO

Ausgewählte Patienten können davon profitieren, die veno-arterielle ECMO am Ende der Lungentransplantation zu belassen. Dies können zum Beispiel Patienten sein, die am Ende der Operation schwere Zeichen eines Ischämie-Reperfusionsschadens aufweisen und schlicht aus respiratorischer und/oder kardiozirkulatorischer Notwendigkeit die Unterstützung durch eine ECMO benötigen. Die Verwendung eines ILA oder einer veno-venösen ECMO ist in einer solchen Situation schon deshalb nicht sinnvoll, da es sich um ein dynamisches und gelegentlich rasch progredientes klinisches Bild handelt, sodass innerhalb weniger Stunden dann eine sekundäre Eskalation der ECMO-Strategie notwendig würde. Im schweren Ischämie-/Reperfusionsschaden ist die Gasaustauschleistung der Lunge stark vermindert, sodass auch unter aggressiven mechanischen Beatmungsparametern keine ausreichende Oxygenierung und keine ausreichende CO_2-Elimination erfolgen. Außerdem steigt aber auch der pulmonalvaskuläre Widerstand des Transplantates, das Herzzeitvolumen sinkt, und es kann zu Symptomen des Kreislaufversagens mit hoher Katecholaminpflichtigkeit und akutem Nierenversagen kommen. Eine veno-arterielle ECMO schafft hier Entlastung, normalisiert pCO_2 und pH, reduziert hierdurch und durch den ECMO-Fluss von typischerweise 3–5 l/min den Katecholaminbedarf und senkt den pulmonalarteriellen Druck durch eine Flussreduktion im kleinen Kreislauf. Es gibt auch Fälle eines Ischämie-/Reperfusionsschadens, bei denen die Hämodynamik noch ausreichend ist, aber bei denen die hohen Beatmungsdrücke, die zur Aufrechterhaltung des Gasaustausches notwendig sind, ein Barotrauma der frisch transplantierten Lunge verursachen können. Der Einsatz einer ECMO kann hier eine lungenprotektive Beatmungsstrategie ermöglichen, die die Erholung vom Ischämie-/Reperfusionsschaden begünstigt.

Noch eleganter als postoperative ECMO-Strategie ist der geplante Einsatz bei Patienten mit primärer oder schwerer sekundärer PHT. In der Vergangenheit war in vielen Zentren, auch in Hannover, die Transplantationsstrategie der Wahl für Patienten mit primärer PHT die kombinierte Herz-Lungentransplantation. Im Zeitalter der immer schlechteren Verfügbarkeit von Spenderherzen ist diese Therapie nicht mehr realistisch, und auch unser Zentrum ist dazu übergegangen, routinemäßig die Doppellungentransplantation durchzuführen. Dies ist mit gutem Erfolg möglich, bei allerdings einigen Einschränkungen. Diese Patienten neigen postoperativ dazu, nach Reduzierung der Beatmungsdrücke oder nach Extubation, oft im Rahmen hypertensiver Entgleisungen, ein Lungenödem zu entwickeln. Dieses Lungenödem der frisch transplantierten Lunge führt dann zur Reintubation. Nach unserem Dafürhalten wird dieses Lungenödem bedingt durch das Pumparbeitsdefizit zwischen trainiertem rechten Ventrikel und untrainiertem linken Ventrikel. Diese Situation kann sehr effektiv durch eine veno-arterielle ECMO entlastet werden, insbesondere wenn gleichzeitig eine aggressive systemische Blutdruckkontrolle angestrebt wird. Die veno-arterielle ECMO wird bei diesen Patienten am Beginn der Lungentransplantation über die Leistengefäße gelegt, da sie für den Eingriff ohnehin eine EKZ benötigen. Der Patient wird dann mit laufender ECMO aus dem OP auf die Intensivstation verlegt, wo innerhalb von 48 h die Extubation angestrebt wird. Erst nach erfolgreicher Extubation wird die ECMO dann langsam nach fünf bis sieben Tagen geweant.

5 Überbrückung zur Herztransplantation

Naturgemäß eignet sich die veno-arterielle ECMO auch als Überbrückungsverfahren zur Herztransplantation. Die Situation ist aber als etwas kontroverser als in der Lungentransplantation anzusehen. Die veno-arterielle ECMO hat ein klassisches Einsatzgebiet im akuten Herz-Kreislaufversagen. Selbstredend können Patienten auch erfolgreich mit einer solchen ECMO zur Herztransplantation überbrückt werden. Die kritische Spenderorgansituation in der Herztransplantation hat aber extrem lange Wartezeiten hervorgerufen. Über 90 %, und nahezu 100 % der Blutgruppe-0- oder A-Empfänger werden derzeit im Eurotransplant-Bereich im hoch dringlichen „HU"-Status transplantiert. Es sind zu jedem Zeitpunkt etwa 100

Patienten in Deutschland im Wartestatus HU für eine Herztransplantation. Dies hat dazu geführt, dass selbst in diesem höchsten Dringlichkeitsstatus die Wartezeit meist mehrere Monate beträgt. Dies übersteigt aber auch heute noch, selbst mit den oben beschriebenen verbesserten modernen Systemen, die Laufzeit einer ECMO. Die ECMO-Implantation mit konsekutiver hoch dringlicher Herztransplantation kann daher derzeit nicht als erfolgversprechendes chirurgisches Konzept angesehen werden. Die klinische Entwicklung in der Herztransplantation hat daher einen anderen Weg genommen. Kritisch kranke Patienten, die ein mechanisches Unterstützungsverfahren benötigen, werden der LVAD (left ventricular assist device)-Implantation zugeführt. Patienten im akuten Kreislaufschock mit akutem Nierenversagen, bei denen eine primäre LVAD-Implantation, die ja ein großer thorakaler Eingriff ist, als zu risikoreich angesehen wird, können mit einer veno-arteriellen ECMO versorgt werden. An der ECMO kann einige Tage abgewartet werden. Wenn sich unter diesen Bedingungen das Kreislaufversagen, die Nierenfunktion und andere Folgen des Schockzustandes erholen, kann sekundär die LVAD-Implantation durchgeführt werden. Die Herztransplantation bleibt dann eine Option für ausgewählte Patienten im Langzeitverlauf.

6 Postoperative ECMO nach Herztransplantation

Analog der postoperativen ECMO im Ischämie-/Reperfusionsschaden nach Lungentransplantation kann im entsprechenden klinischen Bild nach Herztransplantation ebenfalls eine veno-arterielle ECMO zur hämodynamischen Stabilisierung belassen werden. Der kardiale Ischämie-/Reperfusionsschaden nach Herztransplantation manifestiert sich klinisch meist mit dem Bild eines frühpostoperativen Rechtsherzversagens. Die veno-arterielle ECMO führt hier zu einer effektiven Entlastung. Häufige klinische Probleme bei diesen Patienten sind aber eine erhebliche Nachblutungsneigung mit Perikardtamponadesymptomatik und eine hohe Rethorakotomierate. Dies ist wohl ein Resultat aus der Tatsache, dass 80 % der Herztransplantationsempfänger kardial voroperiert sind, also ohnehin ein erhöhtes Nachblutungsrisiko aufweisen, und die ECMO, auch wenn die Ziel-ACT von 160–180 s in der frühpostoperativen Phase absichtlich unterschritten wird, dennoch eine Blutungsneigung unterhalten kann. Bei günstigem Verlauf hat das postoperative Rechtsherzversagen innerhalb von fünf Tagen eine gute Erholungstendenz, sodass nach jenem Zeitfenster die ECMO explantiert werden kann.

7 Patiententransport mit ECMO

Die oben beschriebenen modernen ECMO-Systeme sind dergestalt konzipiert, dass sich auch Patiententransporte zwischen zwei Krankenhäusern realisieren lassen. Die Konsolen verfügen über Stromversorgung mit Akkus und die Sauerstoffversorgung des Oxygenators ist problemlos mit konventionellen medizinischen Transportsauerstoffflaschen möglich. Mittlerweile sind sogar dezidiert für Transporte entwickelte und auch zugelassene ECMO-Systeme auf dem Markt, wie das Cardiohelp-System der Firma Maquet. Eine zunehmende Zahl von kleinen und mittleren Krankenhäusern, die z.B. über Herzkatheterlabore verfügen, halten solche Geräte vor, um Patienten im kardiogenen Schock stabil in ein größeres (kardiochirurgisches) Zentrum verlegen zu können. Ein spezielles Betätigungsfeld aus diesem Bereich sind, wie unter Abschnitt 3.3 schon kurz beschrieben, Patienten im akuten Rechtsherzversagen bei PHT, bei denen die Intubation und mechanische Ventilation vermieden werden sollen, und die stabil in ein Transplantationszentrum verlegt werden sollen. Unser Zentrum bemüht sich derzeit früh, also möglichst bevor die endotracheale Intubation erfolgt ist, mit den zuweisenden Krankenhäusern in den Dialog zu treten, dann ein Team, das sich in der Regel aus einem Kardiotechniker und einem Herz-Thorax-Chirurgen zusammensetzt, in das periphere Krankenhaus zu senden, dort eine ECMO zu implantieren, und den Patienten dann unter stabilen hämodynamischen Bedingungen ohne Notwendigkeit zur Intubation nach Hannover zu transportieren. Hier können dann die abschließende Evaluation zur Transplantationseignung und gegebenenfalls die hochdringliche Meldung bei Eurotransplant erfolgen.

8 Schlussfolgerung

Die ECMO-Therapie von Patienten vor oder nach Lungen- oder Herztransplantation ist genauso alt wie das Verfahren selbst. Durch die bedeutenden technischen Verbesserungen der letzten Jahre sind die Komplikationsraten deutlich gesunken, und die Unterstützung des Patienten über Wochen oder sogar Monate [23] ist möglich geworden. Die ECMO-Therapie hat sich in den letzten fünf Jahren von einem Verfahren, das nahezu ausschließlich bei beatmeten Patienten in kardiochirurgischen Zentren angewandt wurde, zu einer Behandlungsstrategie entwickelt, die vielseitig einsetzbar ist, Patienten vor der Intubation und mechanischen Beatmung schützen kann, und grundsätzlich in Lage ist, kritisch kranke Patienten in einem besseren Zustand der Transplantation zuzuführen. Des Weiteren sind moderne ECMO-Systeme geeignet, periprozedural bei thorakalen Transplantationen eingesetzt zu werden, und die Ergebnisse zu verbessern. Die ECMO sollte daher heute ein fester Bestandteil des therapeutischen Spektrums thorakaler Transplantationszentren sein.

9 Fazit

- Die extrakorporale Membranoxygenierung (ECMO) hat in den letzten fünf Jahren eine außerordentliche technische Weiterentwicklung erfahren.
- Moderne Membranoxygenatoren haben einen niedrigen Flusswiderstand und eine Laufzeit von mehreren Wochen.
- Moderne Rotationspumpen haben ebenfalls eine Laufzeit von mehreren Wochen.
- Der „Interventional Lung Assist" (ILA, ohne Blutpumpe) eignet sich nur zur CO_2-Elimination.
- Die veno-venöse ECMO eliminiert CO_2 und oxygeniert in der Regel ausreichend.
- Die veno-arterielle ECMO eliminiert CO_2, oxygeniert voll und kann nahezu vollständige hämodynamische Unterstützung leisten.
- Die Überbrückung zur Lungentransplantation mittels ECMO kann ein sehr erfolgreiches Verfahren sein.
- Die Überbrückung von akut kardial dekompensierten Patienten mittels ECMO zur LVAD-Implantation kann ebenfalls sehr effektiv sein.
- Postoperativ kann die veno-arterielle ECMO bei primärem Graftversagen nach Herz- oder Lungentransplantation oder bei PHT-Patienten nach Lungentransplantation erfolgreich eingesetzt werden.
- Die Verwendung der ECMO bei Vermeidung von Sedierung, Intubation und mechanischer Beatmung ist ein derzeit besonders vielversprechendes Konzept zur Vermeidung von Sekundärkomplikationen der Beatmung.

Literatur

[1] Agati S, Ciccarello G, Fachile N et al.: DIDECMO: a new polymethylpentene oxygenator for pediatric extracorporeal membrane oxygenation. ASAIO J 2006; 52: 509–512. [EBM IV]

[2] Aigner C, Wisser W, Taghavi S et al.: Institutional experience with extracorporeal membrane oxygenation in lung transplantation. Eur J Cardiothorac Surg 2007; 31: 468–473. [EBM III]

[3] Aziz TA, Singh G, Popjes E et al.: Initial experience with CentriMag extracorpocal membrane oxygenation for support of critically ill patients with refractory cardiogenic shock. J Heart Lung Transplant 2010; 29: 66–71. [EBM III]

[4] Bein T, Weber F, Philipp A et al.: A new pumpless extracorporeal interventional lung assist in critical hypoxemia/hypercapnia. Crit Care Med 2006; 34: 1372–1377. [EBM III]

[5] Bittner HB, Binner C, Lehmann S, Kuntze T, Rastan A, Mohr FW: Replacing cardiopulmonary bypass with extracorporeal membrane oxygenation in lung transplantation operations. Eur J Cardiothorac Surg 2007; 31: 462–467. [EBM IIb]

[6] Camboni D, Philipp A, Hirt S, Schmid C: Possibilities and limitations of a miniaturized long-term extracorporeal life support system as bridge to transplantation in a case with biventricular heart failure. Interact Cardiovasc Thorac Surg 2009; 8: 168–170. [EBM III]

[7] David M, Heinrichs W: High-frequency oscillatory ventilation and an interventional lung assist device to

treat hypoxaemia and hypercapnia. Br J Anaesth 2004; 93: 582–586. [EBM IV]

[8] Fischer S, Hoeper MM, Bein T et al.: Interventional lung assist: a new concept of protective ventilation in bridge to lung transplantation. ASAIO J 2008; 54: 3–10. [EBM III]

[9] Fischer S, Hoeper MM, Tomaszek S et al.: Bridge to lung transplantation with the extracorporeal membrane ventilator Novalung in the veno-venous mode: the initial Hannover experience. ASAIO J 2007; 53: 168–170. [EBM III]

[10] Fischer S, Simon AR, Welte T et al.: Bridge to lung transplantation with the novel pumpless interventional lung assist device NovaLung. J Thorac Cardiovasc Surg 2006; 131: 719–723. [EBM III]

[11] Gattinoni L, Kolobow T, Tomlinson T, White D, Pierce J: Control of intermittent positive pressure breathing (IPPB) by extracorporeal removal of carbon dioxide. Br J Anaesth 1978; 50: 753–758. [EBM IV]

[12] Gregoric ID, Chandra D, Myers TJ, Scheinin SA, Loyalka P, Kar B: Extracorporeal membrane oxygenation as a bridge to emergency heart-lung transplantation in a patient with idiopathic pulmonary arterial hypertension. J Heart Lung Transplant 2008; 27: 466–468. [EBM IV]

[13] Hemmila MR, Rowe SA, Boules TN et al.: Extracorporeal life support for severe acute respiratory distress syndrome in adults. Ann Surg 2004; 240: 595–605. [EBM IIa]

[14] Jackson A, Cropper J, Pye R, Junius F, Malouf M, Glanville A: Use of extracorporeal membrane oxygenation as a bridge to primary lung transplant: 3 consecutive, successful cases and a review of the literature. J Heart Lung Transplant 2008; 27: 348–352. [EBM III]

[15] Lewandowski K, Rossaint R, Pappert D et al.: High survival rate in 122 ARDS patients managed according to a clinical algorithm including extracorporeal membrane oxygenation. Intensive Care Med 1997; 23: 819–835. [EBM IIa]

[16] Lewandowski K: Extracorporeal membrane oxygenation for severe acute respiratory failure. Crit Care 2000; 4: 156–168. [EBM IIa]

[17] Meyer AL, Strueber M, Tomaszek S et al.: Temporary cardiac support with a mini-circuit system consisting of a centrifugal pump and a membrane ventilator. Interact Cardiovasc Thorac Surg 2009; 9: 780–783. [EBM III]

[18] Olsson KM, Simon A, Strueber M et al.: Extracorporeal membrane oxygenation in nonintubated patients as bridge to lung transplantation. Am J Transplant 2010; 10: 2173–2178. [EBM III]

[19] Peek GJ, Mugford M, Tiruvoipati R et al.: Efficacy and economic assessment of conventional ventilatory support versus extracorporeal membrane oxygenation for severe adult respiratory failure (CESAR): a multicentre randomised controlled trial. Lancet 2009; 374: 1351–1363. [EBM Ib]

[20] Pesenti A, Zanella A, Patroniti N: Extracorporeal gas exchange. Curr Opin Crit Care 2009; 15: 52–58. [EBM IV]

[21] Strueber M, Hoeper MM, Fischer S et al.: Bridge to thoracic organ transplantation in patients with pulmonary arterial hypertension using a pumpless lung assist device. Am J Transplant 2009; 9: 853–857. [EBM III]

[22] Strueber M. Extracorporeal support as a bridge to lung transplantation. Curr Opin Crit Care 2010; 16: 69–73. [EBM IV]

[23] Thiara AP, Hoyland V, Norum H et al.: Extracorporeal membrane oxygenation support for 59 days without changing the ECMO circuit: a case of Legionella pneumonia. Perfusion 2009; 24: 45–47. [EBM IV]

[24] Wang D, Zhou X, Lick SD, Liu X, Qian K, Zwischenberger JB: An ambulatory pulmonary and right heart assist device (OxyRVAD) in an ovine survival model. J Heart Lung Transplant 2007; 26: 974–979. [EBM IIb]

3.4 Was gibt es Neues in der Entwicklung von der Gefäßchirurgie zur Gefäßmedizin: ein Schritt weg von der Chirurgie?

Vorstellung eines ganzheitlichen Konzeptes zur Behandlung von Gefäßerkrankungen

E.S. Debus, H.H. Eckstein und D. Böckler

1 Zusammenfassung

Die demografische Entwicklung ist mit einer exponentiellen Zunahme kardiovaskulärer Erkrankungen verbunden. Zugleich hat sich das therapeutische Armamentarium durch rasante technische Entwicklungen sowohl in der medikamentösen als auch der invasiven Behandlung erheblich erweitert, beides erfordert eine zunehmende Spezialisierung und Neuorientierung der Gefäßmedizin, die mit einer Umorientierung der Fachgebiete verbunden ist. Diese Neukonzeption nimmt die genannten Entwicklungen durch Einrichtung organorientierter Kliniken für Gefäßmedizin auf. Damit verbunden ist auch eine enge Vernetzung mit der Kardiologie und der Kardiochirurgie.

2 Einleitung

Gefäßerkrankungen sind Volkskrankheiten, deren Häufigkeitsgipfel im Alter liegen. Aufgrund des demografischen Wandels werden diese künftig erheblich zunehmen. Die Epidemiologie arterieller und venöser Gefäßerkrankungen wird durch die Prävalenz sowie die Rate neu diagnostizierter Gefäßerkrankungen (Inzidenz) erfasst. Hinzu kommen die steigende Prävalenz des Diabetes mellitus (in den USA bei 8 %), die in Deutschland steigende Zahl von Dialysepatienten (n=66 508 im Jahr 2006) und die Folgen einer falschen Lebensführung (Nikotinabusus, fettreiche Ernährung, Bewegungsmangel etc.), die erst nach vielen Jahren klinische Relevanz erlangen [16, 22]. Die Symptomatik arterieller und venöser Gefäßerkrankungen reicht von völliger Beschwerdefreiheit (z.B. asymptomatisches Aortenaneurysma) bis zur unmittelbar lebensbedrohlichen Komplikation (z.B. Aneurysmaruptur).

Stationäre Patienten mit vaskulären Begleitdiagnosen oder Begleittherapien werden vom Statistischen Bundesamt leider nicht systematisch erfasst, sodass Angaben zur Inzidenz und Prävalenz nur aus indirekten Erhebungen gemacht werden können. Im Vordergrund stehen jedoch kardiale Begleiterkrankungen, die überproportional häufig zum Auftreten von Komplikationen beitragen. Ebenso führen diese zu einer erheblichen Übersterblichkeit der Betroffenen, die statistisch zu einer um 10 Jahre erniedrigten Gesamtüberlebensrate im Vergleich zur altersadjustierten Normalbevölkerung führen [5, 23, 24]. Bei den Todesursachen führen kardiovaskuläre Ereignisse, die bei vaskulären Patienten viermal häufiger vorkommen als in der altersadjustierten Normalbevölkerung. Auch die schwerwiegenden Komorbiditäten werden von Erkrankungen des kardiovaskulären Systems dominiert: Der Herzinfarkt kommt laut zitierter GetABI-Studie bei pAVK-Patienten mit

3.4 Was gibt es Neues in der Entwicklung von der Gefäßchirurgie zur Gefäßmedizin?

4 % fast dreimal häufiger (1,5 %), der ischämische Schlaganfall mit 3,3 % fast doppelt so häufig als in der Normalbevölkerung (1,9 %) vor. Diese Daten legen ein systematisches Screening der älteren deutschen Bevölkerung nahe, das jedoch seitens der Kostenträger derzeit nicht finanziert wird. Zumindest für die Prävalenz des Aortenaneurysmas, aber auch für andere kardiovaskuläre Erkrankungen ist der Benefit für ein systematisches Screening eindeutig belegt [2, 3, 5, 11, 20, 21].

Ab dem 65. Lebensjahr lässt sich bei 15 % der Bevölkerung eine periphere arterielle Verschlusskrankheit nachweisen, bei jedem dritten Patienten liegen eine Claudicatio oder eine amputationsbedrohte Extremität vor. Eine einfache und hoch effektive Möglichkeit, das Vorliegen einer pAVK nachzuweisen, liegt in der Messung des Ankle Brachial Index (ABI): Ab einem Index von 0,9 (Knöcheldruck, gemessen in Relation zum systolischen Systemdruck) kann von einer relevanten pAVK ausgegangen werden. Mit einer Sensitivität von 89 %, einer Spezifität von 99 % und einem positiven Prädiktionswert von 90 % kann davon ausgegangen werden, dass ein reduzierter ABI ein signifikanter, unabhängiger Prädiktor für das Auftreten kardiovaskulärer Ereignisse und des Herztodes ist [6, 12, 15]. Sowohl abfallende Werte als auch pathologisch > 1,2 ansteigende Werte sind direkt mit einer ansteigenden kardiovaskulkären Mortalitätsrate assoziiert [18, 23, 24]. Die Messung des ABI muss den jeweils niedrigsten gemessenen Wert berücksichtigen, was zur Einführung des sog. modifizierten ABI geführt hat [15].

Aortenaneurysmen betreffen ebenfalls ältere Menschen mit einer Prävalenz von 1–2 % ab dem 60. Lebensjahr, ab dem 80. Lebensjahr lassen sie sich bei ca. 10 % der Männer nachweisen. Wir können in Deutschland aufgrund epidemiologischer Daten davon ausgehen, dass bei etwa 30 000 Männern und 10 000 Frauen ein behandlungsbedürftiges Aortenaneurysma vorliegt. Der Effekt eines Screenings durch Sonografie ist hoch: Um einen aneurysmabedingten Tod in fünf Jahren zu verhindern, müssen 500 Probanden untersucht werden. Die Effektivität des Darmkrebs-Screenings dagegen ist (bei einer deutlich kostenintensiveren und invasiveren Darmspiegelung) mit 1 auf 1 374 Probanden deutlich niedriger. Noch ungünstiger ist dieses Verhältnis beim Brustkrebsscreening [3, 5, 11, 20, 21].

Bei mindestens 500 000 Menschen liegt eine behandlungsbedürftige Karotisstenose vor, ebenfalls mit überproportionalem Anstieg im Alter. Die aufgezeigten Daten zeigen sämtlich, dass sowohl in der Therapie als auch in der Umfelddiagnostik und der Behandlung der relevanten, lebenszeitlimitierenden Begleiterkrankungen ein erheblicher Nachholbedarf besteht.

3 Konzeptentwicklung: von der konventionellen Gefäßchirurgie zum globalen patientenorientierten Therapieansatz

Jährlich werden in deutschen Krankenhäusern > 400 000 gefäßmedizinische Hauptdiagnosen kodiert; 50% hiervon werden einer operativen Therapie zugeführt [15]. In der deutschen Kliniklandschaft ist festzustellen, dass die Großzahl der Krankenhäuser weiterhin ungeteilte chirurgische Abteilungen, also Abteilungen für Allgemein- und Gefäßchirurgie (evtl. zusätzlich Viszeralchirurgie) vorhalten. Gefäßchirurgie wird hier von abhängigen Oberärzten ohne eigene Personalhoheit betrieben. Angesichts der generellen ärztlichen Personalknappheit wird den gefäßchirurgischen Arbeitsbereichen seitens der Klinikleitungen lediglich ein Minimum von Mitarbeitern zugeordnet, sodass einer Weiterentwicklung des Fachgebietes – insbesondere an Universitätskliniken – sehr enge Grenzen gesetzt sind. An dieser Struktur hat sich in den vergangenen Jahren substanziell wenig geändert. Dies hat zu der Situation geführt, dass sich in Deutschland eine eigenständige Gefäßchirurgie nur in 30 % aller Kliniken etablieren konnte. In diesen sind Kliniken vertreten, die in erster Linie Varizenchirurgie, also lediglich einen Teil des Faches, betreiben. Für die konservativ zu therapierenden Gefäßerkrankungen trifft dies in noch deutlicherer Ausprägung zu: Der bei weitem größte Anteil der Erkrankungen wird in ungeteilten internistischen Kliniken, lediglich ein verschwindend kleiner Anteil von < 5 % aller angiologischen Krankheitsbilder wird in spezialisierten angiologischen Abteilungen therapiert.

Die Spezialisierung innerhalb der chirurgischen Disziplinen schreitet jedoch voran. Seit 1990 hat die Anzahl eigenständiger Abteilungen für Gefäßchirurgie von 81 auf fast 250 zugenommen: in > 50 % aller mittelgroßen (> 600–899 Betten) und großen Krankenhäuser (> 900 Betten) wird heute eine selbstständige gefäßchirurgische Abteilung vorgehalten. An den Universitätskliniken ist dies jedoch nur in 16 % der Fall. Dies ist unverständlich, da sich die Gefäßchirurgie als eigenständiges Fach mit eigenem Facharzttitel seit 2007 in Deutschland und auf internationaler Ebene etabliert hat. Die zu erwartende Zunahme an vaskulären Erkrankungen macht eine eigenständige Etablierung des Faches insbesondere an Universitäten dringend erforderlich, um der Erforschung von Epidemiologie, Prävention und Therapie von Gefäßerkrankungen ausreichend gerecht werden zu können [10, 13].

4 Wie soll künftig therapiert werden?

Die aktuelle Diskussion fokussiert sich derzeit vor allem auf die Frage, wer, wann und in welcher Form endovaskuläre/interventionelle Leistungen zukünftig erbringt. Alle drei Fächer mit vaskulärer Kernkompetenz Radiologie, Angiologie und Gefäßchirurgie sehen die Entwicklung ihrer Fächer in der Implementierung dieser Techniken. Jedes Fach erhebt Anspruch auf diese Techniken, mit unterschiedlichen und jeweils nachvollziehbaren Argumenten. Der Blick in die aktuellen Weiterbildungsordnungen zeigt, dass die Versorgung vaskulär erkrankter Patienten in Deutschland derzeit im Wesentlichen durch diese drei genannten Fachdisziplinen erfolgt. Diese Fächer sind darum bemüht, ihre Behandlungen in (externen) Registern zu dokumentieren, sodass zumindest eine grobe Einschätzung der Behandlungszahlen sowie Qualitätsangaben möglich sind. Dazu kommt jedoch eine Anzahl von undokumentierten (vorwiegend endovaskulären) Behandlungen, die im Wesentlichen von nicht vaskulär spezialisierten Fachrichtungen erbracht werden, die zu einer derzeit nicht abschätzbar hohen Dunkelziffer an Behandlungen geführt haben und damit möglicherweise in der Lage sind, gute Methoden durch Mängel in Indikation und technischer Durchführung in Misskredit zu bringen.

Die aktuellen Inhalte der Weiterbildung sind in der (Muster-)Weiterbildungsordnung der Bundesärztekammer und den Weiterbildungsordnungen (WBO) der Landesärztekammern niedergelegt. Anhaltszahlen zu apparativen Untersuchungsmethoden (z.B. Sonografie) und therapeutischen Interventionen (OP-Katalog, Anzahl und Art endovaskulärer Eingriffe) sind in den dazugehörigen Richtlinien dokumentiert. In den Weiterbildungskatalogen aller drei oben genannten Fachgebiete ist die endovaskuläre Therapie enthalten. Allerdings stellen diese tradierte, konservative Inhalte dar, die sich relativ streng an den klassischen Fächergrenzen orientieren. Die Diskussion um Weiterbildungsinhalte darf sich keineswegs – wie oben dargestellt – allein auf die Durchführung endovaskulärer Techniken beschränken. Der Gefäßmediziner der Zukunft – gleich ob chirurgischer, angiologischer oder radiologischer Prägung – sollte in seiner Weiterbildungszeit darüber hinaus Inhalte aus den jeweils benachbarten Fachdisziplinen erlernen. Für den Radiologen ist dabei eine mehrjährige klinische Weiterbildung eine zwingende Voraussetzung – im Gegenzug sollte der Kliniker Inhalte der diagnostischen Bildgebung und technischen Durchführung radiologischer Untersuchungen beherrschen. Ein Vehikel zur Vereinfachung für die praktische Umsetzung stellt die Implementierung gemeinsam geführter Bettenstationen, intermediate care – und Intensivstationen dar. Hier werden die Patienten von den vaskulären Fachgebieten gemeinsam visitiert und therapiert. Da die Komorbiditäten der vaskulären Patienten vorwiegend im kardialen Bereich liegen, bieten sich gerade für die Intensiv- und Intermediate Care Medizin gemeinsam mit Kardiologen und Kardiochirurgen geführte Stationen an. Die ideale Organisationsform hierzu wäre ein Herz-Kreislaufzentrum, in dem die genannten Fachgebiete gleichberechtigt miteinander tätig sind [9, 10, 13].

5 Gefäßmedizin als problemorientierte Sichtweise der Gefäßchirurgie

Der deutliche Anstieg selbstständiger gefäßchirurgischer Einrichtungen spiegelt den zunehmenden Bedarf an der Behandlung vaskulärer Krankheiten wider. Gefäßerkrankungen betreffen in aller Regel multimorbide Patienten und werden von vielen medizinischen Fächern (mit-)betreut. Noch heute ist die Lebenserwartung vaskulärer Patienten durchschnittlich um zehn Jahre kürzer als die eines altersadjustierten Normalkollektivs, weil die spezifisch vaskulären Komorbiditäten unzureichend behandelt sind. Gefäßchirurgie und Angiologie sind auf der einen Seite die einzigen Fächer, deren Curriculum ausschließlich auf nicht kardiale und nicht intrazerebrale vaskuläre Erkrankungen ausgerichtet sind. Aufgrund der Multimorbidität des vaskulären Patientenklientels ist jedoch eine globalere Sichtweise als die ausschließlich auf das aktuelle Gefäßproblem gerichtete Orientierung erforderlich, um einen ganzheitlichen Behandlungsansatz gewährleisten zu können.

Das Grundverständnis des Gefäßchirurgen ist daher keine Tätigkeit, die sich nach oben genanntem Muster ausschließlich auf den Operationssaal beschränkt [14]. Dies entspräche einer Reduzierung des Faches, nach der der Chirurg lediglich noch als Techniker tätig und von allen weiteren Entscheidungen abgekoppelt ist. Vielmehr ist die Gefäßchirurgie ein Fach, das ein überdurchschnittlich lebensqualitäts- und -zeitlimitiertes Patientenklientel zu betreuen hat. Es liegt daher auf der Hand, dass auch diese limitierenden Komorbiditäten in das Behandlungsportfolio des Gefäßchirurgen gehören. Darüber hinaus ist die Gefäßchirurgie ein Fach, das an der Weiterentwicklung operativer und interventioneller Techniken aktiv teilhat. Selbstverständlich soll die Kernkompetenz des Gefäßchirurgen in seiner manuellen Tätigkeit nicht infrage gestellt werden. Jedoch liegt die Zukunft der Gefäßchirurgie wie jedes operativ tätigen Faches in der Entwicklung invasivitäts-minimierender Techniken. Dazu zählt neben der Etablierung des Fast-Track-Gedankens, laparoskopischer Tätigkeiten und anderer Techniken insbesondere auch die Implementierung und Weiterentwicklung endovaskulärer Eingriffe [14]. Die Argumentation, nach der perkutane Eingriffe keine chirurgischen Tätigkeiten seien, ist schwer nachvollziehbar und rational nicht zu begründen. Jede arterielle und venöse Blutabnahme, jede perkutane Applikation von Portsystemen und Venenkathetern funktioniert nach diesem Muster und werden viele Male im Rahmen der chirurgischen Weiterbildung erbracht. Mit der Transformation technischer Ausstattungen in den Operationssaal ergeben sich weitreichende Auswirkungen auf die Ablaufprozesse in der Behandlung vaskulärer Patienten. Der Hybridarbeitsplatz ermöglicht nicht nur die Zusammenführung von invasiver Diagnostik und Therapie in einen Schritt, er ermöglicht ebenso eine Minimierung des Eingriffstraumas durch Kombination verschiedener Techniken. Dies wird auch durch die Kombination unterschiedlicher OP-Techniken erreicht. Der Betrieb dieser stationären Angiografieeinheiten im OP ermöglichen selbstverständlich aber auch rein perkutane Eingriffe unter Einhaltung der Strahlenhygiene entsprechend der Röntgenverordnung.

Keine Fachdisziplin sollte jedoch einen Alleinanspruch auf endovaskuläre Techniken erheben. Jedes der drei Fächer argumentiert nachvollziehbar – wird es nicht möglich sein, auch weiterhin gemeinsam diese Techniken durchzuführen? Die Voraussetzungen dafür sind in einem interdisziplinären Gefäßzentrum ideal – aber sie wären besser nutzbar, wenn sie unvoreingenommen und offen für das jeweils andere Fach aktiver genutzt würden [7–9]. Besitzansprüche sowohl für eine Technik als auch für Ressourcen, Material und Bettenkapazitäten sind möglicherweise der größte Hemmschuh für eine effektive Weiterentwicklung. Die Majoramputationsrate hat sich seit der St.-Vincenz-Deklaration 1989 in Deutschland kaum vermindert – einer der Gründe könnte hierin zu suchen sein [17]!

Die zukünftige Weiterentwicklung der Gefäßchirurgie geht somit in Richtung des Gefäßmediziners, des Organspezialisten [13]. Folgerichtig wurde anlässlich der 25. Jahrestagung der Deutschen Gesellschaft für Gefäßchirurgie 2009 in München mit großer Mehrheit der Mitglieder die Umbenennung in Deutsche Gesellschaft für Gefäßchirurgie und Gefäßmedizin – Gesellschaft für vaskuläre, endovaskuläre und präventive Gefäßmedizin (DGG) beschlossen.

Diese Entwicklung schließt nicht nur die endovaskulären Katheterinterventionen ein, sondern beinhaltet ebenfalls Ausbildungsinhalte der konservativen und operativen Gefäßmedizin. Weitere berufspolitische Schritte in diese Richtung wurden institutionalisiert: Am 28. Februar 2008 wurde in Hamburg die Vereinigung Norddeutscher Gefäßmediziner e.V. gegründet, in der sich erstmals in der Geschichte der Medizin alle an der Therapie von Gefäßerkrankungen beteiligten Fachgebiete zu einer einheitlichen Organisation zusammengeschlossen haben. Die Gesellschaft vereint Gefäßchirurgen, Angiologen, Radiologen, Diabetologen und Phlebologen in Klinik, Praxis und Forschung und schafft mit einem jährlich stattfindenden Kongress (ehemals Norddeutscher Gefäßchirurgentag) ein seit Jahren etabliertes Podium. Die hier begonnene Entwicklung ist als Folge der Zertifizierung zu akkreditierten Gefäßzentren zu sehen, die seit dem vergangenen Jahr gemeinsam von der DGG, der Deutschen Gesellschaft für Angiologie (DGA) und der Deutschen Röntgengesellschaft (DRG) nach einem strukturierten Auditierungsverfahren vergeben wird. In Österreich hat eine ähnliche Entwicklung stattgefunden, wo sich die gefäßmedizinischen Disziplinen berufspolitisch zu einem gemeinsamen Dachverband zusammengeschlossen haben. Diese zentrumsbezogene, organorientierte Neuorientierung der vaskulären Medizin ist im Sinne der Optimierung des Patientenoutcomes fraglos folgerichtig und führt möglicherweise in der Konsequenz zu einer Neuorientierung der traditionellen Fächergrenzen und -strukturen.

Dieser Verschmelzungsprozess greift jedoch zu kurz, wenn es um die Optimierung der Langzeitprognose des kardiovaskulären Patienten quo ad vitam geht. Hier ist eine enge Anbindung der klinischen (und forschenden) Versorgung an die Kardiologie und die Herzchirurgie ein mögliches Lösungsmodell. Dieses wäre durch Etablierung von Herz-Kreislauf Zentren realisierbar, in denen die Fachgebiete Gefäßchirurgie und Angiologie mit Kardiologie und Herzchirurgie in enger räumlicher und struktureller Nachbarschaft gleichberechtigt zusammenarbeiten und ihre Patienten systematisch in dem jeweils benachbarten Fachgebiet auf kardiovaskuläre Begleitpathologien screenen.

Aus dem oben Dargestellten ergibt sich die Struktur einer Klinik und Poliklinik für Gefäßmedizin innerhalb eines Herzzentrums, das die genannten berufspolitischen Entwicklungen auf fachlicher Ebene aufgreift. Eine derartige Klinik besteht aus drei Leistungsbereichen: der konventionellen Gefäßchirurgie, der konservativen Angiologie und der endovaskulären Therapie. Ziel dieser Organisationsform ist eine globale, organbezogene Behandlung von Gefäßkranken im Sinne des Total Vascular Care unter Einbeziehung aller vaskulären Fachgebiete sowie eine problemorientierte Aus- und Weiterbildung der Mitarbeiter, die auf diese Weise eine neuartige, universale gefäßmedizinische Ausbildung erhalten. Teil dieses Konzeptes ist somit eine Assistentenrotation zwischen den Leistungsbereichen, die der Klinik, nicht aber den einzelnen Teilbereichen fest zugeordnet sind.

Neben einer stationären Betteneinheit gehört zu der Klinikstruktur eine Poliklinik als wichtiges Segment. In dieser zentralen Anlaufstelle werden Patienten diagnostiziert und in enger Abstimmung mit den zuweisenden Ärzten hinsichtlich ihrer Hauptdiagnose und ihrer (primär vaskulären) Komorbiditäten abgeklärt. Hierzu zählt eine umfassende angiologische instrumentell-technische Ausstattung, mit der die gesamte angiologische Funktionsdiagnostik erfolgt. Idealerweise sind in dieser Poliklinik ebenfalls die Polikliniken von Kardiologie und Herzchirurgie lokalisiert, sodass ein Screening auf die Erkankungen des jeweils benachbarten Fachgebietes ohne Reibungsverluste auch in enger räumlicher Nachbarschaft erfolgen kann.

Zentraler Bestandteil der Klinikstruktur ist der Gefäß-Board, in der jeder Patient von den beteiligten Disziplinen besprochen und ein individuelles Therapiekonzept abgestimmt wird. Dieses wird dem Patienten inkl. stationärer Aufnahme- und ggf. Eingriffs-Terminierung am Vorstellungstag erläutert und mitgegeben. Für die Behandlung von Pathologien hirnversorgender Arterien besteht zudem eine neurovaskuläre Konferenz unter Beteiligung von Neurologie, Neuroradiologie, Neurochirurgie und Gefäßmedizin.

3.4 Was gibt es Neues in der Entwicklung von der Gefäßchirurgie zur Gefäßmedizin?

Der Gedanke der problemorientierten Organmedizin wird in idealer Weise dadurch vervollständigt, dass die Klinik für Gefäßmedizin nicht nur infrastrukturell, sondern auch organisatorisch innerhalb eines *Herz-Kreislaufzentrums bzw. Herz-/Gefäßzentrums* eigenständig etabliert ist. Auf diese Weise lassen sich Synergien in der Mitbehandlung kardiovaskulärer Komorbiditäten ebenso wie eine Weiterbildungsrotation zwischen den Fächern gewährleisten. Die operativen invasiven Eingriffe finden in einem eigenen Zentral-OP statt, in der auch der Hybrid-Arbeitsplatz lokalisiert ist. Dieser kann zur optimalen Ausnutzung der Ressourcen sowohl von Gefäßmedizin als auch von Kardiologie und Herzchirurgie betrieben werden, wobei auch Eingriffe unter Beteiligung aller Fachgebiete in den fachlichen Grenzgebieten erfolgen können. Das gemeinsame Betreiben einer eigenen kardiovaskulären Intensivstation und Monitorstation mit gemeinsamer Dienststruktur kann Modellcharakter haben und ebenfalls zur interdisziplinären Zusammenarbeit innerhalb eines Herz- und Gefäßzentrums zählen.

Die Zentrumsbildung in der Gefäßmedizin hat naturgemäß mehrere weitere Schnittstellen. Diese liegen insbesondere in der Nachbardisziplin Radiologie. Die technische Entwicklung der invasiven und nicht invasiven Bildgebung hat in den vergangenen Jahren große Fortschritte gemacht, die zu einer bisher nicht gekannten Visualisierung und funktionellen Beurteilbarkeit vaskulärer Krankheitsbilder geführt hat. Die MR-Angiografie hat z.B. durch Hochfeldbildgebung bei 3,0 Tesla, der Verfügbarkeit neuerer Kontrastmittel mit Proteinbindung (Gadolinium BOPTA, Gadofosveset), der Hybrid-MRA und weitere Entwicklungen eine hervorragende Darstellbarkeit auch peripherer Gefäße erreicht [1]. Subtraktionsverfahren werden zunehmend durch spezifische Registrierungsalgorithmen und Deformierungsalgorithmen ergänzt und durch 3D-radiale Bearbeitung in ihrer diagnostischen Aussagekraft ergänzt, was auch für die CT-A zutrifft (i.e. Dual Energy Anwendung) [4]. Sogar Artefakte können durch spezielle Bearbeitungsprogramme zu artefaktfreien Bildern bearbeitet werden (ghost magnetic resonance angiography) [19]. Diese und andere technische Weiterentwicklungen und die Darstellung komplexer Krankheitsbilder machen eine Spezialisierung zur vaskulären Radiologie wünschenswert, da die differenzierte Beurteilung vaskulärer Krankheitsbilder nicht nur eingehende Kenntnisse in der technischen Durchführung der Untersuchungen, sondern auch der bildlichen Interpretation erfordert. Die Durchführung invasiver endovaskulärer Therapien erfordert darüber hinaus eine Ausbildung am Krankenbett, die von jedem therapeutisch aktiven Kliniker gefordert ist. Diese könnte innerhalb eines vaskulären Zentrums vorgehalten werden.

Eine enge Zusammenarbeit mit den Kliniken für Neurologie (Stroke Unit), Endokrinologie und Stoffwechsel (Diabetologie), Nephrologie und Anästhesiologie (Schmerztherapie und perioperative Medizin) ist darüber hinaus von großer Bedeutung. Neben dieser Vernetzung mit den etablierten Kliniken rundet der Aufbau einer Gefäßsportgruppe (Physiotherapie) das Konzept ab.

Aus den entwickelten Strukturkonzeptionen der Klinik für Gefäßmedizin ergeben sich auch Auswirkungen auf die Lehre. Die Studenten sollen durch interdisziplinär gehaltene Lehrtätigkeit den Umgang mit Gefäßpatienten erlernen und auf die spezifischen Besonderheiten im Umgang mit dieser Patientenklientel aufmerksam gemacht werden.

In der Aus- und Weiterbildung von Gefäßmedizinern sind praktische Naht- und Interventionskurse etabliert und stetig weiterentwickelt worden. Diese Möglichkeiten sollten auch dazu dienen, bereits frühzeitig besonders begabte und interessierte Studenten für die Gefäßmedizin zu gewinnen.

6 Fazit

Eine Klinik und Poliklinik für Gefäßmedizin greift die berufspolitischen Entwicklungen der letzten Jahre auf und ist in ihrer Konzeption visionär. Die Kombination der Bereiche Gefäßchirurgie, endovaskuläre Therapie und Angiologie macht eine organorientierte, fachübergreifende Behandlung des Gefäßpatienten unter Beteiligung aller vaskulären Fachgebiete möglich und hat Einfluss auf die studentische Ausbildung sowie die Weiterbildung angehender Gefäßmediziner. Die räumliche Ansiedlung der Klinik innerhalb eines Herz- und Gefäßzentrums ist ebenfalls von großer Bedeutung, da die – vorwiegend – kardialen Komorbiditäten der Patienten auf diese Weise organisatorisch optimal mitversorgt werden können. Dieses Ziel wird durch gemeinsames Screening der Patienten auf das jeweils benachbarte Fachgebiet sowie durch Rotationen der Mitarbeiter erreicht.

Literatur

[1] Berg F, Bangard C, Bovenschulte H, Nijenhuis M, Hellmich M, Lackner K, Gossmann A: Hybrid contrast-enhanced MR angiography of pelvic and lower extremity vasculature at 3.0 T: initial experience. Eur J Radiol 2009; 70: 170–176. [EMB III]

[2] Björck M, Bergqvist D, Eliasson K, Jansson I, Karlström L, Kragsterman B, Lundell A, Malmstedt J, Nordanstig J, Norgren L, Troëng T; Steering Committee of the Swedvasc: Twenty years with the Swedvasc Registry. Eur J Vasc Endovasc Surg 2008; 35: 129–133. [EBM Ia]

[3] Böckler D, Debus ES, Eckstein HH, Flessenkämper I, Florek J, Hupp T, Lang W, Noppeney T, Schmitz-Rixen T: Randomiserte Studien mit EBM Level 1 beweisen es: ein Screening-Programm für abdominelle Aortenaneurysmen ist sinnvoll! Gefäßchirurgie 2009; 14: 350–361. [EBM Ia]

[4] Brockmann C, Jochum S, Sadick M, Huck K, Ziegler P, Fink C, Schoenberg SO, Diehl SJ: Dual-energy CT angiography in peripheral arterial occlusive disease. Cardiovasc Intervent Radiol 2009; 32: 630–637. [EBM III]

[5] Chichester Aneurysm Screening Group; Viborg Aneurysm Screening Study; Western Australian Abdominal Aortic Aneurysm Program; Multicentre Aneurysm Screening Study: A comparative study of the prevalence of abdominal aortic aneurysms in the United Kingdom, Denmark, and Australia. J Med Screen 2001; 8: 46–50. [EBM II]

[6] Criqui MH, Langer RD, Fronek A, Feigelson HS, Klauber MR, McCann TJ, Browner D: Mortality over a period of 10 years in patients with peripheral arterial disease. N Engl J Med 1992; 326: 381–386. [EBM Ib]

[7] Debus ES, Larena A, Daum A, Schulenburg B, Schäfer E, Zorn M, Tigges W, Gross-Fengels W: Die integrierte Versorgung als Zentrumsaufgabe: ein zukunftsfähiges Modell? ZfW 2004; 3: 90–95. [EBM III]

[8] Debus ES, Larena-Avellaneda A, Franke S, Thiede A, Lingenfelder M: Zentrumsbildung in der Wundheilung: ökonomische und medizinische Überlegungen. Klinik Management 2004; 205–210. [EBM III]

[9] Debus ES, Eckstein HH, Böckler D, Imig H, Florek A: Allgemeinchirurgie in der Diskussion – aus Sicht der Gefäßchirurgie. Chirurg 2008; 79: 212–220. [EBM II]

[10] Debus ES, Larena A, Diener H, Bültemann A, Schulenburg B, Daum H: Schnittstellenmanagement im Versorgungsprozess chronischer Wunden durch Wundambulanzen – Was ist ökonomisch leistbar und medizinisch sinnvoll? MOT 2008; 139–147. [EBM III]

[11] Debus ES, Kölbel T, Böckler D, Eckstein HH: Abdominelle Aortenaneurysmen – Klinisches Review. Gefäßchirurgie 2010; 15: 154–168. [EBM Ia]

[12] Diehm C, Schuster A, Allenberg JR, Darius H, Haberl R, Lange S et al.: High prevalence of peripheral arterial disease and co-morbidity in 6880 primary care patients: cross-sectional study. Atherosclerosis 2004; 172: 95–105. [EBM II]

[13] Eckstein HH, Knipfer E: Status quo der Gefäßchirurgie. Wo steht diese innerhalb der Gefäßmedizin und innerhalb der Chirurgie. Chirurg 2007; 78: 583–592. [EBM II]

[14] Eckstein HH, Flessenkämper I, Görtz H: Positionspapier der Deutschen Gesellschaft für Gefäßchirurgie und Gefäßmedizin (DGG) – Gesellschaft für operative, endovaskuläre und präventive Gefäßmedizin zur Qualifikation bei der Durchführung endovaskulärer Eingriffe. Gefäßchirurgie 2010; 15: 236–249. [EBM II]

[15] Espinola-Klein C, Rupprecht HJ, Bickel C, Lackner K, Savvidis S, Messow CM, Munzel T, Blankenberg S; AtheroGene Investigators: Different calculations of ankle-brachial index and their impact on cardiovascular risk prediction. Circulation. 2008; 118: 961–967. [EBM Ib]

[16] Hauner H: Epidemiologie und Kostenaspekte des Diabetes in Deutschland. Dtsch Med Wochenschr 2005; 130: 64–65. [EBM Ib]

[17] Heller G, Gunster C, Swart E: The frequency of lower limb amputations in Germany. Dtsch Med Wochenschr 2005; 130: 1689–1690. [EBM II]

[18] Hirsch AT, Criqui MH, Treat-Jacobson D, Regensteiner JG, Creager MA, Olin JW et al.: Peripheral arterial disease detection, awareness, and treatment in primary care. JAMA 2001; 286: 1317–1324. [EBM II]

[19] Koktzoglou I, Edelman RR: Ghost magnetic resonance angiography. Magn Reson Med 2009; 61: 1515–1551. [EBM III]

[20] Lindholt JS, Juul S, Fasting H, Henneberg EW: Screening for abdominal aortic aneurysms: single centre randomised controlled trial. BMJ 2005; 330: 750. [EBM Ib]

[21] Lindholt JS, Juul S, Fasting H, Henneberg EW: Preliminary ten years results from a randomised single centre mass screening trial for abdominal aortic aneurysm. Eur J Vasc Endovasc Surg 2006; 32: 608–614. [EBM Ib]

[22] Nationale Versorgungsleitlinie zu Präventions- und Behandlungsstrategien beim Diabetes mellitus. 2008. [EBM Ia]

[23] Norgren L, Hiatt WR, Dormandy JA, Nehler MR, Harris KA, Fowkes FG: Inter-Society Consensus for the Management of Peripheral Arterial Disease (TASC II). J Vasc Surg 2007; 45: 5–67. [EBM Ia]

3.4 Was gibt es Neues in der Entwicklung von der Gefäßchirurgie zur Gefäßmedizin?

[24] Sigvant B, Wiberg-Hedman K, Bergqvist D, Rolandsson O, Andersson B, Persson E et al.: A population-based study of peripheral arterial disease prevalence with special focus on critical limb ischemia and sex differences. J Vasc Surg 2007; 45: 1185–1191. [EBM Ib]

3.5 Was gibt es Neues in der perioperativen Thromboseprophylaxe?

S. Dübgen und M. Spannagl

1 Einleitung

Das jährliche Risiko in der Allgemeinbevölkerung eine Thrombose zu erleiden, lag in verschiedenen populationsbasierten, retrospektiven Kohortenstudien [16, 23, 17] bei etwa 0,1 % pro Jahr. In einem hospitalisierten, allgemeinchirurgischen Kollektiv [5] liegt die Prävalenz der venösen Thromboembolie ohne Prophylaxe hingegen bei 15–40 % und beim Hüft- und Kniegelenksersatz sogar bei 40–60 % (Tab. 1). Bereits 1899 wurde die physikalische Thromboseprophylaxe, welche das Wickeln und Hochlagern der Beine, Flüssigkeitszufuhr in Form von Kochsalzlösung und die passive und aktive Mobilisation umfasste, durch den schwedischen Chirurgen Karl Gustaf Lennander beschrieben und in seiner Klinik in Uppsala angewendet [7]. Die Einführung der medikamentösen Thromboseprophylaxe Ende des 20. Jahrhunderts konnte die Häufigkeit der postoperativen Thrombosen um weit mehr als die Hälfte senken [6] (Abb. 1). Trotz aller Maßnahmen zur Prophylaxe ist das Risiko einer postoperativen Thrombose aber immer noch hoch. Die Zulassungsstudien der neuen Antikoagulanzien im Rahmen von großen orthopädischen Eingriffen zeigten eindrücklich, dass bei klinisch asymptomatischen Patienten

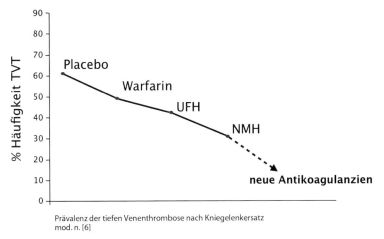

Abb. 1: Senkung der perioperativen Thromboserate durch Einführung medikamentöser Prophylaktika am Beispiel der tiefen Venenthrombose nach Kniegelenksersatz (mod. n. [6]).

Tab. 1: Häufigkeit der tiefen Beinvenenthrombose (mod. n. [9])

Patientengruppe	Prävalenz von TVT
Innere Medizin	10–20 %
Allgemeinchirurgie	15–40 %
Große gynäkologische Eingriffe	15–40 %
Große urologische Eingriffe	15–40 %
Schlaganfall	20–50 %
Hüft- oder Kniegelenksersatz	40–60 %
Hüftfrakturen	40–60 %
Multiples Trauma	40–80 %
Rückenmarksverletzungen	60–80 %
Intensivmedizin	10 bis 80 %

phlebografisch noch in 10–15 % stumme Gefäßthrombosierungen feststellbar waren [10]. Zu symptomatischen Thrombosen kommt es trotz aller Maßnahmen der Prophylaxe in diesem Patientenkollektiv noch in 1–2 % der Fälle. Dieses hohe Restrisiko muss Arzt und Patient bewusst sein und ist der Ansporn der Entwicklung schonender Operationsverfahren und effektiver Prophylaxemaßnahmen.

2 Das Konzept der multimodalen und risikostratifizierten Thromboseprophylaxe

2.1 Physikalische Thromboseprophylaxe als Teil eines multimodalen Konzepts

Im Zuge der obligaten, präoperativen Aufklärung bezüglich des möglichen Auftretens und der Verhütung postoperativer Thrombosen und Lungenembolien sollte der aufklärende Arzt das individuelle Thromboserisiko des Patienten abschätzen und dem Patienten geeignete Maßnahmen vorschlagen.

Vor einer indizierten medikamentösen Thromboembolieprophylaxe dienen insbesondere eine schnelle Mobilisierung, möglichst noch am OP-Tag, verbunden mit physikalischen Maßnahmen (Krankengymnastik, Kompressionsstrümpfe) und eine Atem- und Kreislauftherapie der Senkung des thromboembolischen Risikos. Diese Basismaßnahmen können durch keine medikamentöse Therapie ersetzt werden und ihre Durchführung sollte nicht zuletzt aus forensischen Gründen auch dokumentiert werden. Allen Beteiligten (Patient, Angehörige, Klinikpersonal) sollte die multimodale Vorgehensweise verinnerlicht sein.

2.2 Rationale Thromboseprophylaxe durch Risikostratifizierung

Internationale und nationale Leitlinien empfehlen eine Differenzierung nach individuellem thromboembolischem Risiko und die danach ausgerichtete Auswahl der Antikoagulationsstrategie [9].

Neben dem expositionellen Risiko, das verletzungs- und immobilisationsbedingt bzw. durch die Eingriffsart und -dauer bedingt ist, spielen die dispositionellen Risikofaktoren, die der Patient mitbringt, eine erhebliche Rolle (Tab. 2).

Aus der Abschätzung von expositionellem und dispositionellem Risiko ergibt sich die Einteilung des Gesamtrisikos in niedrig, mittel bis hoch, die sich in der klinischen Praxis bewährt hat (Tab. 3).

Allerdings erfordert diese individuelle Risikostratifizierung einen höheren Aufwand der präoperativen Anamnese und Befunderhebung.

Bei chirurgischen Eingriffen mit geringer Traumatisierung, wie z.B. Metallentfernung, Eingriffe an der oberen Extremität, proktologische Eingriffe, Venenchirurgie, Verletzungen ohne oder geringem Weichteilschaden sowie bei fehlenden dispositionellen Risikofaktoren empfehlen die deutschen Leitlinien keine generelle medikamentöse Prophylaxe.

Tab. 2: Dispositionelle Risikofaktoren für eine venöse Thromboembolie (mod. n. [9])

Risikofaktor	Risikoerhöhung
VTE in der Eigenanamnese	hoch
maligne Grunderkrankung	hoch
Höheres Alter (> 60 Jahre)	mittel
VTE bei erstgradig Verwandten	mittel
Herzinsuffizienz NYHA III° oder IV°, Z.n. Herzinfarkt	mittel
akute Infektion, entzündliche Erkrankung mit Immobilisation	mittel
Übergewicht (Body Mass Index > 30)	mittel
Thrombophilie: angeborene oder erworbene thrombophile Hämostasedefekte (z.B.: Antiphospholipidsyndrom, Antithrombin-, Protein C-, Protein S-Mangel, APC-Resistenz/ Faktor V-Leiden Mutation, thrombophiler Prothrombinpolymorphismus u.a.)	gering bis hoch
Therapie mit oder Blockade von Sexualhormonen (einschl. Kontrazeptiva, Hormonersatz- und Tumortherapie)	gering bis hoch
stark ausgeprägte Varikosis	gering
Schwangerschaft und Postpartalperiode	gering
Nephrotisches Syndrom	gering

Tab. 3: Einstufung in die drei Risikokategorien unter Berücksichtigung des expositionellen und des dispositionellen Risikos (mod. n. [9])

niedriges VTE-Risiko • distale TVT < 10 % • proximale TVT < 1 % • tödliche LE < 0,1 %	• kleinere oder mittlere operative Eingriffe mit geringer Traumatisierung • Verletzungen ohne oder mit geringem Weichteilschaden • kein zusätzliches bzw. nur geringes dispositionelles Risiko, sonst Einstufung in die höhere Kategorie
mittleres VTE-Risiko • distale TVT 10–40 % • proximale TVT 1–10 % • tödliche LE 0,1–1 %	• länger dauernde Operationen • gelenkübergreifende Immobilisation der unteren Extremität im Hartverband • arthroskopisch assistierte Gelenkchirurgie an der unteren Extremität • kein zusätzliches bzw. nur geringes dispositionelles Risiko, sonst Einstufung in die höhere Kategorie
hohes VTE-Risiko • distale TVT 40–80 % • proximale TVT 10–30 % • tödliche LE > 1 %	• größere Eingriffe in der Bauch- und Beckenregion bei malignen Tumoren oder entzündlichen Erkrankungen • Polytrauma, schwerere Verletzungen der Wirbelsäule, des Beckens und/oder der unteren Extremität • größere Eingriffe an Wirbelsäule, Becken, Hüft- oder Kniegelenk • größere operative Eingriffe in den Körperhöhlen der Brust-, Bauch- und/oder Beckenregion

3 Praktische Durchführung der perioperativen Thromboseprophylaxe

3.1 Beginn einer medikamentösen Thromboseprophylaxe

Während in Europa lange Zeit mit dem Gedanken an eine intraoperative Thromboseentstehung der präoperative Beginn der medikamentösen Prophylaxe favorisiert wurde, wurde in Nordamerika grundsätzlich postoperativ damit begonnen, dies v.a. aus forensischen Gründen. Grundsätzlich sollte durch die Behandlung kein Blutungsrisiko erzeugt werden. Eine Metaanalyse von Studien mit Vergleich von prä-, peri- und postoperativer Gabe von NMH konnte keine wesentlichen Unterschiede in der Thromboserate feststellen [20]. Hingegen zeigte sich in einer Studie, welche die prä- oder postoperative Gabe von Dalteparin miteinander verglich, dass es in dem Studienarm mit präoperativer Gabe zu einem erhöhten Bedarf an Bluttransfusionen kam [8]. Deshalb sollte bei Operationen mit erhöhtem Blutungsrisiko die Thromboseprophylaxe postoperativ begonnen werden. Dies gilt auch, wenn der Patient eine thrombozytenaggregationshemmende Komedikation einnimmt.

Die neuen Antikoagulanzien Fondaparinux, Dabigatran und Rivaroxaban sind ausschließlich für den postoperativen Beginn vorgesehen. Fondaparinux sollte frühestens sechs Stunden, Dabigatran ein bis vier Stunden und Rivaroxaban sechs bis zehn Stunden postoperativ gegeben werden. Für Apixaban ist der Beginn erst am ersten postoperativen Tag empfohlen. Viele Experten gehen heute davon aus, dass Thrombosen nicht wie früher angenommen ausschließlich intraoperativ entstehen, sondern dass die erhöhte Koagulabilität des Blutes in der Phase der Wundheilung ebenso ausschlaggebend für das hohe Thromboserisiko ist. Die rasche und hoch effektive Wirkung der neuen Antikoagulanzien, welche eine Überlegenheit in der Vermeidung von thromboembolischen Komplikationen zeigen konnten, begünstigt möglicherweise auch den Abbau entstandener Gerinnsel durch das körpereigene Fibrinolysesystem.

3.2 Dauer einer medikamentösen Thromboseprophylaxe

Dem behandelnden Arzt sollte bewusst sein, dass die Thromboseprophylaxe nicht automatisch mit der Klinikentlassung beendet ist, sondern bei hohem Risiko ggf. darüber hinaus weiterzuführen ist.

Eine wesentliche Aussage der S3-Leitlinie Thromboseprophylaxe ist, dass sich die Dauer der Thromboseprophylaxe nicht für eine bestimmte Eingriffsart festmachen lässt, sondern sich am Fortbestehen relevanter Risikofaktoren orientieren soll. Die Dauer einer medikamentösen Thromboseprophylaxe beträgt bspw. bei Bauch- und Beckeneingriffen und Patienten ohne höheres Risiko in der Regel fünf bis sieben Tage. Für onkologische Patienten hingegen muss die medikamentöse Prophylaxe auf einen Zeitraum von vier bis fünf Wochen ausgedehnt werden. Insgesamt bedeutet dies, dass zum Übergang in die nachstationäre Phase ein individuelles Konzept zur VTE-Prophylaxe formuliert und Patient und Hausarzt mitgeteilt worden ist. Dieses Vorgehen trägt der großen Anzahl stummer Thrombosen in der ambulanten Phase Rechnung. Für orthopädische/unfallchirurgische Eingriffe an der unteren Extremität wird seit Jahren eine verlängerte medikamentöse Prophylaxe für die Dauer von 28–35 Tagen durchgeführt.

3.3 Empfehlungen der S3-Leitlinie zur Thromboseprophylaxe zu den einzelnen Fachgebieten

Im März 2009 verabschiedeten 27 Fachgesellschaften die gemeinsame S3-Leitlinie zur Thromboseprophylaxe. Damit besteht erstmals in Deutschland eine Empfehlung zur Thromboseprophylaxe, welche von einer repräsentativen Expertengruppe in einem strukturierten Konsensverfahren aufgrund einer systematischen Evidenzbasierung verabschiedet wurde.

Die S3-Leitlinie zur Thromboseprophylaxe gibt Empfehlungen zu den einzelnen Fachgebieten:

- Bei Operationen im Bereich des Gesichtsschädels und Halses ist keine über die Allge-

meinmaßnahmen hinausgehende Thromboseprophylaxe empfohlen. Bei onkologischen Patienten sollte jedoch eine zusätzliche medikamentöse Prophylaxe stattfinden.
- Patienten mit Verletzungen oder Eingriffen im Bereich des zentralen Nervensystems sollen eine physikalische Prophylaxe erhalten. Die medikamentöse Prophylaxe ist fakultativ, sollte aber erst postoperativ begonnen werden. Die fehlende Zulassung für Verletzungen und operative Eingriffe am ZNS, die teilweise sogar als Kontraindikationen genannt werden, bedingt kein Verbot der Anwendung von UFH und NMH. Vielmehr soll an dieser Stelle die ärztliche Therapiefreiheit betont werden, sodass der Einsatz einer medikamentösen Thromboseprophylaxe nach einer Nutzen-Risiko-Abwägung und der Aufklärung des Patienten im Einzelfall sinnvoll oder geboten erscheinen kann.
- Patienten mit thoraxchirurgischen Eingriffen sollen zusätzlich eine medikamentöse Prophylaxe erhalten. Bei hohem Blutungsrisiko ist initial der Einsatz von UFH vorteilhaft. Dabei sollte eine regelmäßige Kontrolle der Thrombozytenzahl erfolgen.
- In der Gefäßchirurgie muss auf arterielle Durchblutungsstörungen geachtet werden, die bei einem Teil der Patienten eine physikalische Kompression der unteren Extremität verbietet. Im Falle eines Eingriffs an den großen Bauchgefäßen gelten im Regelfall die gleichen Vorgaben wie für viszeralchirurgische, urologische oder gynäkologische Patienten. Eine medikamentöse Thromboseprophylaxe stellt keine Indikation für eine Unterbrechung einer antiaggregatorischen Therapie dar.
- In der Varizenchirurgie ist bei Patienten ohne dispositionelle Risikofaktoren eine medikamentöse Prophylaxe nicht obligat.
- Für alle Eingriffe im Bauch-Becken-Bereich gilt, dass bei Patienten mit niedrigem Risiko (Tab. 3) keine medikamentöse Prophylaxe durchgeführt werden muss. Ab einem mittleren Risiko sollte jedoch eine medikamentöse Prophylaxe betrieben werden und zusätzlich können Kompressionsstrümpfe zum Einsatz kommen. Bei hohem Risiko soll beides angewendet werden. Bei diesen Patienten kann eine alternative Thromboseprophylaxe mit Fondaparinux durchgeführt werden. Für laparoskopische Operationen gelten die gleichen Vorgaben wie für offene Eingriffe. In der Regel beträgt die Dauer einer Thromboseprophylaxe fünf bis sieben Tage, sollte aber verlängert werden, falls fortwährendes Risiko durch Infektion, Immobilisation o.Ä. besteht. Bei onkologischen Patienten soll eine generelle Verlängerung der Prophylaxe auf vier bis fünf Wochen stattfinden.
- In der Gynäkologie gelten für die Patientinnen im Grunde die gleichen Bestimmungen wie für andere Eingriffe im Bauch-Becken-Bereich, d.h. sie sollen bei größeren gynäkologischen Eingriffen, unabhängig von der Art des Eingriffs und auch bei laparoskopischen Verfahren, neben Basismaßnahmen eine physikalische und medikamentöse Prophylaxe erhalten.
- In der Orthopädie gilt, dass für Eingriffe an der oberen Extremität eine über die Basismaßnahmen hinausgehende Prophylaxe nicht zwingend erforderlich ist. Bei erhöhtem dispositionellem Risiko sollte bei großen Eingriffen am Schultergelenk eine medikamentöse Prophylaxe erfolgen. Bei großen unfallchirurgischen oder orthopädischen Eingriffen an Hüft- und Kniegelenk soll die medikamentöse VTE-Prophylaxe durchgeführt werden. Dabei kann alternativ zu den niedermolekularen Heparinen auch eine Antikoagulation mit Fondaparinux, Dabigatranetexilat oder Rivaroxaban stattfinden. Bei Kontraindikation gegen eine medikamentöse Prophylaxe (immanente Blutungsgefahr oder aktive Blutung) soll eine intermittierende pneumatische Kompression eingesetzt werden. Die Dauer der Prophylaxe beträgt dabei 28–35 Tage. Zusätzlich können Thromboseprophylaxestrümpfe getragen werden. Bei Frakturen soll im Falle einer Immobilisation eine medikamentöse Prophylaxe erfolgen. Auch für Eingriffe und verletzungsbedingter Immobilisation des Sprunggelenks soll eine medikamentöse Prophylaxe betrieben werden, welche bei früherer Heparinunverträglichkeit mit Fondaparinux durchgeführt werden soll. Dies soll bis zur Entfernung des fixierenden Verbandes oder bis zum Erreichen einer 20-kg-Teilbelastung und Beweglichkeit von 20° im oberen Sprunggelenk durchgeführt werden. Bei arthroskopischen Eingriffen ist eine

medikamentöse Prophylaxe im Allgemeinen nicht notwendig, wenn eine Frühmobilisation durchgeführt werden kann.

- Für das Polytrauma, Verletzungen der Wirbelsäule und großflächige Verbrennungen werden keine dezidierten Empfehlungen ausgesprochen. Hier ist also eine Evaluation im Einzelfall unter Abwägung dispositioneller und expositioneller Risikofaktoren und Einbeziehung möglicher Kontraindikationen notwendig.

3.4 Thromboseprophylaxe und Niereninsuffizienz

Mit abnehmender Molekülgröße des niedermolekularen Heparin nimmt die unveränderte renale Elimination zu und reduziert sich die Elimination über das RES. Deshalb ist vor allem bei niedrigem Molekulargewicht bei wiederholten Gaben mit einer Kummulation bei Niereninsuffizienz zu rechnen. Da es im Alter nicht nur zu einer Verschlechterung der Nierenfunktion sondern auch zu einem erhöhten sowohl Thrombose- als auch Blutungsrisiko kommt, ist auf diese Patientengruppe besonderes Augenmerk zu richten [15]. Niedermolekulare Heparine sind deshalb bei einer Kreatininclearance unter 30 ml/min kontraindiziert. Fondaparinux sollte bei einer Kreatininclearance zwischen 20 und 50 ml/min von der üblichen Dosis 2,5 mg/Tag auf 1,5 mg/Tag reduziert werden. Unterhalb einer Kreatininclearance von 20 ml/min ist auch Fondaparinux kontraindiziert. Für die neuen oralen Antikoagulanzien Dabigatran und Rivaroxaban ist eine Dosisanpassung erst unterhalb einer Kreatininclearance von 30 ml/min notwendig und ein Einsatz kann bis zu 15ml/min erfolgen.

3.5 Rückenmarksnahe Verfahren in der Anästhesie

Epidurale Hämatome i. R. von rückenmarksnaher Regionalanästhesie scheinen weitaus häufiger vorzukommen als lange Zeit angenommen. Die Inzidenz wird bei Epiduralanästhesien auf bis zu etwa 1:3 000 und bei Spinalanästhesien auf etwa 1:40 000 geschätzt [4, 18]. Das höchste Risiko besitzen anscheinend weibliche, orthopädische Patientinnen, während das Risiko von jungen Frauen in der Geburtshilfe relativ gering ist (ca. 1:100 000) [14]. Obwohl es für die Einhaltung von bestimmten Abständen des Beginns einer medikamentösen Thromboseprophylaxe und dem

Tab. 4: Zeitintervalle zwischen rückenmarknaher Punktion/Katheterentfernung und medikamentöser Prophylaxe (mod. n. [9])

Medikament	letzte Medikamentengabe vor Punktion/Katheterentfernung	früheste Medikamentengabe nach Punktion/Katheterentfernung
UFH (Proph.)	4 Std.	1 Std.
UFH (Ther.)	4–6 Std.	1 Std.
NMH (Proph.)	12 Std.	2–4 Std.
NMH (Ther.)	24 Std.	2–4 Std.
Danaparoid	nicht empfohlen	nicht empfohlen
Fondaparinux	36–42 Std.	6–12 Std.
Hirudine	8–10 Std.	2–4 Std.
Argatroban	4 Std.	2 Std.
VKA	INR < 1,4	nach Katheterentfernung
Dabigatran*	nicht empfohlen	2 Std.
Rivaroxaban*	18 Std.	6 Std. (24 Std. nach traumatischer Punktion)
Alle Zeitangaben beziehen sich auf eine normale Nierenfunktion, für Argatroban verlängern sich die Zeitintervalle bei Leberfunktionsstörung, *lt. Fachinformation.		

Anlegen oder Entfernen eines Epidural- und Spinalkatheters keine Evidenz aufgrund von Studien gibt und die empfohlenen Zeitintervalle mehr auf pharmakokinetischen Daten beruhen, wurden die entsprechenden Empfehlungen in die S3-Leitlinie zur Thromboseprophylaxe aufgenommen (Tab. 4).

4 Alte und neue Substanzen zur perioperativen Thromboseprophylaxe

Heute steht eine Vielzahl von gerinnungshemmenden Substanzen zur Thromboseprophylaxe zur Verfügung, sodass es schwierig ist, den Überblick zu bewahren. Für den einzelnen Arzt erscheint es daher sinnvoll sich mit den Dosisschemata von ein oder zwei infrage kommenden Substanzen vertraut zu machen und damit klinische Erfahrung zu sammeln. Vereinfachend wirkt sich hier die Aussage der S3-Leitlinie aus, dass Antikoagulanzien, die ihre Wirksamkeit auch bei Patienten im Hochrisikobereich gezeigt haben auch bei mittlerem Risiko eingesetzt werden können. Dies impliziert, dass viele mite-Dosierungen im Dosisschema weggelassen werden können und direkt zu der Hochrisikodosierung gegriffen werden kann. Des Weiteren sollten die Alternativpräparate im Falle von Kontraindikationen bekannt sein, mit denen an der jeweiligen Klinik Erfahrung besteht. Einen Überblick über die zur Verfügung stehenden Antikoagulanzien soll Abbildung 2 vermitteln.

4.1 Heparine und andere indirekte Antikoagulanzien

Unfraktioniertes Heparin (UFH) und fraktionierte, niedermolekulare Heparine (NMH) binden an Antithrombin (AT) und katalysieren die Inaktivierung von aktiviertem Faktor X und von Thrombin.

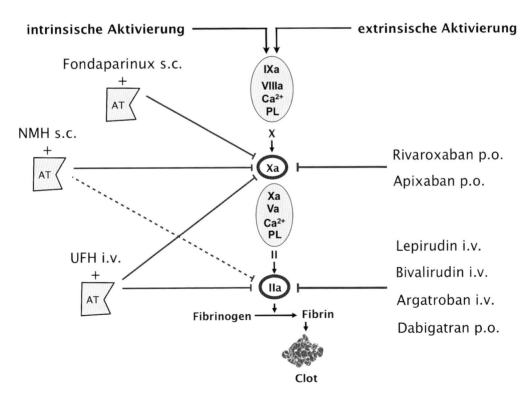

Abb. 2: Übersicht über Substanzen und pharmakodynamische Ansatzpunkte der Antikoagulanzien

3.5 Was gibt es Neues in der perioperativen Thromboseprophylaxe?

Niedermolekulare Heparine wirken schwächer auf die Hemmung des Antithrombins, was sich in einer höheren Anti-Xa/Anti-IIa-Ratio ausdrückt. Das langsam wirkende Antithrombin wird dabei in ein schnell wirkendes Sofort-Antithrombin und Sofort-Anti-Xa umgewandelt.

4.1.1 Unfraktioniertes Heparin

Unfraktioniertes Heparin (UFH) ist ein polydisperses Gemisch heterogener GAG (Glucosaminoglykan)-Moleküle mit einem Molekulargewicht zwischen 5 000 und 30 000 Dalton und wird aus Darmukosa von Schweinen gewonnen. Aufgrund der kurzen Halbwertszeit (ein bis zwei Stunden) ist eine mehrmals tägliche oder kontinuierliche (Perfusor-)Gabe erforderlich, das Monitoring erfolgt über die aPTT.

Das klassische Antidot für UFH ist Protamin. Das stark positiv geladene Protein neutralisiert die gerinnungshemmende Wirkung von UFH, indem es an die negativ geladenen Polyanionen bindet und ihre Assoziation mit AT verhindert.

4.1.2 Niedermolekulare Heparine

Die verschiedenen niedermolekularen Heparine (NMH) werden durch chemische Degradation aus UFH hergestellt, wobei jedes NMH nach einem individuellen Verfahren produziert wird. Dementsprechend gibt es zwischen den einzelnen Produkten strukturelle und infolgedessen pharmakologische Unterschiede.

Aufgrund der längeren Halbwertszeit (3–5 h) ist eine ein- bis zweimal tägliche Gabe ausreichend.

International stehen mehrere NMH zur Verfügung, von denen in Deutschland sechs zugelassen sind:

- Certoparin (Mono-Embolex®)
- Dalteparin (Fragmin®)
- Enoxaparin (Clexane®)
- Nadroparin (Fraxiparin®)
- Reviparin (Clivarin®)
- Tinzaparin (Innohep®)

Die therapeutische Breite der NMH ist relativ hoch, ein Monitoring ist im Normalfall nicht nötig. Bei einer eingeschränkten Nierenfunktion kann es jedoch zu einer ungewünschten Akkumulation kommen. Als Monitoring dient dann die Anti-Xa-Aktivität.

Selten treten zu Beginn oder im Verlauf einer Heparintherapie allergische Reaktionen vom Soforttyp (Typ-I-Allergie wie Urtikaria, Rhinitis, Tränenfluss, Fieber, Bronchospasmus und Blutdruckabfall) auf. Wesentlich häufiger sind kutane Reaktionen im Bereich der Einstichstelle, welchen vorgebeugt werden kann, indem die in den Spritzen befindliche Luftblase vor Injektion nicht herausgedrückt wird, um den Stichkanal möglichst nicht mit dem Pharmakon zu kontaminieren.

Eine Osteoporose tritt bei bis zu 3 % der Patienten unter einer Langzeittherapie mit unfraktioniertem Heparin auf. Die Häufigkeit einer Osteoporose in Assoziation mit einer Langzeitgabe von NMH ist mit 0,01 % statistisch nicht signifikant. Die UFH-induzierte Osteoporose ist durch die unspezifische Bindung von sehr langen Zuckerketten (sog. XLM, extra large material) an die Osteoblasten bedingt. Eine gleichzeitige Gabe von Calcium und Vitamin D kann dies nicht sicher verhindern. Der selten beobachtete Haarausfall beruht vermutlich auf einem ähnlichen Effekt.

In 4–13 % der Patienten wurde bei Anwendung von NMH ein Anstieg der Transaminasen um mehr als das dreifache des Normwertes beobachtet. Dieser ist in aller Regel reversibel. Treten diese Veränderungen jedoch zusammen mit einem Bilirubinanstieg und anderen Cholestasezeichen auf, besteht die Gefahr eines Leberversagens [2].

4.1.3 Thrombozytopenie (HIT-Typ I)

Der unter Therapie mit Heparin häufiger beobachtete Thrombozytenabfall durch nicht immunologische Wechselwirkung zwischen Heparin und Thrombozyten wird als HIT-Typ I (heparininduzierte Thrombozytopenie) bezeichnet. Dabei bindet unfraktioniertes Heparin die Thrombozyten direkt. Niedermolekulare Heparine zeigen eine geringere Wechselwirkung mit den Thrombozyten. Die HIT-Typ I beginnt innerhalb der ersten drei Tage der Therapie und zeigt sich durch einen Abfall der Thrombozyten auf etwa 100/nl. Die HIT-Typ I ist von untergeordneter klinischer Relevanz, da sich bei Fortsetzung der Therapie die Thrombozytenzahl wieder normalisiert.

4.1.4 Thrombozytopenie (HIT-Typ II)

Im Gegensatz zum Typ I handelt es sich bei der HIT-Typ II um einen immunologischen Vorgang [22]. Die HIT-Typ II tritt fünf bis zwanzig Tage nach Beginn der Heparinbehandlung auf. Bei einer Re-Exposition von Heparin innerhalb von drei Monaten können die Antikörper innerhalb eines kürzeren Zeitfensters von ein bis drei Tagen auftreten (Booster-Effekt). Bei Verdacht auf HIT-Typ II ist die Heparintherapie sofort abzubrechen und die antithrombotische Therapie mit alternativen Antikoagulanzien (z.B. Argatroban, Danaparoid) weiterzuführen, da die Letalität bis zu 20 % betragen kann.

Während Blutungskomplikationen für die HIT-II untypisch sind, kommt es bei etwa 50 % der Patienten zu schweren thromboembolischen Komplikationen wie akuten arteriellen Verschlüssen und/oder venösen Thrombosen. Das höchste Risiko für die Entstehung einer HIT-Typ II besteht bei orthopädisch/chirurgischen Patienten (für unfraktioniertes Heparin 3 %, für die NMH < 1 %), während das Risiko für die Entstehung einer HIT-Typ II bei internistischen und chronischen dialysepflichtigen Patienten geringer zu sein scheint. Beim Verdacht auf eine HIT-II muss die Therapie mit Heparin sofort unterbrochen und auf alternative Antikoagulanzien umgestellt werden (z.B. Argatroban, Danaparoid oder Lepirudin). Der Einsatz von Thrombozytenkonzentraten in der Akut-Phase ist kontraindiziert, da dies möglicherweise zu einer Verstärkung der thromboembolischen Komplikationen führt. Die Gabe von Vitamin-K-Antagonisten soll erst wieder nach Normalisierung der Thrombozytenzahl erfolgen. Im Anschluss sollte bei jedem Patienten eine Evaluation des Verdachts auf eine HIT-II unter Einbeziehung aller Differenzialdiagnosen der Thrombopenie (z.B. große Operation, Chemotherapie, Sepsis, HELLP-Syndrom) stattfinden und ggf. ein Ausweis für den Patienten ausgestellt werden.

Die S3-Leitlinie zur Thromboseprophylaxe empfiehlt die Kontrolle der Thrombozytenzahlen zwischen dem 5. und 14. Tag der Behandlung nur für unfraktioniertes Heparin. Die Nichtempfehlung einer Kontrolle der Blutplättchen für niedermolekulare Heparine trägt der geringeren Inzidenz einer HIT-II Rechnung und erleichtert deren Anwendung v.a. im ambulanten Bereich. Trotzdem sollte aber eine entsprechende Aufklärung des Patienten erfolgen.

4.1.5 Danaparoid (Orgaran®)

Danaparoid ist eine Mischung depolymerisierter Glukosaminoglykane und ist in Deutschland zur Thromboembolieprophylaxe und Thromboembolietherapie von Patienten mit akuter oder anamnestischer HIT-Typ II zugelassen. Die gerinnungshemmende Wirkung ist antithrombin-vermittelt und vor allem gegen FXa gerichtet. In 5–10 % ist eine in-vitro-Kreuzreaktivität mit HIT-Antikörpern beschrieben [13].

4.1.6 Fondaparinux (Arixtra®)

Fondaparinux ist ein synthetisch hergestelltes Pentasaccharid und bindet selektiv mit hoher Affinität an Antithrombin. Die reversible Bindung führt zu einer 300-fach beschleunigten Hemmung von Faktor Xa durch Antithrombin. Es ist der erste Vertreter einer neuen Klasse von Antikoagulanzien, den selektiven FXa-Inhibitoren. Seine Halbwertszeit von 17 h ermöglicht die einmal tägliche Gabe.

Fondaparinux (Arixtra®) ist in Deutschland zur Therapie und Prophylaxe venöser Thromboembolien und seit 2006 zur Behandlung des akuten Koronarsyndroms zugelassen. In der PEGASUS-Studie zeigte es sich gegenüber NMH überlegen in der Verhinderung thrombembolischer Ereignisse nach großen orthopädischen Eingriffen. Das Blutungsrisiko war dabei nicht signifikant erhöht [1]. Ein Antidot gegen Fondaparinux ist nicht verfügbar.

Das Nebenwirkungsspektrum bei Fondaparinux ist aufgrund der strukturellen Ähnlichkeit vergleichbar mit dem des NMH. Blutbildveränderungen wie Thrombozytopenien und Anämien sind beschrieben. Obwohl Fondaparinux nicht zur Thromboembolieprophylaxe bei Patienten mit einer Heparin-induzierten Thrombozytopenie II zugelassen ist, empfehlen sowohl die AWMF als auch die ACCP (American College of Chest Physicians) seine Verwendung zur Thromboembolieprophylaxe bei Patienten mit einer positiven HIT-Anamnese [21, 12]. Trotzdem kann Fondaparinux zur Bildung von Antikörpern gegen Plättchenfaktor-4/Heparin-Komplexe führen, die zwar nicht mit PF-4/Fondaparinux-Komplexen reagieren, aber bei anschließender Gabe von Heparin eine HIT-II induzieren können.

Die Elimination von Fondaparinux erfolgt renal, ab einer mittelgradigen Niereninsuffizienz muss es mit Vorsicht angewendet werden, als Monitoring dient die Anti-Xa-Aktivität. Es steht kein Antidot zur Verfügung.

4.2 Direkte Antikoagulanzien

In den 90er-Jahren begann sich die pharmakologische Forschung auf der Suche nach neuen Antikoagulanzien in zwei unterschiedliche Richtungen zu entwickeln: Mit der Suche nach Synthesewegen für sulfatierte Oligosaccharide wurde das Ziel einer selektiven Faktor-Xa-Inhibition angestrebt, wodurch das indirekt wirkende Fondaparinux als parenteral appizierbare Substanz Eingang in die Klinik fand. Zeitgleich fand mit Hirudin als Vorbild die Entwicklung direkter Faktor-IIa(Thrombin-)-Inhibitoren statt.

Die Zielrichtung der pharmakologischen Forschung war es nun, ein ähnlich den Vitamin-K-Antagonisten oral verfügbares Pharmakon herzustellen, welches ähnlich den niedermolekularen Heparinen keiner Dosisüberwachung mehr bedürfte.

Nachdem 2004 Ximelagatran als erster oral verfügbarer, direkter Thrombininhibitor von seinem Hersteller AstraZeneca wegen Bedenken möglicher Hepatotoxizität 2006 vom Markt genommen wurde, konnte Böhringer-Ingelheim im März 2008 für sein Produkt Dabigatranetexilat (Pradaxa®) die Marktzulassung erhalten. Noch im gleichen Jahr konnte auch der von Bayer entwickelte direkte Faktor-Xa-Inhibitor Rivaroxaban auf den Markt gebracht werden.

Die Erprobung und Zulassung der neuen oralen Antikoagulanzien fand im Rahmen von elektiven Knie- und Hüftgelenksersätzen statt. Dabei boten sich diese Eingriffe nicht nur wegen der hohen Fallzahl und ihrer Elektivität an, sondern auch weil eine hier bewiesene Effizienz der Thromboseprophylaxe aufgrund des hohen Risikos sowohl für Thrombosen als auch für Blutungskomplikationen als „proof of concept" gesehen werden kann.

4.2.1 Direkte, parenterale Antikoagulanzien

Argatroban (Argatra®) und Bivalirudin (Angiox®) zählen zur Gruppe der synthetischen, direkten Thrombininhibitoren, die sowohl in der interventionellen Kardiologie und in der Intensivmedizin z.B. bei Patienten mit HIT-Typ II angewendet werden. Die gerinnungshemmende Wirkung entfalten sie durch eine reversible Bindung am aktiven Zentrum des Thrombinmoleküls. Die Therapiesteuerung erfolgt über ACT oder aPTT.

4.2.2 Dabigatranetexilat (Pradaxa®) – ein direkter, oraler Thrombininhibitor

Dabigatran ist ein direkter Faktor-IIa-Inhibitor, welcher nach Hydrolyse in Plasma und Leber aus seinem Prodrug Dabigatranetexilat entsteht. Dabigatran inhibiert selektiv und reversibel sowohl freies als auch fibringebundenes Thrombin. Die aus Verteilung und Elimination zusammengesetzte sog. terminale Halbwertszeit beträgt ca. 12–17 Stunden. Die Exkretion der Substanz erfolgt zu 85 % renal ohne das diese eine Metabolisierung erfahren hat. Die Bioverfügbarkeit ist mit 6,5 % gering, was auch die relativ hohe Dosierung von 220 mg täglich erklärt. Der Beginn der für die Thromboseprophylaxe i.R. von elektiven Hüft- und Knieendoprothesen zugelassenen Medikation ist ausschließlich postoperativ, wobei die erste Gabe nach 1–4 Stunden empfohlen wird. Die Tagesdosis von 220 mg (bei Dosisanpassung 150 mg) wird auf zwei Einzeldosen aufgeteilt.

Die Zulassungsstudien Re-Model und Re-Novate verglichen die Wirkung von Dabigatran versus Enoxaparin beim elektiven Hüft- und Kniegelenksersatz und zeigten eine vergleichbare Wirksamkeit bei vergleichbarer Rate an schweren Blutungen und eine vergleichbare Leberverträglichkeit. Die Anwendungsdauer betrug dabei vier bis fünf

Wochen für die Hüftendoprothese und zehn Tage für den Kniegelenksersatz [24]. Ein laboranalytisches Monitoring ist nicht notwendig und im Regelfall auch nicht möglich, da die dazu empfohlene Bestimmung der Ecarinzeit und Thrombinzeit von den wenigsten Laboratorien angeboten werden. Eine Messung der Globaltests APTT und INR führt je nachdem, wie lange die Einnahme vom Zeitpunkt der Blutabnahme entfernt ist zu mehr oder minder erhöhten Werten. Dabei korreliert der gemessene Wert weniger mit der protektiven Wirkung als mehr mit der Pharmakokinetik des Arzneimittels. Für ein Körpergewicht zwischen 50 und 110 kg bedarf es keiner Dosisanpassung. Bei eingeschränkter Nierenfunktion mit einer Kreatininclearance unter 30 ml/min bis 15 ml/min sollte eine Halbierung der Tagesdosis auf 2×75 mg stattfinden. Im Falle einer Überdosierung steht kein spezifisches Antidot zur Verfügung. Durch Förderung der Diurese oder im Notfall auch durch Dialyse kann aber eine schnellere Elimination des Pharmakons erwirkt werden.

Womöglich wird Dabigatranetexilat auf absehbare Zeit der einzige Vertreter dieser Substanzklasse bleiben, da keine neuen Zulassungsstudien ähnlicher Substanzen angekündigt sind.

4.2.3 Rivaroxaban (Xarelto®) – ein direkter, oraler Faktor-Xa-Inhibitor

Ziel intensiver Forschungen war es, den Anti-Faktor-Xa-Effekt des Antithrombin/Heparin-Komplexes mit einer oral verfügbaren Substanz nachzuahmen. Dabei musste eine neue Substanz kreiert werden, die selektiv das aktive Zentrum von Faktor Xa inhibiert.

Im Gegensatz zu Fondaparinux und allen anderen verfügbaren Pharmaka mit Anti-Xa-Aktivität, handelt es sich bei Rivaroxaban um einen direkten Inhibitor des Prothrombinasekomplexes, der für die Hemmung der gemeinsamen Endstrecke des plasmatischen Gerinnungssystems nicht auf die Anwesenheit von Antithrombin angewiesen ist. Die Hemmung von freiem und gebundenem Faktor Xa findet dabei reversibel und kompetitiv statt. Die Bioverfügbarkeit der Substanz, welche im Gegensatz zu Dabigatran kein Prodrug darstellt, ist mit rund 80 % hoch, während die terminale Halbwertszeit mit 7–11 Stunden kürzer ist. Vor seiner zu ⅔ renalen und ⅓ biliären Ausscheidung wird der Arzneistoff zu gut 60 % in der Leber verstoffwechselt.

Die in den Record-Studien geprüfte Wirksamkeit konnte eine Überlegenheit von Rivaroxaban über Enoxaparin bezüglich des primären Endpunkts zeigen. Möglicherweise ist das Blutungsrisiko unter diesem potenten Gerinnungshemmer etwas erhöht, denn das Design der Zulassungsstudie erfasste Blutungen ins Operationsgebiet nicht als *major bleeding*. Bei einer einmal täglichen Dosierung von nur 10 mg zeigte sich eine ähnliche Leberverträglichkeit wie bei Enoxaparin. Die Dauer der Medikation betrug für den Hüftgelenksersatz ebenfalls vier bis fünf Wochen und 14 Tage für die Knieendoprothese. Begonnen wird mit der ersten Dosis 6–8 Stunden postoperativ [3]. Auch für Rivaroxaban gilt, dass die Messung der Globaltests nur begrenzt aussagefähig ist und stark vom Zeitpunkt der Blutabnahme abhängt. Für eine Therapieüberwachung, so diese notwendig sein sollte, kann die Anti-Faktor-Xa-Aktivität als Variable der Pharmakokinetik herangezogen werden. Im Falle einer Überdosierung bleibt nur, die weitere Aufnahme aus dem Darm zu verhindern, da durch die hohe Plasmaeiweißbindung eine Dialyse nicht wirksam ist.

4.2.4 Weitere Faktor-Xa-Inhibitoren – Apixaban und Edoxaban

Apixaban und Edoxaban sind weitere Vertreter der direkten Faktor-Xa-Inhibitoren, welche bereits in Zulassungsstudien im Rahmen von elektiven Knie- und Hüftgelenksersätzen erprobt worden sind [11, 19]. Zurzeit erfolgen für alle Faktor-Xa-Inhibitoren Zulassungsstudien für internistische Indikationen, v.a. der Schlaganfallsprophylaxe bei Vorhofflimmern. Dies zeigt, welch großes Potenzial in dieser Substanzklasse gesehen wird.

5 Zusammenfassung

Venöse thromboembolische Komplikationen sind ein bestimmender Faktor der perioperativen Morbidität und Mortalität. Die Zulassungsstudien

3.5 Was gibt es Neues in der perioperativen Thromboseprophylaxe?

der im letzten Jahrzehnt erprobten neuen Antikoagulanzien haben dabei ganz nebenbei vor Augen geführt, dass ein Großteil der Thrombosen klinisch stumm verläuft und sich diese dadurch der Wahrnehmung des Arztes entziehen. Dass dieser Anteil an stummen Thrombosen aber wesentlich mit dem Outcome korreliert ist nicht von der Hand zu weisen. Daher ist es wichtig dem individuellen Risiko entsprechend, welches sich aus der Art des Eingriffs und patientenbezogenen Risikofaktoren ergibt, eine konsequente multimodale Prophylaxe zu betreiben. Dabei darf die antithrombotische Medikation nur als ein Bestandteil des perioperativen Gesamtkonzepts gesehen werden, welches daneben die frühe Mobilisation und physikalische Maßnahmen beinhaltet.

Neben den routinemäßig eingesetzten Antikoagulanzien aus der Klasse der Heparine haben sich in den letzten Jahren Arzneistoffe anderer Stoffklassen etabliert. Während einige davon Ausweichpräparate in der Situation einer heparininduzierten Thrombozytopenie darstellen, weist das Potenzial der zwei neu hinzugekommenen oralen Antikoagulanzien durch ihre leichte Anwendbarkeit und einfache Dosierung doch weit über den operativen Bereich hinaus.

Diese neuen oralen Antikoagulanzien haben bereits ihren Weg als Addendum in die 2009 erstmals zustande gekommene S3-Leitlinie zur Thromboseprophylaxe gefunden. Mit dieser existiert eine von 27 Fachgesellschaften herausgegebene, evidenzbasierte Empfehlung zur Vorbeugung venöser Thromboembolien.

6 Fazit

- Grundlage einer jeden Thromboembolieprophylaxe sind adäquate und inidviduell abgestimmte physikalische Maßnahmen, deren Anwendung auch zu forensischen Zwecken dokumentiert werden sollte.
- Die Indikation zur Durchführung einer medikamentösen Thromboembolieprophylaxe sollte bei jedem Patienten individuell in Abhängigkeit von der Schwere der Operation, der Traumatisierung bzw. dem Grad der Immobilisation und dispositionellen Risikofaktoren gestellt werden.
- Für die einzelnen Fachbereiche formuliert die S3-Leitlinie zur Thromboseprophylaxe Empfehlungen, die eine Entscheidung im Einzelfall erleichtern.
- Für die Thromboseprophylaxe i.R. der großen orthopädischen Eingriffe an Hüfte und Knie stehen neben Heparin zusätzlich Fondaparinux und die neuen oral verfügbaren Antikoagulanzien Dabigatran und Rivaroxaban zur Verfügung.
- Darüber, ob der Beginn einer prophylaktischen Antikoagulation prä- oder postoperativ gewählt werden sollte, geben die Leitlinien keine eindeutige Empfehlung ab. Studien weisen aber darauf hin, dass ein postoperativer Beginn bei gleicher Wirksamkeit in der Vermeidung von Thrombosen mit weniger Blutungskomplikationen einhergeht.
- Bei Nierenfunktionseinschränkung sind alle Antikoagulanzien bis auf unfraktioniertes Heparin aufgrund einer möglichen Akkumulation mit Vorsicht anzuwenden. Niedermolekulare Heparine sind unterhalb einer Kreatininclearance von 30 ml/min kontraindiziert. Die neuen oralen Antikoagulanzien sind unter Dosisanpassung bis zu 15 ml/min zugelassen. Darunter ist nur unfraktioniertes Heparin zur Prophylaxe zugelassen.
- Das epidurale Hämatom ist eine gefürchtete Komplikation bei rückenmarksnaher Lokalanästhesie. Obwohl nur wenig klinische Daten zum Auftreten von epiduralen Hämatomen unter prophylaktischer Antikoagulation vorliegen sind substanzspezifische, aus der Pharmakokinetik abgeleitete Zeitabstände von Einnahme und Punktion/Katheterentfernung zu beachten.
- Neben den klassisch verwendeten Heparinen zur perioperativen Thromboseprophylaxe stehen inzwischen eine Reihe weiterer Antikoagulanzien zur Verfügung, die nicht mehr nur Nischenpräparate bei Kontraindikationen gegen Heparine darstellen. Die direkten oralen Antikoagulanzien bieten ein einfaches Dosisschema ohne Kontrollbedarf.

Literatur

[1] Agnelli G, Bergqvist D, Cohen AT, Gallus AS, Gent M: PEGASUS – investigators. Randomized clinical trial of postoperative fondaparinux versus perioperative dalteparin for prevention of venous thromboembolism in high-risk abdominal surgery. Br J Surg 2005; 92: 1212–1220. [EBM Ib]

[2] Arora N, Goldhaber SZ: Anticoagulants and transaminase elevation. Circulation 2006; 113: e698–702. [EBM IV]

[3] Cao YB, Zhang JD, Jiang YY: Rivaroxaban versus enoxaparin for thromboprophylaxis after total hip or knee arthroplasty: a meta-analysis of randomized controlled trials. Eur J Clin Pharmacol 2010; 66: 1099–1108. [EBM Ia]

[4] Christie IW, McCabe S: Major complications of epidural analgesia after surgery: results of a six-year survey. Anaesthesia 2007; 62: 335–341. [EBM III]

[5] Geerts WH, Bergqvist D, Pineo GF, Heit JA, Samama CM, Lassen MR, Colwell CW: Prevention of venous thromboembolism: American College of Chest Physicians Evidence-Based Clinical Practice Guidelines (8th Edition). Chest 2008; 133: 381–453

[6] Geerts WH, Heit JA, Clagett GP et al.: Prevention of venous thromboembolism. Chest 2001; 119: 132–175

[7] Hach W: Die Geschichte der venösen Thrombose. Phlebologie 2002, 31: 45–48

[8] Hull RD, Pineo GF, MacIsaac S: Low-molecular-weight heparin prophylaxis: preoperative versus postoperative initiation in patients undergoing elective hip surgery. Thromb Res 2000; 101: V155–V162. [EBM Ib]

[9] Interdisziplinäre Leitlinie der AWMF, Prophylaxe der venösen Thromboembolie (VTE), AWMF-Reg.-Nr. 003/001 akt. Stand: 05/2010, gültig bis: 12/2013

[10] Lassen MR, Ageno W, Borris LC et al.: Rivaroxaban versus Enoxaparin for Thromboprophylaxis after Total Knee Arthroplasty. N Engl J Med 2008; 358: 2776–2786

[11] Lassen MR, Raskob GE, Gallus A et al.: Apixaban or enoxaparin for thromboprophylaxis after knee replacement. N Engl J Med 2009; 361: 594–604

[12] Lobo B, Finch C, Howard A, Minhas S: Fondaparinux for the treatment of patients with acute heparin-induced thrombocytopenia. Thromb Haemost 2008; 99: 208–214. [EBM III]

[13] Magnani HN, Gallus A, Heparin-induced thrombocytopenia (HIT): A report of 1,478 clinical outcomes of patients treated with danaparoid (Orgaran) from 1982 to mid-2004. Thromb Haemost. 2006; 95: 967–981. [EBM III]

[14] Moen V, Dahlgren N, Irestedt L: Severe neurological complications after central neuraxial blockades in Sweden 1990-1999. Anesthesiology 2004; 101: 950–959. [EBM III]

[15] Monreal M, Falgá C, Valle R et al.: Venous thromboembolism in patients with renal insufficiency: findings from the RIETE Registry. Am J Med 2006; 119: 1073–1079. [EBM III]

[16] Naess IA, Christiansen SC, Romundstad P, Cannegieter SC, Rosendaal FR, Hammerstrom J: Incidence and mortality of venous thrombosis: a population-based study. J Thromb Haemost 2007; 5: 692–699. [EBM III]

[17] Oger E, EPI-GETBP Study Group: Incidence of venous thromboembolism: a community-based study in Western France. Thromb Haemost 2000; 83: 657–660. [EBM III]

[18] Pöpping DM, Zahn PK, Van Aken HK, Dasch B, Boche R, Pogatzki-Zahn EM: Effectiveness and safety of postoperative pain management: a survey of 18 925 consecutive patients between 1998 and 2006 (2nd revision): a database analysis of prospectively raised data. Br J Anaesth 2008; 101: 832–840. [EBM III]

[19] Raskob G, Cohen AT, Eriksson BI et al.: Oral direct factor Xa inhibition with edoxaban for thromboprophylaxis after elective total hip replacement. A randomised double-blind dose-response study. Thromb Haemost 2010; 104: 642–649

[20] Strebel N, Prins M, Agnelli G, Büller HR: Preoperative or postoperative start of prophylaxis for venous thromboembolism with low-molecular-weight heparin in elective hip surgery. Arch Intern Med 2002; 162: 1451–1456. [EBM Ia]

[21] Warkentin TE, Greinacher A, Koster A, Lincoff AM: Treatment and prevention of heparin-induced thrombocytopenia: American College of Chest Physicians Evidence-Based Clinical Practice Guidelines (8th Edition). Chest 2008; 133: 340–380

[22] Warkentin TE, Levine MN, Hirsh J et al.: Heparin-induced thrombocytopenia in patients treated with low-molecular-weight heparin or unfractionated heparin. N Engl J Med 1995; 332: 1330–1335. [EBM Ib]

[23] White RH, Zhou H, Murin S, Harvey D: Effect of ethnicity and gender on the incidence of venous thromboembolism in a diverse population in California in 1996. Thromb Haemost 2005; 93: 298–305. [EBM III]

[24] Wolowacz SE, Roskell NS, Plumb JM et al.: Efficacy and safety of dabigatran etexilate for the prevention of venous thromboembolism following total hip or knee arthroplasty. A meta-analysis. Thromb Haemost 2009; 101: 77–85. [EBM Ia]

3.5 Was gibt es Neues in der perioperativen Thromboseprophylaxe?

3.6 Was gibt es Neues zum Thema „Extracorporeal Life Support" (ECLS)?

A. Hoffmeier und H.H. Scheld

1 Einführung

1.1 Historische Anmerkungen zur extrakorporalen Membranoxygenierung

Eine zentrale Bedeutung für die Entwicklung von Geräten zur extrakorporalen Zirkulation hatte die Entdeckung des Heparins durch den Medizinstudenten Jay McLean im Jahre 1916. Im Experiment gelang dem Amerikaner John Gibbon 1934 die erste erfolgreiche extrakorporale Zirkulation im Tierexperiment. Aber erst nach langer Vorarbeit wandte er sie am 6. Mai 1953 praktisch an. Er operierte eine 18-jährige Frau mit Vorhofseptumdefekt, wobei die Patientin 45 Minuten lang an die Herz-Lungen-Maschine angeschlossen war.

Da die damals verwendeten Oxygenatoren bei Weitem nicht die Leistung heutiger Geräte erreichten, war die 1954 eingeführte Blutstromkühlung (Hypothermie) mit der damit einhergehenden Verminderung des Sauerstoffverbrauchs von großer Bedeutung, um Patienten auch längere Zeit mit einer Herz-Lungen-Maschine am Leben erhalten zu können. Um 1955 gelang dann die Konstruktion eines Oxygenators, der Blut mithilfe von Gasblasen mit Sauerstoff anreicherte, ohne dass die befürchtete Gefahr von Luftembolien zum Tragen kam. 1956 kam erstmals der noch heute verwendete Typ eines Membranoxygenators zum Einsatz.

Die ersten Herzoperationen unter Anwendung der Herz-Lungen-Maschine in Deutschland fanden 1958 zuerst am Marburger und später am Giessener Universitätsklinikum statt und wurden von den Chirurgen Rudolf Zenker und Karl Vossschulte durchgeführt [12, 14].

Von diesem Zeitpunkt an nahm die Zahl der Patienten, die am Herzen mithilfe der extrakorporalen Zirkulation operiert wurden, stetig zu. In Deutschland werden pro Jahr ca. 90 000 Patienten mithilfe der HLM operativ versorgt. Die technische Weiterentwicklung führte zu miniaturisierten Systemen, die heute auch außerhalb des Operationssaales eingesetzt werden können.

1.2 Definitionen/Funktionen

ECLS steht für extrakorporale Kreislaufunterstützung (**E**xtra**c**orporeal **L**ife **S**upport), ECMO für extrakorporale Membranoxygenierung (**E**xtra**c**orporeal **M**embran **O**xygenation). ECLS bzw. ECMO sind spezielle Verfahren für die Herz-Lungen-Unterstützung. Fälschlicherweise werden diese Systeme im „herzchirurgischen Sprachgebrauch" oft unter dem Begriff ECMO zusammengefasst. ECMO ist jedoch nach den Richtlinien der Extracorporeal Life Support Organization (ELSO) als die extrakorporale Lungenunterstützung bei respiratorischer Insuffizienz ohne wesentliche kardiale Einschränkung definiert.

Hierbei wird eine spezielle Konfiguration einer Herz-Lungen-Maschine für Patienten eingesetzt, deren Herz oder Lunge versagt. Das ECLS- bzw. ECMO-Gerät funktioniert dabei als Herz (Pumpe) und/oder Lunge (Oxygenator). So ist es möglich, Patienten mit einem Pumpversagen des Herzens hämodynamisch zu stabilisieren und/oder Patienten mit einem Lungenversagen zu behandeln.

Die grundsätzlichen Vorteile des ECLS sind die Möglichkeiten der peripheren Kanülierung, der biventrikulären Unterstützung, der effektiven Oxygenierung und Anwendbarkeit auch im Neugeborenenalter. Nachteilig sind die notwendige Antikoagulation, dadurch bedingte Blutungskomplikationen, der verminderte pulmonale Blutfluss und die nicht pulsatilen Flussverhältnisse [1, 17]. Grundsätzlich bedarf die aufwändige Behandlung eines Patienten an der ECMO eines multidisziplinaren Teams [23].

1.3 Extracorporeal Life Support Organization (ELSO)

1989 wurde ein zentrales ECMO-Register in Ann-Arbor, Michigan (USA) eingerichtet. Dort werden ECLS-Anwendungen zentral registriert und detailliert aufgeschlüsselt. Das erlaubt eine genaue Übersicht über die Effektivität und den Fallzahlverlauf der Therapie bei bestimmten Krankheitsbildern. Dadurch können therapiespezifische Verbesserungen oder Probleme im Bereich ECLS-Anwendungen rascher erkannt und an andere ECMO-Zentren weitergegeben werden. Bis Ende 2006 wurden weltweit mehr als 31 000 ECLS-Anwendungen der Extracorporeal Life Support Organization (ELSO) berichtet und statistisch ausgewertet. Derzeit sind der ELSO 115 aktive ECMO-Zentren weltweit gemeldet. Auf der Homepage der Organisation können zahlreiche Informationen und Guidelines zur ECMO-Therapie eingesehen und heruntergeladen werden (http://www.elso.med.umich.edu/Default.htm).

1.4 Logistik

Eine extrakorporale Unterstützungsmaßnahme außerhalb einer herzchirurgischen Einrichtung ist zunächst eine organisatorische Herausforderung. Ein 24-stündiger Perfusionsservice muss sichergestellt sein. Dies beinhaltet auch extrakorporale Lungenunterstützungsverfahren sowohl auf verschiedenen fachspezifischen Intensivstationen als auch in der Notaufnahme des Klinikums. Erschwerend kommen unter diesen Umständen die räumlichen Gegebenheiten hinzu: Einzelne Intensivstationen sind gelegentlich vom eigentlichen Arbeitsbereich weiter entfernt und/oder es sind oft beengte Verhältnisse in Aufzügen zu überwinden. Als weitere Option ist die externe Implantation eines extrakorporalen Unterstützungssystems in umliegenden Krankenhäusern zu nennen. Die Bedingungen einer solchen Situation (unbekanntes Umfeld, mangelhafte Lichtverhältnisse, eingeschränkt erfahrenes Fachpersonal, keine echo-

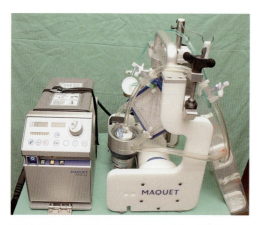

Abb. 1: Transportable ECLS-Komponenten (Fa. Maquet GmbH & Co. KG, Rastatt).

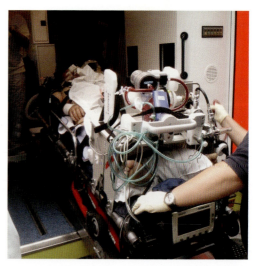

Abb. 2: Aufwändiger Intensivtransport eines 55 Jahre alten Patienten mit ECLS aus auswärtiger Klinik ins Herzzentrum Münster.

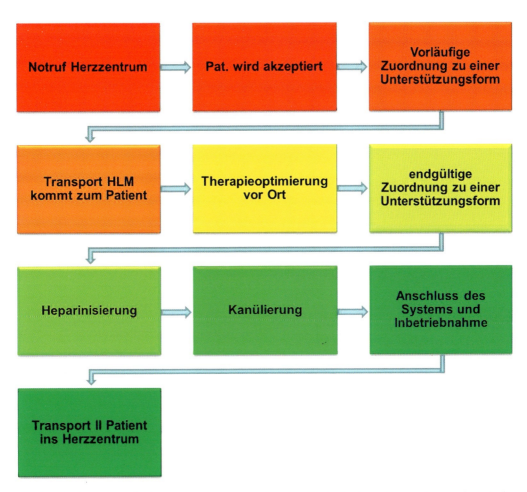

Abb. 3: Flussdiagramm Ablaufsteuerung zum Einsatz eines Herz-Kreislaufunterstützungssystems außerhalb des Operationssaals.

kardiografische Kontrolle, begrenztes Sortiment an Kanülen, kein „Back-Up"-System) erlauben nur dem sehr erfahrenen Chirurgen die Beherrschung der Situation. Hierbei gilt es, den Patienten zur Sicherstellung der Transportfähigkeit mit einem Herz- und/oder Lungenunterstützungssystem zu stabilisieren und danach in ein Zentrum der Maximalversorgung zu verlegen (Abb. 1 und 2).

2 Herzversagen

2.1 Definition und Indikation

Ein ECLS-System kann zeitlich begrenzt außerhalb des Operationssaales eingesetzt werden. Je nach Indikation kann die technische Umsetzung sehr unterschiedlich realisiert werden. Nach der Definition der ELSO ist neben einer Blutpumpe ein Oxygenator integraler Bestandteil des ECLS. Der Anschluss an den Patienten erfolgt immer arteriovenös. Die kardiale Indikation zur Therapie wird heute meistens nach einem herzchirurgischen

Eingriff mit postoperativem Pumpversagen gestellt, was bei bis zu 3 % aller Herzoperationen mit Herz-Lungenmaschine auftreten kann. In den letzten Jahren hat sich das Indikationsfeld jedoch erheblich erweitert; durch die Miniaturisierung der Systeme ist es möglich, solche Verfahren auch bei Patienten außerhalb des Operationssaals anzuwenden. So kann heute das kardiale Pumpversagen jeglicher Genese mit der ECLS als Überbrückung bis zur Erholung oder Implantation eines dauerhaften Unterstützungssystems therapiert werden. Neben den klassischen Indikationen wie kardiogener Schock und therapierefraktäre Herzinsuffizienz können die Systeme jedoch auch bei Unterkühlungen, Lungenembolie, Hochrisiko-Interventionen (kathetergestützte Koronarintervention, kathetergestützte Herzklappenimplantation) oder unklaren Reanimationsgeschehen eingesetzt werden. Auch wenn die Erholung des Myokards das primäre Therapieziel darstellt, erlaubt es die ECLS-Therapie, Zeit für weiterführende Entscheidungen bez. der Indikation und Auswahl eines längerfristig implantierbaren Unterstützungssystems, wie z.B. eines LVADs zu gewinnen. Wichtig bei der Entscheidung zu einer solchen Therapie ist, diese nicht zu spät zu treffen. Sind durch den Kreislaufschock bereits weitere Organe sekundär schwer geschädigt, ist die Prognose als zweifelhaft anzusehen. Klinische und hämodynamische Kriterien sind in Tabelle 1 zusammengefasst [8, 20]. Im Laufe der letzten 20 Jahre wurden von einzelnen Arbeitsgruppen verschiedene Score-Systeme entwickelt, mit denen die Prognose gut abgeschätzt werden kann [15].

2.2 Kontraindikationen

Die Kontraindikationen zur ECLS-Therapie sind variabel anzusehen, die Datenlage ist mangels randomisierter Studien unklar. Dennoch haben die weltweiten Erfahrungen gezeigt, dass einige klare Kontraindikationen bestehen, die eine solche Therapie aufgrund der zu erwartenden schlechten Prognose nicht als sinnvoll erscheinen lassen. Die wesentlichen Kontraindikationen sind in Tabelle 2 zusammengefasst [5, 20, 21]:

Tab. 2: Absolute und relative Kontraindikation zur ECLS-Therapie.

Absolute Kontraindikation	Relative Kontraindikation
Bestehendes neurologisches Defizit	Unkontrollierbare Blutungsneigung
Moribunder Status mit einer Lebenserwartung weniger als 6 Monate	Fortgeschrittenes Alter (> 70 Jahre)
Fortgeschrittene maligne Erkrankung	Multiorganversagen
Fehlende Einverständniserklärung	Body Mass Index > 40

2.3 Systemaufbau

Die Systemkomponenten müssen grundsätzlich für eine längerfristige Anwendung von mehr als 24 Stunden geeignet sein. Verwendet werden beschichtete Oxygenatoren, integrierte Wärmetauscher und Zentrifugalpumpen, die gegenüber Rollerpumpen den Vorteil haben, die Blutbestandteile weniger zu traumatisieren. Die Komponenten für ein mobiles ECLS-System sind in Abbildung 1 dargestellt. Um die Thrombogenität zu vermindern, sollten möglichst kurze, beschichtete Schlauchsysteme verwendet und auf Y-Konnektoren so weit wie möglich verzichtet werden. Eine kontinuierliche Blutflussmessung sowie die Messung des arteriellen Kanülendrucks während

Tab. 1: Klinische und hämodynamische Kriterien zur ECLS-Therapie.

Kriterium	Grenzwert
Pulmonale Stauung/Lungenödem	
Zunehmender Katecholaminbedarf	
Oligurie/Anurie	< 500 ml/24 h
Cardiac Index (CI)	< 2,0 l/min/m^2
Arterieller Mitteldruck	< 60 mmHg
pH-Wert	< 7,25
Arterielle Sättigung	< 85 %
Gemischt-Venöse Sättigung	< 55 %
Wedge-Druck, LA-Druck	> 20 mmHg

des Betriebes sind obligatorisch. Die Wahl des operativen Zuganges richtet sich nach den individuellen Begleitumständen des Patienten und den örtlichen Gegebenheiten. Im Fall eines postoperativen Low-Out-put-Syndroms nach einem herzchirurgischen Eingriff bietet sich der thorakale Anschluss über die bereits eingebrachten Kanülen der Herz-Lungenmaschine an (in der Regel rechter Vorhof, Aorta ascendens). Im Falle eines Herzversagens außerhalb einer kardiochirurgischen Einheit wird die femorale Kanülierung bevorzugt. Dies kann in den allermeisten Fällen einfach per Seldinger Technik erfolgen, wenn keine schwere periphere arterielle Verschlusskrankheit vorliegt. Die venöse Kanüle wird dabei vorsichtig bis vor den rechten Vorhof, die arterielle Kanüle bis in die abdominelle Aorta vorgeschoben, ohne die Gefäße zu verletzen. Diese Implantationstechnik ist jedoch mit einem hohen Risiko einer Beinischämie oder peripheren thrombembolischen Komplikationen behaftet, sodass sie nur in Notfallsituationen angewendet werden sollte. Besser ist es, die A. femoralis zusätzlich nach distal mit einem Katheter zu punktieren und so im Nebenschluss die periphere Durchblutung des Beines sicherzustellen [9]. Wir favorisieren in unserer Klinik die Freilegung der Arteria femoralis mit Aufnähen einer 8mm-Dacron®-Prothese auf das Gefäß, an welche die arterielle Kanüle angeschlossen wird. So ist die periphere Durchblutung des Beines gesichert [21].

Die medizinische Betreuung von ECLS-Patienten ist sehr personalintensiv und eine multidisziplinäre Aufgabe. Das Therapieverfahren erfordert qualifiziertes Personal und stellt hohe Anforderungen an die Ärzte, Pflegenden und Kardiotechniker. Die klinische Überwachung muss sich auf evtl. auftretende Embolien und Organischämien fokussieren. Die Überwachung des Gerinnungsstatus ist essenziell. Mittels Echokardiografie muss die Funktion des Herzens, insbesondere dessen Entlastung unter der ECLS-Therapie, in regelmäßigen Abständen überwacht werden. Die peripheren Gefäße sollten klinisch und einmal am Tag auch mittels Ultraschall-Doppler untersucht werden. In Tabelle 3 ist das Monitoring unter ECLS-Therapie zusammengefasst [19]:

2.4 Kommerziell erhältliche ECLS-Systeme

Im Rahmen der Miniaturisierung der ECLS-System wurden inzwischen von der Industrie kompakte Systeme entwickelt, die besonders für den mobilen Kurzeinsatz geeignet sind: Die Vorteile liegen im Vergleich zu einer herkömmlichen Herz-Lungenmaschine in der kompakten Bauweise, ihrem geringen Gewicht, der vergleichsweise einfachen Anwendung und der kurzen Vorbereitungszeit. Jedoch darf nicht vernachlässigt werden, dass jegliche unter Abschnitt 2.7 genannte Komplika-

Tab. 3: Wichtigste Monitorparameter des ECLS-Patienten (modifiziert nach [19]). Abkürzungen: h=Stunde, LV=linker Ventrikel, RV=rechter Ventrikel, ACT=activated clotting time, PTT=partielle Thromboplastinzeit, INR=International Normalized Ratio, TZ=Thrombinzeit, Hb=Hämoglobin, Hct=Hämatokrit.

Monitoring	Intervall	Zielparameter
Gehirn, Abdomen, Extremitäten	1 h	Ischämie? (Pupillen, periphere Pulse, Tastbefund Abdomen)
Echokardiografie	12–24 h	LV/RV-Funktion?
Rö-Thorax	24 h	Stauung, Kanülenlage
Gerinnung	4 h	ACT 120–150 sec, PTT 60–80 sec, INR < 2, TZ > 40 sec
BGA	2 h	pO_2 > 70 mmHg
Gemischt-venöse Sättigung	2 h	> 70 %
Blutbild	2 h	Hb > 10 g/dl, Hct > 30 %, Thrombozyten > 60 Tsd
Laktat	4 h	< 5 mmol/l
ECMO-Systeminspektion	kontinuierlich	

3.6 Was gibt es Neues zum Thema „Extracorporeal Life Support" (ECLS)?

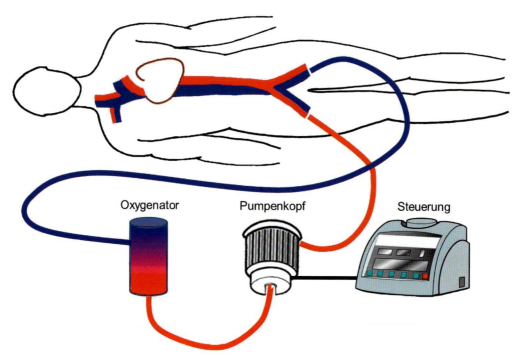

Abb. 4: ECLS-System mit femoraler arterio-venöser Kanülierung.

tion auch beim Betrieb dieser Systeme eintreten kann. Zwei Systeme werden hier exemplarisch vorgestellt:

2.4.1 Lifebridge®-System

Bei diesem Gerät handelt es sich um ein modular aufgebautes System zur Aufrechterhaltung des Kreislaufs, das veno-arteriell angeschlossen wird.

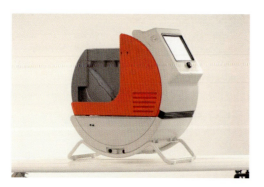

Abb. 5: Lifebridge®-System (©Lifebridge Medizintechnik AG, Ampfing, mit freundlicher Genehmigung).

Die Komponenten bestehen aus einem Oxygenator, einem integriertem Wärmetauscher, einer Kreiselpumpe und einem venösen Reservoir. Das Gesamtgewicht beträgt 17 kg, das Gerät kann 6 l Blut pro Minute pumpen. Nach jedem Patienteneinsatz muss das Patientenmodul, das Blutkontakt hatte, ausgetauscht werden. Die Steuereinheit wird nach jedem Einsatz firmenseitig gewartet und kann ebenfalls ausgetauscht werden.

2.4.2 Cardiohelp®

Das MAQUET Heart Lung Support (HLS)-System Cardiohelp® ist ein sehr kleines und leichtes (10 kg) Lebenserhaltungs-System. Das System ist kompakt und leicht genug, um von einer Person getragen und bedient zu werden und damit für einen Transport in einem Straßen- oder Luftfahrzeug gut geeignet. Es ermöglicht die Überwachung aller wichtigen Blutparameter während einer extrakorporalen Kreislaufunterstützung: venöse Sauerstoffsättigung, Hämoglobin, Hämatokrit sowie venöse und arterielle Bluttemperatur.

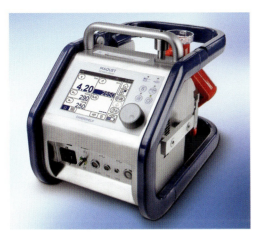

Abb. 6: Cardiohelp®-System (© Fa. Maquet GmbH & Co. KG, Rastatt, mit freundlicher Genehmigung).

2.5 Antikoagulation

Beim Einsatz von ECMO- bzw. ECLS-Systemen besteht die große Herausforderung im Erreichen eines möglichst geringen Blutungsrisikos und dem Vermeiden von thrombembolischen Komplikationen, dies gilt insbesondere für bereits voroperierte Patienten. Der Kontakt des Blutes mit den synthetischen Oberflächen, die auftretenden Schwerkräfte, Turbulenzen und osmotische Kräfte beeinflussen die Blutgerinnung in vielfältiger Weise, sowohl die extrinsische als auch die intrinsische Gerinnungskaskade werden aktiviert. Insbesondere die Thrombozytenfunktion ist in vielfältiger Weise betroffen. Schon deshalb ist es unabdingbar, vor der Implantation einen umfassenden Gerinnungsstatus zu erheben [19]. Heparin stellt nach wie vor die Standardtherapie im Rahmen der notwendigen Antikoagulation am ECLS-System dar. Die Heparingabe wird auf ACT-Werte um 120–150 sec titriert, andere Autoren bevorzugen auch höhere Werte um 250 sec [7, 19], wir haben in unserer Klinik die Erfahrung gemacht, dass ACT-Werte um 120 sec. genügen, um thrombembolische Komplikationen zu verhindern. Die PTT ist mit 60–80 sec. ausreichend eingestellt (Tab. 3).

Eine besondere Situation besteht bei Patienten mit einer heparininduzierten Thrombozytopenie (HIT). Ist diese vor der Implantation bekannt und besteht eine messbare Antikörper-Extinktion, ist eine Therapie mit Heparin kontraindiziert. Alternativ können der Fibrininhibitor Argatroban [2, 25] oder Bivalirudin [13, 16, 24] eingesetzt werden, jedoch liegen weltweit nur begrenzte Erfahrungen mit diesen Medikamenten und ECLS-Therapie vor.

2.6 Entwöhnung

Nach einem herzchirurgischen Eingriff ist eine Entwöhnung von der ECLS innerhalb von 24–48 h indiziert, jedoch sind die heute zur Verfügung stehenden Geräte auch für einen deutlich längeren Einsatz von bis zu 14 Tagen zugelassen, sodass auch erheblich längere Laufzeiten möglich sind. Die Kriterien für ein prognostisch sinnvolles Weaning (unter Reduktion des ECMO-Flusses auf 1–2 l/min) sind in Tabelle 4 zusammengefasst. Das Weaning darf nur unter echokardiografischer Kontrolle der Pumpfunktion des Herzens erfolgen. Der Fluss wird langsam (idealerweise über mehrere Stunden) auf 1–2 l/min reduziert, parallel dazu sollten inotrope Substanzen in moderater Dosierung verabreicht werden. Entwickelt sich eine pulsatile Druckkurve mit einer Ejektionsfraktion > 20 %, ist das Weaning aussichtsreich. Ist zusätzlich eine intraortale Ballonpumpe (IABP) zur diastolischen Augmentation implantiert, darf sich der Anwender nicht von der durch die diastolische Augmentation erzeugten Druckkurve täuschen lassen, die diastolische Unterstützung muss unter Umständen kurzfristig reduziert oder aufgehoben werden, um die Druckkurve korrekt interpretieren zu können [19].

Tab. 4: Entwöhnungskriterien ECLS

Kriterium	Zielparameter
Art. Druckkurve (1–2 l ECMO-Fluss)	Pulsatil
EF	> 20 %
LVEDD	< 60 mm

2.7 Komplikationen

Bei den kritisch kranken Patienten, die einer ECLS-Therapie bedürfen, kann jegliche Komplikation aufgrund der vorliegenden Grunderkrankungen auftreten. Zusätzlich sind systemassoziierte Komplikationen zu beachten, insbesondere mechanische Probleme. Als die häufigsten sind hier ein Oxygenatorausfall, Probleme mit den Kanülen (Dislokation, Abknicken, Gefäßperforation) und Thrombenbildung im Schlauchsystem oder Oxygenator zu nennen. In Tabelle 5 sind die wesentlichen systemassoziierten und patientenassoziierten Komplikationen zusammengefasst [19]:

Tab. 5: Komplikationen

Mechanische Komplikationen	Häufigkeit
Kanülen-Probleme	10–21 %
Oxygenator-Versagen	18–21 %
Pumpen-Versagen	5 %
Patienten assoziierte Probleme	**Häufigkeit**
Chirurgische Blutung	22–31 %
Hämolyse	5–12 %
Gastrointestinale Blutung	4–7 %
Disseminierte intravasale Gerinnung (DIC)	5 %
Schlaganfall	5 %
Hirntod	5 %
Inotropiebedarf	70 %
Arrhythmien	35 %
Herzstillstand	13 %
Darmischämie	2 %

2.8 Ergebnisse

In den letzten 10 Jahren haben sich – bedingt durch technische Weiterentwicklungen – Biokompatibilität, Kanülendesign, Pumpendesign – die Überlebensraten an ECMO-Systemen deutlich verbessert. 50 % der Patienten, die ohne diese Therapiemöglichkeit verstorben wären, überleben. Ungünstige Prognosefaktoren stellen insbesondere eine Indikationsstellung im kardiogenen Schock, eine stattgehabte Wiederbelebung, eine kardiale Vor-OP und ein Alter von mehr als 60 Jahren dar. Als besonders günstiger Faktor für ein Langzeitüberleben hat sich die Indikationsstellung bei einer Myokarditis herausgestellt. Patienten, bei denen eine koronare Herzerkrankung ausgeschlossen ist, profitieren ebenfalls besonders gut von dem Verfahren [5, 7, 20].

3 Lungenversagen

3.1 Definition und Indikation

Nach der „American-European Consensus Conference on ARDS" ist das akute Lungenversagen (ARDS, **A**dult **R**espiratory **D**istress **S**yndrome) definiert als akute respiratorische Insuffizienz bei vorher lungengesunden Patienten durch pulmonale Schädigung. Die Kriterien sind in Tabelle 6 zusammengefasst [4].

Wenn die konservativen Maßnahmen zur Behandlung des ARDS fehlschlagen (lungenprotektive Beatmung mit ggf. permissiver Hyperkapnie, positiver endexpiratorischer Druck (PEEP), Lagerungstherapie (z.B. Bauchlage), inhalative Vasodilatatoren, Flüssigkeitsbilanzierung, Antibiotikatherapie, Kortisongabe), ist die aufwändige Therapieform eines extrakorporalen Lungenersatzes = ECLA (**E**xtra**c**orporeal **L**ung **A**ssist) indiziert: Man unterscheidet hier grundsätzlich zwischen Systemen, die mit und ohne Pumpenkopf = **P**umpless **E**xtra**c**orporeal **L**ung **A**ssist (**PECLA**) betrieben werden, die sich jedoch auch bzgl. der Kanülierung unterscheiden.

Tab. 6: Kriterien des ARDS

Kriterium	
PaO$_2$/FiO$_2$ (Horovitz-Index)	< 200 mmHg
Röntgen-Thorax	bilaterale diffuse Infiltrate
Ausgeschlossen	Linksherzinsuffizienz linksatriale Hypertonie PAWP (pulmonalarterieller Verschlussdruck) < 18 mmHg

3.2 Extracorporeal Lung Assist

Nach Indikationsstellung zur ECLA erfolgt die perkutane venöse Kanülierung per Seldinger Technik wie oben beschrieben, bevorzugt über die Vena jugularis rechts und die Vena femoralis (Abb. 7). Die Jugularis-Kanüle wird unter echokardiografischer Kontrolle bis kurz vor den rechten Vorhof vorgeschoben, die Spitze der femoralen Kanüle soll idealerweise unterhalb der Lebevenen in der Cava inferior liegen. Ziel dieser Positionierung ist es, eine Rezirkulation zu vermeiden, um so eine möglichst hohe Effektivität bez. der Decarboxylierung und der Oxygenierung zu erreichen. Es wird ein Blutfluss von 30–50 % des Herzzeitvolumens angestrebt, um neben der Decarboxylierung des Blutes auch eine adäquate Sauerstoffversorgung des Organismus zu erreichen. Der Oxygenator wird mit einem Sauerstoffgemisch begast, sodass die Sauerstoffaufnahme maximal über die ECLA erfolgt; so kann die maschinelle Beatmung entsprechend lungenprotektiv (Vermeidung der Überdehnung und zyklischem Kollabieren der Lungen) eingestellt werden. Ein Beatmungsmodus mit Spontanatmung des Patienten ist ideal [3, 22]. Alternativ stehen heute Doppellumenkatheter zur Verfügung, die unter echokardiografischer Kontrolle über die Vena Jugularis eingebracht werden [11] (Abb. 8). Wichtig ist die exakte Positionierung des venösen Einflusses am Übergang des rechten Vorhofes in die Vena Cava inferior und des Ausstroms für das arterialisierte Blut in der Mitte des rechten Vorhofes. Ein zweiter Zugang kann so vermieden werden (Abb. 8).

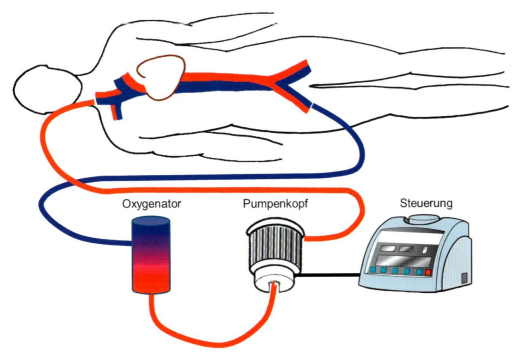

Abb. 7: ECLS-System mit jugular-femoraler veno-venöser Kanülierung.

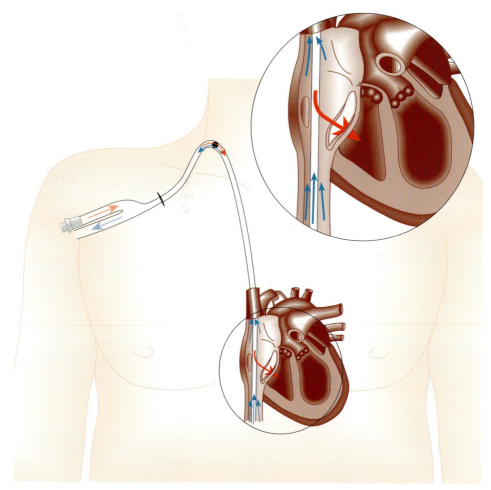

Abb. 8: Insertion eines Doppellumenkatheters zur veno-venösen ECLA-Therapie© Avalon Laboratories Rancho Dominguez, USA [11]. Das venöse Blut wird über den distalen Schenkel und eine Öffnung auf Höhe der Einmündung der V. cava superior in den rechten Vorhof angesaugt, das arterialisierte Blut über den zweiten Schenkel auf Höhe der Mitte des rechten Vorhofes infundiert. Wichtig ist eine absolut exakte Positionierung des Katheters unter echokardiografischer Kontrolle.

3.3 Pumpless Extracorporeal Lung Assist

Um den technischen, logistischen und personellen Aufwand der ECLA zu vermindern, ist es auch möglich, einen Oxygenator allein durch die arteriovenöse Druckdifferenz zu perfundieren. Dabei erfolgt die Kanülierung von Arteria und Vena femoralis, meistens seitengetrennt. Auf eine zusätzliche Blutpumpe, die eine kritische Komponente bez. der Bluttraumatisierung und Hämokompatibilität darstellt, kann verzichtet werden. Nach Kanülierung von A. und V. femoralis wird durch den arteriellen Blutdruck ein „passiver" Shunt mit einer Flussrate von 1,0–2,5 l/min erzeugt, in den ein Oxygenator zum Gasaustausch eingeschaltet ist. Ein solches System – verbunden mit einem kontinuierlichen Sauerstoffgasfluss von 10–12 l/min – bewirkt eine effektive CO_2-Elimination und Steigerung der Oxygenierung des durchströmenden Blutes. Eine Kontraindikation für die Anwendung

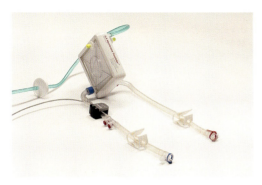

Abb. 9: Novalung®-Oxygenator (© Fa. Novalung GmbH, Heilbronn, mit freundlicher Genehmigung).

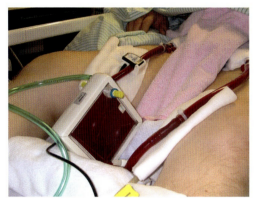

Abb. 10: Novalung® am Patienten mit bifemoraler Kanülierung (A. und V. femoralis).

des Systems stellt eine Kreislaufdepression dar, da für die Generierung eines ausreichenden Shuntflusses (> 1,5 l/min) stabile Kreislaufverhältnisse mit einem ausreichenden mittleren arteriellen Blutdruck (≥ 80 mmHg) Voraussetzung sind. Damit das Gerät optimal funktioniert, ist es wichtig, dass der Oxygenator einen niedrigen Druckabfall aufweist. Wir benutzen in unserer Klinik den Novalung®-Oxygenator (Abb. 9 und 10) [18, 20].

3.4 Ergebnisse

Flörchinger et al. veröffentlichten 2010 die Ergebnisse der PECLA-Therapie bei 159 Patienten mit einer medianen Einsatzdauer von sieben Tagen. Die kumulative Einsatzdauer betrug mehr als 1 300 Patiententage. Ein Drittel der Patienten konnte nach der Therapie gesund aus dem Krankenhaus entlassen werden, 49 % der Patienten verstarben im Rahmen eines Multiorganversagens unter der PECLA-Therapie. Die Autoren schlussfolgerten, dass besonders diejenigen Patienten mit einer Hyperkapnie und einer moderaten Hypoxämie von diesem Verfahren profitieren [10].

4 Pädiatrische Anwendung

Bis auf die PECLA können sämtliche oben genannten Verfahren auch bei Säuglingen und Kindern angewendet werden, aufgrund der geringen Gefäßdurchmesser ist jedoch eine femorale oder iliakale Kanülierung nicht möglich, sodass eine direkte transthorakale Kanülierung von Aorta und rechtem Vorhof erfolgen muss. Alternativ kann auch ohne Sternotomie ein Anschluss über die A. carotis communis und die Vena jugularis interna erfolgen. Insbesondere nach der Korrektur angeborener Herzfehler ist eine ECMO-Implantation besonders geeignet, da ein rechtsventrikuläres Pumpversagen, eine Hypoxie und/oder ein pulmonalarterieller Hochdruck erheblich zur Entwicklung eines postoperativen Pumpversagens beitragen können [6, 19].

5 Zusammenfassung

Die Miniaturisierung der Komponenten der Herz-Lungenmaschine hat einen Einsatz der Systeme zur Kreislauf- und Lungenunterstützung in den letzten Jahren auch außerhalb des Operationssaales möglich gemacht. Die Indikation muss immer individuell aufgrund einer kritischen Gesamtbeurteilung des Zustandes des Patienten vor Ort und seiner Prognoseeinschätzung gestellt werden. Die Behandlungsmöglichkeiten umfassen auch die Stabilisierung eines Patienten außerhalb eines Zentrums und den anschließenden Transport zur Weiterbehandlung. Gerade aber die schwierige Behandlung solcher Hochrisikopatienten und die Invasivität der Behandlung mit all ihren möglichen Komplikationen erfordern von dem Anwender umfangreiche Erfahrungen bei der chirurgischen

Implantation von arteriellen und venösen Kanülen, die Basistechniken der Gefäßchirurgie müssen im Fall einer offenen Implantation oder Gefäßkomplikation beherrscht werden.

Die Bedienung der Unterstützungssysteme erfordert die Fachkenntnisse eines EBCP (European Board of Cardiovascular Perfusion) zertifizierten Kardiotechnikers mit ausreichender klinischer Erfahrung. Es bedarf einer kompletten apparativen Ausstattung (Kanülen, Backup-Pumpen und -Steuerungseinheiten), um für jegliche technische Herausforderung gewappnet zu sein. Um in einer Notfall-Situation rasch reagieren zu können, sind die strukturellen und personellen Voraussetzungen zu schaffen (ärztlicher Bereitschaftsdienst, Kardiotechniker, Fahrdienst). Die von der Industrie angebotenen kompakten und einfach zu bedienenden Systeme stellen gute Alternativen dar, jedoch darf nicht vernachlässigt werden, dass auch beim Betrieb dieser Geräte Komplikationen eintreten können und sie damit letztendlich nur in der Hand des Erfahrenen – der auch die möglichen Komplikationen beherrscht – einen wirklichen Nutzen für den Patienten darstellen.

Literatur

[1] Aharon AS, Drinkwater DC Jr., Churchwell KB et al.: Extracorporeal membrane oxygenation in children after repair of congenital cardiac lesions. Ann Thorac Surg 2001; 72: 2095–2101; discussion 2101–2092. [EBM IIb]

[2] Beiderlinden M, Treschan T, Gorlinger K et al.: Argatroban in extracorporeal membrane oxygenation. Artif Organs 2007; 31: 461–465. [EBM III]

[3] Bein T, Philipp A, Zimmermann M et al.: Extracorporeal lung assist. Dtsch Med Wochenschr 2007; 132: 488–491. [EBM IV]

[4] Bernard GR, Artigas A, Brigham KL et al.: The American-European Consensus Conference on ARDS. Definitions, mechanisms, relevant outcomes, and clinical trial coordination. Am J Respir Crit Care Med 1994; 149: 818–824. [EBM Ia]

[5] Cooper DS, Jacobs JP, Moore L et al.: Cardiac extracorporeal life support: state of the art in 2007. Cardiol Young 2007; 17: 104–115. [EBM IIa]

[6] Coskun KO, Coskun ST, Popov AF et al.: Extracorporeal life support in pediatric cardiac dysfunction. J Cardiothorac Surg 5: 112. [EBM III]

[7] Doll N, Kiaii B, Borger M et al.: Five-year results of 219 consecutive patients treated with extracorporeal membrane oxygenation for refractory postoperative cardiogenic shock. Ann Thorac Surg 2004; 77: 151–157; discussion 157. [EBM III]

[8] Donn SM: ECMO indications and complications. Hosp Pract (Off Ed) 1990; 25: 143–146, 149–150, 153–167. [EBM IV]

[9] Duncan BW, Hraska V, Jonas RA et al.: Mechanical circulatory support in children with cardiac disease. J Thorac Cardiovasc Surg 1999; 117: 529–542. [EBM III]

[10] Florchinger B, Philipp A, Klose A et al.: Pumpless extracorporeal lung assist: a 10-year institutional experience. Ann Thorac Surg 2008; 86: 410–417; discussion 417. [EBM III]

[11] Garcia JP, Iacono A, Kon ZN et al.: Ambulatory extracorporeal membrane oxygenation: a new approach for bridge-to-lung transplantation. J Thorac Cardiovasc Surg 139: e137–139. [EBM IV]

[12] Gibbon JH, Jr.: Application of a mechanical heart and lung apparatus to cardiac surgery. Minn Med 1954; 37: 171–185. [EBM IV]

[13] Huebler M, Koster A, Buz S et al.: Cardiopulmonary bypass for complex cardiac surgery using bivalirudin anticoagulation in a patient with heparin antibodies. J Card Surg 2006; 21: 286–288. [EBM IV]

[14] Hurt R, The History of Cardiothoracic Surgery: From Early Times. Informa Healthcare, London 1996. [EBM IV]

[15] Klotz S, Vahlhaus C, Riehl C et al.: Pre-operative prediction of post-VAD implant mortality using easily accessible clinical parameters. J Heart Lung Transplant 29: 45–52. [EBM IIb]

[16] Koster A, Weng Y, Bottcher W et al.: Successful use of bivalirudin as anticoagulant for ECMO in a patient with acute HIT. Ann Thorac Surg 2007; 83: 1865–1867. [EBM IV]

[17] Mehta U, Laks H, Sadeghi A et al.: Extracorporeal membrane oxygenation for cardiac support in pediatric patients. Am Surg 2000; 66: 879–886. [EBM IIa]

[18] Muller T, Philipp A, Luchner A et al.: A new miniaturized system for extracorporeal membrane oxygenation in adult respiratory failure. Crit Care 2009; 13: R205. [EBM III]

[19] Rastan AJ, Krämer K, Doll N et al.: Kardiale Indikation zur extrakorporalen Membranoxygenierung, in Empfehlungen zum Einsatz und zur Verwendung der Herz-Lungen-Maschine. In: Feindt P, Vetter HO, Wegand M: Synopsis der biologischen und mechanischen Kreislaufunterstützung. Springer, Berlin. 2006; 243–259. [EBM IV]

[20] Schmid C, Philipp A, Mueller T et al.: Extracorporeal life support – systems, indications, and limitations. Thorac Cardiovasc Surg 2009; 57: 449–454. [EBM IV]

[21] Smedira NG, Moazami N, Golding CM et al.: Clinical experience with 202 adults receiving extracorporeal membrane oxygenation for cardiac failure: survival at

five years. J Thorac Cardiovasc Surg 2001; 122: 92–102. [EBM III]

[22] Steltzer H, Fridrich P, Steimann F et al.: Definition of severity and compiling of entry criteria in patients undergoing ECLA: the use of a fuzzy logic expert system. Acta Anaesthesiol Scand Suppl 1996; 109: 125–126. [EBM III]

[23] Sutton RG, Salatich A, Jegier B et al.: A 2007 survey of extracorporeal life support members: personnel and equipment. J Extra Corpor Technol 2009; 41: 172–179. [EBM III]

[24] Veale JJ, McCarthy HM, Palmer G et al.: Use of bivalirudin as an anticoagulant during cardiopulmonary bypass. J Extra Corpor Technol 2005; 37: 296–302. [EBM III]

[25] Young G, Yonekawa KE, Nakagawa P et al.: Argatroban as an alternative to heparin in extracorporeal membrane oxygenation circuits. Perfusion 2004; 19: 283–288. [EBM IV]

3.6 Was gibt es Neues zum Thema „Extracorporeal Life Support" (ECLS)?

4 Kinderchirurgie

4.1 Was gibt es Neues in der Kinderchirurgie?

S. Gfrörer, M.L. Metzelder, R.P. Metzger, H. Till und U. Rolle

1 Neugeborenenchirurgie

1.1 Nutzen einer prophylaktischen Fundoplicatio bei Zwerchfellhernie

Patienten mit großer linksseitiger Zwerchfellhernie (congenital diaphragmatic hernia – CDH), die eine operative Versorgung mittels Patch brauchen, entwickeln aufgrund des fehlenden muskulären Anteils des Zwerchfelles in bis zu 60 % der Fälle einen klinisch relevanten gastroösophagealen Reflux. Der gastroösophageale Reflux wird ursächlich mit der auftretenden Wachstumsverzögerung der betroffenen Patienten in Zusammenhang gebracht. Deshalb ist bei diesen Patienten in den ersten Lebensmonaten eine Antirefluxplastik indiziert. Dariel et al. [4] präsentieren eine retrospektive Studie über den Nutzen einer prophylaktischen Fundoplicatio im Rahmen der Erstversorgung dieser ausgedehnten Zwerchfellhernien. Das Hauptziel-Kriterium der Untersuchung war nicht die allgemeine Mortalität bzw. das postoperative Überleben, sondern das postoperative Überleben ohne Wachstums-Verzögerung. Es wurden insgesamt 57 Kinder in diese Studie eingeschlossen. Eine prophylaktische Fundoplicatio wurde bei 34/57 Patienten (komplette Fundoplicatio bei n=14, partielle Fundoplicatio bei n=20) durchgeführt. 43 Kinder überlebten, davon 29 mit prophylaktischer Fundoplicatio und 14 ohne. Insgesamt überlebten 20/34 mit und 5/23 Patienten postoperativ ohne Wachstumsverzögerung.

Die prophylaktische Fundoplicatio bei Neugeborenen mit angeborener Zwerchfelllücke, die einen Patch zur initialen Versorgung benötigen, hat sich in dieser retrospektiven Untersuchung als effektiv zur Vermeidung einer postoperativen Wachstumsverzögerung erwiesen.

1.2 Primäre Drainage vs. primäre Laparotomie bei nekrotisierender Enterokolitis

In der Therapie extrem unreifer Frühgeborener mit nekrotisierender Enterokolitis (NEC) wurde postuliert, dass eine primäre intraperitoneale Drainage vor der definitiven Versorgung mittels Laparotomie zu einer Stabilisation schwerstkranker betroffener Kinder führen könnte. Die Untersucher [18] stellen die Ergebnisse einer prospektiven, randomisierten, multizentrischen Studie vor, die extrem unreife Frühgeborene (< 1 000 g) mit einem Pneumoperitoneum (Darmperforation) aufgrund einer NEC einschloss, die entweder einer primären Peritonealdrainage (PD) oder einer primären explorativen Laparotomie (LAP) unterzogen wurden. Es wurden 35 Kinder in die PD-Gruppe und 34 Kinder in die LAP-Gruppe randomisiert. Die minimal geforderte postoperative Nachbeobachtungszeit betrug mindestens zwölf Stunden. Die jeweiligen Daten (Herzfrequenz, mittlerer arterieller Druck, Katecholamin-Pflichtigkeit, Art und Details der Beatmung, arterieller Sauerstoff-Partialdruck und FiO_2) wurden in dieser Zeit erfasst. Die erzielten

Ergebnisse zeigten keine postoperative Verbesserung der Herzfrequenz, des Blutdruckes, der Notwendigkeit von Katecholaminen bzw. des erforderlichen Sauerstoff-Partialdruckes in beiden Gruppen. Die Kinder nach primärer Peritonealdrainage zeigten einen insgesamt verschlechterten kardiovaskulären Status. Die Rate an Patienten mit Multiorganversagen war zwischen beiden Untersuchungsgruppen nicht unterschiedlich. Eine primäre Peritonealdrainage führte somit nicht zu einer unmittelbaren Verbesserung des klinischen Status extrem unreifer Frühgeborener mit Darmperforation.

Die Autoren kamen zum Schluss, dass die generelle Anwendung einer intraperitonealen Drainage als stabilisierende bzw. temporäre Maßnahme bei extrem unreifen, schwerst erkrankten Kindern mit Darmperforationen bei nekrotisierender Enterokolitis nicht gerechtfertigt ist.

1.3 Langzeitergebnisse nach Ösophagusatresie

Es liegen bisher nur sehr limitierte Langzeitergebnisse nach der Korrektur von Ösophagusatresien vor. Die Autoren [20] der vorliegenden Studie interviewten ehemalige Patienten nach operativ versorgter Ösophagusatresie. Zusätzlich wurden die Patienten mittels Ösophagoskopie und Ösophagusmanometrie evaluiert. Insgesamt konnten 101 Patienten (mittleres Alter 36 Jahre, Range 21–57 Jahre) in die Studie eingeschlossen werden. Als Vergleich standen 287 altersentsprechende Kontrollen zur Verfügung. Ein symptomatischer gastroösophagealer Reflux trat bei 34 % und eine Dysphagie bei 85 % der Patienten auf, während die Kontrollen nur in 8 % bzw. 2 % betroffen waren (p < 0,001). Die endoskopischen Befunde schlossen Hiatushernien (28 %), Barrett's Ösophagus (11 %), Ösophagitis (8 %) und Anastomosenstrikturen (8 %) ein. Die Ösophagusmanometrie zeigte eine inkomplette bzw. gestörte Peristaltik bei 80 % der Patienten. Anastomosen-Komplikationen, Alter, unterer Ösophagusdruck und gestörte ösophageale Peristaltik zeigten sich als Prediktoren einer Epithel-Metaplasie.

Die Autoren konnten in ihrer Langzeitstudie eine signifikante Morbidität im Zusammenhang mit einer im Neugeborenenalter korrigierten Ösophagusatresie darstellen.

2 Pädiatrische Viszeralchirurgie

2.1 Choledochuszyste – Kürzere Schlinge bei Roux-Y-Hepatojejunostomie?

Traditionell wurde bei der Roux-Y-Hepatojejunostomie zur Behandlung von Choledochuszysten ein ca. 40 cm langer zuführender Schenkel von der Leberpforte zur Roux-Y-Anastomose angelegt. Insbesondere bei jungen Kindern erscheint die Länge dieses Schenkels als nicht adäquat. Zusätzlich wurden Komplikationen eines langen zuführenden Schenkels, wie Ileus oder Galleabflussstörungen beschrieben. Die Autoren [5] der vorliegenden prospektiven Studie vergleichen ein Patientenkollektiv mit konventioneller, 35–40 cm langer Schlinge mit einer zweiten Patientengruppe, bei der die Schlinge entsprechend der Distanz von der Leberpforte bis zum Nabel gebildet wurde. 108 (49,5 %) Patienten wurden in die konventionelle Gruppe (CG) randomisiert, während 110 (50,5 %) Patienten in die sogenannte „short loop"-Gruppe (SLG) eingeschlossen wurden. Die mittlere Länge des Jejunumschenkels in der SLG war 20,81 cm (Range 14–25 cm) und damit signifikant kürzer als in der CG. Die Autoren fanden keine signifikanten Unterschiede zwischen beiden Gruppen hinsichtlich der Operationszeit, dem intraoperativen Blutverlust, der Zeit für postoperative Drainagen und der Dauer des Krankenhausaufenthaltes. 2/108 Patienten der konventionellen Gruppe entwickelten eine Stenose der Jejunumschlinge, während kein Patient der SLG diese Komplikation erlitt. Ein milder Reflux war bei 2/108 CG-Patienten und 1/110 SLG-Patienten auffällig. Bei keinem Patienten wurde postoperativ eine Cholangitis beobachtet.

Die Autoren kamen zu dem Schluss, dass ein kürzerer Roux-Y-Schenkel bei der Hepatojejunostomie zur Korrektur von Choledochuszysten genauso effektiv ist wie die Standard-Operation (35–40 cm).

2.2 Transanale endorektale Durchzugs-Operation beim M. Hirschsprung

Frühere Untersuchungen ließen eine geringere anorektale Kontinenz nach der transanalen endorektalen Durchzugs-Operation (TERP) beim M. Hirschsprung im Vergleich zum transabdominellen Vorgehen (TAA) vermuten. Die Autoren der vorliegenden Arbeit [12] untersuchten deshalb die Langzeitergebnisse nach TERP und TAA hinsichtlich der anorektalen Kontinenz und des Stuhlverhaltens in einer großen Multizenter-Studie. Die Daten wurden aus fünf kinderchirurgischen Zentren rekrutiert. Einschlusskriterien waren: Kinder über drei Jahre, mindestens sechs Monate nach der jeweiligen Operation. Die Patienten wurden mithilfe eines Score-Systems (0–40 Punkte) mittels eines Eltern-Interviews evaluiert. Von den insgesamt 281 eingeschlossenen Patienten wurden 192 mit einem TERP und 89 mit TAA versorgt. Die Interviews wurden von 104 (52 %) der TERP-Patienten und 45 (52 %) der TAA-Patienten beantwortet. In der TAA-Gruppe zeigte sich eine signifikant erhöhte Rate an täglichen Stuhlgängen und häufigere frühe und späte Komplikationen, einschließlich häufigerer Enterokolitis-Episoden. Es fanden sich keine signifikanten Unterschiede für die Kontinenz und das allgemeine Stuhlmuster.

Die Autoren fassen zusammen, dass die TERP-Methode mit weniger postoperativen Komplikationen und weniger Enterokolitis-Episoden, ohne eine erhöhte Inkontinenz-Rate, assoziiert ist.

2.3 Hernien im Kindesalter – Einfluss auf Entwicklung von Hernien beim Erwachsenen

Die Leistenhernien-Operation ist einer der häufigsten Eingriffe im Kindesalter. Die Angaben über Rezidive schwanken zwischen 0,1 und 3,8 %. Tatsächliche Langzeit-Untersuchungen von operativ versorgten kindlichen Hernien bis zum Erwachsenenalter gibt es nicht. Die vorliegende Studie [23] untersuchte das Risiko eines Leistenhernien-Rezidivs (indirekte Hernie), erneute Leisten-Operation (indirekte oder direkte Hernie), chronischer Leistenschmerz und Infertilität. Im Resultat stellen die Autoren fest, dass kindliche Hernien nicht das Risiko einer Hernienentstehung im Erwachsenenalter erhöhen. Das Risiko eines echten Rezidivs einer indirekten Hernie ist niedrig (2,8 %), das Risiko einer erneuten Leisten-Operation beträgt 8,4 % und chronischer Leistenschmerz tritt in 3 % der Fälle auf.

3 Pädiatrische Thoraxchirurgie

3.1 Einsatz der MIRPE bei Patienten mit Marfan-Syndrom und marfanoidem Phänotyp

Die klassischen Korrekturmethoden der Trichterbrust nach Ravitch und Rehbein wurden weitgehend von der minimalinvasiven Korrekturmethode nach NUSS (MIRPE – minimal invasive repair of pectus excavatum) abgelöst. Patienten mit Marfan-Syndrom oder marfanoidem Phänotyp weisen häufig Skelettfehlbildungen mit Trichterbrustdeformitäten auf. Zentraler Punkt in der Trichterbrustbehandlung ist die Stellung der Indikation zur operativen Korrektur. Patienten mit Multimorbidität oder Patienten mit extremen Skelettfehlbildungen, wie z.B. einem Marfan-Syndrom, wurden bislang nicht als potenzielle Kandidaten zur Trichterbrustkorrektur angesehen. Die Nachuntersuchung von 1 192 Trichterbrustpatienten, die mittels MIRPE korrigiert wurden, ergab einen Anteil von 33 Patienten mit Marfan-Syndrom und 213 Patienten mit marfanoidem Phänotyp [17]. In dieser Studie wiesen die Patienten mit Marfan-Syndrom ausgeprägtere Trichterbrustdeformitäten mit einem deutlich höheren CT-Index (Haller-Index) auf im Vergleich zu den Patienten mit marfanoider oder nicht marfanoidem Habitus (Marfan-Patienten 8,75, marfanoider Phänotyp 5,82, allgemein

4,94; P < .0001). Die echokardiografische Abklärung ergab einen signifikant höheren Anteil an Mitralklappenprolaps bei Marfan-Patienten, bei nicht signifikant erhöhtem Anteil an Aorteninsuffizienz, Aortenregurgitation und kardialer Kompression. Die Lungenfunktion ergab keine signifikanten Unterschiede zwischen den untersuchten Populationen. Der Operationszeitpunkt lag in allen Gruppen durchschnittlich zwischen dem 13. und 14. Lebensjahr. Die Durchführung der MIRPE bei Patienten mit Marfan-Syndrom erforderten häufig zwei oder mehr Bügel (Marfan-Patienten 58 %, marfanoider Phänotyp 36 %, allgemein 29 %; P=.001). Die Anzahl der Wundinfektionen war deutlich höher bei Patienten mit Marfan-Syndrom (Marfan-Patienten 6 %, marfanoider Phänotyp 1,4 %, allgemein 1,3 %; p=.07). Die Rezidivrate nach MIRPE war vergleichbar hoch in allen Gruppen (Marfan-Patienten 0 %, marfanoider Phänotyp 2 %, allgemein 0,7 %; OR=.12). Der Operationserfolg aus Sicht des Chirurgen sowie die Patientenzufriedenheit waren in allen Gruppen vergleichbar hoch. Eine funktionelle Verbesserung der kardiopulmonalen Situation nach MIRPE wurde in dieser Studie nicht untersucht. Die Autoren schlussfolgerten, dass die MIRPE ein sicheres und erfolgreiches Verfahren auch für Patienten mit Marfan-Syndrom und marfanoidem Phänotyp ist.

3.2 Einsatz der VATS bei Kindern mit malignen Erkrankungen

Der Einsatz minimalinvasiver Techniken in der Behandlung von Kindern mit malignen Erkrankungen im Bereich des Thorax wird bislang kontrovers diskutiert. In einer Literaturrecherche haben die Autoren 10 Studien mit einer Fallzahl von insgesamt 572 Patienten, bei denen die Kinder mittels video-assistierter Thorakoskopie (VATS) behandelt wurden, analysiert [7]. Alle Studien waren weder prospektiv noch randomisiert. Indikationen für den Einsatz der VATS waren unklare pulmonale Infiltrate, pulmonale Raumforderungen, Lungenmetastasen bei Osteosarkom und mediastinale Raumforderungen, exakte Diagnosen wurden in dieser Studie nicht genannt. Als Komplikationen wurden das Nichtauffinden der Läsionen, Pneumothoraces, Blutungen, Adhäsionen, Atelektasen, Pleuraergüsse, Portinfektionen, Chylothoraces etc. beschrieben. Portmetastasen wurden nicht beschrieben. Die Autoren fassen zusammen, dass der Einsatz der VATS bei malignen Erkrankungen der Lunge und des Mediastinums effektiv und sicher ist. Einschränkend weisen sie jedoch darauf hin, dass prospektive Studien zur Evaluation erforderlich sind.

4 Kinderurologie

4.1 Roboter-assistierte Blasenaugmentation

Die zunehmende Verfügbarkeit von Roboter-assistierten Operationstechniken, auch im Kindesalter, hat erneut das Behandlungsspektrum pädiatrisch-urologischer Erkrankungen erweitert. Gundetti et al. [8] führten erstmalig eine vollständige intrakorporale Robotor-assistierte Blasenaugmentation in Form einer Ileozystoplastik mit Mitrofanoff-Appendikovesikostomie an sechs Kindern mit neurogener Blase als Folge einer Meningomyelozele durch. Die sechs Patienten (mittleres Alter 9,75 Jahre, 8 bis 11 Jahre) waren zuvor frustran mit Anticholinergika und intermittierender Blasenkatheterisierung behandelt worden und litten unter Inkontinenz und rezidivierenden Harnwegsinfekten. Die urodynamische Diagnostik bestätigte bei allen Patienten eine „low-capacity"-Blase mit hohen „leak-point"-Drücken. Die mittlere Operationszeit betrug 8,4 Stunden (6 bis 11 Stunden). Die postoperative Schmerzmittelgabe erfolgte für 24 bis 36 Stunden bei einem Nahrungsbeginn im Mittel von 7,5 Stunden postoperativ. Die Entlassung der Patienten erfolgte innerhalb von sieben Tagen. Die postoperative Zystographie schloss bei allen Patienten eine Leckage aus. Drei Patienten konnten nach sechs Wochen via Appendikovesikostomie, ein weiterer ab der vierten Woche transurethral zur vollständigen Blasenentleerung katheterisiert werden. Alle Patienten zeigten im mittleren Nachuntersuchungszeitraum von 18 Monaten keine Inkontinenz bei einer Blasenkapazität von 250 bis 450 ml und hatten im Verlauf keine Harnwegsinfektionen. Bei der Notwendigkeit einer größeren Patientenfallzahl und einem längeren Nachbeobachtungszeitraum, kann das Roboter-assistierte Verfahren anhand der vorgestellten Daten bereits als sicher durchführbar eingestuft werden. Allerdings fehlen bislang vergleichende Studien mit konkurrierenden Techniken, die die vorgestellte kurzfristige Analgetikagabe und den kurzen Krankenhausaufenthalt der vorgestellten Technik untermauern.

4.2 Nierentransplantation

Zahlreiche angeborene und erworbene Erkrankungen der unteren ableitenden Harnwege können zu chronischem Nierenversagen mit der Notwendigkeit der Nierentransplantation im Kindesalter führen. Langzeitergebnisse bezüglich des Outcome der Nierentransplantation nach vorangegangener Anlage kontinenter intestinaler Harnreservoire (Blasenaugmentation etc.) fehlten bislang. In einer retrospektiven Studie und bislang größten Einzelserie untersuchten Kocot et al. [13] von November 1990 bis Januar 2009 18 Patienten, die mit Kadaver- oder Lebendspendernieren mit Anschluss an kontinente Urinreservoire (kontinente kutane Ausleitung in 16 und orthotoper Anschluss an die Harnblase in 2 Fällen) transplantiert wurden. Im mittleren Nachbeobachtungszeitraum von 89,2 Monaten (2 bis 188 Monate) waren 15 Patienten dialysefrei. 13 Patienten hatten bereits nach erster Transplantation ein mittleres Serumkreatinin von 1,49 mg/dl (0,6–3,1 mg/dl). Aufgrund renaler Venenthrombose in einem und Transplantatversagen in einem weiteren Fall, wurden zwei Patienten nach 12 bzw. 122 Monaten re-transplantiert. Eine Hämodialyse war bei zwei weiteren Patienten 62 bzw. 109 Monate nach Nierentransplantation erforderlich. Bei drei Patienten war eine Korrektur der kontinenten Harnableitung nötig, bei zwei weiteren trat ein operativ zu korrigierendes Harnleiterkinking bzw. eine Lymphozele auf. Zwei Patienten mit orthotopem Anschluss zeigten eine normale Kontinenzlage mit vollständiger Blasenentleerung. Alle Patienten mit kutaner Harnableitung waren problemlos katheterisierbar und ebenfalls kontinent. Die Autoren konnten demnach anhand ihrer Daten zeigen, dass das zweizeitige Vorgehen der Nierentransplantation nach vorangegangener kontinenter Urindiversion ein sicheres Verfahren bei selektionierten Patienten ist.

In einer weiteren retrospektiven Studie untersuchten Broniszczak et al. [3] die Ergebnisse nach Nierentransplantation bei Kindern mit vorbestehender signifikanter Dysfunktion der unteren ableitenden Harnwege. Zwischen 1984 und 2007 wurden 33 Nierentransplantationen (von insgesamt 539 Nierentransplantationen) bei 23 Jungen und 10 Mädchen (Alter bei Transplantation 2,25 bis 19 Jahre; 3 Lebendspenden) durchgeführt. In 26 Fällen lag ein Ileumkonduit vor, wobei die simultane Anlage des Konduits bei der Transplantation in 21 Fällen erfolgte. In 6 Fällen wurde eine Blasenaugmentation und in einem Fall ein kontinentes Urinreservoir geschaffen. Bei einem mittleren Nachbeobachtungszeitraum von 32 Monaten (7 bis 88 Monate) überlebten alle Patienten mit einem Transplantatüberleben von 97 %. Im Mittel lag das Serumkreatinin bei 0,92 mg/dl (0,3–3,4 mg/dl). Chirurgische Komplikationen traten in 16 Fällen auf, die ohne Transplantatverlust erfolgreich ausbehandelt werden konnten. Harnwegsinfektionen traten in 26 von 33 Fällen (78 %) auf, waren aber in der Mehrzahl asymptomatisch und hatten keinen negativen Einfluss auf die Transplantatfunktion.

Anhand dieser Studie konnte aufgezeigt werden, dass für einen mittleren Nachbeobachtungszeitraum, Nierentransplantationen mit simultaner Blasenaugmentation oder Ileumkonduit exzellente Ergebnisse erzielen, wobei in der Folge Harnwegsinfekte häufig auftreten, aber ohne Einfluss auf die Transplantatfunktion sind.

4.3 Stumpfes Nierentrauma Grad V

Die nicht operative Behandlung des stumpfen Nierentraumas bei Kindern hat sich zunehmend für bestimmte Verletzungsgrade durchgesetzt. Schwere Nierenverletzungen, wie der Grad V mit Verletzung bzw. Zerreißung des Nierenhilus sind mit einer signifikanten Rate an Komplikationen, wie Nierenverlust behaftet, und der Stellenwert und das Outcome des konservativen Vorgehens sind unklar. Aus diesem Grund untersuchten Eassa et al. [6] den Stellenwert der initial konservativen Behandlung bei kindlichen Typ-V-Nierenverletzungen. Im Zeitraum zwischen 1990 und 2007 wurden die Daten von 18 Kindern (12 Knaben und 6 Mädchen; mittleres Alter: 8,4+/-3,4 Jahre) mit bestätigten Grad-V-Nierenverletzungen im i.v. Kontrast-Computertomogramm evaluiert. Alle Patienten wurden initial konservativ behandelt. Die Indikation für eine frühe chirurgische Intervention war bei hämodynamischer Instabilität, progressiver Urinombildung oder persistierender Blutung gegeben. In 9 Fällen (50 %) war die konservative Behandlung erfolgreich. Demgegenüber erfolgte bei vier Patienten (22 %) im Zeitraum von 1 bis 21 Tagen eine Nephrektomie nach dem Trauma, während bei zwei Patienten (11%) eine selektive arterielle Embolisation des unteren Nierenpols durchgeführt wurde. Bei drei Patienten (17%) war eine perkutane Drainageanlage bei zunehmendem Urinom erforderlich, von denen in zwei Fällen im Verlauf eine Rekonstruktion des pelviureteralen Überganges indiziert war. Dimercaptosuccinic acid-(DMSA)-Scans wurden im Mittel nach 3,1 Jahren (1 bis 17 Jahre) nach der Nierenverletzung bei 9 initial konservativ behandelten Patienten durchgeführt. Insgesamt konnte in 78 % der Fälle die Nierenfunktion erhalten werden, wobei im DMSA Scan eine Nierenfunktion größer 40 % in 44 % (n=4) und eine Teilfunktion kleiner 30 % in 22 % der Fälle (n=2) nachgewiesen wurde. In keinem dieser Fälle kam es im Nachbeobachtungszeitraum weder zu Veränderungen in den Urinanalysen noch trat ein renaler Hypertonus auf. Anhand dieser Daten schlussfolgerten die Autoren, dass das konservative Management auch bei Grad-V-Nierenverletzungen möglich ist. Bei ausgeprägten Verletzungen der Nierenhilusgefäße mit hämodynamischer Instabilität ist dennoch die sofortige chirurgische Intervention indiziert. Zudem kann in ausgewählten Fällen zunächst die selektive arterielle Embolisation bei Hämorrhagien und die passagäre Stentung bei Verletzungen des pyelo-ureteralen Überganges in Betracht kommen.

4.4 Blasenexstrophie – Lebensqualität

Bislang gibt es nur wenige Daten hinsichtlich der Lebensqualität nach operativer Korrektur einer Blasenexstrophie in der Kindheit. Jochault-Ritza et al. [10] werteten dazu Daten von 134 Patienten aus, die an 7 französischen Zentren operiert worden waren. Für die Erhebung der Daten wurden validierte Fragebögen für die Lebensqualität verschiedener Altersgruppen verwendet ((SF-36), VSP-A (Vécu et Santé Perçue de l'Adolescent), VSP-AE (Vécu et Santé Perçue de l'Enfant), AUQUIE (AUto-QUestionnaire Imagé de l'Enfant)). Verglichen mit der Allgemeinpopulation waren die Lebensqualitätscores der Befragten in der Regel niedriger und standen dabei in direktem Zusammenhang mit dem Ausmaß der funktionellen Beeinträchtigung, wie der Kontinenzlage nach korrigierter Blasenexstrophie. In diesem Zusammenhang gaben 134 Patienten im Alter zwischen 6 und 42 Jahren an, dass bei 77 % von 36 Erwachsenen, bei 65 % von 18 Jugendlichen und bei 12 % von 17 Kindern eine Kontinenz vorlag.

4.5 Hydronephrose – Ureterabgangsstenose

In einer retrospektiven Studie berichteten Yang et al. [22] über das Management und die Ergebnisse bei 629 Kindern (492 Jungen und 137 Mädchen; Zeitraum 1988 bis 2008) mit präpartal und postpartal bestätigter isolierter und einseitiger Hydronephrose. Das mittlere Follow-up betrug 142 Monate und beinhaltete wiederholte Ulraschalluntersuchungen und Nierenfunktionsszintigrafien. Die Einstufung der Hydronephrose erfolgte gemäß des „Society of Fetal Urology (SFU) grading system". Alle Patienten wurden initial konservativ behandelt. Eine Befundregression konnte bei allen Kindern mit Grad I, bei 87 % (n=144) mit Grad II und bei 30 % der Kinder (n=37) mit Grad-III-Hydronephrose gezeigt werden. Demgegenüber war bei 13 % (n=21) mit Grad II, 70 % (n=85) mit Grad III und bei 100 % der Kinder mit Grad-IV-Hydronephrose eine chirurgische Intervention erforderlich. Eine Pyeloplastik erfolgte bei 95 Kindern aufgrund einer Abnahme der differenziellen Nierenfunktion (DRF) im Verlauf auf kleiner 40 % (late pyeloplasty group), während bei 80 Kindern die Indikation zur Pyeloplastik bereits bei einer DRF größer 40 % und persistierendem oder aber zunehmendem Hydronephrosegrad bzw. dekompensiertem Tracerabfluss in der Nierenszintigrafie (early pyeloplasty group) gestellt wurde. Eine signifikante Verbesserung bezüglich der DRF und dem Verhältnis Nierenkelchtiefe (C) zur Nierenparenchymdicke (P) konnte in beiden Gruppen nach Pyeloplastik verzeichnet werden (C/P ratio; p < .0001). Dabei konnte außerdem für die „late pyeloplasty group" eine signifikante Verbesserung der DRF verglichen mit der „early pyeloplasty group" (p=.044) gezeigt werden, wohingegen die Verbesserung des C/P-Verhältnisses in der „early pyeloplasty group" signifikant ausgeprägter als in der „late pyeloplasty group" (p=.001) war. Aufgrund ihrer Ergebnisse empfehlen die Autoren die frühzeitige chirurgische Intervention nach kurzer Beobachtungsphase insbesondere bei prä- und postpartal detektierter Hydronephrose höhergradiger Ausprägung (Grad III und IV) zum Erhalt der Nierenfunktion.

4.6 Epididymitis

Der therapeutische Stellenwert der Urinanalyse und der antibiotischen Behandlung bei Knaben mit klinischem Verdacht auf eine Epididymitis ist unklar, da Urinkulturen häufig steril und die Epididymitis im klinischen Alltag möglicherweise zu häufig antibiotisch anbehandelt wird. Graumann et al. [9] führten deshalb eine retrospektive Analyse der Daten von 151 Knaben (Zeitraum: fünf Jahre) mit klinischer Erstvorstellung einer Nebenhodenentzündung durch, um die Rate an Bakteriurien und die damit verbundene Notwendigkeit einer antibiotischen Therapie zu evaluieren. Die Autoren werteten bei 93 Fällen (62 %) Urinanalysen aus, wobei nur bei einem Patienten (1 %) eine Bakteriurie vorlag. Alle übrigen Urinkulturen waren steril. Bei sieben Patienten (5 %) wurde eine chirurgische Intervention durchgeführt, bei der in sechs Fällen ein Abstrich der Nebenhodenregion jeweils ohne Keimnachweis erfolgte. Anhand ihrer Daten schlussfolgerten die Autoren, dass die Mehrzahl der Nebenhodenentzündungen beim Knaben idiopathisch sei und einer antibiotischen Behandlung nur bei Keimnachweis bedürfen.

5 Kindertraumatologie

5.1 ‚ChronOS'-Injektionen zur Behandlung benigner Knochenzysten

Knochenzysten können vor allem im Adoleszentenalter spontan ausheilen (ca. 30 %), der Prozess dauert jedoch unter Umständen Jahre oder sogar Jahrzehnte. Pathologische Frakturen sind im Kindesalter zwar selten, häufig sind deren Ursache jedoch benigne Knochenzysten. Für die Behandlung benigner Knochenzysten wurden bislang unterschiedliche Konzepte verfolgt, die Rezidivrate lag jeweils über 30 %. In einer Studie wurden die vorläufigen Ergebnisse von 24 Kindern (15 Jungen, 9 Mädchen, Alter zwischen 3 und 20 Jahren) mit benignen Knochenzysten (13× juvenil, 8× aneurysmatisch, 1× Langerhans' Histiozytose, 1× Nicht-ossifizierendes Fibrom) vorgestellt, die mit dem Trikalziumphosphat ‚ChronOS' (FA Synthes) versorgt wurden [11]. Nach radiologischem Ausschluss eines malignen Geschehens wurden in den Jahren 2004 bis 2007 die Zysten über einen minimalen Zugang kürettiert und mit ‚ChronOS' komplett aufgefüllt (13× Humerus, 7× Femur, 2× Tibia, 2× Radius, 1× Fibula, 1× Talus). Bis auf eine Ausnahme heilten alle Frakturen innerhalb von 5 Wochen ohne schwerwiegende Nebenwirkungen und Komplikationen aus. Extravasationen und Weichteilschwellungen wurden beschrieben, jedoch ohne nachteiligen Effekt auf die Knochenheilung und das Knochenremodelling. Im Ergebnis empfehlen die Autoren ‚ChronOS' als gute Alternative für die Behandlung benigner Knochenzysten,

- deren Spontanheilung unwahrscheinlich ist (aufgrund des Patientenalters),
- bei hohem Risiko von Knocheninstabilität oder bei pathologischen Frakturen,
- bei Rezidivzysten nach Anwendung anderer Verfahren.

5.2 Behandlung von Grünholzfrakturen im Schaftbereich des Unterarms

Die Grünholzfrakturen des Wachstumsalters weisen eine hohe Rate an Refrakturen und posttraumatischen Fehlstellungen auf. Ruhigstellung allein, Reposition ohne Frakturierung der Gegenkortikalis und Reposition mit Frakturierung der Gegenkortikalis im Falle einer Grünholzfraktur des Unterarmschafts werden kontrovers diskutiert. In einer prospektiven Multi-Center-Studie wurden 103 Patienten (63 Jungen, 40 Mädchen; Durchschnittsalter von 6,6 Jahren) mit Unterarmschaftfrakturen (Radius und Ulna) evaluiert [19]. 68 % der Patienten wurden reponiert mit Frakturierung der Gegenkortikalis, 18 % wurden reponiert ohne Frakturierung der Gegenkortikalis und 14 % wurden nicht reponiert. Die Achsabweichung betrug bei den nicht reponierten Patienten 13, bei den reponierten Patienten ohne Frakturierung der Gegenkortikalis 8 und bei den reponierten Patienten mit Frakturierung der Gegenkortikalis 2. Die Refrakturrate hingegen betrug bei den nicht reponierten Patienten und den reponierten Patienten ohne Frakturierung der Gegenkortikalis 0 % und bei den reponierten Patienten mit Frakturierung der Gegenkortikalis 10 %. Im Ergebnis stellt die Frakturierung der Gegenkortikalis keine Prävention für die Refraktur dar, schützt jedoch vor sekundären Achsabweichungen. Die Autoren empfehlen eine Reposition mit Frakturierung der konkaven Kortikalis, wenn das alterabhängige Korrekturpotenzial überschritten wird. Die rein klinische Einschätzung dieser Frakturen ist aus Sicht der Autoren nicht ausreichend und es sind radiologische Kontrollen zur Einschätzung der Konsolidierung und Freigabe nach vier bis sechs Wochen erforderlich.

Zur Evaluation der Langzeitergebnisse und der Rezidivraten regen die Autoren weiterführende, prospektive Studien an.

6 Pädiatrische Neurochirurgie

6.1 Endoskopische Vertrikulostomie

Der Stellenwert der endoskopischen Ventrikulostomie des 3. Ventrikels bei Kindern und Jugendlichen mit angeborenem oder erworbenem Hydrozephalus wird weiterhin kontrovers diskutiert. Kulkarni et al. [14] analysierten den Behandlungserfolg bei 489 Patienten mit endoskopischer Ventrikulostomie des 3. Ventrikels und verglichen dieses mit dem Outcome des zerebrospinalen Shunts von 720 Patienten. Unter Berücksichtigung des Patientenalters (< oder = 19 Jahre) und der Ätiologie des Hydrocephalus war die Versagerquote der endoskopischen Ventrikulostomie in den ersten drei Monaten nach Intervention höher als bei Patienten, die einen Shunt erhielten. Interessanterweise hatten die Patienten mit endoskopischer Ventrikulostomie nach überstandener 3-monatiger Hochrisikoperiode einen Überlebensvorteil gegenüber den Shuntpatienten.

7 Pädiatrisch onkologische Chirurgie

7.1 Wilms-Tumor – Nebennierenresektion

Die Indikation zur Adrenalektomie im Rahmen einer radikalen Nephrektomie bei Wilms-Tumor ist nicht scharf definiert. In einer retrospektiven Untersuchung an zwei kanadischen Kinderzentren wurden die Daten von 95 primär radikal nephrektomierten Patienten von insgesamt 180 Wilms-Tumor erkrankten Patienten (1990–2008) von Moore et al. [16] ausgewertet. Das mittlere Lebensalter der Diagnosestellung betrug knapp vier Jahre. Der mittlere Zeitraum der Nachuntersuchung betrug 189 +/- 8,3 Monate. In 61 % der radikalen Nephrektomien wurde eine Adrenalektomie durchgeführt. Nur bei einem Patient zeigte die histologische Untersuchung der Nebenniere eine Tumorinvasion, während bei 3 Patienten das periadrenale Fettgewebe infiltriert war. Hinsichtlich des retroperitonealen Tumorprogresses bestand zwischen den Gruppen (Nebennieren-Erhalt vs. Nieren-Entfernung) kein signifikanter Unterschied. Die Autoren empfehlen den Erhalt der Nebenniere bei der radikalen Nephrektomie beim Wilms-Tumor, soweit dieses technisch möglich erscheint, andernfalls sollte das gesamte periadrenale Fettgewebe gemeinsam mit der Nebenniere reseziert werden.

7.2 Steißbeinteratom – postoperative Blasen- und Rektumfunktion

Für die Nachuntersuchung von Patienten nach Resektion eines Steißbeinteratoms existieren keine klaren Richtlinien bezüglich der postoperativen Blasen- und Rektumfunktion. Zudem lassen Untersuchungen erkennen, dass die Zahl der tatsächlichen Dysfunktionen eher unterschätzt wird. Das Bewusstsein hinsichtlich des Risikos der postoperativen Blasen- und Rektumdysfunktion ist die Grundlage einer spezifischen und angemessenen Nachsorge. In einer retrospektiven Untersuchung von Berger et al. [2] wurden 24 operierte Kinder (18 weiblich, 6 männlich) mit histologisch gesichertem Steißbeinteratom einer Erhebung der Blasen- und Rektumfunktion durch klinische Untersuchung, Rektummanometrie und urodynamische Messung unterzogen. Aus der Gesamtgruppe von 24 Patienten war bei 14 Patienten eine einzelne chirurgische Intervention zur vollständigen Tumorresektion durchgeführt worden. 21 % dieser Patienten wiesen eine klinisch signifikante Blasendysfunktion auf. 79 % hatten eine normale Blasenfunktion. 10 der 24 Patienten benötigten mehrere Operationen. Diese Kinder zeigten in 90 % klinische Zeichen einer Blasendysfunktion (6 Pat. mit neurogener Blase, 3 mit Detrusor-Sphinkter-Dyssynergie). Im Gegensatz zur Blasendysfunktion wurden Rektumdysfunktionen in deutlich niedrigerer Prävalenz gefunden. Die Autoren empfehlen, die Erhebung der Blasenfunktion als Standard im Rahmen der Tumornachsorge bei Patienten nach Resektion eines Steißbeinteratoms durchzuführen, insbesondere wenn mehrere Operationen erfolgten.

8 MIC im Kindesalter

8.1 Minimal-invasive (thorakoskopische) Operation der Zwerchfellhernie

Die Versorgung einer angeborenen Zwerchfellhernie ist keine Notfall-Operation. Traditionell werden die betroffenen Patienten über eine Laparotomie elektiv versorgt. Es wurde die Hypothese aufgestellt, dass eine endoskopische bzw. minimal-invasive Operation die Nachteile des offenen Vorgehens überwiegt. Die vorliegende Publikation [15] evaluierte vergleichende Untersuchungen des offenen und endoskopischen Vorgehens in Medline, Embase und den Cochrane-Analysen. Es konnten nur drei Studien mit insgesamt 143 Patienten eingeschlossen werden, die die entsprechenden Voraussetzungen (vergleichende Untersuchungen bei neugeborenen Patienten) erfüllten.

Die Metaanalyse der untersuchten Studien offenbarte eine höher Rezidivrate (10/62 vs 4/81) und längere Operationszeit in der minimal-invasiven (thorakospischen) Gruppe. Es zeigte sich aber kein signifikanter Unterschied in der Überlebensrate (bis zur Entlassung) und der Rate der Operationen mittels Patch-Verschluss. Eine kontrollierte randomisierte, multizentrische Studie ist erforderlich.

8.2 Laparoskopische Gastrostomie vs. PEG

Die perkutane endoskopische Gastrostomie (PEG) und die laparoskopisch assistierte Gastrostomie (LAP) sind wichtige Alternativen zur offenen Gastrostomie.

Akay et al. [1] untersuchten retrospektiv die Ergebnisse der PEG- und LAP-Techniken. Es wurden insgesamt 238 Patienten retrospektiv analysiert. 134 Patienten unterzogen sich einer PEG (56,3 %) und 104 Patienten einer LAP (43,7 %). Die hauptsächlichen Indikationen zur Anlage einer Gastrostomie waren Gedeihstörungen (74,4 %) und Essstörungen (56,3 %). Die Ergebnisse zeigten ein höheres Gewicht der Patienten und signifikant kürzere

Operationszeiten für die PEG. Andererseits zeigte sich bei der PEG eine statistisch höhere Rate an postoperativen Komplikationen, die einer operativen Revision bedurften (26 bei PEG vs. 9 bei LAP). Die Autoren kamen zum Schluss, dass die laparoskopische Anlage einer Gastrostomie verglichen zur PEG eine längere Operationszeit in Anspruch nimmt, aber weniger relevante postoperative Komplikationen aufweist.

8.3 Laparoskopische Ureteroureterostomie

Doppelnierenanlagen und deren mögliche komplexe klinische Ausprägung stellen besondere Anforderungen an Diagnostik und minimalinvasive Techniken. In einer retrospektiven Studie berichteten Storm et al. [21] über die sichere Durchführbarkeit der laparoskopischen Ureteroureterostomie bei sieben Kindern mit Doppelniere und ektopem Ureter (n=6) bzw. Ureterozele (n=1). Im Zeitraum von 2006 bis 2009 wurde bei sieben Mädchen (mittleres Alter: 84 Monate; 11 bis 190 Monate) erfolgreich eine End-zu-Seit uretero-ureterale Anastomose an den proximalen Unterpolureter laparoskopisch transabdominal ohne Stent und ohne Zieldrainage durchgeführt. Bei einer mittleren Operationsdauer von 187 Minuten (140 bis 252 Minuten) war keine Konversion nötig und es waren keine postoperativen Komplikationen zu verzeichnen. Ein transurethraler Katheter wurde nach 48 Stunden entfernt und die Patienten im Mittel nach zwei Tagen (ein bis vier Tage) nach Hause entlassen. In allen Fällen konnte im Verlauf eine rückläufige bzw. rückgebildete Hydronephrose belegt werden. Bei noch erforderlicher größerer Fallzahl sind vergleichende Studien mit offenen Techniken zur Beurteilung eines möglichen Vorteils der laparoskopischen Ureteroureterostomie erforderlich.

Literatur

[1] Akay B, Capizzani TR, Lee AM, Drongowksi RA, Geiger JD, Hirschl RB, Mychaliska GB: Gastrostomy tube placement in infants and children: is there a preferred technique? J Ped Surg 2010; 45: 1147–1152. [EBM III]

[2] Berger M, Heinrich M, Lacher M, Hubertus J, Stehr M, von Schweinitz D: Postoperative bladder and rectal function in children with sacrococcygeal teratoma. Pediatr Blood Cancer 2010. [EBM III]

[3] Broniszczak D, Ismail H, Nachulewicz P, Szymczak M, Drewniak T, Markiewicz-Kijewska M, Kowalski A, Jobs K, Śmirska E, Rubik J, Skobejko-Włodarska L, Gastoł P, Mikołajczyk A, Kalicinski P: Kidney Transplantation in Children with Bladder Augmentation or Ileal Conduit Diversion. Eur J Pediatr Surg 2010; 20: 5–10. [EBM IV]

[4] Dariel A, Roze JC, Piloquet H, Podevin G, and the French CDH study group: Impact of prophylactic fundoplication on survival without growth disorder in left congenital diaphragmatic hernia requiring a patch repair. J Pediatr 2010; 157: 688–690. [EBM IIb]

[5] Diao M, Li L, Zhan JZ, Cheng W: A shorter loop in Roux-Y hepatojejunostomy recinstruction for choledochal cysts is equally effective: preliminary results of a prospective randomized study. J Ped Surg 2010; 45: 845–847. [EBM Ib]

[6] Eassa W, El-Ghar MA, Jednak R, El-Sherbiny M: Nonoperative management of grade 5 renal injury in children: does it have a place? Eur Urol 2010; 57: 154–161. [EBM III]

[7] Gow KW, Chen MK; New Technology Committee, Barnhart D, Breuer C, Brown M, Calkins C, Ford H, Harmon C, Hebra A, Kane T, Keshen T, Kokoska ER, Lawlor D, Pearl R: American Pediatric Surgical Association New Technology Committee review on video-assisted thoracoscopic surgery for childhood cancer. J Pediatr Surg 2010; 45: 2227–2233. [EBM III].

[8] Gundetti MS, Acharya SS, Zagaja GP, Shalhav AL: Pediatric robotic-assisted laparoscopic augmentation ileocystoplasty and Mitrofanoff appendicovesicostomy (RALIMA): feasibility of and initial experience with the University of Chicago technique. BJU Int 2010; 13 [Epub] [EBM IV]

[9] Graumann LA, Dietz HG, Stehr M: Urinalysis in Children with Epididymitis. Eur J Pediatr Surg 2010; 20: 247–249. [EBM IV]

[10] Jochault-Ritza S, Mercierb M, Auberta D: Short and long-term quality of life after reconstruction of bladder exstrophy in infancy preliminary results of the QUALEX (QUAlity of Life of bladder EXstrophy) study. J Pediatr Surg 2010; 45: 1693–1670. [EBM III]

[11] Joeris A, Ondrus S, Planka L, Gal P, Slongo T: ChronOS inject in children with benign bone lesions – does it increase the healing rate? Eur J Pediatr Surg 2010; 20: 24–28. [EBM III]

[12] Kim AC, Langer JC, Pastor AC, Zhang L, Sloots CEJ, Hamilton NA, Neal MD, Craig BT, Tkach EK, Hackam DV, Bax NMA, Dillon PA, Chamberlain JN, Teitelbaum DH: Endorectal pull-through for Hirschsprung's disease – a multicenter, long-term comparison of results transanal vs transabdominal approach. J Ped Surg 2010; 45: 1213–1220. [EBM III]

[13] Kocot A, Spahn M, Loeser A, Lopau K, Gerharz EW, Riedmiller H: Long-term results of a staged approach continent urinary diversion in preparation for renal transplantation. J Urol 2010; 184: 2038–2042. [EBM IV]

[14] Kulkarni AV, Drake JM, Kestle JR, Mallucci CL, Sgouros S, Constantini S: Endoscopic Third Ventriculostomy vs Cerebrospinal Fluid Shunt in the Treatment of Hydrocephalus in Children: A Propensity Score-Adjusted Analysis. Neurosurgery 2010; [Epub] [EBM III]

[15] Lansdale N, Alam S, Losty PD, Jesudason EC: Neonatal endosurgical congenital diaphragmatic hernia repair. Ann Surg 2010; 252: 20–26. [EBM IIb]

[16] Moore K, Leslie B, Salle JL, Braga LH, Bägli DJ, Bolduc S, Lorenzo AJ: Can we spare removing the adrenal gland at radical nephrectomy in children with wilms tumor? J Urol 2010; 184: 1638–1643. [EBM III]

[17] Redlinger RE Jr, Rushing GD, Moskowitz AD, Kelly RE Jr, Nuss D, Kuhn A, Obermeyer RJ, Goretsky MJ: Minimally invasive repair of pectus excavatum in patients with Marfan syndrome and marfanoid features. J Pediatr Surg 2010; 45: 193–199. [EBM III]

[18] Rees CM, Eaton S, Khoo AK, Kiley EM, Pierro A, members of the NET Trial Group: Peritoenal dainage does not stabilize extremely low birth weight infants with perforated bowel: data from the NET trial. Journal of Pediatric Surgery 2010; 45: 324–329. [EBM Ib]

[19] Schmuck T, Altermatt S, Büchler P, Klima-Lange D, Krieg A, Lutz N, Muermann J, Slongo T, Sossai R, Hasler C: Greenstick fractures of the middle third of the forearm. A prospective multi-centre study. Eur J Pediatr Surg 2010; 20: 316–320. [EBM III]

[20] Sistonen SJ, Koivusalo A, Nieminen U, Lindahl H, Lohi J, Kero M, Kärkkäinen PA, Färkkilä MA, Sarna S, Rintala RJ, Pakarinen MP: Esophageal morbidity and function in adults with esophageal atresia with tracheoesophageal fistula. Ann Surg 2010; 251: 1167–1173. [EBM III]

[21] Storm DW, Modi A, Jayanthi VR: Laparoscopic ipsilateral ureteroureterostomy in the management of ureteral ectopia in infants and children. J Pediatr Urol 2010. [Epub] [EBM IV]

[22] Yang Y, Houa Y, Niua ZB, Wanga CL: Long-term follow-up and management of prenatally detected, isolated hydronephrosis. J Pediatr Surg 2010; 45: 1701–1706. [EBM III]

[23] Zendejas B, Zarroug AE, Erben YM, Holley CT, Farley DF: Impact of childhood inguinal hernia repair in adulthood: 50 years follow-up. J Am Coll Surg 2010; in press. [EBM III]

4.1 Was gibt es Neues in der Kinderchirurgie?

4.2 Was gibt es Neues in der onkologischen Kinderchirurgie?

M. STEHR, B. HÄBERLE und D. v. SCHWEINITZ

1 Einleitung

Dieses Kapitel befasst sich mit den embryonalen Tumoren Nephroblastom, Neuroblastom und Hepatoblastom. Zusätzlich wird das Rhabdomysarkom als häufigster Vertreter der Weichteiltumoren, die wiederum die dritthäufigste extrakranielle Tumorentität ausmachen, behandelt. Diese hochmalignen Tumoren kommen im Erwachsenenalter nie oder extrem selten vor und manifestieren sich bevorzugt im Säuglings- und Kleinkindesalter. Sie sprechen in der Regel gut auf Chemotherapie und bedingt auf Strahlentherapie an. Die Chirurgie ist stets ein Teil der multimodalen Behandlungskonzepte, die sich streng nach den Therapieoptimierungsprotokollen der Gesellschaft für Pädiatrische Onkologie und Hämatologie (GPOH) richten sollte.

Da dieses Kapitel erstmalig in „Was gibt es Neues in der Chirurgie?" aufgenommen wird, werden neben den aktuellen Entwicklungen und Trends, vor allem der chirurgischen Therapie, kurze Übersichten der jeweiligen Tumorentitäten gegeben.

2 Grundlagen zur pädiatrischen Onkologie

Die relative Häufigkeit der Tumoren im Kindesalter ist in Abbildung 1 dargestellt. Alle Kinder unter 15 Jahren mit einer malignen Erkrankung werden im Deutschen Kinderkrebsregister am Institut für Medizinische Biometrie, Epidemiologie und Informatik (IMBEI) der Universität Mainz erfasst. So wurden bis Ende 2006 insgesamt 41 185 Kinder mit maligner Erkrankung registriert [16]. Demnach sind nach den ZNS-Tumoren die peripheren Nervenzelltumoren die häufigste Entität unter den soliden Tumoren, gefolgt von den Weichteilsarkomen und den Nierentumoren.

In den vergangenen Jahrzehnten hat es sich etabliert, die häufigen Tumoren im Kindesalter im Rahmen multizentrischer Therapieoptimierungsstudien nach vorgegebenen Protokollen zu behandeln, die im deutschsprachigem Raum unter der Aufsicht der GPOH stehen. Nach der Vereinbarung des Gemeinsamen Bundesausschusses (GBA) über die Maßnahmen zur Qualitätssicherung für die stationäre Behandlung von Kindern und Jugendlichen mit hämato-onkologischen Krankheiten vom 16. Mai 2006 ist „… wenn immer möglich, … dem Patienten bzw. seinen Erziehungsberechtigten die Behandlung unter Teilnahme an einer Therapieoptimierungsstudie zu empfehlen …" [39]. Einige dieser Studien sind in solche der Internationalen Gesellschaft für Pädiatrische Onkologie (Société Internationale d'Oncologie Pédiatrique = SIOP) integriert. Dieses Vorgehen hat wesentlich zu der

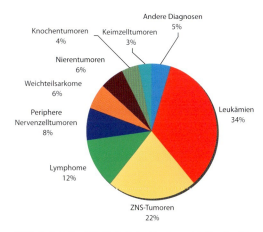

Abb. 1: Relative Häufigkeit der Tumoren im Kindesalter (1997–2006, Deutsches Kinderkrebsregister Mainz).

dramatischen Verbesserung der Heilungsraten bei Tumoren im Kindesalter geführt.

Alle Tumoren, die im Rahmen dieser multizentrischen Studien behandelt werden, müssen histologisch in einer der ausgewiesenen spezialisierten Referenzpathologien mit untersucht werden, damit eine hohe Qualität der oft schwierigen und seltenen Diagnosen gewährleistet sein kann. Das Gleiche gilt für die bildgebende Diagnostik: Auch hier müssen ausgewiesene referenzradiologische Institute in die Diagnostik bzw. Beurteilung mit einbezogen werden. Dies ist insbesondere deshalb zu erwähnen, da die Schnittbildgebung häufig (z.B. Nephroblastom, Hepatoblastom) zur Diagnose und damit zur präoperativen chemotherapeutischen Behandlung ohne vorherige histologische Sicherung führt und ihr damit eine herausragende und weichenstellende Bedeutung zukommt.

Ein Wort sei noch zur chirurgischen Strategie allgemein verloren: Die Erfahrung des Operateurs und die Kenntnis sowie Befolgung der von den Therapieprotokollen vorgeschlagenen Vorgehensweise sind signifikante Prognosefaktoren. Protokollverletzungen führen zu einer signifikanten Erhöhung der Komplikationsrate. So konnte z.B. gezeigt werden, dass die intraoperative Tumorruptur beim Nephroblastom generell bei 3,2 % liegt, wohingegen sie bei 12 % anzusiedeln ist, wenn protokollverletzend primär operiert wird (SIOP-Studie 93-01, GPOH). Dabei ereignen sich die meisten Tumorrupturen in diesbezüglich chirurgisch weniger erfahrenen Händen [11]. Ein anderes Beispiel für die Wichtigkeit der Befolgung der Studienprotokolle gibt uns die amerikanische NWTS-4-Studie (National Wilms Tumor Study), die eine signifikant höhere Lokalrezidivrate für die Patienten ausweist, bei denen initial keine protokollgemäßen Lymphknoten-Probebiopsien an den entsprechenden Stationen entnommen worden sind [11]. Außerdem führen Protokollverletzungen naturgemäß zur Schwächung der Multicenterauswertung und damit der Aussagekraft der laufenden Studie zum einen, zum anderen spiegeln die Therapieprotokolle die bereits erfolgte Optimierung anhand der Vorläuferstudien wider und sollten schon allein deshalb streng beachtet werden.

Onkologisch-hämatologische Hauptdiagnosen im Kindesalter (und dazu zählen u.a. das Nephroblastom, das Neuroblastom, das Hepatoblastom sowie die Weichteilsarkome) müssen in definierten Zentren für pädiatrisch-hämatologisch-onkologische Versorgung behandelt werden [39]. Onkologische Chirurgie im Kindesalter sollte an den wenigen hierfür spezialisierten Zentren durchgeführt werden, wo im Sinne der multimodalen Therapiestratifizierung neben der dementsprechenden chirurgischen ebenfalls die pädiatrisch-onkologische Expertise beheimatet ist.

3 Nephroblastom (WILMS-Tumor)

3.1 Epidemiologie

Bei einem Nephroblastom, dem häufigsten Nierentumor im Kindesalter, handelt es sich um eine hochmaligne embryonale Mischgeschwulst. Da die Erstbeschreibung durch den Chirurgen Max Wilms (1867–1918) im Jahre 1899 erfolgte, spricht man häufig auch vom Wilms-Tumor. Die Inzidenz liegt bei zwei bis sieben Erkrankungen auf 1 000 000 Kinder unter 15 Jahren; in Deutschland rechnet man mit etwa 100 Neuerkrankungen pro Jahr. Der Altersgipfel liegt zwischen dem zweiten und dritten Lebensjahr. Bei 1–2 % aller Patienten kann eine familiäre Häufung von Wilms-Tumoren beobachtet werden. Bei Erwachsenen ist der Wilms-Tumor extrem selten.

3.2 Ätiologie

Genetische Veränderungen werden heute als unmittelbare Ursache der Wilms-Tumor-Entstehung favorisiert, wodurch eine Assoziation des Wilms-Tumors mit verschiedenen genetisch bedingten Syndromen und Fehlbildungen erklärbar wird (z.B. Beckwith-Wiedemann-Syndrom, Denys-Drash-Syndrom).

Ätiologisch entscheidend scheinen der Verlust von Heterozygotie (LOH = loss of heterozygosity) oder auch epigenetische Phänomene wie der Verlust von Imprinting (LOI = loss of imprinting) in bestimmten Chromosomenregionen, z.B. den Wilms-Tumor-Suppressorgenen (WT). Das Wilms-Tumor-Suppressorgen WT1 befindet sich auf dem Genlocus 11p13. Deletionen dieses Gens finden sich in 10–30 % der Wilms-Tumoren. Dieses Gen spielt eine entscheidende Rolle in der Embryogenese der Niere und des Urogenitaltraktes. So ist bei einigen Syndromen des Urogenitaltraktes eine hier lokalisierte Mutation zu finden und damit die Disposition zur Nephroblastomentwicklung zu erklären. Weitere Kandidaten sind die Gene WT2 (11p15.5), WT3 (16q) und WT5 (7p15-p11.2).

Rein morphologisch spielen sogenannte nephrogene Reste (persistierendes embryonales Nierengewebe jenseits der 36. Gestationswoche) bzw. eine Nephroblastomatose (diffuses oder multifokales Auftreten nephrogener Reste) bei der Wilms-Tumor-Entstehung eine große Rolle. 4 % aller Kinder mit einem Wilms-Tumor weisen auch eine Nephroblastomatose auf (0,6 % im Normalkollektiv). Eine Progression einer diagnostizierten prämalignen Nephroblastomatose zu einem malignen Nephroblastom kann dabei beobachtet werden, weshalb sie als Vorstufe des Wilms-Tumors angesehen wird.

3.3 Klinische Symptomatik und Diagnostik

Wilms-Tumoren treten meist völlig symptomlos auf oder die Symptome sind sehr unspezifisch. In etwa 60 % bestehen daher als Erstsymptome eine indolente Schwellung und ein tastbarer Tumor. In etwa 10 % der Fälle werden die Wilms-Tumoren im Rahmen der Vorsorgeuntersuchungen durch den Kinderarzt diagnostiziert.

Bei bestehendem Verdacht auf einen tumorösen Prozess der Niere kommen differenzialdiagnostisch neben einem Wilms-Tumor andere (seltene) Nierentumoren in Betracht: das Klarzellsarkom (bildgebend nicht unterscheidbar), der Rhabdoidtumor, das mesoblastische Nephrom oder das Nierenzellkarzinom, seltener auch nicht maligne Tumoren oder entzündliche Prozesse. Von den primär nicht von der Niere ausgehenden Erkrankungen stellt das Neuroblastom die wichtigste und zugleich auch die häufigste Differenzialdiagnose dar.

Der Rahmen der durchzuführenden Diagnostik ist in Tabelle 1 dargestellt. Serologische Wilms-Tumor-spezifische Marker sind derzeit nicht bekannt.

Neben der klinischen Untersuchung wird der Wilms-Tumor bildgebend diagnostiziert. Die Sonografie des Abdomens ist obligat (Cave: 5–7 % bilateral!). Von zentraler Bedeutung ist die Durchführung einer abdominellen Schnittbildgebung, vorzugsweise einer Kernspintomografie. Eine exzellente Qualität sowie eine referenzradiologische Beurteilung ist unabdingbar, da bei Diagnose „Wilms-Tumor" im Alter zwischen 6 Monaten und 16 Jahren präoperativ ohne histologische Sicherung eine chemotherapeutische Behandlung eingeleitet wird.

Kann trotz guter Qualität der Bildgebung unter Hinzuziehung der Referenzradiologie keine diagnostische Einordnung des Nierentumors erfolgen, muss im nächsten Schritt eine „tru-cut"-Stanzbiopsie vorgenommen werden. Im Unterschied zur offenen Biopsie hat die „tru-cut"-Stanzbiopsie keine Erhöhung des Tumorstadiums (Stadium III) zur Folge.

Tab. 1: Diagnostik bei V.a. Nierentumor

Initialdiagnostik
• klinische Untersuchung
• Sonografie
• MRT (CT nur in Ausnahmefällen)
• Katecholamine, NSE, Ferritin in Harn/Serum
• EKG, Echokardiografie
• Röntgenuntersuchung des Thorax
• Nierenfunktion
Erweiterte und fakultative Diagnostik
• CT des Thorax
• Kranielle MRT (bei Klarzellsarkom der Niere oder Rhabdoidtumor)
• Skelettszintigrafie (bei Klarzellsarkom der Niere)
• „tru-cut"-Stanzbiopsie
Erweiterte Initialdiagnostik bei radiologischer Unklarheit
• mIBG-Szintigrafie
• Knochenmarkspunktion
• (offene Biopsie)

Insbesondere zur Abgrenzung eines vorliegenden Neuroblastoms kann bei unklarer Situation die Durchführung einer I-MJBG-Szintigrafie nötig werden.

Eine Nierenfunktionsszintigrafie (DMSA-Szintigrafie) sollte vor geplanter partieller Tumornephrektomie, und hier insbesondere bei bilateralem Befall (Stadium V), durchgeführt werden.

3.4 Therapie

3.4.1 Präoperative Chemotherapie

Die Therapie des Wilms-Tumors sollte grundsätzlich im Rahmen der seit Beginn der 1970er-Jahre existierenden prospektiven Studien erfolgen (SIOP = Société Internationale d'Oncologie Pédiatrique (Europa), GPOH = Gesellschaft für Pädiatrische Onkologie und Hämatologie (Deutschland), NWTS = National Wilms-Tumor Study Group und COG = Children's Oncology Group (USA)). Ihnen und der engen Vernetzung verschiedener Disziplinen ist ganz wesentlich die herausragende Verbesserung der Prognose zu verdanken. Prinzipiell unterscheidet sich die europäische Studie (SIOP) von der amerikanischen Studie (NWTS, COG) durch die Gabe einer präoperativen Chemotherapie. Dadurch wird eine signifikante Reduktion des Tumorvolumens erreicht [35]. Nach präoperativer Chemotherapie kommt es zur Verringerung intraoperativer Komplikationen und damit signifikanter Erhöhung an postoperativen Stadium-I-Patienten (etwa 60 %) mit einer konsekutiven Reduktion der notwendigen chemo- oder radiotherapeutischen Nachbehandlung [35]. Im Rahmen der präoperativen Chemotherapie werden die Patienten mit Vincristin und Actinomycin-D in einem 4-wöchentlichen Block vorbehandelt. Bei unilateralen Tumoren mit primären Metastasen (Stadium IV) verlängert sich die Therapie auf sechs Wochen und wird mit Anthrazyklinen (Doxorubicin) intensiviert. Patienten mit bilateralem Befall (Stadium V) erhalten eine oftmals noch längere präoperative Chemotherapie, die sich individuell nach dem Ansprechen und damit nach der zu erreichenden Tumorvolumenreduktion richtet. Sie sollte zwölf Wochen nicht überschreiten. Ausnahme bezüglich der präoperativen Chemotherapie bilden auch in der SIOP-Studie Patienten jünger als sechs Monate oder älter als 16 Jahre. In diesen Altersgruppen sind andere Nierentumoren, speziell im Säuglingsalter das kongenitale mesoblastische Nephrom vorherrschend, sodass die primäre Operation indiziert ist.

3.4.2 Operative Therapie

Der operative Zugang erfolgt über eine quere Oberbauchlaparotomie transperitoneal, ggf. auch thoracoabdominal. Die Längslaparotomie ist mit einer höheren Komplikations- und Tumorrupturrate vergesellschaftet und sollte verlassen werden [11]. Bei guter Bildgebung, in der ein kontralateraler Befall sicher ausgeschlossen werden kann und sich die kontralaterale Niere unauffällig palpieren lässt, darf auf die Freilegung der Gegenseite verzichtet werden. Im Zweifel hat diese aber zu erfolgen. Gegebenenfalls sind lokale Exzisionen oder Probebiopsien („tru-cut"-Stanzbiopsien) durchzuführen. Obligat ist bei jeder Wilms-Tumor-Operation nach Tumorentfernung ein Lymphknoten-Staging. Zur histologischen Begutachtung sollten Lymphknoten aus dem Hilusbereich sowie paraaortal und paracaval kranial wie kaudal des Nierenstieles eingesandt werden. Auch makroskopisch unauffällig erscheinende Lymphknoten sollten hierbei reseziert werden, da in bis zu 39 % histologisch Tumorbefall nachgewiesen werden kann. Eine komplette Lymphknotendissektion ist allerdings nicht indiziert. Fehlendes Lymphknoten-Staging ist mit einer signifikant höheren Lokalrezidivrate und damit einer stärkeren therapeutischen Belastung der Patienten vergesellschaftet [11].

3.5 Tumornephrektomie

Bei unilateralem Befall ist in aller Regel die komplette Tumornephrektomie (Abb. 2) indiziert, da die Rate an Lokalrezidiven so am sichersten beherrscht wird [13]. Die generelle Adrenalektomie sollte nicht durchgeführt werden da eine Nebennierenbeteiligung selten ist und eine in situ belassene Nebenniere nicht mit einer erhöhten Lokalrezidivrate einhergeht [24]. Nach Entfernen des Tumorpräparates können an gesonderten

Was gibt es Neues in der onkologischen Kinderchirurgie? 4.2

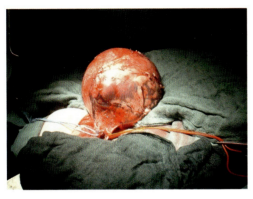

Abb. 2: Tumornephrektomie bei unilateralem Wilms-Tumor. Entscheidend ist die Intaktheit der Tumorkapsel, um ein iatrogenes Stadium III und damit eine intensivere postoperative Chemo- und Strahlentherapie zu vermeiden.

Stellen Probebiopsien entnommen werden, bei möglichem Stadium III sollte das Nierenlager/Tumorbett mit Titanclips für die postoperative Strahlentherapie markiert werden.

Die laparoskopische Tumornephrektomie beim Wilms-Tumor wird von einigen Autoren empfohlen [9], da die Komplikationsrate gleich hoch und der stationäre Aufenthalt aber verkürzt seien. Nach Entfernung des Tumornephrektomiepräparates über eine tiefe Pfannenstielinzision ist das kosmetische Ergebnis möglicherweise etwas besser. Wenn auch in Einzelfällen möglich, kann derzeit keine Empfehlung hierfür ausgesprochen werden. In keinem Fall sollte dabei ein erhöhtes Risiko zur unvollständigen Radikalität eingegangen werden!

3.6 Partielle Nephrektomie

Bei bilateralem Befall sowie in Sonderfällen einseitigen Tumoren muss bzw. kann nierenerhaltend operiert werden. Nach Anschlingen der Hilusgefäße wird unter palpatorischer Kontrolle der Tumor elektrokauterisch reseziert. Größere Gefäße müssen umstochen und ligiert werden. In aller Regel kann der Blutverlust so kontrolliert werden. Bei nicht kontrollierbarer Blutung können die angezügelten Hilusgefäße über einen Tourniquet verschlossen werden. Diese sog. warme Ischämiezeit

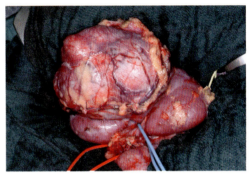
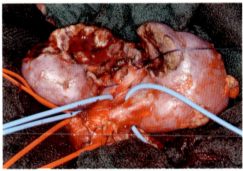

Abb. 3a und b: Partielle Nephrektomie links bei bilateralem Wilms-Tumor. Histologisch handelte es sich um einen Wilms-Tumor hoher Malignität bei einem postoperativem Stadium II. Der Tumor ist damit im Gesunden entfernt.

sollte 30 min nicht überschreiten um spätere Nierenfunktionseinbußen zu vermeiden. Streng ist auf die Intaktheit des Nierenbeckenkelchsystems zu achten. Sollte es eröffnet werden, empfiehlt es sich eine Doppel-J-Schiene antegrad über den Defekt bis in die Blase zu legen und im Anschluss das Kelchsystem wasserdicht fortlaufend zu vernähen. Die Doppel-J-Schiene wird dann nach sechs bis acht Wochen zystoskopisch entfernt. Durch eine partielle Nephrektomie kann durchaus lokale Tumorkontrolle erreicht werden (Abb. 3 a und b), sofern der Tumor nicht zu zentral liegt. Gut geeignet sind kleinere Tumoren im Bereich des Ober- oder Unterpoles. Die Rate der Rezidive ist allerdings höher als nach totaler Tumornephrektomie, postoperativ resultiert häufiger ein Stadium III [13]. Während bei bilateralem Befall die partielle Tumornephrektomie, sofern technisch durchführbar, beidseits empfohlen wird [8], muss insbesondere beim unilateralen Tumor kritisch abgewogen werden, ob der mögliche Erhalt der Nierenfunktion das Risiko einer inkompletten Resektion rechtfertigt. Sondersituationen neben bilateralem Befall sind hier sicherlich generalisierte Nierenerkrankungen oder syndrom-assoziierte Nephroblastome, bei denen häufig ein metachrones Auftreten beobachtet werden kann. Bei unilateralem Nephroblastom kann man heute nur in Einzelfällen die partielle Nephrektomie empfehlen.

3.7 Chirurgisches Vorgehen bei bilateralem Nephroblastom

Wenn die Entscheidung auch individuell immer neu zu fällen ist, sollte grundsätzlich mit der weniger betroffenen Seite begonnen werden. Wenn hier ein wesentlicher Nierenanteil erhalten werden konnte und die kontralaterale Niere operabel erscheint, wird diese in gleicher Sitzung saniert. Im besten Fall wird dann eine bilaterale partielle Tumornephrektomie („nephron sparing surgery") durchgeführt. Erscheint die Gegenseite nicht in diesem Sinne operabel, können beide Nieren in zwei Operationen saniert werden. Es sollte dann aber in der ersten Sitzung die Gegenseite biopsiert werden („tru-cut"-Stanze!), da in bis zu 30 % der Fälle unterschiedliche Histologien der zwei Seiten resultieren. Anschließend erfolgt eine weitere, der Histologie angepasste, chemotherapeutische Behandlung, um dann im Anschluss den Tumor der zweiten Niere zu entfernen. Ggf. kann bei erhaltener Nierenfunktion der zuerst operierten Niere die totale Tumornephrektomie der Gegenseite erfolgen. Dabei sollten allerdings mindestens 40 % des ursprünglichen gesamten Nierengewebes erhalten bleiben. Beidseitige Tumornephrektomien sind nur in extremen Ausnahmefällen erlaubt. Etwa 1–2 % der Patienten sind davon betroffen (SIOP2001). Eine Nierentransplantation ist zwei Jahre nach Eintreten einer Vollremission möglich.

3.8 Chirurgisches Vorgehen bei Tumorthrombus

Besonderes Augenmerk muss der Chirurg auf das eventuelle Vorliegen eines Tumorthrombus in der Nierenvene oder der V. cava richten. Durchaus werden diese zumeist in der heutigen präoperativen Bildgebung diagnostiziert, dennoch sollte er intraoperativ nochmals diesbezüglich den Situs genau inspizieren und palpieren, da die weitere Operationsplanung erheblich davon abhängig sein kann. Ein Abscheren des Thrombus ist in jedem Fall zu vermeiden, da es sich im ungünstigsten Fall um Tumorzellen nach Infiltration und Destruktion der Gefäße handelt. Für die intravasale Tumorausdehnung gilt die Stadieneinteilung wie in Tabelle 2 dargestellt.

Ziel ist es, den Tumorthrombus komplett zu entfernen. Nach Entfernung kleinerer Thromben (Stadium I oder II) kann die Vene entweder direkt verschlossen werden oder die Venenwand z.B. nach Teilresektion bei Tumoradhärenz durch einen Patch ersetzt werden. Bei ausgedehnten Tumorthromben (Stadium III oder IV) muss eventuell in Hypothermie und Herzstillstand unter Einsatz einer Herz-Lungen-Maschine operiert werden. Kann der Tumorthrombus komplett reseziert werden, resultiert ein auf das Nephroblastom bezogenes postoperatives lokales Stadium II. Finden sich Tumorreste in der Venenwand durch Tumorinfiltration, resultiert ein Stadium III. Die postoperative Behandlung muss dann ggf. durch zusätzliche Bestrahlung intensiviert werden.

Tab. 2: Stadiumeinteilung bei Vorliegen eines Tumorthrombus

Stadium	
Ia	Tumorzapten maximal 5 cm lang, ragt in die V. cava hinein
Ib	Subendotheliales Vorwachsen
II	Tumorthrombus bis unterhalb der Lebervenenmündung
III	Tumorthrombus bis auf Höhe der Lebervenen
IV	Tumorthrombus bis in den rechten Vorhof

3.9 Chirurgisches Vorgehen bei Fernmetastasen (Stadium IV)

Fernmetastasen treten beim Nephroblastom in der Lunge (10 %), der Leber (< 5 %), selten im Gehirn oder Knochen auf. Sofern die Metastasen unter der präoperativen Chemotherapie ansprechen, aber nicht vollständig verschwinden, sollten sie etwa zwei Wochen nach der Tumorresektion entfernt werden, ggf. über eine mediane Sternotomie bei beidseitigem Befall [10]. So sind lokale atypische oder Segmentresektionen bis hin zur Lobektomie der Lunge indiziert. Gleiches gilt für die Leber. Bei kompletter Resektion kann auf eine Nachbestrahlung verzichtet werden. Ist ein primäres Ansprechen der Metastasen oder des Primärtumors nicht zu beobachten, oder entwickeln sich Metastasen unter Chemotherapie, ist ein chirurgisches Vorgehen nicht mehr sinnvoll.

3.10 Postoperative Behandlung: Chemotherapie und Bestrahlung

Die postoperative Therapie richtet sich wesentlich nach der Stadieneinteilung (Tab. 3) des Tumors. Bei Patienten mit beidseitigen Wilms-Tumoren (Stadium V) bestimmt das ungünstigere lokale Stadium das Ausmaß der Chemotherapie oder ggf. Strahlentherapie.

Durch den Pathologen wird zunächst das lokale Stadium der Ausbreitung (Stadium I–III) beurteilt. Sehr wichtig hierfür sind zusätzliche Informationen über intraoperative Komplikationen wie Tumorruptur, iatrogene Tumoreröffnung (Biopsie oder auch postoperativ ex situ) wie die Lokalisation der entnommenen Lymphknoten. Weiteres wesentliches Merkmal für die Art der postoperativen Therapie ist die histologische Einordnung des Tumors in die verschiedenen Subtypen. In Nephroblastomen werden drei Gewebekomponenten unterschieden: Blastem, Epithel und Stroma. Der relative Anteil dieser Komponenten an vitalem Tumorgewebe bestimmt den histologischen Subtyp und ist damit bestimmend für den Grad der Malignität. Dabei werden Tumoren mit niedrigem Malignitätsgrad (günstige Histologie) von Tumoren mit intermediärem Malignitätsgrad (Standardhistologie) und Tumoren mit hohem Malignitätsgrad (ungünstige Histologie) unterschieden (Tab. 4). Die Hinzuziehung der Beurteilung durch die Referenzhistologie (Paidopathologie Kiel) ist obligat. Immerhin führt bei fast 10 % der Tumoren die zentrale Begutachtung zu einer Änderung der Risikogruppe [28].

In das postoperative Behandlungsschema gehen neben der Stadieneinteilung und Klassifikation auch der Response des Tumors auf die präoperative Chemotherapie mit ein. Sie erfolgt derzeit nach dem Schema der SIOP-2001/GPOH-Therapie-Optimierungsstudie. Patienten mit Nephroblastomen niedriger Malignität bei einem lokalem Stadium I erhalten keine postoperative Chemotherapie mit einer ereignisfreien 5-Jahres-Überlebensrate von 100 % [27]. Knapp die Hälfte aller Tumoren sind der intermediären Malignität zuzuordnen. Diese Patienten werden postoperativ chemotherapeutisch behandelt, und zwar bei Stadium I für mindestens vier Wochen mit Actinomycin D/Vincristin. In den höheren Stadien II und III wird zusätzlich Doxorubicin mit in die Behandlung aufgenommen, die dann für mindestens sechs Monate fortgesetzt wird (SIOP-2001/GPOH). Patienten mit Nephroblastomen hoher Malignität, die etwa 10 % ausmachen, erhalten bereits beim Stadium I Chemotherapie mit Actinomycin D, Vincristin und

Tab. 3: SIOP-Stadien-Einteilung Wilms-Tumor

Stadium	Beschreibung
I	Tumor auf die Niere beschränkt, vollständige Entfernung
II	Tumorausdehnung über die Niere hinaus, jedoch vollständig entfernt
II	Unvollständige Tumorentfernung mit Tumorzellen (vital oder regressiv) am Resektionsrand Tumorzellaussaat (Tumorruptur, jede offene Biopsie) Lokale Lymphknotenmetastasen (vital oder regressiv) ohne Fernmetastasen
IV*	Fernmetastasen (Lunge, Leber, Knochen, Gehirn)
V*	Bilateraler Wilms-Tumor

* Die Stadien IV und V sind Globalstadien. Postoperativ müssen bei diesen Patienten zusätzlich die lokalen Stadien I–III bestimmt werden, die Einfluss auf die weitere Therapie haben.

4.2 Was gibt es Neues in der onkologischen Kinderchirurgie?

Tab. 4: Histologische Einteilung der Nierentumoren entsprechend der SIOP-2001-/GPOH-Studie

Therapiegruppe	Nach primärer Operation	Nach präoperativer Chemotherapie
Niedrige Malignität	Mesoblastisches Nephrom** Nephroblastome Zystisch partiell differenziert	Mesoblastisches Nephrom** Nephroblastome Zystisch partiell differenziert Komplett nekrotisch
Intermediäre Malignität (Standardrisiko)	Nephroblastome Epithelreich Stromareich Blastemreich* Mischtyp* Fokale Anaplasie*	Nephroblastome Epithelreich Stromareich Mischtyp* Fokale Anaplasie* Regressiv*
Hohe Malignität	Nephroblastome Diffuse Anaplasie Klarzellsarkom der Niere** Rhabdoidtumor**	Nephroblastome Blastemreich Diffuse Anaplasie Klarzellsarkom der Niere** Rhabdoidtumor**

* Bei präoperativem Tumorvolumen von > 500 ml werden diese Tumoren entsprechend dem Hochrisikoprotokoll behandelt.
** Bei diesen Tumoren handelt es sich nicht um Nephroblastome im eigentlichen Sinn. Für Rhabdoidtumoren existiert ein eigenes Behandlungsprotokoll der GPOH.

Doxorubicin. In höheren Stadien II und III wird die Chemotherapie durch Doxorubicin, Cyclophosphamid, Etoposid und Carboplatin intensiviert. Rezidive werden in dieser Patientengruppe häufig bereits unter Therapie gesehen, sodass dann eine weitere Intensivierung der Therapie nicht mehr sinnvoll erscheint.

Patienten, bei denen das Nephroblastom bereits zum Zeitpunkt der Diagnose meist zunächst in die Lunge mestastasiert hat (Stadium IV), werden postoperativ chemotherapeutisch mit Actinomycin D, Vincristin und Doxorubicin oder intensiver entsprechend dem lokalen Stadium behandelt. Wenn die Metastasen unter der präoperativen Chemotherapie verschwinden, richtet sich die weitere Therapie nach dem abdominellen Befund ungeachtet der ehemals nachweisbaren Metastasierung. Ist diese allerdings nach der 6-wöchigen präoperativen Chemotherapie noch nachweisbar, wird postoperativ die Chemotherapie durch Doxorubicin, Cyclophosphamid, Etoposid und Carboplatin intensiviert. Eine operative Sanierung ist dabei zusätzlich anzustreben. Bei nicht erzielbarer operativer Sanierung bleibt als letzte Option die Bestrahlung der Lunge.

Je nach verwendeten Zytostatika, Dosierung und Alter des Kindes ist mit Chemotherapie-assoziierter Toxizität zu rechnen. Systemisch betrifft dies nahezu alle Organsysteme, besonders das Knochenmark mit Ausbildung der bekannten Anämie, Leuko- und Thrombozytopenie, den Gastrointestinaltrakt, die Leber, das Herz, das ZNS und speziell das Innenohr. Hervorzuheben ist die Kardiotoxizität der Anthrazykline. Eine spezifische Nebenwirkung von Actinomycin D beim Nephroblastom junger Kinder ist die Lebervenenverschlusskrankheit (venous occlusive disease = VOD). Bei ausgeprägter Klinik muss ggf. die Dosierung reduziert werden.

Das Nephroblastom ist ein ausgesprochen strahlenempfindlicher Tumor. Eine weitere Therapieoption ist daher die Bestrahlung. Die Indikation zur zusätzlichen postoperativen Bestrahlung besteht bei Tumoren intermediärer Malignität beim Stadium III und bei den hochmalignen Tumoren bereits ab dem Stadium II. Im Rahmen dieser Radiotherapie beträgt die Gesamtdosis 15 bzw. 30 Gy mit möglicher Erhöhung bei makroskopischen Tumorresten. Zu den akuten Nebenwirkungen und Langzeitschäden durch die Bestrahlung zählen neben der Nephro- und Hepatotoxizität gastrointestinale Symptome, Wachstumsstörungen der Weichteile und insbesondere des Skelettes mit Ausbildung einer späteren Skoliose, Ovarialinsuffizienz und

Störung der Spermatogenese sowie Mammahypoplasie. Nach Bestrahlung der Lunge können sich eine Lungenfibrose sowie eine Kardiomyopathie ausbilden. Diese signifikanten Nebenwirkungen der Bestrahlung betonen nochmals die Notwendigkeit eines optimalen chirurgischen Vorgehens mit dem Ziel, ein lokales Stadium III z.B. durch Tumorruptur oder Tumorreste zu vermeiden. Der Anteil bestrahlter Patienten konnte durch die präoperative chemotherapeutische Behandlung signifikant von etwa 30 % bei primär operierten Patienten auf 18 % gesenkt werden [12].

3.11 Behandlung der Nephroblastomatose

Nephroblastomatoseherde gelten als Vorstufen des Wilms-Tumors. In der Bildgebung imponieren sie als typisch linsenförmige Läsionen. Dabei sind sie chemotherapiesensibel und verschwinden hierunter teils vollständig. Bei Nephroblastomatose kommt deshalb eine Langzeit-Chemotherapie zur Anwendung, und zwar Actinomycin D und Vincristin alle drei Wochen bis die Läsionen verschwunden sind. Im Anschluss daran wird die Medikation alle vier Wochen für ein weiteres Jahr fortgesetzt. Eine Indikation zur chirurgischen Intervention ist lediglich bei Progression gegeben oder wenn sich der Verdacht auf einen Wilms-Tumor ergibt. Neueste Daten der SIOP-/GPOH-Studien haben gezeigt, dass wenn sich Nephroblastome unter Langzeit-Chemotherapie entwickeln, diese möglicherweise überzufällig häufig eine ungünstige Histologie zeigen. Regelmäßige Bildgebung zur exakten Evaluation ist deshalb unabdingbar.

3.12 Prognose

Durch die intensive interdisziplinäre Zusammenarbeit von Chirurgie, Strahlentherapie und Onkologie konnte die Prognose dieser ursprünglich tödlich verlaufenden Erkrankung dramatisch verbessert werden. Heute gilt der Wilms-Tumor als das Paradebeispiel einer heilbaren bösartigen Erkrankung. Das Gesamtüberleben für Kinder mit unilateralem Wilms-Tumor ohne Metastasen liegt bei 98 %, das rezidivfreie Überleben bei 88 % [28]. Wird durch die präoperative Chemotherapie eine komplette Remission vorhandener Lungenmetastasen erreicht, unterscheidet sich das Gesamtüberleben der Patienten nicht von denen ohne Fernmetastasen. Die Prognose von Patienten mit Metastasen anderer Lokalisationen wie Leber oder Gehirn ist schlechter. Bei der Analyse der histologischen Subtypen haben Kinder mit einem Wilms-Tumor niedrigen und intermediären Malignitätsgrades (vor allem stroma- und epithelreiche Tumoren) eine hervorragende Prognose mit einem ereignisfreien Überleben von 100 % bzw. 93 % nach fünf Jahren [40], während Patienten mit hohem Malignitätsgrad prognostisch deutlich ungünstiger sind (ereignisfreies Überleben 78 %). Patienten mit bilateralem Wilms-Tumor überleben ereignisfrei fünf Jahre zu 79 % bei einem Gesamtüberleben von 84 %. Metastasen zum Zeitpunkt der Diagnose, hohe Malignität und ein hohes postoperatives lokales Stadium sind auch hier die wesentlichen ungünstigen Prognosefaktoren. Patienten mit bilateralem Wilms-Tumor ohne Metastasen haben ein vergleichbares Gesamtüberleben zu denen mit unilateraler Erkrankung. Bei ungünstiger Histologie sowie bei einem lokalen Stadium III sinkt die Gesamtüberlebensrate nach fünf Jahren auf 72 % bzw. 76 % signifikant ab. Vergleicht man Patienten mit bilateralem Wilms-Tumor, die auf beiden Seiten partiell nephrektomiert wurden mit denen, die auf einer Seite total tumornephrektomiert wurden, so ergibt sich kein signifikanter Unterschied hinsichtlich des Gesamtüberlebens von 89 % vs. 86 %. Allerdings zeigt sich zwischen diesen Gruppen ein signifikanter Unterschied hinsichtlich des ereignisfreien Überlebens.

3.13 Leitlinie

Eine Konsensus-Leitlinie zur Diagnostik und Therapie des Nephroblastoms ist bei der AWMF seit dem 01.08.2010 angemeldet und wird in Kürze online gestellt werden (www.awmf.org/leitlinien).

4 Neuroblastom

4.1 Epidemiologie

Das Neuroblastom ist nach den ZNS-Tumoren der zweithäufigste solide Tumor bei Kindern (8 % aller malignen Erkrankungen bei Kindern) (Abb. 1). Die alterskorrigierte Inzidenz in Deutschland liegt bei 1,3/100 000 Kindern unter 15 Jahren und die kumulative Inzidenz bei 18,6/100 000. Der Anteil an allen malignen Erkrankungen bei Kindern liegt bei 8 % [16].

4.2 Pathogenese

Das Neuroblastom entsteht aus embryonalen undifferenzierten Zellen der Neuralleiste (sympathischer Grenzstrang und Nebenniere). Die Tumoren treten überwiegend im Abdomen im Bereich der Nebenniere, retroperitoneal entlang des Grenzstranges bis ins kleine Becken und in den Spinalkanal ziehen auf. Etwas seltener kommen sie im Thorax und im Halsbereich im Verlauf des Grenzstranges vor.

4.3 Multimodale Behandlungskonzepte

Die Behandlung des Neuroblastoms hat drei Hauptsäulen: die Chemotherapie, die Strahlentherapie und die Chirurgie. Die genaue Tumorausdehnung und Analyse der biologischen Charakteristika ist extrem wichtig zur Planung der richtigen Therapiestrategie, da diese sehr variiert je nach Lokalisation des Tumors, Ausdehnung, Vorliegen von chirurgischen Risikofaktoren, Symptomatik, Vorliegen von biologischen Markern und Alter des Patienten. Eine biologische Besonderheit des Neuroblastoms ist sein variables Verhalten. Bei Kindern im Säuglingsalter kann das Neuroblastom spontan regredieren und ausheilen, sodass diese Patienten lediglich beobachtet werden müssen [15].

Die Behandlung in Deutschland wird nach der aktuellen prospektiven Studie NB 2004 der GPOH (Gesellschaft für pädiatrische Hämatologie und Onkologie) durchgeführt. Dies impliziert auch eine Mitbeurteilung durch eine Referenzradiologie und Referenzpathologie. Eine Kurzfassung des Studienprotokolls (NB 2004) ist online abrufbar unter: http://www.kinderkrebsinfo.de/e1676/e9032/e1758/e7671/index_ger.html

4.4 Klinische Symptome

Die Symptomatik beim Neuroblastom wird bestimmt durch die Lokalisation des Tumors. Am häufigsten betroffen sind Säuglinge und Kleinkinder (Median 15 Monate) [33].

Häufige Symptome (Häufigkeit in %):

- Schmerzen (29 %) durch ein distendiertes Abdomen oder durch Knochenmetastasen
- reduzierter Allgemeinzustand (26 %)
- Fieber (22 %)
- Gewichtsverlust oder fehlende Gewichtszunahme (11 %)
- distendiertes Abdomen, Tumorschwellung (21 %)
- Darm-Nierendysfunktion durch abdominelle Tumorausdehnung

Seltene aber charakteristische Symptome: (Häufigkeit in %):

- Querschnittssymptomatik bei intraspinalem Tumor (5 %)
- Therapierefraktäre Diarrhö (Sekretion vasointestinaler Peptide durch den Tumor) (3 %)
- Horner Syndrom (3 %)
- Opsomyoklonus Syndrom (2 %)
- Bluthochdruck (Ausschüttung von Katecholaminen durch den Tumor) (2 %)
- subkutane Knoten
- Brillenhämatom

4.5 Diagnostik

Die Diagnostik richtet sich nach Lokalisation des Tumors.

Die vordringliche Aufgabe nach Diagnosestellung ist die Eingruppierung in eine entsprechende Risikogruppe.

Histologie: Diagnosebestätigung
MYCN-Amplifizierung
1p Deletion/Imbalance
11q Deletion

Labor: Katecholaminkonzentration im Serum/Urin
LDH
Ferritin
NSE im Serum

Bildgebung: Sonografie
MRT der entsprechenden Region
^{123}J-MIBG-Szintigraphie
(CT-Thorax)
(Knochenszintigrafie)

4.6 Prognostische Faktoren, Stadiensysteme und Risikostratifizierung:

In multizentrischen Studien der GPOH, COG und SIOP konnten in den letzten Jahren verschiedene klinische und biologische Prognosefaktoren herausgearbeitet werden. Diese führen zu einer Einteilung der Patienten in der Regel in drei bis vier Risikogruppen.

In der aktuell in Deutschland angewandten Studie NB2004 werden folgende ungünstige Prognosefaktoren zur Risikostratifizierung eingesetzt:

- INSS-Stadium (siehe Tab. 5),
- Alter bei Erkrankung > 1 Jahr,
- MYCN-Amplifizierung,
- 1p Deletion/Imbalance.

Die Einteilung der Patienten erfolgt dann in eine Beobachtungsgruppe, eine intermediäre Gruppe und eine Hochrisikogruppe.

Die Beobachtungsgruppe berücksichtigt die biologische Besonderheit des Neuroblastoms, dass sich dieser Tumor im Säuglingsalter spontan ohne Therapie zurückbilden kann. In der Studie NB2004 wurde die Altergrenze bei einem Jahr angesetzt.

Tab. 5: INSS

International Neuroblastoma Staging System (INSS) (Studienprotokoll NB2004)	
Stadium	
1	lokalisierter primär makroskopisch komplett resezierter Tumor, histologisch negative Lymphknoten
2	unilateraler, lokalisierter Tumor mit primär makroskopisch inkompletter Resektion
2A	makroskopisch inkomplette Resektion und ipsilaterale nicht adhärente Lymphknoten histologisch negativ
2B	makroskopisch komplett oder inkomplett reseziert mit ipsilateralem Lymphknotenbefall. Kontralaterale Lymphknoten histologisch negativ
3	primär nicht resektabler Tumor die Mittellinie überschreitend, mit oder ohne Lymphknotenbefall
	oder lokalisierter Tumor mit kontralateralem Lymphknotenbefall
	oder Mittellinientumor mit beidseitiger Ausdehnung und/oder beidseitigem Lymphknotenbefall
4	jeder Primärtumor mit Fernmetastasen außer Stadium 4 S
4S	lokalisierter Tumor (1,2A, 2B) bei Säuglingen (unter 1 Jahr) mit Metastasierung begrenzt auf Haut, Leber und/oder Knochenmark

Spätere Untersuchungen zeigen jedoch auch eine spontane Regression des Neuroblastoms bei Kindern bis zu einem Diagnosealter von 18 Monaten, sodass dies inzwischen ebenfalls berücksichtigt wird [4, 15].

Das Stadiensystem INSS ist eine postoperative Einteilung anhand der Resektion des Tumors (Tab. 5). Dieses Stadiensystem ist für eine prätherapeutische Stadieneinteilung und Risikostratifizierung nicht geeignet. In einer Internationalen Arbeitsgruppe wurde 2009 daher ein klinisches Stadiensystem (INRGSS = International risk group staging system) entwickelt, welches in der Bildgebung definierte chirurgische Risikofaktoren (IDRF= Image defined risk factors) einbezieht (Tab. 6 und 7). In der prospektiven Studie (LNESG-1-Studie) konnte für die primäre Resektion nachgewiesen werden,

Tab. 6: Chirurgische Risikofaktoren (IDRF= Image defined risk factors)

- Cervico-thorakaler, thorako-abdomineller Tumor
- Umwachsen (Infiltration?) großer Gefäße
- Einbeziehen von Nerven oder Nervenplexus
- Umwachsen von Trachea oder Bronchus
- Tumor in Mediastinum, Mesenterialwurzel oder Ligamentum hepato-duodenale
- Spinaler Tumor mit Rückenmarkskompression
- Infiltration parenchymatöser Organe

Tab. 7: INRGSS

International Neuroblastoma Risk Group Staging System (INRGSS)	
Stadium	
L1	lokalisierter Tumor ohne chirurgische Risikofaktoren (IDRF) auf ein Körperkompartiment beschränkt
L2	lokalisierter Tumor mit einem oder mehreren chirurgischen Risikofaktoren (IDRF)
M	Tumor mit Fernmetastasen außer Stadium MS
MS	Tumor bei Kindern unter 18 Monate mit Fernmetastasen beschränkt auf Haut, Leber und Knochenmark

dass diese chirurgischen Risikofaktoren mit einer höheren Komplikationsrate und einer schlechteren Resektionsrate assoziiert waren [2]. Inwieweit dieses Stadiensystem auch eine prognostische Relevanz hat, wird noch kontrovers diskutiert [2, 34]. Das Stadiensystem wurde entwickelt um eine therapieunabhängige Einteilung der Patienten zu ermöglichen [23].

Die letztendliche Risikostratifizierung (INRG= International risk grouping) in vier Risikogruppen bezieht dann noch folgende Kriterien ein [4]:

- INRGSS
- Alter
- Histologie und Differenzierung
- NMYC-Amplifizierung
- 1p Deletion/Imbalance
- 11q Deletion
- Tumor Zellploidie

4.7 Chirurgische Therapie

Die chirurgische Therapie ist mehr wie bei jedem anderen kindlichen Tumor multimodal verwoben und muss die verschiedenen Risikogruppierungen und prognostischen Marker berücksichtigen. Im Säuglingsalter kann es zur spontanen Regression kommen, andererseits sind Tumoren mit MYCN-Amplifikation sehr aggressiv. Um dieses sehr unterschiedliche Verhalten zu berücksichtigen muss das Neuroblastom risikoadaptiert behandelt werden.

4.8 Ziele der Chirurgie

- **Primäreingriff:**
  - Materialgewinnung zur Diagnosesicherung und molekulargenetischen Untersuchung
  - Resektion nur bei kleinem Tumor ohne Risiko
- **Sekundäreingriff:**
  - Beurteilung des Ansprechens auf Chemotherapie
  - Material für Histologie (Regressionsgrad)
  - Resektion des Primärtumors

4.9 Biopsie

Zu Beginn der Therapie ist zur Diagnosesicherung und insbesondere für molekulargenetische Analysen die Entnahme von Gewebe erforderlich: Hier sind insbesondere die MYCN-Amplifizierung, 11q und 1p Aberration zu erwähnen.

Die Biopsien sollten wenn möglich als offene Biopsien oder laparoskopische/thorakoskopische Gewebeentnahmen durchgeführt werden. Eine Nadelbiopsie oder „tru-cut"-Biopsie liefert meist nicht genügend Gewebe für die notwendigen Untersuchungen. Zusätzlich ist das Neuroblastom sehr inhomogen, sodass zur prognostisch relevanten histologischen Klassifizierung möglichst aus makroskopisch unterschiedlichen Arealen Gewebe entnommen werden sollte [33].

Bei Knochenmarksbefall von über 60 % sind einige molekulargenetische Analysen auch am Knochenmark möglich. Auf eine Tumorbiopsie kann dann in Ausnahmefällen verzichtet werden [33].

4.10 Tumorresektion

Bei welchen Tumoren ist der Versuch einer radikalen Resektion mit entsprechenden Risiken indiziert? Wie hoch ist der Nutzen der chirurgischen Radikalität und welche Risiken sollten dafür eingegangen werden?

4.11 Beobachtungsgruppe

In der Beobachtungsgruppe ist nur die Gewinnung von Tumorgewebe zur genauen Risikostratifizierung erforderlich. Der Tumor muss nicht entfernt werden. Insbesondere sollte kein Risiko eingegangen werden. Nur bei kleinen problemlos resektablen Tumoren kann bei der Biopsie der ganze Tumor mitentfernt werden

4.12 Lokalisierte Tumoren

Die IDRF (Tab. 6) sollen als Entscheidungshilfe dienen inwieweit eine Resektion des Tumors ohne neoadjuvante Chemotherapie sinnvoll und mit entsprechend geringem Risiko verbunden ist. Bei Vorliegen von chirurgischen Risikofaktoren sollte keine primäre (also vor Chemotherapie) Resektion durchgeführt, sondern die Verkleinerung des Tumors durch Chemotherapie abgewartet werden.

Eine Analyse von über 2 000 deutschen Neuroblastompatienten zeigte, dass eine makroskopisch komplette Resektion (über 90 % bis 95 % des Tumors) bei lokalisierten Neuroblastomen nur bei Kindern über einem Jahr mit einem besseren ereignisfreien Überleben assoziiert war. Es sollte aber jede Verletzung benachbarter Organe, Gefäße und Nerven vermieden werden. So sind z.B. Tumor-Nephrektomien nicht indiziert, da minimale Tumorreste keine Prognoseverschlechterung zur Folge haben. Der prognostische Unterschied zwischen kompletter und inkompletter Resektion ist bei MYCN-amplifizierten Tumoren noch ausgeprägter. Also sollte bei MYCN-amplifizierten Tumoren eine komplette Resektion angestrebt werden. Bei Säuglingen (unter einem Jahr) hat die Radikalität der Resektion keinen Einfluss auf das ereignisfreie Überleben [33].

4.13 Metastasiertes Neuroblastom (INSS-Stadium 4)

Der Nutzen einer radikalen Resektion des Tumors bei metastasierten Tumoren wird kontrovers diskutiert [18]. Eine retrospektive Analyse ergab einen signifikanten Prognoseunterschied zwischen einer makroskopisch kompletten Tumorentfernung und einer inkompletten Tumorentfernung [19]. Die Daten der NB97 der GPOH ergaben bei Patienten mit Stadium 4, die keine MYCN-Amplifikation aufwiesen, keinen Unterschied in der Prognose zwischen einer kompletten und einer inkompletten Resektion, sodass hier eine Resektion ohne Mutilierung anzustreben ist. Ausschließlich bei Patienten mit Stadium 4 und MYCN-Amplifikation hat die komplette Resektion einen positiven Einfluss auf die Prognose [31].

4.14 Komplikationen und Vermeidungsstrategien

Bei abdominellen Neuroblastomen können die großen Gefäße von Tumor umschlossen sein, insbesondere der Nierenstil. Eine Manipulation an der Nierenarterie kann zu Gefäß-Spasmen, Endothelverletzungen und Durchtrennungen führen. Da bei den meisten Neuroblastomen aber keine Indikation zu radikalen Resektion besteht kann hier der Tumor schrittweise reseziert werden und gegebenenfalls können kleine Reste zurückgelassen werden. Eine Indikation zur Nephrektomie zur Verbesserung der Radikalität besteht nicht.

Bei ausgedehnter Resektion des vegetativen Nervenplexus insbesondere am Truncus coeliacus kann es postoperativ zu lang anhaltenden protrusen Durchfällen kommen.

Sind zahlreiche intervertebrale Arterien im Tumor verbacken, besteht das Risiko einer Rückenmarksschädigung.

Zu einer makroskopisch kompletten Resektion eines Neuroblastoms gehört auch die Entfernung der sichtbaren Lymphknoten, da insbesondere nach Chemotherapie eine makroskopische Beurteilung der Dignität nicht möglich ist.

Bei pelvinen Neuroblastomen ist der Tumor meist mit dem sakralen Plexus verbunden. Entsprechend kann es bei einer Resektion zu Blasen- und Mastdarmlähmungen kommen.

Bei thorakalen Neuroblastomen kann es zu Verletzungen der Intervertebralgefäße, des N. phrenicus und des Ductus thoracicus kommen mit entsprechenden Folgen. Ein größeres Lymphleck sollte möglichst vermieden werden, da dies die Weiterbehandlung deutlich verzögern kann.

Weitere Komplikationen: Nachblutungen, Fieber, Horner Syndrom, intestinale Obstruktion, Lymphleck, Nierenfunktionsstörung bis hin zur notwendigen sekundären Nephrektomie.

Schwere Komplikationen und intraoperative Organmutilierung oder Organverlust (insb. Nephrektomie) können zu einer verzögerten Weiterbehandlung und damit zur Verschlechterung des onkologischen Therapieerfolges führen.

4.15 Zusammenfassung des chirurgischen Vorgehens beim Neuroblastom

- Vorgehen entsprechend der „Biologie" des individuellen Tumors
- Operation im Rahmen des päd.-onkologischen Gesamtkonzeptes
- offene oder laparoskopische Biopsie mit ausreichender Gewebegewinnung für die Histologie und Diagnostik der prognostisch relevanten Marker
- primäre Resektion (vor Chemotherapie) nur wenn keine Risikofaktoren (IDRF) vorliegen
- makroskopisch komplette Resektion nur bei Patienten älter als ein Jahr mit lokalisierten Neuroblastom notwendig. Um Organmutilierungen zu vermeiden ist eine subtotale Resektion (90–95 %) ausreichend.
- Bei MYCN-amplifizierten NB auch im Stadium 4 sollte die endgültige Resektion möglichst komplett erfolgen (> 95 %).
- Chirurgische Komplikationen verschlechtern den onkologischen Therapieerfolg.

4.16 Prognose

Die hier angegebenen Überlebenszahlen entstammen der prospektiven multizentrischen Studie NB 97 der GPOH

Hochrisikogruppe: 5-Jahres-Gesamtüberlebensrate: 50±3 % [1, 33]

mittlere Risikogruppe: 5-Jahres-Gesamtüberlebensrate: 89±3 % [33]

Beobachtungsgruppe: 3-Jahres-Gesamtüberlebensrate 96±1 % [15, 33]

5 Hepatoblastom

5.1 Epidemiologie

Maligne Lebertumoren im Kindesalter sind sehr selten mit einer alterskorrigierten Inzidenz von 0,2/100 000 Kindern unter 15 Jahren und einer kumulativen Inzidenz von 2,5 (pro 100 000) in Deutschland [16]. Der Anteil an allen soliden Tumoren im Kindesalter liegt bei 2 %.

Das hochmaligne Hepatoblastom ist in der Altersgruppe der Kleinkinder und Säuglinge der häufigste Lebertumor (46 % aller Lebertumoren). Bei Schulkindern und Jugendlichen kommt das Hepatoblastom nahezu nie vor. Der häufigste Lebertumor in dieser Altersgruppe ist das hepatozelluläre Karzinom (23 % aller Lebertumoren), das sich prinzipiell ähnlich verhält wie hepatozelluläre Karzinome des Erwachsenenalters [32].

5.2 Pathologie

Hepatoblastome wachsen meistens unifokal und zeigen eine rasche Größenzunahme. Sie metastasieren spät und dann zunächst in die Lunge. Lymphknotenabsiedelungen sind eher selten. Gelegentlich kommt auch multifokales Wachstum vor. Gefäßinvasion in der Leber und dann auch in die großen Gefäße der Leber, Pfortader und V. cava treten verhältnismäßig häufig auf.

Histologisch sind Hepatoblastome epitheliale Tumoren mit embryonaler und/oder fetaler Differenzierung. Kommt eine mesenchymale Komponente dazu, bezeichnet man den Tumor als Mischtyp. Eine kleine Untergruppe stellen die kleinzelligen Tumoren mit ausgesprochen schlechter Prognose dar. Eine weitere Untergruppe sind Tumoren die sowohl Anteile eines Hepatoblastoms als auch hepatozelluläre Anteile enthalten, sogenannte transitionelle Lebertumoren [32].

5.3 Klinische Symptome

Die Symptomatik ist gering. Die Kinder fallen meist mit einer schmerzlosen Raumforderung im Oberbauch auf. Weitere Symptome können Fieber, Obstipation, diffuse Bauchschmerzen, oder auch Erbrechen sein.

Symptome einer Leberfunktionsstörung wie z.B. Ikterus sind bei Kindern mit Hepatoblastom in der Regel nicht zu beobachten. Auch Vorerkrankungen der Leber wie Hepatitis oder Zirrhose spielen keine Rolle.

Das typische Erkrankungsalter sind sechs Monate bis drei Jahre.

5.4 Diagnostik und Risikostratifizierung

5.4.1 Labordiagnostik

Der Tumormarker AFP (alpha Fetoprotein) ist bei 80–90 % der Patienten erhöht, wobei hier die altersentsprechenden Normwerte beachtet werden müssen. Häufig besteht auch eine ausgeprägte Thrombozytose. Eine geringe Erhöhung der Leberwerte kann bei ca. 50 % der Patienten beobachtet werden. Das ß-HCG kann in Einzelfällen ebenfalls erhöht sein.

5.4.2 Bildgebung

Bei der Ultraschalluntersuchung der Leber wird meist der erste Verdacht auf einen Lebertumor gestellt. Zur genauen Beurteilung der Größe des Tumors, der Lage und seiner Beziehung zu den großen Gefäßen ist eine weitere Schnittbildgebung wie MRT oder CT des Abdomens erforderlich. Zur Diagnose bzw. Ausschluss von Lungenmetastasen sollte ein CT der Lunge durchgeführt werden. Durch diese Untersuchungen kann der Tumor in die entsprechende Risikogruppe (siehe Stadiensystem) eingeteilt werden. Aufgrund der Seltenheit der Erkrankung ist es auf jeden Fall sinnvoll, die referenzradiologische Beurteilung der Bildgebung zu nutzen, zumal beim Heptoblastom allein aufgrund der Bildgebung und des AFP bei kleinen Kindern ohne zusätzliche Biopsie die Diagnose gestellt werden kann. Die Auswertung der deutschsprachigen Multicenterstudien der GPOH hat ergeben, dass bei Vorliegen folgender Konstellation die Diagnose Hepatoblastom gestellt werden kann [32]:

- Alter zwischen sechs Monaten und drei Jahren
- typischer Tumor in der Leber
- stark erhöhtes Serum AFP (> 1 000 ng/ml und dreifaches der Altersnorm)

5.4.3 Stadiensystem und Risikostratifizierung

Das Hepatoblastom wurde in der GPOH (Gesellschaft für pädiatrische Hämatologie und Onkologie) und auch der COG (Children's Oncology Group (USA)) über viele Jahre mit einem postoperativen Stadiensystem in vier Stadien eingeteilt. Seit einigen Jahren wird insbesondere in den europäischen Lebertumorstudien der SIOPEL (International Childhood Liver Tumor Strategy Group) aber auch in anderen Gruppen ein Stadiensystem genutzt, welches eine prätherapeutische Einteilung ermöglicht. Das PRETEXT-System (PRE Treatment EXTent of disease) wurde entwickelt um die Ausdehnung des Tumors vor Therapie anhand der Bildgebung zu erfassen und damit auch eine mögliche Resektabilität zu beurteilen. Die Leber wird dazu in vier Sektoren unterteilt und die Ausdehnung des Tumors je nach Anzahl und Lage der betroffenen Sektoren beschrieben. Zusätzlich werden Kriterien wie extrahepatischer Tumor (E+), Befall der großen Gefäße (V+, P+) und Lungenmetastasen (M+) erfasst. Das PRETEXT-System wurde zuletzt 2007 revidiert. Prognostisch relevante Kriterien wie Gefäßbeteiligung, Tumorruptur und extrahepatischer Tumor werden noch differenzierter erfasst (29) (Abb 4). In der letzten GPOH-Lebertumorstudie 1999 bis 2008 wurden beide Systeme parallel angewandt. Seither wird nur noch das PRETEXT-System angewandt, da es insbesondere durch die prätherapeutische Einteilung dem postoperativen Stadiensystem überlegen und sicher prognostisch relevant ist und die Einteilung in Risikogruppen ermöglicht [22].

Aktuell werden die Patienten in zwei Risikogruppen eingeteilt (Tab 8). Die Auswertung verschiedener Studien der SIOPEL, COG (Children's Oncology Group, USA) und GPOH hat in den letzten Jahren genauere Prognosefaktoren ergeben, die langfristig zu einer weiterdifferenzierten Risikogruppierung führen werden [22].

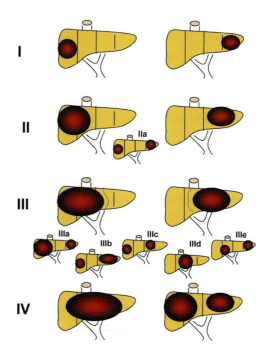

Abb. 4: PRETEXT-Gruppen.

5.4.4 Multimodale Behandlungskonzepte

Ein extrem wichtiger Aspekt in der Behandlung des Hepatoblastoms ist die multimodale Therapie mit neoadjuvanter Chemotherapie, Tumoresektion und postoperativer Chemotherapie. Die Behandlung wird entsprechend der jeweils aktuellen Studienprotokolle durchgeführt. Aufgrund der Seltenheit der Erkrankung werden Studien nur auf internationaler Basis durchgeführt. Die Therapie beim Hochrisiko-Hepatoblastom wird aktuell nach dem SIOPEL-3-Protokoll durchgeführt mit präoperativer Chemotherapie mit Cisplatin, Doxorubicin und Carboplatin, sowie einer adjuvanten Therapie nach der Tumorresektion [42]. Standard-Risiko-Patienten werden neoadjuvant mit Cisplatin als Monotherapie oder Cisplatin und Doxorubicin behandelt, wobei beide Regime keinen Unterschied im Ergebnis zeigen; Cisplatin als Monotherapie allerdings eine etwas höhere Kumulativdosis des Cisplatin hat [26].

In Deutschland werden die Lebertumore bei Kindern in einem Lebertumorregister der GPOH in Zusammenarbeit mit dem Kinderkrebsregister erfasst.

Tab. 8: Risikogruppen beim Hepatoblastom

SR Hepatoblastom	HR Hepatoblastom
PRETEXT I bis III M- V- P- E-	PRETEXT IV **PRETEXT I-III** mit einem oder mehreren der folgenden Kriterien: **M+** (Lungenmetastasen) **V+** (Einbruch in alle drei Lebervenen oder in die V. cava) **P+** (Einbruch in beide Äste der Pfortader oder in den Pfortaderhauptstamm) **E+** (extrahepatischer Tumor) Tumorruptur Multifokaler Tumor AFP < 100

5.5 Chirurgische Therapie

Das wichtigste Ziel bei der Resektion eines Hepatoblastoms ist die komplette Tumorresektion, da nur eine komplette Entfernung des Tumors den Patienten eine realistische Chance auf Heilung gibt. Eine primäre Resektion des Hepatoblastoms wird aktuell in der SIOPEL-Gruppe und der GPOH nicht empfohlen. Die komplette Entfernung ist nach neoadjuvanter Therapie einfacher und sicherer zu erreichen, da der Tumor sich zum normalen Lebergewebe besser abgrenzt, die Gefahr einer Tumorruptur kleiner ist und der Tumor durch die Chemotherapie meist deutlich kleiner wird. Bei primärer Resektion ist das Risiko für eine R1-Resektion höher. Zusätzlich unterliegt ein Residualtumor nach Leberresektion ohne vorausgegangene Chemotherapie oft einem raschen Wachstum und reduziert damit die Heilungschancen des Patienten [5].

5.6 Biopsie

Das Vorgehen bezüglich Biopsie ist in den verschiedenen Studien (SIOPEL, COG und GPOH) unterschiedlich. In der SIOPEL-Studie ist für jeden Patienten eine Biopsie vorgesehen. In Deutschland wird seit vielen Jahren bei Bestehen der entsprechenden Diagnosekriterien (siehe Diagnostik) auf die Biopsie verzichtet. In der COG-Gruppe war der Anteil der primär resezierten Lebertumoren in den letzten Jahren deutlich höher im Vergleich zu europäischen Zentren, die nicht resektablen Tumoren wurden alle biopsiert.

Technisch ist die offene Biopsie eine sehr sichere Methode bei der ausreichend Gewebe gewonnen werden kann. Alternativ dazu kann die „tru-cut"-Biopsie (16–18 gauge) durchgeführt werden, entweder sonografisch kontrolliert oder laparoskopisch assistiert. Nadelbiopsie alleine ermöglicht keine ausreichende Gewebeentnahme um eine gute Diagnose zu stellen [5].

5.7 Chirurgisches Vorgehen bei sehr kleinen Tumoren (PRETEXT1)

Bei einem sehr kleinen randständigen Tumor (PRETEXT1) besteht als absolute Ausnahme die Möglichkeit, ihn primär ohne präoperative Chemotherapie zu resezieren.

5.8 Chirurgisches Vorgehen bei potenziell resektablen nicht metastasierten Tumoren

Nach der neoadjuvanten Chemotherapie wird die Resektabilität erneut in entsprechender Schnittbildgebung beurteilt und die Operation geplant.

In den meisten Fällen ist der Tumor auf einen Leberlappen beschränkt und eine anatomische Resektion mit Hemihepatektomie möglich. Eine anatomische Leberresektion sollte bevorzugt durchgeführt werden, da so eine radikale Tumorentfernung sicherer gewährleistet werden kann als bei atypischer Resektion. Bei ausgedehnteren Tumoren kann eine erweiterte Linksresektion (Segmente 2, 3, 4, 5 und 8) oder erweiterte Rechtsresektion (Segmente 4, 5, 6, 7 und 8) erforderlich werden. Durch eine minutiöse Präparation und Ligatur der zu- und abführenden Gefäße kann eine übermäßige Blutung in aller Regel vermieden werden (Abb. 5).

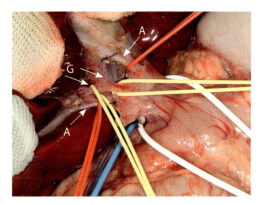

Abb. 5: Präparation an den Hilusgefäßen mit Darstellung der beiden Leberarterien (A) und der Gallengangsgabel (G).

Segmente, die primär Tumor enthielten und nicht nur verdrängt waren, z.B. bei multifokalem Leberbefall, sollten, wenn machbar, mit entfernt werden auch wenn sich der Tumor nach der Chemotherapie zurückgebildet hat. Kleine Reste, die in der Bildgebung nicht sicher sichtbar sind, erhöhen sonst das Risiko für ein Lokalrezidiv.

Dies gilt ebenso für Tumoren mit Tumor-Thrombus in einem Pfortaderhauptstamm. Hier sollte auch bei kleinem Resttumor in der Peripherie eine anatomische Lappenresektion der betroffenen Seite durchgeführt werden [5].

Zur Beurteilung der Resektionsradikalität sind Resektionsrandbiopsien wichtig. Einzelne Lymphknotenbiopsien sind ebenfalls zu entnehmen.

5.9 Chirurgisches Vorgehen bei nicht resektablen Tumoren

Bei nicht resektablen Tumoren (PRETEXT IV) ist nach Ansprechen auf Chemotherapie auch eine Lebertransplantation indiziert. Die Prognose bei nicht resektablen aber nicht metastasierten Tumoren nach Lebertransplantation ist relativ gut. Eine sogenannte „Rescue Transplantation", also Transplantation nach versuchter, aber inkompletter Resektion, sollte hierbei allerdings vermieden werden, da die Prognose deutlich schlechter wird [25].

Geeignet für die meist kleinen Kinder ist hier die Lebendspender-Splitleber-Technik.

Patienten, die primär Lungenmetastasen hatten, können bei kompletter Remission der Metastasen auch von einer Transplantation profitieren.

5.10 Chirurgisches Vorgehen bei metastasierten Tumoren

Lungenmetastasen beim Hepatoblastom können durch die neoadjuvante Chemotherapie in Remission gebracht werden. Wenn in einer CT-Untersuchung des Thorax keine Lungenmetastasen mehr nachweisbar sind, ist die Resektion des Primärtumors ausreichend. Sollten nach Abschluss der neoadjuvanten Therapie noch Lungenmetastasen nachweisbar sein, ist die Resektion der Lungenmetastasen möglichst zeitnah zur Resektion des Primärtumors anzustreben. Auch bei beidseitigem Befall kann so durchaus noch eine Heilung erreicht werden.

5.11 Chirurgische Komplikationen und mögliche Vermeidungsstrategien

Intraoperative und auch postoperative Blutung können bei diesen meist kleinen Kindern rasch zu Schocksymptomatik und dessen Folgen führen. Bei anatomischer Resektion besteht eine geringere Blutungstendenz.

Weitere Komplikationen betreffen die Gallenwege mit Gallestau oder Gallenleck. Ein kleines Galleleck schließt sich oft spontan. Bei Abflussstörung oder Entwicklung eines Bilioms kann allerdings die Anlage einer biliodigestiven Anastomose notwendig werden. Die Darstellung der Gallenwege intraoperativ kann ein mögliches Galleleck aufzeigen.

Eine Leberfunktionsstörung postoperativ erholt sich meist rasch und tritt weniger ausgeprägt auf, wenn die Leber während der Operation möglichst kurz oder am besten überhaupt nicht ausgeklemmt wird.

5.12 Prognose

Das 3-Jahres-Gesamtüberleben bei Standardrisikopatienten in der SIOPEL-3-Studie lag bei 94 % [26] und für Hochrisikopatienten bei 69 %, wobei Patienten mit metastasiertem Tumor nochmals eine schlechtere Prognose mit einem 3-Jahres-Gesamtüberleben von 62 % hatten [42].

6 Rhabdomyosarkom (RMS)

6.1 Epidemiologie

Unter den extrakraniellen soliden Tumoren nimmt das RMS hinter dem Neuroblastom und dem Nephroblastom den dritten Platz ein und ist damit der häufigste Weichteiltumor im Kindesalter [16]. Dabei gibt es zwei typische Altersgipfel: Der erste liegt zwischen dem ersten und siebten Lebensjahr, der zweite zwischen Pubertät und Adoleszenz. Es besteht eine Knabenwendigkeit von 1,7:1.

6.2 Ätiologie, Pathologie und Klassifikation

RMS entstehen aus undifferenziertem Mesenchym mit Potenzial zur Differenzierung in quergestreifte Muskulatur. Allerdings deuten Lokalisationen wie Blase, Vagina oder Prostata (20 % der RMS haben eine urogenitale Lokalisation.) darauf hin, dass diese Tumoren nicht aus Skelettmuskelzellen selber entstehen. Die Häufigkeit der primären Lokalisationen von Rhabdomyosarkomen ist in Abb. 6 dargestellt.

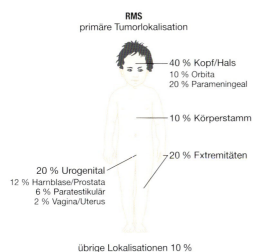

Abb. 6: Häufigkeit der primären Lokalisationen von Rhabdomyosarkomen.

Es werden drei Varianten des RMS voneinander unterschieden:

- embryonales RMS (EMRS), 80 %
- alveoläres RMS (ARMS), 15–20 %
- pleomorphes RMS (nicht in urogenitaler Lokalisation)

Das botryoide RMS wird heute als Untergruppe der EMRS betrachtet und zeichnet sich durch seine besonders günstige Prognose aus. AMRS werden typischerweise bei älteren Kindern beobachtet und haben eine deutlich schlechtere Prognose.

Das aggressivere ARMS ist in etwa 75 % molekularbiologisch assoziiert mit bestimmten Translokationen zwischen den Chromosomen 1, 2 und 13. Aber auch andere molekulargenetische Veränderungen wie die Überexpression von MYCN, welches bei Neuroblastomen hinsichtlich der Malignität eine große Rolle spielt, konnten in den letzten Jahren identifiziert werden [41]. Auch konnte in EMRS eine Deregulierung des Hedgehog-Signalweges nachgewiesen werden [38]. Für beide Typen bedeutet eine diffuse immunhistochemische Reaktion gegen Myogenin eine schlechtere Prognose mit früherer Metastasierung unabhängig vom histologischen Subtyp, Translokationsstatus, Tumorlokalisation oder Stadium [14]. Die Hemmung der Tyrosinkinase des Rezeptors PDGFR-A, ein bekannter Mediator für Tumorprogression, führt zu einer dramatischen Hemmung des Tumorwachstums. Dies konnte sowohl in vitro als auch an einem Tumor-Mausmodell gezeigt werden [37], was PDGFR-A als therapeutisches Target und bekannte Thyrosinkinasehemmer als zusätzliche Therapeutika möglicherweise zukünftig in Betracht ziehen lässt.

Eine klinische postoperative Gruppierung, die von der deutschen multizentrischen Studie zur Behandlung der Weichteilsarkome (CWS) angewendet wird, richtet sich nach der Klassifizierung der Intergroup Rhabdomyosarcoma Study (IRS) und unterscheidet dabei vier Stadien (Tab. 9).

6.3 Bildgebung

Bildgebung spielt eine entscheidende Rolle in der Diagnose, aber auch im Follow-up von Weich-

Tab. 9: IRS-Klassifizierung der Rhabdomyosarkome

Klinische Gruppierung	Beschreibung
I	lokalisierter Tumor, komplette Resektion (R0)
II	mikroskopischer Tumorrest (R1) oder primäre komplette Resektion (R0) aber positive Lymphknoten (N1)
III	inkomplette Resektion oder Biopsie mit makroskopischem Tumorrest (R2)
IV	Fernmetastasierung bei Diagnose

Tab. 10: Prognostische Faktoren beim RMS nach EpSSG

- Pathologie
    - günstig = ERMS
    - ungünstig = ARMS
- Stadium
    - I – primär komplette Resektion (R0)
    - II – mikroskopischer Tumorrest (R1) oder R0 mit N1
    - III – makroskopischer Tumorrest (R2)
- Tumorlokalisation
    - günstig = Orbita, Urogenitaltrakt (paratestikulär, Vagina/Uterus), Kopf/Hals nicht parameningeal
    - ungünstig = parameningeal, Extremitäten, Urogenitaltrakt (Harnblase/Prostata), Körperstamm
- Lymphknoten
    - N0 – kein klinischer oder pathologischer Lymphknotenbefall
    - N1 – klinischer oder pathologischer Lymphknotenbefall
- Tumorgröße und Alter
    - günstig = maximale Tumorgröße < 5 cm und Alter < 10 Jahre
    - ungünstig = Tumorgröße > 5 cm oder Alter > 10 Jahre

teilsarkomen. Die Bildgebung beinhaltet heute das konventionelle Röntgen, CT, MR und nuklearmedizinische Untersuchungen wie Szintigraphie und das neuere PET. Gerade in der Detektierung von Knochen-, Lymphknoten- und Lungenmetastasen erweist sich das PET, vor allem mit integriertem CT, den anderen Modalitäten als überlegen [17].

6.4 Prognosefaktoren

Die drei wichtigsten prognostischen Faktoren sind Stadium, Pathologie und Tumorlokalisation. Die Tumorlokalisation nimmt sowohl auf das Stadium als auch auf die Pathologie Einfluss: Die meisten Orbitatumoren sind ERMS, die meisten Extremitäten-RMS sind ARMS.

Die drei kooperierenden europäischen Studien (deutsche CWS, italienische AIEOP-STG, europäische SIOP-MMT) haben sich kürzlich zu einer Europäischen „soft tissue sarcoma"-Studiengruppe (EpSSG) zusammengeschlossen. In ihrer letzten EpSSG-RMS 2005-Studie für nicht metastasierte RMS wurden insgesamt fünf Risikofaktoren herausgearbeitet (Tab. 10).

Auch zytogenetische und molekularbiologische Faktoren spielen sicherlich eine prognostische Rolle (z.B. DNA-Ploidie, Translokationen). Die Rolle dieser Faktoren für die Prognose konnte aber letztlich bis heute trotz Analyse großer Studien nicht eindeutig geklärt bzw. beziffert werden.

6.5 Therapie

6.5.1 Multimodale Therapie

RMS-Therapie erfordert eine multidisziplinäre Therapieplanung bestehend aus Chirurgie, Chemotherapie und Strahlentherapie. Die Einbindung in bestehende Therapiestudien ist dabei unerlässlich. Die deutsche multizentrische Studie zur Behandlung der Weichteilsarkome (CWS) wurde 1981 initiiert.

6.5.2 Operative Therapie

Biopsie: Zur Gewebegewinnung wird eine Biopsie durchgeführt. Dies kann als offene Biopsie oder auch als Stanzbiopsie („tru-cut") durchgeführt werden. Entscheidend hierfür ist die Größe des Tumors wie dessen Lokalisation.

Primäre Chirurgie: Abhängig vom Stadium und der Lokalisation ist es ggf. möglich, eine primäre Tumorresektion durchzuführen. Die Prognose von

Patienten, bei denen der Tumor technisch möglich primär entfernt werden kann, ist deutlich besser. Technisch möglich bedeutet dabei, eine gefahrlose Exzision des Tumors mit einem tumorfreien Gewebsrand (R0) ohne Funktionsverlust oder Mutilation des betroffenen Organs oder Körperteils. Bei bestätigter R1-Resektion sollte unter gleichen Kautelen wenn möglich nachreseziert werden, um das Tumorbett noch frei von jeglichem Tumorgewebe zu bekommen. Bei klinischem oder radiologischem Verdacht sollten betroffene Lymphknoten mit exzidiert werden. Eine generelle radikale Lymphknotendissektion ist dagegen nicht indiziert, da hier dann weiter radiotherapeutisch vorgegangen werden kann.

Primäre Nachexzision: Die primäre Nachexzision ohne vorangegangene Chemotherapie wird durchgeführt, wenn die primäre Operation positive Absetzungsränder ergeben hat (z.B. eine zu knappe Exzision einer primär vermuteten benignen Läsion) und eine Nachresektion berechtigte Aussicht auf eine R0-Resektion bietet, ohne das betreffende Organ zu verstümmeln oder in seiner Funktion erheblich einzuschränken. So kann der Patient von der klinischen Gruppierung II zur Gruppierung I gebracht werden, was mit einer signifikanten Prognoseverbesserung einhergeht.

Vor allem RMS an den Extremitäten werden häufig nach diesem Therapiemodus behandelt.

Sekundäre Chirurgie: Eine zweite chirurgische Resektion nach Einsatz der anderen Therapiemodalitäten wie Chemotherapie und/oder Radiotherapie hat zum Ziel, ggf. Resttumorgewebe zu entfernen und so lokale Kontrolle zu erreichen. Hier muss von Fall zu Fall nach Art und Ausdehnung sowie Lokalisation des Tumors individuell entschieden werden. Abzuwägen ist hierbei die weitere Schädigung einer Funktion durch chirurgische Verstümmelung gegen die Morbidität der Bestrahlung. Häufig bleibt die Chirurgie dabei „konservativ". Bei kleinen Kindern insbesondere mit optionaler Bestrahlung des kleinen Beckens ist diese Entscheidung oftmals schwierig. Die Spätschädigung durch die Bestrahlung und damit die Funktionseinschränkung beispielsweise der Vagina, der Blase oder des Rektums ist im Vergleich zum Erwachsenen unvergleichbar stärker [36].

6.5.3 Chemotherapie

Mit neoadjuvanter Chemotherapie ist präoperativ durch Tumorverkleinerung eine deutliche Prognoseverbesserung zu erzielen (Abb. 7a und b). Dabei kommen die Chemotherapeutika Vincristin, Acti-

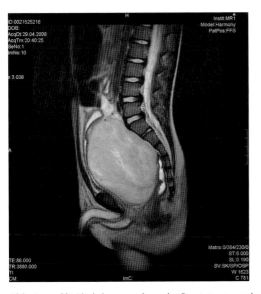
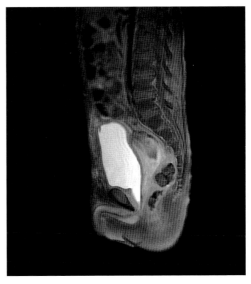

Abb. 7a und b: Rhabdomyosarkom der Prostata vor und nach Chemotherapie.

nomycin D, Cyclophosfamid, Doxorubicin, Ifosfamid, Carboplatin und VP16 in den Kombinationsschemata zum Einsatz. Neuere Medikamente wie Vinorelbin, Topotecan, Irinotecan, Taxotere und Taxol werden in unterschiedlichen Studien in ihrer Wirksamkeit und Verträglichkeit noch geprüft.

6.5.4 Strahlentherapie

Die Strahlentherapie stellt eine wichtige Therapieoption für die meisten Patienten mit RMS dar. Lokalrezidive ereignen sich häufiger bei nicht bestrahlten Patienten speziell mit RMS im kleinen Becken [3]. Um die Langzeitschäden nach Strahlentherapie zu minimieren, sollten moderne Bestrahlungsformen und -geräte zum Einsatz kommen. Dazu zählen die intensitäts-modulierte Strahlentherapie, die Brachytherapie und die Protonentherapie. Das Risiko der angrenzenden Gewebeschädigung und auch der Entwicklung von Zweitmalignomen kann so minimiert werden [30]. Sicherlich sind die technischen Voraussetzungen hierfür bislang nur an wenigen Zentren verfügbar.

Bei der Brachytherapie als Alternative für die externe Bestrahlung wird die radioaktive Quelle durch unterschiedliche Applikatoren direkt in oder an den Tumor bzw. in das Tumorbett gebracht. So kann eine hohe Dosis an den Tumor gebracht und angrenzendes Gewebe optimal geschont werden. Die Applikation erfolgt entweder intrakavitär (z.B. Vagina, Uterus) oder interstitiell. Bei der interstitiellen Brachytherapie erfolgt die Applikation der strahlenden Quelle mittels Sonden, die intraoperativ nach Tumorresektion eingebracht werden. Brachytherapie wird insbesondere bei RMS des Kopfes/Halses und im Urogenitaltrakt des kleinen Beckens eingesetzt. So konnte gezeigt werden, dass mit Brachytherapie bei Knaben mit RMS der Blase und/oder Prostata nach „konservativer" Chirurgie ohne Verstümmelung i.S. einer Zystektomie oder Prostatektomie bei vollständiger Remission die Blasenfunktion und Kontinenz erhalten bleibt [20].

6.6 Prognose

Die Überlebensrate von Patienten mit RMS ist abhängig von Lokalisation, Stadium, Metastasierungsstatus und klinischer Gruppe zum Zeitpunkt der Diagnose. Die 5-Jahres-EFS (Ereignisfreies Überleben) und OS(Gesamtüberleben)-Raten betragen insgesamt 60 % bzw. 72 %. Für die verschiedenen klinischen Gruppen I-IV können folgende orientierende 5-Jahres-Überlebenszeiten (OS) angegeben werden: Gruppe I: 90 %, Gruppe II: 80 %, Gruppe III: 70 %, Gruppe IV: 30 %. Wenn Patienten ein Lokalrezidiv entwickeln, dann zu 70 % innerhalb der ersten zwei Jahre. Wenn es zu einem Rezidiv gekommen ist, sinkt die Überlebensrate auf 23 % bei einem mittleren Überleben von elf Monaten ab [6]. Für die metastasierte Erkrankung beträgt die 3-Jahres-EFS-Rate zwischen 17 % und 55 % und die 3-Jahres-OS-Rate zwischen 23 % und 62 % [7, 21].

6.7 Spezielle Tumorlokalisationen

6.7.1 Kopf-/Hals-Bereich

Man unterscheidet *parameningeale und nicht parameningeale RMS*. Die Nähe zu den Meningen, eine versteckte Lokalisation mit verspäteter Klinik und guter Lymphanschluss (Mittelohr, Mastoid, Nasopharynx, Schädelbasis) bedingen eine häufige Metastasierung. Die Prognose der parameningealen RMS ist daher deutlich schlechter als die der nicht parameningealen RMS mit einer Überlebenswahrscheinlichkeit von 65 % vs. 80 %.

Eine initial radikale Chirurgie erfolgt nur bei technischer Machbarkeit (siehe oben). Ansonsten wird nach bioptischer Sicherung chemotherapeutisch und strahlentherapeutisch behandelt. Ggf. muss anschließend eine radikale Exzision mit sekundärer Rekonstruktion erfolgen. Im Kopf-/Hals-Bereich kommt auch die Brachytherapie bei häufig nicht vollständig resezierbaren Tumoren zur Anwendung.

RMS der *Orbita* werden aufgrund der klinischen Symptomatik frühzeitig diagnostiziert. Radikale Chirurgie ist selten indiziert, initial nie. Nach Biopsie folgen Chemo- und Strahlentherapie. RMS der

Orbita gehen mit einer guten Prognose einher bei Überlebensraten von > 90 %.

6.7.2 Urogenitaltrakt

RMS des Urogenitaltraktes sind meist lokal weit ausgedehnt und selten radikal chirurgisch zu behandeln. Häufigste Ursprungsorgane sind die Blase, bei Knaben die Prostata und die paratestikuläre Region, und bei Mädchen die Vulva, die Vagina und der Uterus. Harnleiter und Nieren sind sehr selten befallen.

RMS der *Blase und Prostata* werden zunächst biopsiert. Dies kann in aller Regel zystoskopisch erfolgen. Ggf. müssen zunächst auch bei vorliegender Harnstauung Harnleiterschienen oder perkutane Nierenfisteln gelegt werden. Die wesentliche Therapie besteht aus der Gabe von Chemotherapeutika und Strahlentherapie, gefolgt von „konservativer" Chirurgie mit der Resektion von noch tumorösem Gewebe. Die Blasenfunktion und damit auch die Harnkontinenz sollen dabei erhalten bleiben. Durch den Einsatz der Brachytherapie können die Strahlenschäden auf die benachbarten Organe minimiert werden bei gleichzeitig hoher lokaler Dosisapplikation. Dies hilft ebenfalls die Blasen- und Rektumfunktion möglichst zu erhalten. Mit modernen multimodalen Therapiekonzepten ist es gelungen, die Rate an verstümmelnder Chirurgie (Beckenexenteration, radikale Zystektomie etc.) auf 30 % zu senken. Die Überlebensrate mit noch erhaltener Blasenfunktion wird mit etwa 60 % angegeben bei einem Gesamtüberleben von etwa 80 %.

Das Therapieregime der *RMS der Vagina, Vulva oder Uterus* unterscheidet sich nicht von dem der Blase oder Prostata. Auch hier gilt es so wenig verstümmelnd wie möglich vorzugehen. Die Überlebensraten sind ebenfalls vergleichbar.

Paratestikuläre RMS repräsentieren 7 % aller RMS im Kindesalter. Sie fallen meist als schmerzlose Hodenvergrößerung auf. Therapie der Wahl in diesen Fällen ist die primäre Chirurgie im Sinne einer hohen inguinalen Ablatio. Der Zugang hat stets von inguinal zu erfolgen! Ein skrotaler Zugang hätte bei bestätigter Histologie eines RMS die Hemiskrotektomie zur Folge! Die Inzidenz einer Lymphknotenbeteiligung liegt bei 30 %. Daher hat eine genaue Bildgebung der regionalen und paraaortalen Lymphknoten (z.B. Dünnschicht-CT) im Anschluss zu erfolgen. Bei V.a. Lymphknotenbeteiligung muss die ipsilaterale Lymphknotendissektion bis zum Nierenhilus durchgeführt werden. Ob eine Lymphknotendissektion auch bei unauffälliger Bildgebung insbesondere bei Kindern > 10 Jahre sinnvoll ist, wird derzeit kontrovers diskutiert und von der SIOP nicht favorisiert. Die weitere multimodale chemotherapeutische und strahlentherapeutische Behandlung richtet sich nach dem Lymphknotenstatus. Die Prognose ist gut: Die Überlebensraten für die klinischen Gruppen I und II betragen über 90 %.

6.7.3 Extremitäten

RMS *der Extremitäten* machen etwa 20 % aller RMS aus. Charakteristisch ist eine druckempfindliche Schwellung. Hervorzuheben ist, dass es sich in etwa 45 % um eine alveolare Histologie handelt. Die Therapie beginnt zunächst mit primärer Chirurgie im Sinne einer extremitätenerhaltenden Tumorexzision. Bei positivem Resektionsrand sollte, sofern technisch möglich, eine Nach-Exzision erfolgen. In 25 % der Fälle ist eine Lymphknotenbeteiligung festzustellen, weshalb eine routinemäßige Lymphknotenbiopsie empfohlen wird. Soweit möglich, sollte der Sentinel-Lymphknoten markiert und disseziert werden. Ausgedehnte chirurgische Interventionen bis hin zur Amputation können im Verlauf bei anders nicht erreichbarer Tumorkontrolle nötig werden. Der chirurgischen Therapie folgt die Chemo- und Strahlentherapie. Die Überlebensrate beträgt bei negativen Lymphknoten etwa 80 % und sinkt bei Lymphknotenbefall auf 46 %.

6.7.4 Andere Lokalisationen

RMS anderer Lokalisationen (Körperstamm (paraspinal, Thorax-/Abdominalwand), thorakal, intraabdominal, viszeral und retroperitoneal) sind insgesamt selten, die Prognose je nach Histologie eher schlechter. Die chirurgische Therapie ist individuell unterschiedlich und richtet sich nach den üblichen Regeln der onkologischen Chirurgie.

Literatur

[1] Berthold F, Boos J, Burdach S, Erttmann R, Henze G, Hermann J, Klingebiel T, Kremens B, Schilling FH, Schrappe M, Simon T, Hero B: Myeloablative megatherapy with autologous stem-cell rescue versus oral maintenance chemotherapy as consolidation treatment in patients with high-risk neuroblastoma: a randomised controlled trial. Lancet Oncol 2005; 6: 649–658. [EBM Ib]

[2] Cecchetto G, Mosseri V, De Bernardi B, Helardot P, Monclair T, Costa E, Horcher E, Neuenschwander S, Tomà P, Rizzo A, Michon J, Holmes K: Surgical risk factors in primary surgery for localized neuroblastoma: the LNESG1 study of the European International Society of Pediatric Oncology Neuroblastoma Group. J Clin Oncol 2005; 23: 8483–8489. [EBM Ib]

[3] Cecchetto G, Carretto E, Bisogno G, Dall'Igna P, Ferrari A, Scarzello G, Donfrancesco A, Alaggio R, Indolfi P, Carli M: Complete second look operation and radiotherapy in locally advanced non-alveolar rhabdomyosarcoma in children: A report from the AIEOP soft tissue sarcoma committee. Pediatr Blood Cancer 2008; 51: 593–597. [EBM Ib]

[4] Cohn SL, Pearson AD, London WB, Monclair T, Ambros PF, Brodeur GM, Faldum A, Hero B, Iehara T, Machin D, Mosseri V, Simon T, Garaventa A, Castel V, Matthay KK: INRG Task Force: The International Neuroblastoma Risk Group (INRG) classification system: an INRG Task Force report. J Clin Oncol. 2009; 27: 289–297. Epub 2008 Dec 1. [EBM Ib]

[5] Czauderna P, v. Schweinitz D. Surgical Treatment. In: Zimmermann A, Perilongo G, Malogolowkin M, v. Schweinitz D: Pediatric Liver Tumors. Springer Verlag Heidelberg, New York, 2011; 113–132.

[6] Dantonello TM, Int-Veen C, Harms D, Leuschner I, Schmidt BF, Herbst M, Juergens H, Scheel-Walter HG, Bielack SS, Klingebiel T, Dickerhoff R, Kirsch S, Brecht I, Schmelzle R, Greulich M, Gadner H, Greiner J, Marky I, Treuner J, Koscielniak E: Cooperative trial CWS-91 for localized soft tissue sarcoma in children, adolescents, and young adults. J Clin Oncol 2009; 27: 1446–1455. [EBM Ib]

[7] Dantonello TM, Winkler P, Boelling T, Friedel G, Schmid I, Mattke AC, Ljungman G, Bielack SS, Klingebiel T, Koscielniak E; on behalf of the CWS Study Group: Embryonal rhabdomyosarcoma with metastases confined to the lungs: Report from the CWS Study Group. Pediatr Blood Cancer 2010 Nov 8. Epub ahead of print. [EBM Ib]

[8] Davidoff AM, Giel DW, Jones DP, Jenkins JJ, Krasin MJ, Hoffer FA, Williams MA, Dome JS: The feasibility and outcome of nephron-sparing surgery for children with bilateral Wilms tumor. The St Jude Children's Research Hospital experience: 1999–2006. Cancer 2008; 112: 2060–2070. [EBM IV]

[9] Duarte RJ, Dénes FT, Cristofani LM, Srougi M: Laparoscopic nephrectomy for Wilms' tumor. Expert Rev Anticancer Ther 2009; 9: 753–761. [EBM IV]

[10] Fuchs J, Seitz G, Ellerkamp V, Dietz K, Bosk A, Müller I, Warmann SW, Schäfer JF: Analysis of sternotomy as treatment option for the resection of bilateral pulmonary metastases in pediatric solid tumors. Surg Oncol 2008; 17: 323–330. [EBM IV]

[11] Fuchs J, Kienecker K, Furtwängler R et al.: Surgical Aspects in the Treatment of Patients With Unilateral Wilms Tumor. Ann Surg 2009; 249: 666–671. [EBM III]

[12] Graf N, Tournade MF, de Kraker J: The role of preoperative chemotherapy in the management of Wilms' tumor. The SIOP studies. International Society of Pediatric Oncology. Urol Clin North Am 2000; 27: 443–454. [EBM Ib]

[13] Haecker FM, von Schweinitz D, Harms D, Buerger D, Graf N: Partial nephrectomy for unilateral Wilms tumor: results of study SIOP 93-01/GPOH. J Urol 2003; 170: 939–942; discussion 943-4. [EBM Ib]

[14] Heerema-McKenney A, Wijnaendts LC, Pulliam JF, Lopez-Terrada D, McKenney JK, Zhu S, Montgomery K, Mitchell J, Marinelli RJ, Hart AA, van de Rijn M, Linn SC: Diffuse myogenin expression by immunohistochemistry is an independent marker of poor survival in pediatric rhabdomyosarcoma: a tissue microarray study of 71 primary tumors including correlation with molecular phenotype. Am J Surg Pathol 2008; 32: 1513–1522. [EBM IIa]

[15] Hero B, Simon T, Spitz R, Ernestus K, Gnekow AK, Scheel-Walter HG, Schwabe D, Schilling FH, Benz-Bohm G, Berthold F: Localized infant neuroblastomas often show spontaneous regression: results of the prospective trials NB95-S and NB97. J Clin Oncol 2008; 26: 1504–1510. [EBM Ib]

[16] Kaatsch P, Spix C: Annual Report 2006/2007. Deutsches Krebsregister, Mainz, 2008

[17] Kleis M, Daldrup-Link H, Matthay K, Goldsby R, Lu Y, Schuster T, Schreck C, Chu PW, Hawkins RA, Franc BL: Diagnostic value of PET/CT for the staging and restaging of pediatric tumors. Eur J Nucl Med Mol Imaging 2009; 36: 23–36. Epub 2008 Aug 22. [EBM III]

[18] Kubota M: The role of surgery in the treatment of neuroblastoma. Surg Today 2010; 40: 526–532. Epub 2010 May 23

[19] La Quaglia MP, Kushner BH, Su W, Heller G, Kramer K, Abramson S, Rosen N, Wolden S, Cheung NK: The impact of gross total resection on local control and survival in high-risk neuroblastoma. J Pediatr Surg 2004; 39: 412–417; discussion 412–417. [EBM IIa]

[20] Martelli H, Haie-Meder C, Branchereau S, Franchi-Abella S, Ghigna MR, Dumas I, Bouvet N, Oberlin O: Conservative surgery plus brachytherapy treatment for boys with prostate and/or bladder neck rhabdomyosarcoma: a single team experience. J Pediatr Surg 2009; 44: 190–196. [EBM IIa]

[21] McDowell HP, Foot AB, Ellershaw C, Machin D, Giraud C, Bergeron C: Outcomes in paediatric metastatic rhabdomyosarcoma: results of The International Society

of Paediatric Oncology (SIOP) study MMT-98. Eur J Cancer 2010; 46: 1588–1595. [EBM Ib]

[22] Meyers RL, Rowland JR, Krailo M, Chen Z, Katzenstein HM, Malogolowkin MH: Predictive power of pretreatment prognostic factors in children with hepatoblastoma: a report from the Children's Oncology Group. Pediatr Blood Cancer 2009; 53: 1016–1022. [EBM III]

[23] Monclair T, Brodeur GM, Ambros PF, Brisse HJ, Cecchetto G, Holmes K, Kaneko M, London WB, Matthay KK, Nuchtern JG, von Schweinitz D, Simon T, Cohn SL, Pearson AD; INRG Task Force: The International Neuroblastoma Risk Group (INRG) staging system: an INRG Task Force report. J Clin Oncol. 2009; 27: 298–303. Epub 2008 Dec 1. [EBM Ib]

[24] Moore K, Leslie B, Salle JL, Braga LH, Bägli DJ, Bolduc S, Lorenzo AJ: Can we spare removing the adrenal gland at radical nephrectomy in children with wilms tumor? J Urol 2010; 184: 1638–1643. [EBM IV]

[25] Otte JB, Pritchard J, Aronson DC, Brown J, Czauderna P, Maibach R, Perilongo G, Shafford E, Plaschkes J; International Society of Pediatric Oncology (SIOP): Liver transplantation for hepatoblastoma: results from the International Society of Pediatric Oncology (SIOP) study SIOPEL-1 and review of the world experience. Pediatr Blood Cancer 2004; 42: 74–83. Review. [EBM Ib]

[26] Perilongo G, Maibach R, Shafford E, Brugieres L, Brock P, Morland B, de Camargo B, Zsiros J, Roebuck D, Zimmermann A, Aronson D, Childs M, Widing E, Laithier V, Plaschkes J, Pritchard J, Scopinaro M, MacKinlay G, Czauderna P: Cisplatin versus cisplatin plus doxorubicin for standard-risk hepatoblastoma. N Engl J Med 2009; 361: 1662–1670. [EBM Ib]

[27] Reinhard H et al.: Results of the SIOP 93-01/GPOH trial and study for the treatment of patients with unilateral nonmetastatic Wilms Tumor. Klin Padiatr 2004; 216: 132–140. [EBM Ib]

[28] Reinhard H, Furtwängler R, Graf N: Wilms' tumor – update 2007. Urologe A 2007; 46: 143–145.

[29] Roebuck DJ, Aronson D, Clapuyt P, Czauderna P, de Ville de Goyet J, Gauthier F, Mackinlay G, Maibach R, McHugh K, Olsen OE, Otte JB, Pariente D, Plaschkes J, Childs M, Perilongo G; International Childhood Liver Tumor Strategy Group: 2005 PRETEXT: a revised staging system for primary malignant liver tumours of childhood developed by the SIOPEL group. Pediatr Radiol 2007; 37: 123–132; quiz 249–250. Epub 2006 Dec 21. Review.

[30] Schneider U, Lomax A, Timmermann B: Second cancers in children treated with modern radiotherapy techniques. Radiother Oncol 2008; 89: 135–140. [EBM III]

[31] von Schweinitz D, Hero B, Berthold F: The impact of surgical radicality on outcome in childhood neuroblastoma. Eur J Pediatr Surg 2002; 12: 402–409. [EBM IIa]

[32] von Schweinitz D: Management of liver tumors in childhood. Semin Pediatr Surg 2006; 15: 17–24. Review.

[33] Simon T: Neuroblastoma. Urologe A 2005; 44: 543–554; 555. Review

[34] Simon T, Hero B, Benz-Bohm G, von Schweinitz D, Berthold F: Review of image defined risk factors in localized neuroblastoma patients: Results of the GPOH NB97 trial. Pediatr Blood Cancer 2008; 50: 965–969. [EBM Ib]

[35] Stehr M, Deilmann K, Haas RJ, Dietz HG: Surgical complications in the treatment of Wilms' tumor. Eur J Pediatr Surg 2005; 15: 414–419. [EBM III]

[36] Stehr M: Pediatric urologic rhabdomyosarcoma. Curr Opin Urol 2009; 19: 402–406. Review.

[37] Taniguchi E, Nishijo K, McCleish AT, Michalek JE, Grayson MH, Infante AJ, Abboud HE, Legallo RD, Qualman SJ, Rubin BP, Keller C: PDGFR-A is a therapeutic target in alveolar rhabdomyosarcoma. Oncogene 2008; 27: 6550–6560. Epub 2008 Aug 4. [EBM IIa]

[38] Tostar U, Malm CJ, Meis-Kindblom JM, Kindblom LG, Toftgård R, Undén AB: Deregulation of the hedgehog signalling pathway: a possible role for the PTCH and SUFU genes in human rhabdomyoma and rhabdomyosarcoma development. J Pathol 2006; 208: 17–25. [EBM IIa]

[39] Vereinbarung zur Kinderonkologie des G-BA nach § 91 SGB V vom 16.05.2006 (http://www.g-ba.de/downloads/39-261-290/2006-05-16-Kinderonko.pdf)

[40] Verschuur AC, Vujanic GM, Van Tinteren H, Jones KP, de Kraker J, Sandstedt B: Stromal and epithelial predominant Wilms tumours have an excellent outcome: the SIOP 93 01 experience. Pediatr Blood Cancer 2010; 55: 233–238. [EBM Ib]

[41] Williamson D, Lu YJ, Gordon T, Sciot R, Kelsey A, Fisher C, Poremba C, Anderson J, Pritchard-Jones K, Shipley J: Relationship between MYCN copy number and expression in rhabdomyosarcomas and correlation with adverse prognosis in the alveolar subtype. J Clin Oncol 2005; 23: 880–888. [EBM IIa]

[42] Zsíros J, Maibach R, Shafford E, Brugieres L, Brock P, Czauderna P, Roebuck D, Childs M, Zimmermann A, Laithier V, Otte JB, de Camargo B, MacKinlay G, Scopinaro M, Aronson D, Plaschkes J, Perilongo G: Successful treatment of childhood high-risk hepatoblastoma with dose intensive multiagent chemotherapy and surgery: final results of the SIOPEL-3HR study. J Clin Oncol 2010; 28: 2584–2590. Epub 2010 Apr 20. [EBM Ib]

4.2 Was gibt es Neues in der onkologischen Kinderchirurgie?

5 Orthopädische und Unfallchirurgie

5.1 Was gibt es Neues in der Unfallchirurgie?

S. Krasnici, S. Labza und J. Schmidt

1 Neues in der Frakturversorgung

1.1 Mortalität und Management bei proximalen Femurfrakturen

Hüftgelenksnahe Femurfrakturen sind nach wie vor Verletzungen von erheblicher medizinischer und sozioökonomischer Bedeutung. Eine Vielzahl von Untersuchungen hat zu einem genaueren Verständnis der Verletzung und einem besseren Management der Patienten beitragen können. Hüftgelenksnahe Femurfrakturen sind dennoch bis heute mit einem erhöhten Risiko für Mortalität und Morbidität behaftet.

Eine metaanalytische Untersuchung an > 700 000 Patienten wies für Männer in den ersten drei Monaten nach Trauma ein relatives Mortalitätsrisiko von 7,95 und für Frauen von 5,75 verglichen mit der Normalbevölkerung nach [2]. Trotz Absinken des relativen Risikos in den Folgemonaten bleibt es gegenüber der Normalbevölkerung erhöht, darüber hinaus behalten Männer über die gesamte Dauer ein höheres relatives Mortalitätsrisiko als Frauen. Da die demografische Entwicklung eine deutliche Zunahme der Inzidenz erwarten lässt [25], sind weitere Anstrengungen zum besseren Verständnis von Prophylaxe, Versorgung und Komplikationsmanagement unerlässlich.

In einer retrospektiven Studie an > 97 000 Patienten wurde das perioperative Management hüftgelenksnaher Femurfrakturen dahin gehend kritisch hinterfragt, ob Fallzahlen des Operateurs und des versorgenden Krankenhauses Einfluss auf Mortalität und Morbidität haben [1]. Hier zeigte sich ein signifikant höheres Mortalitätsrisiko bei Operateuren mit wenigen Eingriffen dieser Art (< 7/Jahr). Beim Vergleich der Krankenhäuser gab es hinsichtlich der Mortalitätsrate keinen signifikanten Unterschied. Bei der Analyse peri- und postoperativer Komplikationen konnte jedoch gezeigt werden, dass sowohl geringe Eingriffszahlen des Operateurs als auch niedrige Fallzahlen des Krankenhauses mit einem signifikant höheren Morbiditätsrisiko (Pneumonie, Transfusionspflichtigkeit, Dekubitus) korrelieren. Die Autoren plädieren daher für eine Bündelung der operativen Versorgung in qualifizierten Zentren.

1.2 Mediale Oberschenkelhalsfrakturen

Die operative Versorgung von Schenkelhalsfrakturen ist und bleibt ein weiter kontrovers diskutiertes Thema in den Fachgesellschaften. Uneinigkeit herrscht insbesondere bezüglich der Indikation zur primären endoprothetischen Versorgung.

In einer kürzlich veröffentlichten Studie untersuchten Leonardsson et al. das Outcome von prothetisch versorgten Patienten mit medialer Oberschenkelhalsfraktur gegenüber dem von kopferhaltend versorgten Patienten über einen Zeitraum von zehn Jahren [17]. Während bei

94,8 % der prothetisch versorgten Patienten der Heilungsverlauf ohne Komplikationen ablief, kam es bei 45,6 % der Patienten mit gelenkerhaltender osteosynthetischer Versorgung zu Komplikationen im Heilungsverlauf bzw. zu keiner knöchernen Konsolidierung. Bezüglich des Schmerzverlaufes, der Mobilität und der Mortalität wurden keine Unterschiede festgestellt.

Diese Befunde decken sich mit den Daten von Gjertsen et al., die an 4 335 geriatrischen Patienten mit medialer Oberschenkelhalsfraktur (Norwegian Hip Fracture Register) Qualitätsunterschiede der operativen Versorgung (Hemiarthroplastik vs. gelenkerhaltende Schraubenosteosynthese) analysierten. Hier zeigte sich kein signifikanter Unterschied in der Mortalität (25 % bei endoprothetischer Versorgung vs. 27 % bei osteosynthetischer Versorgung). Bei gelenkerhaltendem Vorgehen war in 22,6 % der Fälle eine operative Revision erforderlich, gegenüber 2,9 % bei Gelenkersatz [11].

Endoprothetisch versorgte Patienten hatten überdies im standardisierten Gesundheitsscore EQ-5D ein besseres funktionelles Outcome als Patienten mit osteosynthetischer Versorgung [10].

Nicht zuletzt aufgrund dieser Daten verschieben sich daher die Empfehlungen bei geriatrischen Patienten mit medialer Oberschenkelhalsfraktur zugunsten der Protheseimplantation.

Ein weiterer kritisch diskutierter Punkt der endoprothetischen Versorgung ist die Wahl des operativen Zuganges. Hier konkurrieren mittlerweile verschiedene minimalinvasive mit konventionellen Techniken. Roy et al. konnten zeigen, dass es bei endoprothetischer Therapie einer Oberschenkelhalsfraktur keinen Unterschied bei Blutung, Transfusionsbedarf und Hb-Verlauf in den ersten 72h nach OP zwischen konventioneller und minimalinvasiver Technik gibt [21].

Bei der endoprothetischen Versorgung hüftgelenksnaher Femurfrakturen gab es bislang keine eindeutigen Empfehlungen hinsichtlich der Frage, ob eine Prothese zementiert werden sollte oder ob es keine Indikation hierfür gibt. Umso erfreulicher ist es, dass diese Frage immer mehr zum Gegenstand von Untersuchungen wird.

Zwei kürzlich publizierte randomisierte Studien verglichen die zementierte und nicht zementierte hemiarthroplastische Versorgung bei hüftgelenksnaher Femurfraktur [18]. Parker et al. randomisierten 400 Patienten vor operativer Versorgung mittels zementierter oder nicht zementierter Hemiarthroplastik und unterzogen sie einem Assessment zum Schmerzempfinden. Hier zeigte sich nach 8 Wochen in der visuellen Analogskala (VAS) und nach 3, 6, 12 und 24 Monaten im *Charnley Pain Score* ein Vorteil für zementierte Prothesen. Die Autoren beschrieben auch eine bessere Mobilität bei Patienten mit zementierter Prothese.

Zu ganz anderen Ergebnissen kommt eine ebenfalls randomisierte Studie an 223 Patienten. Figved et al. untersuchten ebenfalls das Outcome zementierter und nicht zementierter Hemiarthroplastik nach hüftgelenksnaher Femurfraktur [6]. Die Patienten wurden nach drei und zwölf Monaten nachuntersucht und mittels Harris Hip Score und EQ-5D beurteilt. Die Autoren konnten hierbei zwischen zementierter und nicht zementierter Operationstechnik keine Unterschiede im funktionellen Outcome feststellen.

Auch wenn aus den teilweise konträren Ergebnissen keine eindeutigen Empfehlungen abzuleiten sind, ist die kritische Überprüfung eines jeden Details in der Versorgung als ein richtiger Schritt zur weiteren Reduzierung von Mortalität und Morbidität zu begrüßen.

1.3 Laterale Oberschenkelhals- und trochantäre Frakturen

Mittlerweile stehen diverse Implantate zur gelenkerhaltenden Therapie lateraler Oberschenkelhals- und trochantärer Frakturen zur Verfügung, deren Outcome in den letzten Jahren vielfach untersucht wurde. Die Versorgung wird üblicherweise mittels intramedullärem Nagel, perkutaner Platte oder minimalinvasiver dynamischer Hüftschraube (MIDHS) durchgeführt [15, 27].

Ob die Versorgung mittels dynamischer Hüftschraube (DHS) einem intramedullären Kraftträger unterlegen oder gleichwertig ist, bleibt Gegenstand aktueller Untersuchungen. Während minimale Invasivität und die hervorragenden biomechanischen Eigenschaften für den Nagel sprechen, ist die DHS einfach anwendbar und kostengünstig – in Zeiten zunehmender Ökonomisierung des Gesundheitswesens ein nicht unwesentlicher Entscheidungsfaktor.

Kuzyk et al. verglichen in einer Metaanalyse das Outcome verschiedener minimalinvasiver (MIS) Techniken (intramedullärer Nagel, perkutane Platte und MIDHS) mit der konventionellen DHS: in den Untersuchungen fand sich kein Unterschied hinsichtlich der Mortalität oder eines Implantatversagens [14].

Überlegen sind die minimalinvasiven Techniken der konventionellen DHS jedoch beim intraoperativen Blutverlust mit konsekutiv niedrigerem Transfusionsbedarf im stationären Verlauf. Ein weiterer Vorteil der minimalinvasiven Techniken konnte beim Schmerzempfinden der Patienten beobachtet werden. Patienten mit konventionell durchgeführter DHS gaben mehr Schmerzen an als solche, die in minimalinvasiver Technik operiert wurden, was sich nicht zuletzt auf die Frühfunktionalität auswirkte. Bei Patienten mit MIS-Operation fand sich am dritten postoperativen Tag ein deutlich besseres funktionelles Ergebnis als nach konventionell durchgeführtem Eingriff [27].

1.4 Hüftgelenksnahe Femurfrakturen als Kombinationsverletzung beim Polytrauma

Auch wenn die Implementierung von standardisierten Schockraumprotokollen den diagnostischen und therapeutischen Ablauf beim Polytrauma kontinuierlich verbesserte, werden Verletzungen dennoch übersehen oder verzögert diagnostiziert.

Frakturen des Femurschaftes (AO-Region 32) entstehen üblicherweise im Rahmen von Hochrasanzverletzungen und imponieren meist klinisch mit Fehlstellung in Achse und/oder Rotation sowie Krepitation. Cannada et al. stellten in einer retrospektiven Arbeit fest, dass in ihrem Kollektiv 3,2 % der Patienten mit Femurschaftfraktur im Rahmen eines Polytraumas zusätzlich Verletzungen des Oberschenkelhalses aufwiesen, die gerade bei geringer Dislokation der Fragmente und unter dem Eindruck der Schaftfraktur übersehen werden. Bei diesen Patienten wurden Oberschenkelhalsfrakturen in 18 % der Fälle trotz Dünnschicht-CT nicht erkannt, was für die Patienten gravierende Konsequenzen haben kann [3].

Aus der eigenen Schockraumversorgung bestätigt der Fall einer 50-jährigen weiblichen Patientin nach Sprung aus der dritten Hausetage die

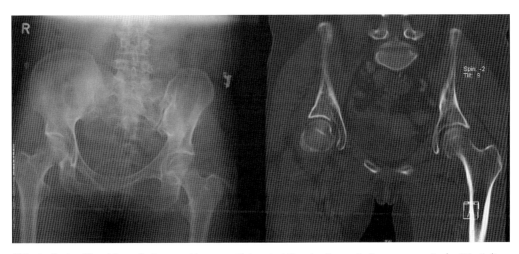

Abb. 1a: Beckenübersichtsaufnahme und koronare Rekonstruktion des Computertomogramms in der Primärdiagnostik.

5.1 Was gibt es Neues in der Unfallchirurgie?

Schwierigkeit, die zusätzliche Fraktur des Schenkelhalses bei der Primärdiagnostik mitzuerfassen. Während die radiologische Schockraumdiagnostik (FAST, Röntgen des Thorax, Übersichtsaufnahme des Beckens und Computertomografie nach Schockraumprotokoll) die nicht dislozierte Schenkelhalsfraktur nicht nachweisen konnte, zeigte die Röntgenkontrollaufnahme nach Anlage eines Fixateur externe am Femur die Begleitverletzung (Abb. 1a–c).

Bei Frakturen des Femurschaftes im Rahmen von Hochrasanzverletzungen polytraumatisierter Patienten sollte daher immer eine zusätzliche Schenkelhalsfraktur in Betracht gezogen werden. Ob in solchen Fällen eine Röntgenaufnahme des Beckens unter Traktion der verletzten Extremität die diagnostische Fehlerquote zu reduzieren vermag, muss weiter beobachtet werden.

1.5 Posterolaterale Tibiakopffrakturen

Tibiakopffrakturen entstehen meist im Rahmen von Hochrasanzverletzungen und sind oft mit Weichteil-, Meniskus- und ligamentären Verlet-

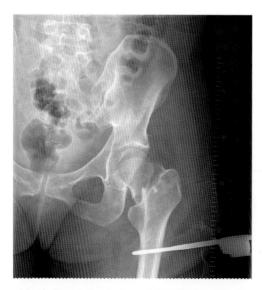

Abb. 1b: Röntgenkontrolle nach Stabilisierung der Femurschaftfraktur im externen Fixateur. Schenkelhalsfraktur mit erheblicher sekundärer Dislokation.

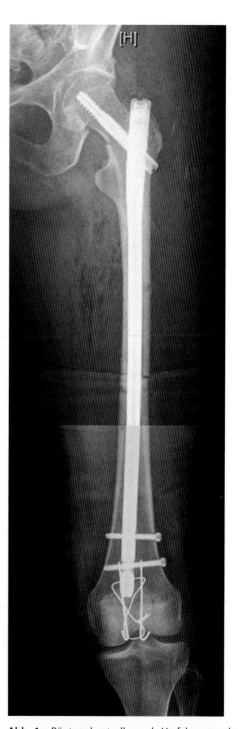

Abb. 1c: Röntgenkontrolle nach Verfahrenswechsel, geschlossener Reposition und intramedullärer Stabilisierung der 2-Etagenverletzung.

zungen assoziiert [19]. Zur Beschreibung von Tibiakopffrakturen existieren eine Reihe von Klassifikationen, am gebräuchlichsten sind heute die AO-Klassifikation und (für Luxationsfrakturen) die Moore-Klassifikation, da die komplexe Architektur und die Biomechanik hier eine gute Darstellung finden [2].

Aufgrund der häufigen Gelenkbeteiligung von Tibiakopffrakturen ist die Inzidenz sekundärer posttraumatischer Gonarthrosen hoch. Der Chirurg steht vor der Herausforderung neben einer Korrektur von Achse und Länge eine anatomische Reposition zu erzielen und gleichzeitig eine Osteosynthese mit hoher Stabilität zur funktionellen Nachbehandlung ermöglichen zu müssen.

Frakturen des vorderen Plateaus werden standardmäßig über einen anteromedialen oder anterolateralen Zugang operiert. Diese Technik konnte zunehmend minimalinvasiv weiterentwickelt werden, sodass mittlerweile perkutane, arthroskopisch unterstützte Verfahren Anwendung finden (sog. ARIF – arthroskopische Reposition und interne Fixation). Sie bieten die Möglichkeit, Begleitverletzungen der Kniebinnenstrukturen zu bilanzieren und ggf. in einer Sitzung zu versorgen [19].

Verletzungen des posterolateralen Quadranten hingegen stellen aufgrund ihrer Erreichbarkeit dagegen ein Problem für die operative Versorgung dar. Sie sind über die anterioren Zugangswege nicht optimal zugänglich, hinzu kommt, dass aus biomechanischer Sicht eine dorsale Antigleitplatte erforderlich ist [9]. Zwar wurden in der Vergangenheit verschiedene Zugangswege zum dorsalen Tibiakopf erprobt, diese hatten jedoch neben einem erheblichen Weichteiltrauma oftmals ein unbefriedigendes funktionelles Outcome [2].

Frosch et al. entwickelten daher einen modifizierten posterolateralen Zugang für die Versorgung von Frakturen des posterolateralen Quadranten [20]. Hierbei erfolgt ähnlich dem Lobenhoffer-Zugang ein posterolateraler Hautschnitt, der mit geringem Risiko einer Verletzung von Bändern, Kapsel und Sehnen und ohne Fibulaosteotomie das dorsale Einbringen einer Abstützplatte ermöglicht, während die Reposition über eine laterale Arthrotomie visuell kontrolliert werden kann. Als Implantat diente eine winkelstabile T-Platte, wie sie für die palmare Versorgung von distalen Radiusfrakturen verwendet wird. Über einen Zeitraum von zwei Jahren wurden sieben Patienten in dieser Technik operiert, wobei in sechs Fällen ein radiologisch und funktionell gutes Outcome erzielt werden konnte. Auch wenn die geringe Anzahl der operierten Patienten keine abschließende Beurteilung des Verfahrens zulässt, scheint diese Technik dem Operateur sowohl anatomisch-rekonstruktiv wie auch biomechanisch vielversprechende Möglichkeiten zu bieten.

1.6 Paradigmen-Wandel in der (Nach-)Behandlung kindlicher Frakturen am Beispiel des Unterarms

Die Behandlung kindlicher Frakturen galt und gilt auch mancherorts noch immer als Domäne der konservativen Behandlung. Der Grund hierfür ist die rasche Konsolidierung von Frakturen am kindlichen Skelett und auch die große Kompensationsmöglichkeit von Fehlstellungen durch zielgerichtetes Wachsen im Bereich der Wachstumsfugen vor allem am Röhrenknochen.

Oftmals wird allerdings übersehen, dass sich trotz aller Vorteile, die das wachsende Skelett bietet, eine konservative Behandlung auch nachteilig auf das Ergebnis auswirken kann. Insbesondere protrahierte Bewegungsstörungen so genannter „empfindlicher Gelenke" zwingen in manchen Fällen zum operativen Vorgehen. Vor allem das Ellenbogengelenk neigt, wie beim Erwachsenen auch, zu Verklebungen der Seitenbänder und das Ausfüllen der Fossa olecrani durch Narbenplatten mit dadurch bedingter mangelnder Extensionsmöglichkeit oder kombinierter Bewegungseinschränkung.

Ausgehend von Rumänien wurde später in Frankreich, hier unter der Federführung von Prévot in den 80er-Jahren des letzten Jahrhunderts die elastische Markraumschienung entwickelt. Von Nancy aus setzte sich diese elastische Markraumschienung zunehmend auch im deutschsprachigen und angloamerikanischen Raum durch und zeigte zunehmend gute Ergebnisse.

In der kindertraumatologischen Behandlung erweist sich diese Methode als äußerst effizient, sie ist eine primär anzuwendende definitive Behandlungsmethode, sie ist minimalinvasiv und damit auch gewebeschonend, braucht wenig Röntgenstrahlung, hat einen sehr kurzen Krankenhausaufenthalt und ist, vor allem nach der Weiterentwicklung der elastischen Markraumimplantate, eine standardisierte und damit risikoarme Technik.

Noch immer ist die Meinung verbreitet, dass eine mit intramedullären Kraftträgern versorgte Unterarmfraktur für zwei Wochen im Oberarmgips und anschließend für weitere zwei Wochen im Unterarmgips ruhigzustellen sei. Dies widerspricht grundlegend der sich immer weiter durchsetzenden frühfunktionellen Nachbehandlung osteosynthetisch versorgter Frakturen sowohl im Erwachsenen- als auch im Kindesalter.

Die Leitlinie „Unterarmschaftfrakturen im Kindesalter" der Arbeitsgemeinschaft der Wissenschaftlichen Medizinischen Fachgesellschaften (AWMF) wurde zuletzt im Januar 2008 überarbeitet [16]. Als Merksatz wird bei der elastisch stabilen intramedullären Nagelung (ESIN) der Unterarm mit Radius, Ulna und Membrana interossea als funktionelle Einheit betrachtet. Bei Unterarmfrakturen sind daher sowohl Radius als auch Ulna mit einem intramedullären Pin zu versorgen, die Nägel werden gegenläufig, im Radius aszendierend und in der Ulna deszendierend, eingebracht.

In dieser S1-Leitlinie wird in der Nachbehandlung postuliert, dass keine zusätzliche Retention im Gipsverband notwendig ist, gegebenenfalls kann eine Oberarmschiene zur postoperativen Analgesie angelegt werden. Kinder neigen zu einer spontanen Mobilisation bei Schmerzfreiheit.

Ausgehend von der S1-Leitlinie wurde die neueste Literatur auf Studien untersucht.

Eine Publikation von Fette et al. aus dem Jahre 2009 zeigt eine Übersicht über die Operationsmethodik und beschreibt die mittlerweile standardisierte Vorgehensweise [5]. Diese Autoren zeigen, dass bei der konservativen Therapie von Unterarmschaftfrakturen des Kindes in fast einem Drittel der Patienten funktionell bedeutsame Einschränkungen, insbesondere in der Umwendbewegung des Unterarmes eintreten, wenn die Brüche mit einem Achsfehler von über 10° ausheilen. Den Autoren zufolge führt der posttraumatisch beschleunigte Schluss der wachstumsaktiven distalen Fugen eines der beiden Unterarmknochen zum Vorschub des anderen Knochens mit einer Verkippung der Handgelenkachse und konsekutiv zu erheblichen Bewegungseinschränkungen. Zur Nachbehandlung empfehlen die Autoren eine Lagerung auf dem Kissen oder in einer Armschlinge, eine Ruhigstellung sei postoperativ nicht zwingend notwendig. Das Kind entscheide entsprechend der Schmerzhaftigkeit selbst über den Beginn der Mobilisation. Die Oberarmgipsschiene sei aus Komfortgründen oder bei starker Schwellung möglich, darf aber nicht länger als sieben bis zehn Tage getragen werden.

In dieser Veröffentlichung wird die elastische Markraumschienung als unmittelbar postoperativ übungs- und belastungsstabil beschrieben.

Die Autoren berichten über eine Erfahrung von 131 operativ behandelten Frakturen, hier wurde postoperativ eine Ruhigstellung in einer Oberarmgipsschiene von durchschnittlich 7,9 Tagen angelegt. Bei nur fünf Patienten kam es zu einer diskreten Bewegungseinschränkung, weitere therapeutische operative Maßnahmen waren jedoch, außer der Metallentfernung, nicht notwendig. Von den insgesamt 131 Kindern fand sich bei 129 ein gutes Ergebnis, nur bei zwei Patienten wurde wegen Dysästhesien eine Neurolyse erforderlich und einmal eine vorzeitige Metallentfernung bei Implantatinfekt. Somit ist trotz frühfunktioneller Nachbehandlung ein gutes und sicheres operatives Ergebnis gefunden worden.

Auch Weinberg et al. verzichteten postoperativ auf eine zusätzliche Schienung: bei siebzig behandelten Kindern sahen sie in 98 % ein freies Bewegungsausmaß und eine regelhafte Frakturkonsolidierung unter funktioneller Nachbehandlung [26].

Flynn und Mitarbeiter haben 149 operativ versorgte Fälle und 2 148 konservativ behandelte Unterarmfrakturen nachuntersucht [7]. Sie kamen zu dem Ergebnis, dass die intramedulläre Fixation bei Kindern unter zehn Jahren eine absolut sichere Option ohne Komplikationen in ihrer Serie darstellte, bei Kindern über zehn Jahren allerdings zu einem schlechteren funktionellen Outcome führte. Vor allem eine Rate von 6,7 % Kompartmentsyndromen innerhalb von 24 Stunden nach der Versorgung mit intramedullären Nägeln lässt aufhorchen.

Erstaunlich in dieser Studie ist auch die Komplikationsquote von 14,6 % bei der Versorgung von Vorderarmfrakturen mit elastischer Markraumschienung. Diese Autoren schlussfolgern, dass die Anzahl der operativen Versorgungen von Unterarmfrakturen in den letzten zehn Jahren deutlich zugenommen habe, die Komplikationsrate sei jedoch mit 14,6 % hoch und das Vorgehen nicht immer minimalinvasiv.

Dies widerspricht der Studie von Garg et al., hier werden die elastisch stabilen intramedullären Nägel als der Plattenosteosynthese deutlich überlegen beschrieben. Bei den untersuchten 21 Patienten gab es nur eine Pseudarthrose trotz der frühfunktionellen Nachbehandlung; die Implantatentfernung wird als erheblich weniger belastend als bei der Plattenosteosynthese beschrieben [10].

Die Studienlage für die Versorgung der Unterarmfrakturen des Kindes mit intramedullärer elastischer Nachbehandlung ist nicht vielfältig. Klar scheint jedoch zu sein, dass die frühfunktionelle Nachbehandlung gegenüber der Gipsretention zumindest keine Nachteile, sondern eher Vorteile hat. Die zum Teil beschriebenen hohen Komplikationsquoten von bis zu 14,6 % müssen weiterhin beobachtet werden.

Wie sich aber auch unter Beachtung sämtlicher neuerer Publikationen herausgestellt hat, sollte der Vorteil der frühfunktionellen Nachbehandlung dieser kindlichen Frakturen auf jeden Fall wahrgenommen werden.

2 Die Rehabilitation Schwerverletzter

Seit der Etablierung von Kliniknetzwerken zur Schwerverletztenversorgung (TraumaNetzwerk-Deutschland) durch die Deutsche Gesellschaft für Unfallchirurgie e.V. (DGU) haben sich die Überlebenschancen von Schwerstverletzten in Deutschland deutlich verbessern lassen. Lag die Mortalität der jährlich ca. 33 000 bis 38 000 mehrfachverletzten Patienten mit einem *injury severity score* (ISS) > 16 in den 1970er-Jahren noch bei etwa 40 % [17], konnte sie in den letzten zehn Jahren auf mittlerweile unter 20 % gesenkt werden [24]. Mit den verbesserten Überlebenschancen rücken gleichzeitig vermehrt Fragen nach der erreichbaren Lebensqualität polytraumatisierter Patienten in den Focus der klinischen Traumaforschung: Es stellt sich nicht nur die Frage, ob ein Patient einen schweren Unfall überlebt, sondern wie er ihn überlebt und durch welche therapeutischen Maßnahmen seine posttraumatische Lebensqualität beeinflusst werden kann. Das Outcome wird als Ergebnis diagnostischer und therapeutischer Schritte, zunehmend auch im Zeitabschnitt nach der Akutversorgung und in der Phase der Rehabilitation betrachtet, deren reibungslose Folge nicht nur für das verletzte Individuum entscheidend, sondern auch von enormer volkswirtschaftlicher Bedeutung ist, da der kurz- und langfristige Arbeitsausfall der meist jungen Patientenpopulation einen erheblichen Produktivitätsverlust verursacht. Die Outcome-Forschung nach Polytrauma bezieht daher neben dem reinen Überleben neue Parameter mit ein: das funktionale Spätergebnis sowie psychische und soziale Folgezustände.

Gesetzlich geregelt wird die Rehabilitation nach den Vorschriften des Sozialgesetzbuches, Neuntes Buch – Rehabilitation und Teilhabe behinderter Menschen (SGB IX). Der Übergang von der Akutbehandlung in den rehabilitativen Bereich sollte dabei frühzeitig erfolgen und die Verbesserung von Körperfunktionen, Aktivitäten, Teilhabe sowie der beruflichen Wiedereingliederung und der Lebensqualität zum Ziel haben. Die Ausrichtung des Rehabilitationsprozesses orientiert sich an der Internationalen Klassifikation der Funktionsfähigkeit, Behinderung und Gesundheit (ICF), die eine gemeinsame Nomenklatur zur Darstellung der Funktionsfähigkeit und Behinderung unter Berücksichtigung der individuellen Kontextfaktoren (Abb. 2) darstellt.

5.1 Was gibt es Neues in der Unfallchirurgie?

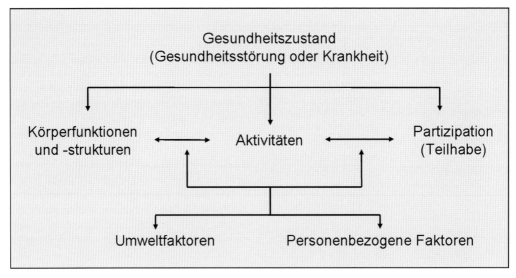

Abb. 2: Internationale Klassifikation der Funktionsfähigkeit, Behinderung und Gesundheit (ICF).

Die medizinische Rehabilitation Schwerverletzter gliedert sich in drei Phasen:

- Frührehabilitation,
- Postakutrehabilitation,
- weiterführende Rehabilitation.

Die DGU e.V. regelt in diesem Kontext im überarbeiteten Weißbuch „Schwerverletztenversorgung der DGU" inhaltliche, räumliche und personelle Anforderungen an spezialisierte Einrichtungen zur Früh-, Postakut- und weiterführenden Rehabilitation [13]. So müssen zur zeitnahen und umfassenden Rehabilitation Schwerverletzter die unmittelbare Anwendung von Physio- und Ergotherapie, die frühe Beteiligung des Sozialdienstes sowie eine kompetente psychosoziale Unterstützung gewährleistet sein. Für die stationäre Frührehabilitation muss eine umfassende Ausstattung mit Kryogeräten, einer intermittierenden Impulskompression (A-V-Pumpen), Motorbewegungsschienen für alle großen Gelenke und ergotherapeutische Geräte etc. vorliegen.

Leistungsträger der medizinischen Rehabilitation Schwerverletzter sind die Berufsgenossenschaften im Rahmen der gesetzlichen Unfallversicherung, die Deutsche Rentenversicherung (DRV) sowie die gesetzlichen Krankenkassen.

Vor diesem Hintergrund ist die Neuorganisation der Kliniken der gesetzlichen Unfallversicherung mit Spannung zu betrachten: Berufsgenossenschaften, Unfallkassen und BG-Kliniken haben am 16. September 2010 in Berlin mit dem „Klinikverbund der gesetzlichen Unfallversicherung e.V." (KUV) eine gemeinsame Organisation geschaffen. Nach einer Pressemitteilung des Spitzenverbands soll die Gründung des KUV der Sicherstellung der beruflichen und sozialen Rehabilitation und medizinischen Versorgung der Versicherten nach einem Arbeitsunfall oder bei einer Berufskrankheit dienen [20]. Zu diesem Zweck haben sie ein Netzwerk aus rund 3 500 Durchgangsärzten und 600 Vertragskliniken aufgebaut. Sie unterhalten zudem neun eigene Unfallkrankenhäuser, zwei Kliniken für Berufskrankheiten und zwei Unfallbehandlungsstellen für besonders komplexe Verletzungen.

3 Komplikationsvermeidung

3.1 Bedeutung der novellierten S3-Leitlinie zur Thrombembolieprophylaxe für den Unfallchirurgen

Venöse Thrombembolien (VTE) nach operativen Eingriffen und Verletzungen sind klinisch bedeutsame Komplikationen. Traditionell sind zur Prävention neben allgemeinen Basismaßnahmen wie Frühmobilisation und Bewegungsübungen physikalische und medikamentöse Verfahren fester Bestandteil des Managements. Diesbezüglich sind in der S3-Leitlinie der AWMF die Empfehlungen zu Indikation, Modalitäten und Durchführung der Thromboseprophylaxe ausgesprochen worden [4]. Aufgrund der Zulassung und klinischen Verfügbarkeit neuer oraler Antikoagulantien zur Prophylaxe bei Patienten mit Hüft- und Kniegelenkersatzoperationen (siehe Abschnitt 3.2) wurde diese Leitlinie diesbezüglich überarbeitet und ergänzt. Die S3-Leitlinie zur Thrombembolieprophylaxe mit den aus unfallchirurgischer Sicht bedeutenden speziellen Empfehlungen ist über die Webseite der AWMF (http://www.leitlinien.net) einsehbar. Ihre Empfehlungen enthalten, im Gegensatz zur vorhergehenden S2-Leitlinie, eine vollständige Auflistung und Auswertung der Evidenz sowie ergebnisorientierte Aussagen. Auch im Unterschied zu anderen internationalen Leitlinien wird bei den Empfehlungen der AWMF-Leitlinie zwischen drei Empfehlungsgraden unterschieden, die mit der Qualität der Evidenz (Evidenzstärke) korrelieren.

3.2 Neue orale Antikoagulantien aus unfallchirurgischer Sicht

Die bekannten Nachteile herkömmlicher Präparate zur Antikoagulation, insbesondere Blutungskomplikationen, relativ geringe therapeutische Breite, immunallergische Auslösung einer heparininduzierten Thrombozytopenie (HIT II), Beeinflussung der Wirkung von Vitamin-K-Antagonisten sowie aufwendige Handhabung, haben zur Entwicklung neuer Substanzgruppen geführt, die zu einer besser kalkulierbaren Gerinnungshemmung führen sollen. Hierbei handelt es sich um monospezifische Substanzen, die gezielt den Gerinnungsfaktor Xa und damit die Thrombinbildung bzw. das Thrombin (Faktor IIa) als zentralen Gerinnungsfaktor direkt hemmen.

Für zwei dieser Wirkstoffklassen, deren Gemeinsamkeit in der oralen Verfügbarkeit besteht, liegt mittlerweile die Zulassung zur Thrombembolieprophylaxe im Rahmen elektiver Hüft- und Kniegelenkersatzoperationen vor [23]. *Rivaroxaban* und *Apixaban* sind Vertreter der neuen Klasse der direkten Faktor-Xa-Inhibitoren, *Dabigatran* ist ein direkter Thrombin-Inhibitor, der als Prodrug *Dabigatranetexilat* ebenfalls oral verabreicht wird. *Apixaban* befindet sich derzeit noch im Zulassungsverfahren für die gleiche Indikation. Keine der Substanzen erfordert eine laborkontrollierte Gabe. Allerdings beeinflussen sie durch ihren direkten Hemm-Mechanismus auf Faktor Xa (Rivaroxaban und Apixaban) bzw. Thrombin (Dabigatranetexilat) die globalen Gerinnungsparameter aktivierte partielle Thromboplastinzeit (aPTT) bzw. Quick-Wert und International Normalized Ratio (INR): bei der Gabe von Rivaroxaban und Apixaban muss mit deutlicher Verminderung des Quick-Wertes und Anstieg der INR gerechnet werden. Dabigatranetexilat führt zu einer verlängerten aPTT. Hinzu kommt, dass die Messwerte großen Schwankungen unterliegen, da sie stark reagenzienabhängig sind und deutlich vom Zeitpunkt der Medikamenteneinnahme beeinflusst werden. Um Fehlinterpretationen zu vermeiden, sollten daher *keine* Routinekontrollen der globalen Gerinnungsparameter durchgeführt werden.

3.3 Perioperatives „Bridging" von Antikoagulantien

Patienten unter Langzeitantikoagulation mit Vitamin-K-Antagonisten müssen bei Absetzen der laufenden Antikoagulation zur Durchführung eines geplanten operativen Eingriffs ersatzweise eine Überbrückung (Bridging-Antikoagulation) erhalten.

In einem Übersichtsartikel beschreiben Schellong et al. verschiedene Optionen der Überbrückung, des Wechsels (Switching) und des perioperativen Aussetzens von Antikoagulantien gemäß derzeitigem Leitlinienkonsens [22]. Trotz fehlender Zulassung werden als Medikamente der ersten Wahl niedermolekulare Heparine (NMH) eingesetzt, da sie ohne Gerinnungsmonitoring und Dosisanpassung auch ambulant verabreicht werden können. Studien der vergangenen Jahre bestätigen die Überlegenheit der NMH bezüglich Wirksamkeit und Sicherheit gegenüber unfraktioniertem Heparin. Geradezu ideal für das Switching zwischen verschiedenen Antikoagulantien erscheinen in Zukunft die neuen oral verfügbaren Substanzen. Aufgrund ihrer kurzen Halbwertszeiten können sie, unter Einhaltung gewisser Antikoagulationspausen, auch perioperativ eingesetzt werden und machen eine Bridging-Antikoagulation überflüssig.

Literatur

[1] Browne JA, Pietrobon R, Olson SA: Hip fracture outcomes: does surgeon or hospital volume really matter? J Trauma 2009; 66: 809–814. [EBM IIb]

[2] Brunner A, Honigmann P, Horisberger M, Babst R: Open reduction and fixation of medial Moore type II fractures of the tibial plateau by a direct dorsal approach. Arch Orthop Trauma Surg 2009; 129: 1233–1238. [EBM IIa]

[3] Cannada LK, Viehe T, Cates CA, Norris RJ, Zura RD, Dedmond B, Obremskey W, Bosse MJ: Southeastern Fracture Consortium. A retrospective review of high-energy femoral neck-shaft fractures. J Orthop Trauma 2009; 23: 254–260. [EBM III]

[4] Encke A, Haas S, Sauerland S et al.: S3-Leitlinie Prophylaxe der venösen Thromboembolie (VTE). Vasa 2009; 38: 1–13. [EBM IV]

[5] Fette A, Feichter S, Haecker F-M, Zettl AS, Mayr J; Elastisch-stabile Markraumschienung (ESMS) von Unterarmschaftfrakturen im Kindesalter. Obere Extremität 2009; 4: 55–62. [EBM IV]

[6] Figved W, Opland V, Frihagen F, Jervidalo T, Madsen JE, Nordsletten L: Cemented versus uncemented hemiarthroplasty for displaced femoral neck fractures. Clin Orthop Relat Res 2009; 467: 2426–2435. [EBM Ib]

[7] Flynn J, Jones KJ, Garner MR, Goebel J: Eleven years experience in the operative management of pediatric forearm fractures. J Pediatr Orthop 2010; 30: 313–319. [EBM III]

[8] Frosch KH, Balcarek P, Walde T, Stürmer KM: Ein modifizierter posterolateraler Zugang für die operative Versorgung von Tibiakopffrakturen. Oper Orthop Traumatol 2010; 22: 107–119. [EBM IIa]

[9] Galla M, Lobenhoffer P: Der direkte dorsale Zugangsweg zur Versorgung posteromedialer Luxationsfrakturen des Tibiakopfes. Unfallchirurg 2003; 106: 241–247. [EBM IIa]

[10] Garg NK, Ballal MS, Malek IA, Webster RA, Bruce CE: Use of elastic stable intramedullary nailing for treatment unstable forearm fractures in children. J Trauma 2008; 65: 109–115. [EBM IV]

[11] Gjertsen JE, Vinje T, Engesaeter LB, Lie SA, Havelin LI, Furnes O, Fevang JM: Internal screw fixation compared with bipolar hemiarthroplasty for treatment of displaced femoral neck fractures in elderly patients. J Bone Joint Surg Am 2010; 92: 619–628. [EBM IIa]

[12] Haentjens P, Magaziner J, Col´on-Emeric CS, Vanderschueren D, Milisen K, Velkeniers B, Boonen S: Meta-analysis: excess mortality after hip fracture among older women and men. Ann Intern Med. 2010; 152: 380–390. [EBM Ia]

[13] Kladny B: Rehabilitation im TraumaNetzwerk[D] DGU. Trauma und Berufskrankheit 2010; 12: 1–5. [EBM IV]

[14] Kuzyk PR, Guy P, Kreder H, Zdero R, McKee MD, Schemitsch EH: Minimally invasive hip fracture surgery: are outcomes better? J Orthop Trauma 2009; 23: 447–453. [EBM Ia]

[15] Laohapoonrungsee A, Arpornchayanon O, Phornputkul C: Two-hole side plate DHS in the treatment of intertrochanteric fracture: results and complications. Injury 2005; 36: 1355–1360. [EBM IIa]

[16] Leitlinie „Unterarmschaftfrakturen im Kindesalter" AWMF-Leitlinien-Register. [EBM IV]

[17] Leonardsson O, Sernbo I, Carlsson A, Akesson K, Rogmark C: Long-term followup of replacement compared with internal fixation for displaced femoral neck fractures: results at ten years in a randomised study of 450 patients. J Bone Joint Surg Br 2010; 92: 406–412. [EBM IIa]

[18] Parker MI, Pryor G, Gurusamy K: Cemented versus uncemented hemiarthroplasty for intracapsular hip fractures: a randomised controlled trial in 400 patients. J Bone Joint Surg Br 2010; 92: 116–122. [EBM Ib]

[19] Petersen W, Zantop T, Raschke M: Tibiakopffraktur. Unfallchirurg 2006; 109: 219–234. [EBM Ib]

[20] Pressemitteilung des Spitzenverbands der Deutschen Gesetzlichen Unfallversicherung vom 28.10.2010. [EBM IV]

[21] Roy L, Laflamme GY, Carrier M, Kim PR, Leduc S: A randomized clinical trial comparing minimally invasive surgery to conventional approach for endoprothesis in elderly patients with hip fractures. Injury 2010; 41: 365–369. [EBM Ib]

[22] Schellong S, Haas S, Siebenlist S: Überbrückung, Pausieren und Wechsel von Antikoagulanzien in der Unfallchirurgie. Unfallchirurg 2010; 113: 901–907. [EBM IV]

[23] Siebenlist S, Haas S, Elser F et al.: Neue orale Antikoagulanzien aus unfallchirurgischer Sicht. Unfallchirurg 2010; 113: 886–889. [EBM IV]

[24] Simmel S, Bühren V: Polytrauma überlebt – und was kommt dann? Die Rehabilitation Schwerstverletzter. Unfallchirurg 2009; 112: 965–974. [EBM IV]

[25] Statistisches Bundesamt. Tiefgegliederte Diagnosedaten der Krankenhauspatientinnen und -patienten. www.destatis.de/publikationen; 2009. [EBM III]

[26] Weinberg A-M, Castellani C, Amerstorfer F: Elastisch-stabile intramedulläre Marknagelung (ESIN) von Unterarmfrakturen. Oper Orthop Traumatol 2008; 20: 285–296. [EBM IV]

[27] Wong TC, Chiu Y, Tsang WL, Leung WY, Yeung SH: A double-blind, prospective, randomized, controlled clinical trial of minimally invasive dynamic hip screw fixation of intertrochanteric fractures. Injury 2009; 40: 422–427. [EBM Ib]

5.1 Was gibt es Neues in der Unfallchirurgie?

5.2 Was gibt es Neues zu Grenzen der Spezialisierung in der Unfallchirurgie?

J.H. Holstein, H. Siebert und T. Pohlemann

1 Einleitung

Der Fortschritt in der Chirurgie ist seit Anbeginn geprägt durch eine Erweiterung der chirurgischen Möglichkeiten und Techniken und infolgedessen eine Spezialisierung zunächst einzelner, später ganzer Gruppen von Chirurgen. Begleitet wurde dieser Fortschritt immer von einer Diskussion über die daraus folgende fehlende Breite der Weiterbildung, die Segmentierung der chirurgischen Verantwortung und den Verlust des „Blickes auf das Ganze". Auf der anderen Seite ist die heutige chirurgische Hochleistungsmedizin ohne die bestehende Spezialisierung nicht denkbar, und auch neue Entwicklungen lassen weitergehende Tendenzen zur Subspezialisierung erkennen (endoskopische Chirurgie, Navigation, Regionbezogene Spezialeingriffe beispielsweise in der Schulter-, Knie-, Wirbelsäulen- und Beckenchirurgie etc.).

Dieser an sich begrüßenswerten Entwicklung, die jeweils zu neuen, vielfach schonenderen und effektiveren Behandlungsoptionen geführt hat, stehen die spezifischen Erfordernisse der Notfallbehandlung gegenüber. Gerade in der Verletztenversorgung ist es häufig notwendig, in der Frühphase mit minimalen diagnostischen Möglichkeiten weitreichende, fachgebietsübergreifende Entscheidungen zu treffen. Diese basieren trotz aller Anstrengungen zur Standardisierung von Behandlungsabläufen und Strategien auch auf der persönlichen Erfahrung des verantwortlichen Chirurgen. Diese für den Patienten oft genug überlebenswichtigen Entscheidungen werden aber ganz wesentlich vom persönlichen Erfahrungshorizont des in der Situation Verantwortlichen geprägt. Ganz wesentlich wird die jeweilige Kompetenz des Verantwortlichen von einer breit angelegten Weiter- und Fortbildung beeinflusst, die es ermöglicht, sich mit möglichst vielen Aspekten der Notfallchirurgie auseinanderzusetzen.

Die Straffung des Weiterbildungscurriculums bei gleichzeitigem Erhalt der für die Versorgungsqualität erforderlichen Breite und Tiefe der Inhalte ist mit der Einführung des neuen Facharztes für Orthopädie und Unfallchirurgie im Jahre 2004 erneut Anlass, sich kritisch mit Wunsch und Realität im Spannungsfeld frühzeitiger Spezialisierung vs. breiter Weiterbildung auseinanderzusetzen.

2 Die Vergangenheit: Unfallchirurgie als Schwerpunkt der Chirurgie

Bis zum Beschluss der derzeit geltenden Musterweiterbildungsordnung auf dem 106. Deutschen Ärztetag im Jahre 2003 war eine Facharztweiterbildung im Gebiet Chirurgie Grundvoraussetzung für den Erwerb der Schwerpunktbezeichnung Unfallchirurgie. Durch die Zusammenführung der sich in manchen Teilen überschneidenden Bereiche Orthopädie und Unfallchirurgie und die entsprechende Einführung eines eigenständigen Facharztes für Orthopädie und Unfallchirurgie im Gebiet Chirurgie vollzog sich ein grundlegender Wandel in der Weiterbildung auch im Bereich Unfallchirurgie [7]. Auch wenn die Teilung von chirurgischen Abteilungen in Orthopädie/Unfallchirurgie und Viszeralchirurgie selbst in der Grundversorgung inzwischen gängige Realität ist, wird die Beibehaltung des Faches Allgemeinchirurgie als eine Säule

5.2 Was gibt es Neues zu Grenzen der Spezialisierung in der Unfallchirurgie?

des Gesamtgebietes Chirurgie nach wie vor kontrovers diskutiert [1, 2, 8]. Hintergrund dieser Diskussion ist die vielfach vorgebrachte Behauptung, dass die Mehrzahl der Kliniken in der Grund- und Regelversorgung auch zukünftig auf die Kompetenz einer nun der Vergangenheit angehörenden Facharztqualifikation Allgemeinchirurgie nicht verzichten kann. Gründe hierzu sind offensichtlich:

In allen Bereichen des Gebietes Chirurgie hat sich im Laufe der letzten Jahrzehnte eine kaum mehr überschaubare Anzahl an Behandlungsalgorithmen und operativen Techniken entwickelt, die durch eine einzige Facharztbezeichnung nicht repräsentiert werden kann. Parallel zur Erweiterung und Spezialisierung der chirurgischen Tätigkeit, wurde die notwendige Weiterbildungszeit durch die eingetretenen Änderungen in der Arbeitszeitgesetzgebung massiv beschränkt [8]. So haben Berechnungen von Haas und Tempka folgende interessanten Fakten hinsichtlich des geforderten Weiterbildungskatalogs ergeben [7]: Unter der Annahme einer durchschnittlichen Operationszeit von etwa 2:30 Stunden resultiert bei den geforderten 350 als Operateur durchzuführenden Eingriffen eine reine Operationszeit von 875 Stunden. Da vor einem selbst durchgeführten operativen Eingriff je nach Schwierigkeitsgrad allerdings etwa vier bis sechs Assistenzen notwendig sind, ergibt sich eine reine Operationszeit von durchschnittlich 4 812 Stunden. Dies entspricht bei einer maximalen Jahresarbeitszeit von 1 862 Stunden einer reinen Operationszeit von über zweieinhalb Jahren [7]. Hinzu kommen sonstige ärztliche Tätigkeiten, wie Stations- und Ambulanzarbeit, Dokumentationsarbeit, gutachterliche Tätigkeiten, sowie Nacht- und Bereitschaftsdienste.

Unabhängig von den tatsächlichen Weiterbildungsinhalten werden von einem Assistenten in aller Regel weitere „Nebentätigkeiten" wie Notarztdienste oder an universitären Einrichtungen Wissenschafts- und Lehrtätigkeiten gefordert. Dass diese Fülle an Aufgaben und Voraussetzungen unter Berücksichtigung der aktuellen Arbeitszeitregelungen zumindest in der vorgegebenen Mindestweiterbildungszeit von sechs Jahren schwer zu erbringen ist, liegt auf der Hand. Für das Fach Orthopädie/Unfallchirurgie bedeutet diese Entwicklung konkret, dass innerhalb des vorgegebenen Zeitrahmens die im Weiterbildungskatalog geforderten Inhalte an sich nicht zu vermitteln sind.

Umso weniger kann ein Facharzt für Allgemeinchirurgie bei einer verpflichtenden Weiterbildungszeit von 12 Monaten im Fach Orthopädie und Unfallchirurgie gegenüber einer 24-monatigen Weiterbildungszeit nur im Bereich der Unfallchirurgie vor Änderung der Musterweiterbildung im Jahre 2003 neben der breit differenzierten Orthopädie und Unfallchirurgie das umfangreiche Fach Viszeralchirurgie vertreten.

Chirurgie bedeutet auch manuelle Geschicklichkeit, Kenntnis und praktische eigene Erfahrung mit speziellen Verfahren; deshalb muss auch und insbesondere im Interesse der Patienten eine Spezialisierung auf Kosten einer breiten allgemeinchirurgischen Ausbildung befürwortet werden, da gute Behandlungsergebnisse nur durch Chirurgen mit entsprechender Spezialisierung und konsekutiv hoher Fallzahl gewährleistet sind [12].

Tatsächlich hat sich die Teilung der Fächer Viszeralchirurgie und Orthopädie/Unfallchirurgie in der deutschen Krankenhauslandschaft längst vollzogen. So haben von den insgesamt 1 159 Krankenhäusern mit chirurgischen Abteilungen derzeit 831 Kliniken selbstständige Abteilungen für Orthopädie und Unfallchirurgie, während nur 218 Krankenhäuser über eine ungeteilte Chirurgische Klinik verfügen. Somit weisen etwa 75 % aller chirurgischen Krankenhäuser in Deutschland ein strukturiertes und eigenständiges Angebot für Allgemein-/Viszeralchirurgie und für Orthopädie/Unfallchirurgie aus [8]. Die Tatsache, dass noch 1993 78 % aller chirurgischen Kliniken keine weitere Spezialisierung vorhalten konnten und die Zahl der selbstständig geleiteten unfallchirurgischen Abteilungen sich auf gerade mal 269 belief [10], verdeutlicht, dass die Diskussion über den Fortbestand einer allumfassenden Allgemeinchirurgie längst von der Realität eingeholt wurde. Dies spiegelt sich auch in der Musterweiterbildungsordnung für den Facharzt Allgemeinchirurgie wider: seine in einer 12-monatigen Weiterbildungszeit erlangten sehr eingeschränkten Kenntnisse und Erfahrungen im Fach Orthopädie und Unfallchirurgie werden nicht ausreichen, um damit auch in der Grund- und Regelversorgung eigenverantwortlich im Fach Orthopädie und Unfallchirurgie tätig zu werden.

3 Wandel im Berufsbild des Unfallchirurgen: Vom Notfallchirurg zum Orthopäden und Unfallchirurgen

Durch die Entwicklung eines gemeinsamen Facharztes für Orthopädie und Unfallchirurgie hat sich nicht nur ein Wandel in der Weiterbildung, sondern auch im Berufsbild des Unfallchirurgen vollzogen. Definierte sich die Unfallchirurgie noch bis vor etwa zehn Jahren durch die Behandlung des verletzten Patienten, so wurde die „klassische Unfallchirurgie" eben als Folge der Zusammenführung mit dem Fach Orthopädie um die elektiven operativen und konservativen Inhalte der Orthopädie erweitert [3].

Während der Unfallchirurg sich früher als Notfallchirurg für die gesamte Primärbehandlung des verunfallten Patienten verstand, fokussiert sich bereits seit einigen Jahren die Tätigkeit im Wesentlichen auf die verantwortliche Managementfunktion des „Trauma-Leaders" in der Schockraum-Phase (möglichst noch vergesellschaftet mit der Kompetenz, fachgebietsübergreifend Indikationen zu Notfallinterventionen zu stellen und zumindest im Rahmen der „Damage Control Surgery" auch selbst durchzuführen) sowie die konservative wie operative Behandlung von Verletzungen wie Frakturen, Gelenk- und Weichteilverletzungen inklusive der Spätrekonstruktionen. Die eigenständige Behandlung von thorakalen und viszeralen Verletzungen, ebenso wie die Durchführung der operativen Notfallversorgung von Schädel-Hirn-Traumata wird in der Regel von dem jeweiligen kompetenten Fachvertreter durchgeführt. Lediglich in Einrichtungen, in denen regelmäßig Schwerverletzte versorgt werden müssen und eine entsprechend spezialisierte Infrastruktur nicht vorgehalten werden kann, wird der Generalist alter Prägung noch umfassend tätig, vielfach aber vergesellschaftet mit Qualitätsdefiziten bei einer über die Notfallversorgung hinausgehenden interdisziplinären Definitivbehandlung. Diese „umfassende Behandlung" wird bald mangels fehlender Weiterbildung und dem gewandelten Verständnis einer „Behandlung im Team der jeweiligen Kompetenzen" der Vergangenheit angehören.

Mit dem Fortschritt der Unfallchirurgie in der Behandlung komplexer Verletzungen einschließlich der Spätkorrekturen hat sich zunehmend eine Überschneidung zu orthopädischen Inhalten ergeben. Beispielhaft hier nur zu nennen: Korrekturosteotomien und die Endoprothetik in schwierigen, posttraumatischen Situationen. Diese Veränderungen sowohl in der Weiterbildungsordnung wie auch in der Behandlung von Mehrfachverletzten werfen die Frage auf, inwieweit sich der Bereich der Traumatologie im Fach Orthopädie und Unfallchirurgie heute noch durch das Notfallmanagement des Mehrfachverletzten und Schwerverletzten alleine definieren kann.

Die Notfallbehandlung des Verletzten stellt eine komplexe und äußerst anspruchsvolle Aufgabe dar. Insbesondere der polytraumatisierte/schwer verletzte Patient bedarf einer raschen und hochqualifizierten Behandlung, die suffizient nur durch ein Team von Spezialisten erbracht werden kann. Deshalb sieht die chirurgische Weiterbildungsordnung für alle chirurgischen Fächer eine zweijährige notfallmedizinische und intensivmedizinische Basisweiterbildung im Rahmen des sog. Common Trunk vor, die ein interdisziplinäres Chirurgenteam auf die Notfallbehandlung des verunfallten Patienten vorbereitet. Diese Regelung kennen andere Gebiete der Medizin in ihrer Musterweiterbildungsordnung nicht.

Vor diesem Hintergrund sehen wir keinen Bedarf eines eigenständigen Facharztes für Notfallmedizin, da gerade die nicht fachspezifische Versorgung des verunfallten Patienten eine rasche qualifizierte und fachgebundene Behandlung verzögert. Vielmehr sehen wir die Notwendigkeit einer fachgebundenen Spezialisierung auf der Basis des gemeinsamen Facharztes für Orthopädie und Unfallchirurgie. Denn eines ist sicher: die Akutversorgung des schwer verletzten Patienten durch einen noch so trainierten und weitergebildeten „Notfallchirurgen" nach dem angloamerikanischen Model eines „Acute Care Surgeons" von Kopf bis Fuß auf hohem Niveau ist ebenso unrealistisch wie die vollständige Beherrschung des Faches Orthopädie und Unfallchirurgie in der praktischen Umsetzung in der Klinik oder im Niedergelassenenbereich.

Ein weiterer Diskussionspunkt ist die Frage nach der Verantwortlichkeit im „Management des Schwerverletzten". Unter Beachtung aller möglichst breit im Rahmen der Weiterbildung gewonnenen Erfahrungen muss ein verantwortlicher Arzt Entscheidungen herbeiführen und als „Kümmerer des Verletzten" die gesamte Versorgungskette überblicken, verantwortlich begleiten und optimieren. Dies ist natürlich nur praktikabel mit fundierten Kenntnissen der erforderlichen Entscheidungen sowie dem Willen, genau diesen wichtigen Part unabhängig von Rahmenbedingungen und anderweitiger Verpflichtungen zu übernehmen [4]. Die Schwierigkeiten, eine harmonisierte Schwerverletztenversorgung bei bestehender segmentaler Spezialisierung durchzuführen, ist aus den Erfahrungen anderer Gesundheitssysteme gut abzulesen [5, 13, 14].

4 Wann ist welche Spezialisierung sinnvoll?

Die Diskussion, ob eine Spezialisierung in der Chirurgie sinnvoll und notwendig ist, wurde bereits vor über 100 Jahren von der Realität überholt. Denn spätestens durch die Abspaltung ursprünglich chirurgischer Fachgebiete wie beispielsweise der Gynäkologie, der Orthopädie, der Urologie oder der Unfallchirurgie ist die Spezialisierung in der Chirurgie gelebte Realität. Die Gründe für eine immer weiterreichende Spezialisierung letztendlich in allen Bereichen der Medizin liegen auf der Hand: Durch den wachsenden Fortschritt in der Medizin steigt das Spektrum an diagnostischen Möglichkeiten ebenso wie das Spektrum an Therapie- und Behandlungsoptionen. Bezeichnend ist in diesem Zusammenhang die Feststellung, dass manche Pathologien wie beispielsweise das Knochenödem erst durch neue apparative Diagnoseverfahren wie in diesem Fall das MRT entdeckt

wurden. Spezialitäten entwickelten sich aufgrund von technisch-methodischen Innovationen – z.B. minimalinvasive Verfahren – oder Krankheits- bzw. Organ- und Körperregionbezogen. Es stellt sich also weniger die Frage, ob eine Spezialisierung für den Orthopäden und Unfallchirurgen sinnvoll ist, sondern vielmehr, in welchem Umfang eine Spezialisierung neben der erforderlichen „Generalisten-Funktion" für eine Optimierung des Versorgungsauftrages – das heißt: Verantwortung gegenüber der Bevölkerung – notwendig ist.

Mit dem Beginn der Weiterbildung zum Facharzt für Orthopädie und Unfallchirurgie unterzieht sich der angehende Arzt nach Abschluss seines Medizinstudiums, das das Gesamtfach der Medizin lehrt, seiner ersten Spezialisierung. Durch diese Spezialisierung sollen in den ersten zwei Jahren (Common Trunk) Basiskenntnisse der Allgemeinen Chirurgie, wie z.B. Wundbehandlung, spezielle diagnostische Verfahren und die Notfall- und Intensivbehandlung des chirurgischen Patienten vermittelt werden. In weiteren vier Jahren sollen dann die Diagnostik und Behandlung von Verletzungen aller Art und Schwere, sowie von Erkrankungen des muskuloskelettalen Systems vermittelt werden.

Diese straffe Weiterbildungsordnung erzwingt insbesondere in Kliniken mit getrennten Abteilungen für Orthopädie und Unfallchirurgie abteilungsinterne und abteilungsübergreifende Rotationen (Notaufnahme, Intensivstation, orthopädische Stationen, unfallchirurgische Stationen etc.) und damit eine Weiterbildungsverantwortung „im Verbund". Dies führte anfangs gerade in kleineren Häusern ohne die notwendigen hausinternen Spezialabteilungen zu Schwierigkeiten, Weiterbildungsprogramme zu erarbeiten. Zunehmend werden nun aber auch durch Kooperationen mit anderen Krankenhäusern externe Verbundweiterbildungen angeboten.

Mit der Erlangung der Facharztqualifikation für Orthopädie und Unfallchirurgie ist zwar formal die gesamte Breite des Faches abgedeckt, nicht zuletzt aber aufgrund der Verkürzung der Regelarbeitszeiten ist die Vermittlung aller im Weiterbildungskatalog aufgeführten Inhalte nicht in der Tiefe und Breite möglich. Diese Situation ist nicht ganz so neu, denn auch vor zehn Jahren konnten nicht alle Inhalte des Faches Chirurgie oder des Schwerpunktes Unfallchirurgie in voller Breite und Tiefe an jeder zur vollen Weiterbildung befugten Einrichtung vermittelt werden. Bezogen auf den Facharzt für Orthopädie und Unfallchirurgie sind mit den Zusatzweiterbildungen Spezielle Unfallchirurgie und Spezielle Operative Orthopädie Möglichkeiten geschaffen worden, sich auch zeitlich der Kompetenz der ehemaligen Schwerpunktbezeichnungen „Unfallchirurgie" und „Spezielle Operative Orthopädie" anzunähern. Diese zusätzliche dreijährige Spezialisierung wird häufig durch eine parallel verlaufende Körperregionbezogene Spezialisierung, wie beispielsweise auf dem Gebiet der Knie-, Schulter- oder Wirbelsäulenchirurgie begleitet. Diese „Spezialisierung neben der Spezialisierung" ist in unseren Augen notwendig und erforderlich, um dem Versorgungsauftrag gerecht zu werden. Andererseits birgt diese Subspezialisierung auch die Gefahr einer anwendergesteuerten Bedarfssteigerung im klinischen wie im niedergelassenen Bereich, operativ wie konservativ.

Eine adäquate, breit aufgestellte Krankenhausversorgung, insbesondere im Rahmen der Grund- und Regelversorgung, lässt sich einerseits nicht mit rein Region- oder Methodikbezogenen Spezialisten aufrechterhalten. Andererseits erfordert die derzeitige, auch politisch gewollte, Wettbewerbssituation im Gesundheitsmarkt, dass auch in diesen Strukturen hoch qualifizierte Leistungen angeboten werden, um Patienten nicht nur aus der Region an die Einrichtung/Praxis zu binden (Alleinstellungsmerkmal). Eine ärztliche Tätigkeit in einem Universitätsklinikum bzw. einer Einrichtung der Maximalversorgung verlangt den Spagat zwischen einer breiten Spezialisierung und einer Region-/Methodikbezogenen Spezialisierung, um entsprechend des Versorgungsauftrages eine hoch spezialisierte Betreuung anzubieten und gleichzeitig Aufgaben zur Weiter- und Fortbildung zu übernehmen.

Um in diesem Spannungsfeld eine für die kompetente Notfall- und Akutversorgung erforderliche Breite und darüber hinaus für die Spitzenversorgung erforderliche Spezialisierung realisieren zu können, empfehlen wir eine Region-/Methodikorientierte Subspezialisierung erst im Rahmen der, oder sogar erst nach der Erlangung einer Zusatzbezeichnung Spezielle Unfallchirurgie oder/und Spezielle Orthopädie. Die derzeit vielfach diskutierten Forderungen nach Einführung von rein körperregionbezogenen Spezialisierungen, wie z.B. einem Facharzt für Kniechirurgie, Schulterchirurgie, Wirbelsäulenchirurgie etc. lehnen wir aus verschiedenen Gründen ab. Zu nennen sind neben den gesundheitsökonomischen Aspekten die Notwendigkeit eines breit aufgestellten, wohnortnahen Versorgungsangebotes für die Bevölkerung, der Erhalt und die Sicherstellung einer flächendeckenden Notfallversorgung und die Sicherstellung der Patientenversorgungssicherheit basierend auf den Notwendigkeiten eines häufig Region- und Methodikübergreifenden Komplikationsmanagements.

Die Erarbeitung spezieller Weiterbildungsprogramme stellt unter den genannten Vorgaben deutlich höhere Anforderungen an die Weiterbildungseinrichtungen. So werden im eigenen Programm (Homburg/Saar), frühzeitig über eine spätere Subspezialisierung gesprochen und die in der Weiterbildungsordnung vorgesehenen Wahlsemester dann gezielt mit ergänzenden Rotationen gefüllt (Spezielle Unfallchirurgie: Intensivzeit für 2x6 Monate, Rotation in die Viszeralchirurgie u.Ä.; Spezielle Operative Orthopädie: Physiotherapie, Arthroskopie, Endoprothetik u.Ä.) [11] (Abb. 1). Gerade bei dem derzeitigen Nachwuchsmangel in operativen Fächern kann ein verlässliches Weiterbildungskonzept einen deutlichen Rekrutierungsvorteil bedeuten.

Die Neuordnung der Weiterbildungsordnung chirurgischer Fächer wird von Beginn an von Diskussionen über die Einführung eines sog. modularen Weiterbildungssystems begleitet [6]. Hierbei sollen gebietsbezogene Spezialisierungen nach dem Baukastenprinzip fakultativ erworben und zusammengestellt werden können. Dies soll zu Versorgungsstrukturen führen, in denen sich die modular erworbenen Fähigkeiten verschiedener Ärzte ergänzen. Für den weiterzubildenden Arzt bedeutet dieses System konkret, dass ein Wechsel während der Weiterbildungszeit zwischen den Fachgebieten ermöglicht wird. Eine modulare fachbezogene Weiterbildung im Anschluss an eine breite Basisweiterbildung und damit nach

5.2 Was gibt es Neues zu Grenzen der Spezialisierung in der Unfallchirurgie?

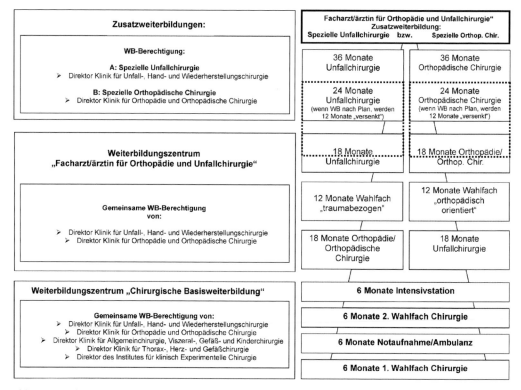

Abb. 1: Exemplarisches Organisationsschema der Weiterbildung zum Facharzt für Orthopädie und Unfallchirurgie einschließlich der Zusatzweiterbildungen am Universitätsklinikum Homburg/Saar [11].

der Erlangung der Facharztreife kann im Rahmen der notwendigen und geforderten Spezialisierung durchaus wünschenswerte Vorteile in Bezug auf Flexibilität, Praxisnähe und Qualität bieten. Denkbar wäre beispielsweise die Einführung von Weiterbildungsmodulen, die sich an das amerikanische System der Fellowships anlehnen. Konkret würde dies bedeuten, dass ein Facharzt für Orthopädie und Unfallchirurgie im Rahmen einer weiteren Spezialisierung beispielsweise eine zweijährige Weiterbildung in einer schulterchirurgisch ausgerichteten Einrichtung durchläuft, um sich hierdurch auf das Gebiet der Schulterchirurgie zu spezialisieren. Abgelehnt werden muss hingegen eine derartige modulare Weiterbildung mit einer Spezialisierung **vor** Erlangung der Facharztreife, da diese in unseren Augen zu frühe Spezialisierung, zulasten der notwendigen breit angelegten Basisweiterbildung ginge. Zusammengefasst kann ein modulares Weiterbildungssystem – wie oben skizziert – unserer Meinung nach nur als weiterführende Ergänzung im Rahmen der Spezialisierung nach Erlangung der Facharztreife angesehen werden.

5 Perspektiven in der Orthopädie/Unfallchirurgie

Grundsätzlich ist festzuhalten, dass sich in den letzten Jahren die Nachfragesituation in medizinischen Fachgebieten drastisch verändert hat. Während im Jahre 2004 noch durchschnittlich 24 Fachärzte auf eine Stellenausschreibung im Deutschen Ärzteblatt kamen, sank diese Quote über die letzten fünf Jahre auf aktuell 16 Fachärzte pro ausgeschriebene Stelle. Noch deutlicher wird diese Entwicklung bei Angebot und Nachfrage bei der Betrachtung der Stellenausschreibungen für chirurgische Fachärzte. So kamen je nach chirurgischem Fachgebiet 7 bis 14 Fachärzte auf eine ausgeschriebene Facharztstelle (Tab. 1). Erfreulicherweise scheinen hierbei Facharztstellen für Orthopädie und Unfallchirurgie mit einer Quote von 14 zu 1 noch vergleichsweise gefragt zu sein. Dennoch sind die Berufsaussichten auch auf dem Gebiet der Orthopädie und Unfallchirurgie so gut wie seit Jahrzehnten nicht. Hervorzuheben ist hierbei, dass insbesondere hoch qualifizierten Chirurgen sehr gute Karrierechancen winken. Folglich verdoppelte sich die Anzahl der ausgeschriebenen Oberarztstellen zwischen 2003 und 2008 von etwas über 300 Ausschreibungen auf deutlich über 600 Ausschreibungen. Dies hat zur Konsequenz, dass in manchen chirurgischen Fächern mehr Oberarztstellen ausgeschrieben sind als Fachärzte ausgebildet werden. Für das Fachgebiet Orthopädie/Unfallchirurgie kann diese Entwicklung aufgrund der noch geltenden Übergangsbestimmungen zwischen alter und neuer Weiterbildungsordnung nicht eindeutig belegt werden, tendenziell sind aber vergleichbare Relationen erkennbar. Der hohe Bedarf qualifizierter chirurgischer Oberärzte hat verschiedene Ursachen. Eine entscheidende Rolle hierbei spielt ohne Zweifel der weiter anhaltende Trend zur Spezialisierung in den chirurgischen Fachgebieten. Insbesondere die Auftrennung der Allgemeinchirurgie in die großen Fachgebiete Viszeralchirurgie und Orthopädie/Unfallchirurgie, die sich mehr und mehr auch in den Häusern der Grund- und Regelversorgung vollzieht, hat dazu beigetragen, dass Fachärzte auf Oberarztebene eingestellt werden, um dem wachsenden Bedarf an Spezialisten gerecht zu werden [9].

Während noch vor 10 Jahren die Karriereendpunkte entweder als niedergelassener Praxisinhaber oder Chefarzt cum grano salis markiert waren, bestehen heute weitere durchaus erstrebenswerte Karriereziele wie Belegarzt, angestellter Arzt in einem konservativ und/oder operativ ausgerichteten Medizinischen Versorgungszentrum, einer Tätigkeit in einer spezialisierten Rehabilitationseinrichtung, einer selbstständigen Tätigkeit als Sektions-/Abteilungsarzt oder als freiberuflicher Honorararzt. Dies bedeutet, dass eine hohe fachliche Qualifikation und Spezialisierung in Zukunft vermehrt eine unabdingbare Voraussetzung für die Besetzung dieser Positionen im Fach Orthopädie/Unfallchirurgie sein wird. Der Erwerb der Facharztreife für Orthopädie und Unfallchirurgie kann deshalb ähnlich wie der frühere Erwerb der Facharztreife für Chirurgie nur als erster Schritt einer fundierten Weiterbildung anzusehen sein, auch wenn die Erlangung des Facharztes rein rechtlich zu einer Tätigkeit in allen Bereichen der Orthopädie und Unfallchirurgie befähigt.

Gerade an großen und/oder universitären Einrichtungen erlaubt diese Verbreiterung beruflicher Karrieren, spezielle Curricula zusammenzustellen, die den Bedürfnissen des vor allem in der Notfall- und Akutbehandlung gut weitergebildeten Orthopäden und Unfallchirurgen Rechnung tragen und gleichzeitig eine zusätzliche Subspezialisierung erlauben (Region-/Methodikbezogene orthopädische Eingriffe, physikalische Therapie, konservative Orthopädie, Kinderorthopädie etc.). Die Erlangung z.B. der Zusatzbezeichnung Spezielle Orthopädische Chirurgie, Handchirurgie oder Spezielle Unfallchirurgie wird sicherlich in Zukunft für leitende Positionen nicht nur in großen Einrichtungen für Orthopäde/Unfallchirurgie erforderlich werden unter Akzeptanz der damit verbundenen verlängerten Weiterbildungszeiten. Die Fusion orthopädischer und unfallchirurgischer Abteilungen wird voranschreiten, und daher die Anzahl getrennter Chefarztstellen für Orthopädie und Unfallchirurgie weiter abnehmen (Abb. 2). Gleichzeitig wird der Bedarf an zusätzlich

Tab. 1: Von Mainmedico ermittelter Facharztindex: Zahl der in einem Fachgebiet angestellten tätigen Ärzte in Relation zu den für ein Fachgebiet im Deutschen Ärzteblatt veröffentlichten Stellenanzeigen

Fachgebiet	Bewerber je ausgeschriebene Facharztstelle
Gefäßchirurgie	6,6
Viszeralchirurgie	6,7
Thoraxchirurgie	7,8
Kinderchirurgie	10,2
Plastische Chirurgie	11,0
Orthopädie/Unfallchirurgie	13,7
Herzchirurgie	k.A.

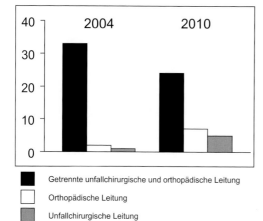

Abb. 2: Anzahl der orthopädischen und unfallchirurgischen Abteilungen an deutschen Universitätskliniken in den Jahren 2004 und 2010. Im Zeitraum zwischen 2004 und 2010 zeigt sich eine Abnahme der Kliniken mit getrennten orthopädischen und unfallchirurgischen Abteilungen (schwarze Säule) sowie eine Zunahme der gemeinsamen orthopädisch-unfallchirurgischen Abteilungen (weiße und graue Säulen).

spezialisierten Fachärzten innerhalb von Kliniken als Sektionsleiter in Sektorenübergreifenden Versorgungsstrukturen zunehmen und damit ausreichend lohnenswerte und beruflich erfüllende Lebensstellungen die Verknappung im Bereich der Chefarztposition herkömmlicher Aufgabenverteilung kompensieren.

6 Fazit

Das Tätigkeitsfeld des Unfallchirurgen befindet sich aktuell in einem grundlegenden strukturellen Wandel. Bis zur Umsetzung der neuen Musterweiterbildungsordnung im Jahre 2003 noch Teil des Faches Chirurgie, ist die Unfallchirurgie inzwischen eine der zwei Säulen des neuen breit aufgestellten Faches Orthopädie und Unfallchirurgie. Insbesondere die aktuelle Übergangszeit ist in großem Maße von individuellen Weiterbildungscurricula geprägt. Die neue orthopädisch-unfallchirurgische Weiterbildung muss dem Wandel im Tätigkeitsbild des Unfallchirurgen vom Notfallchirurgen zum Orthopäden und Unfallchirurgen mit einem breiten konservativen und operativ elektiven Spektrum ebenso Rechnung tragen wie dem Spagat einer breiten Basisbildung im Fach (Generalist) und einer stärker geforderten Region-/Methodikdefinierten Spezialisierung. Diese bipolare Ausrichtung der Weiterbildung ist zur Bewältigung des, den medizinischen, demografischen und epidemiologischen Entwicklungen geschuldeten, Bedarfs im Fach Orthopädie und Unfallchirurgie im ambulanten wie stationären Versorgungssektor zwingend umzusetzen, um zum einen eine suffiziente Grund- und Notfallversorgung und um zum anderen eine Behandlung spezifischer und komplexer Erkrankungen und Verletzungen auf hohem Niveau zu garantieren.

Dabei muss auch die Weiterbildung in der interdisziplinären Akutbehandlung des polytraumatisierten Patienten durch ein kompetentes und eingespieltes interdisziplinäres Team ein unverzichtbarer Teil der Facharztweiterbildung bleiben. Das angloamerikanische Versorgungsmodell des „Orthopedic Surgeons" mit seinen in belastbaren Studien dargestellten Defiziten in der Versorgungspraxis insbesondere des Mehrfachverletzten wäre ein Rückschritt und die Aufgabe von in Jahrzehnten erzielten messbaren Erfolgen der deutschsprachigen Unfallchirurgie. Hierzu ist im Rahmen der orthopädisch-unfallchirurgischen Weiterbildung auch die Vermittlung von Verantwortungsübernahme und Strukturkompetenz in der Schwerverletztenversorgung unabdingbar.

Trotz oder gerade wegen der derzeitigen Veränderungen des Tätigkeitsfeldes im Sektor Unfallchirurgie sind die beruflichen Perspektiven für den angehenden Orthopäden und Unfallchirurgen so gut wie lange nicht.

Literatur

[1] Bauer H: Chirurgie in neuen Strukturen – Auswirkungen auf den Nachwuchs. DGC-Mitteilungen 2007; 4: 338–347. [EBM IV]

[2] Bauer H: Chirurgische Weiterbildung aus Sicht der Deutschen Gesellschaft für Chirurgie. Chirurg 2010; 81: 5–6. [EBM IV]

[3] Bonnaire F, Hohaus T, Gebhard F: Unfallchirurgie: Herausforderungen – Risiken – Chancen. Trauma Berufskrankh 2004; 6: 211–216. [EBM IV]

[4] Bouillon B: Brauchen wir wirklich keinen „trauma leader" im Schockraum? Unfallchirurg 2009; 112: 400–401. [EBM IV]

[5] Cameron P, Dziukas L, Hadj A et al.: Major trauma in Australia: a regional analysis. J Trauma 1995; 39: 545–552. [EBM III]

[6] Flintrop J: Neuordnung der chirurgischen Fächer – Kräfte bündeln, Synergien erzielen. Dtsch Ärztebl 2000; 97: A-236. [EBM IV]

[7] Haas NP, Tempka A: Allgemeinchirurgie in der Diskussion. Chirurg 2008; 79: 209–211. [EBM IV]

[8] Lob G, Lob T, Bauer H et al.: Gibt es einen Wandel in der Struktur chirurgischer Kliniken in Deutschland? Unfallchirurg 2009; 112: 439–443. [EBM IV]

[9] Martin W: Ärztlicher Arbeitsmarkt: Sehr gute Karrierechancen für Spezialisten in der Chirurgie. Dtsch Ärztebl 2010; 107: A1771–1772. [EBM IV]

[10] Mischkowsky T: Unfallchirurgische Krankenhausstruktur in Deutschland. In: Oestern HJ, Probst J: Unfallchirurgie in Deutschland. Bilanz und Perspektiven. 1. Auflage Springer. Berlin Heidelberg New York 1997: 599. [EBM IV]

[11] Pohlemann T, Kohn D: Die Weiterbildung zum Facharzt für Orthopädie und Unfallchirurgie im universitären Bereich („Homburger Modell"). Unfallchirurg 2005; 108: 890–894. [EBM IV]

[12] Siess M, Siewert JR: Patientensicherheit unter dem Gesichtspunkt von Spezialisierung, Mindestmengen und Zentrenbildung. Dtsch Med Wochenschr 2005; 130: 503–507. [EBM IV]

[13] Stelzner M: Spezialisierung in der Chirurgie – Ein Beitrag aus amerikanischer Sicht. Chirurg 1997; 68: 888–891. [EBM IV]

[14] Yates DW, Woodford M, Hollis S: Preliminary analysis of the care of injured patients in 33 British hospitals: First report of the United Kingdom Major Trauma Outcome Study. Br Med J 1992; 305: 737. [EBM III]

5.2 Was gibt es Neues zu Grenzen der Spezialisierung in der Unfallchirurgie?

5.3 Was gibt es Neues in der Wirbelsäulenchirurgie?

C.W. Müller, A. Mameghani, R. Stier, M. Oszwald und C. Krettek

1 Neues zur Therapie bei traumatischer Rückenmarksverletzung

Die klinischen Ergebnisse nach traumatischen Rückenmarksverletzungen sind trotz Jahrzehnten der Forschung unbefriedigend geblieben. Gegenwärtig existiert eine Fülle von Ansätzen chirurgischer, biologischer, physikalischer, pharmakologischer und zelltherapeutischer Natur, letztlich wird vermutlich nur ein multidisziplinärer Ansatz der Problematik der neurologischen Wiederherstellung gerecht werden können [17].

1.1 Methylprednisolon

Zahlreiche Ansätze sind unternommen worden, um nach traumatischen Verletzungen des Rückenmarks mit neurologischen Ausfällen eine Verbesserung der neurologischen Funktion zu erreichen. Am weitesten verbreitet sind Ansätze mit Kortisonderivaten, v.a. mit Methylprednisolon. In vielen Kliniken erfolgt bei traumatischen Rückenmarksverletzungen eine Bolusgabe von 30 mg Methylprednisolon pro kg Körpergewicht, gefolgt von einer Infusionstherapie mit 5,4 mg pro kg Körpergewicht über 23 Stunden (sogenanntes Urbason-Schema). Dieses Regime geht auf die von Bracken 1990 veröffentlichte *2. National Acute Spinal Cord Injury Study (NASCIS)* zurück [5]. Sechs Monate nach traumatischer Rückenmarksverletzung hatten Patienten mit initial komplettem oder inkomplettem neurologischen Funktionsausfall eine signifikant bessere Erholung der motorischen und sensiblen Funktion, wenn sie innerhalb von acht Stunden nach Trauma Methylprednisolon im dargestellten Regime erhalten hatten. Als wahrscheinliche Ursache für die Wirkung des Methylprednisolons in dieser hohen Dosierung wurde ein membranstabilisierender Effekt durch Hemmung der Lipidoxikation und -hydrolyse beschrieben. Spätere Studien haben diese Ergebnisse nicht durchweg bestätigen können, während jedoch wiederholt die Gabe von Kortisonderivaten als unabhängiger Prädiktor für das Auftreten postoperativer Komplikationen nach operativen Versorgungen an der Wirbelsaule beschrieben wurde [9, 21]. Ito und Mitarbeiter berichten aktuell über eine prospektiv angelegte Kohortenstudie, in der an einem Zentrum für jeweils zwei Jahre Patienten (n=38) mit akuter zervikaler Rückenmarksverletzung nach dem NASCIS-Protokoll behandelt wurden und in den darauffolgenden zwei Jahren kein Kortison verabreicht wurde (n=41). In beiden Gruppen erfolgte die schnellstmögliche operative Dekompression und Stabilisierung. Drei Monate postoperativ wurde eine nicht signifikant bessere Erholung der motorischen Funktion in der Gruppe *ohne* Kortisongabe gefunden. Andererseits fand sich eine signifikant höhere Komplikationsrate im Sinne von Pneumonien und Infektionen insgesamt in den nach NASCIS behandelten Patienten [21].

1.2 Andere Pharmaka

Konsequenterweise erfolgt eine intensive Suche nach pharmakologischen Alternativen. Kwon et al. fanden in einer aktuellen Übersicht 122 Arbeiten, die sich mit möglichen alternativen neuroprotektiven Therapien befassten und listen neben Hypothermie als Substanzen Erythropoetin, nicht steroidale Antirheumatika (NSAIDs), anti-CD11d-Antikörper, Minocyclin, Progesteron, Östrogen,

Magnesium, Riluzol, Polyethylenglykol, Atorvastatin, Inosin und Pioglitazon auf [26]. Am häufigsten waren dabei Studien mit Einsatz von Erythropoetin (n=19) und NSAIDs (n=17). Klinische Anwendungen beschränken sich dabei auf wenige Einzelfälle wie etwa beim Minocyclin. In einer weiteren aktuellen Arbeit untersuchten Emmez et al. die Lipidperoxidation im neuralen Gewebe nach Gabe von Gabapentin in einem Rückenmarkskompressionsmodell an der Ratte und fanden eine äquivalente Wirkung im Vergleich zur Gabe von Methylprednisolon in der NASCIS-Dosierung [11]. Welche Substanz am „vielversprechendsten" ist, kann gegenwärtig angesichts der Fülle unterschiedlicher Ansätze wohl kaum abgeschätzt werden.

1.3 Hypothermie

Eine Reihe aktueller Untersuchungen belegen einen positiven Einfluss einer milden Hypothermie in der Akutphase einer traumatischen Rückenmarksverletzung. Batchelor et al. berichten über eine Studie an Ratten, bei denen eine 45%ige Kompression des thorakalen Rückenmarks durch einen Spacer erzeugt wurde. Nach 30 Minuten wurde eine Gruppe für 7½ Stunden auf 33°C herabgekühlt, die andere Gruppe verblieb normotherm. Im Weiteren wurde die Motorfunktion wöchentlich re-evaluiert, nach acht Wochen erfolgte eine histologische Evaluation. Es zeigten sich signifikante Vorteile in der Hypothermiegruppe sowohl für die Erholung der motorischen Funktion nach dem Basso-Beattie-Bresnah-Score als auch histologisch im Volumen gesunden Gewebes in der Penumbra des geschädigten Gewebes [4]. Cappucino et al. beschreiben den Fall eines amerikanischen NFL-Football-Spielers, der eine komplette Querschnittslähmung infolge einer HWK-3/4-Luxationsfraktur erlitten hatte (ASIA A). Eine systemische milde Hypothermie wurde unmittelbar eingeleitet, zusätzlich erfolgten die Verabreichung von Methylprednisolon und die chirurgische Dekompression. Der Patient konnte innerhalb von Wochen wieder mit Hilfen gehen und zeigte anhaltend weitere Verbesserungen der neurologischen Funktion (zuletzt ASIA D) [6]. Levi und Mitarbeiter legen eine retrospektive Studie über 14 Patienten mit initial kompletter zervikaler Querschnittslähmung (ASIA A) vor, die für 48h einer systemischen milden Hypothermie von 33 °C zugeführt worden waren. Nach einer mittleren Nachuntersuchungszeit von einem Jahr hatten sich drei Patienten auf ASIA B, zwei auf ASIA C und einer auf ASIA D verbessert. Eine spezifische neuroprotektive Pharmakotherapie, z.B. mit Kortison erfolgte nicht. In einer Kontrollgruppe aus alters- und unfallmechanismusangepassten Patienten der gleichen Klinik besserten sich jeweils ein Patient auf ASIA B, C und D, der Unterschied war jedoch nicht signifikant. Die Komplikationsrate unterschied sich in den beiden Gruppen nicht. Die Autoren schlussfolgerten, dass der gefundene Trend für ein besseres neurologisches Ergebnis zumindest die Durchführung von Phase-2- und -3-Studien rechtfertige [27].

1.4 Zeitpunkt der operativen Dekompression

Auch wenn es dazu kaum evidenzbasierte Daten gibt, ist die operative Dekompression bei akuter Rückenmarksverletzung weitgehend unwidersprochen. Ähnlich wie bei der pharmakologischen Therapie gibt es allerdings auch hier wenig Gewissheit zum optimalen Zeitpunkt, vielfach wird eine „schnellstmögliche" Dekompression gefordert, in der Vorstellung, so am ehesten das – durchaus fragliche – Potenzial einer neurologischen Erholung zu nutzen und eine neurologische Verschlechterung durch zunehmende Schwellung zu vermeiden. Aufgrund Letzterem wird mitunter daher auch den kompletten Querschnittsverletzungen eine längere Frist zur operativen Versorgung zugestanden, innerhalb derer die OP-Bedingungen zunächst optimiert werden können. Fehlings und Mitarbeiter führten eine Umfrage mit 20 Einzelfragen unter Wirbelsäulenchirurgen durch, in denen Ansichten zur Dringlichkeit operativer Intervention bei akuten Rückenmarksverletzungen allgemein und in spezifischen Szenarien abgefragt wurden. 971 Antwortbögen konnten ausgewertet werden [12]:

- In beinahe allen Szenarien votierten über 80 % der Befragten für eine frühe Dekompression (innerhalb von 24 Stunden).

- Bei einer kompletten akuten zervikalen Querschnittsverletzung votierten 46 % für eine Dekompression innerhalb von 6 Stunden, insgesamt 85 % strebten die operative Versorgung innerhalb von 48 Stunden an. Bei einer inkompletten akuten zervikalen Querschnittsverletzung wollten 73 % eine Dekompression innerhalb von 6 Stunden erreichen..
- Im Falle einer LWK-1-Kompressionsfraktur mit Conus cauda-Symptomatik und Blasendysfunktion wollten 69 % innerhalb von 12 und 90 % innerhalb von 24 Stunden operieren.

Furlan et al. legen zum gleichen Thema eine aktuelle systematische Übersichtsarbeit vor, in denen sie drei Schlüsselfragen stellen [14]:

- Gibt es experimentelle Evidenz für einen biologischen Vorteil durch frühe chirurgische Dekompression im Tiermodell?
- Was ist nach gegenwärtiger klinischer Evidenz der optimale Zeitpunkt für eine chirurgische Dekompression?
- Was sind die möglichen Effekte einer frühen chirurgischen Dekompression des Rückenmarks auf klinisches, neurologisches und funktionelles Ergebnis in der akuten Behandlungssituation?

Eine Literaturrecherche in u.a. Medline, EMBASE und Cochrane ergab 198 experimentelle und 153 klinische Abstrakta seit 1966, von denen letztlich 19 experimentelle und 22 klinische Arbeiten die Einschlusskriterien erfüllten. Zusammengefasst ergaben die experimentellen Arbeiten bei deutlich heterogenen Ergebnissen und Modellen insgesamt eine Abhängigkeit des Ausmaßes des neurologischen Schadens bzw. der neurologischen Erholung von der Dauer der Rückenmarkskompression, allerdings zeigten auch fünf der Studien keinen oder keinen wesentlichen Vorteil durch eine frühe Dekompression.

Die klinischen Studien ergaben entweder keinen Unterschied oder Vorteile für die Gruppe der früh operierten, wobei in der Regel früh als < 24 h oder < 72 h nach Trauma definiert wurde. Es ergab sich eine schwache Evidenz für verbesserte neurologische Ergebnisse nach früher Dekompression bei starker Evidenz, dass Komplikationen in der früh operierten Gruppe nicht häufiger waren.

Zusammen mit den experimentellen Ergebnissen wird hier durch eine Expertengruppe von zehn Wirbelsäulenchirurgen aufgrund dieser Datenlage die Empfehlung einer operativen Intervention zwischen 8 und 24 Stunden nach Trauma gegeben, wenn die klinischen Begleitumstände eine Operation durchführbar erscheinen lassen.

Im eigenen klinischen Krankengut wird allerdings mitunter auch die Indikation zur sofortigen Intervention gestellt, wie in dem in Abbildung 1 und 2 dargestellten Fall: Eine 50-jährige Frau war auf dem Weg zur Arbeit mit dem Auto von der Straße abgekommen und hatte sich mehrfach überschlagen. An der Unfallstelle fand der Notarzt sie wach und ansprechbar, mit Kribbelparästhesien der Arme und partieller Motorik der Arme. Die Beine konnten schon primär nicht bewegt werden. Nach technischer Rettung aus dem Auto erfolgte die Sedierung mit Ketanest und Dormicum, Intubation, Transport in das universitäre Traumazentrum mit dem Hubschrauber. Hier zeigte sich in der seitlichen HWS-Röntgenaufnahme, die im Rahmen des „Trauma-Triples" hier entsprechend den ATLS-Kriterien regelmäßig bei bewusstlosen Patienten durchgeführt wird, die komplette Luxation HWK 6/7 (Abb. 1 links). Es erfolgte die Entscheidung zur sofortigen geschlossenen Reposition unter maximaler Relaxation, die Röntgenkontrolle zeigte die erfolgreiche Reposition (Abb. 1 Mitte), dann Verbringen ins CT zur Anfertigung des Polytrauma-CT-Scans, welches an weiteren Diagnosen ein Schädelhirntrauma mit links-frontaler Kontusionsblutung ergab, eine Absprengung an HWK 2 ventral und eine Dornfortsatzfraktur HWK 3 (Abb. 1 rechts), ein Thoraxtrauma mit Sternumquerfraktur. Im Schockraum war bereits mit einer Methylprednisolontherapie nach dem NASCIS-Schema begonnen worden. Klinisch bestand weiterhin noch eine ausgedehnte Ohrmuschelverletzung. Im Anschluss wurde unmittelbar die MRT der HWS durchgeführt, die eine Luxation der Bandscheibe HWK 6/7 nach ventral und die korrespondierende Rückenmarksverletzung mit schwerer Myelonkontusion Höhe HWK 5-7 und langstreckigem epiduralen Hämatom zeigte (Abb. 2 links). Die Bandscheibe HWK 2/3 stellte sich hier unauffällig dar. Die Patientin wurde daraufhin direkt in den OP verbracht, es erfolgte die Dekompression von

5.3 Was gibt es Neues in der Wirbelsäulenchirurgie?

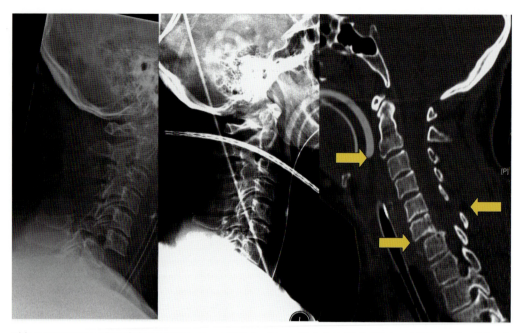

Abb. 1: HWK-6/7-Luxationsfraktur mit Paraparese der Beine, konventionelle seitliche Röntgenbilder aus dem Schockraum vor (links) und nach Reposition (Mitte), Computertomografie im Rahmen des Polytraumaprotokolls.

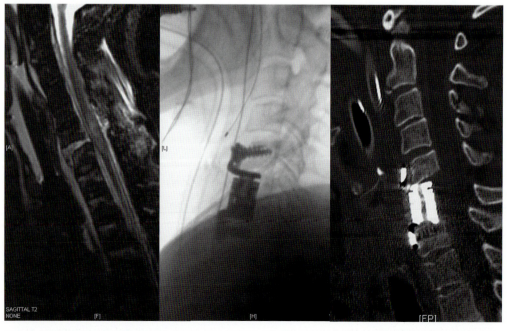

Abb. 2: HWK-6/7-Luxationsfraktur mit Paraparese der Beine, MRT präoperativ (links), konventionelle (Mitte) und CT-Kontrolle (rechts) postoperativ nach ventraler Dekompression mit partieller Korporektomie HWK 6, Wirbelkörperersatz HWK 6 und instrumentierter Spondylodese HWK 4.

ventral mittels Korporektomie HWK 6 und Wirbelkörperersatz HWK 6 mit instrumentierter Spondylodese HWK 5-7. Abbildung 2 Mitte zeigt die postoperative konventionelle Röntgenkontrolle, Abbildung 2 rechts die postoperative CT mit erfolgter Dekompression, einliegendem Implantat und noch nachweisbarem epiduralen Hämatom. Postoperativ konnte die Patientin zügig extubiert werden, der weitere Verlauf war von intensivmedizinischer Seite komplikationslos, es erfolgte eine Nachbehandlung im Sinne einer neurologischen Frührehabilitation, eine Besserung der neurologischen Funktion konnte hingegen nicht erreicht werden, es verblieb eine komplette Paraparese der Beine, inkomplette Plegie beider Arme mit Kraftgrad 5 für die Ellenbogenstrecker beidseits, Kraftgrad 2 bzw. 3 für Handgelenksbeuger und -strecker.

1.5 Thromboseprophylaxe nach traumatischer Rückenmarksverletzung

Thrombembolische Ereignisse nach traumatischer Rückenmarksverletzung sind häufig, für den ersten Monat nach Trauma wird ein bis zu 500-fach erhöhtes Risiko beschrieben. Ohne Thromboseprophylaxe entspricht dies dem höchsten Risiko aller hospitalisierten Patientengruppen. In einer Metaanalyse fanden Christie et al. 312 Studien zur medikamentösen Thromboseprophylaxe in dieser Situation. Eine Studie fand innerhalb von 14 Tagen 5 % thrombembolische Ereignisse unter Prophylaxe mit niedermolekularem Heparin (NMH) und 60 % ohne medikamentöse Prophylaxe. NMH erwiesen sich in Vergleichsstudien als effektiver als unfraktioniertes Heparin – vergleichbar mit den Ergebnissen bei der gut untersuchten postoperativen Gabe nach Hüft- und Knieendoprothetik. Ein früher Beginn (unter 72 h nach Trauma) zeigte mit 2 % gegenüber 26 % thrombembolischen Ereignissen signifikant bessere Ergebnisse als ein späterer Beginn. Mit maximal 10 % Blutungsereignissen auch bei früher Gabe wurden NMH als relativ sicher eingeschätzt. Zusammenfassend wird der Beginn einer Thromboseprophylaxe innerhalb von 72 Stunden empfohlen. NMH sollten am Morgen der Operation nicht mehr verabreicht werden; die Gabe sollte innerhalb von 24 Stunden postoperativ wieder aufgenommen werden [7].

1.6 Fazit für die Praxis

Traumatische Rückenmarksverletzungen bedeuten nach wie vor eine der gravierendsten Einschränkungen der Gesundheit überhaupt. Ein Wiedererlangen der gestörten neurologischen Funktionen kann regelmäßig nur sehr eingeschränkt erreicht werden. Eine echte Heilung ist bislang nicht möglich. Eine Vielzahl unterschiedlicher therapeutischer Ansätze zielt darauf ab, den Schaden zu minimieren oder voranschreitende oder folgende Schädigungen zu vermeiden, wobei signifikante Besserungen am ehesten durch die Kombination unterschiedlicher Ansätze zu erreichen sind. Interessanterweise gibt es kaum klinische Evidenz, die einen Vorteil einer sofortigen operativen Dekompression des Rückenmarks belegte, empfohlen wird trotzdem eine operative Versorgung innerhalb von 24 Stunden. Nicht vergessen werden sollte neben einer adäquaten neurologischen Frührehabilitation die Vermeidung von postoperativen Komplikationen, insbesondere die medikamentöse Thromboseprophylaxe.

2 Neues in der bildgebenden Diagnostik der Wirbelsäule

2.1 Halswirbelsäulenverletzungen

Pro Jahr werden in Deutschland etwa 2 000 schwerwiegende Halswirbelsäulenverletzungen registriert. Dabei ist zu 30 % die obere Halswirbelsäule betroffen – wobei es eine Korrelation vom Verletzungsmuster und Verletzungshöhe mit dem Patientenalter gibt. Aufgrund eines laxen Bandapparates und der schwachen Nackenmuskulatur im Kindesalter werden hier vorwiegend ligamentäre Verletzungen registriert. Bei nachlassender

Knochenqualität treten im höheren Lebensalter häufiger knöcherne Verletzungen auf [22].

Die Schwierigkeit in der Diagnostik besteht einerseits in der oftmals eingeschränkten klinischen Beurteilbarkeit der Patienten, andererseits in der Erfahrung mit der Auswertung der Bildgebung.

Zwischen 18 % und 33 % dieser Patienten sind aufgrund von Demenz, Alkohol/Drogen oder Zusatzverletzungen, welche eine Analgosedierung und ggf. Intubation nötig machen, klinisch nicht ausreichend beurteilbar. Von diesen Patienten werden bei über 7,5 % Verletzungen der Halswirbelsäule übersehen, von denen 42 % instabile Verletzungen darstellen [18]. Daher empfehlen aktuelle Protokolle zur Beurteilung von Verletzungen der HWS eine zwingende Ausschlussdiagnostik bei allen nicht beurteilbaren Patienten. Bis eine Verletzung ausgeschlossen ist, müssen diese eine Protektion durch eine Halskrawatte erhalten [18].

2.1.1 Konventionelle Röntgenaufnahmen

Da die meisten Klassifikationen bei Verletzungen der Halswirbelsäule sich auf konventionelle Röntgenbilder stützen, und die konventionelle Röntgendiagnostik am breitesten verfügbar ist, sind diese in drei Ebenen (a.p., seitlich, transorale Dens-Zielaufnahme) nach wie vor Goldstandard. Bei klinischem Verdacht auf eine ligamentäre Verletzung besteht zusätzlich die Indikation zu funktionellen Röntgenaufnahmen. Dabei unterscheidet man zwischen drei Techniken. Während bei der aktiven Funktionsaufnahme ein konventionelles Röntgenbild in maximaler Flexion-/Extensionsstellung durch aktive Bewegung des Patienten angefertigt wird, wird bei der passiven Aufnahme die Halswirbelsäule durch den Untersucher passiv geführt. Dabei führt der Untersucher die HWS bis zur gewünschten Stellung, bevor das Röntgenbild angefertigt wird (statische Untersuchung) oder er bewegt die HWS unter Bildwandlerkontrolle durch (dynamische Untersuchung). Der Vorteil dabei ist, dass die Stabilität im gesamten Bewegungsumfang geprüft werden kann [22].

2.1.2 Computertomografie

Häufig werden Verletzungen, vor allem im Bereich der oberen HWS im konventionellen Röntgenbild verkannt, sodass bei entsprechendem klinischem Verdacht auf eine Verletzung der oberen HWS zum sicheren Ausschluss ein CT mit multiplanaren Rekonstruktionen durchgeführt werden sollte. Dabei können knöcherne Verletzungen am besten beurteilt und klassifiziert werden. Bei Verdacht auf eine Gefäßverletzung ist ein Angio-CT sinnvoll. Auch sollte dieses immer vor operativen Eingriffen der oberen HWS erwogen werden, um eventuelle Gefäßvariationen darzustellen.

Ein funktionelles Rotations-CT ist bei anamnestischem Hochrasanztrauma, bei dezentriert stehendem Dens axis und bei einem klinischen Verdacht auf eine atlantoaxiale Instabilität indiziert [22].

2.1.3 Magnetresonanztomografie

Im MRT können vor allem diskoligamentäre, neuronale und vaskuläre Strukturen sehr gut dargestellt werden, woraus sich die Indikationen dafür ableiten lassen: Bei Verdacht auf einen diskoligamentären Schaden sowie bei neurologischen Defiziten ist eine MRT zusätzlich indiziert [22].

2.2 Neues in der Bildgebung von traumatischen thorakolumbalen Frakturen

2.2.1 CT Thorax/Abdomen/Becken vs. reformiertes CT zur Darstellung von Frakturen des thorakolumbalen Übergangs

80 % aller Wirbelsäulenverletzungen betreffen den thorakolumbalen Übergang. Der Goldstandard zur Klassifikation ist die Computertomografie mit reformierter Darstellung. Manchmal werden Patienten sekundär in die versorgende Klinik verlegt. Sind bis dahin nur CT-Aufnahmen von Thorax/Abdomen/Becken durchgeführt worden, können diese ebenfalls Frakturen des thorakolumbalen Überganges darstellen. Die Patienten müssen nicht zwingend eine erneute Bildgebung des frakturierten Bereiches mit Rekonstruktionen

erhalten, das Thorax-/Abdomen-CT ist diesem zur Frakturklassifikation gleichwertig [15].

2.2.2 Die Ultraschalluntersuchung als Alternative zum MRT zur Diagnostik einer B-Verletzung

Thorakolumbale Distraktionsverletzungen machen 14,5 % aller Wirbelsäulenverletzungen aus. Eine Schädigung des posterioren Ligamentkomplexes, einhergehend mit einer zunehmenden Instabilität der Fraktur, stellt dabei eine Operationsindikation dar. Die radiologische Standarddiagnostik zur korrekten Klassifikation liefert das konventionelle Röntgen und die CT-Untersuchung. Diskoligamentäre Strukturen lassen sich damit jedoch nur eingeschränkt darstellen, sodass 30–42 % aller B-Verletzungen primär nicht erkannt und fälschlicherweise als stabile A-Frakturen klassifiziert werden. Durch eine zusätzliche MRT-Untersuchung können diskoligamentäre Verletzungen erkannt und entsprechend behandelt werden. Manchmal ist die Durchführung dieser Untersuchung aufgrund der Notfallsituation, technischer Schwierigkeiten oder bestehenden Kontraindikationen vonseiten des Patienten nicht möglich. Eine einfache und fast überall verfügbare Alternative stellt dabei die Ultraschalluntersuchung der dorsalen Bandstrukturen dar. Dabei beträgt die Sensitivität nach einer Studie um v. Scotti 83 %, womit diese etwas geringer als die Sensitivität des MRT liegt, wobei die Spezifität mit 94 % der des MRT überlegen ist. Damit ist die Ultraschalldiagnostik zum gegenwärtigen Zeitpunkt eine sinnvolle Ergänzung zur radiologischen Bildgebung bei Frakturen im thorakolumbalen Übergang zum Ausschluss dorsaler ligamentärer Verletzungen [35].

2.3 Neues in der bildgebenden Diagnostik zur Differenzierung eines Infektes von degenerativen Veränderungen im Bereich der Wirbelsäule

Aufgrund der Veränderung der Alterspyramide zugunsten des älteren Menschen und der steigenden Anzahl von Immundefekten, nimmt die Zahl von Infektionen im Bereich der Wirbelsäule stetig zu. Begleitet von Nebenerkrankungen und nur geringen subjektiven Symptomen ist die Diagnose schwierig. Die MRT-Untersuchung kann bei der Diagnosefindung hilfreich sein. Aber gerade in den Modi T1WI (Modi T1-gewichtet) und T2WI (T2-gewichtet) kann die Unterscheidung eines degenerativen von einem infektiösen Geschehen schwierig sein. Eine höhere Sensitivität und Spezifität zeigt dabei das FDG-PET (Fluor-Deoxyglykose-Positronen-Emission-Tomografie). Wegen der hohen Kosten ist dies jedoch nicht überall verfügbar. Diffusionsgewichtete Bildgebung (*Diffusion Weighted Imaging, DWI*), basierend auf dem MRT, gibt Informationen über die Mikrostruktur von Weichteilen, indem sie die Bewegungen der Wassermoleküle auswertet. Primär wurde das DWI zur Beurteilung von Hirninfarkten eingesetzt und kann nun auch zur Diagnose von Osteoporose, malignen Wirbelkörperfrakturen und letztendlich auch zur Darstellung von Infektionen im Bereich der Wirbelsäule eingesetzt werden.

Abnormalitäten der Wirbelkörperbeschaffenheit zeigen sch meist erst nach 8 Wochen der Infektion. Konventionelle radiologische Diagnostik bietet dabei eine geringe Sensitivität (82 %) und Spezifität (57 %). Das CT zeigt nur Änderungen in den Endplatten und der Wirbelkörper sowie eine Weichteilschwellung in den ersten 2 Wochen bei der Hälfte der Patienten. Zu einem frühen Zeitpunkt der Infektion ist das MRT zu 93–96 % sensitiv und zu 92,5–97 % spezifisch. In über 50 % der Fälle zeigen sich die typischen Veränderungen im MRT in den ersten 2 Wochen, in über 20 % in den folgenden 2 Wochen. Trotz allem ist die Unterscheidung zwischen infektiösen und degenerativen Prozessen schwierig. Der Vorteil des DWI ist, dass es in kürzester Zeit eine Hyperintensivität des betroffenen Areals zeigt und dies nur bei Infektion, nicht bei degenerativen Veränderungen.

Damit ist die Diffusionsmagnetresonanztomografie sinnvoll zur Differenzierung von degenerativen oder infektiösen Veränderungen im Bereich der Wirbelkörperendplatten [10].

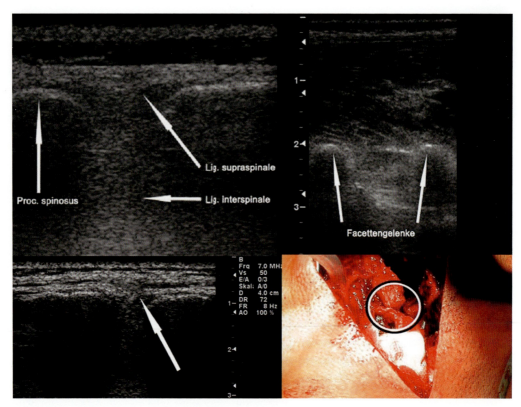

Abb. 3: Sonografie des dorsalen Längsbandes an der thorakolumbalen Wirbelsäule. Oben: supraspinaler Längsschnitt bei intaktem Lig. supraspinale (links, echoreiche Struktur, Pfeil), paraspinaler Längsschnitt bei intakten Facettengelenken (rechts). Unten: B1.2-Verletzung bei LWK3, initial fehlklassifiziert als A3.3-Fraktur, sonografische Diskontinuität des Lig. Supraspinale (links), Ruptur im Operationssitus (nach [35]).

2.4 Fazit für die Praxis

Sowohl für Diagnostik, als auch für die Therapie von Wirbelsäulenverletzungen und Wirbelsäulenleiden ist eine adäquate Bildgebung unabdingbar. Die zunehmend breite Verfügbarkeit der Computertomografie sollte im Zweifel immer Anwendung finden, um die bisher inakzeptabel hohe Rate von initial übersehenen Wirbelsäulenverletzungen, v.a. der Halswirbelsäule zu reduzieren. An Brust- und Lendenwirbelsäule stellt vor allem das Übersehen einer ligamentären (B-)Verletzung ein Problem dar. Fälschlich als A-Verletzung klassifiziert können diese nach konservativer Therapie zu andauernden Instabilitäten und Schmerzen führen. Eine mögliche Abhilfe stellt hier die meist problemlos verfügbare Sonografie dar, die in einer Studie sogar eine höhere Spezifität als die Kernspintomografie erreichte.

3 Lytische Spondylolisthese/Spondylolyse

3.1 Bedeutung perkutaner Stabilisationstechnik

Perkutane Stabilisationstechniken sind seit längerer Zeit etabliert und haben sich aufgrund des minimal-invasiven Charakters und der sicheren Handhabung etabliert. Im Krankheitsbild der lytischen Spondylolisthese findet sie bei gleichzeitig

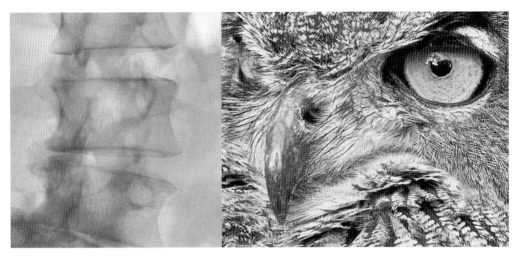

Abb. 4: „Owls eye view": Wird der C-Bogen aus der strengen a.p.-Projektion rotiert (links), so erscheint – je nach anatomischer Konvergenz des Pedikels – die Cortikalis des Pedikels als Auge eines Eulengesichts. Der Dornfortsatz ist analog der Schnabel. Wird der K-Draht in dieser Projektion senkrecht auf das Auge eingebracht, wird die ursprünglich intendierte Konvergenz der Schraube erzielt. Ein Überschreiten der medialen Kortikalis darf nicht erfolgen.

durchgeführter anteriorer intervertebraler lumbaler Fusion (ALIF) eine ideale Anwendung. Hier wird die intendierte knöcherne Fusion durch den über einen ventralen Zugang eingebrachten Cage oder Knochenspan erreicht. Die posteriore perkutane Stabilisation retiniert die Spondylodese, eine Materialentfernung ist bei nachgewiesener ossärer Konsolidierung möglich.

Die Wertigkeit einer zusätzlichen posterioren Fusion, also der Darstellung und Anfrischung der dorsalen Wirbelelemente über einen Mittellinienschnitt mit Anlagerung von autologem Knochen, haben die Gruppe um Kim, Kim und Lee [23] untersucht: Sie untersuchten im Rahmen einer retrospektiven Studie zwei Gruppen: Patienten mit symptomatischer lumbaler lytischer Spondylolisthese wurden entweder perkutan instrumentiert oder erhielten eine offene posterolaterale Fusion mit offener Instrumentation zusätzlich zur in beiden Gruppen durchgeführten ventralen Fusion (ALIF mit Cage und Spongiosa). Die radiologischen und funktionellen Ergebnisparameter waren ähnlich. Die Fusionsrate betrug 97 % (perkutane Instrumentation) bis 100 % (posterolaterale Fusion) [23]. Diese Resultate decken sich mit denen früherer Studien [25]. Die Operationszeit jedoch war deutlich geringer bei perkutaner Stabilisation (190 min vs. 261 min), die Hospitalisationszeit war kürzer (7,4 d vs. 15,2 d) und der intraoperative Blutverlust (300 ml vs. 390 ml) und die erforderliche Erythrozytenkonzentrat-Transfusionsmenge waren ebenfalls deutlich niedriger (19 ml/Patient vs. 100 ml/Patient). Die perkutane Instrumentation ist danach bei gleichzeitig durchgeführter ALIF der zusätzlichen dorsalen Fusion ebenbürtig. Die Therapieergebnisse sind in beiden Verfahren gut bis exzellent.

Über die Genauigkeit der perkutanen Instrumentation berichteten 2010 Idler und Gorek [20]. Sie untersuchten die konventionelle Technik (sog. owl's eye) mithilfe einer neuartigen Navigationshilfe (NeuroVision M5). Bei dieser fluoroskopisch gestützen Technik wird dabei zunächst der Pedikel orthogonal eingestellt: Dafür ist es notwendig, den Bildwandler (C-Arm) aus der strengen a.p.-Projektion in der transversalen Ebene so zu schwenken, dass der Pedikel mit maximalem Durchmesser im Zentrum des Bildes zur Darstellung gebracht wird. Der Dornfortsatz wird als „Schnabel der Eule" sichtbar – aus der Mitte zur Gegenseite rotiert (Abb. 4).

Die Navigationshilfe gibt dabei akkurat den Grad der Einstellung des C-Bogens und anhand der präoperativen Planung und der intraoperativen Messung kann so eine sehr hohe Genauigkeit erzielt werden. Diese Studie mit ingesamt 326 besetzten Pedikeln der Höhe L3 bis S1 an 85 verschiedenen Patienten demonstriert die Zuverlässigkeit dieser Technik, die trotz der einfachen Handhabung – auch ohne Navigation – in der Beschreibung der neuen perkutan einzubringenden Implantate oder Augmentationsverfahren selten erwähnt wird.

3.2 Direkte Verschraubung und zirkumferentielle Fusion

In einer aktuellen Übersicht von Agabegi und Fischgrund werden die derzeitigen Erkenntnisse um die lytische Spondylolisthese aus Sicht des Wirbelsäulenchirurgen überzeugend dargelegt [1]. Aus den Beobachtungsstudien wissen wir, dass nur wenige Patienten mit nachgewiesener Spondylolyse ein fortschreitendes Wirbelgleiten entwickeln und viele asymptomatisch sind [13]. Fehlen neurologische Ausfälle, Schmerzsyndrom und radiologische Verschlechterung, so ist die konservative Therapie möglich. Regelmäßige Kontrolluntersuchungen sollen durchgeführt werden.

Besteht eine Operationsindikation, so ist bei jungen Patienten mit Meyerding-Grad-0-1-Listhese auch eine direkte operative Versorgung der Pars interarticularis möglich. Die Indikation kann bestehen, wenn ein Rückenschmerz durch die Lokalanästhesie der Lyse ausgeschaltet werden kann. Sei es durch eine laminäre Verschraubung, sei es durch eine Instrumentation mit Pedikelschraube und Laminahaken – eine Heilung der Lyse kann so erreicht werden ohne den Verlust an Bewegungssegmenten (Abb. 5).

Treten neurologische Ausfälle oder ein radikuläres Schmerzsyndrom auf, so ist die Indikation für eine reine dekomprimierende Operation äußerst zurückhaltend zu stellen. In frühen Publikationen [15] wurde über die Machbarkeit des Verzichts einer Stabilisation berichtet, seit den 70er-Jahren wissen wir jedoch, dass das Erreichen der Fusion anzustreben ist und eine reine Dekompression schaden kann [2].

Ob eine zirkumferentielle Fusion über einen ventrodorsalen Zugang durchgeführt werden muss, oder ob die dorsale Technik einer posterioren/transforaminalen intervertebralen Fusion (PLIF/TLIF) angewendet wird, ob eine In-situ-Stabilisation oder eine Reposition der Spondylolisthese erzielt werden kann, hängt von individuellen anatomischen und biologischen Faktoren ab. Für die Bedeutung der Reposition der Kyphose, bzw. der Wiederherstellung der bestmöglichen Lordose gibt es zurzeit noch keine gute Evidenz. Biomechanische Überlegungen zielen dahin, dass eine Reposition die Scherkräfte auf das Segment verringert, und so die Fusion besser gewährleisten kann.

Für das Segment L5/S1 ist auch eine transsakrale Fusion mittels Fibulagraft oder Cage möglich. Hier publizierten Gong et al. 2010 eine Serie an 34 Patienten mit lytischer Spondylolisthese L5/S1 Meyerding Grad 2. 21 Patienten (Gruppe A) erhielten eine Fusion über TLIF-Technik, 13 Patienten (Gruppe B) wurden dorsal transpedikulär instrumentiert und erhielten einen Cage, der von kaudal her, lateral zwischen der S1- und S2-Nervenwurzel durch das Bandscheibenfach L5/S1 in den Wirbelkörper L5 eingebracht wurde. Im Vergleich zur TLIF-Gruppe traten dabei mehr Komplikationen in Bezug auf Duraverletzung, Parästhesien und Paresen auf. Die Fusionsrate betrug 92 % vs. 95 % in der TLIF-Gruppe [16]. Diese Technik erscheint auf bestimmte Indikationsstellungen beschränkt, stellt jedoch eine machbare Alternative dar, wenn ein konventionelles Vorgehen limitiert ist.

3.3 Osteoinduktive Substanzen

Zur Verbesserung der Fusionsrate bei degenerativen Erkrankungen, die eine Stabilisation erfordern, ist der Gebrauch osteoinduktiver Substanzen seit einiger Zeit in der Diskussion. Derzeit sind neben fehlenden Daten über die Sicherheit des Einsatzes die hohen Kosten Gründe, die einen routinemäßigen Einsatz dieser Substanzen nicht rechtfertigen.

Mit dem rekombinanten humanen OP 1 (*bone morphogenetic protein 7*) steht eine osteoinduktive Substanz zur Verfügung, deren Sicherheit in Bezug auf die Bildung von Antikörpern, in einer

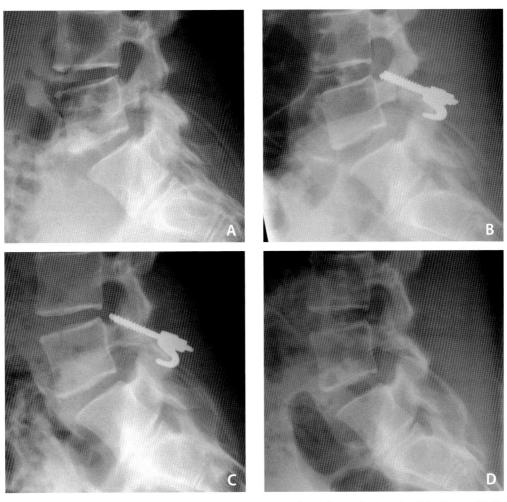

Abb. 5: 16-jährige Patientin mit Rückenschmerzanamnese. Deutlich sichtbar in der lateralen Sicht die Lyse L5 (A). In der unmittelbar postoperativen Aufnahme (B) zeigt sich die unter Kompression gebrachte Pars interartikularis deutlich schmäler. 1 Jahr später ist bei einliegenden Laminahaken die Lyse radiologisch nicht mehr nachweisbar (C). Nach Materialentfernung regelrechte Darstellung Bewegungssegmente L4/S1 (D), eigenes Patientengut.

Multicenterstudie in den USA und Kanada untersucht wurde [19]. 336 Patienten mit degenerativer Ein-Höhen-Spinalstenose und Spondylolisthese und dadurch bedingter Claudicatio spinalis-Symptomatik wurden randomisiert in 2 Gruppen: Bei 228 wurde eine Dekompression durchgeführt und eine nicht instrumentierte Spondylodese mit OP 1 Putty, bei 108 Patienten wurde eine Dekompression durchgeführt und eine nicht-instrumentierte Spondylodese mit autologer Beckenkammspongiosa. OP 1 Putty ist rekombinantes humanes BMP 7, das in bovines Kollagen Typ 1 und Carboxymethylzellulose eingebracht ist. Es konnte an insgesamt 144 bzw. 58 Patienten der jeweiligen Gruppen das Vorhandensein von Antikörpern gegen OP 1 (Anti-OP 1) und sogenannte neutralisierende Antikörper (Nab) analysiert werden. In der Tat waren bereits präoperativ ca. 8 % in der OP 1-Gruppe und 13 % in der autologen Spongiosa-Gruppe im sensitiven ELISA positiv auf Anti-OP 1. Nach 24 Monaten betrug der Anteil in der OP 1-Gruppe jedoch 41 % positive vs. 7 % in der Kontrollgruppe.

Auch das Vorhandensein von neutralisierenden Antikörpern unterschied sich mit 26 % vs. 1 % in der Kontrollgruppe. Die Nab waren jedoch in der Zeit 6 Wochen bis 3 Monate postoperative erhöht und nach 24 Monaten nicht mehr nachweisbar. Eine Korrelation mit dem klinischen Ergebnis bestand in keinem der gemessenen Parameter.

Zusammengefasst konnte gezeigt werden, dass rhOP1 eine immunogene Wirkung hat, dass jedoch keine schweren Nebenwirkungen auftraten und sich das Fusionsergebnis von der Kontrollgruppe nicht unterschied – auch nicht bei Vorhandensein von Antikörpern mit neutralisierender Aktivität gegenüber rhOP1.

3.4 Fazit für die Praxis

Die lytische Spondylolisthese ist eine gut zu behandelnde Erkrankung. Die überwiegende Mehrzahl wird konservativ therapiert – zumeist ohne Konsultation eines Wirbelsäulenchirurgen. Bei Schmerzsyndrom, neurologischen Ausfällen oder progredientem Wirbelgleiten ist die operative Therapie indiziert. Ziel der Operation ist die Fusion der benachbarten Wirbel. Welche Operationstechnik gewählt wird, ist abhängig von anatomischen und biomechanischen Gegebenheiten, sowie der Erfahrung des Chirurgen. Tendenziell werden die besten Fusionsergebnisse bei zirkumferentieller Fusion erzielt.

4 Navigation und Robotik

4.1 Navigierte Pedikelschraubenplatzierung

In der Wirbelsäulenchirurgie und bei neurochirurgischen Operationen debütierte die Navigation. Mit Genauigkeitsanalysen von navigierten Pedikelschraubenplatzierungen erregte sie in der Wirbelsäulenchirurgie Aufmerksamkeit, damals mit einer Senkung der Fehlplatzierungsrate dieser Schrauben von ca. 44 % auf unter 9 % [30, 31]. Der Widerspruch zur Realität mit einer diesbezüglich deutlich geringeren Komplikationsrate in Zentren mit routinierter Wirbelsäulenchirurgie, war und ist zu offensichtlich. Interessanterweise handelt es sich bei den meisten der aktuell publizierten Originalarbeiten weiterhin um Analysen der Genauigkeit von navigierten Pedikelschraubenapplikationen.

Manche Anwender nutzen die Navigation nur in bestimmten Situationen, wie bei alterierter Anatomie, z.B. im Rahmen eines M. Bechterew oder ausgeprägter Skoliose. Oder sie wird in schwer zu visualisierenden anatomischen Bereichen wie der oberen HWS eingesetzt. Gerade in der HWS ist die transpedikuläre Verschraubung eine besondere Herausforderung aufgrund der geringen Pedikeldurchmesser und der hohen Variabilität bezüglich der Angulationen und Offsets sowie bezüglich des Verlaufs und Durchmessers der A. vertebralis. So setzten Rajasekaran et al. die 3D-Iso-C-Navigation ein und erhöhten die Sicherheit und Genauigkeit in 33 Patienten (davon 15 pädiatrisch) mit alterierter Anatomie der HWS aufgrund unterschiedlicher Vorerkrankungen. Die Autoren geben an, die Navigation sei ebenfalls hilfreich, die bestmögliche Knochenqualität zu identifizieren, um dann eine sichere Platzierung der Pedikelschrauben zu erreichen [34].

Hervorgehoben werden sollte hier, dass ein sicherer Umgang mit der Navigation unter schwierigen Verhältnissen das Einüben in Alltagssituationen voraussetzt.

Es mangelt insgesamt an Studien, welche insbesondere den Aspekt der Strahlenreduktion herausarbeiten. Nach den Analysen von Merloz et al. mit für Wirbelsäulenchirurgen signifikant erhöhten Inzidenzen für Malignome spielt dies jedoch eine entscheidende Rolle für die Berufspraxis jedes einzelnen Wirbelsäulenchirurgen. In einer klinischen Studie (prospektiv, randomisiert, kontrolliert, n=278) konnten sie die Strahlenexposition von im Mittel 11,5 s pro Level in der konventionell operierten Gruppe der navigiert operierten Gruppe mit im Mittel von 3,5 s pro Level gegenüberstellen. Auch der Anteil der Pedikelperforationen wurde halbiert (13 % vs. 7 %). Einschränkend ist hier die Begrenzung auf Lokalisationen der LWS und der unteren BWS [31]. Es stellt sich natürlich die Frage, ob eine verlängerte Operationszeit durch Anwendung der Navigation hinzunehmen ist, wenn dafür eine signifikant reduzierte Strahlenexposition erreicht werden kann.

4.2 Innovation in der Medizintechnik

Die Innovation des „Flatpanel-Detektor-Fluoroskopes" (Firma Ziehm Imaging) stellt einen klaren Fortschritt des Strahlenschutzes dar, bei zeitgleicher Optimierung der Visualisierung. Hauptverantwortlich für die signifikant geringere Strahlenexposition ist der gepulste Generator. Verzerrungsfreie Bilder durch die Flatpanel-Technologie ermöglichen derweil eine verbesserte Orientierung von Instrumenten und Schraubenpositionen, den anatomischen Strukturen gegenüber. Eine Abbildung mit über 16 000 Graustufen trägt ebenfalls hierzu bei. Vom gleichen Hersteller wurde eine 3D-Version etabliert, welche zusätzlich multiplanare Rekonstruktionen erlaubt und somit insbesondere die axialen Schichten darstellen kann. Dies erspart dem Patienten ggf. ein postoperatives CT und unter Umständen eine zweizeitige Revisionsoperation.

Wird nun ein Navigationssystem hinzugenommen, so kann in diesen optimalen Bildern unter virtueller Fluoroskopie (einschließlich unter axialer Ansicht) die Operation vorgenommen werden. Ein Strahlenschutzaspekt ist dabei die Tatsache, dass Operateur und Team während des Durchleuchtungsvorgangs kurzzeitig den Saal verlassen können, bzw. ausreichenden Abstand zur Strahlenquelle einnehmen können.

Die Bildqualität und das eingeschränkte Scanvolumen (ca. 12 cm^3) der bislang bekannten mobilen 3D-Fluoroskope waren stets ein Kritikpunkt. Mit einer Entwicklung der Fa. Brainlab (VectorVision Spine) kann jedoch nun eine automatische Fusion des intraoperativ gewonnenen Datensatzes mit einem präoperativ akquirierten Computertomogramm durchgeführt werden. Aber selbst ein intraoperativer 3D-Scan bleibt u.U. erspart. Der Software genügen zwei fluoroskopische Ebenen, um eine Fusion (Matching) mit dem präoperativen CT durchzuführen. Die Software arbeitet auch mit bereits vorhandenen älteren Fluoroskopen. Abbil-

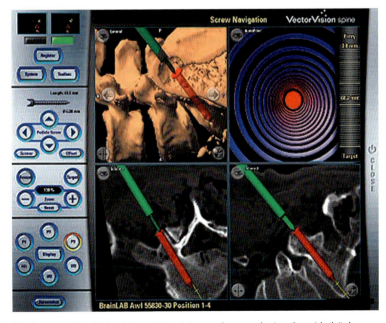

Abb. 6: Screenshot Benutzeroberfläche „VectorVision", Anwendung an der Lendenwirbelsäule.

dung 6 zeigt einen Screenshot der Bedieneroberfläche „VectorVision" mit intuitiver Visualisierung zur verbesserten Orientierung im schwierigen Situs. Vonseiten der Instrumente wurde der Arbeitsablauf optimiert. So ist eine Kalibrierung der Instrumente nicht mehr zwingend erforderlich. Lediglich die Spitzen (Ahle, Meißel, ...) werden im navigierten Handgriff ausgetauscht.

4.3 Robotik

Die koreanisch-japanische Forschergruppe um Kim YS entwickelte ein Robotersystem (BFRS), welches biplanare Fluoroskopiebilder benötigt, um dann minimalinvasiv perkutan transpedikuläre Verschraubungen zu assistieren. Genauigkeitsevaluationen wurden an zwei humanen Spender-Präparaten auf je 14 Segmenthöhen durchgeführt. Als Fluoroskop wurde ein O-Arm eingesetzt (Fa. Image). Mittels postoperativer CT wurden die Schraubenlagen evaluiert. Hierbei kam es zu keiner Fehllage. Die Systemgenauigkeit betrug 1,38 ± 0,21 mm. Winkelabweichungen betrugen 0,71° bis 2,45° ± 1,21° bis 2,56°. Das BFRS zeigte in dieser Machbarkeitsstudie Potenzial, die Genauigkeit und Verlässlichkeit der transpedikulären Verschraubung zukünftig zu steigern. Schwachpunkt der Studie war die fehlenden Angaben zur Strahlenexposition [24].

Die miniatur-robotische Applikation „SpineAssist" wurde durch die FDA (Food and Drug Administration, USA) zertifiziert und ist damit derzeit das einzige kommerzielle Robotersystem, welches die Instrumentierung in der Wirbelsäulenchirurgie (GO-LIF, TLIF, ALIF, dorsale Stabilisierung, Kyphoplastie und Vertebroplastie) unterstützt [3, 28]. Das System basiert auf dem Hexapoden-Prinzip und wird dorsal auf einem Schienengerüst fixiert. Die automatisierte Registrierung des präoperativen CT-Datensatzes erfolgt mittels zweier orthogonaler Fluoroskopie-Bilder durch dieses Gerüst. In einer multizentrischen randomisierten retrospektiven Analyse wurden in 14 Zentren insgesamt 840 Patienten zwischen Juni 2005 und Juni 2009 operiert. Hierbei konnten intraoperativ fluoroskopisch 98 % zufriedenstellende Ergebnisse erzielt werden. In postoperativen CT-Untersuchungen wurden 98,3 % der Schrauben in der „Safe-Zone" identifiziert. Bei vier Patienten mussten aufgrund von postoperativen neurologischen Symptomen Revisionen durchgeführt werden, woraufhin die Symptome zu 100 % sistierten [8].

4.4 Fazit für die Praxis

Navigation und Robotik stellen einen hoch technisierten Bereich der Wirbelsäulenchirurgie dar, der insbesondere in den der konventionellen Bildgebung schlecht zugänglichen Bereichen, etwa an der oberen HWS und BWS zu einer spürbaren Verbesserung der Versorgungsqualität führen kann, allerdings auch hohe Investitionen erfordert. Ein weiteres Augenmerk ist die Reduktion der hohen Strahlenbelastung des Wirbelsäulenchirurgen im OP durch neue Technologien, sei es durch Navigation oder moderne konventionelle Fluoroskopie, hierzu kommen zunehmend anwenderfreundlichere industrielle Lösungen zum Einsatz.

5 Patienten- vs. Chirurgensicht in der Beurteilung der Therapieergebnisse

Eine interessante Arbeit veröffentlichten Porchet et al. 2010 über die Korrelation der Wahrnehmung des Therapieergebnisses zwischen Patienten- und Chirurgensicht ein Jahr postoperativ [33]. Die insgesamt 6 Neurochirurgen und Orthopäden beurteilten einerseits 404 Patienten anhand des Spine Tango Bogens der Europäischen Wirbelsäulengesellschaft (SSE) und ließen die Patienten gleichzeitig den COMI-Score (Core Outcome Measures Index) erheben, einen multidimensionalen Fragebogen mit den Kategorien Schmerz, Funktion, Symptombezogenheit, Lebensqualität und Sozialleben.

Es wurden die Ergebnisse der 3 „Junior"- und 3 „Senior"-Chirurgen den Ergebnissen der Patientenbefragungen gegenübergestellt. Neben den zu erwartenden inkongruenten Wahrnehmungen (So beurteilte ein Chirurg das 12-Monatsresultat als „gut", während der betroffene Patient eine Verschlechterung seines Zustandes konstatierte.) zeigte sich eine vollkommen identische Übereinstimmung bei 53 % der Fälle und eine gute Übereinstimmung +/- 1 Grad in 93 %. Wurden die möglichen Chirurgeneinschätzungen dichotomisch in exzellent/gut und mäßig/schlecht aufgeteilt, ergab sich eine Übereinstimmung mit der Patientenwahrnehmung von 83 %. In 7 % beurteilten die Chirurgen die Situation positiver, in 10 % weniger positiv als der Patient. Keinen statistisch signifikanten Anteil hatten die Faktoren Alter, das Vorhandensein von Voroperationen und die Nebenerkrankungen. Es zeigte sich bei weiblichen Patientinnen die Tendenz zu einer zu positiven Wahrnehmung. In der Analyse zeigte sich auch, dass die erfahrenen Chirurgen („senior") tendenziell das Ergebnis überschätzten und die Juniorchirurgen es unterschätzten. Besonders bei Patienten, die das Ergebnis als schlecht wahrnahmen, kam es zu den größten Unterschieden zur ärztlichen Beurteilung.

Es gibt viele Ergebnis-Scores in der Wirbelsäulenchirurgie. Diese Studie unterstreicht, dass es zwar unterschiedliche Wahrnehmungen gibt, dass es jedoch eine bis zu 93%ige Übereinstimmung geben kann, wenn sowohl der Patient, als auch der Chirurg zum Therapieergebnis befragt werden. Eine rein einseitige Messung des Ergebnisses durch eine Patientenbefragung birgt insofern den Nachteil, dass ein systematisches Missverständnis in der Arzt-Patientenbeziehung vorliegen kann. Wenn der Chirurg das Operationsergebnis für sich evaluiert und dann mit der Wahrnehmung des Patienten vergleicht, ist er in der Lage, bei Diskrepanzen zu reagieren, zum Beispiel indem er die Erwartungen des Patienten bereits präoperativ zu relativieren versucht oder aber auch seine eigene zu positive Einstellung reflektiert.

Die Autoren postulieren in der Diskussion und Zusammenfassung, dass durch eine gute Korrelation in der Wahrnehmung, die Verlaufskontrollen auf ein Mindestmaß reduziert werden und so die Kosten im Gesundheitssystem gesenkt werden könnten.

Interessant bleibt zu guter Letzt, dass als „Risikofaktor" für eine fehlende Übereinstimmung zwischen Patienten- und Chirurgensicht neben dem weiblichen Patientengeschlecht und dem schlechten Ergebnis in der Patientenwahrnehmung als dritter Punkt die Erfahrung des Chirurgen hervorsticht. Offensichtlich beurteilen nämlich erfahrene Chirurgen das Operationsergebnis eher falsch-positiv.

5.1 Fazit für die Praxis

Neben aller chirurgischen und medizinischen Expertise sind eine gute Kommunikation und (selbst-)kritische Beurteilung von Therapieoptionen und Therapieerfolgen unabdingbar für die dauerhaft erfolgreiche Behandlung des Patienten.

Literatur

[1] Agabegi SS, Fischgrund JS: Contemporary management of isthmic spondylolisthesis: pediatric and adult. Spine J 2010; 10: 530–543. [EBM IV]

[2] Amuso SJ, Neff RS, Coulson DB, Laing PG: The surgical treatment of spondylolisthesis by posterior element resection. The Journal of bone and joint surgery 1970; 52: 529–536. [EBM IIa]

[3] Barzilay Y, Liebergall M, Fridlander A, Knoller N: Miniature robotic guidance for spine surgery – introduction of a novel system and analysis of challenges encountered during the clinical development phase at two spine centres. Int J Med Robot 2006; 2: 146–153. [EBM III]

[4] Batchelor PE, Kerr NF, Gatt AM et al.: Hypothermia prior to decompression: buying time for treatment of acute spinal cord injury. J Neurotrauma 2010; 27: 1357–1368. [EBM IIb]

[5] Bracken MB, Shepard MJ, Collins WF et al.: A randomized, controlled trial of methylprednisolone or naloxone in the treatment of acute spinal-cord injury. Results of the Second National Acute Spinal Cord Injury Study. The New England journal of medicine 1990; 322: 1405–1411. [EBM Ib]

[6] Cappuccino A, Bisson LJ, Carpenter B et al.: The use of systemic hypothermia for the treatment of an acute cervical spinal cord injury in a professional football player. Spine 2010 (Phila Pa 1976); 35: E57–62. [EBM III]

[7] Christie S, Thibault-Halman G, Casha S: Acute Pharmacological DVT Prophylaxis after SCI. J Neurotrauma. Epub ahead of print. [EBM Ib]

[8] Devito DP, Kaplan L, Dietl R et al.: Clinical Acceptance and Accuracy Assessment of Spinal Implants Guided With SpineAssist Surgical Robot: Retrospective Study. Spine (Phila Pa 1976) 2010; 35: 2109–2115. [EBM IIb]

[9] Dimar JR, Fisher C, Vaccaro AR et al.: Predictors of Complications After Spinal Stabilization of Thoracolumbar Spine Injuries. J Trauma 2010; 69: 1497–1500. [EBM IIa]

[10] Eguchi Y, Ohtori S, Yamashita M et al.: Diffusion Magnetic Resonance Imaging to Differentiate Degenerative From Infectious Endplate Abnormalities in the Lumbar Spine. Spine (Phila Pa 1976) 2011; 36: E198–202. [EBM IIb]

[11] Emmez H, Borcek AO, Kaymaz M et al.: Neuroprotective effects of gabapentin in experimental spinal cord injury. World neurosurgery. 2010; 73: 729–734. [EBM III]

[12] Fehlings MG, Rabin D, Sears W, Cadotte DW, Aarabi B: Current practice in the timing of surgical intervention in spinal cord injury. Spine (Phila Pa 1976), 2010; 35: 166–173. [EBM III]

[13] Fredrickson BE, Baker D, McHolick WJ, Yuan HA, Lubicky JP: The natural history of spondylolysis and spondylolisthesis. The Journal of bone and joint surgery 1984; 66: 699–707. [EBM IV]

[14] Furlan JC, Noonan V, Cadotte DW, Fehlings MG: Timing of Decompressive Surgery of Spinal Cord after Traumatic Spinal Cord Injury: An Evidence-Based Examination of Pre-Clinical and Clinical Studies. J Neurotrauma 2010. Epub ahead of print. [EBM Ia]

[15] Gill GG, White HL: Surgical treatment of spondylolisthesis without spine fusion. A long term follow-up of operated cases. Acta Orthop Scand Suppl 1965: 85–99. [EBM III]

[16] Gong K, Wang Z, Luo Z: Reduction and transforaminal lumbar interbody fusion with posterior fixation versus transsacral cage fusion in situ with posterior fixation in the treatment of Grade 2 adult isthmic spondylolisthesis in the lumbosacral spine. J Neurosurg 2010; 13: 394–400. [EBM IIa]

[17] Gupta R, Bathen ME, Smith JS et al.: Advances in the management of spinal cord injury. The Journal of the American Academy of Orthopaedic Surgeons 2010;18: 210–222. [EBM III]

[18] Halpern CH, Milby AH, Guo W et al.: Clearance of the Cervical Spine in Clinically Unevaluable Trauma Patients Spine 2010; 35: 1721–1728. [EBM III]

[19] Hwang CJ, Vaccaro AR, Hong J et al.: Immunogenicity of osteogenic protein 1: results from a prospective, randomized, controlled, multicenter pivotal study of uninstrumented lumbar posterolateral fusion. J Neurosurg 2010; 13: 484–493. [EBM Ib]

[20] Idler C, Rolfe KW, Gorek JE: Accuracy of percutaneous lumbar pedicle screw placement using the oblique or „owl's-eye" view and novel guidance technology. J Neurosurg 2010; 13: 509–515. [EBM IIa]

[21] Ito Y, Sugimoto Y, Tomioka M, Kai N, Tanaka M: Does high dose methylprednisolone sodium succinate really improve neurological status in patient with acute cervical cord injury?: a prospective study about neurological recovery and early complications. Spine (Phila Pa 1976) 2009; 34: 2121–2124. [EBM Ib]

[22] Kandziora F, Schnake K, Hoffmann R: Verletzungen der oberen Halswirbelsäule: Teil 1: Ligamentäre Verletzungen. Der Unfallchirurg 2010; 113: 931–943. [EBM IV]

[23] Kim JS, Kim DH, Lee SH et al.: Comparison study of the instrumented circumferential fusion with instrumented anterior lumbar interbody fusion as a surgical procedure for adult low-grade isthmic spondylolisthesis. World neurosurgery 2010; 73: 565–571. [EBM Ib]

[24] Kim S, Chung J, Yi BJ, Kim YS: An assistive image-guided surgical robot system using o-arm fluoroscopy for pedicle screw insertion: preliminary and cadaveric study. Neurosurg 2010; 67: 1757–1767. [EBM III]

[25] Kwon BK, Hilibrand AS, Malloy K et al.: A critical analysis of the literature regarding surgical approach and outcome for adult low-grade isthmic spondylolisthesis. Journal of spinal disorders & techniques 2005; 18: 30–40. [EBM Ia]

[26] Kwon BK, Okon E, Hillyer J et al.: A Systematic Review of Non-Invasive Pharmacologic Neuroprotective Treatments for Acute Spinal Cord Injury. J Neurotrauma 2010. Epub ahead of print. [EBM Ia]

[27] Levi AD, Casella G, Green BA et al.: Clinical outcomes using modest intravascular hypothermia after acute cervical spinal cord injury. Neurosurg 2010; 66: 670–677. [EBM IIb]

[28] Lieberman IH, Togawa D, Kayanja MM et al.: Bone-mounted miniature robotic guidance for pedicle screw and translaminar facet screw placement: Part I – Technical development and a test case result. Neurosurg 2006; 59: 641–650; discussion 641–650. [EBM III]

[29] Mancini DJ, Burchard KW, Pekala JS: Optimal thoracic and lumbar spine imaging for trauma: are thoracic and lumbar spine reformats always indicated? J Trauma 2010; 69: 119–121. [EBM III]

[30] Merloz P, Tonetti J, Eid A et al.: Computer assisted spine surgery. Clin Orthop Relat Res 1997: 86–96. [EBM III]

[31] Merloz P, Troccaz J, Vouaillat H et al.: Fluoroscopy-based navigation system in spine surgery. Proc Inst Mech Eng H 2007; 221: 813–820. [EBM III]

[32] Nolte LP, Visarius H, Arm E et al.: Computer-aided fixation of spinal implants. J Image Guid Surg 1995; 1: 88–93. [EBM III]

[33] Porchet F, Lattig F, Grob D et al.: Comparison of patient and surgeon ratings of outcome 12 months after spine surgery: presented at the 2009 Joint Spine Section Meeting. J Neurosurg 2010; 12: 447–455. [EBM III]

[34] Rajasekaran S, Kanna PR, Shetty TA: Intra-operative computer navigation guided cervical pedicle screw insertion in thirty-three complex cervical spine deformities. J Craniovertebr Junction Spine 2010; 1: 38–43. [EBM IIb]

[35] von Scotti F, Schroder RJ, Streitparth F et al.: Ultraschall zur Beurteilung des posterioren Ligamentkomplexes bei thorakolumbalen Wirbelsäulenfrakturen. Der Radiologe 2010; 50: 1132, 1134–1140. [EBM III]

5.4 Was gibt es Neues in der Endoprothetik?

H. Gollwitzer, R. Gradinger und R. von Eisenhart-Rothe

1 Hüftendoprothetik

1.1 Tribologie

1.1.1 Kombination Metall-Keramik sinnvoll?

Aufgrund der zunehmenden Diskussion um die Sicherheit von Metall-Metall-Gleitpartnern in der Hüftendoprothetik besteht ein intensives Bestreben nach Weiterentwicklung bestehender Werkstoffe bzw. Etablierung neuer Werkstoffkombinationen. Die Sicherheit einer neuen Gleitpartnerkombination aus einem Metallinlay mit einem Keramikkopf wurde nun in einer doppelblinden, prospektiven und randomisierten, multizentrischen FDA-Zulassungsstudie untersucht [25]. Insgesamt 390 Patienten wurden in die Studie eingeschlossen. Alle Patienten wurden mit der gleichen azetabulären Komponente mit Metallinlay versorgt. 194 Patienten wurden mit einem Hüftkopf aus Delta-Keramik versorgt (CoM), 196 Patienten erhielten einen Metallkopf (MoM). In einer Subpopulation von jeweils 36 Patienten wurden im weiteren Verlauf die Metallionenkonzentrationen bestimmt. 24 Monate postoperativ zeigte sich für alle klinischen und radiologischen Zielparameter kein signifikanter Gruppenunterschied. Interessanterweise waren auch die jeweiligen Metallionenkonzentrationen im Serum und im Urin vergleichbar. Ob diese Kombination aus Metallinlay und Keramikkopf sinnvoll ist, müssen größere Studien mit mittel- und langfristigen Ergebnissen zeigen, da bisher keine Reduktion der Metallionenkonzentrationen im Serum im Vergleich zu Metall-Metall-Kombinationen erreicht wurde, aber das potenzielle Risiko eines Keramikkopfbruches weiterhin besteht.

1.1.2 Metall-Metall-Paarungen: Großkopfprothesen mit hoher Metallionenfreisetzung!

Ein wesentliches Argument für den Einsatz von Kappenprothesen des Hüftgelenkes ist der Erhalt des femoralen Knochens. Im Falle eines Kappenversagens kann die Kappenprothese unter Belassen der Hüftpfanne in eine Standardprothese gewechselt werden. Allerdings ist dann häufig der Einsatz eines großen Metallkopfes notwendig. Garbuz et al. verglichen in einer prospektiven, randomisierten und kontrollierten Studie Durom-Kappenprothesen mit Standardhüftprothesen, welche ebenfalls eine Metall-Metall-Gleitpaarung mit vergleichbaren LDH-Großköpfen aufwiesen [13]. Insgesamt wurden 73 Patienten über mindestens ein Jahr nachuntersucht. Im Hinblick auf Funktion und Lebensqualität zeigte sich kein signifikanter Unterschied, keines der Implantate musste im Nachbeobachtungszeitraum gewechselt werden. Bei 30 Patienten wurden zudem die Chrom- und Cobaltspiegel im Serum bestimmt, welche zum Nachuntersuchungszeitpunkt in beiden Gruppen signifikant erhöht waren. So stieg in der Gruppe mit Standardprothese und Großkopf die Kobaltionenkonzentration nach einem Jahr auf das 46-fache und die Chromionenkonzentration auf das 10-fache der Ausgangskonzentration an. Bemerkenswerterweise lagen die Metallionenspiegel für diese Gruppe auch signifikant über den Werten für die Kappenprothesen (10-fach höher für Chrom; 2,6-fach höher für Kobalt). Als Ursache wurde von den Autoren v.a. die Modularität der Großkopfprothesen angeschuldigt und von der Verwendung dieser Großkopfendoprothesen abgeraten. In der Tat wurden in der Studie an der Kopf-Hals-Steckverbindung Kobalt-Chrom- und Titanlegierungen miteinander verbunden. Allerdings bleiben die Autoren den Nachweis schuldig, dass die erhöhten Metallionenspiegel von der Kopf-Hals-Verbindung herrühren. So wurden weder die Titanionenspiegel bestimmt, noch die Clearance der Großköpfe im Vergleich zu den Kappenprothesen genauer diskutiert.

Die Arbeit gibt einen ernst zu nehmenden Hinweis auf potenzielle Problematiken von Metall-Metall-Endoprothesen mit Großköpfen, bleibt jedoch den kausalen Nachweis der erhöhten Metallionenspiegel schuldig. Für eine abschließende Beurteilung sind hier weitere Untersuchungen notwendig.

Weiterhin bringt eine kritische Studie aus Belgien die Thematik der Bildung von sogenannten Pseudotumoren nach Großkopfprothese mit Metall-Metall-Gleitpaarung wieder auf. Deprez et al. berichten von 120 Patienten, welche durchschnittlich 46 Monate nach Implantation einer Hüft-TEP – ebenfalls mit LDH-Großköpfen – nachuntersucht wurden [9]. Bereits nach durchschnittlich 26 Monaten mussten sieben Patienten (6 %) – vornehmlich Frauen (6/7) – wegen symptomatischer Pseudotumoren mit Leistenschmerzen und Schwellung reoperiert werden. Die Studie zeigt, dass die Ausbildung von Pseudotumoren wohl häufiger vorkommt als vielerorts berichtet wurde und sollte Anlass geben, strengere Nachuntersuchungen mit Sonografie und Bestimmung der Metallionenspiegel durchzuführen.

1.1.3 Metall-Metall-Paarungen bei schwangeren Frauen und Neugeborenen

Aufgrund der unbekannten Wirkung erhöhter Kobalt- und Chromionenkonzentrationen im mütterlichen Blut auf das ungeborene Kind wird von der Implantation von Endoprothesen mit Metall-Metall-Gleitpartnern bei Frauen im gebärfähigen Alter abgeraten. Zwei aktuelle Studien untersuchten die Metallionenspiegel im mütterlichen Blut und im Nabelschnurblut bei Patientinnen mit einliegenden Metall-Metall-Hüftendoprothesen, um damit die Frage der fetalen Belastung mit Metallionen zu beantworten. Ziaee et al. konnten 25 Patientinnen mit Oberflächenersatz in ihre kontrollierte Querschnittsstudie einschließen [44]. Als Kontrolle dienten 24 Frauen ohne Metallimplantat. Zwischen der Primärimplantation und der Nachuntersuchung lagen durchschnittlich 60 Monate. Die Metallionenspiegel wurden im mütterlichen Blut vor der Entbindung und im Nabelschnurblut unmittelbar nach Entbindung bestimmt. In der Kontrollgruppe bestand kein Unterschied zwischen dem Kobalt- und Chromionenspiegel im mütterlichen Blut und im Nabelschnurblut, während bei Patientinnen mit Oberflächenersatz durch die Plazenta eine Reduktion der Kobaltkonzentration auf 57 % und der Chromionenkonzentration auf 24 % zu beobachten war. Die Autoren folgerten, dass die Plazenta eine gewisse hemmende Funktion auf die Metallionenspiegel ausübt, nichtsdestotrotz jedoch auch im Nabelschnurblut deutlich erhöhte Metallionenspiegel nachweisbar waren.

Zu einem ähnlichen Ergebnis kamen Jacobs und Novak in einer kleinen Untersuchung an Patientinnen mit Hüftendoprothesen und Metall-Metall-Gleitpartnern (n=3, Kontrolle n=7). Auch in dieser Studie waren die Chrom- und Kobaltionenkonzentrationen im Serum der Mutter sowie im Nabelschnurblut bei Implantatträgern signifikant erhöht. Wiederum wurden die Metallionenspiegel durch die Plazenta signifikant vermindert [21].

1.1.4 Keramik-Keramik: Impingement mit Metallfreisetzung als Ursache des Quietschens?!

Das akustische Phänomen des Quietschens, welches bei einzelnen Patienten nach Hüft-TEP mit Keramik-Keramik-Gleitpartnern teilweise bei jedem Schritt hörbar auftritt, beschäftigt sowohl Kliniker als auch Ingenieure. Frühere Untersuchungen konnten zeigen, dass die Prävalenz wesentlich vom implantierten Hüftstiel abhängt. In einer aktuellen Studie untersuchten Chevilotte et al. insgesamt neun wegen Quietschens explantierte Keramik-Keramik-Gleitpartner auf mögliche Ursachen [5]. Dabei konnte die Forschergruppe bei allen Proben makroskopische Spuren einer Schädigung beobachten und auch bei allen das Quietschen im Simulator reproduzieren. Bei sämtlichen Proben konnten Metallspuren nachgewiesen werden, sieben der neun Proben zeigten bereits makroskopische Spuren eines Prothesenimpingements, und bei acht Proben zeigten sich mikroskopisch deutliche Zeichen des Dreikörperverschleißes. Ferner wurde bei allen Proben eine erhöhte Oberflächenrauhigkeit festgestellt. Die Autoren folgerten, dass ein Prothesenimpingement mit Metallfreisetzung aus Pfannenrand und/oder Prothesenhals mit anschließender Reibung der Metallpartikel in der Keramik-Keramik-Gleitpaarung eine mögliche Ursache des akustischen Quietschphänomens darstellt.

1.2 Oberflächenersatz

Die Mehrzahl der Neuerungen und Untersuchungen der Hüftgelenksendoprothetik stammt aus dem Gebiet des Oberflächenersatzes. Nach zunächst scheinbar erfolgreichem Comeback der Kappenprothesen werden diese zunehmend kritisch – aber auch differenzierter – diskutiert.

1.2.1 Klinische Ergebnisse nach Oberflächenersatz: Leistenschmerz häufiger als bisher berichtet

Eine Reihe aktueller Studien verglich die Ergebnisse nach Oberflächenersatz und Standardendoprothetik der Hüfte [13, 17, 38]. Dabei zeigten sich keine signifikanten Unterschiede nach einem kurzen Nachuntersuchungszeitraum von 6 bis 24 Monaten. Die mittel- und langfristigen Ergebnisse bleiben abzuwarten und sind bereits zum Teil aus Endoprothesenregistern abzulesen.

Die Arbeitsgruppe um Bin Nasser beobachtete nach Implantation von Hüftkappen eine deutlich höhere Inzidenz an chronischen Leistenschmerzen als dies bisher für Standardprothesen bekannt war [3]. Obwohl zum Follow-up nach durchschnittlich 26 Monaten alle Patienten eine funktionelle Verbesserung im Vergleich zur präoperativen Situation zeigten, klagten 18 % über Leistenschmerzen. 10 % des Gesamtkollektivs war durch Leistenschmerzen in den täglichen Aktivitäten beeinträchtigt und etwa die gleiche Anzahl an Patienten war dadurch regelmäßig auf Schmerzmittel angewiesen. Besonders hoch war das postoperative Risiko für Leistenschmerzen bei weiblichen Patientinnen.

1.2.2 Durchmesser und Design der Hüftkappe als wesentliche Risikofaktoren für das Versagen von Kappenprothesen!

Dass Frauen weniger von der Implantation einer Kappenprothese profitieren als Männer postulierten bereits mehrere frühere Studien. Prosser et al. analysierten nun die Ergebnisse von 12 093 Kappenprothesen des australischen Endoprothesenregisters [32]. Dabei zeigte sich, dass die Revisionsrate bei Frauen signifikant höher lag als bei Männern. Wurde in der Analyse jedoch die Größe des femoralen Implantats berücksichtigt, so konnte kein Geschlechterunterschied mehr beobachtet werden. Das Risiko für eine Revision war hauptsächlich von der Größe des femoralen Implantats abhängig! Femorale Komponenten mit einem Durchmesser kleiner 50 mm zeigten eine signifikant höhere Revisionsrate als Kappen mit einem Durchmesser über 50 mm. Nach acht Jahren lag die kumulative Revisionsrate für Kappenprothesen bei 5,3 % verglichen mit 4,0 % für konventionelle Hüftprothesen. Allerdings zeigten Patienten unter 55 Jahren mit Kappenprothesen von mindestens 50 mm Durchmesser gute Überlebensraten mit einer Revisionsrate nach sieben Jahren von lediglich 3,0 %. Wesentliche Risikofaktoren für erhöhte Revisionsraten waren somit ein kleinerer Durchmesser des femoralen Implantats, höheres Alter, Hüftdysplasie als zugrunde liegende Gelenkerkrankung sowie verschiedene Implantatdesigns.

Auch die Daten des britischen Endoprothesenregisters unterstützen die beschriebenen Beobachtungen [28]. McBryde et al. berichteten ebenfalls über einen signifikanten Anstieg der Revisionsrate bei kleineren femoralen Komponenten [28].

Die im Folgenden zusammengefassten Studien belegen zudem, dass die erhöhte Revisionsrate bei kleinen Kappenprothesen nicht ausschließlich mit einem erhöhten Risiko einer Schenkelhalsfraktur zusammenhängt. De Haan et al. konnten bei 214 Patienten zeigen, dass kleinere Pfannen ein höheres Risiko für eine zu steile Implantation (Inklination > 55°) besitzen und bestätigten frühere Berichte, wonach derart steil platzierte Pfannen zu signifikant höheren Metallionenspiegeln (Kobalt und Chrom) im Serum und Urin führen [8].

Interessant ist in diesem Zusammenhang auch die Studie von Grammatopoulos et al. [15]. Die Autoren korrelierten die Entwicklung sogenannter Pseudotumoren nach Metall-Metall-Oberflächenersatz des Hüftgelenks mit der Pfannenposition und fanden, dass Hüftpfannen mit einer Inklination von 40±10° und einer Anteversion von 20±19° signifikant seltener zur Entwicklung von Pseudotumoren führten als Implantate, welche außerhalb dieser „sicheren Zone" lagen.

Als weiterer wesentlicher Riskofaktor für das Versagen von Kappenprothesen wurde schließlich das Prothesendesign identifiziert, und einzelne Implantate wurden bereits vom Markt genommen. Langton et al. [24] untersuchten konsekutiv Kappenprothesen des Typs Birmingham-Hip-Replacement (BHR, n=155), Kappenprothesen des Typs Articular Surface Replacement (ASR, n=505) sowie Großkopfprothesen des Typs ASR (n=87). Zielkriterien waren klinische und radiologische Ergebnisse, Metallionenspiegel, Explantationsstudien und Lymphozytentransformationstests. Insgesamt 606 Patienten konnten nachuntersucht werden. Bei 17 Patienten wurde aufgrund einer Nebenwirkung durch Metallabrieb eine Revision notwendig, und all diese Patienten waren mit einer ASR-Prothese versorgt worden (Revisionsrisiko ASR-Kappe 3,2 %, ASR-Großkopf 6 %). Risikofaktoren waren wiederum kleinere Komponenten, eine größere Pfannenanteversion sowie höhere Kobalt- und Chromionenkonzentrationen im Serum. Allergische Reaktionen konnten mittels Lymphozytentransformationstest ausgeschlossen werden. Die Untersuchung der Explantate bestätigte einen vermehrten Abrieb. Als Ursache der erhöhten Versagensraten nach Endoprothetik mit ASR-Prothese diskutierten die Autoren vor allem die verminderte Überdachung der Kappe durch die ASR-Pfanne (z.B. bei Größe 52 mm: 151° für ASR verglichen mit 162° für BHR), wodurch das Implantat Fehlimplantationen weniger verzeiht. Bei steilerer Implantation entsteht eine vermehrte Kantenbelastung (sog. „Edge-Loading") und dadurch vermehrter Abrieb. Diese Studie betont, dass gerade Metall-Metall-Endoprothesen mit großen Köpfen bzw. Kappenprothesen besonders anfällig für suboptimale Implantationen sind, Fehlimplantationen weniger verzeihen und auch die Prothesen für geringe Designunterschiede anfällig sind.

1.2.3 Pseudotumoren nach Kappenprothese häufig!

Dass die Prävalenz an Pseudotumoren auch nach Oberflächenersatz deutlich höher liegt als bisher angenommen unterstreicht eine prospektive Untersuchung von Glyn-Jones et al. an 1 419 Hüften bei 1 224 Patienten [14]. Dabei wurde nach acht Jahren eine Revision aufgrund von Pseudotumoren bei 4 % der Patienten notwendig. Das Risiko einer Revision aufgrund eines Pseudotumors stieg mit zunehmender Liegedauer der Prothese. Insbesondere bei Frauen unter 40 Jahren war die Revisionsrate aufgrund entzündlicher Pseudotumoren mit 25 % signifikant erhöht und extrem hoch. Weitere Risikofaktoren waren kleinere Prothesendurchmesser (p=0,003) sowie Hüftdysplasie (p=0,019), während der eingesetzte Implantattyp nicht als Risikofaktor identifiziert werden konnte.

1.2.4 Reduzierte Knochendichte im Oberschenkelhals nach Kappenprothese!

Schenkelhalsfrakturen nach Oberflächenersatz des Hüftgelenkes treten gehäuft in der frühen postoperativen Phase auf. Aus diesem Grunde untersuchten Cooke et al. an 32 konsekutiven Patienten die femorale Knochendichte nach Oberflächenersatz [6]. Dabei zeigte sich insbesondere im superioren Schenkelhalsanteil eine signifikante postoperative Reduktion der Knochendichte nach sechs Wochen und drei Monaten, welche sich erst ein Jahr postoperativ wieder normalisiert hatte und dann zum letzten Nachuntersuchungszeitpunkt nach zwei Jahren konstant blieb. Diese Studie bestätigt die anhaltenden Knochenumbauvorgänge im Schenkelhals nach Kappenprothese und weist darauf hin, dass während des ersten Jahres nach Operation bis zu Erholung der Knochendichte eine erhöhte Vorsicht zu empfehlen ist.

1.2.5 Ergebnisse nach Revision von Kappenprothesen nicht mit primärer Standardprothetik vergleichbar

Ein wesentliches Argument für die Anwendung von Kappenprothesen war lange die Behauptung, dass selbst bei Versagen der Kappenprothese problemlos auf ein Standardimplantat gewechselt werden könne. De Steiger und Mitarbeiter widerlegten nun diese Behauptung mit der Auswertung von 397 Kappenrevisionen aus dem australischen Endoprothesenregister [10]. Dabei zeigten die alleinigen Pfannenrevisionen ausgesprochen schlechte Ergebnisse mit einer Rate erneuter Revisionen von 20 % nach nur fünf Jahren. Besser waren die alleinigen femoralen Revisionen mit einer Versagensrate von immerhin noch 7 % nach fünf Jahren gefolgt von den Komplettwechseln (Versagensrate 5 %). Diese doch deutlich erhöhte Versagensrate nach Wechsel einer Hüftkappe sollte in der Entscheidungsfindung zur Implantation einer Kappenprothese sowie im Aufklärungsgespräch berücksichtigt werden.

1.3 Implantatpositionierung und Offset

Eine Vielzahl an publizierten Studien postulierte bereits die Wertigkeit der Navigation zur präzisen Pfannenpositionierung in der Hüftendoprothetik. Beckmann et al. versuchten nun die bisher publizierten Daten in einer Metaanalyse zusammenzufassen [1]. Dabei erfüllten nur 5 von 363 identifizierten Studien die definierten Qualitätskriterien, sodass insgesamt 400 Patienten gepoolt und ausgewertet werden konnten. Die mittleren Inklinations- und Anteversionswinkel der navigiert eingebrachten Pfannen unterschieden sich nicht signifikant von den konventionell implantierten Pfannen. Allerdings führte die Navigation zu einer signifikanten Reduktion der Streuung der Pfannenpositionierung und verminderte die Zahl der Ausreißer mit Positionierung der Hüftpfanne außerhalb der „sicheren Zone" signifikant (Relatives Risiko 0,21).

Nach den positiven Ergebnissen zur Pfannenpositionierung wollten Destane et al. die Navigation auch für eine Optimierung des lateralen Offsets in der Hüftendoprothetik nutzen [7]. Eingeschlossen in die prospektive Studie wurden 82 Patienten mit unilateraler Coxarthrose, als Kontrolle und Implantationsziel diente das femorale Offset der kontralateralen gesunden Hüfte. Dabei konnte mithilfe der Navigation eine Rekonstruktion des femoralen Offsets in einer Zone von ± 6 mm bei 78 der 82 Patienten erreicht werden. Die Autoren folgerten, dass die Navigation auch bei Einstellung von Offset und Beinlänge nützlich sein kann, wobei dies in kontrollierten Studien noch nachgewiesen werden muss.

1.4 Endoprothese bei Schenkelhalsfraktur: zementiert ist besser!

Die Frage der endoprothetischen Versorgung alter Patienten mit Schenkelhalsfraktur wurde erneut in einer systematischen Metaanalyse untersucht. Ziel der Analyse von Parker et al. war insbesondere Unterschiede nach zementierter oder zementfreier Fixierung des femoralen Stiels aufzudecken [30]. Nach Auswertung der Daten von insgesamt 2 861 alten und vornehmlich weiblichen Patienten aus 23 Studien zeigte sich, dass Patienten mit zementierten Stielen nach einem Jahr signifikant weniger Schmerzen und eine bessere Mobilität hatten als Patienten, welche mit zementfreien Stielen versorgt worden waren. Zugleich zeigte sich kein signifikanter Unterschied im Hinblick auf chirurgische Komplikationen. Unipolare und bipolare Hemiprothesen unterschieden sich nicht signifikant. Wie in früheren Studien und einer aktuellen Analyse von Hopley et al. [19] unter Einschluss von 1 890 Patienten aus 14 Studien bestätigte sich auch bei Parker et al. die Beobachtung, dass Patienten mit einer Totalendoprothese bessere funktionelle Ergebnisse und ein geringeres Reoperationsrisiko zeigten als Patienten mit einer Hemiprothese, allerdings auf Kosten eines erhöhten Luxationsrisikos.

Bemerkenswert ist in diesem Zusammenhang auch eine norwegische Untersuchung von Frihagen et al. zu den mittelfristigen Kosten nach Versorgung einer Schenkelhalsfraktur, welche prospektiv an 222 randomisierten Patienten untersucht wurden [12]. Während die kurzfristigen Kosten des initialen Krankenhausaufenthalts nach Versorgung mittels Osteosynthese signifikant geringer waren als nach Versorgung mittels Hemiendoprothese (9 044 Euro vs. 11 887 Euro, p < 0,01), waren die Kosten nach Rehabilitation vergleichbar. Nach Einschluss aller Kosten nach zwei Jahren wie Reoperationen, Pflegeheim etc., lagen die Kosten nach Osteosynthese signifikant höher als nach

Hemiendoprothese (47 186 Euro vs. 38 615 Euro, p < 0,09).

2 Knieendoprothetik

2.1 Individualprothesen

Eine neue Entwicklung in der Knieendoprothetik stellen maßangefertigte Individualimplantate sowie individuelle Sägelehren für Standardimplantate dar. Gerade bei biomechanisch noch gut erhaltener Kniefunktion versprechen maßangefertigte Teilprothesen als mono- oder bikompartimentelles Implantat theoretisch einen Oberflächenersatz unter weitgehendem Erhalt der physiologischen Gelenkkinematik [23] (Abb. 1). Erste Untersuchungen bestätigen die korrekte Implantierbarkeit maßangefertigter Monoschlitten mit entsprechender Achskorrektur, wobei bei 32 untersuchten Patienten der mediale Überstand maximal 1 mm betrug und alle Implantationen achsgerecht mit maximal 2,3°-Achsabweichung durchgeführt werden konnten [11]. Ergebnisse dieser individuell angefertigten Teilprothesen im Hinblick auf Standzeiten und funktionelle Ergebnisse liegen jedoch noch nicht vor und bleiben abzuwarten.

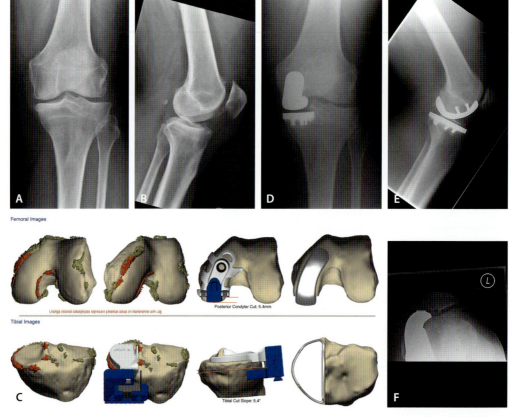

Abb 1: Präoperatives Röntgen a.-p. (A) und seitlich (B) bei medial-betonter Gonarthrose. Planung der individuellen Resektion mit dorsaler Resektion und Slope, individuelle Sägeschablone (C). Röntgenbilder nach Implantation einer maßangefertigten Individualprothese (iUni, Comformis, D–F).

2.2 Individuell angefertigte Sägeschablonen

Eine weitere Entwicklung mit dem Ziel der Vereinfachung sowie Präzisierung der Sägeschnitte stellt die Entwicklung individuell angefertigter Sägelehren dar. Dabei werden auf Basis von CT- oder MRT-Analysen unter Achskorrektur Sägeschablonen patientenindividuell angefertigt, welche intraoperativ direkt auf den zu resezierenden Knochen aufgelegt werden können und eine potenziell achsgerechte Resektion ohne weiteres Instrumentarium erlauben. Dadurch sei nach Angaben der Entwickler auch eine Kosteneinsparung möglich, da sowohl teure Instrumentarien, Aufbereitung und Lagerung entfallen würden. Zwei Studien untersuchten die Genauigkeit der Resektion mit individuell angefertigten Sägeschablonen. Hafez et al. [16] führten 45 Knie-TEP-Implantationen an Kunstknochen (n=29) und Kadavern (n=16) durch und erzielten eine Achsausrichtung mit Abweichung von ± 1,7° (maximal 2,3°), sowie eine korrekte Resektionshöhe mit Abweichungen ± 0,8 mm (maximal 1,2 mm). Howell et al. kontrollierten die Genauigkeit der Implantation mittels MRT-basiert angefertigter Sägeschablonen an 48 Knie-TEPs in vivo [20]. Dabei fand sich eine Achsausrichtung von durchschnittlich 1,4±2,8° valgus, und zeigte damit keinen Vorteil zur konventionellen Implantationstechnik. Die weiteren Entwicklungen auf diesem interessanten Gebiet bleiben somit abzuwarten.

2.3 Minimalinvasive Knieendoprothetik besser als konventionelle Technik?

Eine Reihe hochwertiger kontrollierter Studien verglich die minimal-invasive Implantation von Knietotalendoprothesen mit den Ergebnissen der konventionellen Technik. Die Mehrzahl der Studien konnte keinen signifikanten Unterschied der verschiedenen Zielkriterien für Funktion, Achsausrichtung und Revisionsraten nachweisen. Wülker et al. konnten in einer Studie mit 134 Patienten ein Jahr postoperativ keine Unterschiede in Hinblick auf Bewegungsumfang, Knee Society Score oder Schmerzen beobachten [43]. Die minimal-invasive Implantation dauerte gut fünf Minuten länger bei unwesentlich geringerem Blutverlust (17 ml). Während eine radiologisch weitgehend korrekte Implantation in allen Fällen gelang, konnten in beiden Gruppen Komplikationen bei ca. 10 % der Patienten beobachtet werden.

Zu einem ähnlichen Ergebnis kamen Hernandez-Vaquero et al. in einer matched-pair Analyse an insgesamt 62 Patienten mit minimal-invasiv und konventionell implantierter Knie-TEP [18]. Patienten mit einer Achsdeformität von 10 ° oder mehr wurden nicht in die Studie eingeschlossen. Auch bei dieser Untersuchung dauerte die minimal-invasive Implantation signifikant länger, während sich die Dauer des stationären Aufenthalts und die Menge der postoperativen Sekretion signifikant reduzierten. Im Hinblick auf Kniegelenksfunktion, Lebensqualität, Patientenzufriedenheit und die radiologische Achsausrichtung der Implantate waren sechs Monate postoperativ keine signifikanten Unterschiede zu beobachten.

In der Weiterentwicklung minimal-invasiver Operationstechniken (MIS) erfolgt nicht selten eine Modifikation etablierter Implantatdesigns, um eine Implantation über einen noch kleineren Hautschnitt zu ermöglichen. Dass dies nicht unbedingt ein zukunftsträchtiger Weg ist zeigte eine Studie von Weeden und Ogden [42]. Von insgesamt 403 in minimal-invasiver Technik zementiert implantierten Knieendoprothesen waren 22 ohne modularen tibialen Stiel implantiert worden, um eine noch weniger invasive Technik zu etablieren. Während nach durchschnittlich 2,6 Jahren 4,2 % der mit Stiel implantierten Tibiaplateaus gelockert waren, mussten im gleichen Zeitraum bereits 25 % der ohne Stiel implantierten MIS-Tibiaplateaus wegen Lockerung gewechselt werden. Die Studie bestätigt, dass bei neuen Techniken kein Kompromiss in der Implantatverankerung eingegangen werden sollte.

2.4 Mobile oder fixierte Plattform (mobile oder fixed bearing) bei Monoschlitten: kein wesentlicher Unterschied?!

Ähnlich wie beim bikompartimentellen Oberflächenersatz werden auch bei unikompartimentellen Knieprothesen die Vor- und Nachteile von Implantaten mit mobilen und fixierten tibialen Plattformen regelmäßig diskutiert. Smith et al. wollten nun in einer Metaanalyse diese Fragestellung für Monoschlitten beantworten [37]. Nach Datenauswertung konnten insgesamt fünf Studien ausgewertet werden, wobei die Analyse vergleichbare funktionelle Ergebnisse und auch ähnliche Komplikationsraten ergab. Die Autoren hielten jedoch fest, dass die erhobenen Originaldaten wesentliche methodische Limitationen aufwiesen und daher auch die Metaanalyse nur eine eingeschränkte Aussagekraft besitzt.

2.5 Monoschlitten oder Doppelschlitten?

Die unikompartimentelle Knieendoprothetik stellt eine etablierte Versorgungstechnik der monokompartimentellen Arthrose dar. Während Befürworter bessere funktionelle Ergebnisse im Vergleich zum bikompartimentellen Oberflächenersatz proklamieren, führen Gegner häufig ein höheres Revisionsrisiko als Argument gegen die Implantation eines Monoschlittens an. Masonis und Mitarbeiter verglichen nun die Ergebnisse des unikompartimentellen Kniegelenksersatz mit den Ergebnissen der Totalendoprothetik bei einem Patientenkollektiv mit vergleichbarer präoperativer Pathologie und Gelenkfunktion [27]. In die prospektive Studie wurden insgesamt 204 Kniegelenke eingeschlossen und für mindestens zwei Jahre nachuntersucht. Die Entscheidung für die Implantation eines Monoschlittens oder eines totalen Kniegelenksersatzes fiel intraoperativ nach Beurteilung von vorderem Kreuzband, lateralem Kompartiment, und patellofemoralem Kompartiment. Es wurden schließlich 118 Monoschlitten und 86 Knie-TEPs implantiert. Zum Nachuntersuchungszeitpunkt zeigten sich keine funktionellen Unterschiede zwischen beiden Gruppen im Hinblick auf Bewegungsumfang und WOMAC-Score. Allerdings war die Revisionsrate für die Monoschlitten mit 9,3 % signifikant und etwa 4-fach höher als die Revisionsrate für Knie-TEPs (2,3 %; p=0,04). Die Studie zeigte trotz eines möglichen Bias durch die intraoperative, subjektive Therapieentscheidung, dass sich die funktionellen Resultate nach Monoschlitten oder Knie-TEP nicht wesentlich unterscheiden, die monokompartimentelle Endoprothetik aber wohl doch ein höheres Revisionsrisiko aufweist.

2.6 Intraartikuläre Drainage notwendig?

Die Notwendigkeit einer intraartikulären Drainage nach Knie-TEP wird ebenfalls häufig und ambivalent diskutiert und war zentrale Fragestellung einer randomisierten und kontrollierten Studie von Seo et al. [34]. Insgesamt 111 Patienten wurden in die Studie eingeschlossen und erhielten während der Endoprothesenimplantation entweder eine intraartikuläre oder einer subkutane Vakuumdrainage eingelegt. Zielkriterien waren Blutverlust, Probleme der Wundheilung und das funktionelle Ergebnis zwölf Monate nach Operation. Die Autoren beobachteten bei den Patienten mit subkutanen Drainagen eine geringere Drainagemenge (140 ml im Vergleich zu 352 ml), einen etwas geringeren Hämoglobinabfall sowie einen etwas geringeren Retransfusionsbedarf (4 % verglichen mit 11 %) bei ähnlichen funktionellen Ergebnissen und vergleichbarer Wundheilung. Die Autoren kamen zu dem Ergebnis, dass eine intraartikuläre Drainageanlage nach Knie-TEP nicht unbedingt notwendig ist.

In einer weiteren prospektiven Studie untersuchte eine Arbeitsgruppe um Omonbude sonografisch vier Tage nach Knie-TEP-Implantation die Hämatom- und Ergussmenge im Kniegelenk [29]. Die 78 Patienten erhielten während der Operation entweder eine intraartikuläre Drainage oder keine Drainage. In der semiquantitativen Analyse kamen die Untersucher zu dem Ergebnis, dass durch die Drainageeinlage eine signifikante aber klinisch nicht relevante Reduktion der postoperativen

Hämatombildung erreicht wurde, jedoch keine Unterschiede bei Ergussbildung, Blutverlust und Wundheilung bestanden.

2.7 Doppelschlitten aus Zirkonoxid: nicht erste Wahl bei Patienten

Die Suche nach neuen Gleitpartnern ist nicht nur in der Hüftendoprothetik – sondern insbesondere aufgrund der Allergiethematik auch in der Knieendoprothetik ein aktuelles Thema. Pinczewski et al. verglichen in einer prospektiven und randomisierten Studie an 40 Patienten mit Knie-TEP die Ergebnisse nach Implantation einer Prothese aus Zirkonoxid und aus Kobalt-Chrom-Legierung [31]. Sämtliche Patienten wurden bilateral mit jeweils einem Prothesenmodell versorgt und dienten somit als intraindividuelle Kontrollen. Fünf Jahre postoperativ bevorzugten 41 % der Patienten das Kniegelenk aus Kobalt-Chrom-Legierung verglichen mit 13 %, die das Kniegelenk aus Zirkonoxid präferierten (p=0,009). Die restlichen Patienten hatten keine Präferenz. Sämtliche anderen Zielkriterien (Bewegungsumfang, Funktionsscores) unterschieden sich nicht signifikant. Nach fünf Jahren zeigten sich somit keine Vorteile durch das neue Prothesenmaterial.

3 Infektionsdiagnostik und Therapie

3.1 Serumparameter zur Diagnose der periprothetischen Infektion

Das schwierige Problem der Diagnostik periprothetischer Infektionen adressierten Berbari et al. in einer Metaanalyse von 30 Studien mit insgesamt 3 909 Prothesenrevisionen [2]. Ziel der Untersuchung war die Abschätzung der Wertigkeit laborchemischer Untersuchungen in der Diagnostik periprothetischer Infektionen an Hüft- und Kniegelenk. Limitierend zeigten sich bei dieser Untersuchung v.a. die unterschiedlichen Goldstandards zur Diagnose der Infektionen, die unterschiedli-

Tab 1: Sensitivität und Spezifität laborchemischer Parameter in der Diagnostik periprothetischer Infektionen.

	Sensitivität (95-%-Konfidenz-Intervall)	Spezifität (95-%-Konfidenz-Intervall)
IL-6	97 % (93–99 %)	91 % (87–94 %)
CRP	88 % (86–90 %)	74 % (71–76 %)
BSG	75 % (72–77 %)	70 % (68–72 %)
Leukozyten	45 % (41–49 %)	87 % (85–89 %)

chen Schwellenwerte der Laborparameter sowie die geringe Zahl an Studien zu Interleukin-6 (n=3). Nach Pooling der Daten zeigte Interleukin-6 (IL-6) im Serum die höchste diagnostische Genauigkeit, gefolgt von C-reaktivem Protein (CRP), Blutkörperchensenkungsgeschwindigkeit (BSG) und Leukozytenzahlen. IL-6 und CRP zeigten sich den beiden anderen Parametern signifikant überlegen.

Die Autoren kamen zu dem Ergebnis, dass IL-6 die beste diagnostische Genauigkeit besitzt. Ferner bestätigte die Untersuchung, dass etablierte Verfahren wie die Bestimmung von BSG und CRP-Wert v.a. zum Infektausschluss genutzt werden können. Bei geringer Spezifität besteht jedoch dringender Bedarf zur Etablierung neuerer Verfahren wie der Bestimmung von IL-6.

3.2 Diagnostisches Vorgehen bei postoperativem Fieber

Ward et al. untersuchten die Kosten-Nutzen-Relation einer weiterführenden Diagnostik bei postoperativem Fieber nach Endoprothetik [41]. In die retrospektive Studie wurden 1 100 konsekutive Patienten mit Hüft- oder Knieendoprothetik aufgenommen. Eine postoperative Temperaturerhöhung über 38,5 °C war bei 15 % der Patienten zu beobachten. Eine weiterführende Infektdiagnostik wurde bei 43 % der Patienten durchgeführt, wovon lediglich in 14 % der Fälle ein positives Ergebnis folgte. Die weiterführende Diagnostik erbrachte die folgenden Raten an positiven Tests:

- Röntgen-Thorax (2 %),
- Blutkultur (6 %),

- Urinanalyse (23,7 %) und
- Bakteriologie des Urins (22 %).

Fieber, welches nach dem dritten postoperativen Tag auftrat (Odds Ratio 23,3; p < 0,001), Fieber über mehrere aufeinander folgende Tage (Odds Ratio 8,6; p=0,003) und Fieber ≥ 39,0°C (p=0,001) waren unabhängige Prädiktoren für ein positives Ergebnis der weiterführenden Diagnostik. Die Autoren folgerten, dass eine Vielzahl der Tests unnötig war und eine weiterführende Diagnostik bei Patienten mit einer Temperatur ≥ 39 °C, bei Fieber nach dem dritten postoperativen Tag und bei Fieber an mehreren aufeinanderfolgenden Tagen durchgeführt werden sollte.

3.3 Erfolgloses Debridement mit Prothesenerhalt verschlechtert die Prognose eines späteren zweizeitigen Prothesenwechsels bei Infektion

Eine weitere sehr wichtige Studie adressierte die Therapie der periprothetischen Infektion. In der Knieendoprothetik besteht bei frühen postoperativen Infektionen mit antibiotikasensiblen Bakterien und ungekoppelten Implantaten die Chance auf einen Prothesenerhalt durch Lavage, Debridement und Inlaywechsel. Sherrell et al. untersuchten nun, welchen Einfluss ein erfolgloser Versuch des Prothesenerhalts mittels Lavage und Debridement auf die Erfolgsrate eines späteren zweizeitigen Prothesenwechsels hat [35]. In eine multizentrische retrospektive Untersuchung wurden an fünf Zentren Patienten eingeschlossen, welche nach einem gelenkerhaltenden Therapieversuch mit Lavage und Debridement und persistierender Infektion schließlich mit einem zweizeitigen Knieprothesenwechsel versorgt wurden. Von den 83 Patienten trat trotz zweizeitigem Prothesenwechsel bei 28 (34 %) erneut eine Infektion auf. Die Reinfektionsrate lag damit deutlich über der aus der Literatur bekannten Versagensrate des zweizeitigen Prothesenwechsels. Die Autoren empfahlen daher, bereits initial die Indikation zum gelenkerhaltenden Therapieversuch kritisch zu prüfen, da bei persistierender Infektion die Erfolgschancen eines späteren Prothesenwechsels als deutlich geringer anzusehen sind.

3.4 Verlängerte orale Antibiotikaprophylaxe senkt Reinfektionsrate nach zweizeitigem septischen Prothesenwechsel

Während für die Antibiotikaprophylaxe in der primären Endoprothetik evidenzbasierte Daten aus einer Vielzahl hochwertiger Studien vorliegen, ist die Datenlage für die Antibiotikatherapie und -prophylaxe für die Revisionsendoprothetik – und insbesondere für die septischen Wechsel – eher spärlich. Ein wenig Licht ins Dunkel bringt eine Studie von Johnson et al. zur Wirksamkeit einer verlängerten oralen Antibiotikaprophylaxe nach zweizeitigem Prothesenwechsel bei Infektion [22]. Die Autoren verglichen in einem prospektiven Patientenkollektiv von 92 Patienten mit Knieprotheseninfekt die Reinfektionsraten nach zweizeitiger Wechseloperation. Zum Zeitpunkt der Reimplantation war bei keinem Patienten eine persistierende Infektion nachweisbar. Patienten der ersten Gruppe (n=30) hatten für durchschnittlich 28 Tage (943 Tage) nach Reimplantation eine orale Antibiotikaprophylaxe erhalten, während die Patienten der zweiten Gruppe lediglich für 24 bis 72 Stunden postoperativ mit Antibiotika behandelt wurden. Während des Nachuntersuchungszeitraums von 51 Monaten (24 bis 102 Monate) zeigten 13 % der Patienten mit kurzer Antibiotikaprophylaxe eine Reinfektion, während es in der Gruppe mit durchschnittlich 28-tägiger Antibiotikaprophyalxe nur bei 3 % zu einer Reinfektion kam. Diese Studie zeigt, dass auch bei negativem intraoperativen Keimnachweis eine verlängerte orale Antibiotikaprophylaxe nach zweizeitigem septischen Knieprothesenwechsel das Reinfektionsrisiko reduzieren kann.

4 Periphere mononukleäre Zellen als Marker und Risikofaktoren der Endoprothesenlockerung!?

Eine interessante Grundlagenuntersuchung befasste sich mit der genaueren Analyse von Monozyten im peripheren Blut und einem möglichen Zusammenhang mit der aseptischen Lockerung bei Endoprothesen [26]. CD14- und CD16-positive ($CD14^+CD16^+$) Monozyten waren bereits in früheren Studien in Interfacemembranen gelockerter Prothesen nachgewiesen worden. So verglichen die Autoren nun bei insgesamt 57 Patienten den Anteil der $CD14^+CD16^+$ Monozyten bei Patienten mit radiologisch und klinisch gesicherter Prothesenlockerung und einer Kontrolle aus beschwerdefreien Patienten mit fest integriertem Implantat. Dabei zeigte sich bei Lockerung eine signifikante Erhöhung des Anteils an $CD14^+CD16^+$ Zellen in Relation zur Gesamtmenge an Monozyten (14,9±6,7 % bei Lockerung vs. 8,3±4,1 % ohne Lockerung, p < 0,05). Besonders hervorzuheben ist in diesem Zusammenhang ein Kollektiv aus 8 Patienten mit aseptischer Lockerung, bei welchen der Anteil $CD14^+CD16^+$ positiver Zellen nach Austauschoperation der Endoprothese von präoperativ 20,1 % auf postoperativ 8,1 % zurückging. Die Autoren folgerten, dass es sich bei der aseptischen Prothesenlockerung um einen chronischen entzündlichen Prozess handelt, welcher auch systemisch nachgewiesen werden kann. Der Nachweis $CD14^+CD16^+$ Monozyten im peripheren Blut könnte daher als möglicher Risikofaktor für eine Lockerung herangezogen werden und ferner einen möglichen Ansatz zur pharmakologischen Intervention darstellen.

5 Perioperatives Management

5.1 Einfluss der präoperativen Wartezeit auf das postoperative Ergebnis

Die Thematik der Priorisierung wird derzeit kontrovers diskutiert, und Wartezeiten nehmen vielerorts zu. Eine finnische Arbeitsgruppe um Tuominen untersuchte nun den Einfluss der Wartezeit auf einen Operationstermin auf das postoperative Ergebnis nach Hüftendoprothetik [39]. Insgesamt 395 Patienten wurden in die randomisierte und kontrollierte Studie eingeschlossen, und wurden entweder früh, d.h. nach maximal drei Monaten, oder spät, also nach mehr als drei Monaten Wartezeit operiert. Zielkriterien waren Lebensqualität (Health-related quality of life) und Funktion (modified Harris Hip Score) zum Zeitpunkt der Randomisation, zum Zeitpunkt der stationären Aufnahme, sowie drei und zwölf Monate postoperativ. Die längere Wartezeit (durchschnittlich 194 Tage verglichen mit 74 Tagen) führte zu keinem Zeitpunkt zu schlechteren Ergebnissen. Der einzige Gruppenunterschied waren gering erhöhte Schmerzmittelkosten in der Gruppe, die später operiert wurde. Allerdings erreichten erwartungsgemäß die frühzeitig operierten Patienten auch früher eine bessere Lebensqualität.

5.2 COX-2-Inhibitoren verbessern Ergebnis nach Knieendoprothetik

Den Einfluss einer verlängerten Behandlung mit COX-2-Inhibitoren auf Schmerzempfinden und Funktion nach Implantation einer Knie-TEP untersuchten Schroer et al. an 107 Patienten in einer doppelblinden, prospektiven und randomisierten Studie [33]. Alle Patienten erhielten Celecoxib präoperativ und während des stationären Aufenthalts. Die Patienten der Verumgruppe erhielten zusätzlich für sechs weitere Wochen Celecoxib, während die Patienten der Kontrollgruppe Placebo erhiel-

5.4 Was gibt es Neues in der Endoprothetik?

ten. Während des Nachuntersuchungszeitraums von insgesamt zwei Jahren benötigten die Patienten der Celecoxib-Gruppe signifikant weniger Narkotika, hatten signifikant weniger Schmerzen in Ruhe, nachts und während Belastung, zeigten eine bessere Beugefähigkeit des operierten Beines, weniger Schmerzen und eine bessere Funktion im Knee Society Score, sowie eine höhere Lebensqualität (SF-12 physical composite score). Die Autoren folgerten, dass ein 6-wöchiges Therapieintervall mit Celecoxib zu einer schnelleren und weniger schmerzhaften Rehabilitation beiträgt.

5.3 Rehabilitation: forcierte Mobilisation möglich

In der postoperativen Rehabilitation nach Hüftendoprothetik wird häufig der Bewegungsumfang – und dabei insbesondere die Beugung – limitiert, um frühe Luxationen zu vermeiden. Ververeli et al. untersuchten nun in einer prospektiven und randomisierten Studie an 81 Patienten den Nutzen einer restriktiven Nachbehandlung mit Limitation der Hüftbeugung auf maximal 90° sowie eines Autofahrverbots für den ersten postoperativen Monat [40]. Verglichen wurden die Patienten dieser restriktiveren Nachbehandlungsgruppe mit einer frühen Mobilisationsgruppe, für welche diese Einschränkungen nicht galten. Bei gleicher Komplikationsrate ohne Luxationen waren die Patienten mit früher, nicht eingeschränkter Mobilisation signifikant schneller mit einer Gehstütze, schneller ohne Gehstütze und schneller ohne Hinken mobilisiert.

In einer Metaanalyse unter Einschluss von 16 Studien untersuchten Sharma et al. Faktoren, welche das funktionelle Ergebnis nach Hüftendoprothetik beeinflussen [35]. Endpunkte waren freies Gehen und die Durchführung der Aktivitäten des täglichen Lebens. Dabei zeigte sich als eine der effizientesten Maßnahmen zum Erreichen dieser frühen Rehabilitationsziele die Anwendung multimodaler Schmerztherapieprotokolle. Besondere Vorkehrungen zur Luxationsprophylaxe waren nicht notwendig, wenn ein anterolateraler Zugang gewählt wurde. Für den posterolateralen Zugang war die Datenlage diesbezüglich insuffizient. Auch für eine präoperative vorbereitende Physiothera-

pie ist die Datenlage derzeit noch unzureichend. Somit folgerten die Autoren, dass eine konsequente multimodale Schmerztherapie wesentlich zur Optimierung des funktionellen Ergebnisses und zu hoher Patientenzufriedenheit beiträgt.

6 Fazit

- Großkopfprothesen des Hüftgelenkes mit Metall-Metall-Gleitpaarungen zeigen eine vermehrte Metallionenfreisetzung verglichen mit Kappenprothesen gleichen Durchmessers.
- Metall-Metall-Prothesen der Hüfte führen bei schwangeren Frauen zu einer signifikanten Erhöhung des Metallionenspiegels auch im Nabelschnurblut der Neugeborenen.
- Wesentlicher Risikofaktor für das Versagen von Kappenprothesen der Hüfte ist der Implantatdurchmesser. Das Risiko für ein Versagen ist bei Frauen aufgrund des kleineren Implantatdurchmessers erhöht, und nicht geschlechtsbedingt.
- Kleine Hüftkappen erhöhen auch das Risiko einer Fehlimplantation sowie das Risiko von Pseudotumoren, die wohl häufiger auftreten als bisher berichtet.
- Das Prothesendesign hat bei Hüftkappen einen wesentlichen Einfluss auf die Revisionsraten.
- Im ersten Jahr nach Kappenprothese ist die Knochendichte im Schenkelhals vermindert.
- Die Navigation verbessert die Präzison bei der Implantation von Hüftpfannen.
- Bei Hüft-TEP nach Schenkelhalsfraktur sollten zementierte Stiele verwendet werden.
- Es besteht kein signifikanter Unterschied der Ergebnisse nach unikondylärer Knieendoprothetik mit mobilen und festen Plattformen.
- Eine intraartikuläre Drainage ist nach Knie-TEP nicht unbedingt notwendig.
- IL-6 und CRP sind die genauesten Serumparameter zur Diagnostik einer periprothetischen Infektion.
- Eine weiterführende Infektdiagnostik sollte bei postoperativem Fieber > 38,5 °C über mehrere Tage, bei Fieber nach dem dritten postoperativen Tag oder bei Temperaturerhöhung > 39 °C durchgeführt werden.

- Ein erfolgloser gelenkerhaltender Therapieversuch mit Debridement und Lavage bei periprothetischer Infektion verschlechtert die Gesamtprognose.
- Eine verlängerte orale Antibiotikaprophylaxe über 28 Tage reduziert das Reinfektionsrisiko nach zweizeitigem septischen Prothesenwechsel.
- Eine verlängerte COX-2-Inhibitoren-Gabe über sechs Wochen nach Knie-TEP verbessert das funktionelle Ergebnis und senkt den Schmerzmittelbedarf.

Literatur

[1] Beckmann J, Stengel D, Tingart M, Götz J, Grifka J, Lüring C: Navigated cup implantation in hip arthroplasty. Acta Orthop 2009; 80: 538–544. [EBM Ib]

[2] Berbari E, Mabry T, Tsaras G, Spangehl M, Erwin PJ, Murad MH, Steckelberg J, Osmon D: Inflammatory blood laboratory levels as markers of prosthetic joint infection: a systematic review and meta-analysis. J Bone Joint Surg Am 2010; 92: 2102–2109. [EBM II]

[3] Bin Nasser A, Beaulé PE, O'Neill M, Kim PR, Fazekas A: Incidence of groin pain after metal-on-metal hip resurfacing. Clin Orthop Relat Res 2010; 468: 392–399. [EBM IV]

[4] Blatsoukas KS, Drosos GI, Kazakos K, Papaioakim M, Gioka T, Chloropoulou P, Verettas DA: Prospective comparative study of two different autotransfusion methods versus control group in total knee replacement. Arch Orthop Trauma Surg 2010; 130: 733–737. [EBM II]

[5] Chevilotte CJ, Trousdale RT, An K-N, Padgett DE, Wright TM: In vitro analysis of retrieved ceramic implants for squeaking. Annual Meeting of the American Academy of Orthopaedic Surgeons; New Orleans, LA, Podium Abstract 003; 2010. [EBM IV]

[6] Cooke NJ, Rodgers L, Rawlings D, McCaskie AW, Holland JP: Bone density of the femoral neck following Birmingham hip resurfacing. Acta Orthop 2009; 80: 660–665. [EBM IV]

[7] Dastane M, Dorr LD, Tarwala R, Wan Z: Hip Offset in Total Hip Arthroplasty: Quantitative Measurement with Navigation. Clin Orthop Relat Res 2010; 469: 429–436. [EBM IV]

[8] De Haan R, Pattyn C, Gill HS, Murray DW, Campbell PA, De Smet K: Correlation between inclination of the acetabular component and metal ion levels in metal-on-metal hip resurfacing replacement. J Bone Joint Surg Br 2008; 90: 1291–1297. [EBM III]

[9] Deprez P, Sint-Kruis LVB, Demuynck: High early revision rate due to pseudotumor formation in Metal-on-Metal Large Head Diameter THA. Annual Meeting of the American Academy of Orthopaedic Surgeons; New Orleans, LA, Podium Abstract 011; 2010. [EBM IV]

[10] de Steiger RN, Miller LN, Prosser GH, Graves SE, Davidson DC, Stanford TE: Poor outcome of revised resurfacing hip arthroplasty. Acta Orthop 2010; 81: 72–76. [EBM IV]

[11] Fitz W: Unicompartmental knee arthroplasty with use of novel patient-specific resurfacing implants and personalized jigs. J Bone Joint Surg Am 2009; 91: 69–76. [EBM IV]

[12] Frihagen F, Waaler GM, Madsen JE, Nordsletten L, Aspaas S, Aas E: The cost of hemiarthroplasty compared to that of internal fixation for femoral neck fractures. 2-year results involving 222 patients based on a randomized controlled trial. Acta Orthop 2010; 81: 446–452. [EBM Ib]

[13] Garbuz DS, Tanzer M, Greidanus NV, Masri BA, Duncan CP: The John Charnley Award: Metal-on-metal hip resurfacing versus large-diameter head metal-on-metal total hip arthroplasty: a randomized clinical trial. Clin Orthop Relat Res 2010; 468: 318–325. [EBM Ib]

[14] Glyn-Jones S, Pandit H, Kwon YM, Doll H, Gill HS, Murray DW: Risk factors for inflammatory pseudotumour formation following hip resurfacing. J Bone Joint Surg Br 2009; 91: 1566–1574. [EBM III]

[15] Grammatopoulos GA, Langton D, Kwon Y-M, Pandit HG, McLary-Smith P, Gundle R, Whitwell D, Gill HS, Murray DW: The role of acetabular component positioning in the development of inflammatory pseudotumors. Annual Meeting of the American Academy of Orthopaedic Surgeons; New Orleans, LA, Podium Abstract 013; 2010. [EBM III]

[16] Hafez M, Chelule KL, Seedhom BB, Sherman KP: Computer-assisted total knee arthroplasty using patient-specific templating. Clin Orthop Relat Res 2006; 444: 184–192. [EBM IV]

[17] Hall DP, Srikantharajah D, Anakwe RE, Gaston P, Howie CR: Patient-reported outcome following metal-on-metal resurfacing of the hip and total hip replacement. Hip Int 2009; 19: 245–250. [EBM III]

[18] Hernandez-Vaquero D, Noriega-Fernandez A, Suarez-Vazquez A: Total knee arthroplasties performed with a mini-incision or a standard incision. Similar results at six months follow-up. BMC Musculoskelet Disord 2010; 11: 27. [EBM II]

[19] Hopley C, Stengel D, Ekkernkamp A, Wich M: Primary total hip arthroplasty versus hemiarthroplasty for displaced intracapsular hip fractures in older patients: systematic review. BMJ. 340:c2332. doi: 10.1136/bmj.c2332. 2010. [EBM Ia]

[20] Howell SM, Kuznik K, Hull ML, Siston RA: Results of an initial experience with custom-fit positioning total knee arthroplasty in a series of 48 patients. Orthopedics 2008; 31: 857–863. [EBM IV]

[21] Jacobs JJ, Novak CC: Metal ion levels in maternal and placental blood following metal-on-metal arthroplasty. Annual Meeting of the American Academy of Or-

thopaedic Surgeons; New Orleans, LA, Podium Abstract 008; 2010. [EBM IV]

[22] Johnson AJ, Zywiel MG, McGrath MS, Stroh A, John M, Martin J, Marker DR, Mont MA: Prophylactic oral antibiotics reduce re-infection rates following revision knee arthroplasty. Annual Meeting of the American Academy of Orthopaedic Surgeons; New Orleans, LA, Podium Abstract 157; 2010. [EBM III]

[23] Koeck FX, Beckmann J, Luring C, Rath B, Grifka J, Basad E: Evaluation of implant position and knee alignment after patient-specific unicompartmental knee arthroplasty. Knee 2010. Epub ahead of print. [EBM IV]

[24] Langton DJ, Jameson SS, Joyce TJ, Hallab NJ, Natu S, Nargol AV: Early failure of metal-on-metal bearings in hip resurfacing and large-diameter total hip replacement: A consequence of excess wear. J Bone Joint Surg Br 2010; 92: 38–46. [EBM III]

[25] MacDonald SJ, Engh CA, Naudie D, Engh CA Jr., McCalden RW, Thompson AE, Sritulanondha S: Ceramic on Metal versus Metal on Metal Clinical and Metal Ion Results of a Prospective FDA RCT. Annual Meeting of the American Academy of Orthopaedic Surgeons; New Orleans, LA, Podium Abstract 005; 2010. [EBM Ib]

[26] Markel DC, Flynn J, Jackson N, Esquivel A, Shi T, Wooley P, Ren W: CD14+ CD16+ monocytes are associated with the pathology of aseptic loosening. 56th Annual Meeting of the Orthopaedic Research Society. Paper 0153; 2010. [EBM III]

[27] Masonis JL, Mann CH, Krempec J, Beaver WB, Tabor OB Jr.: Prospective comparison of unicondylar vs total knee patients with similar pre-operative function. Annual Meeting of the American Academy of Orthopaedic Surgeons; New Orleans, LA, Podium Abstract 421; 2010. [EBM III]

[28] McBryde CW, Theivendran K, Thomas AM, Treacy RB, Pynsent PB: The influence of head size and sex on the outcome of Birmingham hip resurfacing. J Bone Joint Surg Am 2010; 92: 105–112. [EBM III]

[29] Omonbude D, El Masry MA, O'Connor PJ, Grainger AJ, Allgar VL, Calder SJ: Measurement of joint effusion and haematoma formation by ultrasound in assessing the effectiveness of drains after total knee replacement: A prospective randomised study. J Bone Joint Surg Br 2010; 92: 51–55. [EBM Ib]

[30] Parker MJ, Gurusamy KS, Azegami S: Arthroplasties (with and without bone cement) for proximal femoral fractures in adults. Cochrane Database Syst Rev; (6):CD001706; 2010. [EBM Ia]

[31] Pinczewski LA, Salmon LJ, Miller CK, Williams HA, Walsh WR: Randomised double blind trial of oxidized zirkonium (OZ) & cobalt chrome (CC) for knee replacement. Annual Meeting of the American Academy of Orthopaedic Surgeons; New Orleans, LA, Podium Abstract 502; 2010. [EBM Ib]

[32] Prosser GH, Yates PJ, Wood DJ, Graves SE, de Steiger RN, Miller LN: Outcome of primary resurfacing hip replacement: evaluation of risk factors for early revision. Acta Orthop 2010; 81: 66–71. [EBM III]

[33] Schroer WC, Diesfeld P, LeMarr A, Reedy ME: Prolonged administration of COX-2 Inhibitor Decreases Pain and Improves Function After Primary TKA. Annual Meeting of the American Academy of Orthopaedic Surgeons; New Orleans, LA, Podium Abstract 2010; 258. [EBM Ib]

[34] Seo ES, Yoon SW, Koh IJ, Chang CB, Kim TK: Subcutaneous versus intraarticular indwelling closed suction drainage after TKA: a randomized controlled trial. Clin Orthop Relat Res 2010; 468: 2168–2176. [EBM Ib]

[35] Sharma V, Morgan PM, Cheng EY: Factors influencing early rehabilitation after THA: a systematic review. Clin Orthop Relat Res 2009; 467: 1400–1411. [EBM Ib]

[36] Sherrell JC, Fehring TK, Odum S, Hansen E, Zmistowski B, Dennos A, Kalore N, the Periprosthetic Infection Consortium: The Chitranjan Ranawat Award: Fate of Two-stage Reimplantation After Failed Irrigation and Débridement for Periprosthetic Knee Infection. Clin Orthop Relat Res 2011; 469: 18–25. [EBM III]

[37] Smith TO, Hing CB, Davies L, Donell ST: Fixed versus mobile bearing unicompartmental knee replacement: a meta-analysis. Orthop Traumatol Surg Res 2009; 95: 599–605. [EBM Ia]

[38] Stulberg BN, Fitts SM, Bowen AR, Zadzilka JD: Early return to function after hip resurfacing: is it better than contemporary total hip arthroplasty? J Arthroplasty 2010; 25: 748–753. [EBM II]

[39] Tuominen U, Sintonen H, Hirvonen J, Seitsalo S, Paavolainen P, Lehto M, Hietaniemi K, Blom M: The effect of waiting time on health and quality of life outcomes and costs of medication in hip replacement patients: a randomized clinical trial. Osteoarthritis Cartilage 2009; 17: 1144–1150. [EBM Ib]

[40] Ververeli PA, Lebby EB, Tyler C, Fouad C: Evaluation of reducing postoperative hip precautions in total hip replacement: a randomized prospective study. Orthopedics 2009; 32: 889–893. [EBM Ib]

[41] Ward DT, Hansen EN, Takemoto SK, Bozic KJ: Cost and effectiveness of postoperative fever diagnostic evaluation in total joint arthroplasty patients. J Arthroplasty 2010; 25: 43–48. [EBM III]

[42] Weeden SH, Ogden SB: Early Loosening of MIS Tibial Implants in Primary TKA. Annual Meeting of the American Academy of Orthopaedic Surgeons; New Orleans, LA, Podium Abstract 163; 2010. [EBM III]

[43] Wülker N, Lambermont JP, Sacchetti L, Lazaró JG, Nardi J: A prospective randomized study of minimally invasive total knee arthroplasty compared with conventional surgery. J Bone Joint Surg Am 2010; 92: 1584–1590. [EBM Ib]

[44] Ziaee H, Daniel J, Pradhan C, Pynsent P, McMinn DJW: Placental regulation of metal transfer in patients with metal-metal surface replacement arthroplasty. Annual Meeting of the American Academy of Orthopaedic Surgeons; New Orleans, LA, Podium Abstract 009; 2010. [EBM IV]

5.5 Was gibt es Neues in der Beckenchirurgie?

U. CULEMANN und T. POHLEMANN

1 Einleitung

Bei Verletzungen des Beckenringes steht einer relativ niedrigen Inzidenzrate von 3–8 % aller Frakturen eine hohe Letalitätsrate von 5–20 % gegenüber [8, 10, 11]. Epidemiologisch finden sich bei Beckenfrakturen zwei Altershäufigkeitsgipfel. Der erste Gipfel liegt zwischen dem 20.–30. Lebensjahr und betrifft vornehmlich polytraumatisierte Patienten, die durch Hochenergietraumata verunfallen und in über 80 % der Fälle erhebliche Begleitverletzungen aufweisen (vornehmlich SHT und Thoraxtrauma). Bei einer Kombination aus Beckenfraktur und begleitendem peripelvinem Weichteilschaden (sog. „Komplexes Beckentrauma") steigt die zu erwartende Mortalität auf 20 % im Vergleich zu Patienten mit rein osteoligamentären „unkomplizierten" Beckenfrakturen an [3]. Der zweite Altersgipfel findet sich um das 7. Lebensjahrzehnt und betrifft vorzugsweise Frauen, bei denen z.B. durch einen häuslichen Sturz zumeist Schambeinast- und Sitzbeinfrakturen entstehen [5].

Kindliche Beckenringfrakturen finden sich insgesamt aufgrund der bestehenden Elastizität des kindlichen Beckens sehr selten und stellen eine Besonderheit dar. Sie werden daher häufig übersehen oder unterschätzt, die Rate der komplexen Beckenverletzungen liegt dabei bei Kindern mit 20 % doppelt so hoch wie bei Erwachsenen.

Übersehene oder fehlerhaft eingeschätzte Beckenringfrakturen können zu bleibenden Fehlstellungen führen und bei verbleibender Schmerzsymptomatik zur operativen Korrekturnotwendigkeit führen. Durch vollständige und symptombezogene Diagnostik und Therapie sollte diese Problematik tunlichst vermieden werden.

Aufgrund der Komplexität des Beckenringes führt die notwendige Rekonstruktion häufig trotz nahezu anatomischer Rekonstruktion zu einer bleibenden Beeinträchtigung des Patienten.

Hauschild et al. publizierte 2008 eine Auswertung der Arbeitsgruppe Becken der Deutschen AO und der Deutschen Gesellschaft für Unfallchirurgie, die aktuell die weltweit größte beckenspezifische Datenerhebung im deutschsprachigen Raum erstellt und bearbeitet [11]. Ausgewertet wurden 4 291 Patienten mit Beckenfrakturen aus den Jahren 1991–1993 (AG Becken I) und 1998–2000 (AG Becken II). Neben dem Frakturtyps und epidemiologischen Daten wurden die Verletzungsschwere, die angewandte Primärtherapie, aber auch die definitive operative Behandlung und die Mortalität nach Beckenringfraktur ausgewertet. Es fand sich im Verlauf eine Abnahme der durchschnittlichen Letalität zwischen 1991–2004 von 7,9 %, (AG Becken I) auf 5 % (AG Becken II), dieses hierbei altersunabhängig. Als prädiktive Risikofaktoren für ein Versterben erwiesen sich die Schwere der Begleitverletzungen (steigender ISS, PTS), eine begleitende Weichteilverletzung und die Notwendigkeit der Verwendung von Erststabilisierungsmaßnahmen (z.B. Fixateur externe, Beckenzwinge). Die chirurgische Stabilisierung einer Beckenfraktur war mit einer deutlichen Verbesserung der Überlebensrate verknüpft.

2 Funktionelle Anatomie und Biomechanik

Es besteht ein signifikanter Zusammenhang zwischen Unfallmechanismus und der Schwere der Beckenverletzung. Der Beckenring ist beim Erwachsenen eine relativ starre Ringstruktur. Die beiden Hüftbeine und das dorsalseitig als Schlussstein eingepasste Kreuzbein bilden den knöchernen Rahmen und werden durch die Sakroiliakalgelenke und die Symphyse zum Beckenring fest miteinander verbunden. Funktionell – biomechanisch wird der Beckenring in einen ventralen und einen dorsalen Abschnitt untergliedert, wobei die biomechanisch relevanten und lasttragenden Strukturen im hinteren Beckenringbereich liegen, während die Symphyse und angrenzende Scham- und Sitzbeinanteile eine untergeordnete Bedeutung haben. Frakturen im dorsalen Beckenbereich führen daher zu einer biomechanischen Schwächung des Rings und bedürfen einer operativen Stabilisierung, ansonsten kommt es zunehmend zur Dislokation mit nachfolgender Instabilitätsproblematik. Bei Frakturen im vorderen Beckenbereich kommt es demgegenüber zu keiner nennenswerten mechanischen Schwächung des Ringes, eine konservative Therapie bestimmter Frakturtypen ist daher möglich.

Bis auf minimale Bewegungsmöglichkeiten in den SI-Gelenken und der Symphyse sind somit Bewegungen lediglich innerhalb des Elastizitätsmoduls des Knochens möglich. Die Richtung des einwirkenden *Kraftvektors* und das Ausmaß der vermittelten Energie bestimmen die anatomische Lokalisation und Art der Verletzung im Beckenring und damit den Grad der Instabilität. Zusätzlich stellt die Schwächung der Knochenstruktur eine weitere Einflusskomponente zur Entstehung typischer Frakturmuster insbesondere des älteren Patienten dar [5].

3 Klinische Erstuntersuchung

Der gesamte Untersuchungs- und Primärbehandlungsgang folgt den ATLS®-Richtlinien [21]. Nach Evidenzaspekten betrachtet, finden sich in der Literatur jeweils eine Studie aus den USA und aus Deutschland mit dem Evidenzlevel 2, welche sich mit dieser Thematik befassen. 2002 kommen Gonzales et al. in ihrer Auswertung von 2 176 behandelten Patienten mit stumpfem Trauma auf eine Sensitivität der klinischen Untersuchung von 93 % (Level I Trauma Center). Aufgrund der beobachteten geringeren Sensitivität von 87 % der Beckenübersichtsaufnahme sieht er entsprechend keinen Benefit in einer Screening-Becken-a.p.-Aufnahme [9]. Dies wurde in einer Metaanalyse von Sauerland et al. im Jahre 2004 an einem ähnlichen Patientengut bestätigt [20].

In der prospektiv klinischen Studie von Pehle et al. am Universitätsklinikum in Essen mit 979 Patienten findet sich bei der klinischen Untersuchung auf Stabilität bzw. Instabilität des Beckens lediglich eine Sensitivität von 44,1%. Die Autoren postulieren daher die Beibehaltung der Beckenübersichtsaufnahme im Rahmen des Schockraum-Managements zum Nachweis einer Beckenverletzung [16].

Die laborchemischen Untersuchungen folgen den Vorgaben des Polytraumamanagements und umfassen mindestens Blutbild, Gerinnung (inkl. Quick), arterielle Blutgaswerte, Laktat und Base Excess. Zur Abschätzung der Blutungsschwere kann nach Trunkey [22] der Blutverlust pro Zeitintervall (ml/min) oder nach Bone [2] der Gesamtblutverlust (ml) mit entsprechender Einteilung in Schweregrade angegeben werden. Für den klinischen Gebrauch hat sich die Abschätzung des Blutverlustes aus dem ersten, direkt bei Aufnahme entnommenen Hämoglobin-Gehalt (Hb) oder Base Excess bewährt. Bei einem Hb-Wert unter 8 mg % oder einem Base Excess unter -6 mmol/l kann näherungsweise von einem relevanten Blutverlust mit konsekutiv instabilem Kreislauf ausgegangen werden.

4 Bildgebende Diagnostik

Bei entsprechendem Unfallmechanismus oder Verdacht sollte eine *Beckenübersichtsaufnahme* angefertigt werden. Edeiken-Monroe et al. konnten zeigen, dass hiermit in 95 % der Fälle eine Beckenringfraktur nachgewiesen werden kann [7]. Des Weiteren können anhand der Becken-a.p.-Aufnahme zwischen 88–94 % aller Beckenfrakturen durch erfahrene Untersucher auch korrekt klassifiziert werden.

Mit zunehmendem Einsatz der CT-Diagnostik haben die Inlet- und Outlet-Aufnahmen an Bedeutung in der Primärdiagnostik verloren. Intraoperativ muss sich der Operateur bei der Durchleuchtung jedoch auf diese Bilder verlassen, aus diesem Grund sollten diese Aufnahmen in jeder Klinik angefertigt werden können.

Insbesondere in der Notfallsituation hat sich das Multi-slice-CT mit Kontrastmittel bewährt. In der Studie von Pereira et al. zeigte sich für das dynamische helikale CT eine Treffsicherheit über 90 % im Erkennen von pelvinen Blutungen, die der Embolisation bedurften [17]. Blackmore et al. schlugen vor, ab einer Kontrastmittelextravasation im CT von 500 ml oder mehr auf eine intrapelvine Blutung zu schließen. Für diesen Zusammenhang ergab sich bei der Analyse von 759 Patienten eine signifikante Assoziation mit einem relativen Risiko von 4,8 (95 %-Konfidenzintervall 3,0 bis 7,8). Bei einem Extravasat von über 500 ml liegt somit in fast der Hälfte der Fälle eine Blutung vor. Sofern aber weniger als 200 ml Extravasat sichtbar sind, kann man zu 95 % davon ausgehen, dass keine Blutung vorliegt [1].

Während im englischsprachigen Raum die großzügige und liberale Durchführung einer Angiografie gefordert wird und Autoren wie Miller et al. ihre Wertigkeit noch vor der mechanischen Stabilisierung sehen [13], wird im deutschsprachigen Raum die selektive Embolisation eher als Ultima Ratio bei persistierender, chirurgisch oder durch Tamponade nicht beherrschbarer Blutung mit Kreislaufrelevanz angesehen. Es lassen sich ausschließlich arterielle Blutungen mit einer Angiografie darstellen und in gleicher Sitzung selektiv embolisieren. Deren Anteil als Blutungsursache bei schweren Beckenverletzungen wird aber nur auf 10–20 % der Fälle geschätzt. Die übrigen 80 % der Blutungen sind venösen Ursprungs [3] oder entstammen den Frakturflächen.

Die Kernspintomografie spielt in der primären Frakturdiagnostik bei Erwachsenen weiterhin keine Rolle und bleibt zumeist zusätzlichen Fragestellungen (z.B. Unterscheidung einer frischen von einer älteren Fraktur, Diagnostik einer Symphysitis pubis) vorbehalten. Bei Kindern kann das NMR aber auch in der Primärdiagnostik eingesetzt werden, um eine zusätzliche Strahlenbelastung zu vermeiden.

Die Ultraschalluntersuchung des Abdomens nach der FAST-Technik (FAST = „Focused assessment sonography in trauma") erlaubt die Diagnostik oder den Ausschluss freier abdomineller bzw. thorakaler Flüssigkeit im Rahmen des Polytrauma-Algorithmus bzw. des ATLS-Konzeptes [21].

5 Definitionen bei Beckenverletzungen

5.1 Das Komplextrauma des Beckens

Eine „komplexe" Beckenverletzung ist definiert als Beckenringfraktur mit begleitendem, peripelvinen Weichteilschaden, d.h. einer zusätzlichen Verletzung von Nerven, Gefäßen, Muskulatur oder den Beckeneingeweiden [3]. Statistisch liegt lediglich bei 10 % aller Beckenfrakturen eine „komplexe" Beckenverletzung vor und nur knapp 3 % aller Beckenfrakturen sind begleitet von einer vital bedrohlichen Blutung. Hingegen liegt die Letalität komplexer Beckenfrakturen bei 20 % und steigt bei initialer Kreislaufinstabilität auf 33 % [11].

5.2 Offene Beckenfrakturen

Bei offenen Beckenringfrakturen kommt es zu knöchernen Durchspießungen der äußeren Haut oder von Hohlorganen des Beckens mit einer Inzidenz von 0,9–4,8 % aller Beckenfrakturen [10].

5.3 Kompartment-Syndrom des Beckens

Ein Kompartmentsyndrom am Beckenring entsteht durch Einblutung in die Muskelfaszienräume der hüftumgebenden Muskulatur und kann auch bei fehlender knöcherner Verletzung des Beckenrings auftreten. Hier ist naturgemäß ein deutlich

5.5 Was gibt es Neues in der Beckenchirurgie?

höherer Blutverlust zu erwarten, eine umgehende Entlastung mit Spaltung der Faszien ist notwendig [18, 23].

5.4 Morell-Lavallé-Läsion

Die Morel-Lavallé-Läsion stellt eine Sonderform der Haut-Weichteilverletzung am Becken dar, da es sich um ein durch Scherkräfte induziertes subkutanes Décollement im Beckenbereich mit massivem Flüssigkeitsverlust in den Subcutanraum [18, 23] handelt. Aufgrund des hohen Infektionsrisikos und der zumeist ausbleibenden Spontanheilung ist hier eine Entlastung und ggf. Vakuumtherapie zur Therapie sinnvoll.

5.5 Hemipelvektomie

Abzugrenzen von den vorbeschriebenen, rekonstruierbaren Weichteilverletzungen ist die sogenannte Hemipelvektomie, bei der es durch massive Gewalteinwirkung zu einer kompletten neurovaskulären Abtrennung einer Beckenhälfte nebst anhängendem Bein vom Körperstamm kommt. Bei einer entsprechend hohen Letalität ist ein Erhalt der abgerissenen Extremität zumeist nicht möglich, da lediglich die chirurgische Komplettierung der Verletzung ein Überleben sichern kann.

6 Klassifikation

Zur Klassifikation der Beckenverletzungen hat sich die derzeit gültige AO/OTA-Klassifikation bewährt, die neben der Einteilung von Frakturtyp und Gruppe eine exakte, gleichzeitige Beschreibung von vorderen, hinteren sowie von rechts- und linksseitigen Verletzungen des Beckenrings erlaubt.

Bei den Typ-A-Frakturen ist die knöcherne und ligamentäre Integrität des hinteren Beckenringes intakt. Es handelt sich daher um „stabile Frakturen". Beispiele hierfür sind Abrissfrakturen, Beckenrand-, Scham- und Sitzbeinfrakturen, sowie Sakrumquerfrakturen distal der IS-Fuge.

Die Typ-B-Verletzungen führen zu einer Rotationsinstabilität des Beckens. Neben einer Instabilität im vorderen Beckenring findet sich ein scharnierartiges Aufklappen des hinteren Beckenringes durch die Mitverletzung der Ligg sacroiliacalia ventralia. Als typischer Unfallmechanismus kommt z.B. ein beim Unfall breitbeinig auf seinem Motorrad sitzender Motorradfahrer infrage, dessen Becken beim Aufprall auf dem Tank durch Außenrotation der Beine zerreißt. Es kommt hierbei häufig zu einer Kombination aus Symphysensprengung und ventraler IS-Fugensprengung (Außenrotationsverletzung oder „open book"-Verletzung des Beckens). Das Pendant, eine Innenrotationsverletzung, entsteht durch einen lateralen Kompressionsmechanismus zumeist bei älteren Patienten mit Frakturen des vorderen Beckenringes und ventralseitigen sakralen Kompressionsfrakturen [5].

Bei den Typ-C-Verletzungen des Beckens sind komplett die posterioren Band- und/oder Beckenringstrukturen unterbrochen, es besteht eine vollständige Rotations- und Translationsinstabilität mit anteriorer und posteriorer Instabilität des Beckens.

Das Sakrum nimmt im dorsalen Beckenring eine zentrale Position ein. Verletzungen des Sakrum sind deshalb von besonderer Bedeutung und werden gesondert klassifiziert. Nach Denis et al. werden am Sakrum drei Zonen unterschieden, durch die Frakturen typischerweise verlaufen: die transalare, die transforaminale und die zentrale Zone. Transalare Frakturverläufe kommen zwar prozentual am häufigsten vor (50 %), werden aber durch die dorsalen Sakroiliakalbänder überbrückt und somit im Sinne von B-Verletzungen des Beckenringes stabilisiert. Zentrale Sakrumfrakturen sind mit 15 % eher selten und aufgrund ihrer zumeist spongiösen Fragmentverzahnung stabil. Sie gehen aber mit einer entsprechend hohen Rate an neurologischen Begleitverletzungen einher. Von Bedeutung sind die relativ häufigen transforaminalen Sakrumfrakturen (34 %), da sie nicht nur zu einer erheblichen Instabilität im dorsalen Beckenring führen, sondern auch mit einer hohen Rate neurologischer Schädigungen vergesellschaftet sind (28 %) [6].

7 Behandlungskonzept bei lebensbedrohlichen Beckenringfrakturen

Das Notfallbehandlungskonzept bei lebensbedrohlichen Beckenringfrakturen ist nicht einheitlich zu sehen. Es muss sich nahtlos in das Konzept der Schwerverletztenversorgung des jeweiligen Krankenhauses einfügen und den personellen und infrastrukturellen Gegebenheiten Rechnung tragen. In der Regel kommen Modifikationen des ATLS®-Konzeptes zur Anwendung. Grundlegende Ziele der Primärbehandlung sind das frühzeitige Erkennen des lebensbedrohlichen Zustandes, die unmittelbare mechanische Stabilisierung des Beckenrings (i.d.R. Lagerung, Beckengürtel, Beckenzwinge, Fixateur externe) und bei nicht ausreichend kompensierenden Patienten („non-responder") eine chirurgische (operative Tamponade des kleinen Beckens), im angloamerikanischen Raum auch eine interventionelle Blutstillung (Angioembolisation) infrage.

7.1 Akut-Reanimationsphase (1.–3. Stunde)

Das American College of Surgeons fordert im Rahmen der ATLS®-Richtlinien eine Kontrolle der lebensbedrohlichen Blutungen innerhalb einer Stunde nach Unfall [21]. Meighan et al. führten hierzu eine Studie in Notfallambulanzen in Schottland durch. Sie konnten zeigen, dass lediglich 8 von 31 Kliniken eine operative Notfallstabilisierung des Beckenringes innerhalb der ersten Stunde durchführen konnten. Entsprechend forderten sie die vermehrte Berücksichtigung der externen Notfallstabilisierung des Beckens in der Ausbildung der chirurgischen Kollegen in seinem Land [12]. Osborne et al. veröffentlichten 2009 einen retrospektiven Vergleich zwischen ausschließlicher Beckenangiografie (ggf. mit Embolisation) und der Beckentamponade und anschließender Angiografie (ggf. mit Embolisation) als Erstmaßnahme bei Patienten mit instabiler Beckenfraktur und Kreislaufinstabilität [15]: Jede Behandlungsgruppe umfasste 20 Patienten. Blutungsschwere, Transfusionsbedarf, Interventionszeit und Mortalitätsrate wurden untersucht. 45 min nach Aufnahme war die Beckentamponade ausgeführt, während die Angiografie im Durchschnitt nach 130 min durchgeführt war. Die Tamponaden-Gruppe zeigte eine signifikante Abnahme des Transfusionsbedarfs, die Angiografie-Gruppe nicht. In der Angiografie-Gruppe benötigten 10 Patienten eine zusätzliche Embolisation, 6 verstarben (2 wegen einer fortbestehenden, akuten Blutung). In der Tamponaden-Gruppe benötigten 3 Patienten eine Embolisation, 4 verstarben, kein Patient aufgrund einer unkontrollierten Blutung.

Zunehmend wird insbesondere in den USA ein Paradigmenwechsel weg von der Angiografie und Embolisation hin zur operativen Therapie der beckenbedingten Blutung durch Tamponade beschrieben. 2007 stellten Cothren et al. bei 28 tamponierten Patienten fest, dass die Tamponade im Vergleich zur Angioembolisation signifikant den Blutbedarf und damit die Letalität nach schwerem Beckentrauma senken konnte [4].

Westhoff et al. konnten 2008 eine effiziente Behandlung bei 21 von 162 Patienten mit Beckenfrakturen durch Integration der Notfallembolisation (TAE) nachweisen. Bei einem durchschnittlichen Beginn der TAE nach 62 min und einer Dauer von im Mittel 25 min fand sich eine Erfolgsrate von 90 %, wobei ausschließlich Äste der A. iliaca interna embolisiert wurden [24].

Erstmals wurde durch Noda et al. 2008 eine sichtbare Sofortwirkung von rekombinantem Faktor VIIa (rFVII NovoSeven, Fa. NovoNordisk) bei einer Beckenfraktur durch angiografischen Nachweis beschrieben. Bei dem Patienten bestand eine Typ-C-Fraktur mit bestehender Kreislaufstabiliät (Hb 14,6 g/dl, Hkt 42,2 % und 214000 Thrombos, Fibrinogenkonzentration 116 mg/dl, die Prothrombinzeit 11,0 sec und die PTT auf 58,3 sec verlängert). Entsprechend des ATLS-Behandlungsregimes wurde eine Trauma-CT-Spirale gefahren und ein entsprechend der Fraktur lokalisiertes linksseitiges Hämatom im Becken diagnostiziert. Bei Extravasat in Verbindung mit Fraktur wurde entsprechend der hausinternen Leitlinien eine Angiografie durchgeführt und venös eine Dosis von 90 ug/kg rFVIIa appliziert. 10 min nach Gabe erneute Angiografie ohne Nachweis eines noch vorhandenen Extravasates [14].

7.2 1. Stabilisierungsphase (2.–24. Stunde)

Sobald das therapeutische Ziel in der Akutperiode, die Beherrschung der lebensbedrohlichen Massenblutung und Sicherung der Respiration erreicht ist, endet die Reanimationsphase und es beginnt gemäß ATLS die erste Stabilisierungsphase mit einer Reevaluation des Patientenstatus [21].

Neuere Arbeiten zeigen, dass in dieser Phase operierte Patienten ein höheres Risiko tragen, sekundäre Organschädigungen durch länger andauernde Operationen (> 6 Stunden) zu erleiden (z.B. MOV). Nach Daten der Arbeitsgruppe Becken II der DGU 1998 [23] und einer Arbeit von Rommens und Hessmann 2002 [19] liegt der Sekundär-Versorgungszeitpunkt des Beckentraumas eher zwischen dem 5.–9. Tag nach Klinikaufnahme, als innerhalb der ersten 24 Stunden.

7.3 Definitive Therapie der Beckenringverletzung in der 2. Stabilisierungsphase (> 24 Stunden)

Therapiekonzept bei Typ-A-Verletzungen: Die Indikation zur operativen Therapie ergibt sich nur in Ausnahmefällen (z.B. offene Frakturen oder stark dislozierte Beckenrandfrakturen mit Gefahr der Hautperforation).

Therapiekonzept bei Typ-B-Verletzungen: Eine anteriore Versorgung reicht hier aufgrund der partiell erhaltenen dorsalen Stabilität aus. Zur operativen Stabilisierung haben sich für die einzelnen Verletzungsregionen standardisierte Verfahren bewährt (s. unten).

Therapiekonzept bei Typ-C-Verletzungen: Durch Kombination einer hinteren und vorderen Stabilisierung des instabilen Beckenringes sollte eine Frühmobilisation als Ziel erreicht werden. Da die Patienten in der Regel schwer verletzt sind, werden alle erreichbaren Regionen, bevorzugt von ventral, in Rückenlage des Patienten stabilisiert. Auch hier haben sich entsprechend der Verletzungsregion standardisierte Verfahren bewährt.

Symphyse: Pfannenstiel-Querinzision oder Ausnützung der Längsinzision bei z.B. zunächst erfolgter Notfalllaparotomie. Unter Längsspaltung der Linea alba und vorsichtigem Einkerben des Rektusansatzes erfolgte die Stabilisierung mit einer 4-6-Loch-3,5 mm AO-DC-Platte (Schraubenrichtung kraniokaudal). In Ausnahmefällen kann auch eine Stabilisierung mit winkelstabiler Platte erfolgen (z.B. ältere Patienten).

Transpubische Instabilitäten: Bei isolierten Verletzungen oder nach Versorgung einer dorsalen Instabilität reicht die Anlage eines einfachen supraazetabulären Fixateur externe aus. Bei einer Kombination aus Symphysenruptur und transpubischer Instabilität wird nach der Plattenosteosynthese der Symphyse eine transpubische Zugschraubenosteosynthese durchgeführt oder zusätzlich ein einfacher Fixateur extern angelegt.

Sakroiliakale Luxation: Das Standardverfahren ist die ventrale Plattenosteosynthese mit Stabilisierung durch zwei 3-Loch-4,5-mm-DC-Platten. Nach antero-lateraler Inzision am Beckenkamm und Abschieben des Musculus iliacus nach medial ist das Sakroiliakalgelenk ausgezeichnet einsehbar. Ein weiterer Vorteil ist die Möglichkeit, Symphyse und Sakroiliakalgelenk in Rückenlage gleichzeitig darstellen zu können, was die Reposition deutlich erleichtert. In zunehmendem Maße werden perkutane Stabilisierungen mit Zugschraubenosteosynthesen unter Bildwandlerkontrolle eingesetzt.

Sakrumfrakturen: Die Indikation zur operativen Stabilisierung wird aufgrund unbefriedigender Ergebnisse nach nicht operativer Behandlung weiter gestellt. Standardverfahren stellt die geschlossene Reposition und perkutane, transiliosakrale Schraubenosteosynthese in Rückenlage dar. Indikationen zur offenen operativen Therapie bestehen bei instabilen Längsfrakturen des Sakrums mit Nervenwurzelkompressionen durch Fragmente. Die Versorgung erfolgt dann in Bauchlage des Patienten. Es wird im eigenen Vorgehen eine auf das Sakrum begrenzte Plattenosteosynthese angestrebt („lokale Osteosynthese").

8 Komplikationen

Patienten mit Verletzungen im Bereich des Beckenringes gehören in die Hoch-Risikogruppe mit thromboembolischen Komplikationen. Eine ausreichende Prophylaxe mit niedermolekularem Heparin unter Kontrolle des Gerinnungsstatus (Anti-Xa) und des Blutbildes (Thrombozyten) ist anzustreben. Eine frühe definitive Versorgung und eine Frühmobilisation minimieren das Risiko einer tiefen Becken-Beinvenenthrombose zusätzlich.

Offene Beckenverletzungen und Komplextraumen haben eine erhöhte Rate an lokalen Weichteilkomplikationen und Infekten. Dies ist insbesondere auch bei der Aufklärung des Patienten wegen der notwendigen Mehrfacheingriffe zu berücksichtigen.

Neurologische Störungen und urologische Schäden sind meist schicksalhaft mit der Verletzung verbunden; eine frühzeitige Erkennung klärt oft die Zusammenhangsfrage und erlaubt die sofortige Einleitung einer speziellen Betreuung (z.B. urologische Funktionsdiagnostik, Dauerkatheterversorgungen etc.).

Osteosynthesekomplikationen sind insbesondere bei instabilen hinteren Beckenringverletzungen zu finden. Hierbei handelt es sich häufig um Redislokationen nach Mobilisation. Bei Schmerzzunahme oder Angabe von Instabilitätsgefühl sollte umgehend eine diagnostische Abklärung der Symptome erfolgen, da eine frühzeitige Revision mit erneuter Korrektur eine dauerhafte Fehlstellung mit Beckenschiefstand (sitting imbalance) und Beinverkürzung verhindern kann. Insbesondere ist bei Plattenbrüchen im ventralen Bereich (z.B. nach Versorgung einer Symphysenruptur) eine Instabilität des hinteren Beckenringes zu erwarten, hier ist durch CT-Diagnostik unbedingt eine posteriore instabile Verletzung vom Typ C, vor erneuter ausschließlicher Revision im ventralen Bereich, auszuschließen.

9 Prognose und Ausblick

Die konservative oder operative Behandlung einer Beckenverletzung richtet sich nach Diagnostik und Klassifikation der Fraktur. Die Qualität der erreichten Frakturreposition stellt dabei ein wichtiges Kriterium für das Langzeitergebnis dar. In der Primärbehandlungssituation ist die korrekte Einschätzung der Verletzungsschwere und Blutungsintensität der Beckenfraktur für den Patienten prognosebestimmend. Für die Spätprognose entscheidend sind funktionelle Einschränkungen und bleibende chronische Schmerzen sowie urologische Probleme.

Spätkorrekturen nach fehlverheilten Beckenfrakturen oder Pseudarthrosen mit und ohne Fehlstellung oder Neurologie sind insbesondere bei chronischen Dauerschmerzen oder Immobilität angezeigt. Diese Eingriffe stellen aufwendige und risikobehaftete Eingriffe dar und sollten spezialisierten Zentren vorbehalten bleiben.

Für die operative Versorgung stehen inzwischen Navigationsgeräte zur Verfügung, die z.B. eine fluoroskopisch gestützte Insertion von transiliosakralen Schrauben in den S1-Wirbel des Sakrums transpedikulär erlauben. Damit lässt sich nicht nur die Sicherheit der Schraubenimplantation in das umschriebene Zielgebiet erhöhen, sondern auch die Strahlenbelastung des Patienten und Personals infolge der seltener notwendigen BV-Kontrolle intraoperativ deutlich verringern. Durch Verwendung winkelstabiler Implantate zur operativen Versorgung von instabilen Beckenfrakturen bei osteoporotischem Knochen erhofft man sich eine verbesserte Verankerung und Fixierung der Implantate, ein entsprechender Nachweis hierfür steht aber noch aus.

Die Notwendigkeit der operativen Versorgung von Frakturen des Beckens im höheren Lebensalter rückt demografiebedingt aufgrund steigender Anzahl und erhöhter Mobilität der Patienten zunehmend in den Behandlungsfokus, schlüssige Standardtherapiekonzepte bzw. Versorgungsstrategien werden zunehmend entwickelt, hier besteht allerdings weiterhin noch ein hoher Bedarf.

Literatur

[1] Blackmore CC, Jurkovich GJ, Linnau KF et al.: Assessment of volume of hemorrhage and outcome from pelvic fracture. Arch Surg 2003; 138: 504–508; discussion 508–509. [EBM III]

[2] Bone L: In: JJ Browner B, Levine A, Trafton P (ed.): Skeletal Trauma. Saunders: Philadelphia, 1992. [EBM IV]

[3] Bosch U, Pohlemann T, Haas N et al.: Classification and management of complex pelvic trauma. Unfallchirurg 1992; 95: 189–196. [EBM IV]

[4] Cothren CC, Smith WR, Moore EE et al.: Utility of once-daily dose of low-molecular-weight heparin to prevent venous thromboembolism in multisystem trauma patients. World J Surg 2007; 31: 98–104. [EBM III]

[5] Culemann U, Scola A, Tosounidis G et al.: Concept for treatment of pelvic ring injuries in elderly patients. A challenge. Unfallchirurg 2010; 113: 258–271. [EBM IIb]

[6] Denis F, Davis S, Comfort T: Sacral fractures: an important problem. Retrospective analysis of 236 cases. Clin Orthop Relat Res 1988; 227: 67–81. [EBM III]

[7] Edeiken-Monroe BS, Browner BD, Jackson H: The role of standard roentgenograms in the evaluation of instability of pelvic ring disruption. Clin Orthop Relat Res 1989; 240: 63–76. [EBM IIb]

[8] Gilliland MD, Ward RE, Barton RM et al.: Factors affecting mortality in pelvic fractures. J Trauma 1982; 22: 691–693. [EBM IIb]

[9] Gonzalez RP, Fried PQ, Bukhalo M: The utility of clinical examination in screening for pelvic fractures in blunt trauma. J Am Coll Surg 2002; 194: 121–125. [EBM III]

[10] Grotz MR, Allami MK, Harwood P et al.: Open pelvic fractures: epidemiology, current concepts of management and outcome. Injury 2005; 36: 1–13. [EBM IIb]

[11] Hauschild O, Strohm PC, Culemann U et al.: Mortality in patients with pelvic fractures: results from the German pelvic injury register. J Trauma 2008; 64: 449–455. [EBM IIa]

[12] Meighan A, Gregori A, Kelly M et al.: Pelvic fractures: the golden hour. Injury 1998; 29: 211–213. [EBM IIb]

[13] Miller PR, Moore PS, Mansell E et al.: External fixation or arteriogram in bleeding pelvic fracture: initial therapy guided by markers of arterial hemorrhage. J Trauma 2003; 54: 437–443. [EBM IIb]

[14] Noda M, Morozumi J, Mishima S et al.: Visualization of efficacy of recombinant factor FVIIa in a pelvic fracture patient. J Trauma 2008; 64: E86–88. [EBM IIa]

[15] Osborn PM, Smith WR, Moore EE et al.: Direct retroperitoneal pelvic packing versus pelvic angiography: A comparison of two management protocols for haemodynamically unstable pelvic fractures. Injury 2009; 40: 54–60. [EBM Ib]

[16] Pehle B, Nast-Kolb D, Oberbeck R et al.: Significance of physical examination and radiography of the pelvis during treatment in the shock emergency room. Unfallchirurg 2003; 106: 642–648. [EBM IIb]

[17] Pereira SJ, O'Brien DP, Luchette FA et al.: Dynamic helical computed tomography scan accurately detects hemorrhage in patients with pelvic fracture. Surgery 2000; 128: 678–685. [EBM IIb]

[18] Regel G, Pohlemann T, Krettek C et al.: Fracture management in polytrauma. Timing and tactics. Unfallchirurg 1997; 100: 234–248. [EBM IIb]

[19] Rommens PM, Hessmann MH: Staged reconstruction of pelvic ring disruption: differences in morbidity, mortality, radiologic results, and functional outcomes between B1, B2/B3, and C-type lesions. J Orthop Trauma 2002; 16: 92–98. [EBM IIb]

[20] Sauerland S, Bouillon B, Rixen D et al.: The reliability of clinical examination in detecting pelvic fractures in blunt trauma patients: a meta-analysis. Arch Orthop Trauma Surg 2004; 124: 123–128. [EBM Ia]

[21] Surgeons American Comittee on Trauma: Advanced Trauma Life Support Course for Physicians. In: Student Manual 2004: American College of Surgeons 1997; 633N. Saint Clair St., Chicago, IL 60611–3211. [EBM IV]

[22] Trunkey DD: Hemorrhage in pelvic injuries. Sci Am 1983; 249: 20–27. [EBM III]

[23] Tscherne H, Pohlemann TH: Becken und Acetabulum. Berlin Springer-Verlag 1998. [EBM IV]

[24] Westhoff J, Laurer H, Wutzler S et al.: Interventional emergency embolization for severe pelvic ring fractures with arterial bleeding. Integration into the early clinical treatment algorithm. Unfallchirurg 2008; 111: 821–828. [EBM IIa]

5.6 Was gibt es Neues bei postoperativen Vigilanzstörungen/ bei der Prophylaxe des postoperativen Delirs?

K. Hager

1 Zusammenfassung

Postoperative Vigilanzstörungen bzw. das postoperative Delir (POD, PD) treten in Abhängigkeit von der untersuchten Patientengruppe, den verwendeten Untersuchungsinstrumenten sowie der Art des operativen Eingriffs bei 10–60 % bzw. 20–80 % der chirurgischen Patienten auf und stellen damit eine der häufigsten postoperativen Komplikationen dar. Wichtige prädisponierende Faktoren sind unter anderem das Alter, eine vorbestehende Demenz und eine lange Operationsdauer. Das POD wird in circa der Hälfte der Fälle nicht erkannt bzw. nicht diagnostiziert oder kodiert. Es ist mit einem verlängerten Krankenhausaufenthalt, einem höheren Ressourceneinsatz, einem schlechteren funktionellen Ergebnis sowie einer schlechteren Prognose verknüpft. Die Diagnose des POD wird klinisch anhand der DSM-IV-Kriterien bzw. mithilfe von Assessmentskalen gestellt. Das POD kann als hypo- oder hyperaktive Form beziehungsweise als Mischbild in Erscheinung treten. Eine Diagnose möglichst noch im Stadium des subsyndromalen Delirs ist sinnvoll, da dadurch eine frühzeitige Intervention eingeleitet und ein besseres Ergebnis erzielt werden kann. Die medikamentöse Prophylaxe des postoperativen Delirs mit niedrig dosierten Neuroleptika wurde bislang nur in einer Studie als wirksam nachgewiesen. Ansonsten bleibt die Verhinderung und die Behandlung des POD eine interdisziplinäre Aufgabe mit einer multifaktoriellen Intervention, beispielsweise durch Optimierung von Flüssigkeitshaushalt, Stoffwechsel und Vitalparametern, dem Vermeiden von delirogenen Medikamenten, der Frühmobilisierung sowie anderen Maßnahmen. Geriatrische Rehabilitationsmaßnahmen im Anschluss an den Aufenthalt in der Chirurgie können die negativen Folgen eines POD mindern. Trotz der Häufigkeit des POD liegen nur wenige kontrollierte Studien zu dessen Therapie vor, sodass viele Hinweise einen empirischen Charakter aufweisen.

2 Häufigkeit

Das Delir ist keine eigenständige Erkrankung, sondern ein Syndrom, für das auch Begriffe wie „akutes hirnorganisches Psychosyndrom", „HOPS", „akute Verwirrtheit" oder „acute brain failure" verwendet werden. Eine typische Form ist das postoperative Delir (POD, PD, postoperative delirium), auch als „Durchgangssyndrom" bezeichnet [5, 16, 50, 53]. Die Häufigkeit von deliranten Zuständen wurde in vielen chirurgischen Disziplinen untersucht. Nach einem abdominalchirurgischen Eingriff wird die Häufigkeit eines Delirs mit circa 24 % angegeben [40]. Nach hüftchirurgischen Eingriffen wird eine Prävalenz von 45 % beschrieben [60]. Nach herzchirurgischen Eingriffen werden ebenfalls hohe Delirraten gefunden [12]. Insgesamt kann ein postoperatives Delir in 10–60 % [53] bzw. zwischen 20 % und 80 % [19] der chirurgischen Patienten beobachtet werden. Bei geriatrischen Patienten stellt das Delir die vielleicht häufigste postoperative Komplikation dar. Da das POD meist in den ersten drei Tagen nach dem Eingriff auftritt, ist dessen Inzidenz auf chirurgischen Intensivstationen ähnlich hoch [5, 6, 19].

Darüber hinaus wird berichtet, dass das Delir in 30–60 % [28] bzw. in bis zu 50 % der Fälle nicht erkannt wird [57, 68]. In einer älteren Arbeit wird sogar beschrieben, dass das Delir nur in circa 10 % der Fälle [9] als solches diagnostiziert bzw. dokumentiert wird.

Die Zahlenangaben zur Häufigkeit schwanken deshalb so sehr, da sich die untersuchten Patientenpopulationen nicht gleichen und da die in den Studien verwendeten diagnostischen Kriterien bzw. deren Sensitivität und Spezifität unterschiedlich ist.

3 Zeitlicher Verlauf

Das postoperative Delir tritt meist bis zum dritten Tag nach der Operation auf. In einer Studie wurde es am häufigsten am zweiten postoperativen Tag diagnostiziert und dauerte im Mittel sieben Tage [14]. Doch kommen auch kürzere sowie längere Verläufe vor. Circa 10 % der Patienten benötigen bis zu einen Monat zur Überwindung des Delirs. Alle Verwirrtheitsphasen, die länger als vier Wochen anhalten, müssen hinterfragt werden, ob ihnen nicht eine chronische Ursache zugrunde liegt, z.B. eine Demenz oder eine abgelaufene zerebrale Hypoxie.

Tritt das Delir nach einem freien Intervall von mehreren Tagen zur Operation auf, so muss nach einer anderen Ursache als der Operation selbst gefahndet werden, zum Beispiel nach einer Medikamentenunverträglichkeit (z.B. zentral wirksame Analgetika postoperativ), nach postoperativen Infektionen, Lungenembolien oder anderen Ursachen.

Wichtig dabei ist, dass die akute Verwirrtheit der klinischen Manifestation der Ursache, also beispielsweise einer Infektion, mitunter um Stunden oder Tage vorausgeht [6]. Umgekehrt heißt dies, dass beim Auftreten eines Delirs umgehend nach den möglichen Ursachen gesucht werden muss.

4 Prädisponierende Faktoren und Vorhersagemöglichkeit

Die Risikofaktoren für das Auftreten eines postoperativen Delirs (Tab. 1) sind zahlreich. Das Alter ist dabei einer der wichtigsten Faktoren. Bei der Krankenhausaufnahme insgesamt, nicht nur bei chirurgischen Patienten, leiden etwa 10 % der alten Menschen an einem Delir, während der Krankenhausbehandlung entwickeln nochmals etwa 10–20 % der alten Patienten entsprechende Anzeichen. Somit erleben ein Viertel der alten Menschen im Verlauf eines Krankenhausaufenthaltes ein Delir. In einigen Studien wird sogar von einem Prozentsatz von 30–50 % gesprochen [12]. Das Delir stellt damit das häufigste atypische Krankheitssymptom bei alten Menschen [35] und die häufigste psychiatrische Erkrankung im Alter dar. In einer Studie mit herzchirurgischen Patienten waren lediglich das Alter des Patienten (Disposition) sowie die Dauer der Operation mit einem höheren Risiko verbunden. Viele andere Faktoren wie Geschlecht oder Vorerkrankungen waren in dieser Studie nicht mit einem postoperativen Delir korreliert [2].

Aufgrund der geringeren geistigen Kompensationsmöglichkeiten demenzkranker Patienten ist es nachvollziehbar, dass diese Patientengruppe ebenfalls häufiger ein postoperatives Delir entwickelt. Während in einer Studie ca. 20 % der alten Menschen postoperativ ein Stadium der Verwirrtheit durchmachen, waren es bei dementen Patienten 40 %. Das Risiko eines Delirs steigt bereits bei präoperativ nur leicht kognitiv eingeschränkten Patienten. Aus diesem Grunde wird zum Teil empfohlen, präoperativ ein kognitives Screening durchzuführen, z.B. einen Mini-Mental-Status-Test (MMSE) [26, 65]. Doch auch Patienten nach einem Schlaganfall [61] oder Parkinsonpatienten sind anfälliger. Patienten mit einem POD in der Anamnese tragen ebenfalls ein höheres Risiko.

Je nach Studie bestehen weitere Risikofaktoren für ein POD, unter anderem Multimorbidität, Multimedikation sowie Unterernährung [17], visuelle und akustische Funktionseinschränkungen, depressive

Tab. 1: Einige das postoperative Delir begünstigende Faktoren

Einflüsse vonseiten der Operation
lange andauernde chirurgische Eingriffe, extrakorporaler Kreislauf bei Herz-Lungen-Maschine, Notfall- vs. elektive Operation [38], Medikamente (vor allem mit zentraler oder anticholinerger Wirkung), postoperative Tramadolgabe [8], postoperative Aufnahme auf eine Intensivstation, hypotone Werte intraoperativ [65], hoher APACHE II-Score bei Aufnahme in die Chirurgische ICU [61], hoher Cortisolspiegel am ersten postoperativen Tag [61], schweres Trauma bei Unfallpatienten [3], unzureichend therapierte Schmerzzustände, Fixierungsmaßnahmen [33], iatrogene Maßnahmen (z.B. Blasenkatheter) [33]
Einflüsse vonseiten des Patienten
hohes Alter [40, 61, 65], höhere ASA-Klasse 3–4 [8, 40, 63], eingeschränkte Mobilität vor der Operation [8], arterieller Hypertonus [56], kognitive Einschränkungen [26, 65], z.B. ein erniedrigter MMSE [26, 56, 66], ein erhöhter präoperativer Hilfebedarf im Alltag [65], ein früheres postoperatives Delir [65], ein früherer Schlaganfall [61], mangelnde Ernährung [33, 63], eine hohe Zahl an diagnostisch-therapeutischen Prozeduren [33], schwere Erkrankungen (Sepsis, Schock), Infektionskrankheiten, Elektrolytstörungen (z.B. Hyponatriämie), Atemstörung (z.B. Hypoxämie), Anämie

Tab. 2: Diagnostische Kriterien für ein Delir nach der Internationalen Klassifikation der Krankheiten (ICD-10 (deutsche Version) bzw. dem Diagnostic and Statistical Manual of Mental Disorders (DSM-IV (mindestens ein Symptom aus jedem Bereich)

ICD-10 (15)	DSM-IV (4)
Störung des Bewusstseins und der Aufmerksamkeit	Störung des Bewusstseins und der Aufmerksamkeit
Störung der Wahrnehmung, des Denkens und des Gedächtnisses	Störung der Kognition
psychomotorische Störungen	
Störungen des Schlaf-Wach-Rhythmus	
Störung der Emotionalität	
Beginn gewöhnlich akut, Verlauf fluktuierend, Gesamtdauer < 6 Monate	akuter Beginn (Std. bis Tage) und fluktuierender Verlauf
eine zugrunde liegende medizinische Ursache ist nachweisbar	ein medizinischer Krankheitsfaktor liegt vor

Störungen, fehlende Selbstständigkeit bei der Verrichtung von Alltagsaktivitäten, Immobilität oder Dehydratation [29].

5 Diagnostik des Delirs

Die Diagnose eines Delirs erfolgt klinisch. „Goldstandard" sind die Kriterien des ICD-10 bzw. des DSM-IV (Tab. 2). Nach ICD-10 kann ein Delir klinisch dann diagnostiziert werden, wenn Störungen des Bewusstseins und der Aufmerksamkeit (z.B. verminderte Konzentrationsfähigkeit, leichte Bewusstseinsminderung bis hin zum Koma), der Kognition (z.B. veränderte Wahrnehmung der Wirklichkeit, Halluzinationen, Beeinträchtigung des Denkens, Desorientiertheit, Gedächtnisstörungen...), psychomotorische Störungen (z.B. Hypo- oder Hyperreaktivität...), Störungen des Schlaf-Wachrhythmus (z.B. Schlaflosigkeit, Umkehr des Tag-Nacht-Rhythmus, nächtliche Exazerbation...) und affektive Störungen (Depression, Angst, Reizbarkeit, Euphorie, Apathie..) vorliegen, der Beginn akut innerhalb von Stunden oder Tagen einsetzt, die Symptomatik im Tagesverlauf wechselt und körperliche Ursachen (z.B. eine Operation) vorliegen. Die Kriterien nach ICD-10 sind etwas einschränkender, da sie mehr Veränderungen erfordern als die Kriterien nach DSM-IV [39]. Charakteristische Symptome des Delirs können daher psychomotorische Unruhe, Angst, Schlafstörungen und erhöhte Erregbarkeit, vegetative Zeichen wie Schwitzen, Zittern, Tachykardie, Hypertonus, jedoch auch Bewegungsarmut, keine Kontaktaufnahme zur Umgebung, Halluzinationen und Desorientiertheit sein [67].

Das Delir kann in eine hyper- sowie eine hypoaktive Form („stilles Delir") und in ein Mischbild eingeteilt werden [43, 52]. Während ein hyperaktives Delir mit psychomotorischer Unruhe, erhöhter Irritierbarkeit und Halluzinationen leicht erkannt ist, ist es wichtig, dass auch hypoaktive Formen, wie eine zunehmende Somnolenz, frühzeitig wahrgenommen und behandelt werden.

5.6 Was gibt es Neues bei postoperativen Vigilanzstörungen?

Genauso wichtig ist es, dass bereits leichte Schweregrade mit geringer Desorientiertheit und Unruhe (subsyndromales Delir, „Prädelir") erkannt werden, da bei einer raschen Intervention die Ausbildung eines voll ausgeprägten Delirs mit seinen negativen Folgen verhindert werden [11].

Wichtige Differenzialdiagnosen sind das chronische hirnorganische Psychosyndrom, insbesondere die Demenz, sowie eine akute Psychose. Allerdings kann ein dementer Patient im Rahmen eines operativen Eingriffs häufiger ein Delir bekommen als ein Nicht-Dementer. Hinter einer scheinbaren postoperativen „Depression" kann sich auch ein hypoaktives Delir verbergen [20] bzw. ein postoperatives Delir wird manchmal als „Depression" fehlgedeutet.

Die Kriterien nach DSM-IV bzw. ICD-10 sind aber insgesamt wenig anschaulich und erfordern zudem eine ärztliche Einschätzung. Hilfreich sind deshalb klinische Skalen bzw. Assessmentinstrumente, die mit konkreteren Kriterien arbeiten und auch vom Pflegepersonal bearbeitet werden können (Tab. 3). Während DSM-IV und ICD-10 nur eine qualitative Einschätzung ermöglichen, münden viele dieser Assessmentinstrumente in eine Schweregradangabe in Form eines Punktewertes (z.B. Nu-DESC), was im Rahmen von Studien hilfreich sein kann. Skalen, die in kurzer Zeit vom Pflegepersonal durchgeführt werden können, lassen sich in den Arbeitsablauf integrieren und in den ersten postoperativen Tagen täglich oder sogar in jeder Schicht durchführen.

Um einen Eindruck von diesen Assessmentinstrumenten zu geben, werden hier exemplarisch die Items zum Nu-DESC dargestellt (Tab. 4) [58].

Diese Assessmentverfahren weisen jedoch eine unterschiedliche Sensitivität und Spezifität auf. So wurden in einer Studie 88 Patienten in den ersten sechs Tagen nach einer Operation mit vier unterschiedlichen Skalen täglich auf das Vorhandensein eines Delirs hin untersucht [55]. Je nach der verwendeten Skala wiesen 17 bis 45 % der Patienten in dieser Zeit einen deliranten Zustand auf. In der genannten Studie [55] wird der Nu-DESC als am sensitivsten und spezifischsten beschrieben, wobei die dazu benötigte Zeit nur bei 76 Sekunden pro Screening lag.

Tab. 3: Einige Screening-Tests für das postoperative Delir

Abkürzung	Test
DSM-IV	Diagnostic and Statistical Manual of Mental Disorders
CAM	Confusion Assessment Method [34]
CAM-ICU	CAM für Intensivstationen [18]
DDS	Delirium Detection Score [51]
DOS	Delirium Observation Scale [41]
DRS	Delirium rating scale [1]
ICDSC	Intensive Care Delirium Screening Checklist [7]
NEECHAM	NEECHAM Confusion Scale [24, 49]
NU-DESC	Nursing Delirium Screening Scale [22, 46, 58]
RASS	Richmond Agitation and Sedation Scale [59]

6 Ursachen

Ist die Diagnose eines Delirs gestellt, so muss rasch eine Hypothese hinsichtlich der Ursache gefunden werden. Ein unmittelbar nach der Operation aufgetretenes Delir wird natürlich auf die Veränderungen im Rahmen der Operation zurückzuführen sein. Bei einem mit zeitlichem Abstand zur Operation aufgetretenen oder sich verschlechternden Delir müssen weitere Ursachen wie eine Infektion, eine kardiale Dekompensation, Medikamente und andere Faktoren in Betracht gezogen werden. Zum Eingrenzen der Ursache des Delirs können ausgewählte Untersuchungen stattfinden, z.B. Anamnese, Fremdanamnese, Blutdruck, Puls, Körpertemperatur (Fieber?), Blutbild (Anämie, Leukozytose?), Elektrolyte (z.B. Hyponatriämie), Glukose (Blutzuckerentgleisung?), Leberwerte, Nierenretentionswerte (z.B. Exsikkose), arterielle Blutgasanalyse (z.B. Hypoxämie), C-reaktives Protein, EKG (z.B. Bradykardie, Tachykardie). Bei Hinweisen auf eine Infektion, einem sehr langen Delir sowie organtypischen Symptomen wären dann weitere Untersuchungen sinnvoll, z.B. ein Urinstatus, ein Rö-Thorax, Vitamin B_{12}, TSH, EEG (bei Hinweisen auf ein zerebrales Krampfleiden) oder ein CT/MRT, Letzteres auch als Nachweis einer zerebralen Vorschädigung.

Tab. 4: Nu-DESC [22, 46, 58] als Beispiel für ein Screening-Instrument für das postoperative Delir (zit. n. [58])

	Symptome	Bewertung		
1	Desorientierung Manifestierung einer Desorientierung zu Zeit oder Ort, durch Worte oder Verhalten, oder Nicht-Erkennen der umgebenden Personen.	☐ 0	☐ 1	☐ 2
2	Unangemessenes Verhalten Unangemessenes Verhalten zu Ort und/oder Person, z.B. Ziehen an Kathetern oder Verbänden, Versuch aus dem Bett zu steigen, wenn es kontraindiziert ist und so weiter.	☐ 0	☐ 1	☐ 2
3	Unangemessene Kommunikation Unpassende Kommunikation zu Ort und/oder Person, z.B. zusammenhanglose- oder gar keine Kommunikation; unsinnige oder unverständliche sprachliche Äußerungen.	☐ 0	☐ 1	☐ 2
4	Illusionen/Halluzinationen Sehen oder Hören nicht vorhandener Dinge, Verzerrung optischer Eindrücke	☐ 0	☐ 1	☐ 2
5	Psychomotorische Retardierung Verlangsamte Ansprechbarkeit, wenige oder keine spontane Aktivität/Äußerung, z.B. wenn der Patient angestupst wird, ist die Reaktion verzögert und/oder der Patient ist nicht richtig erweckbar.	☐ 0	☐ 1	☐ 2
	Summe	≥2: ☐ ja		
		<2: ☐ nein		

Disposition sowie Exposition führen zu hirnorganischen Veränderungen, z.B. zu einem Ungleichgewicht von Neurotransmittern, einer relativen Abnahme der cholinergen und/oder zu einer Überstimulation der dopaminergen, noradrenergen, serotonergen oder gabaergen Neurotransmission. Doch mögen auch andere Mechanismen wie stressinduzierte Veränderungen, etwa ein Anstieg des Cortisols oder der Zytokine [47] eine Rolle spielen. Volumenschwankungen durch perioperative Flüssigkeitsverluste und -substitution, Hypoxien, stärkere Blutdruckschwankungen usw. können ebenfalls ein POD triggern.

Das Delir ist eine Reaktionsform des Gehirns auf mehr oder minder schwere Störungen. Es wird eine intrinsische Disposition sowie eine extrinsische Exposition postuliert [33]. Je anfälliger das Gehirn ist, desto schwächer können die Noxen sein, um ein Delir auszulösen. Da die Möglichkeiten des alten bzw. dementen Menschen zum Ausgleich körperlicher Störungen geringer sind, die Disposition bzw. die Vulnerabilität damit hoch ist, können bei diesen Patientengruppen bereits „kleine" Ursachen ein Delir induzieren. Im Alter wird das Delir daher oft als multifaktoriell eingeschätzt (z.B. Exsikkose + Medikament + Ortswechsel). Fixierungen, Mangelernähung, mehr als drei ver-

schiedene Medikamente oder das Anlegen eines Blasenkatheters sind mögliche wichtige Auslöser [33]. Im Prinzip können viele, auch scheinbar harmlose Medikamente ein Delir verursachen (Tab. 5). Besonders problematisch sind Medikamente mit anticholinerger Wirkung bzw. zentral wirksame Schmerzmittel, wie z.B. Tramadol [8] oder Opioide [23] insgesamt. Da das Delir gerade beim alten Menschen oft eine Summation aus mehreren „kleinen" Ursachen darstellt, ist es verständlich, dass es in etwa 20 % der Fälle nicht gelingt, eine einzelne greifbare Ursache zu finden [67].

7 Verhinderung eines Delirs

Wurde in einer Studie ein Delir in der Notaufnahme übersehen, so war die Sterblichkeit im Verlauf von sechs Monaten 30,8 %, während sie bei Patienten, bei denen das Delir erkannt wurde, lediglich bei 11,8 % lag und sich nicht von der Prognose nicht deliranter Personen unterschied [36]. Ein frühestmögliches Erkennen des Delirs, möglichst in einem frühen Stadium mit noch geringer Ausprägung ist daher sinnvoll. Ein solches Screening kann die Schwere und die Dauer des Delirs verringern helfen [48]. In einer prospektiven Studie mit 852

Tab. 5: Einige Pharmaka, die ein Delir auslösen oder verstärken können

Neuroleptika	z.B. Chlorpromazin, Promethazin
Trizyklische Antidepressiva	z.B. Amitryptilin, Doxepin
Spasmolytika	z.B. Butylscopolamin
Antihistaminika	z.B. Diphenhydramin
H₂-Blocker	z.B. Cimetidin, Ranitidin
Ophtalmologica	z.B. Atropin-haltige Augentropfen
Antiparkinsonmittel	z.B: Anticholinergika, Dopaminagonisten, L-Dopa
Analgetika	z.B. generell Opioide und Opiate, Azetylsalizylsäure in höherer Dosierung, NSAR
Antikonvulsiva	z.B. Phenytoin, Valproinsäure, Carbamazepin
Antibiotika	z.B. Gyrasehemmer, Sulfonamide, Tuberkulostatika
Benzodiazepine	z.B. der Entzug von Benzodiazepinen
andere	z.B. Kortikosteroide, Lithium, Digitalisglykoside, Propanolol, Clonidin, Chinidin, Ciclosporin, Theophyllin, Lidocain, Mexiletin

Tab. 6: Maßnahmen zur Prophylaxe des POD

Kausale Therapie
kurze, schonende Anästhesie und Operation
Behandlung der zugrunde liegenden Ursache des Delirs
Weglassen/Reduktion delirträchtiger (vor allem zerebral wirksamer) Medikamente
ausreichende Flüssigkeits- und Kalorienzufuhr
Blutdruck- und Herzfrequenz einstellen
Ausgleich von Elektrolyt- und Stoffwechselstörungen (z.B. Hyperglykämie, Hyponatriämie)
postoperatives Delirassessment und Intervention bei subsyndromalem Delir
Supportive Therapie
postoperative Mobilisierung und Aktivierung tagsüber
Schulung der Mitarbeiter zur Früherkennung und im Umgang mit dem Delirpatienten
Information der Angehörigen
Orientierungshilfen (z.B. Uhr, Kalender, „rooming in" für Angehörige)
Biografiegestützte Interventionen (z.B. Photos, persönliche Gegenstände)
ruhige, klar strukturierte Umgebung, konstante Bezugspersonen
engere Überwachung (um eine Selbstgefährdung auszuschließen)
Psychopharmaka und Fixierungen
bei konkreter Selbstgefährdung
Medikamente siehe Tab. 7
internistisches/psychiatrisches/geriatrisches Konsil
Nachbehandlung (z.B. Anschlussrehabilitation)

Patienten, 70 Jahre und älter und einer Intervention in den Bereichen kognitive Einschränkungen, ungenügender Schlaf, Immobilität, sensorische Defizite sowie Exsikkose trat in der Kontrollgruppe bei 15 %, in der Interventionsgruppe bei 9,9 % ein Delir auf (p=0,02). Die Zahl der Delirtage betrug in der Kontrollgruppe 161, in der Interventionsgruppe 101 Tage (p=0,02) [32].

Auf einer empirischen Ebene lassen sich einige Faktoren zusammentragen, die helfen können das Risiko und den Schweregrad eines Delirs zu senken (Tab. 6). So ist eine Mobilisierung und Aktivierung tagsüber sicher hilfreich, z.B. das Heraussetzen aus dem Bett, Essen am Tisch zusammen mit anderen Patienten. Unnötige Medikamente sollten weggelassen oder eine niedrige Dosis gewählt werden, insbesondere aber zentralnervös wirkende Substanzen. Peripher wirksamen Schmerzmitteln sollte der Vorzug vor zentral wirksamen gegeben werden. Allerdings sind starke Schmerzen ihrerseits delirogen, sodass schon auf eine ausreichende Analgesie geachtet werden muss. Sind zentral wirksame Schmerzmittel nötig, so sollten diese in einer leicht steuerbaren Form, also eher nicht als Pflaster eingesetzt werden. Elektrolyt- und Stoffwechselstörungen (z.B. Hyperglykämie, Hyponatriämie) sollten ausgeglichen werden. Auch schwere Anämien, Tachy- oder Bradykardien, Hypo- oder Hypertonien können ein Delir fördern und sollten möglichst beseitigt werden. Angehörige sind häufig sehr alarmiert durch die Verwirrtheit. Sie sollten daher zugehend informiert und vielleicht sogar zur Mithilfe, z.B. zum längeren Verweilen, ggf. auch in den Abendstunden, aufgefordert werden.

Ein Delir ist ein interdisziplinäres Problem. Neben dem Chirurgen und Anästhesisten müssen gegebenenfalls auch andere Disziplinen wie der Psychiater, der Internist oder der Geriater hinzugezogen werden. Sind die spezifischen chirurgischen Probleme beseitigt, so kann eine Verlegung des Patienten auf eine geriatrische/innere oder psychiatrische Station sinnvoll sein, falls man dort spezifischer auf die Pflege verwirrter alter Menschen eingerichtet ist. Bei einer therapieresistenten, lange andauernden Verwirrtheit ohne weitere behandlungsbedürftige Erkrankungen kann auch die Entlassung nach Hause in die gewohnte Umgebung eine Lösung darstellen. Die Betreuung von Delirpatienten durch spezialisierte Teams sollte an sich förderlich sein, ein eindeutiger Beleg steht aber noch aus [54].

8 Therapie

8.1 Kausale Therapie

Grundlage der Therapie des Delirs (Tab. 6) ist immer die Behandlung der zugrunde liegenden Ursache(n), z.B. eine möglichst kurze und schonende Operation, die Behandlung einer Herzinsuffizienz, einer Infektion oder einer Exsikkose. Da in vielen Fällen Pharmaka eine Rolle spielen, sollten alle unnötigen Medikamente pausiert bzw. weggelassen werden. Körperliche Funktionen (z.B. Elektrolytdysbalanzen, Stoffwechselentgleisungen, Hypoxämien) sollten ausgeglichen werden.

8.2 Supportive Maßnahmen

Förderlich können eine ruhige Umgebung, die Anwesenheit des nächsten Angehörigen oder stets die gleichen pflegerischen Bezugspersonen sein. Ein geduldiger und freundlicher, auf den Patienten eingehender Umgang fördert ebenfalls die Orientiertheit. Eine frühe Verlegung in eine ambulante geriatrische Rehabilitation konnte die Delir-Inzidenz in einer Studie signifikant verringern [10].

8.3 Medikamentöse Prophylaxe

Die Therapie des Delirs mit Neuroleptika wurde 2009 im Rahmen einer Cochrane-Review untersucht [44]. Lediglich drei Studien wurden in die Auswertung aufgenommen.

In einer der Untersuchungen mit Haloperidol gegen Placebo wurde in einer Dosis von 1,5 mg pro Tag per os ein bis drei Tage vor einer Hüftoperation bei älteren Patienten mit dem Risiko eines postoperativen Delirs begonnen und bis zum dritten Tag postoperativ fortgesetzt [37]. Die Häufigkeit des Delirs betrug 15,1 % in der Haloperidol- und 16,5 % in der Placebogruppe und war damit nicht unterschiedlich. Die Delirdauer allerdings war mit 5,4 gegenüber 11,8 Tagen ($p < 0,001$) kürzer, die Intensität des Delirs war in der Verumgruppe geringer, ebenso die Krankenhausverweildauer mit 17,1 gegenüber 22,6 Tagen ($p < 0,001$) [37].

Die Nebenwirkungen der Substanzen untereinander war nicht signifikant unterschiedlich [44, 62]. Bei höheren Dosen von Haloperidol von über 4,5 mg/Tag hingegen traten die bekannten extrapyramidalen Nebenwirkungen vermehrt auf.

Die analysierten Studien wiesen aber einen kleinen Stichprobenumfang auf und sollten daher überprüft werden [44]. Die Empfehlung zur prophylaktischen Gabe von Neuroleptika alleine basierend auf einer Studie fällt daher schwer.

8.4 Nicht medikamentöse Prophylaxe

Neben den wenigen placebokontrollierten, randomisierten Untersuchungen existiert eine ganze Reihe nicht randomisierter Studien, die sich auf die Reduktion veränderbarer Risikofaktoren im Rahmen von komplexen Interventionen stützt. Damit konnte eine Verringerung der Inzidenz bzw. der Delirstärke sowie der Krankenhausverweildauer nachgewiesen werden [31, 32, 48]. Das Hospital Elder Life Program (HELP) [31] ist mit einer Reihe von Vorteilen, beispielsweise im Behandlungsergebnis, verknüpft [30]. Die entsprechenden Präventionsstrategien umfassen im Einzelnen Kommunikationsinterventionen, frühe Mobilisierung und Gehen, nicht pharmakologische Interventionen zur Schlafregulierung und Angstvermeidung, Ernährungsmaßnahmen und Maßnahmen zur Aufrechterhaltung des Flüssigkeitshaushalts, Unterstützung bei Seh- und Hörschwächen und ein aktives Schmerzmanagement [58]. Gute Ratschläge bzw. klinische Leitlinien hingegen zeigen kaum Effekte [69].

8.5 Medikamentöse Therapie des Delirs

Ist ein Delir eingetreten, so wird sich die Behandlung des hypoaktiven Delirs vor allem auf das Absetzen sedierender Medikamente sowie der Unterstützung der körperlichen Funktionen konzentrieren wie der Zufuhr von Flüssigkeit und Kalorien oder der Einstellung des Blutdrucks.

Problematisch ist das ausgeprägte hyperaktive Delir, beispielsweise mit Rufen, Unruhe, Übersteigen der Bettgitter oder wiederholten Versuchen unkontrolliert aufzustehen. Da Psychopharmaka ihrerseits delirfördernd sein können, sollte man leichte Formen der Unruhe wenn möglich ohne Medikamentengabe zulassen. Ist das Delir für den Patienten belastend, für die Umgebung nicht zumutbar oder bestehen Zeichen der Selbstgefährdung, so sind medikamentöse Maßnahmen, in der Regel die Gabe von Neuroleptika, sinnvoll. Die Empfehlungen hierzu sind überwiegend empirischer Art bzw. aus nicht kontrollierten Studien [44].

Die medikamentöse Therapie beruht daher überwiegend auf empirischen Hinweisen bei alten, nicht chirurgischen Patienten (Tab. 7). Wichtig ist, dass gerade in der Klientel alter Delirpatienten geringere Dosen an Neuroleptika als in der Therapie der Psychosen eingesetzt werden sollten. Bei Alkohol- oder Benzodiazepinentzug sind die spezifischen Therapieoptionen sinnvoll.

8.6 Zwangsmaßnahmen

Bei großer Unruhe und eindeutigen Hinweisen auf eine Selbstgefährdung sind zum Selbstschutz des Patienten Zwangsmaßnahmen wie Bettgitter oder Bauchgurte, allerdings so kurz wie möglich, nicht immer zu vermeiden. Solche freiheitsentziehenden Maßnahmen können das Delir allerdings noch verstärken. Bei einer Fixierung ist neben den juristischen Implikationen zu bedenken, dass die Gurte ihrerseits ein Risiko darstellen: Die Sicherheitshinweise der Hersteller der Gurtsysteme sind daher unbedingt zu beachten, z.B. das Hochstellen der Bettgitter oder das straffe Anlegen der Seitenbefestigungen bei einer Bauchgurtfixierung im Bett. Die Gurtfixierung sollte immer von einer

Tab. 7: Einige medikamentöse Maßnahmen bei Delir

Indikation	Wirkstoff	Dosierung	Beispiel	Literatur
Prophylaxe	Haloperidol	1,5 mg/Tag, drei Tage prä- bis zu drei Tagen postoperativ	z.B. 3×5 gtt Halodol®-Tropfen	[37]*
Therapie				
hypoaktives Delir	Psychopharmaka reduzieren/absetzen			
hyperaktives Delir oder Mischform	geringe Unruhe zulassen, supportive Maßnahmen wie Mobilisierung und Aktivierung			
	bei starker Ausprägung oder Selbstgefährdung → Neuroleptika			
	Quetiapin	12,5–50 mg	z.B. Seroquel® 12,5–0–25 mg	empirisch
	Risperidon	1–1,5 mg/Tag	z.B. 0,5–0–1 mg Risperdal®	[25]
	Haloperidol	1–2 mg/Tag	z.B. 3×0,5 mg Haldol®	[25]
	Olanzapin	1,25–2,0 mg/Tag	Zyprexa® 2,5 mg	[27]

* Chirurgische Patienten

Fachkraft angelegt werden. Trotz der genannten Maßnahmen bleibt das Delir in der Praxis problematisch und ist immer eine Herausforderung an das gesamte Behandlungsteam.

9 Prognose und Kosten

Die kurz- und langfristige Prognose des POD ist schlechter als diejenige nicht deliranter Patienten. Einerseits kann die dem Delir zugrunde liegende Ursache (z.B. postoperative Infektion) bedrohlich sein, andererseits kann sich der Patient durch seine Unruhe, z.B. im Rahmen von Stürzen, selbst gefährden. Die Mortalität deliranter Patienten ist deshalb im Vergleich zu der nicht deliranter Patienten auf etwa das zwei- bis dreifache erhöht [8, 19, 40]. In einer Studie mit abdominalchirurgischen Patienten lag die Sterblichkeit in der Gruppe ohne POD bei 3,3 %, bei POD jedoch bei 14 % [8]. Doch auch die Häufigkeit postoperativer Komplikationen ist bei POD größer [61]. Ein Delir ist weiterhin mit einem höheren Ressourcenverbrauch und damit mit höheren Kosten im Krankenhaus verbunden [21]. So ist bei einem Delir beispielsweise mit einer längeren Verweildauer auf einer Intensivstation [18] oder im Krankenhaus [18, 61, 64] zu rechnen. Konkret wiesen Patienten mit einem POD in einer Studie einen längeren Aufenthalt auf der Intensivstation auf (8 vs. 5 Tage), eine längere Beatmungsdauer (9 vs. 4 Tage), einen längeren Krankenhausaufenthalt (21 vs. 11 Tage), höhere Kosten (22 000 vs. 13 000 $) sowie ein höheres Sterblichkeitsrisiko (3× erhöht) auf [19].

Dem höheren Ressourcenverbrauch wird dadurch Rechnung getragen, dass das Delir kodiert werden sollte (Tab. 8), was die Behandlungserlöse positiv verändern kann.

Tab. 8: Kodierung des Delirs nach ICD-10

Delir ohne Demenz	F05.0
Delir bei Demenz	F05.1
Delir mit gemischter Ätiologie z.B. postoperatives Delir	F05.8
Delir nicht näher bezeichnet	F05.9

Kann das Delir behoben werden, so wird der präoperative Zustand nur bei etwa der Hälfte der Patienten wieder erreicht [13]. Delirante Patienten behalten bei der Entlassung größere funktionelle Defizite zurück [6] und sie werden seltener wieder nach Hause entlassen [6]. Einen Monat nach der Krankenhausentlassung waren in einer Studie über 40 % der Delirpatienten in einem Heim untergebracht [13]. Sind nach einem Delir funktionelle Einschränkungen zurückgeblieben, so ist bei alten Patienten eine geriatrische Rehabilitationsmaßnahmen in der Lage, die langfristigen Folgen eines Delirs zu vermindern [32, 45]. In einer Studie wurden 62,5 % der Patienten nach einem POD, jedoch nur 32 % der Patienten ohne POD in eine geriatrische Rehabilitation geschickt [8].

Literatur

[1] Adamis D, Treloar A, Macdonald AJ, Martin FC: Concurrent validity of two instruments (the Confusion Assessment Method and the Delirium Rating Scale) in the detection of delirium among older medical inpatients. Age Ageing 2005; 34: 72–75. [EBM IIb]

[2] Afonso A, Scurlock C, Reich D, Raikhelkar J, Hossain S, Bodian C et al.: Predictive model for postoperative delirium in cardiac surgical patients. Semin Cardiothorac Vasc Anesth 2010; 14: 212–217. [EBM IIb]

[3] Angles EM, Robinson TN, Biffl WL, Johnson J, Moss M, Tran ZV et al.: Risk factors for delirium after major trauma. Am J Surg 2008; 196: 864–869. [EBM IIb]

[4] Association AP: Diagnostic and Statistical Manual of Mental Disorders. Washington DC: American Psychiatric Association 2000. [EBM V]

[5] Balas MC, Deutschman CS, Sullivan-Marx EM, Strumpf NE, Alston RP, Richmond TS: Delirium in older patients in surgical intensive care units. J Nurs Scholarsh 2007; 39: 147–154. [EBM IIb]

[6] Balas MC, Happ MB, Yang W, Chelluri L, Richmond T: Outcomes Associated With Delirium in Older Patients in Surgical ICUs. Chest 2009; 135: 18–25. [EBM IIb]

[7] Bergeron N, Dubois MJ, Dumont M, Dial S, Skrobik Y: Intensive Care Delirium Screening Checklist: evaluation of a new screening tool. Intensive Care Med 2001; 27: 859–864. [EBM III]

[8] Brouquet A, Cudennec T, Benoist S, Moulias S, Beauchet A, Penna C et al.: Impaired mobility, ASA status and administration of tramadol are risk factors for postoperative delirium in patients aged 75 years or more after major abdominal surgery. Ann Surg 2010; 251: 759–765. [EBM IIb]

[9] Cameron DJ, Thomas RI, Mulvihill M, Bronheim H: Delirium: a test of the Diagnostic and Statistical Manual III criteria on medical inpatients. J Am Geriatr Soc 1987; 35: 1007–1010. [EBM III]

[10] Caplan GA, Coconis J, Board N, Sayers A, Woods J: Does home treatment affect delirium? A randomised controlled trial of rehabilitation of elderly and care at home or usual treatment (The REACH-OUT trial). Age Ageing 2006; 35: 53–60. [EBM Ib]

[11] Ceriana P, Fanfulla F, Mazzacane F, Santoro C, Nava S: Delirium in patients admitted to a step-down unit: analysis of incidence and risk factors. J Crit Care 2010; 25: 136–143. [EBM IIb]

[12] Cole MG, Primeau F, McCusker J: Effectiveness of interventions to prevent delirium in hospitalized patients: a systematic review. CMAJ 1996; 155: 1263–1268. [EBM Ia]

[13] Cole MG, Primeau FJ: Prognosis of delirium in elderly hospital patients. CMAJ 1993; 149: 41–46. [EBM Ia]

[14] Dieckelmann A, Haupts M, Kaliwoda A, Rembs E, Haan J, Zumtobel V. Acute postoperative psychosyndromes. A prospective study and multivariate analysis of risk factors. Chirurg 1989; 60: 470–474. [EBM III]

[15] DIMDI 2010. [EBM IV]

[16] Dyer CB, Ashton CM, Teasdale TA: Postoperative delirium. A review of 80 primary data-collection studies. Arch Intern Med 1995; 155: 461–465. [EBM Ia]

[17] Elie M, Cole MG, Primeau FJ, Bellavance F: Delirium risk factors in elderly hospitalized patients. J Gen Intern Med 1998; 13: 204–212. [EBM Ia]

[18] Ely EW, Gautam S, Margolin R, Francis J, May L, Speroff T et al.: The impact of delirium in the intensive care unit on hospital length of stay. Intensive Care Med 2001; 27: 1892–1900. [EBM III]

[19] Ely EW, Shintani A, Truman B, Speroff T, Gordon SM, Harrell FE, Jr. et al.: Delirium as a predictor of mortality in mechanically ventilated patients in the intensive care unit. JAMA 2004; 291: 1753–1762. [EBM IIb]

[20] Farrell KR, Ganzini L: Misdiagnosing delirium as depression in medically ill elderly patients. Arch Intern Med 1995; 155: 2459–2464. [EBM III]

[21] Franco K, Litaker D, Locala J, Bronson D: The cost of delirium in the surgical patient. Psychosomatics 2001; 42: 68–73. [EBM III]

[22] Gaudreau JD, Gagnon P, Harel F, Tremblay A, Roy MA: Fast, systematic, and continuous delirium assessment in hospitalized patients: the nursing delirium screening scale. J Pain Symptom Manage 2005; 29: 368–375. [EBM III]

[23] Gaudreau JD, Gagnon P, Roy MA, Harel F, Tremblay A: Opioid medications and longitudinal risk of delirium in hospitalized cancer patients. Cancer 2007; 109: 2365–2373. [EBM III]

[24] Gemert van LA, Schuurmans MJ: The Neecham Confusion Scale and the Delirium Observation Screening Scale: capacity to discriminate and ease of use in clinical practice. BMC Nurs 2007; 6: 3. [EBM III]

[25] Han CS, Kim YK: A double-blind trial of risperidone and haloperidol for the treatment of delirium. Psychosomatics 2004; 45: 297–301. [EBM Ib]

[26] Hattori H, Kamiya J, Shimada H, Akiyama H, Yasui A, Kuroiwa K et al.: Assessment of the risk of postoperative delirium in elderly patients using E-PASS and the NEECHAM Confusion Scale. Int J Geriatr Psychiatry 2009; 24: 1304–1310. [EBM III]

[27] Hu H, Deng W, Yang H: A prospective random control study comparison of olanapine and haloperidol in senile delirium. Chongging Medical Journal 2004; 8: 1234–1237. [EBM Ib]

[28] Inouye SK: The dilemma of delirium: clinical and research controversies regarding diagnosis and evaluation of delirium in hospitalized elderly medical patients. Am J Med 1994; 97: 278–288. [EBM IV]

[29] Inouye SK: Delirium in older persons. N Engl J Med 2006; 354: 1157–1165. [EBM IV]

[30] Inouye SK, Baker DI, Fugal P, Bradley EH: Dissemination of the hospital elder life program: implementation, adaptation, and successes. J Am Geriatr Soc 2006; 54: 1492–1499. [EBM III]

[31] Inouye SK, Bogardus ST, Jr., Baker DI, Leo-Summers L, Cooney LM, Jr.: The Hospital Elder Life Program: a model of care to prevent cognitive and functional decline in older hospitalized patients. Hospital Elder Life Program. J Am Geriatr Soc 2000; 48: 1697–1706. [EBM IIb]

[32] Inouye SK, Bogardus ST, Jr., Charpentier PA, Leo-Summers L, Acampora D, Holford TR et al.: A multicomponent intervention to prevent delirium in hospitalized older patients. N Engl J Med 1999; 340: 669–676. [EBM III]

[33] Inouye SK, Charpentier PA: Precipitating factors for delirium in hospitalized elderly persons. Predictive model and interrelationship with baseline vulnerability. JAMA 1996; 275: 852–857. [EBM IIb]

[34] Inouye SK, van Dyck CH, Alessi CA, Balkin S, Siegal AP, Horwitz RI: Clarifying confusion: the confusion assessment method. A new method for detection of delirium. Ann Intern Med 1990; 113: 941–948. [EBM IIb]

[35] Jarrett PG, Rockwood K, Carver D, Stolee P, Cosway S: Illness presentation in elderly patients. Arch Intern Med 1995; 155: 1060–1064. [EBM III]

[36] Kakuma R, du Fort GG, Arsenault L, Perrault A, Platt RW, Monette J et al.: Delirium in older emergency department patients discharged home: effect on survival. J Am Geriatr Soc 2003; 51: 443–450. [EBM IIb]

[37] Kalisvaart KJ, de Jonghe JF, Bogaards MJ, Vreeswijk R, Egberts TC, Burger BJ et al.: Haloperidol prophylaxis for elderly hip-surgery patients at risk for delirium: a randomized placebo-controlled study. J Am Geriatr Soc 2005; 53: 1658–1666. [EBM Ib].

[38] Kalisvaart KJ, Vreeswijk R, de Jonghe JF, van der Ploeg T, van Gool WA, Eikelenboom P: Risk factors and

prediction of postoperative delirium in elderly hip-surgery patients: implementation and validation of a medical risk factor model. J Am Geriatr Soc 2006; 54: 817–822. [EBM IIb]

[39] Kazmierski J, Kowman M, Banach M, Fendler W, Okonski P, Banys A et al.: The use of DSM-IV and ICD-10 criteria and diagnostic scales for delirium among cardiac surgery patients: results from the IPDACS study. J Neuropsychiatry Clin Neurosci 2010; 22: 426–432. [EBM III]

[40] Koebrugge B, Koek HL, van Wensen RJ, Dautzenberg PL, Bosscha K: Delirium after abdominal surgery at a surgical ward with a high standard of delirium care: incidence, risk factors and outcomes. Dig Surg 2009; 26: 63–68. [EBM IIbI]

[41] Koster S, Hensens AG, Oosterveld FG, Wijma A, van der Palen J: The delirium observation screening scale recognizes delirium early after cardiac surgery. Eur J Cardiovasc Nurs 2009; 8: 309–314. [EBM III]

[42] Koster S, Hensens AG, van der Palen J: The long-term cognitive and functional outcomes of postoperative delirium after cardiac surgery. Ann Thorac Surg 2009; 87: 1469–1474. [EBM III]

[43] Liptzin B, Levkoff SE: An empirical study of delirium subtypes. Br J Psychiatry 1992; 161: 843–845. [EBM III]

[44] Lonergan E, Britton AM, Luxenberg J, Wyller T: Antipsychotics for delirium. Cochrane Database Syst Rev 2007; CD005594. [EBM Ia]

[45] Lundstrom M, Olofsson B, Stenvall M, Karlsson S, Nyberg L, Englund U et al.: Postoperative delirium in old patients with femoral neck fracture: a randomized intervention study. Aging Clin Exp Res 2007; 19: 178–186. [EBM Ib]

[46] Lutz A, Radtke FM, Franck M, Seeling M, Gaudreau JD, Kleinwachter R et al.: The Nursing Delirium Screening Scale (NU-DESC). Anasthesiol Intensivmed Notfallmed Schmerzther 2008; 43: 98–102. [EBM IV]

[47] Mantz J, Hemmings HC, Jr., Boddaert J: Case scenario: postoperative delirium in elderly surgical patients. Anesthesiology 2010; 112: 189–195. [EBM IV]

[48] Naughton BJ, Saltzman S, Ramadan F, Chadha N, Priore R, Mylotte JM: A multifactorial intervention to reduce prevalence of delirium and shorten hospital length of stay. J Am Geriatr Soc 2005; 53: 18–23. [EBM IIb]

[49] Neelon VJ, Champagne MT, Carlson JR, Funk SG: The NEECHAM Confusion Scale: construction, validation, and clinical testing. Nurs Res 1996; 45: 324–330. [EBM IV]

[50] O'Keeffe ST, Ni CA: Postoperative delirium in the elderly. Br J Anaesth 1994; 73: 673–687. [EBM III]

[51] Otter H, Martin J, Basell K, von HC, Hein OV, Bollert P et al.: Validity and reliability of the DDS for severity of delirium in the ICU. Neurocrit Care 2005; 2: 150–158. [EBM III]

[52] Ouimet S, Riker R, Bergeron N, Cossette M, Kavanagh B, Skrobik Y: Subsyndromal delirium in the ICU: evidence for a disease spectrum. Intensive Care Med 2007; 33: 1007–1013. [EBM III]

[53] Parikh SS, Chung F: Postoperative delirium in the elderly. Anesth Analg 1995; 80: 1223–1232. [EBM IV]

[54] Pitkala KH, Laurila JV, Strandberg TE, Tilvis RS: Multicomponent geriatric intervention for elderly inpatients with delirium: a randomized, controlled trial. J Gerontol A Biol Sci Med Sci 2006; 61: 176–181. [EBM Ib]

[55] Radtke FM, Franck M, Schust S, Boehme L, Pascher A, Bail HJ et al.: A comparison of three scores to screen for delirium on the surgical ward. World J Surg 2010; 34: 487–494. [EBM III]

[56] Rahkonen T, Eloniemi-Sulkava U, Halonen P, Verkkoniemi A, Niinisto L, Notkola IL et al.: Delirium in the non-demented oldest old in the general population: risk factors and prognosis. Int J Geriatr Psychiatry 2001; 16: 415–421. [EBM III]

[57] Schuurmans MJ, Duursma SA, Shortridge-Baggett LM: Early recognition of delirium: review of the literature. J Clin Nurs 2001; 10: 721–729. [EBM IV]

[58] Seeling M: Validierung der Nursing Delirium Scale und der Delirium Detection Scale zur Detektion des frühen postoperativen Delirs. 2009. [EBM III]

[59] Sessler CN, Gosnell MS, Grap MJ, Brophy GM, O'Neal PV, Keane KA et al.: The Richmond Agitation-Sedation Scale: validity and reliability in adult intensive care unit patients. Am J Respir Crit Care Med 2002; 166: 1338–1344. [EBM III]

[60] Sharma PT, Sieber FE, Zakriya KJ, Pauldine RW, Gerold KB, Hang J et al.: Recovery room delirium predicts postoperative delirium after hip-fracture repair. Anesth Analg 2005; 101: 1215–1220, table. [EBM III]

[61] Shi CM, Wang DX, Chen KS, Gu XE: Incidence and risk factors of delirium in critically ill patients after non-cardiac surgery. Chin Med J (Engl) 2010; 123: 993–999. [EBM IIb]

[62] Siddiqi N, Stockdale R, Britton AM, Holmes J: Interventions for preventing delirium in hospitalised patients. Cochrane Database Syst Rev 2007; CD005563. [EBM Ia]

[63] Tei M, Ikeda M, Haraguchi N, Takemasa I, Mizushima T, Ishii H et al.: Risk factors for postoperative delirium in elderly patients with colorectal cancer. Surg Endosc 2010; 24: 2135–2139. [EBM III]

[64] Thomason JW, Shintani A, Peterson JF, Pun BT, Jackson JC, Ely EW: Intensive care unit delirium is an independent predictor of longer hospital stay: a prospective analysis of 261 non-ventilated patients. Crit Care 2005; 9: R375–R381. [EBM IIb]

[65] Tognoni P, Simonato A, Robutti N, Pisani M, Cataldi A, Monacelli F et al.: Preoperative risk factors for postoperative delirium (POD) after urological surgery in the elderly. Arch Gerontol Geriatr 2010. [EBM III]

[66] Veliz-Reissmuller G, Aguero TH, van der Linden J, Lindblom D, Eriksdotter JM: Pre-operative mild cognitive dysfunction predicts risk for post-operative delirium

5.6 Was gibt es Neues bei postoperativen Vigilanzstörungen?

after elective cardiac surgery. Aging Clin Exp Res 2007; 19: 172–177. [EBM III]

[67] Wetterling T: Delirium – state of research. Fortschr Neurol Psychiatr 1994; 62: 280–289. [EBM IV]

[68] Young J, Inouye SK: Delirium in older people. BMJ 2007; 334: 842–846. [EBM IV]

[69] Young LJ, George J: Do guidelines improve the process and outcomes of care in delirium? Age Ageing 2003; 32: 525–528. [EBM III]

6 Plastische/rekonstruktive Chirurgie

6.1 Was gibt es Neues in der Plastischen Chirurgie?

O. BLEIZIFFER, U. KNESER und R.E. HORCH

1 Evidenz-basierte Medizin und Plastische Chirurgie

Bereits im Vorjahr wurde an dieser Stelle der Mangel an evidenz-basiertem Vorgehen in der Plastischen Chirurgie hervorgehoben. Zwischenzeitlich haben sich weitere Arbeiten mit diesem Problem befasst. Eine Gruppe aus der Dartmouth Universität hat dabei Level-I-Studien (randomisiertkontrollierte Studien und Metaanalysen) in fünf renommierten Plastisch-Chirurgischen Journalen aus den Jahren 1978–2009 erfasst [11]. Es zeigte sich über den erfassten Zeitraum bei den insgesamt 309 Publikationen eine stetige proportionale Zunahme an Level-I-Studien, allerdings war die Mehrzahl nicht randomisiert oder verblindet und ohne Power-Analyse. Die meisten Publikationen untersuchten Fragestellungen in der ästhetischplastischen Chirurgie, Kosten und Effizienz waren nur in 2,6 % bzw. 4,2 % der Fälle die untersuchten Zielgrößen. Wenn auch in der Plastischen Chirurgie die Verblindung und Randomisierung häufig auf größere Hindernisse stoßen oder unmöglich durchzuführen sein mögen, sollte doch jede Anstrengung unternommen werden in dieser Richtung Fortschritte zu erzielen [11].

In der Dezemberausgabe des Journal of Plastic and Reconstructive Surgery wurde in Zusammenarbeit mit der American Society of Plastic Surgeons zur Förderung des evidenz-basierten Konzepts in der Plastischen Chirurgie die Publikation einer Serie von Artikeln begonnen [20], von denen jeder einzelne evidenz-basiertes Vorgehen bei Diagnostik und Therapie eines bestimmten klinischen Problems darstellt, wie z.B. der Dupuytren'schen Kontraktur.

Insgesamt lässt sich feststellen, dass in jüngster Zeit vermehrt Anstrengungen unternommen wurden, den Nachholbedarf an evidenz-basiertem Vorgehen in der Plastischen Chirurgie zu kompensieren.

2 Autologe Fett-Transplantation

Die ständig zunehmende Anwendung des autologen Fett-Transfers in der Plastisch-Rekonstruktiven Chirurgie war bereits im Vorjahr Gegenstand dieses Übersichtsartikels. Hier sollen nun aktuellste Entwicklungen auf dem Gebiet der Fett-Entnahme, Prozessierung und Anwendung samt ihrer potenziellen Vor- und Nachteile weiter beleuchtet werden.

Die Deutsche Gesellschaft der Plastischen, Rekonstruktiven und Ästhetischen Chirurgen (DGPRÄC) trug der Bedeutung des Themas Rechnung, indem im Rahmen einer Konsensus-Sitzung die Entwicklung einer Leitlinie zum autologen Fett-Transfer beschlossen wurde, die erste ihrer Art in der Plastischen Chirurgie in Deutschland [16]. Besonders kritisch diskutiert wird der Lipotransfer im Rahmen plastisch-rekonstruktiver Interventionen nach Brustkrebs, da hier neben der Frage nach dem ästhetisch-rekonstrutiven Resultat und dessen Dauerhaftigkeit die onkologische Sicherheit von herausragender Wichtigkeit ist. In einer Studie wurden an 158 Patientinnen, bei denen in 98 % der Fälle ein Zustand nach brusterhaltender Therapie (BET) oder Ablatio Mammae sowie Brustrekonstruktion vorlag, 194 Lipotransfers nach der Technik von Coleman durchgeführt [17]. Frühkomplikationen wie Liponekrose und Infektionen traten in sieben Fällen auf (3,6 %) und konnten konservativ therapiert werden. Bei vier Patientinnen aus der Gruppe der durch BET behandelten Patientinnen (5,9 %) traten Veränderungen im mammografischen Befund auf, die im Sinne eines gutartigen Befundes zu interpretieren waren. Allerdings konnte diese Studie nicht klären, ob durch Lipotransfer lokal residuale Tumorzellen aktiviert werden können und zu welchem Prozentsatz die transplantierten Zellen überleben.

Stammzellvorläufer der Adipozyten (ASC) gelten als vielversprechende therapeutische Option zur Regeneration von Fettgewebe, unter anderem durch die Förderung der Angiogenese, und finden bereits Anwendung in klinischen Studien in Europa und Asien, während die Nordamerikanische Food and Drug Administration (FDA) bisher ihre Genehmigung dazu noch nicht gegeben hat [1]. Kishi et al. haben die Verteilung der ASC in humanem Fettgewebe in einer Kadaverstudie untersucht und dazu die Oberflächenmarker CD34 (positiv bei Präadipozyten und Endothelzellen) und CD31 (positiv nur bei Endothelzellen) herangezogen. Gemäß diesem Identifikationskriterium konnten die CD34(+)/CD31(-) ASC vor allem perivaskulär und in bindegewebigen Strukturen gefunden werden, und zwar vor allem an der dorsalen Brustwand und der unteren Bauchwand [7]. Die bevorzugte Lokalisation von ASC in bestimmten Körperarealen dürfte deshalb wichtige Konsequenzen hinsichtlich der Entnahmestellen und der Entnahmetechnik haben. In diesem Zusammenhang wurde in einer Studie der Einfluss weithin gebräuchlicher Lokalanästhetika auf Vitalität und Differenzierung von Präadipozyten in Adipozyten untersucht. Dabei zeigten sich deutliche Unterschiede hinsichtlich der Vitalität, die bei Inkubation mit Epinephrin oder Lidocain gegenüber Bupivacain, Mepivacain und Ropivacain deutlich reduziert war. Die Fähigkeit zur Differenzierung war bei allen untersuchten Lokalanästhetika deutlich reduziert [6]. Diese Resultate könnten in Zukunft die Zusammenstellung der Lösung zur Infiltration beeinflussen.

Das Remodeling im Fettgewebe unter Sauerstoffmangel war Gegenstand einer experimentellen Studie von Suga et al. Nach Herbeiführung abgestufter Schweregrade einer Ischämie des inguinalen Fettlappens der Ratte evaluierten die Autoren das Überleben verschiedener Zellpopulationen. Während bei ausdifferenzierten Adipozyten ein baldiges Absterben zu beobachten war, überlebten die ASC unter Gewebehypoxie und trugen durch Stimulation der Angiogenese, Adipogenese und Zellproliferation zur Geweberegeneration bei [19].

Diesen vielversprechenden Eigenschaften als potenzielles Vehikel zur Regeneration von Weichgewebe steht das Risiko der malignen Transformation unter bestimmten Voraussetzungen im Gewebemilieu gegenüber. So wurde gezeigt, dass ASC bei Inkubation mit konditioniertem Medium humaner Mammakarzinomzelllinien zu Karzinomassoziierten Fibroblasten differenzieren, welche ihrerseits die Invasion von Tumorzellen begünstigen. Zudem ist bekannt, dass ASC im Gewebe Kolokalisation mit Mammakarzinomzellen zeigen und mit diesen interagieren können [5]. Nur Langzeitergebnisse prospektiver randomisierter klinischer Studien können Aufschluss geben über die Sicherheit und das Potenzial von ASC zur Regeneration von Weichgewebe und insbesondere als therapeutische Option in der rekonstruktiven Mammachirurgie nach Mammakarzinom. In diesem Kontext ist unbedingt die Einrichtung eines überregionalen Registers zu fordern, das die lückenlose Erfassung der mittels Lipotransfer behandelten Patientinnen einschließlich eines adäquaten Langzeit-Follow-Ups gewährleistet.

3 Rekonstruktive Mikrochirurgie: Monitoring der Perfusion

Parameter, die zur Beurteilung der Lappenperfusion und als Indikatoren einer Verschlechterung der Durchblutung herangezogen werden können sind von großer klinischer Bedeutung für den mikrochirurgisch-rekonstruktiv tätigen Chirurgen. In dieser Hinsicht hat zuletzt eine Arbeitsgruppe um Hanasono und Miller zwei Arbeiten veröffentlicht, wobei in einer Studie die Blutflussgeschwindigkeit vor, während und nach freiem Gewebetransfer im Lappenstielgefäß mittels implantierbarer Dopplersonde quantifiziert wurde [3]. An 32 untersuchten Lappenplastiken zeigte sich, dass die höchste Flussgeschwindigkeit arteriell am dritten Tag, und venös am zweiten, dritten und fünften Tag signifikant höher lag als 20 Minuten nach Fertigstellung der Anastomosen. Die kontinuierlich zunehmende Flussgeschwindigkeit könnte eine Erklärung für die klinische Beobachtung darstellen, warum die Gefahr einer Thrombose im Bereich der mikrovaskulären Anastomosen mit zunehmender Zeit kontinuierlich abnimmt. So könnten diejenigen Lappenplastiken frühzeitig detektiert werden, bei denen eine fehlende postoperative Zunahme der Flussgeschwindigkeit im Stielbereich auffällt und gegebenenfalls einer frühzeitigen chirurgischen Revision zugeführt werden.

Die gleiche Arbeitsgruppe untersuchte die Auswirkungen auf die Perfusion freier Lappenplastiken durch Anastomosierung einer zusätzlichen Vene [4]. Hierbei wurden vor Durchtrennung des Lappenstiels beim Vorhandensein von zwei Begleitvenen jeweils eine Vene temporär okkludiert und die Geschwindigkeit des Blutflusses gemessen. In dieser Studie erfolgten bei 69 Lappenplastiken eine venöse Anastomose und bei 12 Lappenplastiken zwei venöse Anastomosen. Die mittlere Blutflussgeschwindigkeit war dabei in der Einzelvene höher als in jeder der beiden Venen bei zwei anastomosierten Venen. Diese Daten lassen in der Zusammenschau der oben beschriebenen Daten derselben Arbeitsgruppe die Schlussfolgerung zu, dass die mikrochirurgische Anastomosierung einer zusätzlichen Vene nicht grundsätzlich einen Vorteil darstellen muss, sondern von Fall zu Fall intraoperativ entschieden werden sollte [3, 4].

Eine vielversprechende Methode zur Evaluation der Lappenperfusion stellt das Laser-Doppler-Flowmeter (O2C®) dar. Mit dieser Methode können die Geschwindigkeit des Blutflusses, der Hämoglobingehalt und die Sauerstoffsättigung gemessen und in der Zusammenschau der Befunde Rückschlüsse auf die Perfusion des Gewebes gezogen werden. Das System hat sich bereits zur Evaluation der kutanen Mikrozirkulation zur Bestimmung der Tiefe von Verbrennungswunden bewährt [12]. In unserer Klinik wurde im Rahmen von autologen Brustrekonstruktionen durch freie Lappenplastiken vom Unterbauch mit DIEP oder muskelsparenden TRAM Lappenplastiken zu definierten intraoperativen Zeitpunkten vor Umschneidung der Lappenplastik sowie nach der Mikroanastomose eine Evaluation der vier verschiedenen Perfusionszonen des Lappens nach Hartrampf mit dem O2C-Gerät durchgeführt. Hierbei zeigte sich, dass in Einzelfällen die Entscheidung über das intraoperative Vorgehen mit dieser Methode sinnvoll unterstützt werden kann [8].

Als Referenz für alle Hilfsmittel zum Lappenmonitoring kann eine neue Studie gelten, in der 1 140 freie Lappenplastiken nachuntersucht wurden, deren Monitoring allein in klinischer Beobachtung bestand. Die Gruppen wurden weiter nach Empfängerstelle unterteilt. Insgesamt erfolgten 94 Lappenrevisionen, 4 davon zeigten intraoperativ keine Probleme im Bereich der Anastomose (falsch-positiv), außerdem wurden 4 falsch-negative Fälle verzeichnet. 62,8 % der revidierten Lappen konnten gerettet werden, es zeigten sich signifikant weniger falsch-positive Befunde bei Lappenplastiken zur Brustrekonstruktion, signifikant mehr dagegen bei mikrochirurgischen Lappenplastiken zur Extremitätenrekonstruktion. Es konnten signifikant mehr Lappen erfolgreich revidiert werden wenn das primäre Problem im Bereich der venösen Anastomose lag [2]. Allerdings finden sich keine Angaben darüber, welche Lappenplastiken in den einzelnen Gruppen der Empfängerstelle zur Anwendung kamen, dies könnte vor allem an den Extremitäten eine Rolle bei der Beurteilung der Durchblutung der Lappenplastik gespielt haben.

4 Rekonstruktive Mikrochirurgie: Ästhetische Aspekte und Free-style-Perforatorkonzept

Angesichts der Erfolgsquoten der Geweberekonstruktion mit freien Lappenplastiken steht das Überleben des verpflanzten Gewebes allein nicht mehr im Vordergrund. Die ästhetische Komponente einer erfolgreichen mikrochirurgischen Rekonstruktion wird ein nicht zu vernachlässigender Faktor in der Bewertung des rekonstruktiven Ergebnisses. Besonders augenfällig wird dies bei der autologen mikrochirurgischen Brustrekonstruktion, der Gesichtsrekonstruktion sowie der oberen und unteren Extremität. So wurde in einer Studie aus der Buncke Clinic das Outcome nach Defektdeckung am Handrücken unter ästhetischen Gesichtspunkten beleuchtet [15]. Bei insgesamt 125 untersuchten Lappenplastiken fand sich ein signifikanter Unterschied hinsichtlich der notwendigen Korrekturoperationen, insbesondere zur Ausdünnung der Lappenplastiken. Lappenausdünnungen waren in 67 % der fasziokutanen Lappen, 32 % der Muskellappen, 5,8 % der Faszeinlappen und keinem venösen Lappen erforderlich, es zeigten sich signifikante Unterschiede hinsichtlich der Harmonie von Ästhetik, Farbe und Kontur. Im Bereich von Fuß und Ferse haben mittlerweile eine ganze Reihe von Studien gezeigt, dass sowohl das ästhetische als auch das funktionelle Ergebnis im Hinblick auf die Schuhversorgung nach fasziokutanen Perforatorlappenplastiken den Muskellappen überlegen ist.

Im Jahresband 2010 wurde das Konzept der freien und insbesondere der lokal gestielten Perforatorlappenplastiken vorgestellt und ausführlich beschrieben. Gestielte lokale Perforatorlappenplastiken zeichnen sich im Allgemeinen durch eine besonders niedrige Hebemorbidität und ein besonders gutes ästhetisches Outcome aus. Die reiche Auswahl an über 350 Perforans-Gefäßen im Bereich des gesamten Körpers hat die Auswahl an zu hebenden Lappenplastiken für den rekonstruktiv tätigen Mikrochirurgen enorm bereichert. Vor diesem Hintergrund beinhaltet das von Wei und Mardini eingeführte Konzept der Free-style-Perforatorlappenplastiken das Lokalisieren und Identifizieren eines Perforans-Gefäßes mit einem Dopplergerät. Daran schließt sich das Design einer Haut-Weichteilinsel über dem Perforans-Gefäß an, welches zur Blutversorgung des Gewebeblocks ausreicht, dies ermöglicht eine signifikante Erweiterung der zur Auswahl stehenden Lappenplastiken, die durch größtenteils nicht namentlich identifizierte Perforans-Gefäße perfundiert werden. Dieses Konzept und seine Möglichkeiten werden in der bisher größten Fallserie an 53 gestielten Perforatorlappenplastiken aus zwei Zentren veranschaulicht zur Defektdeckung an den Extremitäten, im Hals- und Kopfbereich sowie am vorderen und hinteren Rumpf [10]. Auch im eigenen Patientengut hat sich die gestielte Perforatorlappenplastik bei der Rekonstruktion von Defekten im Rumpf- und Extremitätenbereich als wenig invasives und zuverlässiges Verfahren bewährt.

5 Rekonstruktive Mammachirurgie

Die mikrochirurgische autologe Brustrekonstruktion ist seit geraumer Zeit Gegenstand intensiver klinischer Forschung. Bis vor einiger Zeit stand eine zunehmende Verfeinerung der mikrochirurgischen Präparationstechnik der Bauchdecke im Vordergrund, mit dem zunehmendem Bestreben, deren Hebemorbidität weitestgehend zu reduzieren bei gleichbleibender Qualität des kosmetischen Ergebnisses der rekonstruierten Brust und ohne Abstriche bei der Erfolgsquote des Rekonstruktionsergebnisses. In jüngster Zeit wurden vor allem im Bereich der bildgebenden Verfahren zur Darstellung der Blutversorgung der Bauchdecke wesentliche Erkenntnisse gewonnen über Verteilung und Kaliber der Perforans-Gefäße und über den venösen Abfluss und die Bedeutung des oberflächlichen und tiefen Venensystems und deren Kommunikation. Hierbei kamen unterschiedliche Verfahren zur Anwendung, von denen sich die präoperative CT-Angiografie als Goldstandard durchzusetzen scheint. Dennoch konnten auch mit der MR-Angiografie, die zudem den Vorteil der fehlenden Strahlenbelastung hat, wertvolle

Erkenntnisse gewonnen werden. Bei einer Untersuchung des Zusammenhangs zwischen venöser Stauung und Kommunikation der venösen Abflusssysteme der Bauchdecke zeigte sich bei 54 operierten DIEP-Lappenplastiken in sieben Fällen eine venöse Stauung, wobei die Venae comitantes in keinem dieser Fälle mit dem oberflächlichen Abfluss der superfiziellen inferioren V. epigastrica kommunizierten. Umgekehrt waren bei den 47 Lappen ohne venöse Stauung die Begleitvenen der entsprechenden Perforatoren mit dem oberflächlichen venösen Abfluss verbunden [18]. Zusammenfassend bestand ein hochsignifikanter Zusammenhang zwischen Fehlen einer direkten Verbindung zwischen oberflächlichem und tiefem Venensystem einerseits und dem, Auftreten einer venösen Stauung andererseits (p=0,0001). 68 % aller Perforatorbegleitvenen hatten Verbindung zum oberflächlichen venösen Abflusssystem und waren signifikant häufiger in der medialen Perforatorenreihe lokalisiert.

Neue Analysen zum Vergleich der Hebedefektmorbidität nach Entnahme von muskelsparenden transversus rectus abdominis myokutanen (TRAM) versus deep inferior epigastric artery perforator (DIEP) Lappenplastiken hat die Gruppe um Serletti publiziert, hierbei wurden an 91 Patientinnen 123 muskelsparende TRAM- und 53 DIEP-Lappenplastiken operiert, während 31 Patientinnen bilaterale rekonstruiert wurden, und zwar jeweils mit einem DIEP und einem muskelsparenden TRAM-Lappen [14]. Die Entscheidung zwischen DIEP und TRAM wurde intraoperativ nach einem Algorithmus gefällt, der auf Anzahl, Kaliber und Lokalisation der Perforatoren basierte. Es ergaben sich dabei keine signifikanten Unterschiede bezüglich intraoperativer Komplikationen oder postoperativer Minor-Komplikationen, aber eine signifikante Zunahme der postoperativen Major-Komplikationen in der DIEP-Gruppe (p=0,03). Allerdings fand sich kein signifikanter Unterschied beim Auftreten postoperativer Bauchwandhernien (DIEP=0, muskelsparender TRAM=4, p=0,15).

Ein Vergleich der Bauchdeckenstabilität nach Abdominoplastik und muskelsparendem TRAM-Lappen wurde basierend auf der Idee durchgeführt, dass die Hebemorbidität nach Abdominoplastik ensprechend derjenigen nach Hebung eines superficial inferior epigastric artery (SIEA) Lappens äquivalent sein müsste, die als schonendstes Hebeverfahren einer Lappenplastik aus der Bauchdecke zur Brustrekonstruktion gilt. In beiden Fällen bleibt die Faszie unversehrt. Momeni et al. führten vor diesem Hintergrund eine Matched-Pair-Analyse mit insgesamt 104 Patientinnen durch, von denen jeweils 52 entweder eine Abdominoplastik oder muskelsparende TRAM-Lappenplastik erhielten [15]. Es resultierte keine gesteigerte Hebedefektmorbidität am Abdomen in der TRAM-Gruppe, weshalb die Indikation zur muskelsparenden TRAM-Lappenplastik versus DIEP-Lappenplastik im Hinblick auf die Sicherheit des rekonstruktiven Ergebnisses in Zusammenschau der derzeit vorliegenden Studien eher großzügig gestellt werden sollte.

Die routinemäßige Einlage eines Netzes zur Verstärkung der Faszie beim Bauchwandverschluss führte in einer anderen klinischen Studie sowohl bei einseitiger als auch beidseitiger Entnahme von freien TRAM- bzw. muskelsparenden TRAM-Lappen zu einem signifikant reduzierten Auftreten von Bauchwandhernien und abdominellem Bulging [21] und hat sich hiermit als zusätzliche wirkungsvolle Maßnahme zur Reduktion der Hebemorbidität erwiesen.

Literatur

[1] Brown SA, Levi B, Lequex C et al.: Basic Science Review on Adipose Tissue for Clinicians. Plast Reconstr Surg 2010; 126: 1936–1946. [EBM IV]

[2] Chubb D, Rozen WM, Whitaker IS et al.: The efficacy of clinical assessment in the postoperative monitoring of free flaps: a review of 1140 consecutive cases. Plast Reconstr Surg 2010; 125: 1157–1166. [EBM III]

[3] Hanasono MM, Ogunleye O, Yang JS et al.: Changes in blood velocity following microvascular free tissue transfer. J Reconstr Microsurg 2009; 25: 417–424. [EBM Ib]

[4] Hanasono MM, Kocak E, Ogunleye O et al.: One versus two venous anastomoses in microvascular free flap surgery. Plast Reconstr Surg 2010; 126: 1548–1557. [EBM Ib]

[5] Jotzu C, Alt E, Welte G et al.: Adipose tissue-derived stem cells differentiate into carcinoma-associated fibroblast-like cells under the influence of tumor-derived factors. Anal Cell Pathol (Amst) 2010; 33: 61–79. [EBM IIb]

[6] Keck M, Zeyda M, Gollinger K et al.: Local anesthetics have a major impact on viability of preadipocytes and their differentiation into adipocytes. Plast Reconstr Surg. 2010; 126: 1500–1505. [EBM IIb]

[7] Kishi K, Imanishi N, Ohara H et al.: Distribution of adipose-derived stem cells in adipose tissues from human cadavers. J Plast Reconstr Aesthet Surg. 2010; 63: 1717–1722. [EBM IIb]

[8] Kneser U, Beier JP, Dragu A et al.: Autologe Brustrekonstruktion mit DIEP und msTRAM Lappenplastiken: intraoperatives Decision-Making basierend auf der Evaluation der Gewebsperfusion mittels Laser-Doppler-Flussmessung und Gewebespektrometrie. 41. Jahrestagung der Deutsche Gesellschaft der Plastischen, Rekonstruktiven und Ästhetischen Chirurgen, Dresden 15.–18.9.2010 [EBM III]

[9] Kneser U, Beier JP, Dragu A et al.: Transverse cervical artery perforator propeller flap for reconstruction of supraclavicular defects. JPRAS. Epub ahead of print. [EBM IV]

[10] Lecours C, Saint-Cyr M, Wong C et al.: Freestyle pedicle perforator flaps: clinical results and vascular anatomy. Plast Reconstr Surg. 2010; 126: 1589–1603. [EBM IV]

[11] McCarthy JE, Chatterjee A, McKelvey TG et al.: A detailed analysis of level I evidence (randomized controlled trials and meta-analyses) in five plastic surgery journals to date: 1978 to 2009. Plast Reconstr Surg 2010; 126: 1774–1778. [EBM Ia]

[12] Merz KM, Pfau M, Blumenstock G et al.: Cutaneous microcirculatory assessment of the burn wound is associated with depth of injury and predicts healing time. Burns 2010; 36: 477–482. [EBM III]

[13] Momeni A, Kim RY, Heier M et al.: Abdominal wall strength: a matched-pair analysis comparing muscle-sparing TRAM flap donor-site morbidity with the effects of abdominoplasty. Plast Reconstr Surg 2010; 126: 1454–1459. [EBM IIa]

[14] Nelson JA, Guo Y, Sonnad SS et al.: A Comparison between DIEP and muscle-sparing free TRAM flaps in breast reconstruction: a single surgeon's recent experience. Plast Reconstr Surg 2010; 126: 1428–1435. [EBM IIa]

[15] Parrett BM, Bou-Merhi JS, Buntic RF et al.: Refining outcomes in dorsal hand coverage: consideration of aesthetics and donor-site morbidity. Plast Reconstr Surg 2010; 126: 1630–1628. [EBM IV]

[16] Rennekampff HO, Reimers K, Gabka CJ et al.: Current perspective and limitations of autologous fat transplantation – „consensus meeting" of the German Society of Plastic, Reconstructive and Aesthetic Surgeons at Hannover; September 2009. Handchir Mikrochir Plast Chir 2010; 42: 137–142. [EBM IV]

[17] Rietjens M, De Lorenzi F, Rossetto F et al.: Safety of fat grafting in secondary breast reconstruction after cancer. J Plast Reconstr Aesthet Surg 2010. Epub ahead of print. [EBM IV]

[18] Schaverien MV, Ludman CN, Neil-Dwyer J et al.: Relationship between venous congestion and intraflap venous anatomy in DIEP flaps using contrast-enhanced magnetic resonance angiography. Plast Reconstr Surg 2010; 126: 385–392. [EBM III]

[19] Suga H, Eto H, Aoi N et al.: Adipose Tissue Remodeling under Ischemia: Death of Adipocytes and Activation of Stem/Progenitor Cells. Plast Reconstr Surg 2010; 126: 1911–1923. [EBM IIb]

[20] Swanson JA, Schmitz D, Chung KC: How to practice evidence-based medicine. Plast Reconstr Surg 2010; 126: 286–294. [EBM IV]

[21] Wan DC, Tseng CY, Anderson-Dam J et al.: Inclusion of mesh in donor-site repair of free TRAM and muscle-sparing free TRAM flaps yields rates of abdominal complications comparable to those of DIEP flap reconstruction. Plast Reconstr Surg 2010; 126: 367–374. [EBM III]

6.2 Was gibt es Neues in der Verbrennungsmedizin?

H.-O. Rennekampff

1 Prästationäres Management

In einer Arbeit aus fünf großen amerikanischen Verbrennungszentren mit 18 246 Patienten in einem Zeitraum von zehn Jahren konnte gezeigt werden, dass die Zahl an Patienten um durchschnittlich 34 % über die Zeit zunahm [23]. Im gleichen Zeitraum nahm die verbrannte Körperoberfläche der zugewiesenen Patienten aber ab. Die Anzahl an Patienten, die keine Verbrennungswunden sondern ausgedehnte andersartige Wunden hatten und deshalb auf die Verbrennungsintensivstationen aufgenommen werden mussten, nahm um 245 % zu. Obwohl die verbrannte Körperoberfläche und die Zahl der Belegungstage auf der Intensivstation abnahm, wurde eine Zunahme der Kosten verzeichnet. Diese konnte letztlich den nicht brandverletzten Patienten mit komplexen Wunden zugeordnet werden.

In einer Arbeit im American Journal of Surgery wird die Schlussfolgerung gezogen, dass „kleine" Verbrennungen mit einer verbrannten Fläche kleiner 10 % der Körperoberfläche nicht der Behandlung eines Verbrennungszentrums bedürfen und dadurch z.B. die Kosten der Verlegung eingespart werden könnten [34]. In einem eingeladenen Kommentar wird diese Forderung detailliert begründet zurückgewiesen [1]. Die Wertigkeit der Verbrennungszentren für die notwendige Therapie von Patienten mit Verbrennungsverletzungen wird klar dargelegt. Auch die Arbeit von Carter et al. [10], welcher der Carl Moyer Award 2009 der American Burn Association zuerkannt wurde, beschäftigte sich mit der Verlegung von brandverletzten Patienten in Zentren. Es konnte gezeigt werden, dass weiterhin eine große Anzahl an Patienten mit klaren Indikationen für ein Verbrennungszentrum in Abteilungen ohne Verbrennungszentrum verbleiben. Hierbei handelte es sich um Verbrennungen an den Händen, distalen Unterarmen, Gesicht, Hals und untere Extremitäten. Es wurde festgestellt, dass Patienten aus Nichtverbrennungszentren häufiger in Pflegeheime verlegt wurden und nicht nach Hause entlassen werden konnten. Dieses Thema der Zuweisung brandverletzter Patienten hat auch für Deutschland eine Bedeutung und es muss befürchtet werden, dass auch in Deutschland eine vergleichbare Situation besteht.

In einer Reviewarbeit mit epidemiologischen Daten aus Europa setzen sich Brusselaers et al. [7] mit der Inzidenz, Morbidität und Mortalität in dem Zeitraum von 1985 bis 2009 auseinander. Die Mortalitätsrate lag zwischen 1,4 % und 18 % mit einer Abnahme über die Zeit. Abschließend wird angeregt ein europäisches Register einzurichten.

2 Intensivmedizin

Eine Reihe von Publikationen beschäftigte sich mit der Prognose von Patienten mit Verbrennungstrauma. Fokus der Untersuchungen waren der Einfluss des Inhalationstraumas [12, 26], das zusätzliche Explosionstrauma [8] oder der Einfluss des Geschlechts [8, 31]. In dem systematischen Review von Colohan wurden 13 Studien analysiert [12]. Verbrennungspatienten mit einem Inhalationstrauma hatten eine durchschnittliche Mortalität von 27,6 %. Die Oddsratio an einem zusätzlichen Inhalationstrauma zu versterben wurde mit 2,58 angegeben. Der „revised Baux score", der neben dem Alter des Patienten und der Prozentzahl der verbrannten Körperoberfläche das Inhalationstrauma mit einbezieht, weist dem Inhalationstrauma eine Punktzahl von 17 zu; vergleichbar mit 17 zusätzlichen Jahren oder 17 % mehr an verbrannter Körperoberfläche. Auch das zusätzliche Explosionstrauma führt zu einer erhöhten Mortalität (21 % vs. 12 % ohne Explosionstrauma) [8]. Während Busche et al. [8] einen Trend zu einer erhöhten Mortalität bei weiblichen Patienten sahen, konnte dies in der Arbeit von Steinvall et al. [31] nicht nachgewiesen werden.

Die hohen Volumengaben nach Verbrennungstrauma sind weiterhin ein Thema von großem Interesse, da die übermäßige Volumenbelastung mit einer höheren Morbidität verknüpft ist. Wibbenmeyer et al. [36] konnten nachweisen, dass die Menge an Opioden, die zur Schmerzmedikation verabreicht wurden, mit den notwendigen Volumengaben zur Kreislaufstabilisierung in direktem Zusammenhang stehen. In der Diskussion wird dafür geworben, die Opoidgaben zu senken und auf eine multimodale Schmerztherapie gegebenenfalls auch mit lokaler Anästhesie auszuweichen.

Die Reviewarbeit von Posluszny und dem Editor in Chief des Journal of Burn Care and Research, R.L. Gamelli [29] setzt sich mit der Anämie bei Verbrennungspatienten und den Infusionstrigger für die Gabe von Blutkonserven auseinander. In dem ersten Teil der Arbeit wird über den operativ bedingten Blutverlust sowie die verminderte Erythropoese bei Schwerstbrandverletzten berichtet. Die Autoren zeigen die transfusionsbedingten Komplikationen wie z.B. TRALI (Transfusion related acute lung injury) auf, um letztlich die derzeitige Datenlage zum Transfusionstrigger bei Brandverletzten darzulegen. Bei derzeitiger Datenlage scheint der Transfusionstrigger bei 7 g/dl zu liegen.

Eine experimentelle Arbeit, die den Robert A Lindberg Award 2009 der American Burn Association erhielt, beschäftigte sich mit dem Einfluss von Stress auf die bakterielle Infektion mit Pseudomonaden [14]. In dieser tierexperimentellen Arbeit konnte durch die Gabe von Midazolam die Letalität gesenkt werden, welche mit verminderten Spiegeln an proinflammatorischen Zytokinen einherging.

Zwei tierexperimentelle Arbeiten widmeten sich der Frühnekrektomie [11, 38]. In einem 30-%-Verbrennungsmodell an der Ratte konnte eine deutliche Reduktion der proinflammatorischen Zytokine IL-1, IL-6 und TNF alpha durch die frühe Exzision der Verbrennungswunde nachgewiesen werden. Zudem normalisiert sich die Insulinintoleranz. Diese Ergebnisse unterstützen den derzeitigen klinischen Ansatz zur Frühnekrektomie bei Verbrennungspatienten ohne Inhalationstrauma.

Die Arbeit von Glasser et al. [19] widmete sich der topischen antimikrobiellen Therapie bei Wundinfektion. Hinsichtlich einer Reihe von multiresistenten Keimen, wie ESBL produzierenden Keimen, Actinetobacter Spezies, Pseudomonas aeruginosa und MRSA-Isolaten wurde eine Empfehlung für die topische Therapie gegeben. Gegen gramnegative Keime werden für die Prophylaxe weiterhin silberhaltige Produkte wie z.B Silbersulphadiazine empfohlen während für die Therapie Mafenidacetat vorgeschlagen wird. Hinsichtlich MRSA-Keimen wird Muciprocin empfohlen.

Während in anderen Bereichen der Intensivmedizin eine Anzahl valider Daten zur Immunonutrition vorliegen, besteht für den Verbrennungssektor eine insuffiziente Datenlage [24]. Gerade wegen der erheblichen metabolischen Veränderungen des Brandverletzten können Daten aus anderen Intensivbereichen nicht kritiklos in den Verbrennungsbereich übernommen werden. Für eine Glutaminsupplementierung besteht derzeit eine Empfehlung, wenn auch die Dosierung und Dauer der Gabe noch unklar sind.

Für andere Produkte wie Arginin, Omega-3-Fettsäuren und RNA-Nucleotide besteht eine ungenügende Datenlage.

Eine randomisierte prospektive Studie beschäftigte sich mit dem Einfluss von passiver und aktiver Musiktherapie auf die Schmerzempfindung und Angst während der täglichen Wundbehandlungen [32]. Die Ergebnisse zeigen eine signifikante Reduktion für beide Parameter.

3 Chirurgie und Hautersatz

Jaskille et al. [22] legen einen Übersichtsartikel vor, der sich mit der diagnostischen Bestimmung der Verbrennungstiefe beschäftigt. Der Fokus der

Arbeit liegt auf den Laser-Dopplerverfahren. Insbesondere die Frage welche Wunden konservativ zu einer zeitgerechten Abheilung gebracht werden können, bleibt eine essentielle Frage der Verbrennungsbehandlung. Es wurde festgestellt, dass die Laser-Doppler-Messung sowohl einen hohen positiven predictive value als auch negativen predictive value hat und damit eine hohe Akkurarität hat. Es wird aber auch darauf hingewiesen, dass es weiterer prospektiver Studien bedarf – auch im Vergleich zu anderen Methoden – um den abschließenden Wert des Laserdoppler Imaging für die Tiefenbestimmung der Verbrennungswunden festzustellen.

Der Review-Artikel zu Hautersatz zeigt [4], dass keine neuen Erkenntnisse und Techniken für den klinischen Alltag hinzugekommen sind. Auf der zeitige regulatorische Hürden aber auch auf kommerzielle Aspekte und den begrenzten Markt wird eingegangen. Vor diesem Hintergrund bleibt es abzuwarten, ob die in dem Review-Artikel über Stammzellen in der Verbrennungstherapie dargestellten Möglichkeiten klinischen Eingang finden werden [9]. Eine experimentelle Arbeit beschäftigt sich mit den genetischen Veränderungen von Zellen in einem Hautersatz [18]. Die Transfektion mit Indoleamin 2,3-Dioxygenase könnte zu einem immunprivilegierten Hautersatz führen.

Arbeiten zu dermalem Ersatz bezogen sich mehrheitlich auf Matriderm, eine bovine dermale Kollagen-/Elastinmatrix. In der Arbeit von Bloemen et al. [3] aus der Arbeitsgruppe von E. Middlekoop werden die 12-Jahres-Ergebnisse einer randomisierten kontrollierten Studie zu der simultanen Verwendung von Matriderm und „gemeshter" Spalthaut im Vergleich zu Spalthaut ohne Matrix dargestellt. Bei den Patienten, die aufgrund einer akuten Verbrennung operiert wurden, konnten in der Patientenanalyse des POSAS keine signifikanten Unterschiede gefunden werden; während in der Analyse des Arztes durchaus signifikante Unterschiede zugunsten der Matridermgruppe gesehen wurden. Auch bezüglich der Viskoelastizitatsergebnisse konnten keine Unterschiede festgestellt werden. In einer kontrollierten Studie zur simultanen Verwendung von Matriderm und Spalthaut bei operationspflichtigen Verbrennungen am Handrücken konnte bei 18 Patienten nach sechs Monaten eine verbesserte Handfunktion und ein günstigerer „Vancouver Scar Scale"-Wert nachgewiesen werden [30].

Ein systematischer Review von Hu et al. [21] weist auf die gute Datenlage für die topische Behandlung von Verbrennungswunden mit rhGM-CSF hin. Die prospektiv randomisierte Studie von Ottomann et al. [27] zeigt den Nutzen der extrakorporalen Stoßwellentherapie auf die Reepithelisierung von Spalthautentnahmestellen auf. Eine signifikante Beschleunigung der Heilung um drei Tage wurde festgestellt. Es bleibt abzuwarten ob dieser Effekt auch bei zweitgradigen Wunden zu verzeichnen ist.

Die Publikation von Moiemen et al. [25] beantwortete die Frage, ob die Neovaskularisation in ungemeshtem Integra (azelluläre dermale Matrix aus Glycosaminoglycanmatrix mit Silkonlayer) durch eine VAC-Therapie verbessert werden kann. In dieser klinischen Arbeit an 8 Patienten konnte keine verbesserte Angiogenese durch den additiven Einsatz der VAC-Therapie beobachtet werden. Als Vorteile der VAC-Therapie wurden ein besseres Handling und weniger Komplikationen beschrieben.

Wenn auch selten, so entwickeln sich in lange bestehenden, oft aufbrechenden oder chronisch-offenen Narben Plattenepithelkarzinome. Diese auch Marjolin's Ulkus genannte Läsion bedarf einer speziellen Betrachtung, da die Prognose dieser Plattenepithelkarzinome schlechter ist als sie von Plattenepithelkarzinomen bekannt ist. In der Publikation von Bozkurt et al. [5] wird daher ein Minimumsicherheitsabstand der Resektion von 3 cm empfohlen. Metastasen wurden in ihrem Krankengut nicht gesehen. Bei positivem Lymphknotenbefall wird die Lymphadenektomie empfohlen.

4 Rehabilitation

Die 2009 mit dem Clinical Research Award der American Burn Association prämierte klinische Arbeit beschäftigte sich mit dem Einfluss der posttraumatischen Belastungsstörung und des Schmerzes auf die Lebensqualität [13]. Zwei Jahre nach dem Trauma wurden mittels McGill Pain

6.2 Was gibt es Neues in der Verbrennungsmedizin?

Questionnaire-Short Form (MPQ-SF) und Davidson Trauma Scale Schmerz und die posttraumatische Belastungsstörung erfasst und gegen den SF 36 gemessen. Als Ergebnis zeigte sich, dass sowohl die posttraumatische Belastungsstörung als auch der Schmerz zu einer signifikanten Einschränkung der Lebensqualität führen. Zukünftige prospektive Studien müssen zeigen, ob eine frühe Intervention und bessere Schmerzmedikation zu einer verbesserten Lebensqualität der brandverletzten Patienten führen.

In einem systematischen Review [39] wurden der Burn Specific Health Scale (BSHS) und seine Variationen als derzeitiger Standard mit seinen Vor- und Nachteilen beschrieben. Die Arbeitsgruppe um F. Wood [15] hat einen Vergleich des BSHS-Fragebogens mit dem SF-36-Fragebogen zur Lebensqualität nach Verbrennungen vorgelegt. Es wurde festgestellt, dass innerhalb der ersten zwei Jahre nach der Verbrennung beide Evaluationsbögen eine gute Korrelation zeigen, wobei der SF 36 jedoch sensitiver gegenüber Veränderungen ist.

In der Nachsorge sind Schmerzen und Juckreiz in den ehemals verbrannten Arealen häufig auftretende Probleme. Wong und Turner [37] haben die Gabe von Pregablin in einer Dosierung von zweimal täglich 75 mg (bis max. 300 mg zweimal täglich) bei Patienten mit posttraumatischen Schmerzen evaluiert und fanden eine deutlich reduzierte Schmerzangabe. Die Arbeit von Goutos et al. [20] beschäftigt sich mit dem Juckreiz. In zwei Studienansätzen wurden Antihistaminika und Gabapentin in einem Stufenplan untersucht. Die Überlegenheit von Gabapentin gegenüber Chlorpheniramine wurde nachgewiesen; abschließend wurde geschlussfolgert, dass ein simultaner zentraler und peripher antipruriniger Ansatz die besten Ergebnisse ergibt.

Auch die Frage nach der Notwendigkeit der Kompressionstherapie wurde erneut aufgegriffen. Engrav et al. [17] stellten fest, dass die Kompressionstherapie bei mäßiger bis deutlicher Narbenbildung sinnvoll ist. Dieser Effekt ist insbesondere bei konservativ geheilten Wunden von Bedeutung. Die Kompressionstherapie über spalthauttransplantierten Arealen wurde häufig als nicht effektiv befunden. Somit wurde das Fazit gezogen, dass Brandwunden, die konservativ über eine längere Zeit (Wochen) nicht verheilt sind eine Kompressionstherapie erhalten sollen. Auch Kinder, junge Erwachsene und Patienten mit dunkler Hautfarbe profitieren von Kompressionswäsche. In einer klinischen Studie an pädiatrischen Patienten konnte gezeigt werden, dass bei Patienten deren Wunden innerhalb von zwei Wochen heilten, keine weitere Narbenbehandlung oder Nachschau notwendig wurde [16]. Diese Empfehlungen helfen Kosten und eine unnötige Belastung für den Patienten zu vermeiden.

Van der Wal et al. [33] legen eine randomisierte placebokontrollierte Studie über den topischen Einsatz von Silikongel in der Narbenbehandlung vor. 23 Patienten mit 46 Narben wurden über ein Jahr begleitet und die Narben subjektiv und objektiv evaluiert. Zumindest in den ersten sechs Monaten konnte eine signifikante Verbesserung der Narbentextur festgestellt werden.

Aust et al. [2] haben eine Therapie beschrieben, die vielen Patienten mit Postverbrennungsnarben zugutekommt. Durch Behandlung mit Vitamin-A- und Vitamin-C-Ölen und einem perkutanen Tätowieren konnte eine signifikant verbesserte Narbe erreicht werden (Vancouver Scar Scale 7,5 auf 4,8; POSAS 27 auf 19).

Die Arbeit von Parry et al. [28] beschäftigt sich mit der Notwendigkeit der objektiven Diagnostik von Kontrakturen. Es wird festgestellt, dass derzeit keine Standards bestehen, diese aber dringend notwendig sind um Therapieformen zu vergleichen. In gleichem Zusammenhang wird der „Sollerman Hand Function"-Test vorgestellt [35], evaluiert und für die Funktionsdiagnostik nach Handverbrennungen vorgeschlagen.

Im systematischen Review von Brusselaers et al. [6] werden die derzeitigen Möglichkeiten der objektiven Messung der Narbe abgehandelt. Als sinnvoll werden die Messung der Farbe, der Höhe und Oberfläche sowie der Viskoelastizität angesehen. Es wird aber auch darauf hingewiesen, dass subjektive Parameter insbesondere die Patienteneinschätzung von Bedeutung sind.

Literatur

[1] Al-Mousawi AM, Jeschke MG, Herndon DN: Invited commentary on „The demographics of modern burn care: should most burns be cared for by non-burn surgeons?". Am J Surg 2011; 201: 97–99. [EBM IV]

[2] Aust MC, Knobloch K, Reimers K et al.: Percutaneous collagen induction therapy: An alternative treatment for burns scars. Burns 2010; 36: 836–843. [EBM III]

[3] Bloemen MCT, Van Leeuwen MCE, vanVucht NE et al. Dermal substitution in acute and reconstructive surgery: a 12-year follow-up. Plast Reconstr Surg 2010; 125: 1450–1459. [EBM Ib]

[4] Böttcher-Haberzeth S, Biedermann T, Reichmann E: Tisuse engineering of skin. Burns 2010; 36: 450–460. [EBM IV]

[5] Bozkurt M, Kapi E, Kuvat SV et al.: Current concepts in the management of Marjolin's ulcers: Outcomes from a standardized treatment protocol in 16 cases. J Burn Care Res 2010; 31: 776–780. [EBM IV]

[6] Brusselaers N, Pirayesh A, Hoeksema H et al.: Burn scar assessment: A systematic review of objective scar assessment tools. Burns 2010; 36: 1157–1164. [EBM III]

[7] Brusselaers N, Monstrey S, Vogelaers D et al.: Severe burn injury in Europe: a systematic review of the incidence, etiology, morbidity and mortality. Crit Care 2010; 14: R188. Epub 2010 Oct 19. [EBM III]

[8] Busche MN, Gohritz AM, Seifert S et al.: Trauma mechanisms, patters of injury and outcomes in a retrospective study of 71 burns from civil gas explosions. J Trauma 2010; 69: 928–933. [EBM III]

[9] Butler KL, Goverman J, Ma H et al.: Stem cells and burns: review and therapeutic implications. J Burn Care Res 2010; 31: 874–881. [EBM IV]

[10] Carter JE, Neff LP, Holmes JH: Adherence to burn center referral criteria: are patients appropriately being referred? J Burn Care Res 2010; 31: 26–30. [EBM III]

[11] Chang KC, Ma H, Liao WC et al.: The optimal time for early burn wound excision to reduce proinflammatory cytokine production in a murine burn injury model. Burns 2010; 36: 1059–1066

[12] Colohan SM: Predicting prognosis in thermal burns with associated inhalational injury: a systematic review of prognostic factors in adult burn victims. J Burn Care Res 2010; 31: 529–539. [EBM Ia]

[13] Corry NH, Klick B, Fauerbach JA: Posttraumatic stress disorder and pain impact functioning and disability after major burn injury. J Burn Care Res 2010; 31: 13–25. [EBM IIa]

[14] Dugan AL, Gregerson KA, Neely A et al.: Mice treated with a benzodiazepine had an improved survival rate following Pseudomonas aeruginosa infection. J Burn Care Res 2010; 31: 1–12

[15] Edgar D, Dawson A, Hankey G et al.: Demonstration of the validity of the SF 36 for measurement of the temporal recovery of quality of life outcomes in burns survivors. Burns 2010; 36: 1013–1020. [EBM III]

[16] Egro FM, O'Neill JK, Briard R et al.: Pediatric superficial scald burns – Reassessment of our follow-up protocol. J Burn Care Res 2010; 31: 196–199. [EBM IIb]

[17] Engrav LH, Heimbach DM, Rivara FP et al.: 12-year within-wound study on the effectivness of custom pressure garment therapy. Burns 2010; 36: 975–983. [EBM III]

[18] Forouzandeh F, Jalili RB, Hartwell RV et al.: Local expression of indoleamine 2,3-dioxygenase suppresses cell-mediated rejection of an engineered bilayer skin substitute.

[19] Glasser JS, Guymon CH, Mende K et al.: Activity of topical antimicrobial agents against multidrug resistant bacteria recovered from burn patients. Burns 2010; 36: 1172–1184. [EBM IV]

[20] Goutos I, Eldardiri M, Khan AA: Comparartive evaluation of antipruritic protocols in acute burns. The emerging values of Gabapentin in the treatment of burns pruritus. J Burn Care Res 2010; 31: 57–63. [EBM IIa]

[21] Hu X, Sun H, Wang X et al.: Topically applied rhGM-CSF for the wound healing: A systematic review. Burns 2010; Oct 4 Epub ahead. [EBM Ia]

[22] Jaskille AD, Ramella-Roma JC, Shupp JW: Critical review of burn depth assessment techniques: Part II. Review of Laser Doppler technology. J Burn Care Res 2010; 31: 151–157. [EBM IIa]

[23] Kastenmeier A, Faraklas I, Cochran A et al.: The evolution of resource utilization in regional burn centers. J Burn Care Res 2010; 31: 130–136. [EBM IV]

[24] Kurmis R, Parker A, Greenwood NJ: The use of immunonutrition in burn injury care. Where are we? J Burn Care Res 2010; 31: 677–691. [EBM Ia]

[25] Moiemen NS, Yarrow J, Kamel D et al.: Topical negative pressure therapy. Does it accelerate neovascularization within the dermal regeneration template Integra? A prospective histological in vivo study. Burns 2010; 36: 764–768. [EBM IIa]

[26] Osler T, Glance LG, Hosmer DW: Simplified estimates of the probability of death after burn injuries: extending and updating the baux score. J Trauma 2010; 68: 690–697. [EBM III]

[27] Ottomann C, Hartmann B, Tyler J et al.: Prospective randomized trial of accelerated reepithelialization of skin graft donor sites using extracorporal shock wave therapy. J Am Coll Surg 2010; 211: 361–367. [EBM Ib]

[28] Parry I, Walker K, Niszczak J et al.: Methods and tools used for the measurement of burn scar contracture. J Burn Care Res 2010; 31: 888–903. [EBM IV]

[29] Posluszny JA, Gamelli R: Anemia of thermal injury: combined acute blood loss anemia and anemia of critical illness. J Burn Care Res 2010; 31: 229–242. [EBM Ia]

[30] Ryssel H, Germann G, Kloeters O et al.: Dermal substitution with Matriderm in burns on the dorsum of the hand. Burns 2010; 36: 1248–1253. [EBM IIa]

[31] Steinvall I, Fredrikson M, Bak Z et al.: Mortality after thermal injury: No sex-related differences. J Trauma, 2010. Aug 5 Epub ahead. [EBM III]

[32] Tan X, Yowler CJ, Super DM et al.: The efficacy of music therapy protocols for decreasing pain, anxiety and muscle tension levels during burn dressing changes: a prospective randomized cross over trial. J Burn Care Res 2010; 31: 590–597. [EBM Ib]

[33] Van der Wal MB, Van Zuijlen PP, Van de Ven P et al.: Topical silicone gel versus placebo in promoting the maturation of burns scars: a randomized controlled trial. Plast Reconstr Surg 2010; 126: 524–531. [EBM Ib]

[34] Vercruysse GA, Ingram WL, Feliciano DV: The demographics of modern burn care: should most burns be cared for by non-burn surgeons? Am J Surg 2011; 201: 91–96. [EBM IV]

[35] Weng LY, Hsieh CL, Tung WY et al.: Excellent reliability of the Sollerman hand function test for patients with burned hands. J Burn Care Res 2010; 31: 904–910. [EBM III]

[36] Wibbenmeyer L, Servier A, Liao J et al.: The impact of opioid administration on resuscitation volumes in thermally injured patients. J Burn Care Res 2010; 31: 48–56. [EBM IIb]

[37] Wong L, Turner L: Treatment of post-burn neuropathic pain: evaluation of pregablin. Burns 2010; 36: 769–772. [EBM IIb]

[38] Xin-Long C, Zhao-Fan X, Dao-Feng B et al.: Effects of early excision and grafting on cytokines and insulin resistance in burned rats. Burns 2010; 36: 1122–1128

[39] Yoder LH, Nayback AM, Gaylord K: The evolution and utility of the burn specific health scale. A systematic review. Burns 2010; 36: 1143–1156. [EBM Ia]

6.3 Was gibt es Neues in der Ästhetischen Chirurgie?

G. Germann, D. Takas und M. Reichenberger

In der Ästhetischen Chirurgie haben sich in den letzten zwölf Monaten vor allem zwei Trends abgezeichnet.

1. Der Trend zur Kombination von Verfahren, um die primären Operationsergebnisse zu optimieren.
2. Die zunehmende Bedeutung des autologen Fetttransfers.

1. Nachdem seit einigen Jahren die „sanfte Ästhetische Chirurgie" proklamiert wird, ohne dass die Protagonisten wirklich erklären, was darunter verstanden werden soll, ist unter den seriösen Kollegen ein Trend auszumachen, der in der Kombination von Verfahren besteht, um die Operationsergebnisse zu verbessern und gleichzeitig die Rate potenzieller Komplikationen zu vermindern.

Ein typisches Beispiel ist die Kombination von Liposuktion und chirurgischer Dermo-Lipektomie bei Operationen zur Korrektur der Körperkontur. Dies kann sowohl bei den klassischen Straffungsoperationen nach bariatrischer Chirurgie als auch bei Korrekturoperationen ohne massiven Gewichtsverlust der Fall sein [26].

Bei Patienten mit signifikantem Gewichtsverlust nach bariatrischer Chirurgie liegt oft eine Situation mit massivem Hautüberschuss vor; an bestimmten Körperstellen wie den Flanken oder auch den Innenseiten der Oberschenkel und Oberarme kann dennoch immer noch eine ausgeprägte subkutane Fettschicht vorhanden sein. Hier ist eine Liposuction zur Konturangleichung nach der chirurgischen Straffung eine wertvolle ergänzende Maßnahme um „weiche Übergänge" zu den nicht im Narbenbereich liegenden Arealen zu ermöglichen.

Eine wesentliche Verbesserung unserer OP-Ergebnisse, sowohl hinsichtlich des erzielten Ergebnisses als auch der Komplikationsrate bietet die Kombination beider Verfahren allerdings bei den primären Straffungsoperationen ohne vorhergehende chirurgisch ausgelöste Gewichtsverluste.

So sind wir bei Oberarmstraffungen dazu übergegangen das zu straffende, bzw. zu exzidierende Areal, zu markieren und dann mit Tumescent-Lösung zu infiltrieren Nach entsprechender Wartezeit, die wir mit 30–40 Minuten großzügig bemessen, wird diese Partie abgesaugt und die Übergänge zum verbleibenden Gewebe werden geglättet. Die Exzision des markierten Gewebes erfolgt dann blutarm, die Perforans-Gefäße sind gut sichtbar und können belassen oder gezielt koaguliert werden.

Durch die Saugkanüle wird gleichzeitig eine Mobilisierung der angrenzenden Hautpartien erreicht, sodass keine Überexzision erfolgt, die dann unter fast zirkulärer Mobilisierung der Oberarmhaut nur unter Spannung verschlossen werden kann. Ein weiterer Effekt ist die Schaffung weicher und glatter Übergänge in Richtung Ellbogenregion, die häufig bei rein chirurgischer Straffung auffällig bleibt [1–3, 20, 21, 28].

Ähnliche Vorteile ergeben sich bei den Oberschenkelstraffungen. Diese Operationen sind traditionell durch eine hohe Zahl von Wundheilungsstörungen belastet, nicht zuletzt weil häufig die exzidierte Gewebemenge falsch eingeschätzt wird. Hier hat sich die Kombination von chirurgischer Straffung und Liposuction ebenfalls als vielversprechend gezeigt [6, 18, 19].

Mit diesem Kombinationsverfahren ist ein echter Schritt in die Richtung einer „sanften Ästhetik" gemacht worden, da mit weniger aufwändiger Präparation gewebeschonender bessere und komplikationsärmere Ergebnisse erzielt werden können.

2. Die Plastische Chirurgie suchte schon in ihren Anfängen nach Wegen kleinere Defekte und Konturunregelmäßigkeiten wenig aufwändig zu korrigieren. So ist die Transplantation autologen Fettgewebes kein neues Verfahren, sondern wurde schon in früheren Perioden mehr oder minder erfolgreich eingesetzt. In den Anfängen der Fettgewebstransplantation wurden allerdings massive Gewebeblöcke transplantiert, die eine hohe Nekroserate und, damit verbunden, eine geringe Angehrate zeigten [5, 11].

Derzeit erlebt dieses Verfahren eine Renaissance, die in diesem Ausmaß nicht erwartet werden konnte.

Dazu haben mehrere Faktoren beigetragen.

Die Forschung mit mesenchymalen Stammzellen hat das Fettgewebe als ergiebige Quelle in den Mittelpunkt des Interesses gerückt. Der Gehalt an Stammzellen und ihren Vorläufern ist höher als im Knochenmark, die Gewinnung ist weniger aufwändig und vor allem mit weniger Schmerzen belastet. Dazu kommt, dass bei entsprechender Indikation mit der Gewinnung von Fettgewebe als Quelle von Stammzellen auch eine Verbesserung der Körperkontur durch die Liposuction verbunden ist [5, 8, 10, 15].

Die Transplantation dreidimensionaler Gewebeblöcke wird heute nur noch im Ausnahmefall praktiziert, z.B. wenn Mikroanastomosen temporär gegen Kinking oder Druck geschützt werden sollen. Generell wird das Surrogat aus Lipoaspiration eingesetzt [8, 11].

Dabei kommen mehrere Verfahren zum Einsatz.

So kann das Fettgewebe schon während der Aspiration abgefiltert werden, sodass sich der wässrige und ölige Anteil vom zellulären Anteil trennt. Dies geschieht bei kleineren Aspirationsmengen durch Absaugen mit Vacuumspritzen und Trennen in der Spritze selbst; bei größeren Mengen wird eine Niedrig-Vacuum-Pumptechnik eingesetzt, die eine Filtration in größeren Behältern erlaubt und die Gewinnung deutlich weniger aufwändig macht.

Wird nicht eine Wasserstrahltechnik verwandt, so empfiehlt sich hier, eine lange Wartezeit nach der Infiltration der Tumeszenzlösung einzuplanen, um eine möglichste schonende Gewinnung des Zellmaterials zu garantieren.

Auch unterschiedliche Zentrifugationsmethoden kommen zum Einsatz. Sie haben im Prinzip alle das Ziel, eine Anreicherung reiner Fettzellen zu erreichen und nicht zelluläre Bestandteile abzuscheiden. Es wird noch immer diskutiert, ob das Zentrifugieren des Aspirats nicht zu einer größeren Zellzerstörung führt als das Trennen durch Gravitation. Die Befürworter argumentieren dagegen mit der größeren Zelldichte des Surrogats [5, 8, 11, 15, 27].

Weitere Verfahren setzen auf ein intraoperatives Prozessieren des Aspirats, bei dem durch Einsatz von Kollagenasen alle Stromabestandteile entfernt werden und es gleichzeitig im Überstand zu einer Anreicherung mesenchymaler Stammzellen

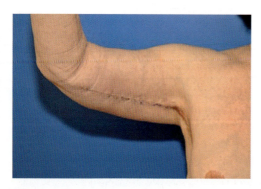
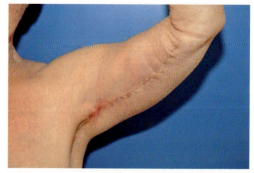

Abb. 1a und b: Postoperatives Ergebnis nach Oberarmstraffung mit Liposuktion.

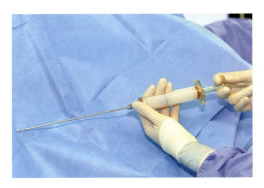

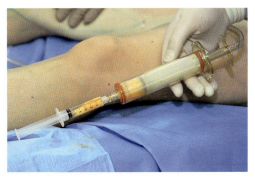

Abb. 2a: Darstellung der Fettgewinnung mittels Lipi-Vage™-Lipotransfersystem. Die Fettgewinnung erfolgt hierbei durch ein zwischengeschaltetes Handstück mit Filter.

Abb. 2b: Umfüllen des gewonnenen Lipoaspirates in die jeweiligen Injektionsspritzen.

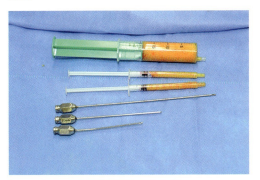

Abb. 2c: Aufbereitetes Lipoaspirat vor der Injektion. Hierzu steht eine Vielzahl unterschiedlicher Kanülen zur Verfügung.

kommt [9, 17]. Dies wird in der firmeneigenen Werbung auch gerne als „Stammzelltherapie" bezeichnet, wobei der Beweis höherer Angehraten und der dauerhaften Einheilung noch aussteht.

Es konnte gezeigt werden, dass gereinigtes Fettgewebe, das in kleinen Mengen in unterschiedliche Gewebeschichten transplantiert wird, eine permanente „Angehrate" von bis zu 70 % aufweist.

Die Einsatzgebiete sind durch die verfeinerten Techniken deutlich erweitert worden. Neben der Korrektur kleiner Konturdefekte, z.B. nach Liposuction oder bei postoperativen Narben, sind jetzt

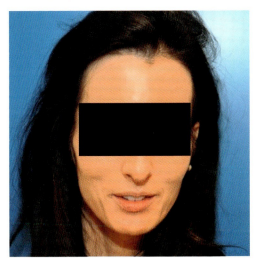

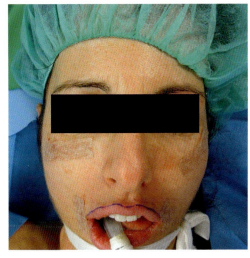

Abb. 2d und e: Präoperatives und intraoperatives Ergebnis nach Fettunterfütterung im Bereich der Wangen, Oberlippe und periorbitaler Region.

Indikationen wie Brustvergrößerungen oder großflächigere Defektauffüllungen hinzugekommen.

Eine wichtige Frage, die zwar kontrovers diskutiert wird, aber noch nicht geklärt ist, ist die Frage der Mutagenität transplantierter Fettzellen mit einem hohen Stammzellanteil. Obwohl durchaus postuliert werden kann, dass durch die Freisetzung von Wachstumsfaktoren eine Stimulation evtl. verbliebener Carcinomzellen ausgelöst werden könnte, oder dass durch die Transplantation wachstumsstimulierender Zellen das Wachstum maligner Tumoren ausgelöst werden könnte [4, 7, 12, 14, 16, 22–23, 25]. Derzeit gibt es noch keine Evidenz, dass die Fettzelltransplantation, ob mit oder ohne Stammzellanreicherung, maligne Transformationen auslösen kann [13, 24, 29].

Auch in der ästhetischen Chirurgie werden die neuen Trends in nicht unerheblichem Maße zukünftig durch Entwicklungen im Bereich der molekularen Biologie beeinflusst. Es bleibt abzuwarten, wann die Mechanismen der Fettinkorporation und die dadurch ausgelösten zellulären Prozesse aufgeklärt sind, um eine größere Reproduzierbarkeit der Transplantationen und bessere Ergebnisse zu erzielen.

Literatur

[1] Aly A, Pace D, Cram A: Brachioplasty in the patient with massive weight loss. Aesthet Surg J 2006; 26: 76–84. [EBM IV]

[2] Aly A, Soliman S, Cram A: Brachioplasty in the massive weight loss patient. Clin Plast Surg 2008; 35: 141–147; discussion 149. [EBM IV]

[3] Cannistra C, Valero R, Benelli C, Marmuse JP: Brachioplasty after massive weight loss: a simple algorithm for surgical plane. Aesthetic Plast Surg 2007; 31: 6–9; discussion 10–11. [EBM IV]

[4] Chan CW, McCulley SJ, Macmillan RD: Autologous fat transfer – a review of the literature with a focus on breast cancer surgery. J Plast Reconstr Aesthet Surg 2008; 61: 1438–1448. [EBM IV]

[5] Cherubino M, Marra KG: Adipose-derived stem cells for soft tissue reconstruction. Regen Med 2009; 4: 109–117. [EBM IV]

[6] Cram A, Aly A: Thigh reduction in the massive weight loss patient. Clin Plast Surg 2008; 35: 165–172. [EBM IV]

[7] Coleman SR: Structural fat grafting: more than a permanent filler. Plast Reconstr Surg 2006; 118: 108–120. [EBM IV]

[8] Dubois SG, Floyd EZ, Zvonic S et al.: Isolation of human adipose-derived stem cells from biopsies and liposuction specimens. Methods Mol Biol 2008; 449: 69–79. [EBM IIb]

[9] Duckers HJ, Pinkernell K, Milstein AM, Hedrick MH: The Bedside Celution system for isolation of adipose derived regenerative cells. EuroIntervention 2006; 2: 395–398. [EBM IV]

[10] Ersek RA: Transplantation of purified autologous fat: a 3-year follow-up is disappointing. Plast Reconstr Surg 1991; 87: 219–227; discussion 228. [EBM IV]

[11] Eto H, Suga H, Matsumoto D et al.: Characterization of structure and cellular components of aspirated and excised adipose tissue. Plast Reconstr Surg 2009; 124: 1087–1097. [EBM IIb]

[12] Gehmert S et al.: Breast cancer cells attract the migration of adipose tissue-derived stem cells via the PDGF-BB/PDGFR-beta signaling pathway. Biochem Biophys Res Commun 2010; 398: 601–605. [EBM IIb]

[13] Jotzu C, Alt E, Welte G et al.: Adipose tissue-derived stem cells differentiate into carcinoma-associated fibroblast-like cells under the influence of tumor-derived factors. Anal Cell Pathol (Amst) 2010; 33(2): 61–79. [EBM IV]

[14] Kucerova L et al.: Tumor cell behaviour modulation by mesenchymal stromal cells. Mol Cancer. 2010; 9: 129. [EBM IV]

[15] Kurita M, Matsumoto D, Shigeura T et al.: Influences of centrifugation on cells and tissues in liposuction aspirates: optimized centrifugation for lipotransfer and cell isolation. Plast Reconstr Surg 2008; 121: 1033–1041; discussion 1042–1043. [EBM IIb]

[16] Lin G et al.: Effects of transplantation of adipose tissue-derived stem cells on prostate tumor. Prostate 70: 1066–1073. [EBM IIb]

[17] Lin K, Matsubara Y, Masuda Y et al.: Characterization of adipose tissue-derived cells isolated with the Celution system. Cytotherapy 2008; 10: 417–426. [EBM IV]

[18] Mathes DW, Kenkel JM: Current concepts in medial thighplasty. Clin Plast Surg 2008; 35: 151–163. [EBM IV]

[19] Moreno CH, Neto HJ, Junior AH, Malheiros CA: Thighplasty after bariatric surgery: evaluation of lymphatic drainage in lower extremities. Obes Surg 2008; 18: 1160–1164. [EBM III]

[20] Nguyen AT, Rohrich RJ: Liposuction-assisted posterior brachioplasty: technical refinements in upper arm contouring. Plast Reconstr Surg 2010; 126: 1365–1369. [EBM IV]

[21] Pascal JF, Le Louarn C: Brachioplasty. Aesthetic Plast Surg 2005; 29: 423–429; discussion 430. [EBM IV]

[22] Pinilla S et al.: Tissue resident stem cells produce CCL5 under the influence of cancer cells and thereby

promote breast cancer cell invasion. Cancer Lett 2009; 284: 80–85. [EBM IIb]

[23] Prantl L et al.: Adipose tissue-derived stem cells promote prostate tumor growth. Prostate 2010; 70: 1709–1715. [EBM IIb]

[24] Razmkhah M, Jaberipour M, Erfani N et al.: Adipose derived stem cells (ASCs) isolated from breast cancer tissue express IL-4, IL-10 and TGF-beta1 and upregulate expression of regulatory molecules on T cells: Do they protect breast cancer cells from the immune response? Cell Immunol 2011; 266: 116–122. [EBM IIb]

[25] Rigotti G et al.: Clinical treatment of radiotherapy tissue damage by lipoaspirate transplant: a healing process mediated by adipose-derived adult stem cells. Plast Reconstr Surg 2007; 119: 1409–1422; discussion 1423–1424. [EBM IIb]

[26] Saldanha O: Lipabdominoplasty; Clin Plast Surg. 2010; 37: 469–481 und Aesthet Surg J 2001; 21: 518–526. [EBM IV]

[27] Schipper BM, Marra KG, Zhang W et al.: Regional anatomic and age effects on cell function of human adipose-derived stem cells. Ann Plast Surg 2008; 60: 538–544. [EBM IIb]

[28] Vogt PA: Brachial suction-assisted lipoplasty and brachioplasty. Aesthet Surg J 2001; 21: 164–167. [EBM IV]

[29] Zimmerlin L, Donnenberg AD, Rubin JP et al.: Regenerative Therapy and Cancer: In Vitro and In Vivo Studies of the Interaction Between Adipose-Derived Stem Cells and Breast Cancer Cells from Clinical Isolates. Tissue Eng Part A. 2011; 17: 93–106. [EBM IIb]

6.3 Was gibt es Neues in der Ästhetischen Chirurgie?

7 Übergreifende Themen

7.1 Was gibt es Neues in der Intensivmedizin?

W.H. Hartl

1 Stoffwechsel und künstliche Ernährung

Es wird im Allgemeinen davon ausgegangen, dass ein präoperativ reduzierter Ernährungszustand bzw. Verlust von körpereigenem Eiweiß mit einer erhöhten perioperativen Morbidität und Letalität assoziiert ist. Diese Überlegungen beruhen jedoch praktisch ausschließlich auf Studien, bei denen die Einschätzung des präoperativen Ernährungszustandes durch klinische Surrogatparameter (subjektive globale Einschätzung, Hautfaltendicke, Konzentration von Plasmaeiweißen) zustande kam. In einer prospektiven Untersuchung wurde jetzt zum ersten Mal bei Patienten vor Lebertransplantation deren Ernährungszustand zuverlässig durch eine direkte Bestimmung der Skelettmuskelmasse ermittelt [7]. Zu diesem Zweck wurde die Querschnittsfläche des Psoasmuskels präoperativ mittels Computertomografie ausgemessen. Hinsichtlich der postoperativen Prognose wurden zahllose weitere Variablen (Alter, Geschlecht, MELD-Score, Grunderkrankung, Ausmaß des operativen Traumas sowie Charakteristika der Spenderleber) als mögliche Störgrößen berücksichtigt. Zentrales Ergebnis dieser prospektiven Beobachtungsstudie war, dass nach Adjustierung an die Störgrößen zwischen der präoperativen Psoasmuskelfläche und der Letalität nach Lebertransplantation ein hochsignifikanter Zusammenhang bestand ($P < 0{,}0001$). Eine Abnahme der Psoasfläche um mehr als einen Quadratzentimeter erhöhte dabei die Hazard Ratio um den Faktor 3,7. Dieser ausgesprochen starke Zusammenhang zwischen Letalität und Skelettmuskelmasse blieb auch weit über das Stadium der Hospitalisierung hinaus erhalten. So waren auch die 1-Jahres- bzw. 3-Jahres-Überlebensraten signifikant von der präoperativen Masse der Skelettmuskulatur abhängig. Diese Daten zeigen zum ersten Mal, welche Wichtigkeit die präoperativen Eiweißreserven des Körpers für die Akut- und Langzeitprognose nach großen chirurgischen Eingriffen besitzen. Präoperativ konditionierende ernährungsmedizinische Maßnahmen sollten somit ganz wesentlich auf eine Zunahme der Muskelmasse abzielen [7].

Weiterhin heftig diskutiert wird die Intensität der Blutzuckereinstellung bei kritisch kranken Patienten. Hier ist derzeitig die maximale Blutzuckerkonzentration kontrovers (110 vs. 140 bis 150 mg/dl). In der Praxis gestaltet sich die aggressive Blutzuckereinstellung vor allem aufgrund der Begleitumstände oft schwierig. Probleme sind einerseits unerwartete Hypoglykämien auf der Basis von nicht vorhersehbaren Unterbrechungen der Kohlenhydratzufuhr. Andererseits können zahlreiche therapeutische Maßnahmen, wie z.B. die Cortisonsubstitutionstherapie im Rahmen der Behandlung des septischen Schocks, eine zusätzliche Exazerbation einer Hyperglykämie bewirken. Eine prospektive randomisierte Studie untersuchte nun den Nutzen einer aggressiven Insulintherapie bei septischen Patienten unter gleichzeitiger Steroidsubstitution. Dabei wurden zwei Kontrollgruppen mit liberaler Blutzuckereinstellung (Patienten mit Cortisontherapie sowie Patienten mit einer Standardtherapie des septischen Schocks) als Vergleichskollektive herangezogen. Insgesamt wurden 509 erwachsene Patienten randomisiert. Zentrales Ergebnis der Studie war, dass die aggressive Blutzuckereinstellung auch unter zusätzlicher Hydrocortisontherapie nicht zu einer Verbesserung der Krankenhausletalität führte [4].

Somit reiht sich diese Studie ein in die Serie von kontrollierten Studien, die seit der ersten positiven Studie aus dem Jahr 2001 die Effizienz einer aggressiven Blutzuckereinstellung untersuchten, und die ohne Ausnahme *keinen* klinischen Vorteil für dieses Konzept zeigen konnten. Die sieben methodisch hochwertigsten Studien wurden zuletzt anhand einer Metaanalyse einer summarischen Auswertung unterzogen [11]. Dabei konnten insgesamt 11 425 Patienten analysiert werden. Zentrales Ergebnis der Metaanalyse war, dass eine strenge Blutzuckereinstellung (80 bis 110 mg/dl) weder die 28-Tages-Letalität noch die Häufigkeit von positiven Blutkulturen oder den Bedarf an mechanischer Nierenersatztherapie günstig beeinflusste. Gleichzeitig war jedoch die Häufigkeit hypoglykämischer Episoden unter aggressiver Therapie signifikant erhöht.

Interessant bei dieser Auswertung war jedoch, dass die Effizienz einer aggressiven Blutzuckerkontrolle von der begleitendenden Ernährungstherapie abhing. Wurden mehr als 50 % der täglich zugeführten Kalorien parenteral verabreicht, so war unter aggressiver Blutzuckereinstellung ein klinischer Vorteil hinsichtlich der Letalität zu erkennen. Wurde die Masse der Kalorien auf enteralem Weg verabreicht, so kam es unter aggressiver Blutzuckerkontrolle zu einer Erhöhung der Letalität. Dies könnte darauf hinweisen, dass insbesondere bei Patienten, die komplett parenteral ernährt werden müssen, eine strenge Kontrolle der Blutzuckerkonzentration von Vorteil wäre. Inwieweit sich dieses Konzept bewahrheitet, wird jedoch in zukünftigen Studien zu zeigen sein. Somit bleibt die bisher in den entsprechenden Leitlinien vorgeschlagene Obergrenze der Blutzuckerkonzentration von 150 mg/dl weiter bestehen.

2 Infektiologie

Im letzten Jahr wurden zwei, für die Behandlung von septischen Patienten zentrale Leitlinien publiziert. Zum einen handelt es sich dabei um die erste Revision der S2k-Leitlinien der Deutschen Sepsisgesellschaft und der Deutschen Interdisziplinären Vereinigung für Intensiv- und Notfallmedizin [14]. In diesen Leitlinien werden neben Aspekten der Antibiotikatherapie auch zahlreiche primäre sowie sekundäre Strategien zur Prävention, Diagnose, Therapie und Nachsorge der Sepsis auf der Basis der jeweiligen wissenschaftlichen Evidenz vorgestellt.

Zeitgleich wurden von der Surgical Infection Society und der Infectious Diseases Society of America Leitlinien zur Diagnose und Behandlung komplizierter intraabdomineller Infektionen bei Erwachsenen und Kindern veröffentlicht [18]. In diesen Leitlinien werden die aktuellen Konzepte zur Peritonitistherapie sowohl aus chirurgischer wie auch aus mikrobiologischer Sicht anhand konkreter Empfehlung ausführlich erörtert. Spezielle Empfehlungen zur Antibiotikatherapie bei komplizierter intraabdomineller Infektion wurden ebenfalls letztes Jahr von der Deutschen Infektliga publiziert [2]. In diesen Empfehlungen wird speziell auch auf die zur Verfügung stehenden Substanzen und auf die in Verbindung mit intraabdominellen Infektionen zu beobachtenden Erreger und deren Resistenzen eingegangen.

Allerdings ist es so, dass bei der empirischen Therapie der schweren intraabdominellen Infektion (Diese Art der Therapie stellt ja im klinischen Alltag die Regel dar.) eine größere Zahl von theoretisch gleichwertigen antimikrobiellen Substanzen zur Verfügung steht.

Das Grundproblem bei der empirischen antimikrobiellen Therapie schwerer Peritonitiden besteht in der Frage, ob multiresistente Keime (ESBL-Bildner, Enterococcus faecium) bzw. Pilze mit abgedeckt werden müssen. Eine prospektive Beobachtungsstudie einer Pariser Universitätsklinik untersuchte anhand des Erregerspektrums, inwieweit die derzeitig empfohlene empirische antimikrobielle Therapie bei Patienten mit Peritonitis unter Berücksichtigung der tatsächlichen Resistenzen effektiv gewesen wäre [1]. Die Studie konzentrierte sich auf Patienten mit postoperativer Peritonitis, die sehr oft zwischen dem Primäreingriff und der Revision bereits eine ungezielte antimikrobielle Therapie in Unkenntnis des septischen Fokus erhalten haben. Bei der Untersuchung der Einzelsubstanzen zeigte sich, dass Carbapeneme (Imipenem) bzw. die Kombination aus einem Breitspektrumpenicillin und einem Beta-Lactamase-Hemmer (Pipracillin/Tazobactam) als Einzelsubstanzen die höchste Wahrscheinlichkeit aufwiesen, primär effektiv zu sein (86 bzw. 53 %). Allerdings sind diese Empfindlichkeitshäufigkeiten als unakzeptabel niedrig anzusehen. Höhere Empfindlichkeitsquoten konnten nur in Verbindung mit der Gabe von Amikacin bzw. einem Glykopeptid erreicht werden (94 bis 99 %). Die Effizienz der ausschließlichen Carbapenemtherapie war auch nur dann so hoch, wenn vor dem Revisionseingriff keine Antibiotika verabreicht worden waren [1]. Somit muss trotz des präliminären Charakters dieser Daten (erhoben in einer einzelnen Institution) zukünftig erwogen werden, bei postoperativer Peritonitis mit vorangegangener ungezielter antimikrobieller Therapie die empirische Therapie um Substanzen zu erweitern, die vor allem grampositive Problemkeime (Enterococcus faecium, Staphylococcus epidermidis, koagulase-negative Staphylokokken) mit abdecken.

Weiter hochgradig kontrovers diskutiert wird die Bedeutung der selektiven intestinalen bzw. oropharyngealen Dekontamination für die Prognose kritisch kranker Patienten. Zuletzt nahm sich eine Metaanalyse dieses Problems an [17]. Für diese Metaanalyse wurden nur Studien eingeschlossen, die neben der Letalität auch eine Betrachtung der Morbidität ermöglichen. Von 49 zur Verfügung stehenden Studien konnten somit nur 7 Untersuchungen ausgewertet werden. Bei insgesamt 1 270 Patienten zeigte sich, dass die selektive intestinale Dekontamination einerseits zwar zu einer Verringerung der Zahl der Patienten mit konsekutivem Mehrfachorganversagen führte, andererseits blieb die Letalität jedoch unverändert. Aufgrund dieser Diskrepanz bleiben die Zweifel an einem universellen Einsatz dieses therapeutischen Konzepts (welches auf der simultanen Verabreichung von topischen sowie intravenösen antimikrobiellen Substanzen beruht) weiterhin bestehen. Die Zweifel rühren ganz wesentlich von der Angst her, dass durch die breite prophylaktische und ungezielte Verabreichung antimikrobieller Substanzen die Resistenzlage verschlechtert und besonders virulente Keime selektiert werden könnten. Dies betrifft insbesondere den problematischen Aspekt der prophylaktischen intravenösen Antibiotikaapplikation. Ferner besteht bis heute kein internationaler Konsens hinsichtlich der Zusammensetzung des antimikrobiellen Substanzgemisches, welches für die selektive intestinale Dekontamination zur Anwendung kommt [15].

Dass derartige Befürchtungen reell sind, konnte auch in einer Nachfolge-Auswertung einer älteren kontrollierten Studie zur selektiven intestinalen Dekontamination gezeigt werden [12]. Dabei wurde der Einfluss einer selektiven intestinalen sowie einer selektiven oropharyngealen Dekontamination auf die bakterielle Ökologie in 13 Intensivstationen untersucht, auf denen die Dekontamination prospektiv zunächst auf ihre klinische Effizienz hin getestet worden war. Es zeigte sich, dass während der Applikation der selektiven intestinalen Dekontamination 5 % bis 7 % der Patienten mit Keimen besiedelt waren (im Respirationstrakt oder im Intestinaltrakt), welche auf Ceftazidim, Tobramycin oder Ciprofloxacin resistent waren. Diese Resistenzhäufigkeit erhöhte sich signifikant nach Abschluss der Studie auf 13–15 %. Ähnliche Zunahmen wurden auch beobachtet, falls nur eine selektive oropharyngeale Dekontaminationsstrategie zum Einsatz kam. Daher steht zweifelsfrei fest, dass der breite Einsatz topischer antimikrobieller Substanzen das Resistenzverhalten gramnegativer Keime beeinflusst. Dabei traten entsprechende Veränderungen am Respirationstrakt bereits während der Verabreichung der Therapie auf, wohingegen diese Veränderungen im Intestinaltrakt erst nach Ende der Studie beobachtet wurden. Somit ist klar, dass trotz der akut vorteilhaften klinischen Wirkungen eines solchen prophylaktischen Konzeptes beunruhigende Langzeitauswirkungen im Hinblick auf die Antibiotikaempfindlichkeit auftreten können. Da die langfristige Bedeutung dieser Nebenwirkungen bislang nicht einzuschätzen ist, kann momentan weiterhin keine uneingeschränkte Empfehlung hinsichtlich des Einsatzes der intestinalen/oropharyngealen Dekontamination gegeben werden.

3 Schocktherapie

Die Bestimmung der Laktatkonzentration und die Ausrichtung der zirkulatorischen Therapie nach den vorliegenden Laktatspiegeln ist heute fester Bestandteil der Therapiesteuerung bei Patienten im hämorrhagischen und septischen Schock. Da neben der Laktatkonzentration noch weitere wichtige Endpunkte wie arterieller Mitteldruck, Herzfrequenz, produzierte Urinmenge und zentraler Venendruck existieren, war die individuelle Bedeutung dieses plasmatischen Parameters bisher nicht bekannt. Zwei prospektive Untersuchungen nahmen sich zuletzt dieser Fragestellung an. In einer ersten Studie [9] wurden 348 Patienten randomisiert, die mit einer Laktatkonzentration von ≥ 3 mmol/l auf die Intensivstation aufgenommen worden waren. In der Therapiegruppe war das Behandlungsziel so formuliert, dass über einen Zeitraum von 2 Stunden während der ersten 8 Stunden nach Aufnahme des Patienten auf die Intensivstation die Laktatkonzentration um 20 % oder mehr abnehmen sollte. In der Kontrollgruppe hatten die behandelnden Ärzte keine Kenntnis der Laktatkonzentration. Nach Berücksichtigung zusätzlicher Risikofaktoren zeigte sich, dass die Krankenhausletalität in der Laktatgruppe signifikant geringer war als in der Kontrollgruppe. Auch klinische Parameter wie der SOFA-Score oder die Dauer der Katecholamintherapie zeigten in der Therapiegruppe eine deutlich günstigere Entwicklung. Dies betraf auch die Dauer der künstlichen Beatmung. Somit sollten bei Patienten im Schock die Bestimmung der Laktatkonzentration und die entsprechende Therapiesteuerung fester Bestandteil der Kreislauftherapie sein.

Ein alternativer Parameter, der über die Güte der peripheren Sauerstoffversorgung Information bietet, ist die zentralvenöse Sauerstoffsättigung. Auch dieser Parameter wird zur Therapiesteuerung herangezogen. Eine weitere Studie untersuchte, welche der beiden Variablen (Therapiesteuerung nach Laktatkonzentration oder nach zentralvenöser Sauerstoffsättigung) einen günstigeren therapeutischen Effekt bewirkte. In dieser multizentrischen prospektiven Untersuchung an 300 Patienten mit schwerer Sepsis und assoziiertem Schock wurden zwei unterschiedliche Protokolle der Kreislauftherapie untersucht [10]. In der Gruppe, in der die Therapiesteuerung nach der zentralvenösen Sauerstoffsättigung erfolgte, wurde die Kreislauftherapie so durchgeführt, dass neben den Normalwerten für den zentralvenösen Druck und dem mittleren arteriellen Druck eine minimale zentralvenöse Sauerstoffsättigung von 70 % angestrebt wurde. In der zweiten Gruppe wurde anstelle der Verbesserung der zentralvenösen Sauerstoffsättigung eine Mindestabnahme der Laktat-Clearance von 10 % über 2 Stunden als Ziel vorgegeben (Die Laktat-Clearance ergab sich aus der Differenz zwischen der ersten und der zweiten (nach 2 Stunden) gemessenen Laktatkonzentration geteilt durch die initiale Laktatkonzentration und multipliziert mit dem Faktor 100.). Es zeigte sich, dass beide Konzepte der Therapiesteuerung mit einer identischen Krankenhausletalität und Morbidität verbunden waren. Daraus lässt sich schlussfolgern, dass beide Parameter im Hinblick auf die Therapiesteuerung gleichwertig sind, und es dem behandelnden Arzt überlassen ist, welchen der beiden Parameter er als Zielgröße bei seinen therapeutischen Maßnahmen mit einbezieht.

Bis jetzt war ebenfalls unklar, ob bei der im Schock regelhaft zu applizierenden Vasokonstriktoren-Therapie bestimmte Substanzen zu bevorzugen sind. Dies galt speziell für den Vergleich von Dopamin mit Noradrenalin. Eine multizentrische prospektive Studie randomisierte 1 679 Patienten hinsichtlich dieser beiden Therapiemöglichkeiten [6]. Eingeschlossen wurden Patienten mit septischem oder kardiogenen Schock, die entweder hypoton waren oder die nach Volumenzufuhr mit einem inadäquaten Anstieg des Blutdrucks reagierten, und bei denen es Hinweise für eine Gewebshypoperfusion gab (Oligurie, Anstieg der Laktatkonzentrationen). Die Untersuchung ergab, dass die 28-Tages-Letalität unabhängig von der Art der primär applizierten Vasokonstriktoren-Therapie war. Die Dopamintherapie war jedoch mit signifikant mehr Arrhythmien assoziiert. In einer Subgruppenanalyse bei Patienten im kardiogenen

Schock fand sich sogar, dass die Verwendung von Dopamin im Vergleich zu der von Noradrenalin die 28-Tages-Letalität signifikant erhöhte. Aufgrund dieser Ergebnisse sollte Noradrenalin primär als Vasokonstriktor bei der Therapie von Schockzuständen eingesetzt werden [7].

4 ARDS und beatmungsassoziierte Pneumonie

Bei Patienten mit schwerem ARDS und sehr geringer pulmonaler Compliance kann die Beatmungstherapie äußerst erschwert sein. Ein Teil des Problems ist in patientenassoziierten Variablen (unzureichende Sedierung) zu suchen. Eine prospektive multizentrische Untersuchung bearbeitete jetzt die Frage, inwieweit bei Patienten mit schwerem ARDS (Horowitz-Quotient < 150) eine Muskelrelaxierung über 48 Stunden Morbidität und Letalität verbessern konnte. Insgesamt wurden 340 Patienten randomisiert [13]. Im Vergleich zur Plazeboapplikation zeigte sich, dass die Relaxierung die 90-Tages-Letalität signifikant von 40,7 % auf 31,6 % verringerte. Dabei wurde jedoch unter Muskelrelaxierung keine Zunahme polyneuropathischer Symptome beobachtet. Somit sollte bei derart schwerkranken Patienten die Applikation von Muskelrelaxantien in der Akutphase unbedingt in die therapeutischen Überlegungen mit einbezogen werden. Eine breitere Therapieempfehlung kann aufgrund der vergleichsweise kleinen Fallzahl der Studie noch nicht gegeben werden.

Nicht gesichert war bisher, inwieweit die Applikation eines höheren extrinsischen PEEP die Prognose von Patienten mit schwerer respiratorischer Insuffizienz verbessern kann. Eine Metaanalyse untersuchte jetzt die Ergebnisse von drei kontrollierten Studien, die bei fast 2 300 Patienten mit respiratorischem Versagen unterschiedliche endexpiratorische Druckniveaus unter künstlicher Beatmung evaluierten [3]. Verglichen wurde dabei der Einfluss von PEEP-Werten zwischen 8 bis 9 bzw. 11 bis 15 cm H_2O. Für das Gesamtkollektiv zeigte sich, dass die Höhe des PEEP keinen Einfluss auf die Krankenhausletalität hatte. In einer Subgruppe von Patienten mit ARDS (definiert als Horowitz-Quotient < 200 mmHg) konnte jedoch für das höhere PEEP-Niveau ein klinisch günstiger Effekt gezeigt werden. Hier kam es unter einem derartigen Beatmungsregime zu einer Reduktion der Krankenhausletalität von etwa 39 auf 34 %. Bei Patienten ohne ARDS war jedoch ein Trend in die entgegengesetzte Richtung zu beobachten mit tendenziell höherer Letalität bei Verwendung von höheren PEEP-Werten. Somit kann nur für Patienten mit ARDS eine Empfehlung hinsichtlich der Verwendung höherer PEEP-Werte ausgesprochen werden. Bei allen anderen Patienten (speziell auch solchen mit pulmonalen Infekten) scheint sich ein derartiges Beatmungskonzept eher ungünstig auszuwirken [3].

Bislang umstritten war die therapeutische Wertigkeit der Bauchlage bei Patienten im akuten Lungenversagen. Die bisherigen Studien waren zu keinem eindeutigen Ergebnis gekommen. Vermutet wurde, dass diesbezüglich günstige klinische Auswirkungen vor allem bei Patienten mit sehr schwerem Lungenversagen (Horowitz-Quotient < 100 mmHg) vorhanden sein könnten. Eine Metaanalyse wertete jetzt gezielt derartige Patientensubgruppen aus verschiedenen größeren kontrollierten Studien aus [20]. Es konnten insgesamt 1 867 Patienten mit einer, trotz kontrollierter Beatmung derartig lebensbedrohlichen respiratorischen Insuffizienz identifiziert werden. Die Analyse ergab, dass die Bauchlage bei diesem Hochrisikokollektiv die Krankenhausletalität signifikant verbesserte. Um einen Todesfall zu verhindern mussten insgesamt 11 Patienten behandelt werden. Es zeigte sich jedoch, dass die Lagerungstherapie mit einer signifikant erhöhten Wahrscheinlichkeit für Nebenwirkungen (speziell Druckulzera, Tubusobstruktion und Dislokation von Thoraxdrainagen) verbunden war. Somit sollte diese extreme Form der Lagerungstherapie tatsächlich nur bei den Patienten eingesetzt werden, bei denen unter Verwendung konventioneller Beatmungsschemata eine nur noch grenzwertige Oxygenierung aufrechterhalten werden kann [20].

Die wichtigste Komplikation bei der beatmungspflichtigen respiratorischen Insuffizienz stellt die beatmungsassoziierte Pneumonie dar. In der Vergangenheit wurden zahlreiche Strategien vorgeschlagen, die Inzidenz dieser therapieassoziierten Komplikation zu verringern. In einer kontrollierten Studie wurde zuletzt der Einfluss des Zeitpunkts der Tracheotomie untersucht [21]. 600 erwachsene Patienten wurden hinsichtlich einer frühzeitigen (ca. 7 Tage nach Beatmungsbeginn) bzw. zeitlich verzögerten (14 Tage) Tracheotomie randomisiert. Die Auswertung der Ergebnisse ergab, dass eine frühzeitige Tracheotomie nicht in der Lage war, die Häufigkeit sekundärer, unter mechanischer Beatmung erworbener Pneumonien zu senken [21]. Somit sollte sich der Zeitpunkt der Tracheotomie im Wesentlichen nach klinischen Kriterien (Gesamtprognose des Patienten, zu erwartende Beatmungsdauer, Aspekte des Patientenkomforts) richten.

Ein weiteres Konzept, welches zur Prophylaxe nosokomialer Pneumonien unter Beatmung schon seit Längerem diskutiert wird, ist die Applikation von Probiotika (Milchsäurebakterien etc.). Eine Metaanalyse untersuchte zuletzt die aggregierten Ergebnisse von fünf kontrollierten Studien (689 Patienten). Die Auswertung ergab, dass die Verabreichung von Probiotika die Häufigkeit beatmungsassoziierter Lungenentzündungen und auch die Verweildauer auf der Intensivstation signifikant reduzieren kann [16]. Die Letalität auf der Intensivstation sowie im Krankenhaus wurde – genauso wie die Dauer der künstlichen Beatmung – jedoch durch diese adjuvante Therapie nicht beeinflusst. Aufgrund der kleinen Patientenfallzahl erscheinen große kontrollierte Studien zur endgültigen Validierung dieses Konzeptes erforderlich. Da probiotikaassoziierte sekundäre Erkrankungen jedoch theoretisch denkbar sind, kann zum jetzigen Zeitpunkt trotz dieser vielversprechenden Ergebnisse noch keine uneingeschränkte Therapieempfehlung gegeben werden [16].

Eine weitere Größe, welche die Dauer der künstlichen Beatmung bei Patienten im Lungenversagen beeinflusst, ist bekanntlich die Art und Weise der Analgosedierung. Seit einigen Jahren hat sich als Standard die tägliche Unterbrechung dieser Medikation bis zum Aufwachen des Patienten durchgesetzt. In einer Pilotstudie wurde jetzt untersucht, ob es möglich ist, Patienten auch ganz ohne Sedierung zu therapieren und ob darunter evtl. noch günstigere klinische Ergebnisse erzielt werden könnten [19]. Zur Klärung dieser Frage wurden 140 Intensivpatienten, die künstlich beatmet werden mussten und von denen man ausging, dass die Beatmungsdauer länger als 24 Stunden sein würde, hinsichtlich zweier therapeutischer Schemata randomisiert. Die eine Gruppe erhielt keine sedierenden Medikamente, wohingegen der anderen Gruppe Propofol bzw. Midazolam mit täglichen Unterbrechungen als Dauerinfusion verabreicht wurde. Beide Gruppen erhielten Bolusmengen von Morphin. Für die endgültige Auswertung wurden nur die Patienten eingeschlossen, die mindestens 48 Stunden beatmet werden mussten.

Das Ergebnis war, dass unter Verzicht auf jegliche Sedierung eine deutliche Verkürzung der Beatmungsdauer von im Mittel 13,8 auf 9,6 Tage erreicht werden konnte. Gleichzeitig verkürzte sich die Dauer des Aufenthalts auf der Intensivstation und im Krankenhaus. Unerwünschte Nebenwirkungen im Hinblick auf Selbstextubation, oder beatmungsassoziierte Pneumonien zeigten sich nicht. Allerdings waren in der Interventionsgruppe delirante Zustände signifikant häufiger als in der Kontrollgruppe (20 % vs. 7 %). Somit kann zum gegenwärtigen Zeitpunkt festgestellt werden, dass auch ein derartig restriktives therapeutisches Konzept bei beatmeten Patienten anwendbar ist und möglicherweise klinische Vorteile bietet. Ob dies jedoch tatsächlich so ist, muss in zukünftigen größeren kontrollierten Studien untersucht werden [19].

5 Akutes Nierenversagen

Bei Patienten, die auf der Basis eines akuten Nierenversagens eine mechanische Nierenersatztherapie benötigen, wird seit Längerem die ideale Intensität einer solchen Therapie diskutiert. Unter Hämofiltration handelt es sich dabei um die Hochdosis- bzw. Standarddosistherapie mit stündlichen Ultrafiltratmengen von mehr oder weniger als 30 ml/kg. Bereits früher konnten einzelne Studien keine Überlegenheit bzgl. eines intensiveren Einsatzes eines mechanischen Nierenersatzverfahrens zeigen. Eine Metaanalyse wertet jetzt zwölf kontrollierte Studien mit fast 4 000 Patienten im Hinblick auf diese Fragestellung aus. Gefunden wurde, dass eine intensive Nierenersatztherapie weder die Letalität noch die Dialysepflichtigkeit (bei überlebenden Patienten) signifikant verbessern konnte. Auch hinsichtlich bestimmter Patientensubgruppen (mit oder ohne Sepsis) oder bestimmter Therapieverfahren (Hämofiltration, intermittierende Hämodialyse) ergab sich kein relevanter Effekt. Somit kann jetzt abschließend festgestellt werden, dass die Intensität des mechanischen Nierenersatzverfahrens für die Patientenprognose als solches keine Rolle spielt, und dass besondere technische Anstrengungen in dieser Hinsicht sehr wahrscheinlich nicht von Erfolg gekrönt sein werden [22].

6 Gerinnungsversagen

Seit Langem ist bekannt, dass eine Fibrinolyse-Hemmung mittels Tranexamsäure nach elektiven Operationen die Intensität von Blutungskomplikationen verringern kann. Unklar war bisher, inwieweit ein prophylaktisches Konzept bei Hochrisikopatienten (Polytrauma) wirksam sein könnte. Eine prospektive Studie untersuchte nun bei 20 211 erwachsenen Polytraumapatienten die Wirksamkeit einer prophylaktischen Gabe von Tranexamsäure [5]. Eingeschlossen wurden Patienten, welche sich entweder bereits im beginnenden hämorrhagischen Kreislaufschock befanden, oder bei denen aufgrund des Verletzungsmusters innerhalb der ersten acht Stunden nach Verletzung ein hohes Risiko für eine signifikante Blutung bestand. Patienten, bei denen es bereits bei Aufnahme zu einer massiven Blutungskomplikation gekommen war (mit der bereits bestehenden Notwendigkeit für eine Fibrinolyse-Hemmung), oder Patienten mit einem hohen Risiko für Nebenwirkungen (geringe Blutungsneigung in Verbindung mit Koronararteriensklerose) wurden von der Studie ausgeschlossen. Alle Patienten erhielten initial eine Bolusdosis von 1 gm Tranexamsäure, welche von einer Dauerinfusion von einem weiteren Gramm über acht Stunden gefolgt war [5]. Die Studie zeigte, dass die prophylaktische Fibrinolyse-Hemmung die Letalität in den ersten vier Wochen nach Verletzung signifikant von 16,0 auf 14,5 % verringerte. Dieser günstige Effekt war mit einem deutlich geringeren Blutungsrisiko verbunden (4,9 vs. 5,7 %). Aufgrund der außerordentlichen großen Fallzahl und der sehr hohen Studienqualität muss zum jetzigen Zeitpunkt die prophylaktische Fibrinolyse-Hemmung mittels Tranexamsäure bei Risikopatienten nach Polytrauma als Standardtherapie empfohlen werden [5].

7 Langzeitprognose

Bis heute ist unklar, ob das Organversagen, welches zu einer temporären Intensivpflichtigkeit mit entsprechend aggressiver Therapie führt, auch im Falle des akuten Überlebens die Langzeitprognose ungünstig beeinflusst. Eine außerordentlich große retrospektive Kohortstudie an 35 308 Intensivpatienten widmete sich jetzt dieser Fragestellung. Dabei wurden zwei Kontrollgruppen berücksichtigt, einmal Patienten, die nur hospitalisiert waren, jedoch keine Intensivtherapie benötigen, und zum zweiten gesunde Kontrollen. Die Studienkollektive entsprachen sich hinsichtlich Alter, Geschlecht, Rasse und Grunderkrankung. Es zeigte sich, dass Patienten, die die Intensivstation überlebt hatten, im Vergleich zu den Patienten, die während ihres Krankenhausaufenthaltes keine Intensivtherapie benötigt hatten, nach drei Jahren eine signifikant höhere Letalität aufwiesen (39,5 % vs. 34,5 %). Nicht überraschend war, dass diese Zahlen gegenüber dem allgemeinen Kontrollkollektiv deutlich erhöht waren (14,9 %). Als wesentlicher, die Langzeitprognose verschlechternder Faktor konnte bei den Intensivpatienten die Notwendigkeit einer invasiven Beatmung identifiziert werden. Beamtete Patienten hatte eine deutlich schlechtere 3-Jahres-Überlebensrate als nicht beatmete Patienten, die jedoch ebenfalls intensiv-medizinisch betreut werden mussten (Letalität 57,6 % vs. 32,8 %). Es zeigte sich weiterhin, dass die Letalitätsunterschiede, die mit der Notwendigkeit einer Beatmung assoziiert waren, während der ersten sechs Monate nach Entlassung zu beobachten waren. Im weiteren Verlauf glichen sich die Überlebenskurven dann weitgehend an.

Ein weiterer, das Langzeitüberleben negativ beeinträchtigender Faktor, war die Notwendigkeit, Patienten in Pflegeinstitutionen verlegen zu müssen.

Auch hier kam es überwiegend in den ersten 6 Monaten nach Entlassung zu einer deutlich höheren Letalität. Klinische Schlussfolgerung muss somit sein, alle möglichen therapeutischen Anstrengungen zu unternehmen, um ein beatmungspflichtiges Lungenversagen zu verhindern. Nur so scheint auch eine Verbesserung der Langzeitprognose möglich [23].

Neben dem Überleben steht heute auch nach erfolgreicher Intensivtherapie die *Lebensqualität* im Vordergrund. Bereits seit Längerem wird vermutet, dass auch nach erfolgreicher intensivmedizinischer Therapie bei bestimmten Patienten Einschränkungen innerhalb der kognitiven Funktionen sowie der Tätigkeiten des alltäglichen Lebens auftreten können. Eine prospektive Kohortenstudie untersuchte jetzt mehr als 5 000 Patienten, bei denen bereits vor Auftreten einer schweren Sepsis eine neurologische Basisuntersuchung bzw. Dokumentation der körperlichen Aktivitäten möglich gewesen war [8]. Im Verlauf entwickelten 516 Patienten eine schwere Sepsis, wohingegen 4 517 Patienten auf der Basis einer nicht septischen Erkrankung hospitalisiert werden mussten. Insgesamt waren vor und nach Hospitalisierung der Patienten bis zu vier klinische Untersuchungen dokumentiert (über Zeiträume von bis zu ca. acht Jahren). Die Studie zeigte, dass vor Hospitalisierung bei 6,1 % der Patienten eine mäßige bis schwere kognitive Einschränkung bestand. Nach erfolgreich therapierter schwerer Sepsis erhöhte sich die Prävalenz im Mittel auf 16,7 % signifikant. Unter Berücksichtigung des Patienten als seine eigene Kontrolle konnte dabei ein Faktor von 3,34 berechnet werden, um den eine schwere Sepsis das Risiko für ausgeprägtere kognitive Defizite erhöhte.

Bestand bei einem Patienten vor Hospitalisierung keine Einschränkung hinsichtlich der Aktivitäten des alltäglichen Lebens, so waren nach erfolgreicher Therapie einer schweren Sepsis im Mittel 1,57 neue Einschränkungen festzustellen. Auch im zeitlichen Verlauf hatte die schwere Sepsis relevante Auswirkungen auf die körperlichen Behinderungen. Im Mittel traten pro Jahr 0,5 neue Einschränkungen des täglichen Lebens hinzu. Als Ursache dieser Veränderungen sind zwei Pathomechanismen zu diskutieren. Im Hinblick auf die körperlichen Limitierungen steht ganz wesentlich die Critical Illness Polyneuropahie im Vordergrund. Letztere ist speziell mit inflammatorischen Prozessen verbunden, und führt anscheinend doch bei einem Großteil der Patienten – auch lange nach überstandener schwerer Sepsis – zu körperlichen Einschränkungen auf der Basis eines persistierend geschädigten Nervensystems bzw. muskuloskelettalen Systems. Die parallel dazu vermehrte Inzidenz kognitiver Einschränkungen kann sehr wahrscheinlich ebenfalls durch den inflammatorischen Prozess erklärt werden. So werden heute inflamatorische Mechanismen bei der Pathogenese der vaskulären Demenz bzw. des Morbus Alzheimer diskutiert. Auch sepsisassoziierte delirante Zustände könnten möglicherweise eine Rolle spielen [8].

Somit muss bei der Beurteilung der Patientenprognose – auch nach erfolgreicher Therapie einer schweren Sepsis – eine Einschränkung der Lebensqualität mit einbezogen werden. Dies erscheint insbesondere bei älteren Patienten wichtig, die bereits vor Krankheitsbeginn deutliche derartige Defizite aufweisen, und die nach erfolgreicher Intensivtherapie mit einer sehr großen Wahrscheinlichkeit nicht mehr ihren präoperativen Zustand erreichen werden.

Inwieweit derartige Langzeitschäden durch poststationäre intensive spezifische Therapien verhindert werden können, ist unklar. Als gesichert kann nur gelten, dass die gesamten therapeutischen Bemühungen während der Therapie einer schweren Sepsis darauf hinzielen müssen, das Ausmaß und die Dauer des inflammatorischen Prozesses so gering bzw. kurz wie möglich zu halten. Nur so bleibt die Wahrscheinlichkeit für die im Langzeitverlauf zu erwartenden körperlichen und geistigen Einschränkungen so niedrig wie möglich [8].

Literatur

[1] Augustin P, Kermarrec N, Muller-Serieys C, Lasocki S, Chosidow D, Marmuse JP, Valin N, Desmonts JM, Montravers P: Risk factors for multidrug resistant bacteria and optimization of empirical antibiotic therapy in postoperative peritonitis. Crit Care 2010; 14: R20. [EBM III]

[2] Bodmann KF; und die Expertenkommission der Infektliga. Complicated intra-abdominal infections: patho-

gens, resistance. Recommendations of the Infectliga on antibiotic therapy. Chirurg. 2010; 81: 38–49

[3] Briel M, Meade M, Mercat A, Brower RG, Talmor D, Walter SD, Slutsky AS, Pullenayegum E, Zhou Q, Cook D, Brochard L, Richard JC, Lamontagne F, Bhatnagar N, Stewart TE, Guyatt G: Higher vs lower positive end-expiratory pressure in patients with acute lung injury and acute respiratory distress syndrome: systematic review and meta-analysis. JAMA 2010; 303: 865–873. [EBM Ia]

[4] COIITSS Study Investigators, Annane D, Cariou A, Maxime V, Azoulay E, D'honneur G, Timsit JF, Cohen Y, Wolf M, Fartoukh M, Adrie C, Santré C, Bollaert PE, Mathonet A, Amathieu R, Tabah A, Clec'h C, Mayaux J, Lejeune J, Chevret S: Corticosteroid treatment and intensive insulin therapy for septic shock in adults: a randomized controlled trial. JAMA 2010; 303: 341–348. [EBM Ib]

[5] CRASH-2 trial collaborators, Shakur H, Roberts I, Bautista R, Caballero J, Coats T, Dewan Y, El-Sayed H, Gogichaishvili T, Gupta S, Herrera J, Hunt B, Iribhogbe P, Izurieta M, Khamis H, Komolafe E, Marrero MA, Mejía-Mantilla J, Miranda J, Morales C, Olaomi O, Olldashi F, Perel P, Peto R, Ramana PV, Ravi RR, Yutthakasemsunt S: Effects of tranexamic acid on death, vascular occlusive events, and blood transfusion in trauma patients with significant haemorrhage (CRASH-2): a randomised, placebo-controlled trial. Lancet 2010; 376: 23–32. [EBM Ib]

[6] De Backer D, Biston P, Devriendt J, Madl C, Chochrad D, Aldecoa C, Brasseur A, Defrance P, Gottignies P, Vincent JL; SOAP II Investigators: Comparison of dopamine and norepinephrine in the treatment of shock. N Engl J Med 2010; 362: 779–789. [EBM Ib]

[7] Englesbe MJ, Patel SP, He K, Lynch RJ, Schaubel DE, Harbaugh C, Holcombe SA, Wang SC, Segev DL, Sonnenday CJ: Sarcopenia and mortality after liver transplantation. J Am Coll Surg 2010; 211: 271–278. [EBM III]

[8] Iwashyna TJ, Ely EW, Smith DM, Langa KM: Long-term cognitive impairment and functional disability among survivors of severe sepsis. JAMA 2010; 304: 1787–1794. [EBM III]

[9] Jansen TC, van Bommel J, Schoonderbeek FJ, Sleeswijk Visser SJ, van der Klooster JM, Lima AP, Willemsen SP, Bakker J; LACTATE study group: Early lactate-guided therapy in intensive care unit patients: a multicenter, open-label, randomized controlled trial. Am J Respir Crit Care Med 2010; 182: 752–761. [EBM Ib]

[10] Jones AE, Shapiro NI, Trzeciak S, Arnold RC, Claremont HA, Kline JA; Emergency Medicine Shock Research Network (EMShockNet) Investigators: Lactate clearance vs central venous oxygen saturation as goals of early sepsis therapy: a randomized clinical trial. JAMA 2010; 303: 739–746. [EBM Ib]

[11] Marik PE, Preiser JC: Toward understanding tight glycemic control in the ICU: a systematic review and metaanalysis. Chest 2010; 137: 544–551. [EBM Ia]

[12] Oostdijk EA, de Smet AM, Blok HE, Thieme Groen ES, van Asselt GJ, Benus RF, Bernards SA, Frénay IH, Jansz AR, de Jongh BM, Kaan JA, Leverstein-van Hall MA, Mascini EM, Pauw W, Sturm PD, Thijsen SF, Kluytmans JA, Bonten MJ: Ecological effects of selective decontamination on resistant gram-negative bacterial colonization. Am J Respir Crit Care Med 2010; 181: 452–457. [EBM Ib]

[13] Papazian L, Forel JM, Gacouin A, Penot-Ragon C, Perrin G, Loundou A, Jaber S, Arnal JM, Perez D, Seghboyan JM, Constantin JM, Courant P, Lefrant JY, Guérin C, Prat G, Morange S, Roch A; ACURASYS Study Investigators: Neuromuscular blockers in early acute respiratory distress syndrome. N Engl J Med 2010; 363: 1107–1116. [EBM Ib]

[14] Reinhart K, Brunkhorst FM, Bone HG, Bardutzky J, Dempfle CE, Forst H, Gastmeier P, Gerlach H, Gründling M, John S, Kern W, Kreymann G, Krüger W, Kujath P, Marggraf G, Martin J, Mayer K, Meier-Hellmann A, Oppert M, Putensen C, Quintel M, Ragaller M, Rossaint R, Seifert H, Spies C, Stüber F, Weiler N, Weimann A, Werdan K, Welte T; German Interdisciplinary Association for Intensive and Emergency Care Medicine; German Sepsis Society. [Prevention, diagnosis, treatment, and follow-up care of sepsis. First revision of the S2k Guidelines of the German Sepsis Society (DSG) and the German Interdisciplinary Association for Intensive and Emergency Care Medicine (DIVI)]. Anaesthesist 2010; 59(4): 347–370.

[15] Shiloh AL, Eisen LA, Savel RH: Selective decontamination of the digestive tract: what outcomes matter? Crit Care Med 2010; 38: 1386–1387. [EBM IV]

[16] Siempos II, Ntaidou TK, Falagas ME: Impact of the administration of probiotics on the incidence of ventilator-associated pneumonia: a meta-analysis of randomized controlled trials. Crit Care Med 2010; 38: 954–962. [EBM Ia]

[17] Silvestri L, van Saene HK, Zandstra DF, Marshall JC, Gregori D, Gullo A: Impact of selective decontamination of the digestive tract on multiple organ dysfunction syndrome: systematic review of randomized controlled trials. Crit Care Med 2010; 38: 1370–1376. [EBM Ia]

[18] Solomkin JS, Mazuski JE, Bradley JS, Rodvold KA, Goldstein EJ, Baron EJ, O'Neill PJ, Chow AW, Dellinger EP, Eachempati SR, Gorbach S, Hilfiker M, May AK, Nathens AB, Sawyer RG, Bartlett JG: Diagnosis and management of complicated intra-abdominal infection in adults and children: guidelines by the Surgical Infection Society and the Infectious Diseases Society of America. Surg Infect (Larchmt) 2010; 11: 79–109

[19] Strøm T, Martinussen T, Toft P: A protocol of no sedation for critically ill patients receiving mechanical ventilation: a randomised trial. Lancet 2010; 375: 475–480. [EBM Ib]

[20] Sud S, Friedrich JO, Taccone P, Polli F, Adhikari NK, Latini R, Pesenti A, Guérin C, Mancebo J, Curley MA, Fernandez R, Chan MC, Beuret P, Voggenreiter G, Sud M, Tognoni G, Gattinoni L: Prone ventilation reduces mortality in patients with acute respiratory failure and

severe hypoxemia: systematic review and meta-analysis. Intensive Care Med 2010; 36: 585–599. [EBM Ia]

[21] Terragni PP, Antonelli M, Fumagalli R, Faggiano C, Berardino M, Pallavicini FB, Miletto A, Mangione S, Sinardi AU, Pastorelli M, Vivaldi N, Pasetto A, Della Rocca G, Urbino R, Filippini C, Pagano E, Evangelista A, Ciccone G, Mascia L, Ranieri VM: Early vs late tracheotomy for prevention of pneumonia in mechanically ventilated adult ICU patients: a randomized controlled trial. JAMA 2010; 303: 1483–1489. [EBM Ib]

[22] Van Wert R, Friedrich JO, Scales DC, Wald R, Adhikari NK; University of Toronto Acute Kidney Injury Research Group: High-dose renal replacement therapy for acute kidney injury: Systematic review and meta-analysis. Crit Care Med 2010; 38: 1360–1369. [EBM Ia]

[23] Wunsch H, Guerra C, Barnato AE, Angus DC, Li G, Linde-Zwirble WT: Three-year outcomes for Medicare beneficiaries who survive intensive care. JAMA 2010; 303: 849–856. [EBM III]

7.2 Was gibt es Neues in der Volumenersatztherapie?

Über die Effektivität und Sicherheit von Kolloiden in der Volumentherapie

C.S. Hartog, M. Bauer und K. Reinhart

1 Einleitung

Die Debatte, ob Kolloide oder Kristalloide in der Volumentherapie eingesetzt werden sollen, war in den letzten Jahren vorwiegend eine Debatte über Effektivität. Metaanalysen und klinische Studien neueren Datums kamen wiederholt zum Ergebnis, dass Kolloide nicht zu einer Verbesserung von klinisch relevanten Outcomes führten [9, 11, 15, 25, 44, 46]. Nicht nur bewirkten Kolloide insgesamt kein verbessertes Überleben, sondern sie führten in großen klinischen Vergleichsstudien auch nicht zu weniger Katecholaminbedarf, oder zu kürzeren Beatmungs- oder Liegedauern [9, 15].

In jüngerer Zeit trat auch der Aspekt der Sicherheit in den Vordergrund. In mehreren Metaanalysen fand sich eine erhöhte Sterblichkeit entweder nach Kolloiden insgesamt [11, 29, 37] oder speziell nach Albumin [1]: Jedoch basierten diese Analysen meist auf kleinen Studien mit sehr unterschiedlichen Patientengruppen. 2004 erschien die SAFE-Studie, die bis dato größte klinische Studie mit fast 7 000 Intensivpatienten mit der Fragestellung, ob Humanalbumin tatsächlich zu einer erhöhten Sterblichkeit führt. Das Ergebnis zeigte, dass es keinen Unterschied der 28-Tage-Sterblichkeit zwischen Humanalbumin und physiologischer Kochsalzlösung gab [15]. Bei allen intensivmedizinischen Patienten, außer denen mit Schädelhirntrauma, war Albumin so sicher wie Kochsalzlösung [24].

Zur Sicherheit synthetischer Kolloide gibt es weit weniger Evidenz. Dennoch sind sie in Europa beliebte Volumenersatzlösungen. Kürzlich zeigte eine große, 24-stündige Beobachtungsstudie auf 391 Intensivstationen in 25 Ländern, dass Kolloide insgesamt häufiger (2 173 Episoden [48,4 %]) und bei mehr Patienten (n=1 234 [23,4 %]) eingesetzt wurden als Kristalloide (1 468 Episoden [32,7 %] und 782 Patienten [14,8 %]). Hydroxyäthylstärke (HES) war mit 44 % das am häufigsten verabreichte Kolloid, gefolgt von Albumin (30 %), Gelatine (25 %) und Dextran (3 %) [16]. In einer 2006 publizierten deutschlandweiten Umfrage galt HES bei 77 % der Leiter von Anästhesieabteilungen und Intensivstationen (ITS) als effektivste Substanz und wurde von 87 % sogar mit einer Verbesserung des „Outcome" assoziiert [7].

Dabei zeigen neuere Metaanalysen, dass HES-Lösungen mit einem erhöhten Risiko für Nierenversagen einhergehen, wenn sie Patienten mit akuter Hypovolämie, [13] intensivmedizinischen Patienten [45] und Sepsispatienten [42] verabreicht werden. Überdies bestätigte eine Analyse den Trend zur erhöhten Sterblichkeit [45], der in einer größeren Sepsisstudie mit längerer Nachbeobachtungszeit aufgefallen war [9].

Dagegen gilt die neue Drittgenerationsstärke HES 130/0,4 als eine Stärkelösung mit verbessertem Sicherheitsprofil gegenüber älteren HES-Lösungen [41].

2 Glauben vs. Evidenz in der Volumentherapie

Es stellt sich angesichts einer Datenlage, die den Einsatz von synthetischen Kolloiden nicht unterstützt, die Frage, welche Gründe dennoch für den Einsatz von HES bei akuter Hypovolämie sprechen könnten und welche Evidenz dafür geltend gemacht werden kann. Kliniker, die den Gebrauch von HES favorisieren, geben dafür häufig die folgenden Argumente an:

1. Kolloide sind effektivere Plasmaexpander als Kristalloide und vermindern das zur hämodynamischen Stabilisierung benötigte Volumen um ein Vielfaches (4:1-Regel)
2. Synthetische Kolloide sind ebenso sicher wie Humanalbumin, aber deutlich kostengünstiger.
3. HES-Lösungen sind unter den synthetischen Kolloiden die Lösungen mit dem besten Nutzen/Risiko-Profil.
4. HES der dritten Generation (HES 130/0,4) hat weniger Nebenwirkungen als ältere HES-produkte.

Im Folgenden wird untersucht werden, welche Evidenz diesen Argumenten zugrunde liegt.

2.1 Sind Kolloide effektivere Plasmaexpander als Kristalloide und vermindern sie das zur hämodynamischen Stabilisierung benötigte Volumen um ein Vielfaches (4:1-Regel)?

2.1.1 Ausgleich hämodynamischer Messwerte

Nach dem Starling-Prinzip von 1896 vergrößern Kolloide das Plasmavolumen durch die Erhöhung des kolloid-onkotischen Drucks (KOD) im Gefäß [38]. Sie gelten deshalb als effektivere Plasmaexpander als Kristalloide. Neuere klinische Daten zeigen jedoch, dass dieser Effekt nur vorübergehend ist und wenig klinische Bedeutung hat. Eine Reihe von randomisiert-kontrollierten Studien bei intensivmedizinisch behandelten Erwachsenen und Kindern haben gezeigt, dass eine anhaltende hämodynamische Stabilisierung anhand von vorgegebenen Zielwerten mit Kristalloiden ebenso gut wie mit Kolloiden erreicht wird [9, 15, 35, 44]. In den letzten Jahren haben zwei größere intensivmedizinische Studien das klinische Outcome nach Kristalloiden oder Kolloiden verglichen. Die SAFE-Studie verglich Humanalbumin und physiologische Kochsalzlösung bei fast 7 000 intensivmedizinischen Patienten und die VISEP Studie verglich Ringerlaktat (RL) mit 10%iger HES 200/0,5 bei 537 Patienten mit schwerer Sepsis. Beide Studien fanden, dass sich die Endpunkte 28-Tage-Sterblichkeit, ITS- oder Krankenhausverweildauer, Anzahl von Organversagen oder Beatmungsdauer in den Gruppen nicht unterschieden [9, 15]. Wills et al. untersuchten Dextran, HES oder RL bei 383 Kindern mit Dengue-Schock-Syndrom und erzielten eine anhaltende kardiovaskuläre Stabilisierung mit allen Lösungen in vergleichbarer Zeit [44]. Man hätte erwarten dürfen, dass sich mit Kolloiden eine raschere Wirkung hätte erzielen lassen. Tatsächlich sank der Hämatokrit als Zeichen der intravasalen Volumenexpansion in der Wills-Studie bei hypovolämischen Kindern nach Dextran oder HES in größerem Ausmaß (jeweils -25 % und – 22 %) als nach RL (-9 %, p < 0,001). Nach den ersten 2 Stunden jedoch stiegen die Hämatokritwerte in den Kolloidgruppen wieder an (jeweils +5 %), blieben in der RL-Gruppe jedoch stabil (0 %, p < 0,001). Die Autoren erklärten dies damit, dass die Makromoleküle ins Gewebe übertreten und Wasser mit sich ziehen [44]. Bei Erwachsenen erzielten Kolloide wenig, aber signifikant erhöhte Zentralvenendrücke (ZVD), während arterielle Mitteldrücke (MAP) oder zentralvenöse Sauerstoffsättigung (ScvO2) ebenso nach Kristalloidgabe anstiegen [9, 15].

Upadhyay et al. verglichen die zielgerichtete Volumentherapie mit Gelatine- oder Kochsalzlösung bei 60 Kindern mit schwerer Sepsis. Nach erfolgreicher Volumengabe waren Plasmavolumen, Körperwasser, extrazelluläres und interstitielles Flüssigkeitsvolumen vergleichbar; in der Kochsalzgruppe wurden im Median 45 (15–98) Minuten und in der Gelatinegruppe 35 (15–90) Minuten benötigt bis zur hämodynamischen Stabilisierung (p=0,41). Das klinische Outcome (Kreislaufstabilität nach 6 und 12 Stunden, Anzahl von Organversagen und Überlebensrate) war vergleichbar [35].

Die Daten deuten dahin, dass Kolloide unmittelbare hämodynamische Effekte erzielen, die jedoch nicht nachhaltig und deshalb für das klinische Outcome unerheblich sind.

2.1.2 Ödembildung

Volumentherapie ist oft von Flüssigkeitseinlagerung ins Gewebe begleitet. Sowohl Kristalloide als auch Kolloide treten aus dem Gefäßsystem aus; Albumin zirkuliert frei ins Interstitium der Lunge [14]. Diese Flüssigkeitsbewegungen werden verschieden interpretiert. Einerseits argumentieren Kolloidbefürworter, dass Kolloide das Risiko der Ödembildung verringern, weil sie den KOD erhöhen, während Kristalloidbefürworter befürchten, dass Kolloide ein interstitielles Ödem verstärken, weil sie dort Wasser binden [14]. Ältere klinische Studien, die methodische Schwächen aufwiesen, kamen in der Vergangenheit zu unterschiedlichen Ergebnissen. In neuerer Zeit gibt es Daten aus größeren klinischen Studien zu dieser Frage, die zeigen, dass die Lungenfunktion durch die Art des Volumenersatzmittels nicht beeinträchtigt wird. Bei Erwachsenen und Kindern mit erhöhter kapillärer Durchlässigkeit waren weder extravaskuläres Lungenwasser, pulmonaler SOFA-Score noch Beatmungsdauer nach Kristalloid- oder Kolloidexposition unterschiedlich [9, 15, 35, 36, 38].

Nach Ansicht einiger Autoren sollte HES sogar in der Lage sein, undichte Kapillaren zu verschließen („plug the leaks") und die kapilläre Durchlässigkeit zu verringern [39, 47]. Die direkte Visualisierung von fluoreszenzmarkierten HES-Lösungen mit unterschiedlichem Molekulargewicht mit dem Intravitalmikroskop in einem hämorrhagischen Rattenmodell zeigte jedoch, dass HES innerhalb von Sekunden aus den Kapillaren ins umliegende Gewebe übertritt [19].

Andererseits darf nicht übersehen werden, dass eine überzogene aggressive Volumengabe mit Kristalloiden bei Traumapatienten zu einer erhöhten Inzidenz von Hirnödem oder abdominellem Kompartmentsyndrom führen kann [23]. Eine positive Flüssigkeitsbilanz ist ein erheblicher Risikofaktor für das Versterben [40]. Jedoch ist unklar, ob dies ein Epiphänomen oder ein kasualer Faktor ist. Die Gefahr einer Volumenüberlastung ist ebenso auch mit Kolloiden möglich. Bislang gibt es keine klinische Evidenz, dass Kolloide bei intensivmedizinischen oder septischen Patienten über einen längeren Zeitraum zu einer negativeren Flüssigkeitsbilanz oder verbessertem Überleben beitragen.

2.1.3 Kristalloid-Kolloid-Volumenverhältnis

Lehrbuchwissen besagt, dass die Volumentherapie mit Kristalloiden die drei- bis vierfache Volumenmenge im Vergleich zur Therapie mit Kolloiden erfordert. Diese 4:1-Regel muss jedoch stark angezweifelt werden. Der direkte klinische Vergleich bei Patienten zeigt, dass das Volumenverhältnis tatsächlich zwischen 1 bis 2 liegt. Bei mehreren tausenden Intensivpatienten wurde mit Kochsalzlösung am Aufnahmetag nur 1,3 mal mehr Volumen, über die ersten vier Tage insgesamt nur 1,4 mal mehr Volumen als mit 4 % Humanalbumin [15] appliziert. Bei über 500 Patienten mit Sepsis war das Verhältnis 1,6 am ersten Tag (RL vs. 10 % HES 200/0.5) und 1,4 über die ersten 4 Tage [9]. Bei 383 Kindern mit Dengue-Schock-Syndrom wurde erfolgreich mit gleichen Volumenmengen Kristalloid oder Kolloid therapiert (Verhältnis 1,0) und bei 60 Kindern im septischen Schock war das Volumenverhältnis zwischen Kochsalzlösung und 3,5 % Gelatine 1,6 [35]. In vier klinischen Studien, die HES 130/0.4 zur perioperativen, zielgerichteten Volumentherapie mit Kristalloiden verglichen, lag das Volumenverhältnis der insgesamt in den Gruppen verabreichten Flüssigkeitsmengen zwischen 1,6 und 2,1 [18].

2.2 Sind synthetische Kolloide ebenso sicher wie Humanalbumin?

Einige Autoren propagieren, im chirurgischen Bereich HES anstelle von Albumin zu benutzen, da es ebenso sicher, aber billiger als Albumin sei [6]. Metaanalysen aus der jüngeren Zeit konnten keinen besonderen Vorteil eines Kolloids über ein anderes entdecken [10, 25]. Die von einigen Autoren vorgeschlagenen „zusätzlichen" positiven Wirkungen von HES u.a. auf Inflammationsmarker, Mikrozirkulation und Kapillardurchlässigkeit [5] konnten bis-

7.2 Was gibt es Neues in der Volumenersatztherapie?

her in ausreichend großen klinischen Studien nicht nachgewiesen werden und haben bisher nicht zu einem verbesserten klinischen Outcome geführt.

Jüngst wurde dazu eine Studie, die die Überlegenheit von HES über Albumin angeblich nachwies, von den Herausgebern wegen des hochgradigen Verdachts auf Fälschung zurückgezogen [26]. Im Gegenteil, Tier- und In-vitro-Studien haben gezeigt, dass HES proinflammatorisch im Nierenintersitium [20] und auf die Thrombozytenfunktion [34] wirkt.

Während die Volumenwirksamkeit zwischen Albumin und HES nicht unterschiedlich ist, scheint Albumin Vorteile für bestimmte Patientengruppen zu besitzen. Eine SAFE-Subgruppe mit 1 218 Sepsispatienten zeigte einen Trend zugunsten von Albumin (28-Tage-Mortalität 30,7 % vs. 35,3 %, p=0,09) [15]. Albumin führte bei Kindern mit schwerer Malaria und bei Patienten mit spontaner bakterieller Peritonitis ebenfalls zu verbesserten Überlebensraten [2, 33]. Andererseits verschlechtert Albumin bei Patienten mit Schädelhirnverletzungen (SHT) das Überleben. Eine Nachuntersuchung der SAFE-Subgruppe von 460 Patienten mit SHT ergab auch nach 24 Monaten eine erhöhte Mortalität (33,2 % vs. 20,4 %; p < 0,001) [24].

2.3 Sind HES-Lösungen unter den synthetischen Kolloiden die Lösungen mit dem besten Nutzen/Risiko-Profil?

2.3.1 Nebenwirkungen von synthetischen Kolloiden

Alle synthetischen Kolloide sind mit den Risiken Koagulopathie und Nierenversagen assoziiert; sie können außerdem anaphylaktoide Reaktionen auslösen, deren Häufigkeit unter HES geringer ist als unter Gelatine oder Dextran [4]. In der Herzchirurgie führten HES 450/0,7 und 200/0,5 zu einem erhöhten Blutverlust und Transfusionsbedarf gegenüber Albumin [43]; HES 450/0,7 wurde in den USA daraufhin mit einem Warnhinweis versehen. HES 200/0,6 verursachte schwere Blutungskomplikationen bei Patienten mit intrazerebraler Blutung [21]. HES verlängert die Blutungszeit, verringert die Gerinnselfestigkeit und führt zu einem sekundären von-Willebrand-Syndrom [22]. HES 200/0,6 und HES 200/0,5 führten zu Nierenversagen bei septischen Patienten [9, 31] und bei Nierentransplantierten [12]. HES 250/0,45 war mit einer erhöhten Rate von akutem Nierenversagen nach Herzchirurgie assoziiert [27]. Die Nierenfunktion wird möglicherweise durch die Einlagerung von HES in die renalen Zellen des proximalen Tubulus oder durch die Bildung eines hyperviskösen Ultrafiltrats eingeschränkt [30]. HES wird in Organen des RES gespeichert; die Aufnahme in kutane Nerven kann zu lang anhaltendem Pruritus führen [8]. In höheren kumulativen Dosen, z.B. nach ITS-Aufenthalt oder Plasmapherese wurden ausgeprägte Organeinlagerungen ähnlich eines „foamy macrophage syndroms" mit Organdysfunktion berichtet [3].

Gelatinelösungen behindern ebenfalls die Plättchenfunktion und verlängern die Blutgerinnung [22]; in den USA ist Gelatine als Volumenersatz aufgrund der verzögerten Blutgerinnung seit 1978 verboten. Die Wirkungen von Gelatine auf die Niere wurden bisher wenig wahrgenommen, vermutlich weil Gelatine oft als Vergleichslösung gegenüber HES getestet wurde. Eine Einschränkung der Nierenfunktion ist bekannt [4]. Bei 205 Patienten mit schwerer Sepsis führte die Umstellung des Standardkolloids von HES 130/0,4 auf 4 % Gelatinelösung nicht zu einer Verringerung der Inzidenz an akutem Nierenversagen (jeweils 43,2 % und 40,2 %); in Dosen > 33 ml/kg stieg die Rate an Nierenversagen unter beiden Kolloiden an (jeweils 52,5 % und 51,9 %) [28].

2.3.2 Übersterblichkeit durch höhere kumulative Dosen von HES?

Bei septischen Patienten zeigte sich ein Trend zuungunsten von 10 % HES 200/0,5 bezüglich der 90-Tage-Sterblichkeit im Vergleich zu RL (41,0 % vs. 33,9 %, p=0,09). Dieser Anstieg ließ sich auf die Subgruppe von Patienten zurückführen, die HES in höheren Dosierungen erhalten hatten. Bei Patienten, die HES in einer kumulativen Dosis von 136,0 ml/kg Körpergewicht erhalten hatten, war die 90-Tage-Sterblichkeit mit 57,6 % erheblich höher als bei Patienten, die HES nur in einer kumulativen Dosis von 48,3 ml/kg bekommen hatten (30,9 %) [9]. Die empfohlene Tageshöchstdosis für 10 % HES 200/0,5 liegt bei 20 ml/kg. Möglicherweise spielt die Organspeicherung hier eine Rolle. HES wird entweder durch die Serum-Amylase abgebaut und über die Niere ausgeschieden oder vorübergehend in Lysosomen von Leber, Nieren, Milz, Lymphknoten und anderen Zellen des RES aufgenommen. Bei eingeschränkter Nierenfunktion nimmt die Aufnahme in die Zellen des RES zu [3]. Ausgeprägte Kolloidspeicherung führte bei einem ITS-Patienten zu Einschränkung der Respiration, Leber- und Nierenfunktionsstörung [17].

2.3.3 Gibt es eine sichere Dosis für HES?

Bis heute gibt es keine belastbare Dosisbeschränkung, innerhalb derer HES bedenkenlos einsetzbar wäre. Tägliche Dosisbeschränkungen wurden historisch in Analogie zu Dextran festgelegt, weil die Effekte auf die Blutgerinnung vergleichbar waren. Die Nebenwirkungen von HES hängen jedoch von der insgesamt, d.h. kumulativ verabreichten Dosis ab. Klinische Studien zur Festlegung einer sicheren Dosis gibt es jedoch nicht. In der VISEP-Studie hatten auch Patienten, die nie mehr als die Tageshöchstdosis HES erhielten, eine signifikant höhere Rate an Nierenversagen als Patienten, die RL erhielten (30,9 % vs. 21,7 %, p=0,04). Rioux et al. fanden bei 563 herzchirurgischen Patienten, dass bereits kumulative Dosen von 10 % HES 250/0,45 über 14 ml/kg mit einem erhöhten Risiko von akutem Nierenversagen verbunden waren [27]. Für Gelatine gibt es nicht einmal Empfehlungen zur Beschränkung der Tageshöchstmengen.

2.4 Haben HES-Lösungen der dritten Generation (HES 130/0,4) weniger Nebenwirkungen als ältere HES-Produkte?

Es mehren sich Hinweise, dass auch die Drittgenerationsstarke HES 130/0,4 bei ITS Patienten zu Nierenschädigungen führen kann [28]. Eine multinationale Beobachtungsstudie mit über 1 000 Patienten fand eine ähnliche Rate an Nierenversagen nach HES 130/0,4 wie nach älteren HES-Lösungen (20/119, 16,8 % vs. 53/270, 19,6 %, p=0,51) [32]. Die Berichte über eine verbesserte Sicherheit von HES 130/0.4 berufen sich auf eine Vielzahl von klinischen Studien, die jedoch kürzlich in einer systematischen Analyse untersucht wurden und ohne Ausnahme erhebliche methodische Schwächen aufwiesen. Die Studien (n=56) waren in der Mehrzahl aus dem elektiv-chirurgischen Bereich, mit einer sehr geringen Patientenzahl (im Median nur 25 Patienten in der HES-Gruppe), kurzer Beobachtungszeit von im Median zwölf Stunden und geringer kumulativer Dosierung unterhalb einer Tageshöchstdosis (33 ml/kg). Zwei Drittel der Vergleichslösungen waren ungeeignete andere Stärkelösungen oder synthetische Kolloide mit vergleichbarem Risikoprofil. Diese Studien waren ohne Ausnahme ungeeignet, um Aussagen über das Sicherheitsprofil von HES 130/0,4 zu erlauben [18]. Zudem stammten 18 dieser Studien von einem Autor, dessen wissenschaftliches Gesamtwerk wegen schwerer Fälschungsvorwürfe infrage steht [26]. Auch eine 2010 erschienene Cochrane Meta-Analyse über die Wirkung von HES auf die Nierenfunktion bei Patienten mit akuter Hypovolämie zog ähnliche Schlüsse, denn die Autoren fanden nur fünf Studien für einen paarweisen Vergleich von älteren und neuester HES-Lösungen. Die Autoren schrieben: „Es gibt nicht genügend Evidenz, um Unterschiede zwischen verschiedenen HES-Lösungen in Bezug auf renale Outcomes zu bewerten. Insbesondere gibt es nicht genügend Daten dafür, dass 6 % HES 130/0,4 durch verbesserte Pharmakokinetik zu einem verbesserten renalen Outcome führen würde." [13].

Da Kristalloide im Allgemeinen und Albumin außer bei Patienten mit SHT als sichere Volumersatzlösungen angesehen werden können, sollten sie als Vergleichslösungen bei Studien zur Sicherheit und Effektivität von HES-Lösungen dienen. Aus diesem guten Grund werden derzeit laufende oder geplante große klinische Studien über HES 130/0,4 mit Kristalloiden durchgeführt:

1. CHEST-Studie der australisch-neuseeländischen ANZICS-Gruppe: HES 130/0,4 vs. 0,9 % NaCl bei ITS-Patienten (geplante Patientenzahl n=7 000, registriert unter www. clinicaltrials.gov NCT00935168),

2. Scandinavian Starch for Severe-Sepsis/Septic-Shock-Studie: HES 130/0,4 vs. Ringeracetat bei Patienten mit schwerer Sepsis (geplante Patientenzahl: n=800, NCT00962156),
3. University of Manitoba: HES 130/0,4 vs. RL in der Herzchirurgie (geplante Patientenzahl n=500, NCT00801190).

Von diesen Studien können belastbare klinische Daten zur Sicherheit und Effektivität von HES erwartet werden.

3 Komplikationsvermeidung basierend auf der derzeitigen klinischen Datenlage

- *Einschränkung der Nierenfunktion*
  Vermeidung synthetischer Kolloide; das Risiko steigt mit zunehmender kumulativer Dosis.

- *Verzögerte und eingeschränkte Blutgerinnung*
  Vermeidung synthetischer Kolloide; das Risiko steigt mit zunehmender kumulativer Dosis.

- *Ödembildung*
  Wird durch die Wahl des Volumenersatzmittels aufgrund derzeitiger Datenlage nicht unterschiedlich beeinflusst.

- *Volumenüberlastung*
  Die Gefahr besteht gleichermaßen bei Kristalloiden und Kolloiden. Kristalloide sollten entsprechend des tatsächlichen klinischen Bedarfs (ggf. hämodynamische Zielparameter) verabreicht werden und nicht aufgrund von theoretischen Überlegungen, die den kristalloiden Volumenbedarf bisher weit überschätzt haben. HES wird besonders bei kritisch kranken Patienten und bei bestehender Nierenfunktionseinschränkung vermehrt eingelagert und sollte deshalb vermieden werden.

4 Fazit

- Volumentherapie beruht häufig auf Glauben und Gewohnheit, nicht auf klinischer Evidenz.
- Kolloide und besonders HES sind beliebt und werden häufig eingesetzt, obwohl die derzeitige Datenlage basierend auf großen klinischen Studien und Metaanalysen zeigt, dass die Anwendung von Kolloiden und Kristalloiden zu vergleichbaren klinischen Outcomes führt.
- Häufig angegebene Gründe für die Verwendung von synthetischen Kolloiden werden nicht durch klinische Evidenz gestützt.
  - Kolloide führen nur kurzfristig zu einer stärkeren Expansion des Plasmavolumens als Kristalloide, die nach der bisherigen Datenlage nicht von klinischer Bedeutung ist.
  - Ihre Verwendung verringert die Volumenbelastung weit weniger als angenommen – das tradierte 4:1-Kristalloid-Kolloid-Verhältnis muss revidiert werden – klinische Evidenz weist auf Werte unter 2:1.
  - Es gibt keine klinischen Daten für die Annahme, dass Kolloide die pulmonale Ödembildung verringern oder über einen längeren Zeitraum zu einer weniger positiven Flüssigkeitsbilanz führen.
  - HES ist kein gleichwertiger Ersatz für Albumin, sondern besitzt ein höheres Risikopotenzial.
  - Die angeblich verbesserte Sicherheit der Drittgenerationsstärke HES 130/0,4 ist derzeit klinisch nicht belegt.
- HES ist in Abhängigkeit von der kumulativ verabreichten Dosis mit Störungen der Blutgerinnung und Nierenfunktion und in höheren Dosen bei Schwerkranken mit dem Risiko der Übersterblichkeit verbunden.
- Alle synthetischen Kolloide besitzen ein vergleichbares Risikoprofil.
- Kolloide sind bei Patienten mit SHT nicht sicher.
- Für Albumin gibt es möglicherweise einige Indikationen bei Sepsis, spontan bakterieller Peritonitis und Malaria. Weitere Studien in dieser Indikation laufen derzeit.
- Kristalloide sind sicher, effektiv und kostengünstig [9, 15, 44].

Literatur

[1] Human albumin administration in critically ill patients: systematic review of randomised controlled trials. Cochrane Injuries Group Albumin Reviewers. BMJ 1998; 317: 235–240. [EBM Ia]

[2] Akech S, Gwer S, Idro R et al.: Volume expansion with albumin compared to gelofusine in children with severe malaria: results of a controlled trial. PLoS Clin Trials 2006; 1: e21. [EBM Ia]

[3] Auwerda JJ, Leebeek FW, Wilson JH et al.: Acquired lysosomal storage caused by frequent plasmapheresis procedures with hydroxyethyl starch. Transfusion 2006; 46: 1705–1711. [EBM III]

[4] Barron ME, Wilkes MM, Navickis RJ: A systematic review of the comparative safety of colloids. Arch Surg 2004; 139: 552–563. [EBM Ia]

[5] Boldt J: Do plasma substitutes have additional properties beyond correcting volume deficits? Shock 2006; 25: 103–116. [EBM Ib]

[6] Boldt J, Scholhorn T, Mayer J et al.: The value of an albumin-based intravascular volume replacement strategy in elderly patients undergoing major abdominal surgery. Anesth Analg 2006; 103: 191–199. [EBM Ib]

[7] Boldt J, Schollhorn T, Dieterich HJ: Fluid therapy in Germany – results of a postal survey. Anasthesiologie & Intensivmedizin 2006; 47: 309–314. [EBM III]

[8] Bork K: Pruritus precipitated by hydroxyethyl starch: a review. Br J Dermatol 2005; 152: 3–12. [EBM Ib]

[9] Brunkhorst FM, Engel C, Bloos F et al.: Intensive insulin therapy and pentastarch resuscitation in severe sepsis. N Engl J Med 2008; 358: 125–139. [EBM Ib]

[10] Bunn F, Trivedi D, Ashraf S: Colloid solutions for fluid resuscitation. Cochrane Database Syst Rev 2008; CD001319. [EBM Ia]

[11] Choi PT, Yip G, Quinonez LG et al.: Crystalloids vs. colloids in fluid resuscitation: a systematic review. Crit Care Med 1999; 27: 200–210. [EBM Ia]

[12] Cittanova ML, Leblanc I, Legendre C et al.: Effect of hydroxyethylstarch in brain-dead kidney donors on renal function in kidney-transplant recipients. Lancet 1996; 348: 1620–1622. [EBM Ib]

[13] Dart AB, Mutter TC, Ruth CA et al.: Hydroxyethyl starch (HES) versus other fluid therapies: effects on kidney function. Cochrane Database Syst Rev 2010; CD007594. [EBM Ia]

[14] Davies MJ: Crystalloid or colloid: does it matter? J Clin Anesth 1989; 1: 464–471. [EBM Ib]

[15] Finfer S, Bellomo R, Boyce N et al.: A comparison of albumin and saline for fluid resuscitation in the intensive care unit. N Engl J Med 2004; 350: 2247–2256. [EBM Ib]

[16] Finfer S, Liu B, Taylor C et al.: Resuscitation fluid use in critically ill adults: an international cross sectional study in 391 intensive care units. Crit Care 2010; 14: R185. [EBM III]

[17] Ginz HF, Gottschall V, Schwarzkopf G et al.: Excessive tissue storage of colloids in the reticuloendothelial system. Anaesthesist 1998; 47: 330–334. [EBM III]

[18] Hartog CS, Kohl M, Reinhart K: A systematic review of 3rd generation hydroxyethyl starch (HES 130/0.4) in resuscitation: Safety not adequately addressed. Anesth Analg 2011; 112: 635–645. [EBM Ia]

[19] Hitosugi T, Saito T, Suzuki S et al.: Hydroxyethyl starch: the effect of molecular weight and degree of substitution on intravascular retention in vivo. Anesth Analg 2007; 105: 724–728. [EBM IIb]

[20] Huter L, Simon TP, Weinmann L et al.: Hydroxyethylstarch impairs renal function and induces interstitial proliferation, macrophage infiltration and tubular damage in an isolated renal perfusion model. Crit Care 2009; 13: R23. [EBM IIb]

[21] Jonville-Bera AP, Autret-Leca E, Gruel Y: Acquired type I von Willebrand's disease associated with highly substituted hydroxyethyl starch. N Engl J Med 2001; 345: 622–623. [EBM III]

[22] Levi M, Jonge E: Clinical relevance of the effects of plasma expanders on coagulation. Semin Thromb Hemost 2007; 33: 810–815. [EBM Ib]

[23] Madigan MC, Kemp CD, Johnson JC et al.: Secondary abdominal compartment syndrome after severe extremity injury: are early, aggressive fluid resuscitation strategies to blame? J Trauma 2008; 64: 280–285. [EBM III]

[24] Myburgh J, Cooper DJ, Finfer S et al.: Saline or albumin for fluid resuscitation in patients with traumatic brain injury. N Engl J Med 2007; 357: 874–884. [EBM Ib]

[25] Perel P, Roberts I: Colloids versus crystalloids for fluid resuscitation in critically ill patients. Cochrane Database Syst Rev 2009; CD000567. [EBM Ia]

[26] Reinhart K, Takala J: Hydroxyethyl Starches: What Do We Still Know? Anesth Analg 2011, in press. [EBM Ia]

[27] Rioux JP, Lessard M, De Bortoli B et al.: Pentastarch 10 % (250 kDa/0.45) is an independent risk factor of acute kidney injury following cardiac surgery. Crit Care Med 2009; 37: 1293–1298. [EBM III]

[28] Schabinski F, Oishi J, Tuche F et al.: Effects of a predominantly hydroxyethyl starch (HES)-based and a predominantly non HES-based fluid therapy on renal function in surgical ICU patients. Intensive Care Med 2009; 35: 1539–1547. [EBM IIa]

[29] Schierhout G, Roberts I: Fluid resuscitation with colloid or crystalloid solutions in critically ill patients: a systematic review of randomised trials. BMJ 1998; 316: 961–964. [EBM Ia]

[30] Schortgen F, Brochard L: Colloid-induced kidney injury: experimental evidence may help to understand mechanisms. Crit Care 2009; 13: 130. [EBM IV]

[31] Schortgen F, Brochard L: Hydroxyethylstarch as a risk factor for acute renal failure in severe sepsis. Lancet 2001; 358: 582–583. [EBM Ib]

[32] Schortgen F, Girou E, Deye N et al.: The risk associated with hyperoncotic colloids in patients with shock. Intensive Care Med 2008; 34: 2157–2168. [EBM III]

[33] Sort P, Navasa M, Arroyo V et al.: Effect of intravenous albumin on renal impairment and mortality in

patients with cirrhosis and spontaneous bacterial peritonitis. N Engl J Med 1999; 341: 403–409. [EBM Ib]

[34] Sossdorf M, Marx S, Schaarschmidt B et al.: HES 130/0.4 impairs haemostasis and stimulates pro-inflammatory blood platelet function. Crit Care 2009; 13: R208. [EBM IIa]

[35] Upadhyay M, Singhi S, Murlidharan J et al.: Randomized evaluation of fluid resuscitation with crystalloid (saline) and colloid (polymer from degraded gelatin in saline) in pediatric septic shock. Indian Pediatr 2005; 42: 223–231. [EBM Ib]

[36] Van der Heijden M, Verheij J, van Nieuw Amerongen GP et al.: Crystalloid or colloid fluid loading and pulmonary permeability, edema, and injury in septic and nonseptic critically ill patients with hypovolemia. Crit Care Med 2009; 37: 1275–1281. [EBM Ib]

[37] Velanovich V: Crystalloid versus colloid fluid resuscitation: a meta-analysis of mortality. Surgery 1989; 105: 65–71. [EBM Ia]

[38] Verheij J, van Lingen A, Raijmakers PG et al.: Effect of fluid loading with saline or colloids on pulmonary permeability, oedema and lung injury score after cardiac and major vascular surgery. Br J Anaesth 2006; 96: 21–30. [EBM Ib]

[39] Vincent JL: Fluids for resuscitation. Br J Anaesth 1991; 67: 185–193. [EBM Ib]

[40] Vincent JL, Sakr Y, Sprung CL et al.: Sepsis in European intensive care units: results of the SOAP study. Crit Care Med 2006; 34: 344–353. [EBM III]

[41] Westphal M, James MF, Kozek-Langenecker S et al.: Hydroxyethyl Starches: Different Products – Different Effects. Anesthesiology 2009; 111: 187–202. [EBM Ib]

[42] Wiedermann CJ: Systematic review of randomized clinical trials on the use of hydroxyethyl starch for fluid management in sepsis. BMC Emerg Med 2008; 8: 1. [EBM Ia]

[43] Wilkes MM, Navickis RJ, Sibbald WJ: Albumin versus hydroxyethyl starch in cardiopulmonary bypass surgery: a meta-analysis of postoperative bleeding. Ann Thorac Surg 2001; 72: 527–533; discussion 534. [EBM Ia]

[44] Wills BA, Nguyen MD, Ha TL et al.: Comparison of three fluid solutions for resuscitation in dengue shock syndrome. N Engl J Med 2005; 353: 877–889. [EBM Ib]

[45] Zarychanski R, Turgeon AF, Fergusson DA et al.: Renal outcomes and mortality following hydroxyethyl starch resuscitation of critically ill patients: systematic review and meta-analysis of randomized trials. Open Med 2009; 3: E196–209. [EBM Ia]

[46] Zavrakidis N: Intravenous fluids for abdominal aortic surgery. Cochrane Database of Systematic Reviews DOI: 10.1002/14651858.CD14000991; 2000. [EBM Ia]

[47] Zikria BA, King TC, Stanford J et al.: A biophysical approach to capillary permeability. Surgery 1989; 105: 625–631. [EBM IIb]

7.3 Was gibt es Neues in der Wundbehandlung?

M.A. Küper, A. Königsrainer und S. Beckert

1 Einleitung

Chronische Wunden stellen sowohl die Patienten als auch die behandelnden Personen vor große Herausforderungen. So unterscheiden sich chronische Wunden grundlegend von akut entstandenen Wunden und bedürfen einer besonderen Behandlung, um zur Abheilung zu gelangen. Mit den sich immer weiterentwickelnden diagnostischen Verfahren besteht zudem die Möglichkeit, das Verständnis dieser Unterschiede zu vertiefen. Kürzlich ist beispielsweise eine Arbeit erschienen, in der die Autoren auf der Basis einer sogenannten Proteom-Analyse der Wundflüssigkeiten normal heilender bzw. chronischer Wunden bei venöser Insuffizienz einen deutlichen Unterschied hinsichtlich der Proteinzusammensetzung in den entsprechenden Wundflüssigkeiten fanden. Während in gut heilenden Wunden vor allem Proteine, die der Gewebereparatur zuzuordnen sind, gefunden wurden, waren in der Wundflüssigkeit chronischer Wunden Proteine in großer Zahl vorhanden, die normalerweise bei Entzündungen eine Rolle spielen [5]. Aus diesen grundlagenwissenschaftlichen Arbeiten jedoch Rückschlüsse auf die Therapie solcher Wunden zu ziehen, ist sicherlich noch verfrüht. Dennoch bieten solche Daten die Grundlage für weitere Forschungen zu möglicherweise neuen Therapieansätzen bei der Behandlung chronischer Wunden.

Neben diesen neuen Erkenntnissen spielt jedoch auch die weitere Evaluation bekannter und etablierter Therapieformen eine große Rolle, nicht zuletzt, um durch eine kontinuierliche Weiterentwicklung dieser Verfahren eine Verbesserung der Behandlungsqualität zu erreichen. Ein gutes Beispiel ist hier sicherlich die Weiterentwicklung der Vakuum-Therapie im Sinne einer „Wund-Chemotherapie" [9]. Durch die Kombination einer intermittierenden Vakuum-Therapie mit einer Instillation antibiotikahaltiger Flüssigkeiten in die chronische Wunde wäre es denkbar, dass die Heilung kontaminierter Wunden (insbesondere solcher, die mit „Problemkeimen" wie Pseudomonas aeruginosa besiedelt sind) positiv beeinflusst werden könnte. Auch hier stehen kontrollierte Studien zum wirklichen klinischen Nutzen jedoch noch aus.

2 Das diabetische Fußsyndrom

Ein wesentliches Problem in der Behandlung diabetischer Fußulzera ist das hohe Risiko des Auftretens von Infektionen. Schon die Frage nach der Diagnose der Infektion stellt dabei die behandelnden Personen vor eine Herausforderung. Die Diagnose einer Infektion erfolgt dabei normalerweise anhand der klassischen klinischen Parameter wie Rötung, Schwellung, Überwärmung, Schmerzen oder erhöhte Sekretion über die Wunde. Die Frühstadien der Infektion können so oft jedoch nicht sicher diagnostiziert werden. Gerade die Diagnose der Osteomyelitis ist jedoch von entscheidender Bedeutung für den weiteren Heilungsverlauf, da diese häufig Keimzelle für rezidivierende Infektionen ist. Typischerweise kann die Osteomyelitis röntgenologisch erst nach einer Latenzzeit von mindestens zwei Wochen diagnostiziert werden, da für die radiologische Diagnose eine Demineralisierung des Knochens von mind. 50 % erforderlich ist. Von daher wird zur frühen Diagnose der sogenannte „probe-to-bone"-Test (PTB-Test) durchgeführt, bei dem z.B. mit einer Knopfkanüle getestet wird, ob Knochen in der Tiefe der Wunde freiliegt.

7.3 Was gibt es Neues in der Wundbehandlung?

Die Sensitivität, auf diese Weise eine Osteomyelitis zu erkennen, wird dabei mit 38–87 % angegeben. Dies war auch Rationale für eine prospektive Studie zur Validierung des PTB-Tests in der Erkennung einer chronischen Osteomyelitis [16]. Die Autoren um Morales Lozano untersuchten dabei 105 chronische Wunden mit histologisch gesicherter Osteomyelitis und fanden eine Sensitivität für den PTB-Test von 98 %. Verglichen mit den anderen diagnostischen Möglichkeiten (klinische Infektionszeichen (68 %), Röntgen (89 %), Mikrobiologie (85 %)) schnitt dabei der PTB-Test – insbesondere auch in der frühen Phase der Infektion – am besten ab. Entsprechend folgern die Autoren, dass dieser einfach durchzuführende, billige Test derzeit die Methode der Wahl für die Diagnose einer Osteomyelitis darstellt.

Wenn die Diagnose einer Osteomyelitis gestellt wurde, kommt es unweigerlich zu der Frage, wie diese therapiert werden soll: Konservativ oder operativ? Mit dieser Frage beschäftigten sich sowohl Fran Game als auch Andrew Powlson und Anthony Coll in ihren Übersichtsarbeiten zur Therapie diabetischer Fußinfektionen [8, 17]. Die Ergebnisse sind indes ernüchternd, gibt es doch keine guten Studien, die diese Frage untersucht haben. In Ermangelung einer guten Evidenzlage bleiben die Autoren recht vage in ihren Empfehlungen: Die Therapie infizierter diabetischer Ulzera sollte in einem multidisziplinären Team und in individueller Abwägung des einzelnen Falles erfolgen. Allerdings gibt es dezente Hinweise darauf, dass eine kombinierte operative/antibiotische Therapie wohl am erfolgversprechendsten ist.

Hierbei stellt sich nun die Frage nach der richtigen operativen Strategie. Diese sollte sich dabei nach der Lokalisation der Infektion richten [3]. Capobianco et al. teilten den Fuß dabei in folgende Regionen auf: Fußrücken, Vorfuß, Mittelfuß, Rückfuß und Knöchel sowie das Fersenbein. Im Fall des Fußrückens empfehlen die Autoren ein radikales Debridement mit anschließender Vakuum-Versiegelung. Bei Infektionen im Vorfußbereich sollte als Ziel der Erhalt der biomechanischen Stabilität des Fußes im Hinterkopf sein. Insofern sind transmetatarsale Amputationen einzelner Strahlen zwar Erfolg versprechend hinsichtlich der Therapie der Infektion, allerdings ist anschließend die Biomechanik oftmals so gestört, dass eine entsprechende Schuhversorgung schwierig ist und es häufig zu Rezidiv-Ulzera kommt. Die Alternative, die die Autoren vorschlagen, ist die Vorfußamputation, falls mehr als zwei Strahlen von der Infektion betroffen sind. Im Bereich des Mittelfußes liegt einem infizierten diabetischen Fußulcus häufig eine Charcot-Deformität zugrunde. Von daher sollte sich die Behandlung an dieser orientieren; empfohlen wird das chirurgische Debridement allen infizierten Gewebes, verbunden mit einer Ruhigstellung des Mittelfußes analog zu einer offenen Fraktur. Zweizeitig kann dann nach Abheilen der Infektion die Rekonstruktion des Fußes mit Stabilisierung der Charcot-Deformität erfolgen.

Rückfuß-Infektionen sind oftmals die Folge zusätzlicher Durchblutungsstörungen und/oder Charcot-Deformitäten. Schwere Infektionen in diesem Bereich sollten daher auf jeden Fall umgehend angiologisch dahin gehend abgeklärt werden, ob eine Rekanalisierungsmaßnahme (interventionell-radiologisch oder chirurgisch) möglich ist. Falls dies nicht möglich ist, wird in der Regel eine Major-Amputation (Unterschenkel oder Oberschenkel) notwendig. Im Falle einer erfolgreichen Rekanalisation ist nach Abklingen der Infektion zweizeitig – ähnlich wie bei den Mittelfußinfektionen – die ossäre Stabilisierung indiziert; dies bedeutet meist die Sprunggelenks- oder Tibiocalcanealgelenks-Arthrodese. Eine Sonderstellung im Bereich der Rückfußinfektionen stellt die Calcaneus-Osteomyelitis dar, da diese oftmals mit einer (Teil-)Resektion des Fersenbeins und anschließender plastischer Deckung unter Vermeidung von Major-Amputationen chirurgisch therapierbar ist. Essenziell ist hier jedoch die adäquate Druckentlastung, um einen Therapieerfolg verbuchen zu können. Zusammenfassend schließen die Autoren, dass die Therapie von Infektionen im Fußbereich ganz wesentlich davon abhängt, welche Region betroffen ist, da sich die Therapieprinzipien hier deutlich voneinander unterscheiden.

Bezüglich der „richtigen" pharmakologischen Therapie diabetischer Ulzera ist dieses Jahr ein sehr guter Übersichtsartikel von Scimeca et al. erschienen [18]. Die Autoren stellen in dieser umfassenden Übersichtsarbeit die gesamte Bandbreite der bestehenden pharmakologischen Behandlungsoptionen von den lokalen Antiseptika, über topische und systemische Antibiotika, pharmakologisch aktive Wundauflagen bis hin zu neueren und neuen Substanzen wie den Inhibitoren der Matrix-Metalloproteinasen (MMPs) sowie neueren Administrationswegen wie der eingangs schon erwähnten „Wund-Chemotherapie" dar. In ihrer Zusammenfassung betonen die Autoren allerdings nochmals, dass eine adäquate Wundbehandlung chronischer Wunden vor allem folgende Bausteine umfasst: Serielle Debridements, eine gute Durchblutung, Infektionsfreiheit sowie die adäquate Druckentlastung. Sämtliche o.g. Substanzen sind additiv zu diesen Grundzügen der Wundbehandlung zu sehen, allerdings gerade bei chronischen Wunden oftmals das entscheidende Puzzle-Stück für eine erfolgreiche Therapie.

Immer wieder werden bekannte antibiotische Substanzen hinsichtlich ihrer Wirksamkeit beim diabetischen Fußsyndrom untersucht. Dieses Jahr erschien eine Publikation zu dem Fluorchinolon Moxifloxacin aus der Moxifloxacin-DFI Study Group um Jolanta Majcher-Peszynska [14]. Es wurden 53 Patienten mit einem infizierten diabetischen Fußsyndrom mit Moxifloxacin entweder p.o. oder i.v. behandelt und die Serumkonzentrationen sowie die Akkumulation von Moxifloxacin in dem um die Ulzeration umgebenden Gewebe untersucht. Die Serumkonzentrationen in der p.o.- bzw. i.v.-Gruppe unterschieden sich dabei in wesentlichen Parametern des Steady-States nicht. Auch die Gewebekonzentrationen waren in beiden Gruppen vergleichbar und lagen jeweils über den Minimalen Hemmkonzentrationen (MHK_{90}) der häufigsten Keime. Insofern scheint Moxifloxacin eine Alternative bei der antibiotischen Therapie infizierter diabetischer Ulzera zu bieten. Allerdings wurden keine Aussagen gemacht hinsichtlich der klinischen Verläufe der Infektionen. Insofern sind diese Daten sicher nicht dazu geeignet, eine Empfehlung zum routinemäßigen Einsatz von Moxifloxacin außerhalb klinischer Studien auszusprechen.

Eine seit etwa 20 Jahren angewandte Methode zur Therapie diabetischer Fußulzera ist die systemische hyperbare Sauerstofftherapie (HBOT). Hyperbarer Sauerstoff hat nachgewiesenermaßen antibiotische Effekte und sorgt für eine Verbesserung der Gewebs-Oxygenierung. Löndahl et al. präsentierten dieses Jahr die Ergebnisse der randomisierten, doppel-blind, placebo-kontrollierten Studie zur hyperbaren Sauerstofftherapie bei Diabetikern mit Fußulzerationen (HODFU-Studie) [12]. Hierbei wurden 38 Patienten mit einer HBOT behandelt, 37 Patienten erhielten eine hyperbare Therapie mit normaler Atemluft. Als primärer Endpunkt der Studie wurde die Abheilung des (größten) diabetischen Ulcus gewählt. Sekundäre Endpunkte waren die Major-Amputationsraten sowie Todesfälle im Zusammenhang mit der hyperbaren Therapie. Die Patienten mit einer HBOT profitierten dabei deutlich hinsichtlich einer Verdoppelung der Abheilungsrate der Ulzera (60 vs. 30 % nach 12 Monaten). Hinsichtlich der Nebenwirkungen oder sekundären Endpunkte (insbesondere Major-Amputationen) waren keine Unterschiede in den beiden Therapiegruppen nachweisbar. Die Autoren kommen als Schlussfolgerung zu der allgemeinen Auffassung, dass die HBOT eine weitere Therapieoption bei nicht heilenden diabetischen Fußulzera sein kann. Aufgrund der sehr aufwändigen Therapie kommt sie jedoch nur für ausgewählte Patienten infrage. Die entsprechenden Kriterien für die Auswahl werden jedoch nicht angegeben.

Mit eben dieser Frage, welche Patienten von einer HBOT profitieren könnten, beschäftigt sich allerdings eine weitere Arbeit derselben Arbeitsgruppe [11]. Als mögliche Prädiktoren für einen positiven Effekt der HBOT wurden der Zehenblutdruck, der Knöchel-Arm-Index sowie der transkutane Sauerstoffpartialdruck (tcpO2) am Fußrücken in denselben Patientengruppen untersucht. Dabei zeigte sich, dass lediglich der tcpO2-Wert (wenn der Ausgangswert > 25 mmHg liegt) als positiver Prädiktor für eine erfolgreiche HBOT herangezogen werden kann. Entsprechend folgern die Autoren in ihrer zweiten Studie, dass die HBOT nur in dieser Subgruppe Anwendung finden sollte.

Neben der nicht ausreichenden Durchblutung spielt auch die Polyneuropathie eine wesentliche Rolle in der Entstehung diabetischer Fußulzera. Plakativ und eindrücklich benennt dieses Problem Andrew Boulton in seinem Statement zur diabetischen Polyneuropathie: „What you can't feel can hurt you" [1]. Dieser Artikel ist ein selbstkritischer Aufruf zur gründlichen und regelmäßigen Untersuchung von Risikofüßen bei Patienten mit diabetischer Polyneuropathie. Mithilfe dieser Untersuchungen kann nachgewiesenermaßen das Auftreten von Ulzerationen vermieden werden. Dabei müssen jedoch auch die behandelnden Personen (Ärzte und Pflegepersonal) Vorbildfunktion wahrnehmen und die entsprechenden Untersuchungen durchführen, wann immer die Patientin oder der Patient in der Praxis oder zuhause gesehen wird. Entsprechend schließt Boulton seinen Artikel mit der Feststellung: „Wie kann man ehrlicherweise von den Patienten erwarten, dass sie sich täglich selbst untersuchen, wenn wir sie nicht einmal gelegentlich untersuchen?"

Einen interessanten, wenn auch unkonventionellen Ansatz zur Verbesserung der diabetischen Polyneuropathie haben Lundborg et al. gewählt [13]. Sie behandelten in einer randomisierten doppelblinden Studie Patienten mit diabetischer Polyneuropathie entweder mit einer lokal-anästhetisch wirksamen Salbe (EMLA®) oder mit Placebo. Primärer Endpunkt war die Berührungsempfindlichkeit über dem 1. Metatarsalköpfchen 90 Minuten nach Behandlung, sekundärer Endpunkt war u.a. die Berührungsempfindlichkeit nach 24 Stunden. 18 Patienten wurden mit EMLA®, 19 Patienten mit Placebo behandelt. Sowohl 90 Minuten als auch 24 Stunden nach Behandlung war die Berührungsempfindlichkeit in der EMLA®-Gruppe erhöht gegenüber den mit Placebo behandelten Patienten. Ob diese Wirkung auch an der unteren Extremität langfristig durch wiederholte Behandlungen erzielt werden kann, wie dies bereits an der oberen Extremität nachgewiesen wurde, muss jedoch in weiteren Studien untersucht werden. Interessant ist dieser Ansatz allemal, da möglicherweise eine nicht invasive, kostengünstige Therapie zur Verbesserung der Sensibilität zur Verfügung stünde.

Bezüglich der Druckentlastung in der Therapie diabetischer Fußulzerationen ist in diesem Jahr eine randomisierte Studie veröffentlicht worden, die zwei verschiedene Systeme zur Druckentlastung vergleicht [6]. Bisher gilt der „total contact cast" (TCC) als Goldstandard in der Druckentlastung neuropathischer Plantarulzera. Die Gruppe um Ezio Faglia in Mailand verglich bei 45 Patienten den TCC mit einem abnehmbaren Schuhsystem (Stabil-D) hinsichtlich der Abheilung neuropathischer diabetischer Ulzera. Dabei unterschieden sich die beiden Therapiearme weder hinsichtlich der Heilungsraten noch der Heilungsdauer. In beiden Gruppen waren etwa 70 % der Ulzera nach 90 Tagen abgeheilt. Neben der besseren Lebensqualität durch den abnehmbaren Schuh (insbesondere bei Nacht) muss jedoch auch die Compliance der Patienten berücksichtigt werden. Unter Studienbedingungen ist diese sicherlich höher als im klinischen Alltag, sodass eine Ablösung des bisherigen Goldstandards TCC durch das abnehmbare Schuhsystem im Einzelfall geprüft werden muss.

Die Fortschritte im Bereich der Medizintechnik halten auch Einzug in die Behandlung chronischer Wunden. Eine dieser Techniken ist die *Nanotechnologie*. Mit deren Hilfe hat eine chinesische Arbeitsgruppe im Tiermodell eine Verbesserung der Wundheilung erreicht, indem epidermal growth factor (EGF) mittels Nanotechnologie auf Wunden diabetischer Ratten aufgebracht wurde [4]. Im Gegensatz zu der konventionellen topischen Administration war ein positiver Effekt hinsichtlich der Abheilung dieser Wunden registrierbar. Vermutlich beruht dieser Effekt auf einer besseren Bioverfügbarkeit aufgrund der Nanotechnologie. Bis diese in der klinischen Routine Verwendung finden kann, sind jedoch noch weitere Studien sowohl präklinisch als auch klinisch vonnöten.

3 Das venöse Ulcusleiden

Essenziell in der Behandlung von Ulzerationen aufgrund einer chronisch venösen Insuffizienz ist die Kompressionstherapie. Entsprechend erscheinen zahlreiche Arbeiten zu diesem Thema, so auch in diesem Jahr. Neben dem Interesse, ob eine kontinuierliche oder eine intermittierende Kompressionstherapie geeigneter ist, spielt vor allem die Frage eine Rolle, *wie bzw. mit welchen Hilfsmitteln* die Kompression erreicht werden kann.

Diese Frage steht auch im Fokus der Arbeit von Brizzio et al., die den herkömmlichen Kompressionsverband in einer randomisierten Studie mit medizinischen Kompressionsstrümpfen einer mittleren Kompressionsklasse verglichen [2]. Als primärer Endpunkt der Studie diente die Abheilungsrate innerhalb von 90 Tagen, sekundäre Endpunkte waren unter anderem die Schmerzen sowie die Lebensqualität der Patienten. In die Gruppe der „klassischen" Kompression wurden 27 Patienten randomisiert, in die Gruppe der Kompressionsstrümpfe 28 Patienten. Die mittleren Drücke in der klassischen Gruppe waren ca. 50 mmHg auf Höhe der Ulzeration, wohingegen die Kompressionsstrümpfe eine Kompression von etwa 30 mmHg erzeugten. Hinsichtlich des primären Endpunktes „Abheilungsrate" ergab sich kein Unterschied zwischen den beiden Therapiearmen, auch die sekundären Endpunkte „Schmerzen" und Lebensqualität unterschieden sich nicht in beiden Gruppen. Allerdings waren in beiden Gruppen die Schmerzen unter Kompressionstherapie deutlich regredient. Die Autoren folgern daraus, dass eine Überlegenheit der Kompressionsstrümpfe nicht gezeigt werden konnte und insofern zunächst weiter die klassische Kompressionstherapie angewendet werden sollte. Da die Schmerzen jedoch bereits bei milder Kompression massiv gebessert waren, ist die Kompressionstherapie essenziell, auch wenn eine Abheilung der Ulzera nicht immer erreicht werden kann.

Ebenfalls mit der Frage nach der geeigneten Kompression befasste sich die Studie von Milic et al. [15]. Sie untersuchten, ob die Höhe des Kompressionsdruckes zum einen Einfluss auf die Abheilungsrate venöser Ulzera (über eine Beobachtungsdauer von 26 Wochen) hat, zum anderen, ob die Compliance der Patienten hinsichtlich der Konsequenz der Kompressionstherapie von der Höhe des Kompressionsdruckes abhängt. Hierfür wurden 131 Patienten mit venösen Ulzera in 3 Therapiearme randomisiert: Arm A erhielt eine Kompression mit einem mittleren Druck von 36 mmHg, Arm B erhielt eine Kompression mit einem mittleren Druck von 54 mmHg und Arm C eine Kompression mit einem mittleren Druck von 74 mmHg. Die Gruppen unterschieden sich nicht hinsichtlich wundspezifischer Daten, wie der Größe der Ulzerationen, der Dauer der Ulzerationen oder des Wadenumfanges der Patienten. Es zeigte sich, dass in der Gruppe der Patienten mit den höchsten Kompressionsdrücken die Abheilungsraten signifikant höher waren (A: 25 %, B: 67 %, C: 74 %). Diese erhöhten Abheilungsraten wurden allerdings mit einer Verminderung der Compliance erkauft (A/B: 2 %, C: 21 %). In weiteren Subgruppenanalysen konnten die Autoren für folgende Untergruppen einen positiven Effekt der geringen Kompressionsdrücke bestimmen: Patienten mit einer Ulcusgröße < 5 cm^2 sowie Patienten mit einem Wadenumfang < 33 cm profitierten am meisten von den geringen Kompressionsdrücken, sodass die Autoren zu dem Schluss kommen, dass eine Kompressionstherapie mit niedrigen Drücken in dieser speziellen Gruppe angewendet werden sollte. Eine „Hochdruck-Therapie" hingegen sollte immer auch von der Compliance der Patienten abhängig gemacht werden, da eine Kompressionstherapie mit moderaten bis niedrigen Drücken wenn auch nicht mit einer Abheilung der Ulzera so doch zumindest mit einer erhöhten Lebensqualität aufgrund der Schmerzreduktion vergesellschaftet ist [2] und daher keiner Kompressionstherapie auf jeden Fall vorgezogen werden sollte.

Eine weitere Studie zur Frage der Compliance von Patienten mit venösen Ulzera erschien in diesem Jahr [7]. Finlayson et al. untersuchten dabei, inwiefern psychosoziale Faktoren eine Rolle bei der Compliance hinsichtlich der Kompressionstherapie spielen. Selbstvertrauen, Lebensqualität, Depressionen und Unterstützung durch das soziale Umfeld wurden dabei bei 122 Patienten retrospektiv genauer unter die Lupe genommen. Es fand sich, dass die Patienten mit einer depressiven Stimmungslage eine deutlich reduzierte Compliance hatten. Weiterhin waren die Patienten hinsichtlich ihrer Erkrankung oft unzureichend aufgeklärt, was ebenfalls zu einer reduzierten Compliance führte. Da die strikte Kompressionstherapie allerdings der entscheidende Faktor für das Auftreten von Rezidivien ist, folgern die Autoren zu Recht, dass neben der begleitenden Therapie depressiver Verstimmungen insbesondere die Aufklärung der Patienten verbessert werden muss.

Neben der Kompressionstherapie spielt auch die „richtige" Wundauflage eine Rolle bei der Behandlung chronischer Wunden. In diesem Jahr sind im Bereich venöser Ulzerationen zwei Studien erschienen, die sich jeweils mit einer neuen Wundauflage befassen. Katarzyna Skórkowska-Telichowska et al. verwendeten dabei eine Wundauflage aus gentechnisch verändertem Leinen [19].

Die Gentechnik diente dabei dazu, den Flachspflanzen zusätzlich Gene zu transfizieren, um die Produktion antioxidativer Substanzen in den Flachsfasern anzuregen. Aus diesen Fasern wurde eine Auflage hergestellt und zusätzlich entweder mit Leinöl oder mit Leinsamenextrakt beschichtet. In ihrer Pilotstudie an 30 Patienten berichten die Autoren über eine signifikante Verbesserung der Wundsituation, sowohl was die Sekretion, als auch die Granulation oder die Wundschmerzen angeht. Selbstverständlich müssen diese Ergebnisse noch in weiteren Studien überprüft werden, gerade auch hinsichtlich der Sicherheit der gentechnisch veränderten Produkte.

In einer multizentrischen, randomisierten, doppelblinden, placebo-kontrollierten Phase-II-Studie untersuchten Guarnera et al. die Wirkung von topisch appliziertem Thymosin beta 4 (Tβ4) auf die Heilung venöser Ulzera, wobei Tβ4 nachgewiesenermaßen positive Effekte auf die normale Wundheilung hat [10]. Ein signifikanter Vorteil für die mit Tβ4 behandelten Patienten hinsichtlich der Heilungsraten der venösen Ulzera war in dieser Studie jedoch nicht detektierbar. Um Patienten-Subgruppen zu identifizieren, die möglicherweise von dieser Therapie profitieren, war die Gruppengröße nicht ausreichend. Hier wären weitere Studien mit einer größeren Patientenzahl in Zukunft notwendig.

Literatur

[1] Boulton AJ: What you can't feel can hurt you. J Am Podiatr Med Assoc 2010; 100: 349–352. [EBM IV]

[2] Brizzio E, Amsler F, Lun B, Blättler W: Comparison of low-strength compression stockings with bandages for the treatment of recalcitrant venous ulcers. J Vasc Surg 2010; 51: 410–416. [EBM Ib]

[3] Capobianco CM, Stapleton JJ, Zgonis T: Surgical management of diabetic foot and ankle infections. Foot Ankle Spec 2010; 3: 223–230. [EBM IV]

[4] Chu Y, Yu D, Wang P, Xu J, Li D, Ding M: Nanotechnology promotes the full-thickness diabetic wound healing effect of recombinant human epidermal growth factor in diabetic rats. Wound Repair Regen 2010; 18: 499–505. [EBM IIb]

[5] Eming S, Koch M, Krieger A, Brachvogel B, Kreft S, Bruckner-Tudermann L, Krieg T, Shannon JD, Fox JW: Differential Proteomic Analysis Distinguishes Tissue Repair Biomarker Signatures in Wound Exudates Obtained from Normal Healing and Chronic Wounds. J Proteome Res 2010; 9: 4758–4766. [EBM IIb]

[6] Faglia E, Caravaggi C, Clerici G, Sganzaroli A, Curci V, Vailati W, Simonetti D, Sommalvico F: Effectiveness of removable walker cast versus nonremovable fiberglass off-bearing cast in the healing of diabetic plantar foot ulcer: a randomized controlled trial. Diabetes Care 2010; 33: 1419–1423. [EBM Ib]

[7] Finlayson K, Edwards H, Courtney M: The impact of psychosocial factors on adherence to compression therapy to prevent recurrence of venous leg ulcers. J Clin Nurs 2010; 19: 1289–1297. [EBM III]

[8] Game F: Management of osteomyelitis of the foot in diabetes mellitus. Nat Rev Endocrinol 2010; 6: 43–47. [EBM IV]

[9] Giovinco NA, Bui TD, Fisher T, Mills JL, Armstrong DG: Wound chemotherapy by the use of negative pressure wound therapy and infusion. Eplasty 2010; 10: e9. [EBM III]

[10] Guarnera G, DeRosa A, Camerini R; 8 European sites: The effect of thymosin treatment of venous ulcers. Ann N Y Acad Sci 2010; 1194: 207–212. [EBM Ib]

[11] Löndahl M, Katzman P, Hammarlund C, Nilsson A, Landin-Olsson M: Relationship between ulcer healing after hyperbaric oxygen therapy and transcutaneous oximetry, toe blood pressure and ankle-brachial index in patients with diabetes and chronic foot ulcers. Diabetologia 2010. Epub ahead of print. [EBM Ib]

[12] Löndahl M, Katzman P, Nilsson A, Hammarlund C: Hyperbaric oxygen therapy facilitates healing of chronic foot ulcers in patients with diabetes. Diabetes Care 2010; 33: 998–1003. [EBM Ib]

[13] Lundborg GN, Björkman AC, Rosén BN, Nilsson JA, Dahlin LB: Cutaneous anaesthesia of the lower leg can improve sensibility in the diabetic foot. A double-blind, randomized clinical trial. Diabet Med 2010; 27: 823–829. [EBM Ib]

[14] Majcher-Peszynska J, Sass M, Schipper S, Czaika V, Gussmann A, Lobmann R, Mundkowski RG, Luebbert C, Kujath P, Ruf BR, Koch H, Schareck W, Klar E, Drewelow B; for the Moxifloxacin-DFI Study Group: Pharmacokinetics and penetration of moxifloxacin into infected diabetic foot tissue in a large diabetic patient cohort. Eur J Clin Pharmacol 2010. Epub ahead of print. [EBM III]

[15] Milic DJ, Zivic SS, Bogdanovic DC, Jovanovic MM, Jankovic RJ, Milosevic ZD, Stamenkovic DM, Trenkic MS: The influence of different sub-bandage pressure values on venous leg ulcers healing when treated with compression therapy. J Vasc Surg 2010; 51: 655–661. [EBM Ib]

[16] Morales Lozano R, González Fernández ML, Martinez Hernández D, Beneit Montesinos JV, Guisado Jiménez S, Gonzalez Jurado MA: Validating the probe-to-bone test and other tests for diagnosing chronic osteomyelitis in the diabetic foot. Diabetes Care 2010; 33: 2140–2145. [EBM III]

[17] Powlson AS, Coll AP: The treatment of diabetic foot infections. J Antimicrob Chemother 2010; 65: iii3–9. [EBM IV]

[18] Scimeca CL, Bharara M, Fisher TK, Kimbriel H, Mills JL, Armstrong DG: An update on pharmacological interventions for diabetic foot ulcers. Foot Ankle Spec 2010; 3: 285–302. [EBM IV]

[19] Skórkowska-Telichowska K, Zuk M, Kulma A, Bugajska-Prusak A, Ratajczak K, Gasiorowski K, Kostyn K, Szopa J: New dressing materials derived from transgenic flax products to treat long-standing venous ulcers – a pilot study. Wound Repair Regen 2010; 18: 168–179. [EBM IIb]

7.3 Was gibt es Neues in der Wundbehandlung?

7.4 Was gibt es Neues in der postoperativen Schmerztherapie?

M. Dietz und D. Irnich

1 Einleitung

Akute Schmerzen sind die Alarmanlage des menschlichen Körpers. Sie haben die Aufgabe ihn vor Schaden zu bewahren und sind demnach lebensnotwendig. Jede chirurgische Intervention stellt einen Eingriff in die Integrität des Körpers mit potenzieller Gewebeschädigung dar und ist somit häufig mit Schmerz verbunden. Werden postoperative Schmerzen nicht gezielt und konsequent therapiert, besteht sowohl das Risiko für vermehrte Komplikationen wie Lungenembolien, Wundheilungsstörungen und Myokardischämien [10, 11, 13] als auch für eine Chronifizierung der Schmerzen [41]. Die suffiziente Therapie akuter postoperativer Schmerzen ist demnach für jeden Arzt sowohl eine ethisch-moralische Verpflichtung als auch eine notwendige Voraussetzung für die erfolgreiche Rekonvaleszenz des Patienten. Obwohl die Akutschmerztherapie gerade in den letzten Jahren eine Vielzahl von Verbesserungen und technischen Neuerungen erlebt hat, besteht weiterhin eine unzureichende Versorgung vieler Patienten in der klinischen Realität. In einer Studie von Pogatzki-Zahn et al. von 2010 konnte gezeigt werden, dass in deutschen Krankenhäusern nur 12,4 % der Patienten schmerzfrei sind. Im Gegensatz dazu geben 29,5 % einen Ruheschmerz auf der numerischen Analogskala (NRS) > 3/10 an, über 50 % einen Belastungsschmerz NRS > 3/10, 29,6 % geben eine nicht ausreichende Schmerztherapie an und 55 % bewerten insgesamt die Schmerztherapie als schlecht [42]. Die postoperative Schmerztherapie ist eine interdisziplinäre und berufsgruppenübergreifende Aufgabe und erfordert die Zusammenarbeit zwischen Chirurgie, Anästhesie und Pflegepersonal [2]. Dieses Kapitel soll einen kurzen Überblick über die Grundlagen der Schmerztherapie bieten und den Stellenwert wichtiger Neuerungen darstellen.

2 Pathophysiologie

Grundsätzlich muss zwischen der Nozizeption als Reizwahrnehmung durch elektrische Aktivität von peripheren und zentralen Neuronen und dem individuellen Schmerzempfinden unterschieden werden. „Schmerz ist das, was der Patient angibt, wann immer er es angibt" [35].

Nozizeption besteht aus mehreren Schritten: der peripheren Reizaufnahme, der spinalen Verschaltung und der zentralen Verarbeitung. Jede operative Gewebeläsion führt zu einer direkten Aktivierung von Nozizeptoren, den freien Nervenendigungen afferenter Aδ- und C-Fasern in der Haut, in Knochen, Sehnen, Bändern und im Viscerum. Diese Rezeptoren reagieren neben dem direkt mechanischen auch auf thermische und chemische Stimuli. Chemische Reizstoffe werden durch Gewebeläsionen ausgeschüttet (H^+, Bradykinin, Prostaglandin, Histamin u.a.) und wirken sowohl primär aktivierend als auch sekundär sensibilisierend auf das nozizeptive System (periphere Sensibilisierung). Auch die Nozizeptoren selbst leiten nicht nur den elektrischen Impuls weiter sondern wirken durch Ausschüttung von Neuropeptiden (Substanz P, Calcitonin Gene-Related Peptide) als Effektoren der peripheren Sensibilisierung.

Im Hinterhorn des Rückenmarks erfolgt die erste synaptische Verschaltung und führt zu einer Aktivierung aufsteigender nozizeptiver Bahnen vor allem im Tractus spinothalamicus. Dieser führt dann über den Thalamus zur weiteren Schmerzverarbeitung im somatosensiblen Kortex. Hierbei spielen vor allem psychosoziale Faktoren, Gefühle und Erfahrungswerte eine große Rolle. Neben der Aktivierung aufsteigender Bahnen erfolgt auf spinaler Ebene zeitgleich die Aktivierung der deszendierenden Schmerzhemmung, Antinozizeption durch die Ausschüttung von Endorphinen und Opioiden und die segmentale Hemmung durch Aβ-Fasern. Wird der auslösende Reiz nicht ausreichend unterdrückt, kommt es neben der peripheren Sensibilisierung im Verlauf auch zu einer zentralen Sensibilisierung. Dabei führen funktionelle und strukturelle Veränderungen (erhöhte Zahl von Kanälen) der Neuronen zu einer gesteigerten synaptischen Erregbarkeit (neuronale Plastizität). Dieses Phänomen wird auch als Schmerzgedächtnis bezeichnet. Es ist der drohende Übergang vom akuten zum chronischen Schmerz und damit der Entstehung eines neuen Krankheitsbildes für den Patienten. Ziel der postoperativen Schmerztherapie muss es also sein, den nozizeptiven Reiz möglichst frühzeitig und effektiv zu reduzieren um eine periphere und zentrale Sensibilisierung zu vermeiden.

3 Klassifikation von Schmerzen

Schmerzen können sowohl nach der Zeitdauer (Tab. 1) als auch nach ihrem Entstehungsort und den pathophysiologischen Ursachen (Tab. 2) klassifiziert werden. Diese Differenzierung gibt wichtige Hinweise für die Auswahl der geeigneten Methoden und Medikamente zur Schmerztherapieplanung und ist die Grundlage für eine individuell adäquate Therapie. Dabei muss immer beachtet werden, dass der subjektive Schmerz des Patienten nicht nur von der Art und Dauer der Gewebeschädigung abhängt, sondern im Rahmen eines bio-psycho-sozialen Schmerzmodells [6] einer Vielzahl individueller Faktoren unterliegt. Dazu zählen psychologische und soziale Faktoren wie Angst, Depression, Aggression, kultureller Hintergrund, soziale Versorgung und Umwelteinflüsse.

Tab. 1: Schmerzklassifikation akut vs. chronisch (aus: Eckhart, Jaeger, Möhlhoff: Anästhesiologie. ecomed Medizin, Landsberg 2010. Mit freundlicher Genehmigung)

Schmerzart	Kennzeichen	Spezielle Therapie
• Akuter Schmerz	• zeitlich begrenzte Dauer • Ursache meist erkennbar • Schmerzstärke korreliert in der Regel mit dem Gewebetrauma • gutes Ansprechen auf Analgetika • Schmerz hat Warn- und Schutzfunktion	• systemische Schmerztherapie nach umgekehrtem *WHO-Stufenschema* • Regionalanalgesieverfahren • Patienten-kontrollierte Analgesie
• Chronischer Schmerz	• länger andauernd • oft multiple, zum Teil wechselnde Schmerzlokalisationen • Schmerz korreliert nicht mehr zwangsläufig mit dem auslösendem Ereignis • unzureichendes Ansprechen auf Analgetika • eigenständige Erkrankung • psychosoziale Chronifizierungsfaktoren • häufiger Artzwechsel • Schmerz gewinnt an Bedeutung für alle Lebensbereiche	• interdisziplinäre Diagnostik • mulitmodale Therapie • strenge Indikationsstellung für invasive Therapieverfahren • perioperativ meist höherer Analgetikabedarf und spezielle Betreuung notwendig

Tab. 2: Schmerzklassifikation pathophysiologisch (aus: Eckhart, Jaeger, Möhlhoff: Anästhesiologie. ecomed Medizin, Landsberg 2010. Mit freundlicher Genehmigung)

Schmerzart	Kennzeichen	
Nozizeptorschmerz	• Stimulation von Nozizeptoren durch endogene oder exogene Reize • *Nervensystem intakt*	
	Weichteilschmerz (Bindegewebe, Muskulatur, Sehnen, Bänder)	• dumpfer, drückender Schmerz • häufig gut lokalisierbar • Ausstrahlung oder Übertragung jederzeit möglich
	Knochenschmerz	• stechender, bohrender Schmerz • gut lokalisierbar • bewegungsbedingte Schmerzspitzen
	Viszeraler Schmerz	• Schmerz: krampfartig, diffus, dumpf • Schmerzprojektion in Head-Zonen • segmentale Mitreaktion aller Gewebe • reflektorische Muskelverspannung
Neuropathischer Schmerz	• Schmerz durch traumatische, entzündliche, toxische oder metabolische Schädigung des Nervensystems	
	• Beispiele: posttraumatische Neuralgie, Zosterneuralgie, diabetische Polyneuropathie, Phantomschmerz	• brennender Dauerschmerz und/oder elektrisierend, einschießende Attacken • Ausbreitung im Nierenversorgungsgebiet • sensorische Dysfunktion möglich (z.B. Hyperalgesie, Parästhesien, Allodynie u.v.m.)

4 Folgen unbehandelter Schmerzen

Starke Schmerzen stimulieren neben dem somatischen auch das sympathische Nervensystem. Hier kommt es suprasegmental zu einer Stimulation des hypothalamisch-hypophysären Systems, das in der Folge zu einer neuroendokrinen und metabolischen Stressreaktion führt und eine postoperative Organdysfunktion begünstigt. Die permanente Erhöhung des Sympathikotonus kann mit Tachykardie, Hypertonie und Vasokonstriktion v.a. bei Patienten mit koronarer Herzerkrankung zu Myokardischämien führen. Vasokonstriktion und vermehrte Thrombozytenaggregation steigern das Risiko für thromboembolische Ereignisse und Wundheilungsstörungen. Die Mobilisation der Patienten kann durch schmerzbedingte Schonhaltung verzögert sein und gemeinsam mit dem erhöhten Tonus der Atemmuskulatur Pneumonien begünstigen. Des Weiteren kann es aufgrund der gestörten Darmperistaltik zu Obstipation, Übelkeit und Erbrechen kommen. Nicht zuletzt kann die starke psychische Belastung zu emotionalen Veränderungen und Demoralisierung des Patienten führen. Direkt postoperativ kann es in Verbindung mit einer katabolen Stoffwechsellage zu akuten psychischen Krisen kommen. Neben all diesen akuten Komplikationen kann es durch die oben beschriebenen Sensibilisierungsprozesse zur Entwicklung eines chronischen Schmerzsyndroms kommen [1].

5 Therapieplanung

Um perioperativ eine suffiziente Schmerztherapie für den Patienten zu gewährleisten, sollte bereits präoperativ die Planung und Auswahl der Verfahren und Vorgehensweisen erfolgen. Grundlage hierfür ist zum einen die orientierende Erhebung der Schmerzanamnese (Tab. 3). Dies sollte sowohl durch den Chirurgen als auch den Anästhesisten im Rahmen des Aufnahmegespräches bzw. der anästhesiologischen Prämedikationsvisite erfolgen.

7.4 Was gibt es Neues in der postoperativen Schmerztherapie?

Tab. 3: Kernfragen der Schmerzanamnese

Frage	Zu erfassende Parameter
Wo?	Lokalisation, Ausstrahlung
Wie?	Qualität, Intensität
Wann?	Zeitlicher Verlauf
Wodurch?	Modulierende Faktoren: verstärkend, lindernd, auslösend
Begleitbeschwerden?	z.B. Übelkeit, Erbrechen
Bisherige Therapie?	Aktuell, früher, medikamentös, nicht medikamentös
Weitere Themen: Psycho-emotionale Krankheitssituation, Schmerzverhalten, Erwartungen	

Zum Anderen ist die Größe des geplanten Eingriffs zu berücksichtigen. Die 2009 revidierte S3-Leitlinie „Behandlung akuter perioperativer und posttraumatischer Schmerzen" [14] bietet eingriffsspezifische Möglichkeiten der Schmerztherapie. Dabei wird ausdrücklich darauf hingewiesen, dass bei der Planung und Standardisierung hauptsächlich auf eine möglichst einfache, sinnvolle und praktische Umsetzbarkeit zu achten ist. Liegen bereits präoperativ Schmerzen vor, muss eine schmerzspezifische Untersuchung erfolgen. Eine enge Absprache zwischen Chirurgen und Anästhesisten ist vor allem bei größeren Eingriffen unbedingt notwendig um spezifische Notwendigkeiten wie eine frühzeitige Mobilisation, Fast-track-Vorgehen oder präoperative Schmerztherapie abzusprechen. Aus psychologischer Sicht ist es wesentlich, gemeinsam mit dem Patienten das Vorgehen und die Planung zu besprechen um keine überzogene Erwartungshaltung zu generieren. Man sollte unbedingt darauf verzichten dem Patienten einen schmerzfreien perioperativen Verlauf zu versprechen (z.B. im Rahmen merkantiler Aktionen wie „Das schmerzfreie Krankenhaus").

6 Schmerzbeurteilung und Dokumentation

Das Schmerzerleben ist individuell verschieden und immer subjektiv. Es ist also ein Messverfahren notwendig, welches die näherungsweise Objektivierung der Schmerzen erlaubt. Dies gelingt durch die subjektive Einschätzung der Schmerzintensität durch den Patienten selbst. Im klinischen Alltag haben sich verschiedene Analogskalen bewährt (Abb. 1). Auf die Fremdeinschätzung von Schmerzen greift man lediglich bei kognitiv stark eingeschränkten Patienten und Kindern unter drei Jahren zurück. Eine standardisierte Schmerzmessung mittels dieser Analogskalen erfolgt jedoch in nur knapp 12 % der deutschen chirurgischen Kliniken und ist somit völlig unzureichend. Die postoperative Schmerztherapie kann nur auf der Basis einer regelmäßigen Schmerzmessung effektiv und erfolgreich sein. Die Frage nach der Schmerzstärke muss dabei aktiv und regelmäßig erfolgen, da immer noch der weit verbreitete Glaube besteht, dass Schmerzen dazugehören und ertragen werden müssen. Es sollte routinemäßig mindestens zweimal pro Tag und zusätzlich etwa 30 Minuten nach einer analgetischen Intervention die Schmerzstärke erfragt und dokumentiert werden. Des Weiteren sollte eine Aufklärung über die häufigsten unerwünschten Nebenwirkungen (UEW) wie Übelkeit, Erbrechen, Sedierung, Atemdepression, Juckreiz, Harnverhalt und Obstipation erfolgen. Für UEWs sind klinikinterne Interventionsgrenzen und Therapiestandards zu vereinbaren. Ziel ist dabei nicht die Schmerzfrei-

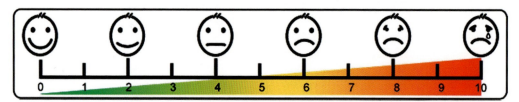

Abb. 1: Skalen zur Schmerzmessung (aus: Eckhart, Jaeger, Möhlhoff: Anästhesiologie. ecomed Medizin, Landsberg 2010. Mit freundlicher Genehmigung).

heit sondern eine Reduktion der VAS-Werte auf unter 3/10 in Ruhe bzw. die Schmerzakzeptanz für den Patienten.

7 Systemische Pharmakotherapie

In der postoperativen Phase erfolgt die systemische Pharmakotherapie, angepasst an das Schmerzniveau des Patienten, nach dem WHO-Stufenschema zur Tumorschmerztherapie in umgekehrter Reihenfolge (WHO 1986) (Abb. 2).

Bei starken bis mittelstarken Schmerzen werden demnach Opioide mit Nicht-Opioiden kombiniert verabreicht. So kann die Dosis der einzelnen Analgetika reduziert werden und in der Folge verringern sich auch ihre Nebenwirkungen [34, 45]. Bei leichten Schmerzen ist die alleinige Gabe eines Nicht-Opioid-Analgetikums ausreichend [14]. In der frühen postoperativen Phase erfolgt eine regelmäßige Gabe in festen Zeitabständen unabhängig vom aktuellen Schmerzempfinden um eine ausreichende Wirkdosis zu gewährleisten und ständige Schwankungen im Wirkspiegel zu verhindern. Dabei wird das Dosierungsintervall von der Wirkdauer der jeweiligen Substanz bestimmt (Prinzip der Antizipation). Die Auswahl des jeweiligen Nicht-Opioid-Analgetikums erfolgt anhand des spezifischen Nebenwirkungsprofils und des durchgeführten Eingriffs. Auftretende Durchbruchsschmerzen werden mit geeigneten kurz- und schnellwirksamen Opioiden therapiert, die als Bedarfsmedikation angeordnet werden (z.B. Piritramid 7,5 mg als KI i.v., Tramadol 50 mg p.o.). Um auf der Station eine eventuelle opioidbedingte Atemdepression zu vermeiden, muss der individuelle Opioidbedarf durch regelmäßige Kontrollen und Dokumentation von Schmerzniveaus und Sedierung sowohl im Aufwachraum als auch auf der Station engmaschig reevaluiert werden. Bei Patienten die bereits präoperativ dauerhaft Opioide einnehmen, wird die Dauertherapie in der Regel perioperativ fortgeführt. Dabei ist postoperativ eine deutlich höhere Bedarfsmedikation zu erwarten. Wird durch die Operation eine deutliche Schmerzreduktion erwartet, muss die perioperative Opioidanpassung in enger, interdisziplinärer Zusammenarbeit erfolgen um weder eine Überdosierung noch einen Entzug zu riskieren. Die Applikation der Analgetika sollte in jedem Fall so sichtbar und deutlich wie möglich für den Patienten erfolgen, da neue Studien gezeigt haben, dass die Schmerzreduktion durch den additiven Placeboeffekt signifikant höher ist [5, 28].

8 Nicht-Opioid-Analgetika

Saure antipyretische Analgetika/nicht steroidale Antirheumatika (NSAR, NSAID) wirken durch eine ubiquitäre Hemmung der Cyclooxygenase (v.a. der Isoformen COX1 und COX2) und führen sowohl in der Peripherie als auch auf spinaler Ebene zu einer Reduktion der Prostaglandinsynthese. Sie reichern sich besonders im sauren Milieu von entzündlichem Gewebe an und wirken stark antiphlogistisch, gut analgetisch und gering antipyretisch. Besonders bei nozizeptiven Schmerzen von Knochen und Weichgeweben mit entzündlicher Komponente sind sie gut wirksam. Die unselektiven COX-Hemmer wie Ibuprofen und Diclofenac haben allerdings ein breites Nebenwirkungsprofil, wobei besonderes Augenmerk auf die Hemmung der Magenschleimhautproduktion, mögliche Nierenfunktionsstörungen und Thrombozytenaggregationshemmung zu legen ist. Bei langfristiger Einnahme > 5 Tage ist die Einnahme eines Magenschutzes obligat. *NSAR sind deshalb bei Patienten mit Ulkusanamnese, schwerer Niereninsuffizienz und Gerinnungsstörungen kontraindiziert.* Für Asthmatiker besteht eine relative Kontraindikation, da Bronchspasmen ausgelöst werden

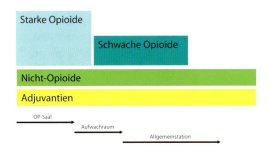

Abb. 2: „Umgekehrtes" WHO-Stufenschema zur postoperativen Analgesie

7.4 Was gibt es Neues in der postoperativen Schmerztherapie?

können. Seit mehreren Jahren sind v.a. aufgrund des erwartet geringeren Nebenwirkungsspektrums, selektive COX2-Hemmer (Coxibe) auf dem Markt. Sie wirken hauptsächlich zentral analgetisch. Durch die fehlende periphere Hemmung von COX1 bleibt die Magenschleimhautproduktion ungestört und es treten signifikant weniger gastrale Ulcerationen und Erosionen auf. Allerdings besteht kein Unterschied im Auftreten von akuter Niereninsuffizienz. Auch zu Bronchospasmen bei Asthmatikern und Patienten mit chronisch obstruktiver Lungenerkrankung kann es kommen. Nach langfristiger Einnahme ist jedoch bei kardiochirurgischen Patienten das Risiko für das Auftreten thromboembolischer Ereignisse und Komplikationen signifikant erhöht [9].

COX2-Hemmer sind deshalb bei Patienten mit klinisch gesicherter koronarer Herzerkrankung, Herzinsuffizienz oder zerebrovaskulärer Erkrankung absolut kontraindiziert [17].

Nichtsaure antipyretische Analgetika (Metamizol, Paracetamol) wirken vorwiegend zentral über eine Aktivierung deszendierender schmerzhemmender Systeme. Die genauen Wirkmechanismen sind nicht vollständig aufgeklärt. Metamizol ist stark analgetisch wirksam und besitzt eine spasmolytische Komponente. Es ist deswegen besonders für viszeral-nozizeptive Schmerzen mit spastischer Komponente geeignet. Des Weiteren verstärkt es eine opioidinduzierte Analgesie [47] und hat damit einen opiatsparenden Effekt. Metamizol hemmt die Thrombozytenaggregation nur in sehr geringem Maß und für kurze Zeit [22] und auch die viel diskutierte Agranulozytosegefahr scheint in Mitteleuropa nicht signifikant erhöht zu sein [33]. Bei zu schneller i.v. Infusion kann es zu hypotensiven und anaphylaktischen Reaktionen kommen. Paracetamol wirkt nur schwach analgetisch, jedoch stark antipyretisch. Durch Überschreiten der Einzel- oder Tagesmaximaldosis können durch Erschöpfung der Glutathionreserven, die zum Abbau des toxischen Abbauprodukts N-acetyl-p-benzochinonimin notwendig sind, Leberzellnekrosen entstehen und zu Leberfunktionsstörungen führen.

Paracetamol ist bei Patienten mit Leberinsuffizienz, chronischen Alkoholabusus und G-6-PHD-Mangel kontraindiziert.

Aktuelle Studien zu Nicht-Opioid-Analgetika beschäftigen sich häufig mit der Frage ob eine Kombination zweier unterschiedlicher Nicht-Opiate einen besseren analgetischen Effekt gegenüber der Gabe jedes einzelnen Analgetikums hat. Bisher galt die kombinierte Gabe, streng nach dem WHO-Stufenschema, als nicht sinnvoll und wurde nur in Ausnahmefällen bei sehr speziellen Indikationen durchgeführt. Ong et al. konnte dabei zeigen, dass in 85 % die kombinierte Gabe von Paracetamol mit einem NSAID der alleinigen Gabe von Paracetamol und in 64 % der alleinigen Gabe eines NSAIDs überlegen war [40]. Schon einige Jahre zuvor konnten Steffen et al. zeigen, dass die Kombination von Metamizol mit einem NSAID eine bessere analgetische Potenz hat und einen stärkeren opiatsparenden Effekt hat als eines der Medikamente alleine [48]. Es verstärkt sich also die Evidenz für die kombinierte Gabe von Paracetamol mit einem NSAID oder COX2-Hemmer bzw. von Paracetamol mit Metamizol auch für die postoperative Phase. Dabei ist sicherlich die spezielle antipyretische Komponente von Paracetamol als günstig zu vermuten und zu diskutieren. Eine Übersicht über gängige Nicht-Opioide bietet Tabelle 4.

9 Opioid-Analgetika

Opioide wirken an spezifischen Opioidrezeptoren die auf mehreren Ebenen des nozizeptiven Systems vorhanden sind und auch in entzündetem Gewebe exprimert werden [49]. Des Weiteren können sie absteigende schmerzhemmende Systeme aktivieren, spinal nozizeptive Impulse unterdrücken und das Schmerzerleben im limbischen System modulieren. Es entsteht eine gewisse Distanz zu den Schmerzen und sie werden als weniger bedrohlich empfunden. Sowohl die erwünschte analgetische Wirkung als auch die Nebenwirkungen sind dosisabhängig. Dazu gehören Übelkeit und Erbrechen, Atemdepression, verzögerte Magenentleerung, Obstipation und Sphinkterspasmen. Die postoperative Schmerztherapie mit Opioiden ist sicher, solange regelmäßig die Schmerzintensität des Patienten erfasst wird und eine Anpassung an das aktuelle Schmerzniveau erfolgt. Schmerz ist ein physiologischer Antagonist der Atemde-

Tab. 4: Nicht-Opioid-Analgetika (Auswahl) (aus: Eckhart, Jaeger, Möhlhoff: Anästhesiologie. ecomed Medizin, Landsberg 2010. Mit freundlicher Genehmigung).

Substanz	Applikationsform	Wirkdauer	Einzeldosis (Tages- max. Erwachsene)	Standard-Dosierung	Kontraindikationen	Anmerkungen
Diclofenac	oral, rektal	Kps./Supp 4-6 h Retard-Kps. 8-12 h	25–100 mg (150 mg)	2×75 mg p.o. 1×100 mg rektal	Blutbildungs- und Gerinnungsstörungen, Magen-Darm-Ulcus, Niereninsuffizienz, Schwangerschaft im 3. Trimenon	Magenschutz obligat bei Patienten > 65 Jahre mit ASS- oder Steroid-begleitmedikation. Diabetes mellitus, Ulcusanamnese und Einnahme > 5 Tage
Ibuprofen	oral, rektal	Kps./Supp 4-6 h Retard-Kps. 8-12 h	400–800 mg (2 400 mg)	4×400 mg p.o. 4×500 mg rektalD		
Dexketoprofen	oral, i.v.	8–12 h	25–50 mg (100–150 mg)	3×25 mg p.o. 2×50 mg i.v.		
Parecoxib	intravenös	8–12 h	20–40 mg (80 mg)	2×40 mg i.v.	aktives Ulcus, KHK, zerebrovaskuläre Erkrankungen, Hypertonie, Niereninsuffizienz, Sulfonamidallergie	keine Hemmung der Thrombozytenaggregation
Paracetamol	oral, rektal, intravenös	4–6 h	15 mg/kgKG p.o./i.v./KI	4×1 g p.o. rektal 3×1 g i.v./KI	Leberfunktionsstörung, chronischer Alkoholabusus, G-6-PDH-Mangel	gutes Nutzen-Risikoprofil, i.v.-Paracetamol nur für max. 3 Tage zugelassen
Metamizol	oral, intravenös	4–6 h	20–40 gtt 1,25–2,5 g i.v./KI (6 g)	4×20–40 gtt 4×1,25 g i.v./KI	Blutbildungsstörungen, G-6-PDH-Mangel, allergisches Asthma, Prophyrie	20 gtt=50 mg, oft Hypotonie und Flush bei KI < 30 Minuten

pression. Ziel ist deshalb nicht die vollständige Schmerzfreiheit des Patienten sondern lediglich eine Reduktion der Schmerzintensität auf VAS-Werte unter 3/10 in Ruhe bzw. die Schmerzakzeptanz. Bei den Opioiden (Tab. 5) werden starke und schwache Opioide unterschieden. Als schwache Opioide gelten zum Beispiel Tramadol und Tilidin. Sie werden nach WHO-Stufe 2 bei Patienten mit unzureichender Analgesie unter alleiniger Gabe von Nicht-Opioiden verabreicht. Für diese schwachen Opioide existiert eine Tagesmaximaldosis von 600 mg. Ist bei einem Patienten die Analgesie bei dieser Dosierung, in Kombination mit einem Nicht-Opioid, weiterhin unzureichend, müssen sie durch starke Opioide ersetzt werden. Starke Opioide sind unter anderem Piritramid, Morphin, Hydromorphon und Buprenorphin. Für sie gelten keine Tagesmaximaldosen. Einzig für Buprenorphin wurde lange über einen Ceiling-Effekt (ab einer bestimmten Dosis keine weitere Effektsteigerung mit Dosissteigerung) diskutiert. Dieser Effekt konnte in tierexperimentellen Studien beobachtet werden, ist allerdings erst in höheren Dosierungen als in der postoperativen Schmerztherapie verwendet zu erwarten [26]. Bei unzureichender Wirksamkeit oder massiven Nebenwirkungen eines Opioids kann eine Opioidrotation (Umstellung auf ein anderes Opioid) oder eine Opioidkonversion (Änderung des Applikationsweges) notwendig werden. Hierbei ist die unterschiedliche Potenz jedes Opioids zu bedenken und bei der Umrechnung ein Sicherheitsfaktor von 1/3 der Morphinäquivalenz abzuziehen. Seit August 2010 ist ein neues Opioid in Deutschland auf dem Markt: Tapentadol. Es zählt hier zu den starken Opioiden und unterliegt dem Betäubungs-

7.4 Was gibt es Neues in der postoperativen Schmerztherapie?

Tab. 5: Opioide (Auswahl) (aus: Eckhart, Jaeger, Möhlhoff: Anästhesiologie. ecomed Medizin, Landsberg 2010. Mit freundlicher Genehmigung)

Substanz	Analgetische Potenz	Applikationsform	Wirkdauer	Einzeldosis (Tages- max. Erwachsene)	Beispiele Standarddosierung	Anmerkungen
Morphin	1 (Referenzsubstanz)	oral, parenteral, subkutan, rektal	4–6 h Retard-Tbl. 8–24 h	Anfangsdosierung 50 µg/kgKG (keine TMD)	3×10–30 mg p.o. PCA-Bolus 1 mg	Granulat mit Retardwirkungen für die Applikation über die Magensonde vorhanden
Tramadol	0,1–0,2	oral, parenteral, rektal	4–6 h Retard-Tbl. 8–24 h	25–100 mg Retardiert 50–300 mg (600 mg)	2×100 mg + b.B. 20 gtt, max. 8×/d p.o.	häufig Übelkeit bei nicht retardierten Formen, bei 10 % der Bevölkerung abgeschwächte Wirkung
Tilidin	0,1–0,2	oral	Gtt 4–6 h Retard-Tbl. 8–12 h	25–100 mg Retardiert 50–300 mg (600 mg)	2×100 mg + b.B. 20 gtt, max. 8×/d p.o.	in Deutschland mit Naloxonzusatz im Handel → keine i.v.-Applikation möglich
Piritramid	0,7	parenteral, subkutan	4–6 h	Anfangsdosierung 50µg/kgKG (keine TMD)	3×7,5–15 mg i.v./KI + b.B. 7,5 mg i.v./KI max. 3×/d PCA-Bolus 2 mg	bei opioidgewöhnten Patienten deutlich höhere Dosis perioperativ nötig
Oxycodon	1,5–2	oral, parenteral	4 h Retard-Tbl. 8–12 h	5–20 mg Retardiert 5–80 mg (keine TMD)	2×5 mg	keine aktiven Metabolite, schnelle Dissoziation
Hydromorphon	7,5	oral, parenteral	4–6 h Retard-Tbl. 8–12–24 h	1,3–2,6 mg Retardiert 4–64 mg (keine TMD)	2–3×4 mg p.o. 2–4 mg i.v. PCA-Bolus 0,4 mg	keine Kumulation bei Niereninsuffizienz

mittelgesetz. In den USA erfolgte die Zulassung bereits 2009 als schwaches Opioid zur Therapie mittlerer bis schwerer akuter Schmerzen bei über 18-jährigen Patienten. Die Wirkung von Tapentadol erfolgt sowohl als µ-Rezeptor-Agonist als auch als Noradrenalin-Reuptake-Hemmer. So führt es zur Aktivierung absteigender schmerzhemmender Systeme. Bisher konnte in Studien trotz einer 50-fach schwächeren Affinität zum µ-Rezeptor im Vergleich zu Morphin eine gute analgetische Potenz im Bereich von Oxycodon v.a. bei neuropathischen Schmerzen und bei moderaten bis starken akuten Schmerzen gezeigt werden. Im Vergleich zu Oxycodon in equianalgetischen Dosen konnte allerdings ein deutlich geringeres Auftreten von Nebenwirkungen wie Übelkeit, Erbrechen und Obstipation gezeigt werden [19, 23, 44].

10 PCA – Patient Controlled Analgesia

Ist bei einem Patienten der postoperative Schmerz durch konventionelle systemische Applikation von Analgetika nicht ausreichend zu kontrollieren, kann eine sogenannte PCA erwogen werden. Hierdurch ist eine bessere Analgesie im Vergleich zur „nurse controlled analgesia" zu erreichen [24]. Der Patient ist vom Stationsbetrieb unabhängig (Entlastung des Pflegepersonals) und auch der psychologische Moment der Selbstständigkeit kann für den Patienten positiv sein. Es sind subkutane und intravenöse Applikationswege möglich, die intramuskuläre Applikation wird nicht mehr empfohlen [14]. Am häufigsten wird in der postoperativen Schmerztherapie die i.v. PCA (PCIA) mit Opioiden (Morphin, Piritramid) verwendet. Bei einer PCA erfolgt die Analgetikazufuhr über eine Medikamentenpumpe. Der Patient kann über einen Bolusgeber selbstständig, wiederholt einen definierten Bolus eines Analgetikums abrufen. Das Analgetikum, die Größe des Bolus, die Sperrzeit zwischen zwei Boli, die Stundenmaximaldosis und eine eventuelle Basalrate werden individuell ausgewählt. So können einerseits der persönliche Analgetikabedarf des Patienten optimal ermittelt werden und andererseits eine Überdosierung vermieden werden. Das Risiko für eine Atemdepression während PCA liegt bei 0,1 %–0,5 % [3, 16] und war bedingt durch eine laufende Basalrate, Alter > 80 Jahre, Familienmitglieder, die die Pumpe bedient haben und Sedativa. Insgesamt ist das Risiko bei einer laufenden Basalrate signifikant erhöht [21]; im Gegensatz dazu beträgt sie ohne Basalrate 0 % [25]. Die Rate an Komplikationen ist v.a. im Vergleich zur PDA (Periduralanästhesie) sehr gering [37]. Der Patient muss also über den Gebrauch der PCA-Pumpe aufgeklärt werden und die Durchführung intellektuell leisten können. Nur er selbst darf den Bolusgeber betätigen. Es muss ein Rückschlagventil im Infusionsschenkel eingebaut sein um eine retrograde Analgetikagabe bei Okklusion zu vermeiden und das Pflegepersonal muss im Umgang mit den Pumpen geschult werden. Es dürfen keine weiteren Opioide appliziert werden und der Einsatz von Sedativa muss sorgfältig abgewogen werden. Außerdem ist eine engmaschige Überwachung des Patienten bezüglich Effizienz und Nebenwirkungen zu gewährleisten. Insgesamt ist die PCA ein sehr sicheres Verfahren. 2003 boten bereits mehr als 60 % der deutschen chirurgischen Kliniken PCA-Verfahren an [38].

11 Adjuvantien

Als Adjuvantien werden Medikamente bezeichnet, die unterstützend und ergänzend auf allen Stufen des WHO-Schemas eingesetzt werden können. In der postoperativen Schmerztherapie zählen dazu hauptsächlich Antiemetika, Laxantien und Magenschleimhautprotektiva. Bei opioidinduziertem Juckreiz kann ein Therapieversuch mit Antihistaminika unternommen werden (bisher keine kontrollierten Studien). Bei therapieresistenter opioidbedingter Obstipation kann seit seiner Zulassung 2008 Methylnaltrexon s.c. als selektiver μ-Rezeptor-Antagonist eingesetzt werden [20]. Auch NMDA-Rezeptor-Antagonisten wie Ketamin [4] oder Lidocain [29] können kontinuierlich i.v.-appliziert perioperativ den Opioidverbrauch senken. Besteht bei Patienten perioperativ z.B. durch traumatische oder operative Nervenverletzungen eine neuropathische Schmerzkomponente, sollte die Therapie um Antidepressiva (z.B. Amitriptylin), Antikonvulsiva (z.B. Gabapentin, Pregabalin) oder topische Lokalanästhetika erweitert werden [15].

12 Regionalanästhesieverfahren

Regionalanästhesieverfahren sind die effektivste Form der postoperativen Analgesie bei mittleren bis großen operativen Eingriffen [43]. Die Kombination eines Regionalanästhesieverfahrens mit einer medikamentös systemischen Basistherapie führt zu einer signifikant verbesserten Analgesie mit reduzierten systemischen Nebenwirkungen im Vergleich zu einem rein medikamentös-systemischen Therapiekonzept [51]. Durch die Anlage eines Regionalkatheters und die lokale Applikation eines Lokalanästhetikums darüber ist es möglich, die afferente Fortleitung nozizeptiver Impulse kontinuierlich zu unterbinden. Dabei ist sowohl eine zentrale Anlage im Bereich der Spinalwurzeln (Periduralkatheter), als auch peripher im Bereich von Nervenplexus und afferenten Nervenfasern (periphere Katheterverfahren) möglich. Während die Wirkung einer sogenannten Single-Shot-Regionalanästhesie zeitlich begrenzt ist und vor allem intraoperativ wirkt, kann über Regionalkatheter die Analgesie auch prä- oder postoperativ über mehrere Tage fortgeführt werden. Dabei werden intraoperativ meist hoch dosierte Lokalanästhetika appliziert, prä- oder postoperativ meist niedrig dosierte Lokalanästhetika. Dies ermöglicht eine differenzierte Analgesie durch Blockade sympathischer und schmerzleitender Bahnen ohne motorische Beeinträchtigungen und mit erhaltener Tiefensensibilität. Zur Beurteilung des Analgesieniveaus kann die Spitz-Stumpf- oder die Kalt-Warm-Diskrimination genutzt werden.

13 Rückenmarksnahe Katheterverfahren

Zu den rückenmarksnahen Verfahren zählen die spinalen und die periduralen Katheterverfahren. Da Lokalanästhetika hauptsächlich an den im Liquorraum liegenden Spinalnerven wirken, kann bei spinaler Lage durch deutlich geringere Konzentrationen ein vergleichbarer Effekt erzielt werden wie bei epiduraler Lage. Da jedoch bei spinaler Lage das Risiko für eine Infektion, für die Entwicklung von postpunktionellen Kopfschmerzen, für das sehr seltene Cauda-Equina-Syndrom, für meist nicht vermeidbare motorische Beeinträchtigungen und stärkere sympathische Reaktionen mit Hypotonie und Tachykardie deutlich erhöht ist, wird der Spinalkatheter eher selten angewendet. Das Standardverfahren ist der Periduralkatheter. In Meta-Analysen konnte gezeigt werden, dass sich das postoperative Outcome von Patienten mit Epidural- oder Spinalanästhesie im Vergleich zur alleinigen Allgemeinanästhesie verbessert. Es besteht unter anderem eine Reduktion vaskulärer Komplikationen wie tiefer Venenthrombosen, Lungenembolien, Herzinfarkten und Schlaganfällen, eine Reduktion von Infektionen (Wundinfektionen, Pneumonien u.a.), transfusionspflichtiger Blutungen und anderer Komplikationen (Ateminsuffizienz, Nierenversagen) [46].

Vorteile einer PDA:

- lückenlose Analgesie intra- und postoperativ
- verbesserte postoperative pulmonale Funktion
- frühe Mobilisierung und damit geringeres Thromboembolie-Risiko
- Verbesserung der Perfusion im OP-Gebiet
- kardioprotektive Effekte bei Risikopatienten

Risiken einer PDA:

- Infektion, Abszess
- subkutane und epidurale Hämatombildung
- Parästhesien, Nervenläsionen, Verletzungen des Rückenmarks, Querschnittslähmung
- postpunktioneller Kopfschmerz bei Duraperforation
- Störung von Blasen- und Mastdarmfunktion
- Übelkeit, Pruritus, Allergie
- Katheterfehllagen

Indikationen:

- große thorakale und abdominelle Eingriffe
- gefäßchirurgische Eingriffe
- Endoprothetik
- große Eingriffe an den unteren Extremitäten

Kontraindikationen:

- Ablehnung des Verfahrens durch den Patienten
- nicht kooperativer Patient
- Gerinnungsstörung, Antikoagulation
- Sepsis, SIRS
- Schock
- spezifische neurologische Vorerkrankungen
- lokale Hautinfektionen am Ort der Punktion
- hochgradige Aortenstenose und Mitralstenose

Vor erstmaliger Bestückung eines PDK müssen intravasale oder spinale Fehllagen ausgeschlossen werden (Aspiration, Testdosis) und entsprechendes Notfallzubehör bereitliegen. Dies erfolgt postoperativ meist im Aufwachraum. Danach kann der Patient auf einer Pflegestation mit eingearbeitetem Pflegepersonal betreut werden, da weitere Komplikationen sehr selten sind. Zur postoperativen Analgesie erfolgt die kontinuierliche Applikation eines niedrigdosierten, lang wirksamen Lokalanästhetikums. Hierbei werden am häufigsten Bupivacain, Levobupivacain oder Ropivacain verwendet, die sich hinsichtlich ihrer Potenz und des Differenzialblocks nur gering unterscheiden: Bupivacain > Levobupivacain > Ropivacain [12]. In Deutschland wird aufgrund des besseren Nebenwirkungsprofils mit geringerer Kardiotoxizität derzeit Ropivacain bevorzugt eingesetzt. Bewährt hat sich außerdem der Opioidzusatz. Peridural applizierte Opioide diffundieren zu den zentral zahlreich vorhandenen Opioidrezeptoren und führen zu einer Wirkverstärkung [52]. Die Lokalanästhetikadosis kann dadurch soweit reduziert werden, dass keine relevanten Funktionseinschränkungen auf motorischer Ebene vorliegen. In Deutschland sind derzeit Morphin und Sufentanil zur epiduralen Applikation zugelassen. Mögliche Nebenwirkungen auch durch die teilweise systemische Wirkung der epidural applizierten Opioide sind Juckreiz, Blasenentleerungsstörungen, motorische Restblockaden und sehr selten Atemdepression (0,03–0,09 %) [1]. In der Regel ist durch eine Therapie der Nebenwirkungen oder die Modifikation des Therapieschemas (z.B. Weglassen des Opioids) die Fortführung der Periduralanalgesie möglich. Sowohl für die Anlage als auch die Entfernung von rückenmarksnahen Kathetern gelten strenge Richtlinien im Hinblick auf die Gerinnungsparameter und die Einnahme von Antikoagulantien. 2010 hat die DGAI eine aktualisierte Leitlinie erstellt: Leitlinie zur rückenmarksnahen Regionalanästhesie und Thromboembolieprophylaxe/Antikoagulation. Werden diese Leitlinien beachtet ist das Risiko für das Auftreten von periduralen/spinalen Hämatomen extrem niedrig. Es muss aber weiterhin jede neu aufgetretene motorische Blockade ohne erklärbare Ursache als Hinweis auf eine das Rückenmark komprimierende Raumforderung gesehen und schnellstmöglich mittels MRT abgeklärt werden. Die einzige wirksame und prognoseverbessernde Therapie ist die entlastende Laminektomie innerhalb von 6 bis maximal 12 Stunden nach Auftreten der ersten Symptome [30].

14 Periphere Regionalkatheter

Bei peripheren Regionalkatheterverfahren wird ein lang wirksames Lokalanästhetikum (LA) kontinuierlich infundiert. Dies ist in der Regel ausreichend um sowohl eine Symphikolyse zu erzielen und damit die Perfusion zu verbessern, als auch eine ausreichende postoperative Analgesie. Die Anlage erfolgt mithilfe eines Nervenstimulators oder ultraschallgestützt. Systemische Nebenwirkungen sind nicht zu befürchten. Risiken sind zum einen die systemische LA-Intoxikation bei akzidenteller arterieller oder venöser Punktion, zum anderen die erfolglose Anlage. Für Operationen an den Extremitäten sind Blockaden des Plexus brachialis, den Einzelnerven der oberen Extremität, des N. femoralis, des Psoaskompartments und des N. ischiadicus in Studien gut evaluiert und senken signifikant den postoperativen Opioidverbrauch und verbessern die Patientenzufriedenheit [8].

Vorteile:

- Sympathikolyse mit verbesserter Perfusion
- Reduktion der perioperativen Stressreaktion
- suffiziente Analgesie
- geringe Nebenwirkungen
- hohe Patientenzufriedenheit
- verbesserte postoperative Vigilanz bei single-shot-Regionalanästhesie in der ambulanten Chirurgie und frühere Entlassungsfähigkeit

15 Sonstige Verfahren

Eine weitere Möglichkeit zur kurzfristigen postoperativen Analgesie ist die lokale Wundinfiltration mit einem Lokalanästhetikum vor Operationsende durch den Operateur. Empfohlen wird sie bei laparoskopischer Cholezystektomie, Leistenhernienoperationen, großen Schultereingriffen, Bandscheibenoperationen, spinaler Fusion, Eingriffen am Beckenkamm, Kraniotomien und Schilddrüsenoperationen. Nach Kniearthroskopien wird auch die intraartikuläre Gabe eines lang wirksamen Lokalanästhetikums alleine oder in Kombination mit einem Opioid empfohlen [14]. Dabei muss für den Patienten trotzdem ein suffizientes Schmerztherapieschema erstellt werden, da die analgetische Wirkung nur kurzfristig anhaltend ist.

16 Nicht medikamentöse Verfahren

Schon während der Operation kann man durch gewebeschonendes Vorgehen und spannungsfreien Hautverschluss postoperative Schmerzen reduzieren. Wenn möglich sollte auf das Einlegen von schmerzinduzierenden Drainagen verzichtet werden. Auch der Wundverband sollte spannungsfrei angelegt und so gewählt werden, dass er möglichst selten und schmerzfrei gewechselt werden kann. Sollte der Verbandswechsel schmerzhaft sein muss er unter suffizienter Schmerztherapie durchgeführt werden. Weiterhin lassen sich Schmerzen durch optimale Lagerung und postoperativ möglichst häufige Umlagerung reduzieren. Konsequente und individuelle Mobilisation und Physiotherapie hilft weiteren Verspannungen und Schmerzverstärkung entgegenzuwirken, Funktionseinschränkungen zu verhindern sowie pulmonalen und vaskulären Komplikationen vorzubeugen (mangelnde Studienlage). Auch physikalische Verfahren wie Wärme- oder Kälteanwendungen können effektiv Schmerzen lindern [14]. Ein weiteres Verfahren, das sich nach thorakalen und abdominellen Eingriffen sowie nach Operationen an der Schulter als wirksam in der postoperativen Phase erwiesen hat, ist die transkutane elektrische Nervenstimulation (TENS) [7, 32]. Auch nach Amputationen ist hier die Prävalenz von Phantomschmerzen nach 4 Monaten signifikant reduziert [18]. Für die korrekte und effektive Anlage und Durchführung von TENS ist eine Einweisung des Patienten durch geschultes Personal notwendig sowie ein adäquates Gerätemanagement. Für den Nutzen von Akupunktur in der perioperativen Phase ist die Studienlage bisher nicht eindeutig. Als Indikationen werden Schmerzen, Übelkeit, Anxiolyse, Reflux oder die Stabilisierung der intra- und postoperativen Herz-, Lungen- und Kreislaufsituation gesehen. Am besten untersucht ist die Wirkung der Akupunktur auf den postoperativen Schmerz: eine aktuelle Metaanalyse aus 15 RCTs dokumentiert eine signifikante Reduktion der postoperativen Schmerzen, des kumulativen Opioidverbrauchs um bis zu 30 % und auch der opioid-induzierten unerwünschten Wirkungen (Übelkeit, Sedierung, Dizziness, Juckreiz, Harnverhalt) [50]. Eine weitere Metaanalyse untersuchte den intraoperativen Analgetikaverbrauch und die Anästhesiequalität [31]. Von 19 Studien zeigten sieben positive Ergebnisse, neun neutrale und drei negative Ergebnisse aus Sicht der Akupunktur. Die Autoren schließen aufgrund der widersprüchlichen Ergebnisse auf eine nicht nachgewiesene Wirksamkeit, allerdings zeigte sich eine hoch signifikante Einsparung des intraoperativen Fentanylverbrauchs. Dem steht ein nicht relevantes Einsparpotenzial von volatilen Anästhetika gegenüber. Eine signifikante Reduktion präoperativer Angst konnte mit Ohrakupunktur bei Erwachsenen [27] und Müttern von zur Operation anstehenden Kindern [53] erreicht werden. Ebenfalls signifikante anxiolytische Effekte konnten für die Ohrakupressur im Vergleich zur Scheinbehandlung während des Krankentransportes bei Patienten mit akuten gastro-intestinalen Beschwerden gezeigt werden [50].

17 Organisation postoperativer Schmerztherapie

Die adäquate suffiziente perioperative Schmerztherapie ist eine interdisziplinäre und berufsgruppenübergreifende Aufgabe. Es ist deshalb erforderlich Verantwortlichkeiten, Aufgaben und Abläufe klar zu definieren. Eine Standardisierung klinik- bzw. abteilungsintern ist zu empfehlen. Diesem Prozess sollten folgende Kriterien zugrunde liegen:

- wissenschaftliche Evidenz,
- Kosten-Nutzen-Relation,
- Nebenwirkungsrate,
- Praktikabilität,
- vorhandene Strukturen,
- Erfahrungen und
- die Bereitschaft des Personals notwendige Schulungen, Assessments und Dokumentationen durchzuführen.

Bewährt haben sich die Einführung eines in der Regel anästhesiologisch geleiteten Akutschmerzdienstes und eine einheitliche Dokumentation von Schmerzniveau und Nebenwirkungen [36]. Außerdem sollten notwendige Patientenunterlagen mit der besprochenen Schmerztherapieplanung allen Beteiligten zugänglich sein [14]. Es sollten klare Konzepte zum Umgang mit ambulanten Patienten erarbeitet werden um sogenannte Schnittstellenprobleme zu vermeiden. Patienten müssen klare Informationen und Anweisungen erhalten. Des Weiteren ist eine kontinuierliche Fort- und Weiterbildung des Personals von entscheidender Bedeutung für eine effektive Schmerztherapie [39].

18 Fazit

- Jede chirurgische Intervention löst potenziell Schmerzen aus.

- Die postoperative Schmerztherapie ist eine interdisziplinäre, berufsgruppenübergreifende Aufgabe und erfordert eine enge Zusammenarbeit aller Berufsgruppen.
- Für jeden Patienten muss ein individuelles Schmerztherapieschema erarbeitet werden.
- Alle beteiligten Berufsgruppen müssen im Umgang mit den zur Verfügung stehenden Maßnahmen geschult werden.
- Standards sollten einfach umsetzbar und praktikabel sein.
- Wenn möglich sollten PCA, PDK und PCEA angeboten werden.

Literatur

[1] Angster R, Hainsch-Müller I: Postoperatives Schmerzmanagement. Anästhesist 2005; 54: 505–533. [EBM IV]

[2] Ashburn M, Caplan R, Carr D et al.: Practice guidelines for acute pain management in the perioperativ setting. An updated report by the American Society of Anesthesiologists Task Force on Acute Pain Management. Anesthesiology 2004; 100: 1573–1581. [EBM Ia]

[3] Ashburn M: The Role of Non-opioid Analgesics for the Management of Postoperative Pain. Cancer Control 1999; 6: 10–13. [EBM IV]

[4] Bell RF, Dahl Jb, Moore RA et al.: Perioperative ketamine for acute postoperative pain. Cochrane Database Syst Rev 2006; 25: CD004603. Pain 2007; 132: 237–251. [EBM Ia]

[5] Benedetti F, Rainero I, Pollo A: New insights into placebo analgesia. Curr Opin Anaesthesiol 2003; 16: 515–519. [EBM IV]

[6] Birbaumer N, Larbig W: Clinicopsychologic pain management. 1986; 27: 452–458. [EBM IV]

[7] Bjordal JM, Johnson MI, Ljunggreen AE et al.: Transcutaneous electrical nerve stimulation (TENS) can reduce postoperative analgesic consumption. A meta-analysis with assessment of optimal treatment parameters for postoperative pain. Eur J Pain 2003; 7: 181–188. [EBM Ia]

[8] Borgeat A, Perschak H, Bird P et al.: Patientcontrolled interscalene analgesia with ropivacaine 0,2 % versus patient-controlled intravenous analgesia after major shoulder surgery: effects on diaphragmatic and respiratory function. Anesthesiology 2000; 91: 102–108. [EBM IIa]

[9] Brack A, Rittner HL, Schäfer M: Kritische Neubewertung von Zyklooxygenase-2-Inhibitoren in der perioperativen Schmerztherapie. Anästhesist 2005; 54: 1032–1036, 1038. [EBM IV]

[10] Breivik H: Postoperative Pain Management: why is it difficult to show that it improves outcome? Eur J Anaesthesiol 1998; 15: 748–751. [EBM IV]

[11] Breivik H, Stubhaug A: Management of acute postoperative pain: still a long way to go! Pain 2008; 137: 233–234. [EBM IV]

[12] Casati A, Putzu M: Bupivacaine, levobupivacaine and ropivacaine: are they clinically different? Best Pract Res Clin Anaesthesiol 2005; 19: 247–268. [EBM IV]

[13] Carr D, Goudas L: Acute pain. Lancet 1999; 353: 2051–2058. [EBM IV]

[14] Deutsche Interdisziplinäre Vereinigung für Schmerztherapie (DIVS) (Gesamtverantwortung: Laubenthal H, Becker M, Sauerland S, Neugebauer E): S3-Leitlinie. Behandlung akuter perioperativer und posttraumatischer Schmerzen. Deutscher Ärzte- Verlag, Köln (2009) und http://www.awmf.org. (AWMF-Reg.-Nr. 041/001), 04/2009. [EBM Ia]

[15] Dworkin RH, O'connor AB, Backonja M: Pharmacologic management of neuropathic pain: Evidence-based recommendations. Pain 2007; 132: 237–251. [EBM IV]

[16] Etches RC: Respiratory depression associated with patient-controlled analgesia: a review of eight cases. Can J Anaesth 1994; 41: 125–132. [EBM III]

[17] European Medicines Agency (EMEA): European Medicines Agency concludes actionon COX-2 inhibitors. Press release (2005). http://www.emea.europa.eu/pdfs/human/press/pr/20776605en.pdf, 04/2009. [EBM Ia]

[18] Finsen V, Persen L, Lovilien M et al.: Transcutaneous electrical nerve stimulation after major amputation. J Bone Joint Surg Br 1988 ; 70: 109–112. [EBM II]

[19] Frampton JE: Tapentadol immediate release: a review of its use in the treatment of moderate to severe acute pain. Drugs 2010; 70: 1719–1743. [EBM Ia]

[20] Garnock-Jones KP: Methylnaltrexone. Drugs 2010; 70: 919–928. [EBM IV]

[21] George JA, Lin EE: The effect of intravenous opioid patient-controlled analgesia with and without background infusion on respiratory depression: a meta-analysis. J Opioid Manag 2010; 6: 47–54. [EBM Ia]

[22] Geisslinger G, Peskar BA, Pallapies D et al.: The effects on platelet aggregation and prostanoid biosynthesis of two parenteral analgesics: ketorolac tromethamine and dipyrone. Thromb Haemost (1996) 76: 592–597. [EBM Ib]

[23] Hartrick CT: Tapentadol immediate-release for acute pain. Expert Rev Neurother 2010 ; 10: 861–869. [EBM IV]

[24] Hudcova J, McNicole E, Quah C et al.: Patient controlled intravenous opioid analgesia versus conventional opioid analgesia for postoperative pain control: A quantitative systematic review. Acute Pain 2005; 7: 115–132. [EBM Ia]

[25] Jage J: What organizational structure is needed to carry out patient-controlled or continuous opioid analgesia? Anaesthesist 1996; 45: 74–75.[EBM IV]

[26] Johnson RE, Fudala PJ, Payne R: Buprenorphine: considerations for pain management. J Pain Symptom Manage 2005; 29: 297–326. [EBM IV]

[27] Karst M, Winterhalter M: Auricular acupuncture for dental anxiety: a randomized controlled trial. Anesth Analg 2007; 104: 295–300. [EBM Ib]

[28] Klinger R, Soost S, Flor H et al.: Classical conditioning and expectancy in placebo hypoalgesia: a randomized controlled study in patients with atopic dermatitis and persons with healthy skin. Pain 2007; 128: 31–39. [EBM Ib]

[29] Koppert W, Weigand M, Neumann F et al.: Perioperative intravenous lidocaine has preventive effects on postoperative pain and morphine consumption after major abdominal surgery. Anaesth Analg 2004; 98: 1050–1055. [EBM IIa]

[30] Lawton MT, Porter RW: Surgical management of spinal epidural hematoma: relationship between surgical timing and neurological outcome. J Neurosurg 1995; 83: 1–7. [EBM III]

[31] Lee H, Ernst E: Acupuncture analgesia during surgery: a systematic review. Pain 2005; 114: 511–517. [EBM Ia]

[32] Likar R, Molnar M, Pipam W et al.: Postoperative transcutaneous electrical nerve stimulation (TENS) in shoulder surgery (randomized, double blind, placebo controlled pilot trial). Schmerz 2001; 15: 158–163. [EBM Ib]

[33] Maj S, Centkowski P: A prospektive Study of the incidence of agranulocytosis and aplastic anemia associated with the oral use of metamizaloe sodium in Poland. Med Sci Momit 2004; 10: 193–195. [EBM IIb]

[34] Marret E, Kurdi O, Zufferey P et al.: Effects of nonsteroidal antiinflammatory drugs on patient-controlled analgesia morphine side effects. Anesthesiology 2005; 102: 1249–1260. [EBM IIb]

[35] McCaffery M, Pasero C: Pain Clinical Manual. 2nd ed., St Louis: Mosby 2002. [EBM IV]

[36] Miaskowski C, Crews J, Ready LB et al.: Anesthesia-based pain services improve the quality of postoperative pain management. Pain 1999; 80: 23–29. [EBM IIb]

[37] Motamed C: An analysis of postoperative epidural analgesia failure by computed tomography epidurography. Anaesth Analg 2006; 103: 1026–1032. [EBM IIb]

[38] Neugebauer E, Sauerland S, Keck V et al.: Surgical pain management. A Germany-wide survey including the effect of clinical guidelines. Chirurg 2003; 74: 235–238. [EBM III]

[39] Österreichische Gesellschaft für Anästhesiologie, Reanimation und Intensivmedizin (ÖGARI), Österreichische Schmerzgesellschaft (ÖSG) (Hrsg.): Vorsitz: Sander-Kiesling A, Likar R: Konsensus-Statement. Schmerzmanagement-Organisation postoperativ & posttraumatisch. Österreichische Ärztezeitung (Supplementum) 2009; 6: 3–11. [EBM IV]

[40] ONG CK, Seymor RA: Combining Paracetamol (Acetaminophen) with Nonsteroidal Antiinflammatory Drugs: A Qualitative Systematical Review of Analgesic Efficacy for Acute Postoperative Pain. Anesth Analg 2010; 110: 1170–1179. [EBM III]

[41] Perkins FM, Kehlet H: Chronic pain as an outcome of surgery. A review of predictive factors. Anesthesiology 2000; 93: 1123–1133. [EBM III]

[42] Pogatzki-Zahn E et al.: Qualität der Schmerztherapie in deutschen Krankenhäusern. Deutsches Ärzteblatt int 2010; 107: 607–614. [EBM IV]

[43] Pöpping DM, Zahn PK, van Aken HK et al.: Effectiveness and safety of postoperative pain management: a survey of 18.925 consecutive patients between 1998 and 2006 (2nd revision): a database analysis of prospectively raised data. Br J Anaesth 2008; 101: 832–840. [EBM III]

[44] Prommer EE: Tapentadol: an initial analysis. J Opioid Manag 2010; 6: 223–226. [EBM IV]

[45] Remy C, Marret E, Bonnet F et al.: Effects of acetaminophen on morphine side-effects and consumption after major surgery: meta-analysis of randomized controlled trials. Br J Anaesth 2005; 94: 505–513. [EBM Ia]

[46] Rodgers A et al: Reduction of postoperative mortality and morbidity with epidural or spial anaesthesia: results from overview of randomised trials". BMJ 2000; 321: 1493. [EBM IIa]

[47] Steffen P: Untersuchungen zum differenzierten Einsatz von Nichtopioiden zur postoperativen Analgesie I. Quantifizierung des analgetischen Effekts von Metamizol mittels patientenkontrollierter Analgesie. AINS 1996; 31: 143–147. [EBM III]

[48] Steffen P: Differential indications for non-opioids for postoperative analgesia III. Analgesic effect of perioperative administration of metamizole plus diclofenac after spinal anesthesia. AINS 1997; 32: 496–501. [EBM IV]

[49] Stein C, Schäfer M, Cabot PJ et al.: Peripheral opioid analgesia. Pain Reviews 1997; 4: 171–185. [EBM IV]

[50] Sun Y, Gan TJ: Acupuncture and related techniques for postoperative pain: a systematic review of randomized controlled trials. Br J Anaesth 2008; 101: 151–160. [EBM Ia]

[51] Werawatganon T, Charuluxanun S: Patient controlled intravenous opioid analgesia versus continous epidural analgesia for pain after intraabdominal surgery. Cochrane Database Syst Rev 2005; 25: CD004088. [EBM Ib]

[52] Walker SM, Goudas LC, Cousins MJ et al.: Combination spinal analgesic chemotherapy: a systematic review. Anesth Analg 2002; 95: 674–715. [EBM Ia]

[53] Wang SM, Maranets I: Parental auricular acupuncture as an adjunct for parental presence during induction of anesthesia. Anesthesiology 2004; 100: 1399–1404. [EBM Ib]

7.5 Was gibt es Neues in der Organisation der Notaufnahme?

F. Demetz und T. Kleemann

1 Einleitung

Die Notaufnahme der Zukunft entwickelt sich immer mehr zu einem zentralen Service-Bereich innerhalb eines medizinischen Versorgungsnetzwerkes [1]. Die wichtigsten Stakeholder in diesem System sind die Patienten, aber auch die Fachabteilungen des Krankenhauses selbst, die niedergelassenen Ärzte, der Rettungsdienst, Alten- und Pflegeheime und selbstverständlich die Kostenträger. Für sie alle ist die Notaufnahme die Visitenkarte einer Klinik [5].

Vor diesem Hintergrund ist nicht nur die medizinisch tadellose Behandlung akuter Beschwerden das Hauptziel einer modernen Notaufnahme, sondern die Behandlung muss auch rasch, sicher, kosteneffizient und vor allem patientenorientiert ablaufen. Dies sind ganz außerordentliche Herausforderungen, denen sich eine Notaufnahme in Zukunft stellen muss.

2 Stellenwert der Notaufnahme heute und in Zukunft

Bisher wurde der Notaufnahme im Krankenhaus häufig nur eine untergeordnete Bedeutung beigemessen. Dies äußert sich in vielen Notaufnahmen in einer fehlenden Organisations- und Führungsstruktur, was ungeordnete Prozesse zur Folge hat, die Kosten in die Höhe treibt und manchmal auch die Patientenorientierung vermissen lasst [3].

Dies wird sich in Zukunft sicher ändern, denn die Notaufnahme ist für den Patienten häufig der erste Kontakt mit einer Klinik. Der erste Eindruck muss stimmen, denn dieser ist ein wesentlicher Baustein für eine vertrauensvolle Beziehung zwischen dem Patienten und seinem Krankenhaus.

Auch aus der kaufmännischen Perspektive werden Notaufnahmen in Zukunft an Bedeutung gewinnen. Hier gilt es vor allem die Herausforderung zu meistern, dass nur der Patient mit der richtigen Diagnostik in die richtige Fachabteilung aufgenommen wird [2].

3 Planung in der Notaufnahme

Häufig wird darüber diskutiert ob man den Betrieb einer Notaufnahme überhaupt planen kann. Zu viele Unwägbarkeiten scheinen dieses Ziel in weite Ferne rücken zu lassen. Zum einen kaum vorhersehbare Patientenzahlen, Krankheitsbilder in unterschiedlichster Ausprägung, Patienten und Angehörige mit hoher Anspruchshaltung und Mitarbeiter mit unterschiedlichem Ausbildungsstand.

Dieser Diskussion soll hier mit einem klaren „Ja man kann den Betrieb einer Notaufnahme planen" ein Ende gesetzt werden. Zwar wird kaum eine Notaufnahme lückenlos täglich und rund um die Uhr eine immer optimale Versorgung bieten können, aber bei einer guten Planung der Prozesse kann man diesem Ziel schon einen großen Schritt näherkommen [5]. Vor allem der Strukturierung der Prozesse und Arbeitsabläufe wird man in Zukunft vermehrt Aufmerksamkeit schenken müssen und der Rekrutierung von gut ausgebildeten Mitarbeitern. Der einfache Ruf nach mehr Personal ist nicht mehr zeitgemäß.

7.5 Was gibt es Neues in der Organisation der Notaufnahme?

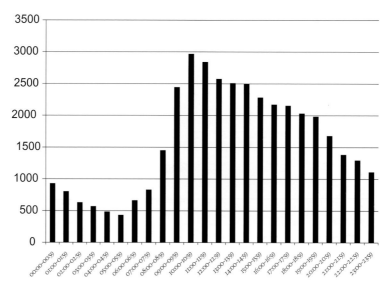

Abb. 1: Patientenaufkommen einer Notaufnahme nach Tageszeit.

4 Prozesse in der Notaufnahme

Bevor man eine Notaufnahme einer Re-Organisation unterzieht, muss man sich intensiv mit den Prozessen und Abläufen auseinandersetzen und diese präzise definieren. Um dies zu erreichen, müssen zuerst jene Ziele definiert werden, die mit der Abteilung in Zukunft erreicht werden sollen. Dabei sind auch alle baulichen, personellen und finanziellen Ressourcen zu berücksichtigen. Diese Aufgabe wird in aller Regel unterschätzt, trotzdem ist eine gute Planung der Prozesse das Fundament für den Erfolg einer Notaufnahme.

Die Prozesse können aus verschiedenen Perspektiven betrachtet werden. Die drei wichtigsten sind die Perspektive des Patienten (Kunde), die Perspektive des Krankenhauses (Unternehmen) und die Perspektive des Zuweisers (Lieferanten). Jede dieser drei Perspektiven kann natürlich noch weiter differenziert werden.

Im Folgenden einige wesentliche Orientierungspunkte bei der Erstellung eines Prozesses:

1. Jeder Prozessschritt muss einen Anfang und ein Ende haben. Daraus ergibt sich auch eine definierte Dauer oder ein Zeitkorridor für diesen Prozessschritt.
2. Prozessschritte, die eine strategisch wichtige Entscheidung triggern, sollten möglichst früh in der Ablaufordnung stehen (z.B. die Frage, ob ein Patient infektiös ist oder nicht).
3. Die Beschreibung eines Prozesses muss sich auf das Notwendige beschränken.
4. Die Zusammenarbeit mit Partnern wird in Schnittstellenvereinbarungen definiert.

Nach der Definition der verschiedenen Prozesse geht es darum, diese zu implementieren. Dies ist sicher eine der größten Herausforderungen im Rahmen einer Re-Organisation [4]. Wichtige Instrumente für den Erfolg sind dabei vor allem die aktive Einbindung der Mitarbeiter in die Re-Organisation, vor allem aber auch die Vorbildfunktion der Führungsebene über alle Berufsgruppen hinweg.

5 Der zufriedene Patient

Das Ziel einer Notaufnahme ist der zufriedene Patient. Dabei muss man jedoch beachten, dass Patientenzufriedenheit nicht immer mit einwandfreier medizinischer Versorgung einhergeht. Es

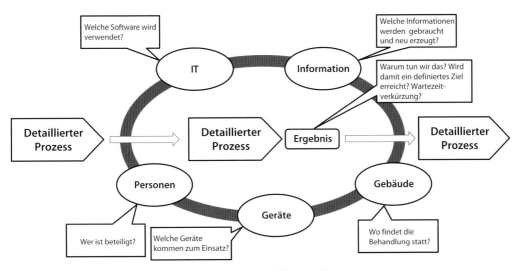

Abb. 2: Planung eines Prozessschrittes im Krankenhaus (nach Kleemann).

kann durchaus vorkommen, dass Patienten zwar eine exzellente medizinische Betreuung bekommen haben, jedoch trotzdem mit der Leistung der Notaufnahme nicht zufrieden sind. Ein häufiger Grund dafür ist, dass sich Patienten in der für sie akuten Situation nicht ausreichend informiert und wertgeschätzt fühlen.

Eine perfekte medizinische Betreuung ist also nur ein Baustein für eine erfolgreiche Notaufnahme, ein zweiter ebenso wichtiger Faktor ist, dass sich der Patient mit seiner Beschwerde ernst genommen fühlt. Ist dies nicht der Fall, wählt der Patient in Zukunft vielleicht auch für einen elektiven Eingriff eine andere Klinik. Vor allem in einer Notaufnahme, in der personell und auch räumlich zeitweise immer wieder am Limit gearbeitet wird, ist dieses Ziel, mehr Patientenorientierung zu implementieren, manchmal nicht einfach umzusetzen; dennoch muss es angegangen werden.

6 Schnittstellenvereinbarungen

Jede Notaufnahme hat eine ganze Reihe von Partnern, mit denen sie zusammenarbeiten muss. Je nach Perspektive und Partner kann die Notaufnahme dabei Kunde oder auch Lieferant sein. In jedem Fall ist es unumgänglich, dass die Zusammenarbeit mit den verschiedenen Partnern durch Schnittstellenvereinbarungen geregelt wird [1]. Die Schnittstellenvereinbarung hilft, dass medizinische und logistische Prozesse, aber auch Verantwortlichkeiten klar geregelt sind. Ein gutes Beispiel dafür ist das interdisziplinäre Polytrauma-Management oder auch die Anforderung von Konsilien in der Notaufnahme.

7 Zeitmarker und Zeitintervalle

Der zeitliche Verlauf eines Patienten zwischen dem Betreten der Notaufnahme und dem Verlassen derselben kann in einem Zeitstrahl dargestellt werden. Durch Definition von Zeitmarkern und den dazwischen liegenden Zeitintervallen können wichtige Zeiten für Dokumentation und Steuerung in einer Notaufnahme gewonnen werden. Um die erfassten Zeiten auswerten zu können, ist nur eine elektronische Erfassung (z.B. über das Klinikinformationssystem) sinnvoll. Wichtigstes Ziel ist hier vor allem die Darstellung der erbrachten Leistung. Durch Verknüpfung der Zeiten mit anderen Daten, wie z.B. dem Triage-Level oder der Patientendichte, können Aussagen zur

7.5 Was gibt es Neues in der Organisation der Notaufnahme?

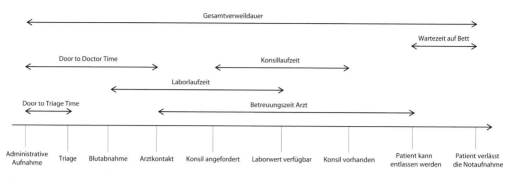

Abb. 3: Zeitlicher Verlauf eines Patienten in der Notaufnahme.

Performance einer Notaufnahme gemacht werden. Eine automatisierte Erfassung der Zeiten ist technisch möglich und wünschenswert, allerdings in der Umsetzung nicht trivial.

Auch Wartezeiten können so objektiv erfasst werden. Sie sind in der Notaufnahme immer ein wichtiges Thema, das häufig auch sehr emotional diskutiert wird. Grundsätzlich stellt sich jedoch die Frage: Was ist wirklich Wartezeit und was wird vom Patienten als Wartezeit empfunden, obwohl im Hintergrund für den Patienten gerade eine Leistung erbracht wird (z.B. die Planung eines OP-Termins)?

Aus diesem Grund ist es notwendig, den zeitlichen Verlauf eines Patientenaufenthaltes in einer Notaufnahme zu dokumentieren und den Prozess transparent darzustellen. Dies hat den Vorteil, dass man mit diesen Daten die Abläufe in einer Notaufnahme besser steuern, und vor allem auch messen kann, ob eine Änderung erfolgreich war oder nicht.

Die Definition, welche Zeiten erfasst werden, sollte bereits bei der Planung des Prozesses erfolgen und mag von Notaufnahme zu Notaufnahme unterschiedlich sein. Im Folgenden eine Auflistung von Zeitmarkern nach dem Ingolstädter Modell, die vor allem durch entsprechende Verknüpfung untereinander, aber auch mit anderen Daten aus dem Klinikinformationssystem für die Steuerung einer Notaufnahme wichtige Indikatoren ergeben:

1. Administrative Aufnahme,
2. Triage,
3. Arztkontakt,
4. Anforderung Diagnostik,
5. Anforderung Konsil,
6. Diagnostik steht zur Verfügung,
7. Konsil steht zur Verfügung,
8. Diagnose & Therapie,
9. Patient kann entlassen werden,
10. Patient wird entlassen.

8 Beschwerde-Management

Es liegt in der Natur einer Notaufnahme, dass man mit den zur Verfügung stehenden Ressourcen nicht immer alle Anspruchsgruppen zufriedenstellen kann. Anspruchsgruppen sind dabei nicht nur Patienten, sondern auch Zuweiser, Konsiliarärzte oder auch die eigenen Mitarbeiter.

Beschwerden sollten immer ernst genommen werden, allerdings zeigt die Praxis, dass die Lösung mancher auch berechtigt angemahnten Missstände komplex ist. Hauptaufgabe des Beschwerde-Managements ist es, einen Trend zu erfassen und einen kontinuierlichen Verbesserungsprozess einzuleiten und zu unterstützen.

9 Notaufnahme-Team

Die Tätigkeit in einer Notaufnahme gehört sicherlich zu den anspruchsvollsten Aufgaben in einem Krankenhaus. Ziel ist es, dass die verschiedenen Berufsgruppen bei der Versorgung der Patienten in der Notaufnahme als Team auftreten und zusammenarbeiten. Wichtig ist vor allem, dass jeder

Mitarbeiter sich als Teamplayer versteht und zeitweise auch Aufgaben außerhalb seines ursprünglichen Aufgabengebietes wahrnimmt. Dies sollte der Mitarbeiter nicht als Belastung wahrnehmen, sondern als persönliche Herausforderung und Bereicherung. Sich nur auf sein ursprüngliches Berufsfeld zurückzuziehen, ist nicht mehr zeitgemäß.

10 Dokumentation

Die Dokumentation des Patientenaufenthaltes in der Notaufnahme ist von entscheidender Wichtigkeit für die medizinische Versorgung des Patienten, aber auch für die Leistungserfassung und Abrechnung. Vor allem auch vor dem Hintergrund möglicher juristischer Nachfragen, ist auf eine präzise Dokumentation zu achten. Dies wird häufig unterschätzt und kann nicht oft genug betont werden. In jedem Fall müssen die relevanten Patientendaten dem Arzt in der Notaufnahme rund um die Uhr zur Verfügung stehen (z.B. der letzte Arztbrief).

In den meisten Notaufnahmen ist die Dokumentation noch papiergestützt. Mit der zunehmenden Einführung von Klinikinformationssystemen wird sich dies sicher ändern, gleichwohl ist zum jetzigen Zeitpunkt eine komplette elektronische Krankenakte in einem einzigen Programm noch in weiter Ferne. In den nächsten Jahren wird es häufig eine Mischform von elektronischer Dokumentation und papiergestützter Dokumentation geben. Dies macht ein Umdenken für die Mitarbeiter notwendig, denn die Informationen zu ihren Patienten sind zum Teil in einem IT-System gespeichert (z.B. der letzte Arztbrief), zum Teil aber auch in einer Papierakte (z.B. ein Konsil) vorhanden.

Ziel muss es sein, dass die Patientendaten in einer zentralen Benutzeroberfläche zusammengeführt werden und nicht vom Benutzer in den verschiedenen Subsystemen gesucht werden müssen.

11 Organisation der Notaufnahme in der Zukunft

Im folgenden Abschnitt sollen einige wesentliche organisatorische Überlegungen näher erläutert werden:

11.1 Fasttrack line

In eine Notaufnahme kommen täglich Patienten, die objektiv betrachtet nur geringfügige Beschwerden haben und mit diesen auch problemlos ihren Hausarzt aufsuchen könnten. Bisher ist es meist so, dass diesen Patienten durch die Triage eine niedrige Behandlungspriorität zugewiesen wird, was häufig lange Wartezeiten zur Folge hat.

Die hohe Anspruchshaltung dieser Patientengruppe an das Gesundheitssystem führt in der Kombination mit langen Wartezeiten häufig zu Beschwerden, für die der Mitarbeiter in der Notaufnahme (der ja alle Patienten überblickt) nur wenig Verständnis hat. Diese Kombination kann der Ausgangspunkt einer ungünstigen Entwicklung sein, bei der der Patient mit dem Service der Notaufnahme nicht zufrieden ist, der Mitarbeiter ebenfalls unglücklich wird und ein optimaler Workflow ins Stocken geraten kann. Um dies zu verhindern, sollte diese Patientengruppe bereits bei der Triage identifiziert werden und wann immer möglich rasch versorgt werden, damit sie die Notaufnahme zügig wieder verlassen kann.

11.2 Kooperation

Um die im vorangegangenen Abschnitt beschriebene Patientengruppe möglichst rasch und auch unter ökonomischen Gesichtspunkten sinnvoll zu behandeln, sind viele Kliniken in den letzten Jahren Partnerschaften mit allgemeinmedizinischen Praxen eingegangen, die im Krankenhaus (idealerweise im Bereich der Notaufnahme) angesiedelt sind. Vorteile sind die Entlastung der Notaufnahme und eine Reduktion der Kosten für den Krankenhausträger. Der Vorteil für die allgemeinmedizinische Praxis liegt darin, zusätzliche Erlöse erwirtschaften und den Patienten bei Bedarf sofort der Notaufnahme überweisen zu können. Grundlage für den Erfolg dieses Systems ist selbstverständlich eine ausreichende Patientenzahl und wird deshalb nur für Kliniken ab einer bestimmten Größe interessant.

11.3 Trennung von Patientengruppen

Die Trennung von Patientengruppen in einer Notaufnahme ist durchaus sinnvoll. Idealerweise sollte bereits beim Zugang zur Notaufnahme darauf geachtet werden, liegende und gehende Patienten zu trennen, da beide Gruppen ganz unterschiedliche Bedürfnisse und Behandlungsprioritäten haben. Auch Patienten, die Opfer von Gewaltverbrechen wurden, sollte man getrennt von den anderen Patienten betreuen.

11.4 Infektiöse Patienten

Die Anzahl infektiöser Patienten in Notaufnahmen steigt kontinuierlich an und darf nicht unterschätzt werden. Diese Patienten müssen bereits in der Notaufnahme identifiziert und bei Verdacht auf eine infektiöse Erkrankung in geeigneten Räumen untergebracht werden. Dies ist bei der Neuplanung einer Notaufnahme unbedingt zu berücksichtigen.

11.5 Kurze Wege

Idealerweise sollte bei der Planung einer neuen Notaufnahme auf kurze Wege geachtet werden. Die Umsetzung ist zwar nicht immer einfach, gleichwohl führen kurze Wege schlussendlich zu einem effektiveren Personaleinsatz.

12 Angehörige

Angehörige gehören zum Patienten dazu und brauchen mitunter ebenso viel Aufmerksamkeit wie der eigentliche Patient. Diese Tatsache wird in der Regel unterschätzt und vielen Angehörigen wird in einer Notaufnahme mit dem Argument, man müsse sich ja um die wirklich kranken Patienten kümmern, zu wenig Zuwendung entgegengebracht. Diese Argumentation mag für Zeiten mit sehr hohem Patientenaufkommen gerechtfertigt sein, ist jedoch schlussendlich nicht zielführend, da sich auch der Angehörige in einer Ausnahmesituation befindet, wenn sich ein ihm nahestehender Mensch als Notfallpatient in einer Notaufnahme befindet. Deshalb ist es notwendig, auch dem Angehörigen entsprechende Wertschätzung entgegenzubringen und ihn auch über den Verlauf des Patienten zu informieren.

13 Clinical decision unit

Größere Notaufnahmen besitzen in der Regel eine Aufnahmestation (Clinical decision unit), die der regulären stationären Patientenversorgung einer Klinik als Puffer vorgeschaltet ist. Vor allem Patienten, die zwar keiner stationären Aufnahme bedürfen, jedoch nicht sofort wieder entlassen werden können, sondern einige Stunden beobachtet werden sollen, werden auf dieser Station betreut. Die Liegedauer dieser Patienten beträgt in der Regel höchstens 24 Stunden (in Ausnahmefällen 48 Stunden). Für den Erfolg einer solchen Station ist neben einer professionellen Fallsteuerung auch eine hohe Flexibilität der Mitarbeiter notwendig, denn mitunter kann ein Bett pro Tag auch mehrfach belegt werden [9].

14 Bettenmanagement

Vor allem für eine Notaufnahme ist ein gutes Bettenmanagement in den nachgeschalteten Fachabteilungen sehr wichtig. Sehr häufig wird der Patientenabfluss in der Notaufnahme jedoch dadurch gestört, dass auf den Stationen keine Betten für die Notfallpatienten zur Verfügung stehen. Diese Herausforderung muss durch ein zentrales EDV-gestütztes Bettenmanagement angegangen werden. Gleichzeitig ist es sinnvoll, der Notaufnahmestation ein Belegungsrecht einzuräumen. Dies ist jedoch ein Instrument, das nicht missbraucht und nur in Ausnahmesituationen eingesetzt werden sollte.

15 Overcrowding

In nahezu jeder Notaufnahme kommt es zu bestimmten Zeiten zu einem sogenannten Overcrowding. Dabei kommt es zu einem Missverhältnis zwischen Patientenzufluss und Patientenabfluss. Durch ein differenziertes Berichtswesen kann man die kritischen Zeiträume für das Auftreten dieses Phänomens jedoch leicht identifizieren und entsprechende Maßnahmen einleiten. Diese wären z.B. eine Anpassung der Mitarbeiterdienstpläne an das prognostizierte Patientenaufkommen oder auch eine zeitweise Reduktion der Dienstleistung (Behandlungstiefe) einer Notaufnahme (z.B. die Abwicklung zeitintensiver Untersuchungen von der Station aus).

16 IT in der Notaufnahme

Der Trend in Kliniken geht eindeutig zu integrierten Klinikinformationssystemen, die Daten aus den verschiedenen Subsystemen sammeln und den jeweiligen Nutzergruppen spezifisch aufbereitet zur Verfügung stellen. Dies gilt auch für die Notaufnahme der Zukunft.

In den meisten Notaufnahmen stehen Ärzten und Pflegekräften bisher verschiedene EDV-Programme zur Verfügung, um spezifische Dienstleistungen anzufordern und abzufragen (z.B. der Radiologie oder der klinischen Chemie). Sehr häufig handelt es sich dabei um voneinander unabhängige Systeme, die nicht miteinander kommunizieren und aus denen sich Ärzte und Pflegekräfte, die für die Betreuung ihrer Patienten relevanten Informationen zusammensuchen müssen.

Hier geht der Trend eindeutig zur elektronischen Patientenakte, die in einer einheitlichen Benutzeroberfläche alle Patientendaten zur Verfügung stellt. Gleichzeitig muss die elektronische Patientenakte auch die Möglichkeit bieten, aktiv Untersuchungen anzufordern (z.B. Konsile), Vitalparameter zu dokumentieren und darzustellen, sowie angeordnete Medikationen transparent nachzuvollziehen. Ein weiterer essenzieller Baustein ist eine automatisierte Arztbriefschreibung und damit auch die Möglichkeit, auf die Patientendokumentation rund um die Uhr zugreifen zu können. Größte Herausforderung hierbei ist, dass die Programme so gestaltet sind, dass Sie den Mitarbeiter tatsächlich unterstützen und entlasten.

Neben dieser elektronischen Patientenakte braucht eine Notaufnahme auch eine EDV-Anwendung, mit der der Patientenfluss gesteuert werden kann. Idealerweise sollte dies aus dem Klinikinformationssystem heraus geschehen und an jeder Patientenposition auch der Blick in die elektronische Akte des Patienten möglich sein (Emergency Department Tracking Board). Der Aufbau solcher Systeme ist durchaus komplex, wenn sie direkt in ein Klinikinformationssystem integriert sind und nicht eine Stand-alone-Lösung darstellen.

Vor allem diese Komplexität macht die Implementierung der Programme im klinischen Alltag oft nicht einfach, da viel Anpassungsarbeit notwendig ist, um die spezifischen Bedürfnisse des Kunden im Programm abzubilden. An dieser Stelle kommt es häufig zu Konflikten zwischen dem Benutzer („Das System funktioniert nicht.") und dem IT-Experten („Mein System kann alles."). Hier sind im Vorfeld viele und aufwändige Abstimmungsgespräche notwendig. Klinikinformationssysteme kann man wohl am besten mit einem Legobaukasten vergleichen: Man kauft ein Produkt, mit dem man vieles bauen kann, nur machen muss man es selber.

Grundlage für den Erfolg von Klinikinformationssystemen ist eine genaue Definition der abzubildenden Prozesse und Ziele. Dies muss bereits im Vorfeld erfolgen. Vor diesem Hintergrund muss man wissen, dass mit dem Kauf eines Systems viele Probleme noch nicht gelöst sind, sondern ein Großteil der Entwicklungsarbeit erst beginnt und damit auch weitere Kosten generiert werden, die man unter keinen Umständen unterschätzen sollte. Es ist der reizvolle Spagat zwischen der Verwirklichung eigener Bedürfnisse in einem flexiblen, aber kostenintensiven IT-System auf der einen Seite und einem von der Industrie vorgegebenen und weniger kostenintensiven Konzept auf der anderen Seite.

Um auch beim User eine hohe Akzeptanz zu erreichen, müssen zwei Tatsachen berücksichtigt werden:

1. Viele Mitarbeiter stehen jeder Neuerung skeptisch gegenüber. Aus diesem Grund muss das Produkt (in diesem Fall die elektronische Patientenakte) dem Mitarbeiter einen tatsächlichen Mehrwert bieten und vor allem auch stabil laufen. Systeme, die gleich von Beginn an mit Fehlern behaftet sind, lassen die Akzeptanz bei den Benutzern ins Bodenlose fallen.
2. Die Programme bieten in der Regel eine Fülle von Möglichkeiten und sind in ihrer Handhabung komplex. Aus diesem Grund ist eine gute Schulung der Mitarbeiter notwendig. Die Kosten dafür werden häufig unterschätzt und müssen in die Anschaffungskosten und den Betrieb solcher Systeme mit eingeplant werden.

Neben dieser klinischen Sichtweise kann man IT-Lösungen für Notaufnahmen auch aus kaufmännischer Sicht betrachten und hier eine ganze Reihe von Key Performance Indicators definieren, die auch den wirtschaftlichen Erfolg einer Notaufnahme darstellen.

17 Patientensicherheit

Patientensicherheit ist ein Thema, das bereits seit mehreren Jahren im Fokus der Kliniken liegt. Vor allem in Notaufnahmen ist die Patientensicherheit eine besondere Herausforderung, da hier in kurzer Zeit eine große Zahl von Patienten betreut wird. Erschwerend kommt hinzu, dass diese Patienten zum Teil nicht kommunizieren können, manchmal weglaufgefährdet sind, zum Teil mehrfach den Raum wechseln und die betreuenden Mitarbeiter manchmal ebenfalls wechseln. Insgesamt also denkbar schlechte Voraussetzungen für einen kontinuierlichen und korrekten patientenbezogenen Informationsfluss, der eine wesentliche Grundlage für Patientensicherheit ist. Um diese gewährleisten zu können, sind vor allem drei Ziele wichtig:

1. Die richtige Identifikation des Patienten.
2. Die korrekte Zuordnung von Befunden.
3. Die korrekte Zuordnung von Entscheidungen.

Diese Ziele sind eigentlich selbsterklärend, bei näherer Betrachtung erkennt man jedoch, dass eine lückenlose Umsetzung dieser Ziele in einer Notaufnahme gar nicht so einfach ist. Die richtige Identifikation des Patienten erfolgt heute in vielen Kliniken über Patientenarmbänder, die bereits bei der Aufnahme in die Notaufnahme dem Patienten angelegt werden. Diese Patientenarmbänder enthalten heute neben dem Namen und dem Geburtsdatum des Patienten häufig auch einen Barcode und sind mit einem Foto des Patienten versehen. Zusätzlich besteht die Möglichkeit, die Patientenarmbänder mit einem RFID-Chip auszustatten. Bedenken, dass dadurch der Patient das Krankenhaus nur mehr als Gesundheitsfabrik empfindet und seine eigene Persönlichkeit auf einen Strichcode reduziert sieht, sind sicher nicht zeitgemäß. Bei richtiger Information der Patienten und auch der Angehörigen bietet ein Armband zur Patientenidentifikation einen deutlichen Sicherheitsgewinn, der von vielen Kliniken auch nach außen so kommuniziert wird.

Sind die Patientenarmbänder mit einem RFID-Chip versehen, kann durch entsprechende Sensoren in der Notaufnahme auch eine räumliche Zuordnung der Patienten erfolgen und im Emergency Department Tracking Board dargestellt werden. In großen Notaufnahmen mit vielen Patienten, die zwischen Untersuchungseinheiten, Behandlungseinheiten und Wartebereichen hin und her wechseln, ist dies vor allem für die Mitarbeiter eine deutliche Arbeitserleichterung, wenn man weiß, wo sich der eigene Patient gerade befindet. Zusätzlich kann das System über einen stillen Alarm darauf hinweisen, wenn sich ein Patient ohne Rückmeldung aus der Notaufnahme entfernt.

Um eine korrekte Zuordnung von Befunden zu erreichen, sollte man ebenfalls auf die Informationen des Patientenarmbandes zurückgreifen und bei der Anmeldung von Untersuchungen immer die Fallnummer mit einem Barcodescanner am Patientenarmband lesen. Das bisher geübte Auswählen von Patienten aus einer Liste oder auch das Eingeben einer Fallnummer ist aus Sicht der Patientensicherheit mit einer zu hohen Fehlermöglichkeit behaftet. Diese Technologie ist heute zwar in jedem Supermarkt Standard, in Kliniken ist man davon jedoch noch weit entfernt.

Die korrekte und vor allem auch nachvollziehbare Zuordnung von Entscheidungen ist ebenfalls essenziell. Wenn eine papiergestützte Dokumentation verwendet wird, besteht die Möglichkeit, dass man anhand einer Unterschrift nachvollziehen kann, wer was wann angeordnet und entschieden hat. Bei Klinikinformationssystemen und elektronischen Patientenakten ist dies zwar technisch ebenfalls problemlos möglich, in der Praxis zeigt sich jedoch, dass die zugehörige Hardware und Software aus Kostengründen nicht vorhanden ist und damit schlussendlich eine Entscheidung nicht mehr nachvollziehbar ist. Dies sollte man bei der Anschaffung und Planung eines IT-Systems für eine Notaufnahme unbedingt berücksichtigen.

18 Zertifizierung und Qualitätsmanagement

Will man eine Notaufnahme zertifizieren, so muss man vor dem Beginn des Projektes seine Ziele genau definieren und vor allem auch den richtigen Zeitpunkt wählen, um das Projekt erfolgreich durchziehen zu können. Eine Zertifizierung bindet viele Ressourcen über alle Berufsgruppen hinweg, generiert also primär erhebliche Kosten, die sich auf den ersten Blick nur schwer in einem besseren Betriebsergebnis darstellen lassen.

Vor allem muss man sich darüber im Klaren sein, dass eine Zertifizierung im ersten Schritt nicht zwangsläufig zu einer besseren Qualität führt. Diese wird erst im Laufe von Re-Zertifizierungen und des ständigen Verbesserungsprozesses sichtbar. Ein weiterer wichtiger Punkt in diesem Zusammenhang ist auch das richtige Marketing der Zertifizierung innerhalb einer Abteilung. Eine Zertifizierung ist komplex und jeder Mitarbeiter ist gefordert, sich mit dieser Aufgabe auseinanderzusetzen. Wenn sich ein Großteil der Mitarbeiter nicht für die Idee begeistert, kann die Umsetzung schwierig, wenn nicht gar unmöglich werden.

Welches Zertifizierungssystem am besten geeignet ist, muss im Kontext eines klinikweiten Qualitätsmanagementsystems entschieden werden. Insellösungen sind sicher nicht zielführend.

19 Leitung einer Notaufnahme

Die Notaufnahme ist eine strategisch wichtige Abteilung in jedem Krankenhaus, die in Zukunft immer weiter an Bedeutung gewinnen wird. Aus diesem Grund gehen immer mehr Kliniken dazu über, das bisher gelebte System (Jede Fachabteilung ist für ihre Patienten selbst in der Notaufnahme zuständig.) zu verlassen und die Zuständigkeiten neu zu regeln. Immer häufiger werden Notaufnahmen als zentrale interdisziplinäre Hauptabteilung geführt und sind damit den etablierten Fachabteilungen eines Krankenhauses gleichgestellt. Dies implementiert auch, dass die Abteilungen von einem Chefarzt oder Klinikdirektor geleitet werden. Dies ist sicher sinnvoll, denn nur so können die Verantwortlichkeiten klar geregelt werden. Häufig stellt sich hier die Frage, welches Fachgebiet Anspruch für diese Führungsposition haben könnte. Dies ist berufspolitisch gesehen eine delikate Frage, gleichwohl eigentlich Einigkeit darüber herrscht, dass Anästhesisten, Internisten und Unfallchirurgen aufgrund der Nähe ihrer Fachgebiete zur Notfallversorgung wohl am besten für diese Aufgabe geeignet sind [6].

20 Demografie

Eine große Herausforderung für die Notaufnahme der Zukunft ist sicher die in den nächsten Jahren weiter steigende Zahl an älteren Patienten. Die Aufgabe liegt hier zum einen darin, durch ein standardisiertes geriatrisches Assessment medizinische und auch pflegerische Ziele möglichst frühzeitig zu definieren und diese im Sinne der Patienten umzusetzen. Ein weiterer wichtiger Punkt ist die intensive Zusammenarbeit einer Notaufnahme mit niedergelassenen Ärzten und Pflegeeinrichtungen, aber auch mit Angehörigen.

Nur in einem gemeinsamen partnerschaftlichen Netzwerk wird sich diese Aufgabe in den nächsten Jahrzehnten bewältigen lassen.

Wenn man von Demografie spricht sollte man jedoch nicht nur an Patienten denken. Auch das Durchschnittsalter von Mitarbeitern in den Kliniken wird immer höher. Die Herausforderungen liegen hier zum einen darin junge Menschen zu motivieren sich für Gesundheitsberufe zu begeistern, zum anderen müssen Arbeitsplätze und das Umfeld des Arbeitsplatzes so gestaltet werden, dass sie in Zukunft auch für ältere und damit erfahrenere Mitarbeiter attraktiv bleiben [2].

21 Bauplanung

Wird in einem Klinikum die Notaufnahme auch baulich neu geplant so ist dies eine seltene Chance, die man auch als Arzt nutzen muss. Schließlich sind es Ärzte und nicht Architekten, die in Zukunft in der Notaufnahme arbeiten sollen. Vor diesem Hintergrund ist man vor allem als Arzt gut beraten sich intensiv mit den Prozessen und Zielen der zukünftigen Abteilung auseinanderzusetzen. Diese sollten in jedem Fall auch schriftlich niedergelegt werden. Dies ist ein spannender, aber mitunter auch langwieriger Prozess, der natürlich auch zu manchem ernüchternden Ergebnis führen kann. Trotzdem wird ein guter Architekt bzw. Planer einen gut vorbereiteten Arzt als kompetenten Partner schätzen. In der Natur der Dinge liegt jedoch, dass Planungen im Gesundheitswesen zum einen komplex sind, zum anderen viele Schnittstellen haben, an die man als Arzt primär gar nicht denkt. Vor allem muss man sich bewusst sein, dass der Planungsprozess unbedingt ein Ende haben muss. Bauliche Änderungen während der Ausführungsphase umzusetzen kann technisch schwierig sein und steigern die Kosten in jedem Fall erheblich. Abgesehen davon kann es zu einer Verzögerung in der Fertigstellung kommen und damit steht die neue Abteilung in der Wertschöpfungskette einem Klinikum nicht zur Verfügung. Dies wird im Gesundheitswesen häufig nicht bedacht. Würde man hier einen Vergleich mit der Industrie wagen, z.B. wenn sich die Fertigstellung einer Produktionsanlage verzögern würde und ein Produkt nicht hergestellt werden kann, so kann das mitunter die Existenz eines Unternehmens gefährden. Deshalb ist es wichtig, Zeitpläne einzuhalten. Sind die Zeitachsen zu großzügig bemessen, können neue technische Entwicklungen oder auch neue Anforderungen der künftigen Nutzer notwendig werden, die in der ursprünglichen Planung nicht berücksichtigt wurden, weil sie nicht bekannt waren.

Im Folgenden einige Punkte, die bei der Planung einer neuen Notaufnahme Berücksichtigung finden sollten:

21.1 Raum an sich

Raum ist in jedem Krankenhaus ein kostbares Gut, das nicht nur im Bau sondern auch im laufenden Betrieb sehr hohe Kosten verursacht. Vor diesem Hintergrund sollte man unbedingt die Raumnutzung präzise definieren und wo immer möglich darauf achten, dass der Raum auch eine entsprechende Wertschöpfung erbringt. Als Beispiel sei hier das Arztzimmer aufgeführt in dem Ärzte sich umziehen, ihre persönlichen Dinge verwahren und das auch als Rückzugsmöglichkeit genutzt wird. Die Frage welchem Arzt ein Arztzimmer zusteht oder ob es denn nicht besser sei aus dem Arztzimmer einen Behandlungsraum zu machen wird heute immer wieder auf den Prüfstand gestellt. Auf der einen Seite steht der Vorwurf Arztzimmer schmeicheln nur der Seele des Arztes und seinem Geltungsbedürfnis in der immer noch strengen Krankenhaushierarchie und sind, weil viele Stunden des Tages leer stehend kaum produktiv. Auf der anderen Seite kann ein Arztzimmer auch Wertschätzung gegenüber dem Mitarbeiter ausdrücken und sein Engagement und Commitment für das Unternehmen erhöhen. In jedem Fall muss jede Raumnutzung wohl überlegt und begründet sein [10].

21.2 Raum für Gespräche

In Notaufnahmen müssen immer wieder Gespräche geführt werden, die Ruhe und auch ein wenig mehr Privatsphäre erfordern, als es ein

Behandlungsraum zu bieten vermag. Dies ist z.B. ein Gespräch zwischen einem Opfer von Gewalt und der Polizei oder auch das Überbringen einer Todesnachricht. Hier sollte es abseits vom Trubel der Notaufnahme einen Raum geben um in Ruhe ein Gespräch zu führen. Anknüpfend an die Gedanken im vorausgehenden Absatz kann dieser Raum sonst natürlich auch anders genutzt werden.

21.3 Holding Area

Um den Patientenfluss zu optimieren ist man ähnlich wie in OP-Bereichen auch in Notaufnahmen in den letzten Jahren vermehrt dazu übergegangen Aufenthaltsbereiche für Patienten einzurichten die als Pufferzone dienen. Damit sollen folgende Ziele verwirklicht werden:

1. Schnellerer Zugriff auf Patienten.
2. Reduktion der Wege für Mitarbeiter.
3. Überwachung von Patienten.

Die Einrichtung einer solchen Holding Area ist vor allem für große Notaufnahmen geeignet und muss aber sinnvoll in den Workflow eingebunden werden.

21.4 Notarztdienst und Rettungsdienst

Der Rettungsdienst ist ein wichtiger Partner der Notaufnahme und sollte deshalb bei der baulichen Neukonzeption nicht vergessen werden. Große Notaufnahmen haben einen eigenen Aufenthaltsraum für den Rettungsdienst, der Notarztdienst ist immer häufiger direkt in der Notaufnahme angesiedelt. Hier sind entsprechende Räumlichkeiten vorzusehen, die kurze Ausrückzeiten ermöglichen.

21.5 Infektiöse Patienten

Wie bereits erwähnt sind infektiöse Patienten im Krankenhaus und in der Notaufnahme immer häufiger. Diese müssen möglichst früh identifiziert werden und räumlich nach den entsprechenden Hygienevorschriften von den restlichen Patienten getrennt und untergebracht werden. Zu bedenken ist hierbei auch, dass diese Patienten mitunter auch längere Wartezeiten haben bis ein geeignetes Bett zur Verfügung steht.

21.6 Hubschrauberlandeplatz

Jedes Krankenhaus sollte einen Hubschrauberlandeplatz besitzen. Dieser sollte auf kurzem Weg von der Notaufnahme aus zu erreichen sein. Ein Zwischentransport mit dem Rettungswagen ist eigentlich nicht mehr zeitgemäß, aber dennoch häufig anzutreffen. Der Wunsch nach einem Dachlandeplatz oder der Verlegung eines entfernten Landeplatzes in die Nähe der Notaufnahme ist medizinisch wünschenswert, allerdings in der Umsetzung fast immer mit einem sehr hohen Aufwand verbunden. Dies gilt vor allem für Kliniken, die im Stadtgebiet liegen. Hier sind die Anforderungen an Lärm-, Brandschutz, Gebäudestatik und Flugsicherheit enorm und mit sehr, sehr hohen Investitionen und Folgekosten verbunden. Jeder Träger ist hier sicher gut beraten diese Investition kritisch auf den Prüfstand zu stellen.

22 Kommunikationsportal

Die Informationen einer Notaufnahme sollen dem weiterbehandelnden Arzt rasch und unkompliziert zur Verfügung stehen. Dies geschieht schnell und kostengünstig auf elektronischem Wege über ein gesichertes Kommunikationsportal im Internet, in dem der niedergelassene Arzt die entsprechende Dokumentation und auch Befunde des Krankenhauses online abrufen kann. Dieses Serviceangebot führt zum einen zu einem besseren Informationsfluss zwischen Krankenhaus und niedergelassenen Ärzten und andererseits aber auch zu einer Kostenreduktion, da man davon ausgeht, dass es zu weniger Doppeluntersuchungen kommt. Im Idealfall liegen zur Vorgeschichte des Patienten auch Daten vorbehandelnder Ärzte im Portal und ermöglichen es dem Notfallmediziner, sich ein umfassendes Bild über den Zustand des Patienten zu machen.

23 Qualifikation der Mitarbeiter

Mitarbeiter sind das Kapital eines Unternehmens, dies gilt auch uneingeschränkt für eine Notaufnahme. Der Arbeitsplatz Notaufnahme wird von vielen Mitarbeitern als besonders attraktiv erachtet, trotzdem ist es eine Herausforderung, qualifizierte Mitarbeiter langfristig zu gewinnen. Für Ärzte wie für Pflegekräfte gleichermaßen gibt es den Wunsch nach Einführung spezifischer Qualifzierungsmöglichkeiten, die den Ansprüchen moderner klinischer Notfallmedizin und Organisationstrukturen gerecht werden. Dies ist sicher sinnvoll und wird zurzeit in den verschiedenen Berufsverbänden und Standesvertretungen ausgiebig diskutiert. Eine Lösung ist hier, anders als in anderen Staaten der europäischen Gemeinschaft, für Deutschland momentan jedoch noch nicht in Sicht. Sicher ist jedoch, dass sich alle Berufsgruppen dem lifelong learning nicht mehr verschließen können.

24 Schnittstelle Rettungsdienst

Der Rettungsdienst ist einer der wichtigsten Partner für eine Notaufnahme, unabhängig ob Notarztdienst, eigentlicher Rettungsdienst, Krankentransport oder integrierte Leitstelle. Sie alle steuern den Patientenfluss in ein Krankenhaus und tragen somit wesentlich zum wirtschaftlichen Erfolg eines Krankenhauses bei. Dies gilt natürlich umso mehr für Kliniken, die einen großen Teil ihrer Patienten über die eigene Notaufnahme rekrutieren. Vor diesem Hintergrund muss der Kunde Rettungsdienst in der Notaufnahme rund um die Uhr professionell betreut werden (nicht nur der vom Rettungsdienst gebrachte Patient).

Ein weiterer wichtiger Punkt ist die Schnittstelle Patientenübergabe zwischen Rettungsdienst und Klinik. Hier gehen nach wie vor oft wichtige Patienteninformationen verloren. Technisch ist es bereits möglich, das Rettungsdienstprotokoll in elektronischer Form in die elektronische Patientenakte zu übernehmen.

25 Berichtswesen

Wie jede andere Abteilung eines Krankenhauses auch braucht eine Notaufnahme ein differenziertes Berichtswesen, das die Leitung der Abteilung und die Geschäftsführung über die wesentlichen Kennzahlen informiert. Das Berichtswesen muss die verschiedenen Perspektiven des Unternehmens Notaufnahme abbilden. Dies kann z.B. unter Verwendung des Balanced Scorecard Systems erfolgen. Dabei werden folgende Perspektiven dargestellt:

1. Finanzperspektive,
2. Kundenperspektive,
3. Prozessperspektive,
4. Mitarbeiterperspektive.

Grundlage dafür ist jedoch eine transparente und korrekte Datenerfassung. Nachdem die Patientenversorgung in einer Notaufnahme ein zwischen verschiedenen Fachabteilungen verwobenes System mit etlichen Feedbackschleifen darstellt, ist dies aber nicht immer einfach. Welche Indikatoren schlussendlich im Berichtswesen für eine Notaufnahme erfasst werden ist sicher von Einrichtung zu Einrichtung unterschiedlich. Aus diesem Grund soll die folgende Aufzählung nur einen Rahmen darstellen, der individuell angepasst werden sollte:

1. Darstellung der Triagegruppe und der dazugehörigen Behandlungspriorität in Verbindung mit der tatsächlichen Door to doctor time und der Verweildauer in der Notaufnahme.
2. Outcome-Messung nach Triagegruppe und Aufnahmediagnose.
3. Darstellung von tatsächlicher Behandlungszeit und Wartezeit für den Patienten.
4. Darstellung des Personaleinsatzes in Verbindung mit dem Patientenaufkommen.
5. Darstellung der notwendigen Behandlungsdauer in der Notaufnahme und der tatsächlichen Betreuungsdauer bis der Patient die Notaufnahme wieder verlässt (z.B. Wartezeit auf Bett oder Krankentransport).

6. Messung der Zahl der Konsilleistungen pro Patient.
7. Messung der Zeit zur Erbringung einer Konsilleistung getrennt nach Fachabteilungen.
8. Darstellung der Übereinstimmung von Aufnahmediagnose und Entlassungsdiagnose.

Grundsätzlich sollte das Berichtswesen kurz und präzise über die wesentlichen Prozesse informieren. Eine Überfrachtung mit Informationen sollte an dieser Stelle vermieden werden [8].

26 Stress in der Notaufnahme

Gar nicht so selten kommen Mitarbeiter einer Notaufnahme während ihrer Tätigkeit in Situationen, die sie als belastend empfinden. Die Ursachen dafür sind vielfältig und können von Mensch zu Mensch unterschiedlich wahrgenommen werden. Vor allem für junge Menschen kann die Tätigkeit in einer Notaufnahme Herausforderung und Belastung zugleich sein. Ähnliches gilt auch für erfahrene Mitarbeiter, die an Burnout-Symptomen leiden oder sich innerlich von ihrem Arbeitsplatz bereits seit Jahren verabschiedet haben. Eine Gemeinsamkeit beider Gruppen ist, dass sie über ihre ganz persönlichen Erfahrungen selten sprechen, denn es würde ihnen vermutlich als Schwäche ausgelegt werden. Vor diesem Hintergrund ist es sinnvoll und wünschenswert, wenn der Arbeitgeber hier seinen Mitarbeitern professionelle Hilfe zur Aufarbeitung belastender Ereignisse anbietet. Der Mitarbeiter sollte ermuntert werden diese Angebote anzunehmen. Diesen Weg zu beschreiten ist sicher kein Zeichen von persönlicher Schwäche sondern von Professionalität.

27 Der Patient als Kunde?

Der Patient möchte nicht als Kunde bezeichnet werden, wenn er sich einem Krankenhaus anvertraut. Er möchte Patient sein. Wie so oft gibt es auch hier verschiedene Perspektiven: Aus kaufmännischer Sicht ist der Patient nämlich vor allem Kunde.

In der Notaufnahme hat ein Krankenhaus die Chance dem Patienten (und Kunden) zu beweisen, dass es effektiv, schnell, professionell und menschlich Hilfe bieten kann. Auch der Laie erkennt sofort ob in einer Notaufnahme mit Konzept und Struktur gearbeitet wird. Bereits der erste Kontakt kann hier eine positive oder negative Stimmung erzeugen. Man denke z.B. an die verzweifelte Parkplatzsuche einer Mutter mit zwei Kindern auf dem Rücksitz, vor einer Notaufnahme. Für diesen ersten Eindruck hat ein Krankenhaus nur eine Chance und diese sollte man nicht vergeben. Denn Patienten sind anspruchsvoll, informiert und mobil. Sie wechseln die Automarke, die Krankenversicherung und den Supermarkt, warum sollte also ein Patient nicht auch das Krankenhaus wechseln, wenn er in einer Notsituation nicht gut versorgt wurde und jetzt eine elektive Aufnahme notwendig ist. Wenn man sich dieser Tatsache bewusst ist kann man diese Chance nutzen und sich daraus einen Wettbewerbsvorteil erarbeiten [7].

28 Fazit

- Die Notaufnahme ist ein Servicebereich.
- Notaufnahme ist planbar.
- Prozesse müssen definiert werden.
- Zur Steuerung der Prozesse ist ein Berichtswesen notwendig.
- Patientensicherheit muss gewährleistet sein.
- Patienten und Mitarbeitern werden immer älter.

Literatur

[1] Hinger G: Aus der Not eine Tugend machen. Die Zentrale Notaufnahme als Anlaufstelle an der Schnittstelle zwischen ambulanter und stationärer Krankenversorgung. Krankenhaus Umschau 2008; 2: 21–24. [EBM IV]

[2] Hogan B, Fleischmann T: Interdisziplinäre Notaufnahme – Konzeption und personelle Besetzung. Krankenhaus Umschau 2008; 2: 30–32. [EBM IV]

[3] Kaji AH, Lewis RJ, Beavers-May T et al.: Summary of NIH Medical-Surgical Emergency Research Roundtable held on April 30 to May 1, 2009. Ann Emerg Med 2010; 56: 522–537. [EBM IV]

[4] King L, Ben Tovim D, Bassham J: Redesigning emergency department patient flows: Application of lean

7.5 Was gibt es Neues in der Organisation der Notaufnahme?

thinking to health care. Emergency Medicine Australasia 2006; 18: 391–397. [EBM IV]

[5] Martl I, Schuler M: Die Zentrale Notaufnahme: steigert Qualität, schafft Bürgernähe und bindet Patienten. Führen & Wirtschaften 2004; 1: 1–5. [EBM IV]

[6] Meier K, Osterwalder J, Vermeulen B, Zimmermann H: Notfallstationen: strukturelle und organisatorische Empfehlungen für die Qualitätssicherung. Schweizerische Ärztezeitung 2005; 86: 1918–1928. [EBM IV]

[7] Nugus P, Carroll K, Hewett DG et al.: Integrated care in the emergency department: A complex adaptive systems perspective. Soc Sci Med 2010; 71: 1997–2004. [EBM IV]

[8] Scholtes K, Schöffski O: Interdisziplinarität in der Akutmedizin – Eine Herausforderung für das moderne Krankenhausmanagement. KU Gesundheitsmanagement 2010; 3: 34–37. [EBM IV]

[9] Wallesch CW: Die Notaufnahme von Maximalversorgern in Deutschland. Das Krankenhaus 2007; 10: 983–989. [EBM IV]

[10] Walter B, Fleischmann T: Interdisziplinäre Notaufnahme Aufgaben, Struktur, Zukunft. Das Krankenhaus 2007; 07: 657–660. [EBM IV]

[11] Wurmb T, Müller T, Jansen H et al.: Interdisciplinary treatment of severely injured patients in the trauma resuscitation room. Anästhesiologie Intensivmedzin Notfallmedizin Schmerztherapie 2010; 25: 390–398. [EBM IV]

7.6 Was gibt es Neues in der Rechtsprechung?

J. Heberer, P. Hüttl und O. Butzmann

1 Einleitung

Neben einer sehr wichtigen Entscheidung des Bundessozialgerichts zum ärztlichen Gesellschaftsrecht und wegweisenden Urteilen des Bundesarbeitsgerichts zum Tarifvertragsrecht spielte insbesondere die RLV-Systematik sowie die Neuordnung der Bedarfsplanung durch die Änderungen der chirurgischen Weiterbildung eine wesentliche Rolle in der aktuellen Rechtsprechung.

2 Zivilrecht

2.1 Art und Weise der Aufklärung/ Aufklärung per Telefon

Die ausreichende Aufklärung des Patienten ist essenzielle Voraussetzung für die Rechtmäßigkeit jeder ärztlichen Handlung. Denn ohne wirksame Aufklärung kann der Patient keine rechtlich bindende Einwilligung erteilen.

Dabei ist es ein anerkannter Grundsatz, dass nicht die Schriftlichkeit der Aufklärung Voraussetzung für deren Wirksamkeit ist. Die Schriftlichkeit und damit auch die Dokumentation der Aufklärung dienen der Beweisbarkeit für den Arzt. Wichtig und unumstößlich ist aber, dass die Aufklärung in einem ausführlichen Patientengespräch erfolgt, welches auch die Person des Patienten beim Aufklärungsgespräch berücksichtigt (beispielsweise Anpassung der Sprache, Hinzuziehung eines sprachkundigen Dritten etc.).

Der Bundesgerichtshof [1] hat jetzt mit Urteil festgestellt, dass auch eine Aufklärung per Telefon zulässig ist.

Gegenstand der Entscheidung war die Operation eines minderjährigen Patienten. Anlässlich dieser Operation wurde mit dem Vater des Patienten ein Telefonat über den anstehenden Eingriff geführt. Im Anschluss an dieses Telefonat haben dann die Eltern das Einwilligungsformular unterzeichnet. Streitig ist, ob eine telefonische Aufklärung (die Einwilligung erfolgte schriftlich) ausreichend war.

Hierzu führt der Bundesgerichtshof wie folgt aus:

> „Das Berufungsgericht ist in tatrichterlicher Würdigung verfahrensfehlerfrei zu der Überzeugung gelangt, dass der Beklagte zu 2 den Vater der Klägerin in einem Telefongespräch zwei Tage vor der Operation in gebotenem Umfang vollständig und zutreffend über die Risiken der Anästhesie aufgeklärt hat. Der Auffassung der Revision, dass das Telefongespräch nicht den Anforderungen genügte, die der Senat an ein vertrauensvolles Gespräch zwischen Arzt und Patient stellt, kann unter den besonderen Umständen des Streitfalles nicht gefolgt werden.
>
> Grundsätzlich kann sich der Arzt in einfach gelagerten Fällen auch in einem telefonischen Aufklärungsgespräch davon überzeugen, dass der Patient die entsprechenden Hinweise und Informationen verstanden hat. Ein Telefongespräch gibt ihm ebenfalls die Möglichkeit, auf individuelle Belange des Patienten einzugehen und eventuelle Fragen zu beantworten (vgl. Senatsurteil BGHZ 144, 1, 13). Dem Patienten bleibt es unbenommen, auf einem persönlichen Gespräch zu bestehen. Handelt es sich dagegen um komplizierte Eingriffe mit erheblichen Risiken, wird eine telefonische Aufklärung regelmäßig unzureichend sein.
>
> Das Aufklärungsgespräch betraf im Streitfall die typischen Risiken einer Anästhesie im Zusammenhang mit einem – nach den Feststellungen des

Berufungsgerichts – eher einfachen chirurgischen Eingriff. Die Anästhesie hatte gewisse, durchaus erhebliche, aber insgesamt seltene Risiken. Nach den weiteren Feststellungen des Berufungsgerichts dauerte das Telefonat 15 Minuten und wurde von dem Vater der Klägerin selbst als angenehm und vertrauensvoll bezeichnet. Unter diesen Umständen begegnet es aus revisionsrechtlicher Sicht keinen Bedenken, dass das Berufungsgericht die Vorgehensweise des Beklagten zu 2 als zulässige Möglichkeit der Aufklärung über die Risiken der Anästhesie angesehen hat. Dabei hat es mit Recht dem Umstand besondere Bedeutung beigemessen, dass der Beklagte zu 2 bei seinem Telefongespräch mit dem Vater darauf bestanden hat, dass beide Elternteile am Morgen vor der Operation anwesend sind, nochmals Gelegenheit zu Fragen erhalten und so dann ihre Einwilligung zur Operation durch Unterzeichnung des Anästhesiebogens einschließlich der handschriftlichen Vermerke erteilen."

3 Gesellschaftsrecht

Das Bundessozialgericht hat bei der sehr praxisrelevanten Thematik „Scheinselbstständigkeit" nunmehr für weitgehende Klarheit gesorgt. In dem Verfahren ging es um eine Honorarrückforderung der KV Niedersachsen gegen eine radiologische Gemeinschaftspraxis in Höhe von EUR 880 000,00 nach Aufhebung der Honorarbescheide für die Quartale 4/1996 bis 1/2001.

Hiergegen hatte der von der Rückforderung betroffene Arzt geklagt. Beklagte ist die KV. Die Gemeinschaftspraxis als Gesellschaft und juristische Person sowie der „scheinselbstständige" Arzt (Dr. Ph.) waren Beigeladene zu 1 und 2, also nicht direkte Parteien, aber auch zur Verfahrensführung berechtigt und von der Entscheidung direkt betroffen.

Das BSG stellt hierbei fest, dass sich die Gesellschaft durch die angeblich gemeinsame Ausübung der vertragsärztlichen Tätigkeit des tatsächlichen Gesellschafters mit dem „Scheingesellschafter" vertragsärztliches Honorar verschafft habe, das sie – bzw. der tatsächliche Gesellschafter und Kläger in Einzelpraxis – bei Beachtung der vertragsärztlichen Pflichten nicht hätte erzielen können. Dies rechtfertige den Rückforderungsanspruch der KV hinsichtlich der hierdurch erwirtschafteten Honorare:

„Die vertraglich zwischen dem Kläger und dem Beigeladenen zu 2. vereinbarte Kooperation erfüllte die Voraussetzungen des § 33 Abs. 2 Satz 1 Ärzte-ZV nicht, weil der zu 2. beigeladene Dr. Ph. nicht in freier Praxis im Sinne des § 32 Abs. 1 Satz 1 Ärzte-ZV tätig war. Über die berufliche und persönliche Selbstständigkeit, die für die Ausübung der Tätigkeit des Vertragsarztes in „freier Praxis" erforderlich ist, verfügte Dr. Ph. zu keinem Zeitpunkt. Dieser Arzt trug nach den Vereinbarungen zwischen ihm und dem Kläger das wirtschaftliche Risiko der Praxis nicht mit und war in keiner Weise am Wert der Praxis beteiligt, die durch seine Tätigkeit mit geschaffen wurde. Jedenfalls soweit beides explizit ausgeschlossen ist, wird die ärztliche Tätigkeit nicht mehr in freier Praxis ausgeübt."

Der genannte „Dr. Ph." war in der Praxis als freier Mitarbeiter tätig. Da eine solche freie Mitarbeit jedoch dem Vertragsarztrecht fremd sei, sei seine Tätigkeit letztendlich als angestellter Arzt bzw. Assistent zu qualifizieren, so das BSG. Der Vertragsarzt habe seine Tätigkeit jedoch in freier Praxis auszuüben. Unter Bezugnahme auf eine Entscheidung des Bundesverfassungsgerichts führt das BSG hierzu aus:

„Der frei praktizierende Arzt habe die freie Verfügung über die eigene Arbeitskraft, könne insbesondere seine Arbeitszeit frei einteilen, er trage aber auch das volle wirtschaftliche Berufsrisiko (BVerfGE 16, 286, 294)."

Die für eine Gesellschafterstellung erforderliche Tätigkeit in „freier Praxis" habe zum einen eine wirtschaftliche Komponente – die Tragung des wirtschaftlichen Risikos wie auch eine Beteiligung an den wirtschaftlichen Erfolgen der Praxis – und zum anderen eine ausreichende Handlungsfreiheit in beruflicher und persönlicher Hinsicht. Diese Kriterien dürften nach der Entscheidung des BSG auch nicht alternativ vorliegen, sondern müssen kumulativ gegeben sein.

Interessanterweise stellt das BSG zudem fest, dass die Beteiligung jedes Gesellschafters am wirtschaftlichen Risiko auch nur für einen Zeitraum als „Probezeit" nicht suspendiert werden könne, sondern von Anfang an gegeben sein müsse. Zwar sei bei der Beurteilung des Vorliegens einer echten Gesellschafterstellung immer eine „Gesamtschau" der Umstände erforderlich, auf das Kriterium der Beteiligung am wirtschaftlichen Risiko könne jedoch nicht verzichtet werden.

Da in dem entschiedenen Fall „Dr. Ph." eine solche Beteiligung am wirtschaftlichen Risiko nicht hatte, sondern eine feste Vergütung erhielt, war die Scheinselbstständigkeit damit schon feststehend. Gleichwohl äußerte sich das BSG erfreulicherweise auch noch konkret zur Frage der „Null-Beteiligung" und lässt erkennen, dass eine solche in bestimmten Konstellationen zulässig sein dürfte, nämlich dann, wenn er ansonsten hinreichend am wirtschaftlichen Risiko beteiligt ist.

Unabhängig von den diesbezüglichen Eigentumsverhältnissen müsse der Gesellschafter jedoch in jedem Fall in der Lage sein, mit den vorhandenen sächlichen Mitteln seine ärztliche Tätigkeit eigenverantwortlich auszuüben:

Diese Ausführungen betreffen jedoch nur den materiellen Wert der Praxis. Hinsichtlich des Patientenstammes als ideellem Wert hält das BSG eine Teilhabe jedes Gesellschafters für unabdingbar. Vorsichtig weist das BSG jedoch auch darauf hin, dass eine fehlende Beteiligung am Goodwill für eine Probezeit noch zulässig sein dürfte, wenngleich dies nicht Gegenstand des zu entscheidenden Sachverhaltes war.

Es besteht nunmehr für die Erstellung von Gemeinschaftspraxisverträgen weitgehend Klarheit darüber, wann eine ausreichende Gesellschafterstellung anzunehmen ist. Unabdingbar und auch nur für eine Probezeit nicht akzeptabel ist die fehlende Beteiligung eines Gesellschafters am wirtschaftlichen Risiko durch die Zahlung einer festen Vergütung, unabhängig vom Gewinn und Verlust.

Wesentlich unproblematischer ist die – auch dauerhafte – fehlende Beteiligung am materiellen Wert, sofern hierdurch nicht die unabhängige ärztliche Tätigkeit beeinflusst wird.

Die fehlende Teilhabe am ideellen Wert und deren Berücksichtigung bei den Abfindungsregelungen ist jedoch allenfalls für einen begrenzten Zeitraum möglich [2].

4 Vertragsarztrecht

Neben diversen Fragen zur Organisation und Tätigkeit im MVZ stand die RLV-Berechnung im Fokus der Rechtsprechung, wobei es insbesondere bei letzerem Komplex nach wie vor weitgehend an höchstrichterlicher Rechtsprechung fehlt, sodass die diesbezüglichen Entscheidungen zumeist erstinstanzlicher Gerichte keineswegs als endgültig angesehen werden dürfen, wenngleich sie sicher bereits klare Tendenzen erkennen lassen.

4.1 MVZ

4.1.1 Kein Verzicht auf Arztstelle von MVZ zu MVZ

Das LSG Hessen lehnte die Übertragung einer Arztstelle von einem MVZ auf das andere ab. Für die Übertragung einer Arztstelle von einem MVZ auf ein anderes MVZ fehle es an einer Rechtsgrundlage. § 103 Abs. 4a Satz 1 SGB V, der die Möglichkeit für einen Vertragsarzt, auf seine Zulassung zugunsten einer Tätigkeit im MVZ zu verzichten, vorsieht, sei einer analogen Anwendung nicht zugänglich.

Die Verwertungsmöglichkeiten hinsichtlich einer Arztstelle in einem MVZ seien über das normale Nachbesetzungsverfahren gem. § 103 Abs. 4 SGB V ausreichend geschützt. Die Nachbesetzungsvorschrift sei allein aufgrund des eigentumsrechtlich geschützten Verwertungsinteresses sicherlich auf diejenigen Fälle entsprechend anzuwenden, in denen ein MVZ auf seine Zulassung verzichtet und aufgelöst wird [3].

4.1.2 Anforderungen an den ärztlichen Leiter

Der ärztliche Leiter ist Ansprechpartner für Dritte in medizinischen Fragen und übernimmt die Verantwortung für die Abrechnung, die Qualitätssicherung und die Einhaltung der ärztlichen Pflichten im berufs- und zulassungsrechtlichen Sinne.

Entscheidend für die Eignung als ärztlicher Leiter im MVZ ist nach einem Beschluss des SG Dresden, dass der ärztliche Leiter über eine Qualifikation als Arzt verfügt und die Behandlung der Versicherten durch die am MVZ tätigen Ärzte gegenüber einer Einflussnahme durch Nichtärzte organisatorisch abschirmen kann. Dass der ärztliche Leiter selbst ärztlich – durch die Behandlung gesetzlich Versicherter – zur Versorgung der Patienten des MVZ beitragen müsste, lässt sich den Vorschriften über die Einrichtung und organisatorische Ausgestaltung Medizinischer Versorgungszentren nicht mit der gebotenen Bestimmtheit entnehmen [4].

4.1.3 Klagebefugnis einer MVZ-GmbH

In einem Verfahren vor dem SG Dresden war streitig, ob eine GmbH als Trägerin eines MVZ in Honorarstreitigkeiten klagebefugt ist.

Bei der Kl. handelte es sich um eine GmbH, deren Gesellschafteranteile zu 100 % von einem Universitätsklinikum gehalten wurden. Die Gesellschaft ist Trägerin eines MVZ, das seit dem 01.04.2005 an der vertragsärztlichen Versorgung mit zwei hausärztlich tätigen Allgemeinmedizinern sowie einem Laborarzt teilnimmt.

Das SG Dresden stellt hierzu fest, dass klagebefugt gegen eine sachlich-rechnerische Honorarberichtigung die GmbH als Trägerin des MVZ ist. Aus der Gesetzesbegründung könne nicht geschlossen werden, dass der Gesetzgeber beabsichtigt hätte, dem MVZ eine eigene Rechtspersönlichkeit zuzuerkennen, die von der ihres Trägers zu unterscheiden ist bzw. selbstständig neben diese tritt.

Im Gegenteil, hierdurch werde vielmehr klargestellt, dass MVZ keine neue Organisationsform im Sinne einer „Rechtsform sui generis" darstellten, sondern dass MVZ sich einer der bereits vorhandenen Rechtsformen bedienen müssen, um im Rechtsverkehr aufzutreten [5].

4.1.4 Tätigkeit von zugelassenen Vertragsärzten im MVZ

In der „Vertragsarztvariante" verfügt der im MVZ tätige Vertragsarzt nach wie vor über eine eigene, an seine Person gebundene Zulassung. Daneben besteht die Zulassung des MVZ zur vertragsärztlichen Versorgung. Hinsichtlich der rechtsdogmatischen Einordnung dieser Konstellation bestehen jedoch Unklarheiten.

Nach dem SG Stuttgart ist ein Tätigwerden von Vertragsärzten im MVZ zulässig, die Zulassung des Vertragsarztes werde für die Dauer seiner Tätigkeit im MVZ durch die Zulassung des MVZ überlagert. Zudem könne ein solcher im MVZ tätiger Vertragsarzt zugleich Geschäftsführer der MVZ-Trägergesellschaft (hier eine GmbH) sein.

Die beiden klagenden Vertragsärzte, eine Fachärztin für Kinder- und Jugendmedizin und ein Facharzt für Allgemeinmedizin, stellten im Juni 2006 einen Antrag auf Zulassung als MVZ. Gleichzeitig beantragten sie die Genehmigung, Frau B. als Fachärztin für Allgemeinmedizin im MVZ anzustellen.

Der Zulassungsausschuss lehnte den Antrag ab, der sodann beklagte Berufungsausschuss wies den Widerspruch zurück. Er meinte, wenn die Fachärztin für Kinder- und Jugendmedizin in ihrer Eigenschaft als Gesellschafterin, Geschäftsführerin und Vertragsärztin im Rahmen des MVZ tätig sein solle, so stehe dies im Widerspruch zu den Vorgaben in §§ 32 I 1, 20 I 1 Ärzte-ZV, wonach der Vertragsarzt die vertragsärztliche Tätigkeit persönlich in freier Praxis auszuüben habe und im Übrigen für die Versorgung der Versicherten im erforderlichen Maß zur Verfügung stehen müsse. Die MVZ GmbH solle selbst Leistungserbringer und Partei der Behandlungsverträge mit den Versicherten sein, während die Ärztin als Angestellte im Rahmen der Zulassung dieses MVZ tätig werden sollte. Aufgrund der körperschaftlichen Organisationsstruktur der GmbH könne eine Pädiaterin nicht allein aufgrund ihrer Gesellschafterstellung für die Gesellschaft handeln, sondern eben nur als Gesellschafter- und Geschäftsführerin. Es bedürfe damit eines Anstellungsvertrages oder zumindest eines freien Mitarbeiterverhältnisses zwischen der Gesellschaft und der Kl. zu 1). Dem folgte das SG

Stuttgart nicht und gab der Klage der antragstellenden Ärzte gegen den ablehnenden Beschluss statt [6].

4.2 RLV

4.2.1 RLV-Zuweisung nach Aufgabe der belegärztlichen Tätigkeit

Hinsichtlich der RLV-Zuweisung wird bekanntlich auf die Referenzquartale des Vorjahres abgestellt. Das SG Marburg hatte darüber zu entscheiden, ob hierbei der aufgrund einer belegärztlichen Tätigkeit im Referenzquartal nur eingeschränkt erbrachte ambulante Leistungsumfang angepasst werde müsse.

Es vertrat die Auffassung, dass ein Chirurg, der seine belegärztliche Tätigkeit aufgibt und seine Tätigkeit in unverändertem Umfang ambulant fortsetzt, im Rahmen der Zubilligung von Regelleistungsvolumina für ambulantes Operieren nicht mit Abrechnungswerten aus seiner früheren durch die belegärztliche Tätigkeit eingeschränkten ambulant durchgeführten Praxistätigkeit verglichen werden könne. Er habe einen Anspruch auf Gewährung einer Sonderregelung zur Aufrechterhaltung des Umfangs der insgesamt durchgeführten Operationen. Hierbei seien mindestens die Werte des Fachgruppendurchschnitts heranzuziehen.

Das SG gab insoweit der Klage des Chirurgen statt und verurteilte die KV zur Neubescheidung über die Höhe der zuzuweisenden RLV [7].

4.2.2 Praxisbesonderheit: Spezialisierung eines Chirurgen auf Proktologie und Koloskopie

Nachdem das erstinstanzliche Gericht der Klage des Chirurgen gegen den RLV-Bescheid stattgegeben hatte, musste sich das LSG Hessen mit der Berufung der KV gegen dieses Urteil befassen. Es ging hierbei um die Frage, ob die RLV-Regelungen des dortigen Honorarverteilungsvertrages 2005 (HVV) Sonderregelungen für nachgewiesene Spezialisierungen enthalten müssten.

Das LSG Hessen stellte diesbezüglich zunächst allgemein fest, dass von einer Sicherstellung der ärztlichen Versorgung nur dann ausgegangen werden könne, wenn es für die Versicherten unter Berücksichtigung der festgestellten Nachfrage nach den streitgegenständlichen ärztlichen Leistungen entweder im Planungsbereich selbst oder zumindest in den unmittelbar angrenzenden Planungsbereichen eine in zumutbarer Zeit erreichbare ausreichende Zahl von Behandlern gibt, die in der Lage wären, die notwendige Versorgung mit solchen Leistungen zeitnah sicherzustellen.

Neben dem bereits im RLV enthaltenen Ausnahmetatbestand einer Sicherstellungsproblematik für die RLV-Festsetzung müsse eine Sonderregelung auch für den Fall vereinbart werden, dass sich innerhalb einer Arztgruppe bereits vor Inkrafttreten der Regelungen über die Regelleistungsvolumina Ärzte mit Leistungen in zulässiger Weise spezialisiert hatten und dieses spezifische Leistungsangebot durch das Regelleistungsvolumen der Fachgruppe, der sie zugeordnet sind, nicht leistungsangemessen abgedeckt wird.

Dementsprechend wies das LSG die Berufung der KV zurück [8].

In einem Parallelverfahren führte das LSG Hessen zudem aus, dass für die Anerkennung eines Praxisschwerpunkts nicht gefordert werden könne, dass der Anteil der spezialisierten Leistungen mindestens 30 % der Gesamtpunktzahl ausmachen muss [9]. Vielmehr sei unter Berücksichtigung der bereits äußerlich erkennbaren Praxisspezialisierung, der festgestellten Fallzahlen im Bereich der proktologischen Leistungen und einem Anteil der proktologischen Leistungen am Gesamtpunktzahlvolumen von durchschnittlich 22 % ein Versorgungsschwerpunkt offenkundig [10].

In einer weiteren Parallelentscheidung stellte das LSG Hessen schließlich fest, dass angesichts der ausdrücklich auf Sicherstellungsgründe beschränkten Ausnahmeregelung des strittigen Honorarverteilungsvertrages diese Ausnahmeregelung weder im Sinne einer allgemeinen Ausnahmeregelung verstanden, noch das Fehlen einer generalklauselartigen Härtefallregelung im Wege ergänzender Auslegung in den HVV hineininterpretiert werden könne. Vielmehr sei Folge der vorgenannten Entscheidungen, dass der HVV als Normsetzungsvertrag rechtswidrig und teilweise nicht zustande gekommen sei, weil er eine regelungsbedürftige und durch Auslegung nicht zu schließende Lücke enthalte, die von den Vertragspartnern des HVV zu schließen sei [11].

4.2.3 Praxisbesonderheit: Spezialisierung eines Anästhesiologen auf ambulante Operationen beim MKG-Chirurgen

Auch in diesem Fall entschied das LSG Hessen einhergehend mit den vorhergehenden Fällen unter 4.2.2, dass der HVV eine Ausnahme vom Regelleistungsvolumen außer für den bereits geregelten Fall einer Sicherstellungsproblematik auch dort enthalten müsse, wo sich innerhalb einer Arztgruppe bereits vor Inkrafttreten der Regelungen über die Regelleistungsvolumina Ärzte mit Leistungen in zulässiger Weise spezialisiert hatten und dieses spezifische Leistungsangebot durch das Regelleistungsvolumen der Fachgruppe, der sie zugeordnet sind, nicht leistungsangemessen abgedeckt werde.

In dem konkreten Fall stellte das LSG zudem fest, dass ein Härtefall bzw. eine Praxisbesonderheit bei dem betroffenen Anästhesisten vorliege, weil er in einem besonders hohen und von der Fachgruppe deutlich abweichenden Umfang zeitintensive ambulante Operationen eines MKG-Chirurgen anästhesiologisch betreut.

Zwar erbringe er auch überproportionale fachgruppentypische Leistungen (Ziff. 05330 und 05331 EBM 2005). Dies schließe eine Praxisbesonderheit jedoch nicht aus. Ausreichend sei hier eine Konzentration auf die Erbringung von Leistungen aus einem Teilbereich des Fachgebietes.

Ein Praxisschwerpunkt könne deshalb auch dann vorliegen, wenn für die jeweilige Fachgruppe an sich spezifische Leistungen – wie hier Narkosen und Anästhesien – in einem für die Vergleichsgruppe außergewöhnlichen z.B. zeitlichen Umfang bei nur geringen Fallzahlen abgerechnet werden, z.B. aufgrund einer bereits lang andauernden Zusammenarbeit mit einem MKG-Chirurgen [12].

4.3 Vertragsärztliche Zulassung

4.3.1 Zulässigkeit eines Antrages auf Sofortvollzug sowie die Voraussetzungen für das Nachbesetzungsverfahren

Das LSG Nordrhein-Westfalen hat in einer Entscheidung gezeigt, dass auch bei einer höchstrichterlich bereits entschiedenen Frage durchaus noch andere Meinungen vertreten und durchgesetzt werden können. Im Rahmen eines einstweiligen Anordnungsverfahrens wurde über einen Antrag auf sofortige Vollziehung einer Zulassungsentscheidung im Nachbesetzungsverfahren entschieden. Da bei einem solchen Eilverfahren der Instanzenzug nach der Beschwerde zum Landessozialgericht endet, war die abweichende Auffassung des BSG nicht relevant. In diesem Zusammenhang wurden auch die Voraussetzungen für eine Nachbesetzung eines Vertragsarztsitzes nochmals deutlich umrissen.

Das LSG NRW vertrat hierbei die Auffassung, dass die sofortige Vollziehung zunächst bei der Verwaltung (also den Zulassungsgremien) zu beantragen sei. Erst wenn ein solcher Antrag *erkennbar aussichtslos* ist, bestehe ein Rechtsschutzbedürfnis für eine Entscheidung des Gerichts. Der gegenteiligen Entscheidung des BSG sei nicht zu folgen [13]. Dieses hatte u.a. ausgeführt:

„Auch in vertragsarztrechtlichen Zulassungsangelegenheiten hängt die Zulässigkeit eines Vollziehungsantrags im gerichtlichen Verfahren nicht davon ab, dass zuvor ein entsprechender Antrag gegenüber dem Berufungsausschuss gestellt worden ist. Einen solchen Antrag kennen weder das SGG oder das SGB V noch die Zulassungsverordnung für Vertragsärzte in den §§ 44 ff. Er ist statthaft, löst aber im Falle des § 97 Abs. 4. SGB V – anders als der Aussetzungsantrag nach § 80 Abs. 4 VwGO – kein eigenständiges Verfahren aus, weil der Berufungsausschuss darüber ohnehin immer – explizit oder stillschweigend – mit zu entscheiden hat."

Die Folge der Entscheidung des LSG ist nunmehr, dass in einem vergleichbaren Fall tunlichst und insbesondere trotz der zitierten BSG-Entscheidung ein Antrag auf Sofortvollzug zunächst im Rahmen des Widerspruchsverfahrens gestellt wird, wenn nicht ein solcher Antrag „erkennbar aussichtslos" ist, wobei hier ernsthaft die Frage zu stellen sein wird, wann eine solche erkennbare Aussichtslosigkeit vorhanden sein soll.

Die Besonderheit des Falles war zudem, dass der Widerspruch des nicht zugelassenen Konkurrenten erkennbar unzulässig und damit wohl nur aus taktischen Gründen eingelegt wurde. Das LSG gab dem Antrag auf Sofortvollzug statt und führte diesbezüglich Folgendes aus:

Das Nachbesetzungsverfahren erfordert:

(1) ein formell ordnungsgemäß durchgeführtes Ausschreibungsverfahren;

(2) das bevorstehende Ende der Zulassung;

(3) die beabsichtigte Fortführung der Praxis durch einen Nachfolger;

(4) das Bestehen eines nachbesetzungsfähigen Vertragsarztsitzes in Kombination mit einer hierauf gerichteten Zulassung.

Mit der Zulassung sei gleichsam verbunden, dass Eigentum (Patientenstamm, immaterielles Vermögen, Sachvermögen) geschaffen werde. Dann aber sei der Sofortvollzug hinreichende Grundlage dafür, dass ein Vertragsarzt infolge der Zulassung schützenswertes Eigentum gem. Art. 14 des Grundgesetzes erlangt habe, welches wiederum nunmehr die Möglichkeit eröffne, im Nachbesetzungsverfahren wirtschaftlich verwertet zu werden. Ein unzulässiger Widerspruch könne niemals zu einem Erfolg in der Hauptsache führen und sei somit dem Vollzugsinteresse des durch den angegriffenen Verwaltungsakt begünstigten Arztes gegenüber nachrangig [14].

In derselben Weise entschied das Sozialgericht Aachen hinsichtlich der Unwirksamkeit eines Eilantrages vor der Beendigung des Widerspruchsverfahrens. Es führte hierzu aus, dass das Verfahren vor dem Berufungsausschuss kein Vorverfahren im Sinne der §§ 78 ff. SGG sei, aus diesem Grund verbiete sich eine unmittelbare Anwendung der §§ 86a, 86b SGG. Gerichtlicher Eilrechtsschutz könne deshalb grundsätzlich nicht vor der Entscheidung des Berufungsausschusses begehrt werden.

Es lässt jedoch wiederum (wie das LSG NRW bei „erkennbarer Aussichtslosigkeit" des Antrages) eine Ausnahme von diesem Grundsatz zu, wenn nämlich z.B. der Drittwiderspruch erkennbar abwegig und daher *rechtsmissbräuchlich* sei. Wenn jedoch bei summarischer Betrachtung im Eilverfahren nur Zweifel bestünden, ob der Widerspruch Erfolg haben werde, weil sich die Versorgungssituation nicht wesentlich geändert habe, so reiche dies für eine Rechtsmissbräuchlichkeit nicht aus [15].

4.3.2 Anforderungen an die Residenzpflicht bei verschiedenen Praxisstandorten

§ 24 Abs. 2 Satz 2 der *Ärzte-Zulassungsverordnung* (Ärzte-ZV) regelt die sog. Residenzpflicht; danach hat der Vertragsarzt seinen Wohnsitz so zu wählen, dass er für die Versorgung der Versicherten am Vertragsarztsitz zur Verfügung steht. Das Bundessozialgericht spricht hier sogar von einer „Dienstbereitschaft rund um die Uhr" und hält es für erforderlich, dass der Vertragsarzt die Praxis von seiner Privatwohnung innerhalb von dreißig Minuten erreichen kann [16].

Fraglich ist allerdings, welche Anforderungen hinsichtlich der Wohnsitzwahl zu stellen sind, wenn der Vertragsarzt an verschiedenen, weit auseinanderliegenden Standorten tätig ist. Mit dieser Frage beschäftigte sich das SG Hamburg bez. eines Zahnarztes, der neben seiner bestehenden Teilzulassung die weitere Teilzulassung für einen zweiten Sitz beantragt hatte. Das SG Hamburg entschied, dass die Residenzpflicht uneingeschränkt auch für einen Vertragszahnarzt mit zwei Teilzulassungen an örtlich verschiedenen Vertragszahnarztsitzen gelte. Er müsse die Residenzpflicht hinsichtlich beider Sitze erfüllen.

Es sei dem Zahnarzt angesichts einer Entfernung von annähernd 100 km und einer Fahrzeit von über einer Stunde zwischen seiner Wohnung und dem begehrten Vertragszahnarztsitz nicht möglich, seine Residenzpflicht zu erfüllen und etwa im Fall einer bei einem Patienten aufgetretenen Nachblutung zeitig genug wieder in der Praxis zu sein. Seine Klage wurde deshalb abgewiesen [17].

4.3.3 Sonderbedarfszulassung Kinderchirurgie

Eine Sonderbedarfszulassung setzt einen *dauerhaften* Versorgungsbedarf voraus, für einen vorübergehenden Bedarf kann eine Ermächtigung erteilt werden. Im Falle des *lokalen Sonderbedarfs* nach § 24a BedarfsplRL-Ä ist die Zulassung an den Ort der Niederlassung gebunden. Der lokale Versorgungsbedarf muss in Teilen eines großstädtischen Planungsbereichs oder eines großräumigen Landkreises gegeben sein.

Nachdem der Zulassungsausschuss den Antrag auf Sonderbedarfszulassung einer Kinderchirurgin abgelehnt, der Berufungsausschuss ihm stattgegeben und das SG München die Klage der KV hiergegen abgelehnt hatte, verurteilte das LSG zur Neubescheidung mit folgenden Vorgaben:

Bei einem lokalen Versorgungsbedarf müsse es sich um einen solchen handeln, der überhaupt nur an einem bestimmten Ort oder in einer bestimmten Region bestehe und denkbar sei.

In diesem Sinne lokal sei der Versorgungsbedarf etwa dann, wenn er sich aus Besonderheiten ergibt, die in der Ortslage oder in besonderen örtlichen Krankheitshäufungen begründet sind, oder wenn in quantitativer Hinsicht genügend Vertragsarztsitze der betreffenden Arztgruppe vorhanden sind, wegen einer unzureichenden Verteilung dieser Vertragsarztsitze es aber zu einem lokalen Versorgungsbedarf in Teilen des Planungsbereiches komme.

Ein besonderer Versorgungsbedarf auf dem Gebiet der Kinderchirurgie könne indes nicht mit der knappen Feststellung begründet werden, dass es im Bereich der Kindermedizin nicht vertretbar sei, sozusagen „Erwachsenen-Chirurgen" kinderchirurgisch behandeln zu lassen und die ärztlichen Tätigkeiten des Qualifizierten in dem betreffenden Planungsbereich nicht zur Verfügung stünden. Es müssten diesbezüglich weitere Ermittlungen seitens der Zulassungsgremien zum lokalen Versorgungsbedarf im vorgenannten Sinne erfolgen [18].

4.3.4 Bedarfsplanung und Sonderbedarf im Bereich der Plastischen Chirurgie

Die Neustrukturierung der Weiterbildungsordnung und der Bedarfsplanung im Bereich der Chirurgie lässt nach wie vor viele Fragen offen. Angesprochen sei hier nur beispielhaft die nach wie vor nicht endgültig geklärte bedarfsplanungsrechtliche Einordnung der Übernahme eines Chirurgensitzes durch einen Facharzt für Orthopädie und Unfallchirurgie.

Das LSG Bayern stellt nunmehr fest, dass die bedarfsplanungsrechtlichen Änderungen durchaus für zuvor ungesperrte Arztgruppen nachteilig sein können.

Nach dem LSG erfasse das Bedarfsplanungsrecht auch berufsrechtlich abgrenzbare Gruppen, die erst später durch Neukonturierung des bedarfsplanungsrechtlichen Zuschnitts einbezogen werden. Wenn nach einer Sperrung wegen Überversorgung eine Norm eingefügt werde, wonach zur Arztgruppe der Chirurgen verschiedene Fachärzte gehören, erstrecke sich die Sperrentscheidung des Landesausschusses für ab diesem Zeitpunkt gestellte Anträge ohne weiteren Regelungsakt auch auf alle Personen, die nunmehr der bedarfsplanungsrechtlichen Arztgruppe der Chirurgen neu zugeordnet seien. Die hieraus folgende Einengung der Berufsausübungsmöglichkeiten für plastische Chirurgen ist sachlich gerechtfertigt aufgrund einer vorangegangenen Veränderung des beruflichen Weiterbildungsrechtes. Eine Anpassung der Verhältniszahlen war nicht erforderlich, da die aufgewerteten Schwerpunkte schon seit jeher in der bedarfsplanungsrechtlichen Arztgruppe der Chirurgen repräsentiert waren.

Der betroffene plastische Chirurg hatte nach entsprechender Sperrung des Weiteren eine Sonderbedarfszulassung beantragt. Zu deren Voraussetzungen führte das LSG Folgendes aus:

Einzelne selbstständige Facharztkompetenzen, wie zum Beispiel im Rahmen der chirurgischen Arztgruppe die plastische Chirurgie, können Gegenstand einer qualitativen Sonderbedarfsprüfung sein. Für eine Sonderbedarfszulassung bedarf es hierbei keiner Defizitsituation im gesamten Spektrum des Gebietes. Sofern die niedergelassenen Gebietsärzte undifferenziert danach gefragt werden, ob und ggf. wie viele zusätzliche ambulanten Operationen angeboten werden, bleibt deshalb unermittelt, ob es sich bei diesem (zusätzlichen) Angebot nur um bestimmte Operationen von einfachem Schwierigkeitsgrad handelt, jedoch wesentliche Gruppen gebietszugehöriger Operationen nicht vorgehalten werden.

Diesbezüglich verurteilte das LSG den Berufungsausschuss zur Neubescheidung und Ermittlung des Bedarfs nach diesen Vorgaben [19].

4.3.5 Anstellung als Chefarzt neben niedergelassener Tätigkeit

Gemäß § 20 Abs. 1 Ärzte-ZV ist ein Arzt zur Ausübung vertragsärztlicher Tätigkeit nicht geeignet, der wegen eines Beschäftigungsverhältnisses oder wegen anderer nicht ehrenamtlicher Tätigkeiten für die Versorgung der Versicherten persönlich nicht im erforderlichen Maß zur Verfügung steht. Nach der bisherigen Rechtsprechung des Bundessozialgerichts darf bei einer vollzeitigen Zulassung die Arbeitszeit in einem Beschäftigungsverhältnis nicht mehr als 13 Stunden wöchentlich betragen [20].

Gemäß § 20 Abs. 2 Ärzte-ZV ist für die Ausübung vertragsärztlicher Tätigkeit ein Arzt zudem nicht geeignet, der eine ärztliche Tätigkeit ausübt, die *ihrem Wesen nach* mit der Tätigkeit des Vertragsarztes am Vertragsarztsitz nicht zu vereinbaren ist.

Vor Inkrafttreten des Vertragsarztrechtsänderungsgesetzes zum 01.01.2007 galt dies auch für eine gleichzeitige Tätigkeit als Vertragsarzt und als Krankenhausarzt. Nunmehr lässt § 20 Abs. 2 Satz 2 Ärzte-ZV die Tätigkeit oder die Zusammenarbeit mit einem zugelassenen Krankenhaus, einer Vorsorge- oder Rehabilitationseinrichtung ausdrücklich zu.

Im Rahmen eines Zulassungsentziehungsverfahrens wegen Nichteignung eines gleichzeitig als Chefarzt tätigen niedergelassenen Vertragsarztes stellte das SG Schwerin nunmehr fest, dass auch die gleichzeitige Tätigkeit als Chefarzt einer Klinik einer Zulassung als Vertragsarzt nicht entgegenstehe, wenn die Arbeitszeit nicht mehr als 13 Wochenstunden ausmacht und Sprechzeiten mit mehr als 20 Wochenstunden (im vorliegenden Fall waren es 32) angeboten würden.

Nach Änderung des § 20 Abs. 2 Ärzte-ZV durch das Vertragsarztrechtsänderungsgesetz können Befürchtungen einer Interessen- und Pflichtenkollision eines angestellten Krankenhausarztes nicht mehr die Nichteignung begründen. Hätte der Gesetzgeber angestellte Chefärzte von der Regelung in § 20 Abs. 2 Ärzte-ZV ausnehmen wollen, hätte dies deutlich zum Ausdruck gebracht werden müssen. Der Klage gegen die Zulassungsentziehung wurde stattgegeben [21].

5 Arbeitsrecht

5.1 Überführungsanspruch von Chefärzten

Die Eingruppierung von Chefärzten in die neuen ärztespezifischen Tarifverträge, insbesondere in den TV-Ä/ VKA, hat seit vielen Jahren die Arbeitsgerichte beschäftigt. Zuletzt war insofern Einigkeit zu verzeichnen, als dass alle befassten Landesarbeitsgerichte grundsätzlich einen Überführungsanspruch von Chefärzten von BAT I in die Entgeltgruppe IV TV-Ä/ VKA angenommen hatten [22].

Das Bundesarbeitsgericht (BAG) hat nunmehr mit vier Entscheidungen am 09.06.2010 Rechtsklarheit dahin gehend geschaffen, dass Chefärzten ein Überführungsanspruch nicht zusteht [23].

Es hat mit diesen Grundsatzentscheidungen die offenen Rechtsfragen beantwortet. So besteht nunmehr Klarheit darüber, ob eine Überführung in den TVöD geschuldet ist, ob im Nachhinein noch eine Überführung in den TV-Ä/VKA erfolgen muss und ob beispielsweise aufgrund eines Wechsels des Tarifvertrages eine Dynamisierung eines außertariflichen Gehaltes überhaupt infrage kommt.

Die Entscheidungen des BAG betrafen zwei Bezugnahmeklauseln.

a)

Zunächst einmal hat das BAG festgestellt, dass eine Klausel, wonach der BAT in der jeweils gültigen

Fassung zur Anwendung kommt, nicht ausreicht, um eine Dynamisierung anzunehmen.

Zwar geht das BAG zunächst einmal davon aus, dass durch die Bezugnahme auf den BAT in jedem Fall eine Dynamisierung von den Tarifvertragsparteien gewünscht war, also eine statische Fortgeltung des BAT nicht dem Willen der Parteien entspricht. Dadurch, dass dieser Fall, also die statische Fortgeltung des BAT, nicht ausdrücklich geregelt ist, ist aber eine Regelungslücke entstanden, die zu schließen ist. Diese Regelungslücke wird vom BAG aber dadurch geschlossen, dass jedenfalls der TVöD zur Anwendung kommt. Der Entscheidung des BAG ist zu entnehmen, dass es die Auffassung vertritt, die Parteien hätten eine Vergütung entsprechend der Entgeltgruppe 15 Ü TVöD vereinbart, wenn sie eine Ersetzung der Vergütungsgruppe I der Vergütungsordnung zum BAT bedacht hätten [24].

Demgegenüber erteilt das BAG einer weiteren Überführung in den TV-Ä/VKA eine klare Absage. Es stimmt zwar dahin gehend den Argumenten der Ärzteseite zu, dass der TV-Ärzte/VKA speziell für den Bereich der Ärzteschaft auch den TVöD ersetzt hat. Es geht aber nicht davon aus, dass dadurch eine weitere Regelungslücke entstanden ist. Denn das BAG vertritt die Auffassung, dass die Vertragsparteien durch die Bezugnahme auf den BAT eine Dynamisierung wollten, die mit der Anwendung des zeitlich vorangehenden TVöD gewährleistet ist. Die einmal entstehende Regelungslücke, dass eben keine Dynamisierung mehr möglich war, sei dadurch geschlossen.

Das BAG nimmt zudem an, dass, selbst wenn man eine weitere Lücke im Regelwerk annehmen wollte, diese Lücke nicht durch die Annahme zu schließen ist, dass die Vertragsparteien eine Vergütung nach dem TV-Ärzte/VKA vereinbart hätten. Dies wird unter anderem damit begründet, dass es eine der Vergütungsgruppe I entsprechende Vergütungsgruppe im TV-Ä/VKA gar nicht gibt. Auch ist das BAG nicht der Auffassung nähergetreten, dass der TV-Ä/VKA deshalb zur Anwendung kommen muss, weil er der speziellere Tarifvertrag ist. Insbesondere geht das BAG davon aus, dass der TV-Ä/VKA ja gerade nicht für Chefärzte gilt und somit auch nicht der speziellere sein kann [25].

b)

Auch eine weitreichendere Klausel, die insbesondere die Ersetzung des BAT regelt, reicht nach Auffassung des BAG nicht aus, einen Überführungsanspruch zu begründen. Denn auch folgende Regelung im Arbeitsvertrag ist nach Auffassung des BAG nicht ausreichend, um eine Anwendbarkeit der ärztespezifischen Tarifverträge zu rechtfertigen:

„Wird der BAT oder der maßgebende Vergütungstarifvertrag im Bereich der VKA durch einen anderen Tarifvertrag ersetzt, so tritt an die Stelle der Vergütungsgruppe I BAT die entsprechende Vergütungsgruppe des neuen Tarifvertrages unter Berücksichtigung etwaiger Übergangsbestimmungen."

Auch hier geht das BAG zunächst davon aus, dass es sich um eine kleine dynamische Bezugnahmeklausel handelt. Allerdings geht das BAG in diesem Fall ein wenig weiter und nimmt an, dass der Wortlaut der Bezugnahmeklausel sowohl eine Erstreckung auf den TVöD als auch eine auf den TV-Ä/VKA trägt. Mithin ist hier der Arbeitsvertrag unklar.

Bei einer derartigen Unklarheit gibt es im Gesetz eine eigenständige Regelung, wonach die günstigere Fallkonstellation für den Arbeitnehmer zur Anwendung kommt, § 305c Abs. 2 BGB.

Nicht nachvollziehbar ist an dieser Stelle, weshalb das BAG diese Regelung nicht anwendet. Denn es erkennt zutreffend, dass auf Arbeitsverträge die Regelungen der allgemeinen Geschäftsbedingungen, mithin § 305c Abs. 2 BGB, dem Grunde nach anwendbar sind. Es geht aber davon aus, dass bei einer Bezugnahme auf ein Tarifwerk die Günstigkeitsregel des § 305c Abs. 2 BGB bereits deshalb scheitert, weil die Günstigkeit für den Arbeitnehmer nicht abstrakt und unabhängig von der jeweiligen Fallkonstellation beantwortet werden kann. Dieser Ansicht kann man bei der Anwendbarkeit eines gesamten Tarifvertrages möglicherweise noch folgen, da hier in den einzelnen Regelungen sicherlich sowohl in dem einen, als auch in dem anderen Tarifwerk günstigere Vereinbarungen zu finden sind.

Im konkreten Fall geht es aber nur darum, dass die Vergütungsgruppe eines bestimmten Tarifwerkes zur Anwendung kommt und hier, so erkennt es auch das BAG, die Regelungen des TV-Ä/VKA schlicht deutlich günstiger sind, als diejenigen des TVöD. Gleichwohl wendet das BAG die Unklarheitsregeln nicht an, weil es die Auffassung vertritt, dass auch hier nicht alle Unwägbarkeiten vorherzusehen sind. Denn nach Auffassung des BAG ist es nicht zwingend, dass eine Vergütung nach dem einen Tarifvertrag für die gesamte Dauer des Arbeitsverhältnisses günstiger ist, als eine nach dem anderen Tarifvertrag. Die Frage, welcher Tarifvertrag in Bezug genommen ist, kann aber, so das BAG, nicht jeweils abhängig vom Zeitpunkt der Geltendmachung unterschiedlich bestimmt werden.

Hier muss man klar betonen, dass es eher unrealistisch ist, die Eingruppierung nach dem TVöD irgendwann einmal als günstiger anzusehen, als die Eingruppierung nach dem TV-Ä/VKA. Insofern wäre nach Auffassung der Autoren die Unklarheitsregel selbstverständlich zur Anwendung zu bringen und damit dann ein Überführungsanspruch gegeben.

Da das BAG dies negiert, kommt es dann im weiteren Verlauf wieder zur Annahme einer Regelungslücke, die durch die Anwendbarkeit des TVöD geschlossen ist.

5.2 Gehaltssteigerung aufgrund des Wechsels in einen anderen Tarifvertrag

Auch die Frage, ob es aufgrund des Wechsels eines Tarifwerkes zu einer Steigerung des Grundgehaltes kommt, hat das BAG nunmehr zuungunsten der Chefärzte entschieden.

Es existieren Chefarztdienstverträge, die ein außertarifliches Grundgehalt im Sinne eines Festgehaltes vorsehen. Dieses Grundgehalt wird dann entsprechend eines Tarifvertrages, hier des BAT, dynamisiert.

Es stellt sich also die Frage, inwieweit aufgrund dieses Wechsels des Tarifvertrages es bereits zu einer Gehaltssteigerung kommt, weil beispielsweise der Wechsel von jetzt auf dann die Steigerung der Gehälter von 15 und mehr Prozent bedeutet. Hier geht das BAG in eher nachvollziehbarer Art und Weise davon aus, dass eine solche Gehaltsanpassung nicht geschuldet ist. Insbesondere erklärt das BAG der Anwendbarkeit des Gleichheitsgrundsatzes eine Absage, wonach ein Chefarzt mit einem leitenden Oberarzt gleichbehandelt werden muss.

Insofern ist ein Anspruch auf eine Erhöhung um das prozentuale Verhältnis, in dem die Vergütung nach Vergütungsgruppe I BAT zur Vergütung nach Entgeltgruppe IV TV-Ärzte/VKA differiert, nach Auffassung des BAG nicht nachvollziehbar. Auch geht das BAG davon aus, dass aufgrund der Nichtanwendbarkeit des TV-Ä/VKA eine Ungleichbehandlung zwischen Oberärzten und Chefärzten gerechtfertigt wäre [26].

5.3 Eingruppierung von Oberärzten

Die Eingruppierung von Oberärzten ist seit mehreren Jahren stark umstritten [27].

Es wurde aufgrund der unterschiedlichen Rechtsauffassungen seit langem eine Grundsatzentscheidung des Bundesarbeitsgerichtes (BAG) erwartet, damit im Hinblick auf die einzelnen Eingruppierungsmerkmale – insbesondere die medizinische Verantwortung für Teilbereiche war stets umstritten – Rechtsklarheit herrscht. Nunmehr hat das BAG insbesondere die Frage entschieden, wann man von einem medizinischen Teil- und Funktionsbereich ausgehen kann. Darüber hinaus finden sich in den Entscheidungen Klarstellungen, die so zwar zu erwarten waren, gleichwohl aber ein weiteres Mal die Transparenz bei der Umsetzung der Tarifverträge verstärken.

Die Entscheidung zum Tarifvertrag der Tarifgemeinschaft deutscher Länder (TV-Ärzte/TdL)
Das Bundesarbeitsgericht hat zwar vier Entscheidungen getroffen, gleichwohl aber nur eine zum Tarifvertrag, wie er an Universitätskliniken gilt (TV-Ä/TdL).

Umstritten war auch bei dieser Entscheidung, ob ein klagender Oberarzt in die entsprechende Entgeltgruppe des maßgeblichen Tarifvertrages einzugruppieren ist. Das BAG hat dabei zunächst auf § 12 TV-Ärzte/TdL verwiesen, wonach maßgeblich für die Eingruppierung ist, dass der Arzt die Tätigkeit mindestens zur Hälfte auszuüben hat.

Dann hat das BAG Bezug genommen auf die Eingruppierungsmerkmale, wonach ein Oberarzt derjenige Arzt ist, dem die medizinische Verantwortung für Teil- oder Funktionsbereiche der Klinik bzw. Abteilung vom Arbeitgeber übertragen worden ist.

Im Ergebnis hat das BAG den Eingruppierungsanspruch des Oberarztes negiert, weil es im vorliegenden Fall an der medizinischen Verantwortung für Teil- oder Funktionsbereiche der Klinik/Abteilung im Tarifsinne gefehlt hat. Das BAG stellt also klar, dass die Eingruppierung eines Arztes als Oberarzt im Sinne der Entgeltgruppe Ä 3 erste Fallgruppe TV-Ärzte/TdL unter anderem voraussetzt, dass dem Arzt die medizinische Verantwortung für Teil- oder Funktionsbereiche der Klinik bzw. Abteilung übertragen worden ist.

Das BAG geht dabei davon aus, dass die Tarifvertragsparteien von einer ausdrücklichen Bestimmung dessen, was unter medizinischer Verantwortung im tariflichen Sinne zu verstehen ist, abgesehen haben. Unter Berücksichtigung des tariflichen Gesamtzusammenhanges nimmt das BAG aber an, dass das Tätigkeitsmerkmal nur dann erfüllt werden kann, wenn dem Oberarzt ein Aufsichts- und – teilweise eingeschränktes – Weisungsrecht hinsichtlich des medizinischen Personals zugewiesen worden ist. Dem genügt es beispielsweise nicht, dass dem Teilbereich lediglich Ärzte in der Weiterbildung zugeordnet sind. Das BAG fordert darüber hinaus, dass mindestens ein Facharzt der Entgeltgruppe Ä 2 dem Oberarzt unterstellt sein muss. Auch ist in der Regel nach Auffassung des BAG erforderlich, dass dem Oberarzt die Verantwortung für den ihm übertragenen Bereich ungeteilt obliegt.

Zudem nimmt das BAG an, dass mit der Anforderung, dass sich die übertragene Verantwortung auf den medizinischen Bereich erstrecken muss, deutlich wird, dass es im Sinne der Tarifvertragsparteien nicht ausreicht, wenn dem Arzt lediglich die organisatorische oder verwaltungstechnische Verantwortung für den Teil-/Funktionsbereich obliegt. Denn der Arzt muss als solcher tätig, also mit dem Vorbeugen, dem Erkennen von Ursachen und Auswirkungen von Gesundheitsstörungen sowie ihrer Behandlung beschäftigt sein [28].

Zusammenfassend kann man also festhalten, dass das Tätigkeitsmerkmal der Entgeltgruppe Ä 3 des TV-Ärzte/TdL maßgeblich hinsichtlich der übertragenen Verantwortung auf deren Reichweite abstellt. Diese muss sich in personeller Hinsicht auch auf Fachärzte und in organisatorischer Hinsicht als Alleinverantwortung auf den gesamten betreffenden Bereich der Klinik oder Abteilung beziehen.

Erfreulicherweise erteilt das BAG der Auffassung der Arbeitgeber, wonach die Letztverantwortung des Chefarztes einer Tätigkeit als Oberarzt bzw. einer Verantwortung für medizinische Teil- oder Funktionsbereiche entgegensteht, eine klare Absage. Denn das BAG nimmt an, dass aus der Unterordnung unter den leitenden Arzt und seinen ständigen Vertreter, der in die Entgeltgruppe Ä 4 eingruppiert ist, sich ergibt, dass die von einem Oberarzt wahrzunehmende Verantwortung keine Allein- oder Letztverantwortung sein kann. Die medizinische Letztverantwortung liegt daher in der Regel immer beim leitenden Arzt (Chefarzt) und seinem ständigen Vertreter, deren Weisungen der Oberarzt in seiner Tätigkeit regelmäßig unterliegt. Dieser Umstand kann nach Auffassung des BAG einer Eingruppierung als Oberarzt daher nicht entgegenstehen [29].

Die Entscheidung des BAG zum TV-Ärzte/VKA

Zur Frage der Eingruppierung eines Oberarztes im Bereich der Kommunalen Arbeitgeberverbände (VKA) hat das BAG ebenfalls eine Entscheidung getroffen.

Dabei stellt das BAG klar, dass die mögliche Ernennung zum Funktionsoberarzt grundsätzlich keine rechtliche Bedeutung hat. Auch für den Bereich der Kommunalen Arbeitgeber setzt das BAG voraus, dass dem Arzt die medizinische Verantwortung für selbstständige Teil- oder Funktionsbereiche der Klinik bzw. Abteilung vom Arbeitgeber ausdrücklich übertragen worden ist. Das BAG folgert auch hier aus dem Gesamtzusammenhang, dass dieses Tätigkeitsmerkmal nur dann erfüllt werden kann, wenn dem Oberarzt ein Aufsichts- und –

teilweise eingeschränktes – Weisungsrecht hinsichtlich des medizinischen Personals zugewiesen worden ist. Auch hier stellt das BAG fest, dass es nicht ausreicht, wenn in dem Teilbereich nur Weiterbildungsassistenten und Assistenzärzte tätig sind, vielmehr muss auch mindestens ein Facharzt der Entgeltgruppe II dem Oberarzt unterstellt sein.

Auch im Rahmen dieses Tarifvertrages fordert das BAG, dass die medizinische Verantwortung des Oberarztes über die allgemeine ärztliche Verantwortung eines Assistenzarztes deutlich hinausgehen muss.

Dabei wird an die tatsächliche krankenhausinterne Organisations- und Verantwortungsstruktur angeknüpft. Kliniken sind nach Auffassung des BAG arbeitsteilig organisiert und weisen zahlreiche spezialisierte und fragmentierte Diagnose-, Behandlungs- und Pflegeabläufe mit einer abgestuften Verantwortungsstruktur der handelnden Personen auf. Demzufolge muss dem Oberarzt neben dem nicht ärztlichen auch ärztliches Personal unterstellt sein. Nicht ausreichend ist, wie bereits dargestellt, die Führungs- und Weisungsbefugnis gegenüber Assistenzärzten und Ärzten in der Weiterbildung. Da die dem Oberarzt übertragene Verantwortung sich auch von der eines Facharztes qualitativ unterscheiden muss, wird eine gesteigerte Verantwortung und eine mit der Übertragung verbundene organisatorische Kompetenz im Sinne einer gesteigerten Aufsichts- und Weisungsbefugnis gefordert. Da bereits ein Facharzt in der Entgeltgruppe II Aufsichts- und Weisungsbefugnis gegenüber den in seinem Bereich tätigen Assistenzärzten und Ärzten in der Weiterbildung ausübt, ist eine Steigerung des quantitativen und qualitativen Maßes nur dann gegeben, wenn die Verantwortung des Oberarztes sich eben auch auf mindestens einen Facharzt bezieht. Darüber hinaus muss diese Verantwortung auch hier nach Auffassung des BAG ungeteilt bestehen. Sie betrifft also nicht lediglich einzelne zu erfüllende Aufgaben oder Aufgabenbereiche. Vielmehr geht es um eine auf einen arbeitsteilig organisierten Bereich bezogene Leistungs- und Verantwortungsstruktur. Die medizinische Verantwortung für einen Teilbereich im Tarifsinne kann daher nicht bei mehreren Ärzten liegen.

Ganz klar betont das BAG aber auch in diesem Zusammenhang, dass eine Unterordnung unter den leitenden Arzt oder den ständigen Vertreter des leitenden Arztes letztlich für die Eingruppierung unschädlich ist [30].

5.4 Freizeitausgleich und Ruhezeit

Gemäß § 5 ArbZG steht jedem Arbeitnehmer eine gesetzliche Ruhezeit von elf Stunden innerhalb eines 24-Stunden-Zeitraums zu. In Kliniken kann dieser Zeitraum auf 10 Stunden verkürzt werden.

In den maßgeblichen Tarifverträgen (vgl. etwa § 12 Abs. 4 Ziffer 1 TV-Ä/VKA) ist geregelt, dass Bereitschaftsdienst und die sich daraus ergebende Arbeitszeit auch in Freizeit ausgeglichen werden kann.

Ein Zusammenfallen von Freizeitausgleich und Ruhezeit ist möglich. Das BAG hatte einen Sachverhalt mit vorbenannter Streitfrage zu entscheiden. Die Parteien stritten darüber, ob die für geleistete Bereitschaftsdienste errechnete Arbeitszeit durch Freizeit während der gesetzlichen Ruhezeit abgegolten werden kann.

Das BAG kommt zu dem Ergebnis, dass die nach § 12 Abs. 1 TV-Ärzte/VKA für geleistete Bereitschaftsdienste errechnete Arbeitszeit naturgemäß auch in Freizeit abgegolten werden kann.

Entscheidend ist aber die Anmerkung des Bundesarbeitsgerichtes, dass dieser Freizeitausgleich in die gesetzliche Ruhezeit gelegt werden kann. Nach Auffassung des BAG steht dem weder der Zweck des Freizeitausgleichs noch § 5 ArbZG entgegen [31].

Das BAG ist der Ansicht, dass die Tarifvertragsparteien mit der Regelung des § 12 Abs. 4 Ziffer 1 TV-Ärzte/VKA dem Arbeitgeber die Möglichkeit eingeräumt haben, zwischen Vergütung der gemäß § 12 Abs. 1 TV-Ärzte/VKA für geleisteten Bereitschaftsdienst errechneten Arbeitszeit und Abgeltung dieser Zeit durch Freizeit zu wählen. Dem betreffenden Arzt steht dabei weder ein Rechtsanspruch auf Freizeitausgleich, noch ein solcher auf Vergütung zu. Es ist vielmehr allein die Aufgabe des Arbeitgebers, sein Wahlrecht in der einen oder anderen Richtung auszuüben [32].

Rein formal bedeutet Freizeitausgleich auch nur, dass man bezahlte Freizeit erhalten muss, anstatt die vertraglich geschuldete Arbeitszeit ableisten zu müssen. Demzufolge wird Freizeitausgleich dadurch gewährt, dass der Arbeitgeber den Arzt von seiner vertraglich bestehenden Pflicht, Arbeitsleistungen zu erbringen, freistellt und so dessen Sollarbeitszeit reduziert.

Ruhezeit im Sinne des § 5 ArbZG ist hingegen die gesetzlich festgelegte arbeitsfreie Zeit zwischen dem Ende der täglichen Arbeitszeit und dem Beginn der nächsten täglichen Arbeitszeit bzw. zwischen zwei Schichten desselben Arbeitnehmers.

Zweck der Ruhezeit ist es allein, dem Arbeitnehmer Zeit zum Ausruhen und zur Erholung von der Arbeit zu verschaffen. § 5 ArbZG schreibt dem Arbeitgeber hingegen nicht vor, durch welche arbeitsvertragliche Arbeitszeitgestaltung er gewährleistet, dass der Arbeitnehmer nach der Beendigung der täglichen Arbeitszeit mindestens während der folgenden Ruhezeit nicht zur Arbeitsleistung herangezogen wird.

Die gesetzlich geschuldete Ruhezeit kann also auch durch eine Freistellung des Arbeitnehmers von seiner Arbeitspflicht eingehalten werden.

Dies gilt nach Auffassung des BAG auch bei der Gewährung des tariflichen Freizeitausgleiches für geleistete Bereitschaftsdienste in der gesetzlichen Ruhezeit des § 5 ArbZG. Denn legt der Arbeitgeber den Freizeitausgleich in die gesetzliche Ruhezeit, führt dies dazu, dass sich die Sollarbeitszeit des Arztes reduziert. Der Arbeitgeber verzichtet demnach auf sein Recht, vom Arzt die vertraglich geschuldete Leistung, die wegen der Ruhezeit nicht erbracht werden kann, zu einem späteren Zeitpunkt zu verlangen. Dieser erhält außerdem Geld für einen Zeitraum, in dem ihm wegen Beachtung der gesetzlichen Ruhezeit sonst kein Entgelt zustünde, obwohl er in dieser Zeit ohne die Ruhezeit zur Arbeitsleistung verpflichtet wäre. Somit ist nach Auffassung des Bundesarbeitsgerichtes der Zweck des Freizeitausgleichs nach den einschlägigen Tarifverträgen erfüllt. Dem Arbeitgeber soll dadurch gerade die Möglichkeit eröffnet werden, bei Bereitschaftsdiensten, zu deren Ableistung der Arzt nach den einschlägigen Tarifverträgen regelmäßig verpflichtet ist, die Regelarbeitszeit einzuhalten.

Insofern trägt die Entscheidung des Bundesarbeitsgerichts zur Rechtssicherheit in der Frage des Verhältnisses von Freizeitausgleich zu Ruhezeit bei.

Literatur

[1] BGH, Urteil vom 15.06.2010, Az.: VI ZR 204/09
[2] BSG, Urteil vom 23.06.2010, Az.: B 6 KA 7/09
[3] LSG Hessen, Urteil vom 10.02.2010, Az.: L 4 KA 33/09
[4] SG Dresden, Urteil vom 02.12.2009, Az.: S 18 KA 132/09
[5] SG Dresden, Urteil vom 28.07.2010, Az.: S 18 KA 250/06
[6] SG Stuttgart, Urteil vom 20.01.2010, Az.: S 5 KA 7468/07 (Berufung anhängig beim LSG Baden-Württemberg, Az.: L 5 KA 1590/10)
[7] SG Marburg, Urteil vom 20.01.2010, Az.: 11 KA 157/08 (Berufung anhängig: beim LSG Hessen, Az.: L 4 KA 9/10)
[8] LSG Hessen, Urteil vom 17.03.2010, Az.: L 4 KA 28/08 (Revision beim BSG unter Az.: B 6 KA 18/10 R)
[9] Bezugnehmend auf BSG, Urteil vom 28.10.2009, Az.: B 6 KA 26/08 R
[10] LSG Hessen, Urteil vom 17.03.2010, Az.: L 4 KA 29/08 (Revision beim BSG unter Az.: B 6 KA 19/10 R)
[11] LSG Hessen, Urteil vom 17.03.2010, Az.: L 4 KA 25/08 (Revision beim BSG unter Az.: B 6 KA 17/10 R)
[12] LSG Hessen, Urteil vom 17.03.2010, Az.: L 4 KA 17/09 (Revision beim BSG unter Az.: B 6 KA 20/10 R)
[13] BSG, Urteil vom 17.10.2007, Az.: B 6 KA 4/07 R
[14] LSG Nordrhein-Westfalen, Beschluss vom 12.05.2010, Az.: L 11 KA 9/10 B ER
[15] SG Aachen, Beschluss vom 10.06.2010, Az.: S 7 KA 1/10 ER
[16] BSG, Urteil vom 05.11.2003, Az.: B 6 KA 2/03
[17] SG Hamburg, Urteil vom 21.04.2010, Az.: S 27 KA 179/07
[18] LSG Bayern, Urteil vom 25.11.2009, Az.: L 12 KA 550/07
[19] LSG Bayern, Urteil vom 23.09.2009, Az.: L 12 KA 405/07 (Revision anhängig unter Az.: B 6 KA 1/10 R)
[20] BSG, Urteil vom 30.01.2002, Az.: B 6 Ka 20/01 R
[21] SG Schwerin, Urteil vom 01.07.2009, Az.: S 3 KA 31/08
[22] Heberer/Hüttl, Der Chirurg, BDC 2009, S. 611

[23] BAG, Urteil vom 09.06.2010, Az.: 5 AZR 122/09; Urteil vom 09.06.2010, Az.: 5 AZR 384/09, Urteil vom 09.06.2010, Az.: 5 AZR 696/09; Urteil vom 09.06.2010, Az.: 5 AZR 498/09

[24] BAG, Urteil vom 09.06.2010, Az.: 5 AZR 696/09

[25] BAG, a. a. O.

[26] BAG, Urteil vom 09.06.2010, Az.: 5 AZR 498/09

[27] Vgl. hierzu etwa Heberer/Hüttl, Eingruppierung von Oberärzten – Landesarbeitsgericht (LAG) Sachsen bestätigt Eingruppierungsansprüche, Der Chirurg, BDC, Heft 10/2008, S. 340 bzw. Heberer/Hüttl, Vergütung von Oberärzten nach TV-Ä, neues Urteil, Der Chirurg, BDC, Heft 10/2007, S. 347 und schließlich Heberer/Hüttl, Eingruppierung von Oberärzten nach neuen Tarifverträgen, Der Chirurg, BDC, Heft 9/2007, S. 311

[28] BAG, Urteil vom 09.12.2009, Az.: 4 a ZR 841/08

[29] BAG, Urteil vom 09.12.2009, Az.: 4 a ZR 827/08; so auch BAG, Urteil vom 09.12.2009, Az.: 4 a ZR 630/08

[30] BAG, Urteil vom 09.12.2009, AZ.: 4 AZR 836/08

[31] Vgl. BAG, Urteil vom 22.07.2010, Az.: 6 AZR 78/09

[32] So bereits BAG, Urteil vom 07.12.1989, Az.: 6 AZR 129/88

7.6 Was gibt es Neues in der Rechtsprechung?

7.7 Was gibt es Neues zum Nachwuchsmangel in der Chirurgie in den EU-Ländern?

M.-J. Polonius

Nachwuchsmangel in der Chirurgie ist auch eine Herausforderung in der Mehrzahl der EU-Staaten

Die World Health Organisation (WHO) spricht in ihrem World Health Report 2006 und 2009 von einer „Human Resource Crisis in Health Care". Auch wenn in beiden Berichten die Länder der Europäischen Union im Vergleich zu anderen Regionen (Afrika, Amerika, Süd-Ost-Asien, östliche mediteraneale und westliche pazifische Regionen) noch relativ am besten abschneiden, so mehren sich seit Ende der 90er-Jahre des letzten Jahrhunderts die Meldungen über ungenügenden Nachwuchs in den Gesundheitsberufen, insbesondere im ärztlichen Bereich.

In der Bundesrepublik vergeht seit einiger Zeit keine Woche, in der nicht in den Medien über „Ärztemangel" besonders im Bereich der Hausärzte sowie in den chirurgischen Fächern berichtet wird.

Personalmangel ist definiert als ein Defizit zwischen zu erbringender Leistung und zur Verfügung stehenden Arbeitskräften. Der Mangel ist also ein Mengenproblem, nicht ein Qualitätsproblem, auch wenn letztendlich aus Ersterem ein Qualitätsverlust entstehen kann und in der Regel wird.

Die zu erbringende Leistung wird durch die Höhe und Breite des Versorgungsniveaus des jeweiligen nationalen Gesundheitssystems bestimmt. Damit ist sie direkt abhängig vom Anspruch der einzelnen Gesellschaften an das jeweilige Gesundheitssystem, d.h. sie ist abhängig von der Frage was sich eine Gesellschaft, eine Nation, für eine Krankenversorgung leisten will und kann. Die Organisation und Finanzierung dieser Versorgung in den 27 europäischen Staaten sind jedoch so verschieden, dass es praktisch keine zwei EU-Staaten gibt, die ein miteinander vergleichbares System haben. Somit ist es offensichtlich und verständlich, dass es weder für den jeweiligen Leistungsumfang noch für die dafür benötigten Arbeitskräfte (Ärzte/Ärztinnen), weder für die einzelnen EU-Staaten, noch für die EU insgesamt verlässliche belastbare Daten gibt. In allen Staaten fehlen zur Beantwortung dieser Frage die gezielte Datensammlung und somit die statistischen Auswertungsmöglichkeiten. Die angegebenen Defizite hochgerechnet aus den zur Verfügung stehenden Daten an Arbeitskräften schwanken für einen Zeitraum von fünf bis zehn Jahren (2010 bis 2015/20) teilweise bis zu Hundert Prozent. Die Unterschiede ergeben sich primär durch die einzelnen angenommenen prognostischen Szenarien. Die Finanzlage und die Schwierigkeit, die medizinisch-technologische Entwicklung in ihrer Auswirkung über einen Zeitraum von zehn Jahren vorhersagen zu können, stellen die wichtigsten Unsicherheitsfaktoren für die Angabe des zu erwartenden Bedarfs an ärztlichen Arbeitskräften dar. Dennoch ist die Zunahme der Migration von ärztlichen Arbeitskräften nicht nur innerhalb der EU-Staaten, sondern auch in steigendem Umfang aus Nicht-EU-Staaten ein eindeutiger Beweis für den Mangel an ärztlichem Nachwuchs.

In Europa lassen sich, wenn auch in unterschiedlicher Gewichtung, eine Reihe gemeinsamer Ursachen ausmachen (Tab. 1 und 2).

1 Harte Faktoren

Tab. 1: Ursachen des ärztlichen Nachwuchsmangels in der Chirurgie (EU-Staaten)

Harte Faktoren
1. Numerus Clausus • implizit • explizit
2. Demografische Entwicklung • Bevölkerung • Ärzteschaft
3. Europäische Arbeitszeitregelung
4. Feminisierung

1.1 Numerus Clausus (NC)

In allen EU-Staaten besteht für das Studium der Humanmedizin eine Zulassungseinschränkung. Diese unterscheidet sich lediglich in der Art der Auswahlverfahren. Während in der Bundesrepublik Deutschland die Auswahl für die zur Verfügung stehenden Studienplätze strikt nach der Gesamtnote des Abiturzeugnisses stattfindet (abgesehen von wenigen Ausnahmen: Freiwillige Auswahlmöglichkeit durch die einzelnen medizinischen Fakultäten, Anerkennung von Wartezeiten, Rechtsklage aufgrund von mangelnder Kapazitätsauslastung) wird in einigen Ländern (Großbritannien, Frankreich, Norwegen) die Anzahl durch zentral gelenkte Aufnahmeprüfungen der Studienanfänger bestimmt. Letzteres führt dazu, dass nicht immer die volle Ausbildungskapazität ausgenutzt wird, wenn keine genügende Anzahl der Bewerber diese Prüfung besteht.

Geht man davon aus, dass die Kosten für ein Medizinstudium etwa 200 000 EUR betragen, versteht man, dass keiner der Staaten die Erhöhung der Studienplatzzahl als primären Ansatz zur Beseitigung des Nachwuchsmangels beschreitet. In der Bundesrepublik wird zwar eine Erhöhung um Tausend Studienplätze mit der finanziellen Unterstützung von nur 100 Mio. EUR für die medizinischen Fakultäten diskutiert. Die Differenz zu dieser Summe müssten die medizinischen Fakultäten durch Einsparung selbst erbringen; eine Leistung die unter der zurzeit gegebenen finanziellen Ausstattung der medizinischen Fakultäten nicht gegeben ist. Bezüglich der Studentenzahl ist auffallend im Vergleich zu anderen Fachgebieten, dass trotz der vielen negativen Berichte in den Medien in allen EU-Staaten eine teilweise noch zunehmende (Österreich, Niederlande, Deutschland, Großbritannien) Anzahl von Bewerbern zu registrieren ist. Für 2009/2010 kamen in Deutschland 4,4 Bewerber auf einen Studienplatz.

1.2 Demografische Entwicklung

Auch wenn Deutschland vom demografischen Wandel (Alterung der Bevölkerung bei abnehmender Geburtenrate) besonders betroffen ist, gilt dies in abgeschwächter Form für fast alle übrigen EU-Staaten. Die Demografie bildet sich in der Ärzteschaft 1:1 ab, d.h. die Anzahl der aus dem Beruf ausscheidenden Ärzte ist weit höher als die der nachkommenden. Eine kurze oder mittelfristige Beeinflussung ist hier nicht möglich. Heute durchgeführte Maßnahmen (z.B. drastische Erhöhung der Geburtenrate – ist das wirklich wünschenswert?) würde frühestens nach zwei Generationen die gewünschten Auswirkungen zeigen. Daher ist das sich zunehmend abzeichnende Defizit prinzipiell nur durch Immigration auszugleichen. So ist innerhalb der EU ein eindeutiger Trend der Migration von Ost nach West und Süd nach Nord auszumachen. Die gesetzliche garantierte freie Berufsausübung innerhalb der EU-Staaten für Ärzte, die in den EU-Staaten ausgebildet sind, fördert die Migration besonders durch die deutlichen Verdienstunterschiede. Bei gleichem Ausbildungsstand liegt der monatliche Verdienst zwischen 600 und über 6 000 EUR. Dies ist bei aller Befürwortung eines offenen gemeinsamen EU-Arbeitsmarktes für die Länder, deren Arbeitskräfte auswandern, volkswirtschaftlich ein Verlust, da das aufnehmende Land sich auf diese Weise die hohen Ausbildungskosten spart. Die Migration erfolgt jedoch überwiegend von volkswirtschaftlich ärmeren Ländern in wohlhabendere. Bei einigen Diskussionen über dieses Thema wurde bereits als Ausgleich eine Ablösesumme analog wie im Fußball vorgeschlagen.

Die USA, Kanada, Großbritannien, Norwegen decken z.B. ihren Ärztebedarf zu einem erheblichen Teil auf Kosten anderer Staaten. Großbritannien, Portugal und Spanien rekrutieren die fehlenden Ärzte auch aus den angrenzenden Staaten (Spanien aus Nordafrika) sowie aus ihren ehemaligen Kolonien. Zwischen 20–35 % der Ärzte aus Südafrika, Ghana, Angola und Äthiopien arbeiten in Europa oder der USA.

1.3 Europäische Arbeitszeitregelung

Das 2004 in Kraft gesetzte EU-Arbeitszeitgesetz führte allein durch die deutliche Verkürzung der Wochenarbeitszeit nebst stringenterer Regelung der Bereitschaftsdienste zwangsläufig zu einem höheren Bedarf an ärztlichen Arbeitskräften. Legt man die vor der Einführung der EBTD geleistete Arbeitszeit zugrunde, dann ergibt sich für fast alle Länder die Notwendigkeit der Aufstockung der Ärztezahlen um mindestens 30 bis teilweise 50 %.

1.4 Feminisierung

Innerhalb der EU beträgt der Anteil der weiblichen Studenten in der Humanmedizin zurzeit zwischen 60 und 70 %. Berechnet man die gesamte Lebensarbeitszeit, so ergeben sich erhebliche Unterschiede zwischen Ärzten und Ärztinnen durch die Auszeit für Familienplanung und häufiger praktizierte Teilzeittätigkeiten der Ärztinnen, sodass generell für zwei Positionen drei Ärztinnen gerechnet werden, was wiederum zu einer Vermehrung der Ärztezahlen zwingt.

2 Weiche Faktoren

Tab. 2: Ursachen des ärztlichen Nachwuchsmangels in der Chirurgie (EU-Staaten)

Weiche Faktoren
1. Medizinisch-technischer Fortschritt • Abnahme der operativen Verfahren? • Zunahme des technischen Anspruchs?
2. Abnahme der Attraktivität des Berufes • Aufgaben-Verteilung im Gesundheitswesens • nicht ärztliche Gesundheitsberufe • Zunahme der Bürokratie • Vergütung und Strukturen
3. Allokationsprobleme

2.1 Medizinisch-technischer Fortschritt

Die Geschwindigkeit und Richtung des medizinischen Fortschritts ist nur bedingt und nur für sehr kurze Zeiträume vorhersehbar. Die Fortschritte in der Molekular-Biologie werden mit Sicherheit zu einer Reduktion der operativen Behandlungsmethoden führen. Auch mit einer Abnahme korrigierbarer angeborener Fehlbildungen ist durch die verbesserte pränatale Diagnostik zu rechnen.

Es gilt abzuwarten, inwieweit die degenerativen Erkrankungen durch Zunahme des Alterungsprozesses dieses entstehende Defizit ausgleichen werden. Die übergeordnete Frage wird jedoch sein, ob die jeweilige Gesellschaft in der EU sich dieses volkswirtschaftlich wird leisten können.

2.2 Abnahme der Attraktivität des Berufes

Trotz guten bis sehr guten Verdienstmöglichkeiten in einigen EU-Staaten hat die Attraktivität des ärztlichen Berufs in allen EU-Staaten deutlich abgenommen. Die hohe Bewerberzahl für das Medizinstudium täuscht eine falsche Begeisterung und Attraktivität vor. Nach der ersten Teilnahme an der direkten Patientenversorgung tritt in aller Regel eine erhebliche Ernüchterung ein.

Die Ökonomisierung (Kommerzialisierung) der Versorgungssysteme führt in allen Ländern zu einer zunehmenden Unzufriedenheit unter den Gesundheitsdienstleistern. Die Arbeitskonzentration unter steter ansteigender Bürokratie führt zur Verkürzung der Zeit für die individuelle Patientenbetreuung. In der Mehrzahl der EU-Länder kommt noch eine inadäquate Honorierung der ärztlichen Leistung hinzu. In vielen Ländern (Schweden, Dänemark, Norwegen, Niederlande, Frankreich, Spanien, Polen) wird offen von einer Erosion des ärztlichen Berufes und einem Absinken des sozialen Status gesprochen. Besonders die kontinuierliche abnehmende Entscheidungsfreiheit (professional autonomy) durch ökonomische aber auch medizinische Bevormundung wird beklagt.

Diese Defizite werden auch von der Bevölkerung dieser Länder registriert.

Maßnahmen gegen diesen Trend beinhalten in erster Linie die Entlastung der Chirurgen von nicht ärztlichen Tätigkeiten, ebenso wie die Reduzierung des bürokratischen Aufwands und Verbesserung der Arbeitsverhältnisse (Abflachung der hierarchischen Strukturen – Letzteres trifft besonders die Chirurgen und leistungsgerechte Bezahlung). Auffallend ist, dass in fast allen Staaten keine Differenzierung der Besoldung der fachärztlichen Tätigkeit nach tatsächlich physischen und psychischen Arbeitsbelastungen erfolgt.

In den chirurgischen Fächern ist es für Ärzte und Ärztinnen wesentlich schwieriger eine angemessene Work/Life-Balance entsprechend dem von der heutigen jungen Generation gestellten Anspruch zu schaffen.

2.3 Allokationsprobleme

Allein ein Blick auf die unterschiedliche Geografie Luxemburgs, Belgiens, Deutschlands und z.B. Norwegens, zeigt die unterschiedlichen Herausforderungen einer adäquaten ärztlichen Versorgung der Bevölkerung flächenmäßig.

Es ist keine Überraschung, dass der Mangel sich zuerst in den bevölkerungsarmen ländlichen Gebieten bemerkbar macht, dass Universitätskliniken und Krankenhäuser bei der Maximalversorgung geringere Probleme haben als mittlere und kleinere Krankenhäuser in ländlichen Gegenden. Hier lässt sich nur durch infrastrukturelle Änderungen und gezielte Anreize Abhilfe schaffen. Weder rein staatliche Versorgungssysteme noch mehr marktwirtschaftlich ausgerichtete haben jedoch bisher eine Patentlösung dafür gefunden.

3 Fazit

Auch wenn der Bedarf an chirurgischem Nachwuchs weder in den einzelnen EU-Ländern noch in der gesamten EU nicht mit harten Zahlen zu beziffern ist, besteht ein Mangel unterschiedlichen Ausmaßes. Der Anspruch an Dichte und Breite der Versorgung sowie die Finanzkraft jeden Landes bestimmen den Bedarf der zu erbringenden Leistung. Dieser ist kontinuierlich anzupassen. Hieraus ergibt sich die Anzahl der benötigten Arbeitskräfte. Parallel hierzu ist die Einsatzeffizienz zu optimieren, das beinhaltet

- optimale Aus- und Weiterbildung,
- Entlastung von nicht ärztlichen Aufgaben,
- Reduzierung der überbordenden Bürokratie,
- nicht zu beseitigendes Defizit durch Immigration.

Europa wird in Zukunft mit einer geringeren Anzahl von Chirurgen und Chirurginnen ein höheres Leistungsvolumen erbringen müssen. Die Voraussetzung hierfür ist eine optimale Ausbildung und die Konzentration auf ärztlich-chirurgische Kernaufgaben.

7.8 Was gibt es Neues bei Therapiebegrenzungen?

F.W. Schildberg

1 Einleitung

Bei der nachfolgenden Darstellung handelt es sich um einen Überblick, der anhand von Beispielen verschiedene Erscheinungsformen der Therapiebegrenzung in aller Kürze vorstellt. An eine umfassende Diskussion aller Aspekte ist dabei nicht gedacht, sie wäre im vorgegebenen Rahmen auch nicht möglich, da – wie nicht anders zu erwarten – die Thematik Gegenstand anhaltender Diskussionen mit sich ändernden Prioritäten ist. Es wurde versucht, im Wesentlichen medizinische Aspekte zu behandeln ohne auf die Fülle von Argumenten aus sozialer, philosophisch-ethischer, politischer und ökonomischer Sicht näher einzugehen. Diese bedingen eine anhaltende Aktualität der Thematik und als Folge der öffentlichen Diskussion auch wiederholt vorzunehmende Anpassungen der Lösungsansätze an die jeweiligen Rahmenbedingungen. Eine Auseinandersetzung mit den Einzelfragen der Therapiebegrenzung erfordert also eine – hier nicht mögliche – gedankliche Vertiefung und thematische Verbreiterung unter Einbeziehung nicht medizinischer Argumentationslinien.

Therapiebegrenzung ist in der gegenwärtigen gesellschaftlichen und politischen Diskussion ein Reizwort. Es wird unterstellt, dass eine solche Begrenzung zum Nachteil von Patienten sein müsse und somit eine Verletzung des verfassungsrechtlichen Anspruchs auf Leben und körperliche Unversehrtheit darstelle. Ein solcher Verstoß wäre strafbar. Es ist somit von großer Wichtigkeit, sich einer eindeutigen Semantik zu bedienen und den Begriff der Therapiebegrenzung klar festzulegen, wann er zutrifft, warum eine Begrenzung erfolgte, worin sie bestand und inwiefern ggf. Alternativen zur Verfügung standen.

2 Definitionen

Therapiebegrenzung ist ein Oberbegriff, unter den sich mehrere, z.T. sehr unterschiedliche Teilaspekte subsummieren.

- Therapieverweigerung: kein Therapiebeginn
- Therapieabbruch: Beendigung einer bereits begonnenen Behandlung
- Therapieeinschränkung (Begrenzung im engeren Sinne) = Teiltherapie
  - Keine Ausweitung einer bestehenden Therapie (withhold)
  - Reduzierung einer bestehenden Therapie (withdraw)
- Therapieausweitung: Hinzunahme neuer therapeutischer Maßnahmen
  - (Der Begriff „Behandlungsverzicht" sollte nicht benutzt werden. „Verzicht" bedeutet freiwillige Aufgabe eines Anspruchs, den man hat und dessen Nichtwahrnehmung evtl. mit Nachteilen verbunden sein kann und häufig auch ist. Der Arzt kann aber schlechterdings nicht auf Ansprüche, die nicht ihm, sondern dem Patienten zustehen, verzichten. Auf eine Behandlung verzichten kann nur der Patient. Dem Therapieverzicht des Patienten entspricht aufseiten des Arztes die Therapieverweigerung bzw. der Therapieabbruch.)
- Basisbetreuung: menschenwürdige Unterbringung, Zuwendung, Körperpflege, Lindern von Atemnot, Schmerzen und Übelkeit, Stillen von Hunger und Durst.

Ein wichtiger Diskussionspunkt der vergangenen Jahre war das Problem der Therapiebegrenzung am Lebensende bzw. bei Intensivpatienten. Die damit verbundenen Fragestellungen wurden aus-

7.8 Was gibt es Neues bei Therapiebegrenzungen?

führlich von Ärzten, Medizinern, Medizinethikern, Juristen diskutiert und gewürdigt. In diesem Zusammenhang erfolgten folgende Begriffsbildungen lebensbeendender Maßnahmen und deren Definition:

- Aktive Sterbehilfe: Tötung eines Patienten durch den Arzt ohne oder mit Einverständnis des Patienten bzw. auf dessen Wunsch (= Tötung auf Verlangen). Eine aktive Sterbehilfe – selbst im Sinne der Tötung auf Verlangen – ist in Deutschland nicht zulässig.
- Passive Sterbehilfe: Unterlassung bzw. Abbruch lebensverlängernder Maßnamen bei Sterbenden.
- Indirekte Sterbehilfe: Inkaufname von evtl. lebensverkürzenden Nebenwirkungen einer indizierten Therapie, z.B. im Rahmen der Palliativmedizin. Juristisch unbedenklich, da nicht die Lebensbeendigung das eigentliche therapeutische Ziel ist, sondern die Behandlung anderer Beschwerden, wie Schmerzen etc.
- Die Unterscheidung der drei genannten Arten der Sterbehilfe orientiert sich also am Behandlungsziel und nicht an der oder den jeweiligen Behandlungsmaßnamen.

3 Indikation und Einverständnis als Voraussetzungen

Eine Therapiebegrenzung ist nur denkbar, wenn tatsächlich eine therapeutische Möglichkeit für das zu behandelnde Krankheitsbild besteht. Damit wird die *Indikation* zur Voraussetzung für eine Therapiebegrenzung. Bei fehlender Indikation existiert keine Therapie, sie kann somit weder begonnen noch begrenzt oder erweitert werden. So kann z.B. die Verweigerung der Gabe eines bestimmten Antibiotikums bei bestehender Indikation eine Therapiebegrenzung sein, liegt jedoch eine Kontraindikation z.B. in Form einer Allergie vor, so fehlt die Indikation. Um eine Therapiebegrenzung handelte es sich nur dann, wenn nicht – soweit vorhanden – auf ein alternatives Antibiotikum zurückgegriffen würde.

Eine Therapie setzt das *Einverständnis* des aufgeklärten Patienten voraus. Stimmt dieser einem Therapievorschlag nicht zu, so darf dieser nicht umgesetzt werden. Die Therapiebegrenzung geht in einem solchen Falle vom Patienten und nicht vom Arzt aus. Beispielhaft sei hier auf die Verweigerung einer Bluttransfusion bei Zeugen Jehovas hingewiesen. Geht der Vorschlag einer Therapiebegrenzung vom Arzt aus – ist er also nicht durch andere Umstände erzwungen – so kann der aufgeklärte Patient diesem zustimmen oder ihn ablehnen. Der Arzt ist in jedem Fall an das Votum des urteilsfähigen Kranken gebunden.

4 Spezielle Formen der Begrenzung

4.1 Begrenzung wegen Ressourcenknappheit

Das deutsche Gesundheitswesen leidet seit Jahren an einer chronischen Unterfinanzierung und es wird davon ausgegangen, dass in der gesetzlichen Krankenversicherung zukünftig nicht mehr alle Leistungen finanziert werden können [13]. Zur Abhilfe wird auf drei mögliche Maßnahmen verwiesen: Rationalisierung, Rationierung und Priorisierung. Bei der *Rationalisierung* wird versucht, durch Steigerung der Effizienz bei gleichem finanziellem Aufwand das Versorgungsniveau zu erhöhen bzw. mit geringerem Aufwand das Versorgungsniveau zu halten. Rationalisierung hat zum Ziel, Therapiebegrenzungen überflüssig zu machen. Rationalisierung muss als immerwährender Prozess gesehen werden, der allein vermutlich aber nicht ausreichen wird, das gegenwärtige Versorgungsniveau zu halten. In dieser Situation ist es nicht zu vermeiden, medizinische Leistungen zu *rationieren*. Dies ist in der Medizin nichts völlig Neues, sondern immer schon notwendig gewesen, z.B. bei Massenunfällen, bei akuter Überforderung zur Verfügung stehender Ressourcen (Notarztversorgung, Op.-Kapazität, Intensivbetten, Personal etc.). Die *Priorisierung* (und Posteriorisierung) rationiert nicht nur, sondern schafft auch Vorzugsbehandlungen. Sie folgen einem vor der Katastrophe in breit angelegten Diskussionen beschlossenen Behandlungspfad, der im Prinzip vorsieht, dass schwere und lebensbedrohliche Situationen bevorzugt behandelt und dass für nachweislich erfolglose Therapieansätze keine Ressourcen zur Verfügung gestellt werden.

1. **Sichtung (Triage):** Bei der Triage handelt es sich um ein Patienten- und Risikomanagement bei Massenanfall von Kranken/Verletzten und offensichtlicher Unzulänglichkeit der vorhandenen Ressourcen. Die strukturierte Patientensichtung hat zum Ziel, die zu behandelnden Kranken einer von vier Gruppen unterschiedlicher Verletzungsschweregrade zuzuteilen (Sichtung) und der jeweils erforderlichen Behandlung zuzuführen. Die Sichtung erfolgt nicht notwendigerweise durch ärztliches Personal sondern auch durch geschulte Rettungsassistenten. Dabei genießen lebensgefährdete Schwerstverletzte (Gruppe I) bei der Behandlung absolute Priorität, in die zweite Gruppe werden Verletzte eingeteilt, deren Behandlung verzögert begonnen werden kann, wohingegen Leichtverletzte (Gruppe III) auf ihre Behandlung warten müssen (und können), bis die dazu notwendigen Ressourcen bereitstehen. Sterbende und Patienten mit offensichtlich infauster Prognose, d.h. ohne Überlebenschance (Gruppe IV), werden zunächst nur palliativ behandelt. Bei der Triage handelt es sich um eine pragmatische Vorgehenssystematik, die das Ziel verfolgt, mit den vorhandenen Ressourcen möglichst viele Verletzte bedarfs- und zeitgerecht zu behandeln. Dabei werden gewisse Patienten (Gruppe I) vorrangig behandelt, andere Gruppen (II und III) werden zurückgestellt. Zweifellos handelt es sich hier um eine Benachteiligung, denn durch die Verschiebung der Therapie auf einen späteren Zeitpunkt müssen z.B. Schmerzen und das Risiko von (Spät-) Schäden in Kauf genommen werden. Es liegt hier also eine Therapiebegrenzung vor. Dieses wirft rechtliche und ethische Fragen auf.

Diese Sichtung erfolgt seit dem Jahr 2002 in D, A, CH und einigen anderen Ländern einheitlich und weltweit in einer ähnlichen Systematik (Tab. 1) [3].

Diese ursprüngliche Form der Triage hat sich in den letzten Jahrzehnten weiter ausdifferenziert, Verfahren und Abläufe wurden erprobt und festgelegt, Verantwortlichkeiten präzisiert und bestimmten Helfergruppen (Ärzte, Angehörige von Pflegeberufen und andere Hilfspersonen) übertragen, Schulungskurse wurden eingerichtet und deren Ergebnisse überprüft. Diese Aktivitäten führten zu aktualisierten Behandlungsrichtlinien bei Massenunfällen (Abb. 1).

Schließlich wurde das System neuerdings insofern erweitert als es besonders im angelsächsischen und europäischen Sprachraum auch auf die Aufnahmesituation von Krankenhäusern (Notaufnahme) ausgedehnt wurde. 5-stufi-

Tab. 1: Triage-Richtlinien [3]

Sichtungskategorien und Behandlungskonsequenzen			
Farbe	Triagestufe	Patientenzustand	Maßnahme
Rot	T1	I	akute, vitale Bedrohung	Sofortbehandlung (immediate treatment)
Gelb	T2	II	schwer verletzt/erkrankt	aufgeschobene Behandlungsdringlichkeit (delayed treatment)
Grün	T3	III	leicht verletzt/erkrankt	spätere (ambulante) Behandlung (minimal treatment)
Blau	T4	IV	ohne Überlebenschance, sterbend	betreuende (abwartende) Behandlung, Sterbebegleitung (expectant treatment)
Schwarz	Ex		Tot	Kennzeichnung

Zusatzkennzeichnung: a = hohe Transportpriorität, b = niedrige Transportpriorität.

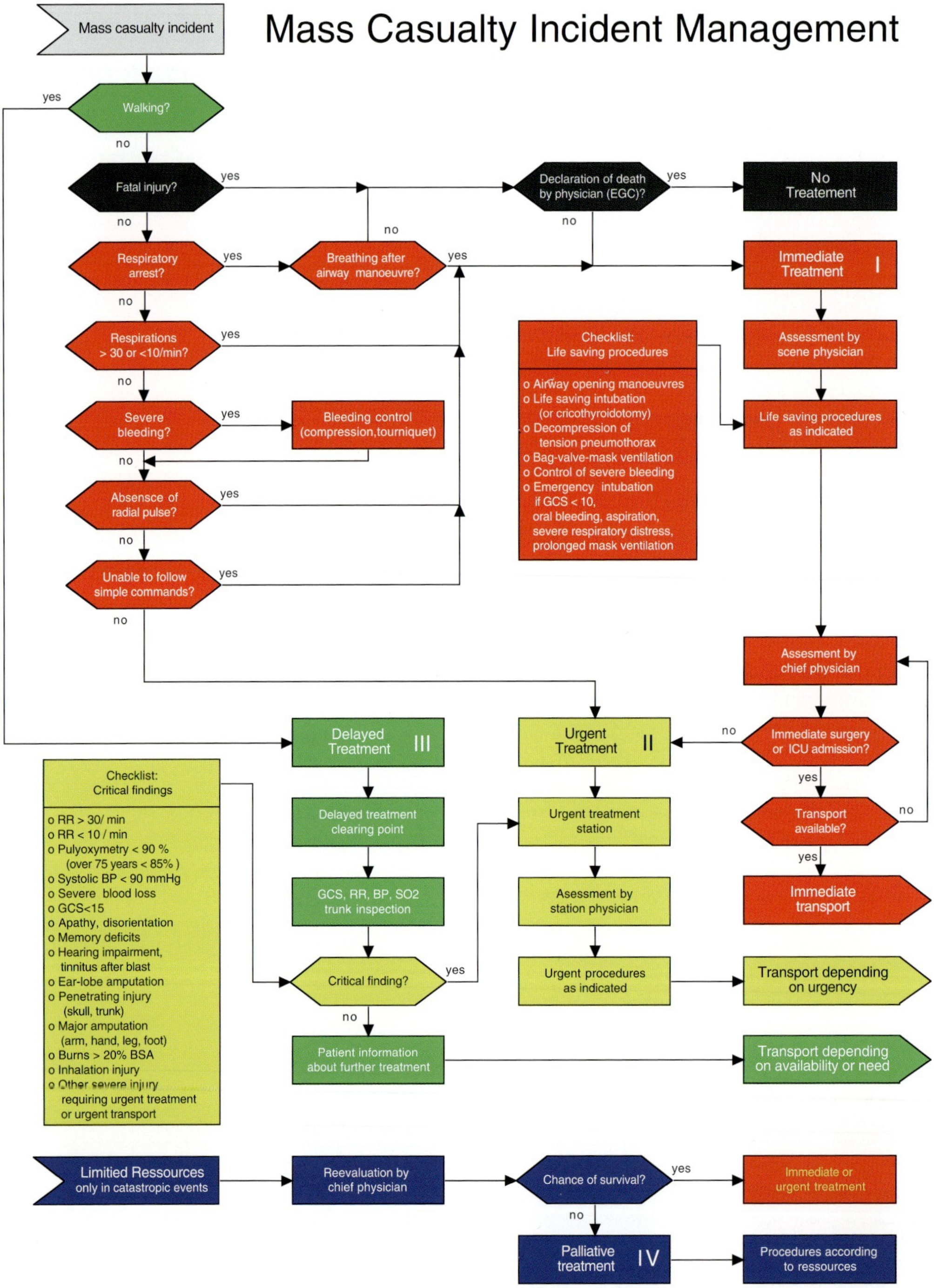

7.8 Was gibt es Neues bei Therapiebegrenzungen?

Abb. 1: Behandlungsrichtlinien bei Massenunfällen (aus: Langenbecks Arch Surg 2011; 396: 35. Mit freundlicher Genehmigung des Springer Verlages, Heidelberg).

gen Triagesystemen wird dabei wegen der valideren Ergebnisse der Vorzug gegenüber 3-stufigen Systemen gegeben (Manchester-Triage-System = MTS; Australasian Triage Scale = ATS; Canadian Triage and Acuity Scale = CTAS; Emergency Severity Index = ESI). MTS und ESI liegen auch in deutscher Übersetzung vor [19, 14]. Die Triage erfolgt nicht nach Diagnosen, sondern nach Symptomen, z.B.: Lebensgefahr; Schmerz; Blutverlust; Bewusstsein; Temperatur; Krankheitsdauer. Innerhalb der jeweiligen Kategorien erfolgen weitere Untergruppierungen, z.B. innerhalb der Gruppe: Lebensgefahr nach dem Vorhandensein bzw. Fehlen von: gefährdeter Atemweg?, Stridor?, Speichelfluss?, fehlende oder unzureichende Atmung? fehlender Puls?, Schock? [19].

Trifft z.B. einer der genannten Indikatoren zu, so ist diese Situation mit hoher Priorität zu behandeln. Es hat sich gezeigt, dass diese Art der Ersteinschätzung in einem sehr hohen Prozentsatz zu belastbaren Ergebnissen führt. Dies ist eine Neuerung, die sich auch in deutschen Krankenhäusern (und evtl. auch Groß-Praxen)

Tab. 2: Übersicht: 5-stufige Triageinstrumente [8a]

Charakteristika der international wichtigsten fünfstufigen Triageinstrumente in der Notaufnahme				
Parameter	ATS (NTS)	MTS	CTAS	ESI
Zeit bis zur Ersteinschätzung	10 min	n.s.	n.s.	n.s
Zeit bis zum Arztkontakt	sofort/10/30/60/120 min	sofort/10/60/120/240 min	sofort/15/30/60/120 min	sofort/10 min/n.s.
Indikatoren für Leistungsfähigkeit	I: 97,5 %; II: 95 %; III: 90 %; IV: 90 %; V: 85 %	n.s.	I: 98 %; II: 95 %; III: 90 %; IV: 85 %; V: 80 %	n.s.
Vorgabe zur Re-Triage	n.s.	bei Bedarf	I: kontinuierlich, II: 15 min; III: 30 min, IV: 60 min, V: 120 min	bei Bedarf
Schmerzskala	4-stufig	3-stufig; wird als essenzieller Faktor für die Triage berücksichtigt	10-Punkte-Skala	visuelle Analogskala (10 Punkte); bei > 7/10 Triage auf Esl 2 erwägen
Pädiatrische Fälle	n.s., aber als wichtiger Aspekt erkannt	berücksichtigt	in einer Sonderversion des CTAS für Kinder berücksichtigt	bei den Vitalparametern zu berücksichtigen, um EST 2 bzw. 3 zu differenzieren; Fieberkriterium für Kinder < 24 Monate
Liste von Diagnosen bzw. Leitsymptomen	ja	52 Leitsymptome	ja	nicht explizit verwendet
Erwartete Aufnahmequoten	aus aktualisierten Datenreports	n.s.	ja	Daten zum Benchmarking vorliegend
Implementierungs-/Schulungsmaterial	eingeschränkt	ja	ja	ja

Australasian Triage Scale (ATS), früher National Triage Scale (NTS), Canadian Triage and Acuity Scale (CTAS), Manchester Triage Scale (MTS), Emergency Seventy Index (E8I); n.s., nicht spezifiziert; Triage Stufen I bis V: Dringlichkeitsstufen des jeweiligen Triage-Instruments. Bei einigen Instrumenten werden festgelegte Fristen definiert, bis zu denen der erste Arztkontakt nach Eintreffen des Patienten in der Notaufnahme erfolgt sein sollte. Das korrekte Einhalten dieser Fristen wird bei der ATS und der CTAS als Indikator erfasst, um die Leistungsfähigkeit der Notaufnahmen zu beschreiben. Beispielsweise sollten über 97,5 % bzw. über 95 % der Notfallpatienten mit der ATS Triagestufe I bzw. II durch einen Arzt innerhalb der definierten Fristen gesehen werden. Diese in den Leistungsberichten von Notaufnahmen in Australien bzw. Kanada publizierten Daten werden als Referenz herangezogen und fließen teilweise in die Vergütungsstruktur ein.

durchsetzen wird. Bei der Triage handelt es sich nicht um eine Maßnahme zur Therapiebegrenzung sondern im Gegenteil um deren Vermeidung durch Fokussierung aller Kräfte auf therapiepflichtige Patienten.

2. **Organtransplantation (Niere):** (Auf die separaten Bestimmungen für die Allokation und Verteilung anderer Organe wie Herz, Leber, Pankreas, Lungen wird hier nicht weiter eingegangen [25]). Von den ersten Anfängen an litt die Organtransplantation unter der Diskrepanz von Angebot und Nachfrage. Mit der Verbesserung der Transplantationsergebnisse stieg die Nachfrage nach dieser Behandlung weiter an, derzeit stehen in Deutschland ca. 12 000 Patienten auf der Warteliste nur ca. 3 300 Nierentransplantationen pro Jahr gegenüber [20]. Eine Therapiebegrenzung ist also ein der Organtransplantation immanentes Prinzip, welches zwar durch Organimport und Lebendspende gebessert, aber letztlich nicht beseitigt werden kann. Es war deshalb nach Wegen zu suchen, die eine möglichst gerechte Organverteilung gewährleisten.

1967 schlossen sich die Transplantationszentren verschiedener europäischer Länder freiwillig zur Organisation „Eurotransplant" in Leiden zusammen. Ihre Anfangsziele waren z.B. die Optimierung der HLA-Testung, die zentrale Registrierung der Empfänger, die Vermittlung von Organen u.Ä. Zunehmend kümmerten sie sich auch um die Erstellung von Richtlinien der Allokation von Organen und besonders in den letzten Jahren auch um die wissenschaftliche Basis für deren sinnvolle und möglichst gerechte Verteilung. Alleiniges Ziel war zunächst die hohe Erfolgsrate der Transplantation auf der Basis einer möglichst großen Histokompatibilität im HLA-System von Empfänger und Spender. Mit der Erfahrung zeigte sich, dass als Nachteil dieses Auswahlprinzips unkalkulierbare Wartezeiten zwischen wenigen Monaten und mehr als 15 Jahren hinzunehmen waren, die zunehmend als ungerecht und inakzeptabel gesehen wurden. Sie machten schließlich eine Neuorientierung unumgänglich [17].

Diese war möglich geworden, weil Wujciak und Opelz auf der Basis realer Transplantationsergebnisse nachweisen konnten, dass die Wartezeiten auf eine Nierentransplantation erheblich verkürzt werden konnten, wenn man bereit war, eine nur marginale Verschlechterung der Erfolgsaussichten in Kauf zu nehmen [31, 32]. Der Wujciak-Opelz-Algorithmus sieht vor, bei der Organverteilung auf ein Punktesystem überzugehen, wobei neben dem Aspekt der HLA-Kompatibilität (40-%-Gewichtung) auch andere Kriterien wie die der Wartezeit (30-%-Gewichtung), der Wahrscheinlichkeit innerhalb eines Jahres ein erneutes Organangebot gleicher oder besserer Kompatibilität zu bekommen (10-%-Gewichtung), der Herkunft der Patienten aus Ländern, die mehr Organe abgeben als sie einführen, sowie die kalte Ischämiezeit (20-%-Gewichtung) ausgedrückt durch die räumliche Entfernung des Empfängers vom Spender. Für Kinder und High-Urgency-Patienten gelten gesonderte Regeln. Jeder der genannten Aspekte wird mit einem Punktwert versehen, der mit unterschiedlicher Gewichtung (s. %-Angaben) in einen Gesamtpunktwert eingeht, der dann über die Organzuteilung entscheidet (Details s. [20]). Dieser Konsens der beteiligten europäischen Länder wurde 1996 festgeschrieben [31] und 1997 durch die Bestimmung, dass die Organverteilung bei der Nierentransplantation nicht mehr nur nach der Erfolgsaussicht sondern auch nach der Dringlichkeit zu erfolgen habe, in das Transplantationsgesetz aufgenommen (TPG § 12 Abs. 3). Erfahrungen nach neun Jahren zeigen, dass mit diesem Algorithmus die Wartezeiten tatsächlich verringert und die Länderbilanz ausgeglichen werden konnten [20, 21].

Insgesamt wird die gefundene Verteilungs-Regelung, die hier nur in ihren Umrissen dargestellt werden kann [4, 7] und die von zahlreichen medizinischen Maßnahmen flankiert wird [4], nicht nur von Transplantationsmedizinern sondern auch aus philosophisch-ethischer Sicht als positiv bewertet, weil sie sich – wie im TPG gefordert – ausschließlich an medizinischen Kriterien ausrichtet und weil sie ein hohes Maß an Transparenz und Gerechtigkeit widerspiegelt [1]. An ihrer Weiterentwicklung muss allerdings gearbeitet werden, um einerseits neuen medizinischen Erkenntnissen Rechnung zu tragen und andererseits zur Klärung noch offener Fragen wie z.B. des Umgangs mit transplantationsbedürftigen Patienten, die sich im Vorfeld nicht zur Teilnahme am Organspendeprozess bereit erklärt haben [1], zur Frage der Transplantationsergebnisse in Abhängigkeit zur Wartezeit, zur Frage der Ausschließlichkeit medizinischer Kriterien bei der Organverteilung u.a.m. [17].

Als Gründe für die Ablehnung einer Aufnahme in die Warteliste gelten nicht beherrschbare maligne Erkrankungen, klinisch manifeste Infektionen und schwere Erkrankungen anderer Organe, die den Transplantationserfolg infrage stellen könnten. Für die Transplantation anderer Organe gelten ähnliche Kontraindikationen, die sich an den Besonderheiten des zu transplantierenden Organs orientieren [25].

3. **Priorisierung im Gesundheitswesen:** Handelt es sich bei der „Triage" um eine vorübergehende Maßnahme zur Überbrückung eines akuten Versorgungsnotstandes so betreffen *Priorisierung und Posteriorisierung* den Umgang mit einer chronischen Mangelsituation. Priorisierungen im Gesundheitswesen sind kein neuer gedanklicher Ansatz, sondern haben lediglich durch die wirtschaftliche, epidemiologische und medizinische Entwicklung der vergangenen Jahre eine neue Akzentuierung erfahren. Da es sich bei der Priorisierungsdebatte um das Eingeständnis unzureichender Ressourcen im Gesundheitswesen handelt, ist es evident, dass die Problematik im politischen Raum und in der Ärzteschaft aus unterschiedlichen Positionen gesehen und kontrovers diskutiert werden wird. Mit anderen Worten: Wir stehen erst am Anfang dieser Debatte und eindeutige Lösungsansätze sind zwar in Diskussion aber noch nicht festgelegt.

Ziel der Priorisierung im Gesundheitswesen ist die Herstellung einer möglichst weitgehenden Verteilungsgerechtigkeit bei chronisch begrenzten finanziellen, materiellen und personellen Ressourcen. Man versteht darunter „die ausdrückliche Feststellung einer Vorrangigkeit bestimmter Indikationen, Patientengruppen oder Verfahren vor anderen. Dabei entsteht eine mehrstufige Rangreihe, in der nicht nur Methoden, sondern auch Krankheitsfälle, Kranken- und Krankheitsgruppen, Versorgungsziele und vor allem Indikationen in einer Rangfolge angeordnet werden (Tab. 3). Am Ende dieser Rangreihe finden sich dann solche Verfahren, die keine „messbar nachweisbare Wirkung

Tab. 3: Kriterien zur Priorisierung [5]

Formale Kriterien zur Priorisierung
1. Transparenz
2. eine nachvollziehbare Begründung
3. Evidenzbasierung hinsichtlich Wirksamkeit, Nutzen- und Schadenpotenzialen und Notwendigkeit der Kosten
4. Konsistenz, d.h. Gleichbehandlung
5. Legitimität
6. die Offenlegung und der Ausgleich von Interessenskonflikten
7. wirksamer Rechtsschutz für Patienten und Leistungserbringer
8. Regulierung durch freiwillige Selbstkontrolle oder durch den Staat
Inhaltliche Kriterien zur Priorisierung (ZEKO)

1. Medizinische Bedürftigkeit und Dringlichkeit definiert im Stufenmodell:
    a) Lebensschutz und der Schutz vor schwerem Leid und Schmerzen
    b) Schutz vor dem Ausfall wesentlicher Organe und Körperfunktionen
    c) Schutz vor Beeinträchtigungen des Wohlbefindens
    d) Verbesserung und Stärkung von Körperfunktionen

2. Erwarteter individueller medizinischer Nutzen
3. Kosteneffektivität

mehr haben" [15]. Es ist evident, dass da, wo Vorrangigkeiten (Priorisierungen) festgelegt werden auch Nachrangigkeiten (Posteriorisierung) entstehen, die als Therapiebegrenzungen imponieren [11].

Die Rangfolge kann innerhalb eines bestimmten Versorgungsbereichs, etwa im Hinblick auf die Versorgung von Herzerkrankungen, erfolgen. Diese Form wird als „vertikale Priorisierung" bezeichnet. Werden verschiedene Krankheitsgruppen oder Versorgungsziele in einen Kontext gestellt, so spricht man von „horizontaler Priorisierung" [15].

Als Beispiel einer *horizontalen Priorisierung* sei (in Ermangelung deutscher Festlegungen) auf den Beschluss des schwedischen Reichstages hingewiesen, der vier Priorisierungsgruppen festgelegt hat:

- die Versorgung lebensbedrohlicher akuter Krankheiten und solcher, die ohne Behandlung zu dauerhafter Invalidität führen, sowie die palliativmedizinische Versorgung;
- Prävention und Rehabilitation;
- die Versorgung weniger schwerer akuter und chronischer Erkrankungen;
- und die Versorgung aus anderen Gründen als Krankheit oder Schaden.

Andere Aspekte zur Priorisierung im Gesundheitswesen stammen aus Dänemark, Finnland und Norwegen, Oregon/USA, Niederlanden, Neuseeland und Israel [10]. Als Beispiel einer *vertikalen Priorisierung* sei auf die Richtlinien der Organzuteilung im Rahmen der Nierentransplantation hingewiesen (s.o.).

4.2 Begrenzung aus medizinischen Gründen

Die wohl häufigste Form der Therapiebegrenzung dürfte die aus medizinischen Gründen sein. Da sie medizinisch begründet ist, handelt es sich um eine „Therapiebegrenzung in erweitertem Sinne". Sie weist Überschneidungen mit Indikation und Kontraindikation auf (s.o.) und steht als eine Sonderform im Grenzbereich der Thematik. Therapeutische Entscheidungen entwickeln sich vor dem Hintergrund von Indikation und Kontraindikation, wobei beide Aspekte ständiger, fortschrittsbedingter Veränderungen unterliegen. Die Notwendigkeit von Therapiebegrenzungen besteht immer dann, wenn Kontraindikationen ein solches Gewicht erhalten, dass die Vorteile der eigentlich indizierten Therapie nicht mehr zum Tragen kommen oder das Risiko von Nebenwirkungen als nicht mehr tragbar erscheint. Anders als in den bisher genannten Beispielen ist die Therapiebegrenzung aus medizinischer Sicht zum Schutz des Patienten angezeigt.

Zahlreiche medizinische Gründe zur Therapiebegrenzung sind bekannt. Beispielsweise seien genannt:

1. **Arzneimitteldosierung und -interaktionen:** Das Ausmaß unerwünschter Arzneimittelnebenwirkungen und Arzneimittelinteraktionen ist schwer abzuschätzen, die Dunkelziffer groß. Es wird geschätzt, dass allein in den USA jährlich mit mehr als 90 000 Zwischenfällen zu rechnen ist, von denen zahlreiche zu Krankenhauseinweisungen und andere zu vorübergehenden oder bleibenden Gesundheitsschäden führen oder sogar tödlich enden. Es wird vermutet, dass mehr als 20 % der Todesfälle in Krankenhäusern darauf zurückzuführen sind (Norwegen). Etwa fünf Prozent der Krankenhausaufnahmen sind durch Arzneimittelunverträglichkeiten bedingt; in geriatrischen Abteilungen sind es sogar 13 % [zit. n. 24]. Ursächlich kommen dazu Überdosierungen von Arzneimitteln infrage (31–52 %), besonders auch fehlende Dosisanpassungen bei neu auftretenden Organinsuffizienzen (Nieren/Leber, 30–40 %) oder Nichtberücksichtigung des Körpergewichts (19 %) bzw. Rechenfehler bei der Dosisberechnung (11 %) [zit. N. 24]. Zur Vermeidung bzw. Unterbrechung der unerwünschten Nebenwirkungen genügt oft die Dosisanpassung. Bei Arzneimittelinteraktionen muss möglicherweise auch eine Therapie abgebrochen werden, wenn nicht mit Dosisreduzierungen ein Erfolg zu verzeichnen ist.

Zur Vermeidung von Dosierungsfehlern und zur Aufdeckung möglicher Arzneimittelinteraktionen werden in neuerer Zeit elektronische Expertensysteme eingesetzt (CPOE Computerized Physician Order Entry). Mehrere solcher Systeme sind heute verfügbar, ihre Leistungsfähigkeit ist allerdings sehr unterschiedlich. Zu verlangen ist eine individualisierte Dosisberechnung unter Berücksichtigung von Alter, Geschlecht, Körpergewicht, Arzneimittelunverträglichkeiten, Allergien und Organinsuffizienzen sowie Angaben zu möglichen Arzneimittelinteraktionen. Als Ergebnis des Einsatzes eines solchen CPOE im Vergleich zur konventionellen Dosierung wurde mitgeteilt, dass 57 % einer stationären Arzneimitteltherapie nicht den Berechnungen eines elektronischen Expertensystems entsprachen und dass davon in 23 % eine um mehr als 50%ige Überdosierung und in 19 % eine über 50%ige Unterdosierung zur Folge hatte [24]. Andere Studien zeigen eine Verringerung der Häufigkeit von Verschreibungsfehlern um mehr als 80 % und eine Verringerung potenziell schwerwiegender Verschreibungsfehler um 55 % [8]. Es ist davon auszugehen, dass der vermehrte Einsatz von CPOE-Systemen und solchen mit AMTS-(Arzneimitteltherapiesicherheit)Prüfung („Clinical Decision Support"– CDS) in Klinik und Praxis Wesentliches zu einer Therapieoptimierung beizutragen hat und helfen wird, arzneimittelbedingte Therapiebegrenzungen zu reduzieren und sie auf eine rationale Basis zu stellen [8].

2. **Kontraindikationen im operativen Bereich** gibt es in allgemeiner und in spezieller Hinsicht. Allgemeine Kontraindikationen orientieren sich am Operationsrisiko. Dieses wird im Wesentlichen bestimmt durch konkurrierende Erkrankungen metabolischer, cardio-pulmonaler und neurologischer Art. Gelegentlich erhöhen auch Vorbehandlungen z.B. mit Cortison und lokale Bestrahlungen das Risiko. Da das Alter u.a. gekennzeichnet ist durch Polymorbidität, glaubte man in ihm einen Risikofaktor zu erkennen. Dies ist jedoch nicht korrekt, da es nicht das Alter ist, sondern die Begleiterkrankungen, die hier die wesentliche Rolle spielen. Das ist wichtig für die Therapie, denn das Alter lässt sich nicht ändern, wohl aber die Begleiterkrankungen, deren Behandlung bei geeigneten Patienten sehr wohl deutlich zur Verbesserung der Gesundheitssituation und damit zur Senkung des Operationsrisikos beitragen kann.

Spezielle Kontraindikationen existieren praktisch zu jeder operativen Therapie. Sie sind so umfangreich wie die Chirurgie und widersetzen sich einer allgemeinen Klassifikation. Ihre Erörterung ist deshalb der speziellen Chirurgie vorbehalten und soll hier ebenso wenig wie die Kontraindikationen in der konservativen Medizin detailliert besprochen werden.

4.3 Begrenzung und Therapiewechsel

Grundsätzlich ist die Weiterbehandlung einer „austherapierten" Erkrankung als unethisch abzulehnen. Aber was heißt austherapiert? Betrifft diese Aussage nicht oft nur eine Therapie und lässt noch Raum für einen anderen Therapieansatz? Ist das diffus metastasierende Magenkarzinom austherapiert oder vielleicht doch noch einer Chemotherapie zugänglich? Therapiebegrenzung könnte also in diesem Fall nur eine Therapie – nämlich die operative – betreffen und einer anderen die Tür öffnen. Ähnliche Aspekte treffen auch auf andere Krankheiten zu, wie z.B. arterielle Gefäßerkrankungen mit Durchblutungsstörungen, septische Erkrankungen u.Ä. Das bedeutet, dass im Falle der Beendigung einer Therapie wegen fehlender Wirkung zunächst die Suche nach therapeutischen Alternativen einzusetzen hat, bevor alle therapeutischen Bemühungen eingestellt werden.

4.4 Therapiebegrenzung am Lebensende

Der korrekte Umgang mit Schwerstkranken und Sterbenden im Hinblick auf die einzuschlagende Therapie gehört zu den schwierigsten Aufgaben des Arztes und stellt ihn immer neu vor schwere Entscheidungen. Oft handelt es sich um Patienten aus der Intensivmedizin. Ursache für die Unsicherheiten dürfte u.a. die im Vergleich mit an-

7.8 Was gibt es Neues bei Therapiebegrenzungen?

deren medizinischen Disziplinen eher spärliche Evidenzbasis in der Intensivmedizin, ein Mangel an gruppenspezifischen Risikoprofilen [30] und der Einfluss ethisch-philosophischer und legaler Fragen sein.

Längst hat in der Medizin im Grenzbereich des Lebens ein Paradigmenwechsel stattgefunden insofern, als Therapiemöglichkeiten nicht mehr unbegrenzt eingesetzt werden, sondern vermehrt auch Fragen nach deren Erfolgsaussichten gestellt werden. Die Leitlinien der deutschen Gesellschaft für Chirurgie von 1996 [22] geben Empfehlungen zur Therapiebegrenzung und helfen, Situationen mit fehlender Erfolgswahrscheinlichkeit zu identifizieren. Fortbestehende Konflikte resultieren oft aus der Unmöglichkeit, die Grenzen der Behandelbarkeit einer oder mehrerer Erkrankungen individuell genau prognostizieren zu können. Schließlich haben selbst ältere Patienten mit einem 4–5-fachen Organversagen noch eine Überlebenswahrscheinlichkeit von 20 % [16]. In den Fällen, bei denen eine negative Prognose mit ausreichender Sicherheit gestellt werden kann, ändert sich das ursprüngliche Therapieziel, an die Stelle von Lebensverlängerung und Lebenserhaltung treten dann die palliativ-medizinische Behandlung und pflegerische Maßnahmen zur Aufrechterhaltung der Lebensqualität („Änderung des Therapieziels") [6].

Der Wille des aufgeklärten Patienten (evtl. Patientenverfügung) bzw. die Äußerung einer Vertrauensperson mit Vorsorgevollmacht spielen eine entscheidende Rolle und sind für den Arzt bindend [6]: Hat der Patient lebenserhaltende oder -verlängernde Maßnahmen abgelehnt, so muss die Therapie zeitlich oder in ihrem Ausmaß begrenzt bzw. beendet werden. Liegt eine Willensäußerung nicht vor, so ist bei Angehörigen und Freunden der mutmaßliche Wille oder zumindest doch die Werteorientierung des Kranken zu erfragen und entsprechend zu verfahren – und zwar bei jeder Therapieänderung. Dazu reicht es nicht, nur die antizipierte Entscheidung des Kranken, d.h. die Entscheidung, die zeitlich vor und in Unkenntnis des Ernstfalls getroffen wurde, zu kennen, sondern es muss auch überprüft werden, ob sie für die gegebene Situation gültig ist, d.h., ob sie von dem vermutlichen Wertekanon des Kranken getragen wird: Voluntas aegroti suprema lex.

Wenn eine Behandlung medizinisch nicht indiziert ist, muss sie unterbleiben, die Frage nach dem Einverständnis des Patienten stellt sich dann nicht. In der täglichen Praxis spielt allerdings der Wille des Patienten nur selten (2 %) die ausschlaggebende Rolle [26]. Tatsächlich wurden in europäischen Intensivstationen Therapiebegrenzungen bei Verstorbenen zu 79 % auf der Basis medizinischer Gegebenheiten, wie z.B. bei Therapieresistenz vorgenommen, während chronische Erkrankungen (12 %), Lebensqualität (4 %) und Alter (2 %) seltener als Begründung angegeben wurden [26].

Das tatsächliche Vorgehen stellt sich indes oft sehr viel komplexer dar und stellt den Arzt vor erhebliche Probleme. Wie lässt sich eine Therapiebegrenzung oder -beendigung bei einem Intensivpatienten realisieren? Bei manchen Patienten wird man sich entschließen, im Notfall eine Reanimation nicht durchzuführen (Do not resuscitate DNR), bei anderen wird man gegen eine Ausweitung der Therapie bei neu auftretenden Komplikationen votieren. Die Reduktion von Pharmaka ist eine weitere Möglichkeit der Therapiebegrenzung. Schwieriger ist die Entscheidung, ob eine künstliche Beatmung eingestellt werden kann – auch wenn die Sauerstoffversorgung anders nicht gewährleistet ist? Unvorstellbar bei einem wachen Patienten und auch bei Bewusstlosen kaum praktikabel, zumal eine solche Maßnahme einer unerlaubten aktiven Sterbehilfe sehr nahe käme. Andererseits ist dem Arzt nicht zuzumuten, gegen seine Überzeugung eine sinnlos gewordene Therapie fortzusetzen. In der Praxis werden solche Entscheidungen oft umgangen, indem die Therapie nicht beendet, sondern auf dem erreichten oder einem niedrigeren Niveau „eingefroren", d.h. nicht verändert wird. Therapeutische Entscheidungen solcher Tragweite sollten im ganzen Behandlungsteam vorbereitet werden und es wird in sehr komplexen Situationen auch empfohlen, vor der Entscheidung evtl. den Rat einer Ethikkommission einzuholen. Eine transparente Diskussion und sorgfältige Dokumentation sind unerlässlich (weitere Details s. Abb. 1 und [2]).

Was gibt es Neues bei Therapiebegrenzungen? 7.8

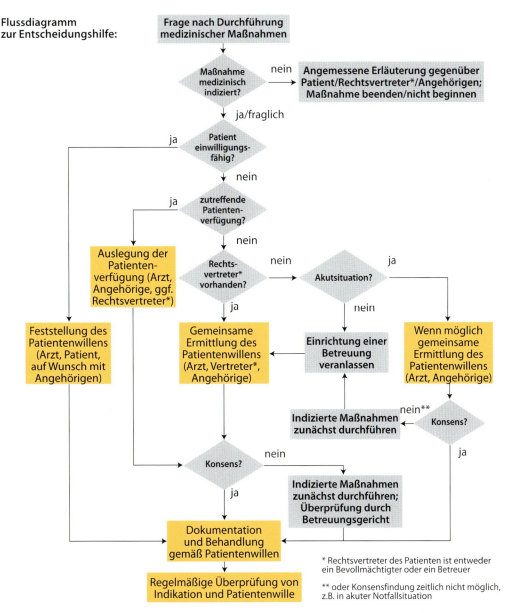

Abb. 2: Flussdiagramm zur Entscheidungsfindung (Richtlinie Klinikum der Universität München [2].

5 Budgetierung

Entgegen allen Erwartungen wird der Budgetierung im Gesundheitswesen, die in den 90er-Jahren eingeführt wurde, nachgesagt, bisher nicht zu Therapiebegrenzungen nennenswerten Ausmaßes geführt zu haben. Diese Vermutung liegt nahe, denn die Sozialgesetzgebung sieht vor, dass der Vertragsarzt grundsätzlich keinen Anspruch auf Vergütung jeder einzelnen der von ihm erbrachten medizinischen Leistungen hat. Er ist gegenüber den gesetzlich Versicherten verpflichtet, die nach

7.8 Was gibt es Neues bei Therapiebegrenzungen?

Tab. 4: Therapiebegrenzung aus ökonomischen Gründen in Deutschland [29]

Interventionen	1×/Woche	1×/Monat	< 1×/Monat	nie
Pflegerische Maßnahmen	13 %	13 %	27 %	46 %
Diagnostische Maßnahmen	10 %	31 %	28 %	31 %
Nicht medikamentöse therapeutische Maßnahmen	7 %	15 %	37 %	41 %
Medikamentöse Maßnahmen	5 %	17 %	36 %	42 %

dem medizinischen Standard notwendigen Leistungen immer dann zu erbringen, wenn es sich um einen Notfall handelt oder bereits mit der Behandlung begonnen wurde. In diesen Fällen haftet der Arzt gegenüber dem Patienten sowohl zivil- als auch strafrechtlich für den Fall, dass er ihm Leistungen des medizinischen Standards vorenthält und sich daraus Nachteile für den Versicherten ergeben. Der Arzt muss die aus der Überschreitung des Budgets bzw. Regelvolumens resultierenden Nachteile allein tragen (9). Das Haftungsrisiko kann nur dadurch umgangen werden, dass der Patient vor der Therapie umfassend darüber aufgeklärt wird, dass er angesichts fehlender Rentabilität keine dem medizinischen Standard entsprechende Behandlung erfährt und welche Nachteile sich daraus für ihn ergeben.

Die Budgetierung ist für den Gesetzgeber ein probates Mittel zur Kostendämpfung. Im Unterschied zur Rationierung bleiben die Leistungsansprüche der Versicherten voll erhalten, das gesamte finanzielle Risiko wird der Ärzteschaft übertragen. Es versteht sich von selbst, dass damit keine Anreize geschaffen werden, die notwendigen Leistungen auf hohem Niveau zu erbringen und es wäre nicht verwunderlich, wenn es bei weiterer Verschärfung der budgetären Restriktionen nicht doch zu schleichenden Rationierungen mit Begrenzung der Therapie käme. Immerhin haben auf Nachfrage in jüngerer Zeit 55 % der befragten Ärzte Therapiebegrenzungen aus Budgetgründen eingeräumt [28, 29] und damit die eingangs erwähnten Eindrücke nicht bestätigen können (Tab. 4).

6 Fazit

Die aufgeführten Beispiele zeigen, dass es unterschiedliche Formen von und Gründe für Therapiebegrenzungen gibt. Wenigstens drei Ursachen lassen sich erkennen: Mangel an Ressourcen, medizinische Gründe und ethische Bedenken am Lebensende. Auf die Notwendigkeit, angesichts begrenzter Ressourcen und im Vorfeld der Priorisierung eine verstärkte Zusammenarbeit zwischen klinischer Medizin, Ethik, Ökonomie und Epidemiologie zu suchen, wurde erst kürzlich wieder hingewiesen [23]. Unterschiedlich wie die Ursachen sind auch die Auswirkungen einer Therapiebegrenzung, sie können eine Benachteiligung einzelner Kranker oder auch den Schutz des Patienten vor unerwünschten Nebenwirkungen bewirken. Schließlich sei auf die gravierenden Unterschiede einzelner Maßnahmen in der gesellschaftlichen Akzeptanz hingewiesen.

Die geringste gesellschaftliche Akzeptanz haben *Therapiebegrenzungen wegen knapper Ressourcen*. Hier ist es ganz offensichtlich, dass nicht jedem Patienten die notwendige und erhoffte Hilfe zuteilwerden kann. Da mit einer Beseitigung der dafür verantwortlichen Engpässe zeitnah meist nicht zu rechnen ist, interessiert sich die Öffentlichkeit für die Verteilung der Ressourcen und fordert hier zu Recht eine faire, transparente und akzeptierte Verteilungsgerechtigkeit ein. Für eine solche wird gefordert,

1. das Verteilungsprozedere vor dem Eintreten des Notfalles festgelegt ist (Ex-Ante-Konsens [18]),
2. das Prozedere öffentlich diskutiert werden konnte,
3. das Verfahren transparent ist und

4. dass für die Wahl des Vorgehens ausschließlich medizinische Gründe entscheidend sind.

In Bezug auf die Forderung nach Priorisierung im Gesundheitswesen hat die Diskussion erst begonnen. Die Verteilungsproblematik steht auch hier im Mittelpunkt. Die Tatsache, dass von der Zentralen Ethikkommission der Bundesärztekammer (ZEKO) acht formale und weitere drei inhaltliche Kriterien dazu benannt werden (Tab. 3), zeigt das Ausmaß der Vorbehalte, die sich bereits jetzt abzeichnen. Hinzu kommt, dass alle letztlich erarbeiteten Lösungsvorschläge mit unseren Gesetzen und besonders dem Grundgesetz kompatibel sein müssen [5].

Der Umgang mit der *Therapiebegrenzung aus medizinischen Gründen* ist sehr viel weniger problematisch. Das ist den Tatsachen geschuldet, dass hier das Wohlergehen des Patienten im Mittelpunkt steht – also eine „Individualtherapie" betrieben wird. Es können rein medizinische Begründungen angeführt werden, die sich in den meisten Fällen auch evidenzbasiert dem Patienten vermitteln lassen; die Maßnahmen dienen überwiegend dem Schutz der Patienten und es besteht keine Verteilungsproblematik. Die neuen Möglichkeiten einer computergestützten Risikoanalyse dürften die Verschreibungssicherheit drastisch verbessern und damit zu einer deutlichen Risikosenkung beitragen. Diese durchaus positive Bilanz einer Therapiebegrenzung ist geeignet, das Vertrauen des Patienten auf eine korrekte Behandlung zu stärken.

Die Debatte um *Therapiebegrenzungen am Ende des Lebens* ist aufseiten des Patienten angstbesetzt – und das in zweierlei Hinsicht: Einerseits wird befürchtet, dass angesichts des Alters, des zweifelhaften Erfolgs, der Ressourcenknappheit im Gesundheitswesen, der persönlichen Umstände des Kranken u.v.a.m. eine Behandlung zu früh beendet oder nicht mit dem nötigen Nachdruck verfolgt und somit das Leben des Patienten leichtfertig geopfert werden könnte. Andererseits fürchten Viele als Opfer der Apparatemedizin ungebührlich lange und letztlich sinnlos belästigt zu werden. Die Maxime: „Das Leben erhalten aber das Sterben nicht verlängern" erweist sich in praxi als nicht ganz leicht umsetzbar, denn dazu müsste die Prognose quoad vitam mit größerer Wahrscheinlichkeit zu stellen sein, was von einigen Ausnahmen abgesehen derzeit selbst unter Einsatz sog. Risiko-Score-Systeme kaum möglich ist.

Die Entscheidung über Therapiebegrenzung kann nicht – wie oft vorgeschlagen – einer Kommission übertragen werden, aber eine solche kann beratend gehört werden. Wichtig ist dagegen die Diskus-

Tab. 5: Therapiebegrenzung. Neue Entwicklungen (Zusammenfassung)

Triage (Sichtung)	1) Strukturierung; Standardisierung; Training 2) Aktualisierte Handlungsrichtlinien bei Massenunfall 3) Patientenmanagement in der Notaufnahme mit Hilfe 5-stufiger Triageinstrumente
Nieren TX	Wujciak-Opelz-Algorithmus. Bestätigung durch Langzeitergebnisse
Priorisierung/Posteriorisierung	Im Stadium der Diskussion und Entwicklung: Festlegung formaler und inhaltlicher Kriterien
Arzneimittelinteraktion u. Dosierungsfehler	Einführung und Evaluation elektronischer Expertensysteme: CPOE (Computerized Physician Order Entry) bzw. CDS (Clinical Decision Support)
Allgemeine Kontraindikationen	Entscheidend nicht das Alter, sondern Therapieresistenz von Begleiterkrankungen
Therapieversagen	Versuch des Therapiewechsels anstelle eines Therapieabbruchs
Budgetierung	Nachweis versteckter Rationierung
Therapiebegrenzung am Lebensende	1) Änderung des Therapiezieles (Palliativbehandlung) bei fehlender oder entfallener Indikation 2) Verbindlichkeit von Patientenverfügungen 3) Entscheidungsalgorithmus

sion im Behandlungsteam, da dieses häufig einen engen Kontakt zum Patienten und zu dessen Angehörigen haben dürfte. Die endgültige Entscheidung muss der Intensivmediziner jedoch allein in eigener Verantwortung treffen. Die sog. Basistherapie (Grundversorgung) (s.o.) kann in keinem Falle zur Disposition stehen, sodass Therapiebegrenzungen immer nur Behandlungsverfahren im engeren Sinne betreffen. Es versteht sich von selbst, dem Sterbenden behutsam und mit Anteilnahme gegenüberzutreten, seine Würde zu respektieren und ihm ein menschenwürdiges Sterben möglichst in Anwesenheit seiner Familie zu ermöglichen.

Es ist davon auszugehen, dass die Zukunft der Medizin von anhaltender Ressourcenknappheit und dadurch bedingter Therapiebegrenzung geprägt sein wird. Dies wird von allen als ungerecht empfunden. Mit dem Ruf nach mehr Verteilungsgerechtigkeit werden ärztliche Entscheidungen infrage gestellt bzw. modifiziert werden. Andere als rein medizinische Disziplinen werden angesichts der gesellschaftlichen Bedeutung der Mangelsituation Mitsprache verlangen. Dazu gehören mit Sicherheit Fächer wie die Ökonomie, die Epidemiologie, die Ethik, die Rechtswissenschaften, später dann auch noch Patienteninitiativen u.Ä. Da es schließlich um Aussagen zu Kosten/Nutzen-Relationen geht, werden sich auch Krankenkassen/-versicherungen, Krankenhausverbände und die Industrie ihre Auffassungen gerne berücksichtigt sehen wollen. Schon jetzt werden unter der Bezeichnung einer „Patienten-orientierten Therapie" nicht medizinische Aspekte wie Lebensqualität, Pflegebedarf und Therapiekosten in die Entscheidungsfindung eingeführt. Man wird gut daran tun, vorsorglich nach Wegen zu suchen, wie zukünftig mit dem Aufeinandertreffen unterschiedlicher Meinungen umgegangen und ein tragfähiger Konsens gefunden werden soll. In dieser Situation könnte die oben beschriebene Konfliktlösung i.S. „strukturierter, multifaktorieller, gewichteter Scores", wie sie für die Nierentransplantation erarbeitet wurden, modellhaft sein. Auch hier war es notwendig, verschiedene Aspekte, von denen jeder für sich durchaus rational zu begründen war, bei der Entscheidungsfindung zusammenzuführen. Dies gelang durch eine gemeinsam festzulegende Gewichtung der einzelnen Argumente und ihre Vereinigung zu einem „Score", auf dessen Basis Entscheidungen herbeizuführen waren. Die transparente, nicht unbedingt fallbezogene Diskussion dieser Vorgehensweise fördert den „Ex ante Konsens", erfüllt die Voraussetzungen der Gerechtigkeit und erlaubt dennoch pragmatische und zeitnahe Entscheidungen.

Literatur

[1] Ahlert M, Kliemt H: Priorisierung: Gerechtigkeit bei der Zuweisung von Spenderorganen. Dtsch Ärztebl 2009; 106: A1724–1726. [EBM IV]

[2] Borasio GD, Jacobs P, Weber RD: AK Patientenverfügungen am Klinikum der Universität München: Leitlinie zur Frage der Therapieziel-Änderung bei schwerstkranken Patienten und zum Umgang mit Patientenverfügungen. 2010, www.Klinikum.uni-muenchen. [EBM III]

[3] Bundesamt für Bevölkerungsschutz und Katastrophenhilfe (ed.): Katastrophenmedizin – Leitfaden für die ärztliche Versorgung im Katastrophenfall. 5. Auflage München 2010. [EBM IV]

[4] Bundesärztekammer: Richtlinien zur Organtransplantation gemäß § 16 TPG. Dtsch Ärzteblatt 2005; 102: A2968–2975. [EBM IV]

[5] Bundesärztekammer: Zentrale Ethikkommission der Bundesärztekammer (ZEKO) Stellungnahme zur Priorisierung medizinischer Leistungen im System der GKV. Dtsch Ärztebl 2007; 140: A2750–2754. [EBM IV]

[6] Bundesärztekammer: Empfehlungen der Bundesärztekammer und der Zentralen Ethikkommission bei der Bundesärztekammer zum Umgang mit Vorsorgevollmacht und Patientenverfügung in der ärztlichen Praxis. Dtsch Ärztebl 2007; 104: A891–896. [EBM IV]

[7] Bundesärztekammer: Richtlinien für die Wartelistenführung und die Organvermittlung zur Nierentransplantation. Dtsch Ärztebl 2010; 107: A1532, B-1364, c-1344. [EBM IV]

[8] Bundesministerium für Gesundheit: Aktionsplan 2010–2012 zur Verbesserung der Arzneimitteltherapiesicherheit (AMTS) in Deutschland vom 19.06.2010 www.bmg.bund.de

[8a] Christ M, Grossmann F, Winter D, Bingisser R, Platz E: Triage in der Notfallaufnahme. Dtsch Ärztebl Int 2010; 107: 892–898. [EBM III]

[9] Dannecker G, Huster St, Katzenmeier Chr: Priorisierung: Notwendiger rechtlicher Gestaltungsspielraum. Dtsch Ärztebl 2009; 106: A207–210. [EBM IV].

[10] Diederich A, Winkelhage J, Schnoor M, Schreier M: Priorisierung: Öffentlicher Diskurs erforderlich. Dtsch Ärztebl 2009; 106: A-654–656. [EBM IV]

[11] Friedrich G: Priorisierung: Marginale Wirksamkeit als Ausschlusskriterium. Dtsch Ärztebl 2009; 106: 1562–1564. [EBM IV]

[12] Forschungsinstitut für Demoskopie Allensbach im Auftrag von MLP (Focus online Newsletter vom 24.11.2010). [EBM IV]

[13] Fuchs Chr, Nagel E, Raspe H: Rationalisierung, Rationierung und Priorisierung – was ist gemeint? Dtsch Ärztebl 2009; 106: A554–557. [EBM IV]

[14] Grossmann FF, Delport K, Keller DI: Emergency Severity Index: Deutsche Übersetzung eines validen Triageinstruments. Notfall Rettungsmed 2009; 12: 290–292. [EBM III]

[15] Hoppe JD: Verteilungsgerechtigkeit durch Priorisierung – Patientenwohl in Zeiten der Mängelverwaltung. Rede des Präsidenten der Bundesärztekammer und des 112. Deutschen Ärztetages, Mainz 2009. www.arzt.de [EBM IV]

[16] Inthorn D: Pers. Mitteilung

[16a] Khalil PN, Kleespies A, Angele MK, Thasler WE, Siebeck M, Bruns CJ, Mutschler W, Kanz K-G: The formal requirements of algorithms and their implications in clinical medicine and quality management. Langenbecks Archives of Surgery 2011; 396: 31–40.

[17] Kliemt H: Organtransplantation im Eurotransplantverbund. Geschichtliche, medizinische und organisatorische Aspekte. Analyse und Kritik 2001; 23: 133–155. [EBM IV]

[18] Lübbe W: Katastrophenmedizin: Übliche Rechtfertigung für Triage zweifelhaft. Dtsch Ärztebl 2006; 103: A-2362/B-2052/C-1973. [EBM IV]

[19] Mackway-Jones K, Marsden J, Windle J: Ersteinschätzung in der Notaufnahme. Das Manchester-Triage-System. 2. Auflage. Verlag Hans Huber, Bern 2010.

[20] Mayer G, Persijn G: Eurotransplant kidney allocation system. EDKAS. Rationale and implementation. Nephrol Dial Transplant 2006; 21: 2–3. [EBM III]

[21] Persijn G: Allocation of Organs, Particularly Kidneys Within Eurotransplant. Human Immunology 2006; 67: 419–423. [EBM III]

[22] Pichlmayr R: Leitlinie zum Umfang und zur Begrenzung der ärztlichen Behandlungspflicht in der Chirurgie. Deutsche Gesellschaft für Chirurgie. Langenbecks Archiv für Chirurgie 1996; 113: 682–693. [EBM IV]

[23] Porzolt F, Weiss M, Hege Scheuing G, Fangerau H: Klinische Ökonomik – Ein Plädoyer für die Ergänzung der medizinischen Lehre und Spezialisierung. Deutsche Med Wschr 2010; 135: 2257–2262. [EBM IV]

[24] Rolfes-Bußmann A, Völkel M, Schwickert S, Frölich S, Frölich JCh: Elektronische Verordnungssysteme: Was sie können und leisten sollen. Dtsch Ärztebl 2009; 106: A-815/B-693/C-681. [EBM IV]

[25] Schreiber HL, Haverich A: Richtlinien für die Warteliste und für die Organvermittlung. Dtsch Ärztebl 2000; 97: A385–386. [EBM IV]

[26] Sprung CI, Woodcock T, Sjokvist P, Ricou B, Bulow HH, Lippert A, Maia P, Cohen S, Baras M, Hovilehto S, Ledoux D, Phelan D, Wennberg E, Schobersberger W: Reasons, considerations, difficulties and documentation of end-of-life decisions in European intensive care units: the ETHICUS Study. Intensive Care Med 2008; 34: 271–277. [EBM III]

[27] Strech D, Danis M, Löb M, Marckmann G: Ausmaß und Auswirkungen von Rationierung in deutschen Krankenhäusern. Dtsch med Wochenschr 2009; 134: 1261–1266. [EBM IV]

[28] Strech D: Priorisierung und Rationierung am Krankenbett: Eine systematische Übersicht über empirische Studien DGHO Frühjahrstagung 2010 Berlin zit. n. Tietze U: Therapieverzicht aus Kostengründen? MMW 2010; 152: 22. [EBM III]

[29] Strech D, Marckmann G: Wird in deutschen Kliniken rationiert oder nicht. Deutsche Gesellschaft für Chirurgie – Mitteilungen 2011; 40: 21–25. [EBM IV]

[30] Truog RD, Campbell ML, Curtis JR, Haas CE, Luce JM, Rubenfeld GD, Rushton CH, Kaufman DC: Recommendations for end-of-life care in the intensive care units: a consensus statement by the American College (corrected) of Critical Care Medicine. Crit Care Med 2008; 36: 953–963. [EBM IV]

[31] Wujciak T, Opelz G: A Proposal For Improved Cadaver Kidney Allocation. Transplantation 1993; 58: 1513–1517. [EBM I]

[32] Wujciak T, Opelz G: Computer Analysis for Cadaver Kidney Allocation Procedures. Transplantation 1993; 55: 516–521. [EBM I]

[33] www.sepsisgesellschaft.de/DSG/Deutsch/Was+ist+Sepsis%3F/Informationen+fuer+Mediziner/Leitlinien/Sepsis-Leitlinie-2010?sid=baaiJ7AIRbOtLM3bhCQUdM&iid=2. [EBM IV]

7.8 Was gibt es Neues bei Therapiebegrenzungen?

7.9 Was gibt es Neues bei Mindestmengenvereinbarungen?

T. Weber und K.H. Link

1 Einleitung

Zur Gewährleistung einer angemessenen Versorgungsqualität und zur kontinuierlichen Verbesserung des Versorgungsniveaus in Bereichen der Medizin wurde am 1. Januar 2004 vom Gesetzgeber durch den Gemeinsamen Bundesausschuss (G-BA) eine Mindestmengenvereinbarung gemäß § 137 SGB V für vier operative Eingriffe erlassen: Nieren- und Lebertransplantation sowie komplexe Eingriffe am Organsystem Pankreas und Ösophagus. Ebenfalls 2004 wurde für die Stammzelltransplantation eine Mindestmenge vereinbart und seit 2006 existiert eine Mindestmengenverordnung für die Implantation von Kniegelenks-Totalendoprothesen und die Behandlung von Neugeborenen. Erklärtes Ziel ist die Qualitätssicherung und -verbesserung in den zugelassenen Krankenhäusern. Rechtsgrundlage ist, für einen Katalog planbarer Leistungen nach den §§ 17 und 17b des Krankenhausfinanzierungsgesetzes, bei denen die Qualität des Behandlungsergebnisses in besonderem Maße von der Menge der erbrachten Leistungen abhängig ist, Mindestmengen für die jeweiligen Leistungen je Arzt oder Krankenhaus festzulegen. Ausnahmen zu dieser Regelung gelten u.a. für den Aufbau neuer Leistungsbereiche bzw. bei personeller Neuausrichtung bestehender Leistungsbereiche. Gleichzeitig soll bei der Umsetzung der Mindestmengenregelung die flächendeckende Versorgung der Bevölkerung gewährleistet bleiben.

Für operative Eingriffe am Organsystem Pankreas und Ösophagus wird seit 2006 eine Krankenhausfallzahl von 10 operativen Eingriffen pro Jahr gefordert. Die Mindestmengen im Bereich der Transplantation wurden im Verlauf der Jahre von 2004 bis 2006 von initial 20 auf 25 Nierentransplantationen, von 10 auf 20 Lebertransplantationen und von 12,5±2 auf 25 Stammzelltransplantationen angehoben. Für Kniegelenks-Totalendoprothesen (Knie-TEP) gilt seit 2006 für das leistungserbringende Institut eine Mindestmenge von 50 Eingriffen pro Jahr.

Angeregt durch die Leistungserbringer und die Patientenvertreter im gemeinsamen Bundesausschuss wurde die Mindestmengenvereinbarung um den Auftrag einer wissenschaftlichen Begleitforschung ergänzt, um die Umsetzung und Auswirkung der Mindestmengenvereinbarung auf die Struktur der Patientenversorgung, die Krankenhäuser und die Ergebnisqualität zu untersuchen. Diese Analysen wurden von Dezember 2005 bis November 2007 durch ein unabhängiges Forscherkonsortium aus drei Düsseldorfer Instituten durchgeführt.

Entsprechend dem skizzierten Mindestmengenkatalog werden auch für andere operative Eingriffe aus dem Bereich der Viszeralchirurgie wie der Kolon- und Rektumchirurgie Mindestmengen diskutiert. Im Mittelpunkt der Debatte steht insbesondere die Frage, inwieweit durch die Vorgabe von Mindestmengen für die leistungserbringenden Institute die Ergebnisqualität bei operativen Eingriffen verbessert werden kann. Im Folgenden sollen die aktuelle Datenlage zu diesem Thema für die viszeralchirurgischen Eingriffe am Pankreas, Ösophagus, Kolon und Rektum erörtert und die Ergebnisse der wissenschaftlichen Begleitforschung zum § 137 SGB V in Deutschland kurz referiert werden.

2 Datenquellen

Bei der zwischen Dezember 2005 und November 2007 im Auftrag des Gemeinsamen Bundesausschusses durchgeführten wissenschaftlichen Begleitforschung wurden als Datenquellen die gesetzlichen Qualitätsberichte der Krankenhäuser für das Jahr 2004, die Daten der externen Qualitätssicherung der Bundesgeschäftsstelle Qualitätssicherung aus den Jahren 2004 bis 2006 (zu Knie-TEP), Daten des Instituts für das Entgeldsystem im Krankenhaus (InEK), Befragungen der 16 Landeskrankenhausplanungsbehörden, der 16 Ärztekammern und der Bundesärztekammer sowie Recherchen in Literaturdatenbanken herangezogen. Auch die meisten internationalen Studien basieren auf Daten von nationalen Krebszentren, Qualitätssicherungsbehörden oder sonstigen Einrichtungen des Gesundheitssystems. Hierzu gehören in den USA u.a. die vom Gesundheitsversorger Medicare betriebene „National Surveillance Epidemiology and End Results"-(SEER)-Datenbank oder die „Nationwide Inpatient Sample"-Datenbank, eine administrative Datenbank zur Erforschung der Kosten und der Qualität im Gesundheitswesen. All diese Daten werden nicht im Rahmen von kontrollierten Studien erhoben und sind daher mit einem gewissen Fehlerpotenzial behaftet, welches auch von vielen Autoren in ihren Studien selbst konstatiert wird. Dementsprechend ist der Evidenzgrad solcher Studien auf einem niedrigen Niveau anzusiedeln. Dies erklärt nicht nur die Heterogenität vieler Daten sondern auch die Tatsache, dass in vielen Fachgremien ein beträchtlicher Widerstand gegen eine nur an Mindestmengen orientierte Qualitätssicherung existiert. Die Anzahl von aussagekräftigeren prospektiven Multicenterstudien bei der Abhandlung dieses Themenkomplexes ist gering.

In Tabelle 1 sind die von verschiedenen Gremien empfohlenen bzw. geforderten Krankenhausfallzahlen für die vier Entitäten Kolon, Rektum, Pankreas und Ösophagus zusammengestellt.

3 Pankreaschirurgie

Operative Eingriffe am Organsystem Pankreas sind, verglichen mit anderen Operationen im Gastrointestinaltrakt, häufig mit einer hohen postoperativen Morbidität und Mortalität assoziiert. Entsprechend der Komplexität der operativen Eingriffe und der erforderlichen postoperativen Nachbetreuung ist daher eine besonders hohe chirurgische Expertise erforderlich, die einen breiten Bogen von der chirurgischen Indikationsstellung und Operation bis zur intensiv-medizinischen und onkologischen Nachbehandlung überspannt. Es war daher naheliegend, hier einen Zusammenhang zwischen Quantität und Qualität der chirurgischen Leistung anzunehmen.

Tab. 1: Übersicht über die von verschiedenen Gremien empfohlenen oder geforderten Mindestmengen pro Krankenhaus

	Kolon	Rektum	Pankreas	Ösophagus
Inzidenz in der Bevölkerung[1]	30–35		5–10	4–8
Empfehlungen Literatur	6,5 [11]–50 [25]		–	15 [20]
Empfehlungen Leapfrog[2]	–	–	≥ 11	≥ 13
Deutsche Krebsgesellschaft • Organzentren	30	20	12	–
DGAV[3] • Kompetenzzentren	75	25	30	20
G-BA[4]	–	–	10	10

[1] Neuerkrankungen pro 100 000 Einwohner
[2] Leapfrog-Gruppe: Konsortium von ca. 150 im Gesundheitssystem tätigen Kostenträgern in den USA
[3] DGAV: Deutsche Gesellschaft Allgemein- und Viszeralchirurgie
[4] Gemeinsamer Bundesausschuss

Dementsprechend wurde den Kliniken in der ersten Mindestmengenvereinbarung gemäß § 137 SGB V aus dem Jahr 2004 für Eingriffe am Organsystem Pankreas oder Ösophagus eine Mindestmenge von fünf Eingriffen pro Jahr und Arzt vorgeschrieben, um diese Operationen weiter durchführen zu dürfen. Im Jahr 2006 wurden diese Mindestmengen auf zehn pro Jahr erhöht und die Menge pro Arzt abgeschafft. Inwieweit durch diese Maßnahmen die Qualität der chirurgischen Ergebnisse bei Eingriffen an Pankreas und Ösophagus in Deutschland positiv beeinflusst wurden, ist aufgrund der fehlenden Daten der wissenschaftlichen Begleitforschung in Deutschland, inauguriert durch den gemeinsamen Bundesausschuss, bisher nicht dokumentiert.

Die chirurgische Universitätsklinik Freiburg hat die eigenen Ergebnisse der Pankreaschirurgie u.a. unter dem Gesichtspunkt des Zusammenhanges von Quantität und Qualität untersucht [12]. Bei einer Steigerung der Fallzahl von 35 auf 60 Pankreasresektionen pro Jahr sank die postoperative Mortaliät von 5 % auf 1 % (p < 0,05), die Gesamtkomplikationsrate von 47 % auf 35 % (p < 0,05) und die Operations-assoziierte Komplikationsrate von 36 % auf 20 % (p < 0,05). In ihrer Literaturübersicht finden die Autoren eine Mortalität in „low volume"(LV)- oder „very LV"-Krankenhäusern zwischen 9,5–18,5 % im Gegensatz zu unter 5 % in „high-volume"(HV)-Krankenhäusern, wobei allerdings auch hier die Definitionen von LV bzw. „very" LV zwischen 1–10 Fällen pro Jahr und bei sogenannten HV-Zentren zwischen 10 und mehr als 80 Fällen pro Jahr schwanken, sodass einige Kliniken mit 10 Fällen pro Jahr gleich gute Ergebnisse erzielen wie andere Kliniken mit einer Fallzahl von über 40 pro Jahr [12].

In einer anonymen Umfrage der Deutschen Gesellschaft für Viszeralchirurgie, die auf dem Deutschen Chirurgenkongress 2008 vorgestellt wurde, wurden 520 Krankenhäuser (Rücklaufquote 262, d.h. 50,4 %) zur Pankreaschirurgie befragt [1]. 26,1 % der Kliniken mit weniger als 40 Eingriffen pro Jahr und 20 % der sogenannten HV-Krankenhäuser mit mehr als 40 Eingriffen pro Jahr gaben eine Letalität von über 5 % an. Die Letalität war in HV-Zentren (> 40/Jahr) niedriger als in den übrigen Krankenhäusern. Diese Ergebnisse waren allerdings vergleichbar mit Zentren, die unterhalb der gesetzlichen Mindestmenge von 10 Fällen pro Jahr operieren. Die Autoren stellen fest, dass zwar die Gesamtzahl der Pankreasoperationen pro Krankenhaus scheinbar keinen Einfluss auf die Krankenhausletalität hat, aber die Anzahl der Operationen pro Operateur. Bei einer Fallzahl von mehr als 20 Pankreasoperationen pro Chirurg und Jahr halbiert sich die Letalität auf die Hälfte im Vergleich zu Operateuren mit weniger als 11 Eingriffen pro Jahr [1].

In einer ausführlichen Übersichtsarbeit einer niederländischen Autorengruppe zu diesem Thema wurden 154 internationale Publikationen analysiert [28]. Nur zwölf Arbeiten aus den USA, Kanada und Europa erfüllten die Einschlusskriterien. Da die Studien für eine Meta-Analyse weiterhin zu heterogen waren, wurde nur eine qualitative Analyse vorgenommen. Trotzdem zeigte sich ein überzeugender Hinweis auf eine umgekehrte Beziehung zwischen Krankenhaus-Fallzahlen und der Mortalität nach Pankreaseingriffen unabhängig von festen Grenzwerten. Das relative Risiko nach einem operativen Eingriff am Pankreas zu versterben variierte beim Vergleich eines HV mit einem LV-Krankenhaus zwischen 0,07 und 0,76 in elf der zwölf Studien und war damit geringer in HV-Kliniken. In Kliniken mit weniger als fünf operativen Eingriffen/Jahr schwankte die Krankenhausmortalität zwischen 13,8 % und 16,5 %, wohingegen Kliniken mit mehr als 24 Eingriffen/Jahr lediglich eine Krankenhausmortalität zwischen 0 % und 3,5 % aufwiesen [3].

Birkmeyer et al. haben den Einfluss von Krankenhausfallzahlen auf die Langzeitergebnisse nach Pankreaskarzinomeingriffen publiziert [5]. Es zeigte sich eine Differenz von 5 % im 5-Jahres-Überleben zwischen HV- und LV-Kliniken (15,9 % vs. 10,8 %), wobei die Anzahl der pro Krankenhaus durchgeführten Operationen in dieser Studie mit ≤ 2/Jahr bzw. > 8/Jahr bei LV- bzw. HV-Kliniken sehr niedrig war.

Dass eine Mindestmengenvorgabe allein kein Allheilmittel zur Verbesserung der chirurgischen Qualität darstellt, zeigt eine aktuelle Studie aus Kanada, wo seit mehreren Jahren eine Zentrierung der Pankreaschirurgie implementiert wird [24]. Da-

7.9 Was gibt es Neues bei Mindestmengenvereinbarungen?

durch erhöhte sich der Anteil der in HV-Zentren (> 10 Eingriffe/Jahr) behandelten Patienten in den beiden Provinzen Ontario und Quebec von ca. 30 % auf 70 %. In Ontario konnte hierdurch eine Reduzierung der Mortalität von 10,4 % auf 2,2 % beobachtet werden während in Quebec keine positive Veränderung festzustellen war (Mortalität 7,2–9,8 %).

Auch in Kalifornien hat sich die Anzahl der in sogenannten HV-Zentren operierten Pankreaskarzinompatienten um den Faktor 3,2 über einen Zeitraum von 15 Jahren erhöht [8]. In Kliniken, die eine „Gelegenheitschirurgie" des Pankreas (1 Fall/Jahr) durchführen, ist die Krankenhausmortalität mit 14 % erwartungsgemäß hoch. Prinzipiell konnte aber in allen Klinikkategorien mit unterschiedlichen Fallzahlen eine Verringerung der Krankenhausmortalität festgestellt werden. Bei Kliniken mit jährlichen Fallzahlen zwischen 6–10 bzw. > 10 zeigen sich aber keine signifikanten Unterschiede in der Krankenhausmortalität (Zeitraum 2000–2004: 4,9 vs. 2,9 %). Die Autoren der kalifornischen und kanadischen Studien schlussfolgern, dass die Qualität komplexer chirurgischer Eingriffe, wie z.B. am Organsystem Pankreas, nicht alleine auf eine Mengendiskussion reduziert werden darf, da viele andere Faktoren das Behandlungsergebnis beeinflussen.

4 Ösophaguschirurgie

Die historisch berichteten hohen Morbiditäts- und Mortalitätsraten nach operativen Eingriffen am Organsystem Ösophagus haben sich deutlich zum Positiven verändert. In einer großen europäischen Monozenterstudie an einem HV-Zentrum mit mehr als 60 operativen Eingriffen pro Jahr hat sich die postoperative Mortalität zwischen 1980 und 2004 von 8,2 % auf 2,6 % verringert (p < 0,001), die generelle postoperative Morbidität ist mit 46 % zwar unverändert geblieben, aber die Rate der Anastomoseninsuffizienzen reduzierte sich deutlich von 11,6 % auf 5,6 % (p < 0,001) [23]. Im gleichen Zeitraum stieg die 5-Jahres-Überlebensrate von 18,8 % auf 42,3 % (p < 0,001). Diese positive Entwicklung führen die Autoren in erster Linie auf eine multi- bzw. interdisziplinäre Behandlungsstrategie und eine Verbesserung der operativen und postoperativen Behandlung zurück.

Insbesondere die Arbeitsgruppe um J.D. Birkmeyer propagiert seit mehreren Jahren einen engen Zusammenhang zwischen der in einem Krankenhaus erbrachten Fallzahl und dem Behandlungsergebnis gerade für komplikationsträchtige Operationen wie am Organsystem Ösophagus [3, 4, 7]. Basierend auf diesen Daten hat die Leapfrog-Gruppe, eine Initiative von über 150 im Gesundheitssystem der USA tätigen Anbietern und Unternehmen, für Operationen am Ösophagus eine jährliche Mindestfallzahl von 13 empfohlen [13]. In Deutschland werden seit 2006 zehn operative Eingriffe am Ösophagus pro leistungserbringendem Institut vorgeschrieben.

Eine holländische Arbeitsgruppe hat die Ösophagusresektionen an 11 LV-Kliniken (< 10 Resektionen/Jahr) mit den Ergebnissen eines HV-Krankenhauses (> 50 Resektionen/Jahr) verglichen [29]. Sowohl die postoperative Morbidität als auch Mortalität waren in dem HV-Krankenhaus signifikant geringer (Mortalität 5 % vs. 13 %, p < 0,001). In der Multivarianzanalyse war neben der Krankenhausfallzahl aber auch das Vorliegen von Komorbiditäten von wesentlicher prognostischer Bedeutung für die Krankenhausletalität.

Auch eine australische Studie unterstützt die These einer Fallzahl-Ergebnis-Beziehung bei Ösophagusresektionen [26]. Die postoperative 30-Tage-Mortalität betrug in LV-Kliniken (< 10/Jahr) 6,4 %, in Kliniken mit einer mittleren Fallzahl von 11–20/Jahr 4,3 % und in HV-Kliniken 2,6 %. Überraschenderweise hatten aber Kliniken mit einer mittleren Fallzahl (11–20/Jahr) signifikant mehr postoperative Komplikationen (31 %) verglichen mit LV-Kliniken (23,4 %).

Mit Blick auf die Langzeitergebnisse nach Ösophagusresektion haben Birkmeyer et al. die 5-Jahres-Überlebensraten analysiert [5]. Hier fand sich ein deutlicher Unterschied zwischen LV- (< 3,8 Fälle/Jahr) und HV-Kliniken (> 14,4 Fälle/Jahr) mit 17,4 % vs. 33,7 %, obwohl zusätzliche Chemo- und Strahlentherapien in allen Klinikkategorien gleichermaßen eingesetzt wurden.

Mit Blick auf die genannten Mindestmengenanforderungen haben Rodgers et al. die Daten von 3 243 Patienten nach Ösophagusresektion der „Nationalen Inpatient Sample"-(NIS)-Datenbank analysiert [22]. Die Mortalitätsraten von HV (> 9 Fälle/Jahr) und LV (1–4 Fälle/Jahr) unterschieden sich nicht (11,55 % vs. 11,37 %). In ihrer statistischen Analyse können die Autoren darlegen, dass die Fallzahlen pro Chirurg ein wichtigerer Parameter für das Behandlungsergebnis sind als die Krankenhausfallzahlen. Unabhängige Risikofaktoren für die postoperative Mortalität sind u.a. Komorbiditäten, ein Alter über 65 Jahren und die Fallzahlen pro Chirurg. Die Autoren schlussfolgern, dass Patientenfaktoren einen größeren Einfluss haben auf die Mortalität als Fallzahlen pro Klinik allein. Obwohl allgemein ein inverser Zusammenhang zwischen Fallzahlen und Mortalität konstatiert wird, zeigt sich im Hinblick auf die Ergebnisqualität ein breites Spektrum zwischen einzelnen Operateuren und Kliniken, die eine komplexere Kausalität zwischen Volumen und Behandlungsergebnis nahelegen.

Diese Schlussfolgerung wird durch eine weitere Untersuchung bei 4 080 Patienten der NIS-Datenbank von Meguid et al. unterstützt [20]. Die Mortalitätsrate schwankte in sogenannten HV-Zentren zwischen 9,95 % (> 2 Resektionen/Jahr) und 1,56 % (≥ 30 Resektionen/Jahr). Entsprechend ihrer Modellrechnung wäre eine Krankenhausfallzahl von 15 Ösophagusresektionen pro Jahr ideal. Die weitere statistische Analyse impliziert aber, dass Fallzahlen alleine nur zu ca. 1 % die unterschiedlichen postoperativen Mortalitätsraten erklären. Obwohl Fallzahlen einen wichtigen Einfluss auf die Mortalität haben, reichen sie alleine nicht aus, um damit ein „Exzellenzzentrum" zu definieren. Fallzahlen sind nach Ansicht der Autoren nur ein fehlerhafter Surrogatmarker für andere Variablen, durch welche ein „Exzellenzzentrum" besser definiert werden kann. Daher ist es notwendig diese anderen Variablen bzw. Einflussfaktoren näher zu definieren.

Bei aller Diskussion in der Mindestmengendebatte darf nicht vergessen werden, dass eine qualitätsorientierte Ösophaguschirurgie auch in sogenannten LV-Kliniken mit jährlichen Fallzahlen von durchschnittlich 6–7 durchgeführt werden kann [6].

5 Kolon- und Rektumchirurgie

Auch in der Chirurgie von Kolon und Rektum wurde und wird die Einführung von gesetzlich vorgeschriebenen Mindestmengen pro Krankenhaus debattiert, allerdings erscheinen die berichteten Behandlungsergebnisse zwischen LV- und HV-Kliniken hier weniger prägnant als in der Pankreas- und Ösophaguschirurgie. Birkmeyer et al. [4], die den Zusammenhang zwischen HV und der frühen postoperativen Mortalität analysierten, fanden zwar eine lineare Korrelation für die Entitäten Ösophagusresektion, Pankreasresektion, Pneumonektomie, Gastrektomie und Kolonresektion. Bei Kolonresektionen (alle Indikationen) waren die Differenzen zwischen sehr niedriger und sehr hoher Fallzahl mit Mortalitätsunterschieden von 2,4 % (7,8 % vs. 5,4 %) aber niedrig. Auch bei Betrachtung der Langzeitergebnisse nach Kolonresektionen sind die Unterschiede zwischen LV- und HV-Kliniken mit 3 % gering (5-Jahres-Überleben: LV 45 % vs. HV 48 %) [5].

In der Literatur offenbaren sich erhebliche Variationen betreffend der perioperativen Morbidität und Mortalität in der Kolon- und Rektumkarzinomchirurgie [14, 15]. Die Variabilität dieser Referenzwerte lässt ein großes Qualitätsspektrum erahnen, das einerseits durch den Chirurgen, andererseits durch die Krankenhausstruktur beeinflusst wird.

Zahlreiche Autorengruppen haben in der (kurativen) Kolon- und Rektumkarzinomchirurgie mittlerweile den Zusammenhang zwischen Krankenhausfallzahlen (hospital volume, HOV) bzw. Fallzahlen des Chirurgen (surgeons's volume, SUV) und der Morbidität/Mortalität, den Lokalrezidivraten beim Rektumkarzinom, und den 2- bis 5-Jahres-Überlebensraten bei beiden Tumorlokalisationen – Kolon und Rektum – untersucht. Dabei sind sie zu nicht immer übereinstimmenden Ergebnissen gekommen (Übersicht in [14]). Bei sechs von acht Studien sank in der Kolonkarzinomchirurgie die postoperative Morbidität bzw. Mortalität mit zunehmendem HOV bzw. SUV. Dies war in der Rektumkarzinomchirurgie bei sieben von elf Studien ebenso der Fall. In Untersuchungen zum „kolorektalen" Karzinom dagegen berichten nur

7.9 Was gibt es Neues bei Mindestmengenvereinbarungen?

zwei von neun Autorengruppen, dass sich mit zunehmender Fallzahl die perioperativen Komplikationen reduzieren. Beim Rektumkarzinom korrelieren in drei von fünf Berichten die Fallzahlen (HOV oder SOV) mit der Lokalrezidivrate. Wurden die Fallzahlen dem Überleben gegenübergestellt, hatte das „HOV/SOV" bei einer von zwei Kolon- und drei von neun Rektumkarzinomstudien einen positiven Einfluss auf das Überleben nach Resektion; bei „kolorektalen" Karzinomstudien war das nur bei einer von fünf Untersuchungen festzustellen. Überwiegend wurden die Studien im angloamerikanischen bzw. kanadischen Raum durchgeführt.

In der Diskussion um den Effekt des SUV und HOV auf die Morbidität und Mortalität bei Kolonkarzinomoperationen haben Billingsley et al. [2] in einer Analyse von SEER-Daten den Einfluss der Fallzahl und anderer Prognosefaktoren, einschließlich einer „board certification" als Marker für die Spezialisierung der Chirurgen auf die Kurzzeitergebnisse bestätigt. In einer Multivarianzanalyse zeigte sich zwar, dass eine hohe Fallzahl der Chirurgen mit der Reduktion chirurgischer Komplikationen assoziiert war. Bei multivariater Wertung des Einflusses des HOV auf die Mortalität zeigte sich aber, dass dieser Einfluss verschwand, sobald in den Kliniken anspruchsvolle (Notfall-)Serviceverfahren geboten werden, die z.B. in ebenso am Haus vorhandenen Abteilungen für Organtransplantation bzw. Herzchirurgie vorgehalten werden. Zur Reduktion des Operationsrisikos sind nach Maßgabe dieser Autorengruppe neben dem SUV die Sicherheit der postoperativen Überwachung und Kontrollmöglichkeit von Komplikationen im Krankenhaus am wichtigsten. Die HOV tritt in den Hintergrund, wenn optimale Überwachungsstrukturen gewährleistet sind.

In einer aktuellen Übersichtsarbeit zum Thema Fallzahlen und Ergebnisqualität in der Rektumchirurgie wurden 18 internationale Studien analysiert [21]. Endpunkte waren Morbidität, Mortalität, die Rate schließmuskelerhaltender Eingriffe und von Lokalrezidiven. Überraschenderweise fand sich nur ein geringer Zusammenhang zwischen der Krankenhausfallzahl und der postoperativen Morbidität, Mortalität und dem Patientenüberleben. Lediglich schließmuskelerhaltende Rektumresektionen wurden vermehrt in HV-Kliniken durchgeführt, wobei dieser Zusammenhang aber auch für HV-Chirurgen nachzuweisen war. Chirurgen, die mehr als zehn operative Eingriffe pro Jahr durchführten, hatten eine verminderte Mortalität, ein verbessertes Gesamtüberleben und eine geringere Rate von Lokalrezidiven. Die Autoren dieser Studie kamen zu der Schlussfolgerung, dass HV-Chirurgen, die zudem eine Spezialisierung in der kolorektalen Chirurgie aufweisen, der entscheidende Faktor für eine Verbesserung der Ergebnisqualität in der Rektumchirurgie sind.

Dieses Resümee wird auch von McArdle et al., die die Langzeitergebnisse bei Patienten mit kolorektalen Karzinomen untersuchten, vertreten [19]. Patienten, die von Chirurgen mit Spezifikation in der kolorektalen Chirurge operiert wurden, hatten die höchsten 5-Jahres-Überlebensraten.

Aus Deutschland liegen wertvolle Analysen der Qualitätssicherungsgruppe Kolon- und Rektumkarzinom zur Morbidität/Mortalität nach Kolon- und Rektumkarzinomresektionen vor. In der Kolonkarzinomchirurgie reduzierte sich mit zunehmender Fallzahl die allgemeine postoperative Morbidität von 29,9 % bei < 30 Fällen pro Jahr (46 Krankenhäuser, 825 Patienten) auf 24 % bei jährlich mehr als 60 Resektionen (8 Krankenhäuser, 605 Patienten) (p=0,039). Wurden zwischen 31 und 60 Patienten jährlich operiert, lag die allgemeine (nicht chirurgische) Morbidität bei 26,4 % (21 Krankenhäuser, 863 Patienten). Die chirurgischen Komplikationsraten und die Mortalität wurden in dieser Analyse nicht signifikant von der Krankenhausfallzahl beeinflusst [18]. Die Autoren stellen fest, dass unter den 85 Krankenhäusern ab einer Fallzahl von 30 eine Spezialisierung der Chirurgen bevorzugt wurde und die Infrastruktur des Krankenhauses eine komplette diagnostische Ausstattung und Intensivstation bot, was in Häusern mit niedrigerer Fallzahl offenbar nicht die Regel war. Eine Mindestfallzahl, die hinsichtlich des Parameters „allgemeine postoperative Morbidität" über 60 betragen müsste, wurde aufgrund der eingeschränkten Datenlage mit fehlenden Daten zum Überleben nicht verbindlich vorgeschlagen.

Dieselbe Arbeitsgruppe berichtete aus der Rektumchirurgie, dass die intraoperativen und spezifisch chirurgischen postoperativen Komplikationsraten von der Krankenhausfallzahl abhängen [17]. In Krankenhäusern mit 5–19 Fällen (im Durchschnitt 10 Fälle pro Jahr) wurden bei 13,6 % der Operationen perioperative und bei 34,5 % spezifisch chirurgische postoperative Komplikationen verzeichnet. Dem gegenüber stehen 8,5 % perioperative und 29,8 % spezifisch chirurgische postoperative Komplikationen bei Krankenhäusern mit über 40 Operationen pro Jahr. Zudem lag die Rate der abdominoperinealen Rektumexstirpation (APRE) in Häusern mit niedriger Fallzahl höher (29,8 %) als in Häusern mit hoher Fallzahl (26,4 %). In der Mortalität bestanden keine fallzahlabhängigen Unterschiede. Lokalrezidive und Überlebensraten wurden nicht analysiert. Hinsichtlich der Morbidität wurde eine Grenze von 20 Patienten errechnet (51,7 % vs. 40 %). Obwohl diese auf wenige Parameter eingeschränkten Korrelationen zwischen Fallzahl und Qualität der Chirurgie für eine Zentrierung in der Rektumkarzinomchirurgie zu sprechen schienen, legten die Autoren in der umfassenden Diskussion unter Einbezug der Erfahrungen anderer Arbeitsgruppen nahe, diesen Schluss nicht vorschnell zu ziehen. Denn auch Kliniken mit niedrigeren Fallzahlen lieferten sehr gute Ergebnisse ab. Dennoch stellt die APRE höhere Anforderungen an die onkologisch-chirurgische Ergebnisqualität. In einer aktuellen Studie der gleichen Arbeitsgruppe wird der Zusammenhang zwischen steigender Krankenhausfallzahl und vermehrt durchgeführten Schließmuskelerhaltenden Rektumresektionen bei Tumoren in den unteren zwei Dritteln des Rektums bestätigt [27].

Hermanek und Hohenberger legten aufgrund der Daten der „Studiengruppe kolorektales Karzinom" die individuelle Mindestfallzahl für den Chirurgen auf minimal sechs bis sieben Eingriffe pro Jahr fest [11]. Eine schwedische Arbeitsgruppe lag mit der Empfehlung von mehr als zwölf TME-Rektumkarzinomoperationen (Total-mesorektale-Exzsion) pro Jahr („High volume surgeon" vs. „low volume surgeon" 0–12/Jahr) zur Senkung der Lokalrezidivrate (4 % vs. 10 %) und der karzinombedingten Sterberate (11 % vs. 18 %) in einem höheren Bereich [16]. Damit definiert diese Gruppe als einzige auch eine Mindestfallzahl für den Chirurgen, die signifikanten Einfluss auf das Überleben nach TME haben kann. Für die „kolorektale" Karzinomchirurgie legten Harmon et al. in Betracht des Mortalitätsrisikos eine Mindestfallzahl von zehn Kolon- und/oder Rektumkarzinomoperationen pro Chirurg fest (relatives Risiko für Mortalität HVS vs. LVS: 0,64 vs. 1,0; $p < 0,01$)[10]. Die Krankenhausfallzahl hatte keinen direkten Einfluss auf das Mortalitätsrisiko. In der Höhe einzigartige Mindestfallzahlen von mindestens 50 pro Chirurg forderte eine Arbeitsgruppe um Smith aus Wessex/England für die kolorektale Karzinomchirurgie. Ab diesem Limit verbesserten sich entsprechend ihrer Untersuchung signifikant die Kurz- und Langzeitresultate [25].

6 Umsetzung und Auswirkungen der Mindestmengen in Deutschland [9]

2004 waren bundesweit rund ein Viertel der deutschen Akutkrankenhäuser und ca. 23 000 Patienten von den Mindestmengen betroffen. Je nach Eingriffsart erfüllten zwischen 10–40 % der Krankenhäuser nicht die geforderte Eingriffszahl, dies entsprach 1–7 % der Patienten. 2006 wurde zusätzlich die Mindestmengenvereinbarung für die Knie-TEP wirksam, wodurch ca. 1 000 Kliniken und ca. 120 000 Patienten betroffen waren. 19 % der Krankenhäuser erfüllten diese nicht, dies entspricht 3,5 % der Patienten. In vielen Fällen griffen hier aber Ausnahmetatbestände, sodass ein Teil der Kliniken weiter an der Versorgung teilnehmen konnte. Die Auswirkungen auf die Struktur der Patientenversorgung ist unterschiedlich. Während für Lebertransplantationen (Faktor 1,58) und Ösophaguseingriffe (Faktor 1,23) weitere Distanzen (km) in Kauf genommen werden mussten, war bei Stammzelltransplantation und Knie-TEP ein signifikanter Distanzrückgang zu verzeichnen. Die geografischen Analysen zur Erreichbarkeit des nächstgelegenen Krankenhauses variieren je nach Region und Eingriffsart.

Zur Ergebnisqualität konnten bisher nur für die Knie-TEP Assoziationen der Fallzahlen zu drei Ergebnisqualitätsindikatoren untersucht werden. Beim Ergebnisindikator „eingeschränkte Beweglichkeit" fehlen aber so viele Daten, dass die Analysen nicht sinnvoll interpretiert werden konnten.

Bei den Ergebnisindikatoren „postoperative Wundinfektionen" und „Wundhämatom/Nachblutung" stieg im Zeitverlauf die dokumentierte Qualität in allen Fallklassenzahlen, sodass 2006 nur noch geringe Unterschiede in der Ergebnisqualität zwischen Krankenhäusern mit niedrigen und solchen mit hohen Fallzahlen verblieben. Überraschenderweise zeigte sich sogar in Krankenhäusern mit den höchsten Fallzahlen wieder eine Verschlechterung der Qualitätsindikatoren „postoperative Wundinfektionen" und „Wundhämatom/Nachblutung". Mindestmengen in der Transplantation werden zur Disposition gestellt, da Transplantationen bereits auf der Basis des Transplantationsgesetzes und durch das BQS-Verfahren qualitätsgesichert sind.

7 Zusammenfassung

Die frühen Studien zum Thema Krankenhausfallzahlen und chirurgische Ergebnisqualität suggerierten, dass alleine durch eine Fallzahlsteigerung im Krankenhaus eine Verbesserung der chirurgischen Qualität zu erreichen ist. Die Untersuchungen der letzten Jahre belegen aber, dass Krankenhausfallzahlen zwar einen Teilaspekt für chirurgische Qualität darstellen, andere Faktoren wie die Fallzahlen pro Chirurg und die Spezialisierung von Chirurgen bzw. chirurgischen Abteilungen eine gleichberechtigte Bedeutung und Einflussnahme haben. Daher wird in den meisten Studien zwar weiterhin die Bedeutung von Krankenhausfallzahlen für die Ergebnisqualität betont, aber gleichzeitig gefordert, andere für die Ergebnisqualität verantwortliche Variablen genauer zu definieren. Bei komplexen operativen Eingriffen an Ösophagus, Pankreas und Rektum, die im Vergleich zu anderen viszeralchirurgischen Eingriffen mit einer erhöhten postoperativen Morbidität und Mortalität verbunden sind, ist der Einfluss von Krankenhausfallzahlen auf die Ergebnisqualität prägnanter als in der Kolonchirurgie. Die Heterogenität in der Definition von LV- und HV-Kliniken und die sich überlappenden Ergebnisresultate zeigen aber, dass auch kleinere Kliniken mit vergleichsweise geringen Fallzahlen eine vergleichbare Ergebnisqualität erzielen können wie sogenannte HV-Zentren. Dies erklärt, warum aus dem derzeitigen großen Pool von Studien bisher keine verlässlichen Grenzwerte oder Mindestfallzahlen abgeleitet werden können.

Die Diskussion um die Qualitätssicherung im Krankenhaus respektive für chirurgische Leistungen daher alleine auf eine quantitative Basis zu reduzieren, wird dem komplexen Produkt „chirurgische Ergebnisqualität" nicht gerecht. Vielmehr müssen hierfür von den entsprechenden Fachverbänden Qualitätsstrukturen und -anforderungen für die entsprechenden operativen Entitäten formuliert werden, die dann innerhalb der leistungserbringenden Institute interdisziplinär realisiert werden müssen. Für den Bereich der Kolon- und Rektumchirurgie wurden hierzu von Link et al. qualitätsimmanente Faktoren benannt [14, 15]. Hierzu gehören die chirurgisch-onkologisch korrekten Operationsmethoden, die Einhaltung von Standards und das Training bzw. die Spezialisierung der Chirurgen. In Anlehnung an die S3-Leitlinien sollte die stadiengerechte Behandlung qualitätskontrolliert in strukturierten Abläufen erfolgen. Dazu gehört die interdisziplinär abgestimmte Diagnostik und Therapiestrategie (Tumorboard). Hierbei kann die Organisationsstruktur des Krankenhauses (Teams, Tumorboard, Notfallversorgung mit Intensivstation, Notfalldiagnostik, Möglichkeit zu interventionellen Maßnahmen) wichtiger sein als die Krankenhausfallzahl. Bei diesen strukturellen Voraussetzungen bestehen im Krankenhausvergleich Variationen. Diese Variationen sollten beseitigt werden, um die Voraussetzungen zur chirurgisch-onkologischen Therapie der vier beschriebenen Tumorentitäten Pankreas-, Ösophagus-, Kolon- und Rektumkarzinom auf das beste Qualitätsniveau zu heben.

8 Fazit

Chirurgische Qualität ist ein multifaktorielles Produkt aus Krankenhausfallzahl, Fallzahl pro Chirurg, Spezialisation des Chirurgen und von chirurgischen Zentren.

Interdisziplinäre Zusammenarbeit, Tumorboard (Orientierung S3-Leitlinien) und hoch qualifizierte postoperative, interventionelle und intensivmedizinische Behandlungsmöglichkeiten haben einen bisher nicht ausreichend evaluierten Anteil an der chirurgischen Ergebnisqualität.

Bei Operationen an Pankreas und Ösophagus besteht ein Zusammenhang zwischen Krankenhausfallzahlen und der postoperativen Morbidität, Mortalität und den Langzeitergebnissen. Die Fallzahlen pro Chirurg sind in ihrer Bedeutung für die Ergebnisqualität den Krankenhausfallzahlen nahezu gleichzusetzen.

In der Kolon- und Rektumchirurgie ist der Unterschied zwischen LV- und HV-Zentren geringer als in der Pankreas- und Ösophaguschirurgie.

Mehr prospektive kontrollierte Studiendaten sind notwendig, um die verschiedenen Faktoren mit Einfluss auf die chirurgische Ergebnisqualität genauer zu definieren.

Literatur

[1] Alsfasser G, Kittner JM, Kundt G et al.: Mindestmengen in der Pankreaschirurgie: Wo stehen wir in Deutschland? http://www.egms.de/en/meetings/dgch2008/08dgch083.shtml [EBM IV]

[2] Billingsley KG, Morris AM, Dominitz JA et al.: Surgeon and hospital characteristics as predictors of adverse outcomes following colon cancer surgery: understanding the volume-outcome relationship. Arch Surg 2007; 142: 23–31. [EBM III]

[3] Birkmeyer JD, Finlayson EV, Birkmeyer CM et al.: Volume standards for high risk surgical procedures: potential benefits of the Leapfrog initiative. Surgery 2001; 130: 415–422. [EBM III]

[4] Birkmeyer JD, Siewers AE, Finlayson E et al.: Hospital volume and surgical mortality in the United States. N Engl J Med 2002; 346: 1128–1137. [EBM III]

[5] Birkmeyer JD, Sun Y, Wong SL et al.: Hospital volume and late survival after cancer surgery. Ann Surg 2007; 245: 777–783. [FRM III]

[6] Courrech Staal EFW, Van Coevorden F, Cats A: Outcome of low-volume surgery for esophageal cancer in a high-volume referral center. Ann Surg Oncol 2009; 16: 3219–3226. [EBM IIb]

[7] Finlayson EV, Goodney PP, Birkmeyer JD: Hospital volume and operative mortality in cancer surgery: a national study. Arch Surg 2003; 138: 721–726. [EBM III]

[8] Gasper WJ, Glidden DV, Jin C et al.: Has recognition of the relationship between mortality rates and hospital volume for major cancer surgery in California made a difference? Ann Surg 2009; 250: 472–483. [EBM III]

[9] Geraedts M, de Cruppe W, Blum K et al.: Umsetzung und Auswirkungen der Mindestmengen. Deutsches Ärzteblatt 2008; 105: 890–896. [EBM IV]

[10] Harmon JW, Tang DG, Gordon TA et al.: Hospital volume can serve as a surrogate for surgeon volume for achieving excellent outcomes in colorectal resection. Ann Surg 1999; 230: 404–411. [EBM III]

[11] Hermanek P, Hohenberger W: The importance of volume in colorectal cancer surgery. Eur J Surg Oncol 1996; 22: 213–215. [EBM IIb]

[12] Keck T, Makowiec F, Adam U et al.: Beeinflussen Mindestmengen die Ergebnisse der Pankreaschirurgie? Zentralbl Chir 2007; 132: 26–31. [EBM IIb]

[13] Leapfrog Group: Leapfrog Website. http://www.leapfroggroup.org/FactSheets/EHR_FactSheet.PDF. [EBM III]

[14] Link KH, Kornmann M, Mann M et al.: Multimodale Therapie von Kolon- und Rektumkarzinom: Qualitätsparameter. Viszeralmedizin 2009; 25: 105–117. [EBM IIb]

[15] Link KH, Kornmann M, Bittner R et al.: Qualitätsanforderungen zur Behandlung des Kolon- und Rektumkarzinoms. Chirurg 2010; 81: 222–230. [EBM IIb]

[16] Martling A, Cedermark B, Johansson H et al.: The surgeon as a prognostic factor after the introduction of total mesorectal excision in the treatment of rectal cancer. Br J Surg 2002; 89: 1008-1013 [EBM IIa]

[17] Marusch F, Koch A, Schmidt U et al.: Hospital caseload and the results achieved in patients with rectal cancer. Br J Surg 2001; 88: 1397–1402. [EBM IIa]

[18] Marusch F, Koch A, Schmidt U et al.: Effect of caseload on the short-term outcome of colon surgery: results of a multicenter study. Int J Colorectal Dis 2001: 16; 362–369. [EBM IIa]

[19] McArdle CS, Hole DJ: Influence of volume and specialization on survival following surgery for colorectal cancer. Br J Surg 2004; 91: 610–617. [EBM IIb]

[20] Meguid RA, Weiss ES, Chang DC et al.: The effect of volume on esophageal cancer resection: What constitutes acceptable resection volumes for centers of excellence? J Thorac Cardiovasc Surg 2009; 137: 23–29. [EBM III]

[21] Nugent E, Neary P: Rectal cancer Surgery: volume-outcome analysis. Int J Colorectal Dis 2010; 25: 1389–1396. [EBM IIb]

[22] Rodgers M, Jobe BA, O'Rourke RW et al.: Case volume as a predictor of inpatient mortality after esophagectomy. Arch Surg 2007; 142: 829–839. [EBM III]

[23] Ruol A, Castoro C, Portale G et al.: Trends in the management and prognosis for esophageal cancer surgery. Twenty five years of experience at a single institution. Arch Surg 2009; 144: 247–254. [EBM IIa]

[24] Simunovic M, Urbach D, Major D et al.: Assessing the volume hypothesis and region-level quality

improvement interventions: Pancreas cancer surgery in two Canadian provinces. Ann Surg Oncol 2010; 17: 2537–2544. [EBM III]

[25] Smith JA, King PM, Lane RH et al.: Evidence of the effect of ‚specialization' on the management, surgical outcome and survival from colorectal cancer in Wessex. Br J Surg 2003; 90: 583–592. [EBM III]

[26] Stavrou EP, Smith GS, Baker DF: Surgical outcomes associated with oesophagectomy in New South Wales: An investigation on Hospital volume. J Gastrointest Surg 2010; 14: 951–957. [EBM III]

[27] Steinert R, Marusch F, Koch A et al.: Möglichkeiten der Qualitätsverbesserung bei der Therapie des Rektumkarzinoms. Zentralbl Chir 2005; 130: 387–392. [EBM IIb]

[28] Van Heek NT, Kuhlmann KFD, Scholten RJ et al.: Hospital volume and mortality after pancreatic resection. A systematic review and an evaluation of intervention in the Netherlands. Ann Surg 2005; 242: 781–790. [EBM IIb]

[29] Wouters MW, Wijnhoven BP, Karim-Kos HE et al.: High-volume versus low volume fpr esophageal resections for cancer: the essential role of case mix adjustments based on clinical data. Ann Surg Oncol 2008; 15: 80–87. [EBM IIb]

Teilnahme an der zertifizierten Fortbildung

Zu vielen Kapiteln dieses Buches wurden Fragen zur Wissensüberprüfung formuliert. Sie finden die Fragen und Multiple-Choice-Antworten im Buch. Sie können die Fragen durch Ankreuzen der korrekten Antworten lösen.

In Zusammenarbeit mit der Akademie für chirurgische Weiterbildung und praktische Fortbildung des Berufsverbandes der Deutschen Chirurgen haben Sie die Möglichkeit, die Fragen im Internet zu beantworten. Hierzu nutzen wir das [eCME-Center], die Fortbildungsplattform des BDC. Bei korrekter Beantwortung erhalten Sie sofort ein Teilnahmezertifikat, das die erreichten CME-Fortbildungspunkte (max. zwei) ausweist und zur Vorlage bei Ihrer zuständigen Landesärztekammer dient.

Im Folgenden geben wir Ihnen eine Schritt-für-Schritt-Anleitung zur Teilnahme an der zertifizierten Fortbildung im Internet.

1 Anwählen des [eCME-Center]

Sie finden das [eCME-Center] im Internet unter folgender Adresse:

www.ecme-center.org

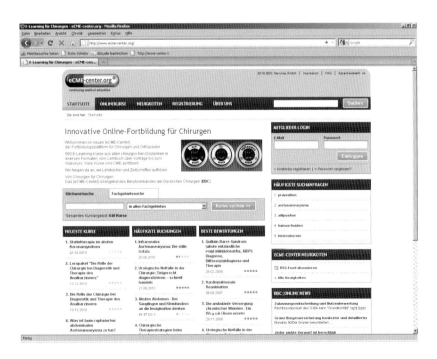

2 Login – Anmeldung am Fortbildungsportal [eCME-Center]

Bevor Sie das erste Mal einen Kurs im eLearning-System des BDC buchen können, benötigen Sie ein persönliches Nutzerkonto. Ihre gebuchten Kurse stehen Ihnen hier drei Monate zur Bearbeitung zur Verfügung. Sie haben Überblick über erreichte Fortbildungspunkte und Zertifikate und vieles mehr.

Bei der Anmeldung im [eCME-Center] unterscheiden wir drei Szenarien:

Nutzertyp	Weiter zur Anmeldung unter…
Sie nutzen das [eCME-Center] bereits aktiv	2.1
Sie sind Mitglied des BDC	2.2
Sie haben das [eCME-Center] noch nicht genutzt und besitzen kein Nutzerkonto über den BDC	2.3

2.1 Anmeldung im [eCME-Center] als aktiver Nutzer

Sollten Sie das [eCME-Center] bereits aktiv nutzen, wählen Sie sich bitte mit Ihren üblichen Nutzerdaten (E-Mail und Passwort) ein und gehen weiter zu Schritt 3.

2.2 Anmeldung im [eCME-Center] für BDC-Mitglieder

Als BDC-Mitglied verfügen Sie bereits über ein Nutzerkonto im [eCME-Center]. Sie können sich mit folgenden Daten anmelden:

Login für Mitglieder des BDC	
E-Mail:	Ihre beim Beitritt zum BDC angegebene E-Mail-Adresse. Wurde keine E-Mail-Adresse angegeben, dann Ihre Mitgliedsnummer gefolgt von „@bdc.de"
Passwort:	Das Passwort wurde Ihnen schriftlich mitgeteilt.

Das Passwort wurde Ihnen bei Eröffnung des [eCME-Center] vom BDC bzw. nach Ihrem Beitritt zum BDC mitgeteilt. Sollten Sie es zwischenzeitlich verlegt haben, können Sie es über die Mitglieder-Hotline des BDC (0 30 / 2 80 04 – 1 40) oder per E-Mail (mitglieder@bdc.de oder it@bdc.de) erfragen. Die Mitarbeiter helfen Ihnen gerne.

Prinzipiell können BDC-Mitglieder auch ein neues Nutzerkonto anlegen, erhalten dann aber bei Buchung anderer Kurse im [eCME-Center] nicht den BDC-Nachlass von 20 % auf die Kursgebühren.

2.3 Anmeldung im [eCME-Center] als neuer Nutzer ohne BDC-Mitgliedschaft

Zur Einrichtung Ihres persönlichen Kontos im [eCME-Center] klicken Sie auf „Registrierung" in der Mitte der Menüleiste.

Bitte geben Sie nun die erforderlichen Registrierdaten ein. Um korrekte Teilnahmezertifikate erstellen zu können, ist die Angabe Ihrer Adresse erforderlich. Weiterhin ist es wichtig, eine gültige E-Mail-Adresse anzugeben. Nach Abschluss der Registrierung wird Ihr persönliches Passwort an diese E-Mail-Adresse gesendet.

Login für neue Nutzer des [eCME-Center] und Nicht-Mitglieder des BDC	
E-Mail:	Ihre bei der Registrierung angegebene E-Mail-Adresse
Passwort:	Passwort, das Ihnen nach Registrierung per E-Mail geschickt wird

Teilnahme an der zertifizierten Fortbildung

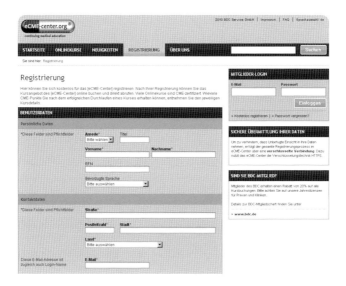

3 Buchung der Kurse aus „Was gibt es Neues in der Chirurgie 2011?"

Nach erfolgreichem Login im [eCME-Center] können Sie die Kurse aus diesem Buch kostenfrei buchen. Sie haben damit Zugriff auf alle Kapitel sowie die CME-Prüfungsfragen.

Um die Kurse möglichst einfach zu buchen, gehen Sie bitte auf die Startseite zur **Fachgebietsuche**. Wählen Sie zunächst den Punkt „Partner" und im 2. Schritt dann „ecomed" durch Klick auf die entsprechende Option.

Anschließend klicken Sie auf die Rubrik „Was gibt es Neues in der Chirurgie 2011?". Mit Klick auf „Kurse zeigen" werden nun alle Kapitel des Buches angezeigt.

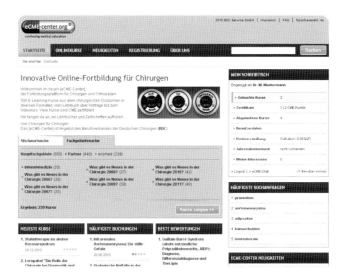

Teilnahme an der zertifizierten Fortbildung

Durch Klick auf den Kurstitel wählen Sie das gewünschte Kapitel mit korrespondierenden Prüfungsfragen. Es wird eine kurze Inhaltsübersicht des Kapitels angezeigt.

Um das Kapitel kostenfrei zu buchen, geben Sie bitte in das Eingabefeld die folgende PIN ein: **WGN708e441**. Bitte beachten Sie dabei die Groß- und Kleinschreibung der Buchstaben. Klicken Sie anschließend auf den Button „Diesen Kurs buchen".

Die PIN **WGN708e441** ist gültig für die Buchung aller Kurse dieses Buches im [eCME-Center].

Den gebuchten Kurs können Sie sofort starten, um die Prüfungsfragen zu beantworten. Klicken Sie hierzu auf „Kurs öffnen". Den Wissenstest finden Sie jeweils am Ende jedes Kurses. Bitte klicken Sie auf den Link mit dem Kursnamen unter „Tests". Bitte beachten Sie, dass der Test nicht abgebrochen werden kann. Nicht bestandene Tests können nach einer Frist von 14 Tagen wiederholt werden.

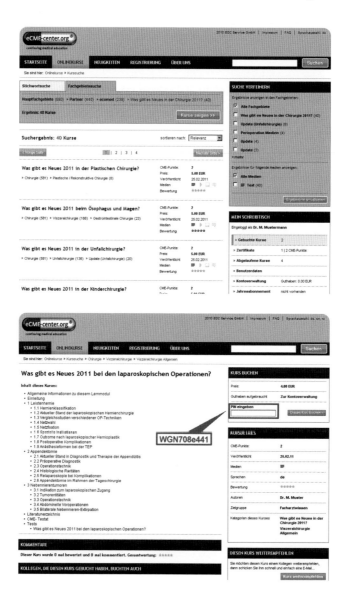

Teilnahme an der zertifizierten Fortbildung

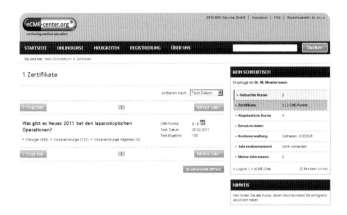

Bitte beantworten Sie anschließend alle Fragen. Nachdem alle CME-Fragen beantwortet wurden, erhalten Sie eine Übersicht über das Testergebnis. Bitte Beenden Sie den Kurs mit Klick auf „Beenden".

Wechseln Sie anschließend in die Ansicht „Mein Schreibtisch". Dort finden Sie eine Übersicht aller von Ihnen gebuchten Kurse. Für erfolgreich bestandene, zertifizierte Kurse können Sie sich unter „Zertifikate" ein Teilnahmezertifikat mit den erreichten Fortbildungspunkten durch Klick auf das PDF-Symbol herunterladen, speichern und ausdrucken. Dazu benötigen Sie die Software „Acrobat Reader", die auf den meisten Computern installiert ist.

Um ein Feedback zu bekommen, bitten wir Sie um die Bewertung der Kurse.

Die gebuchten Kurse stehen Ihnen als Referenz drei Monate im [eCME-Center] zur Verfügung. Die Übersicht abgeschlossener Kurse sowie die Teilnahmezertifikate bleiben Ihnen erhalten. Nach Login mit Ihren persönlichen Anmeldedaten finden Sie diese Informationen unter dem Menüpunkt „Schreibtisch".

ecomed MEDIZIN und der Berufsverband der Deutschen Chirurgen wünschen Ihnen viel Erfolg bei Ihrer Teilnahme an der zertifizierten Fortbildung.

Teilnahme an der zertifizierten Fortbildung

Fragen zur CME-Zertifizierung zu den Kapiteln 1.1–7.9

Einzelheiten zur Teilnahme finden Sie im vorhergehenden Kapitel „Teilnahme an der zertifizierten Fortbildung".

Es können alle, keine oder einzelne Antworten – alleine oder in Kombination – richtig sein (z.B. *nur a* oder *a und c* oder *b, d, e* etc.).

1.1 Was gibt es Neues zur Gewebezüchtung von Herzklappen?
I. Tudorache, T. Schilling und A. Haverich

1) **Im Kindesalter werden heutzutage in den meisten Fällen**

1. biologische Klappen aufgrund ihres Wachstumspotenzials implantiert.
2. mechanische Klappen aufgrund ihrer immunologischen Neutralität implantiert.
3. Klappenersatzoperationen nur ab einem Alter von fünf Jahren aufgrund der Größenverhältnisse durchgeführt.
4. rezidivierende Herzklappenersatzoperationen aufgrund des Wachstums des Kindes durchgeführt.

a) Nur Aussagen 2, 3 und 4 sind richtig.
b) Nur Aussage 4 ist richtig.
c) Nur Aussagen 2 und 4 sind richtig.
d) Nur Aussagen 1 und 4 sind richtig.

2) **Bei der Ross-Operation wird**

1. ein kryopräservierter Homograft in Aortenklappenposition implantiert.
2. die gesunde patienteneigene Pulmonalklappe explantiert und in Aortenklappenposition implantiert.
3. nur ein erwachsener Mensch operiert.
4. überwiegend ein kryopräservierter Homograft in Pulmonalklappenposition implantiert.

a) Nur Aussage 1 ist richtig.
b) Nur Aussage 4 ist richtig.
c) Nur Aussagen 2 und 4 sind richtig.
d) Nur Aussagen 1 und 3 sind richtig.

3) **Implantation einer mechanischen Klappe erfordert**

1. eine antikoagulatorische Therapie für drei Monate bis die Klappe vollständig endothelialisiert ist.
2. regelmäßige Echokardiografien zur Beurteilung der Klappenfunktion.
3. prophylaktische Antibiotikatherapie bei allen konsekutiven invasiven Engriffen.
4. lebenslange Antikoagulationstherapie.

a) Nur Aussage 4 ist richtig.
b) Nur Aussagen 1 und 2 sind richtig.
c) Nur Aussagen 1, 2 und 3 sind richtig.
d) Nur Aussagen 2, 3 und 4 sind richtig.

4) **Während des Tissue Engineering einer Herzklappe wird**

1. eine mechanische Herzklappenprothese entwickelt.
2. ein Klappengerüst mit patienteneigenen Zellen rebesiedelt.
3. ein Klappenersatz mit idealen Eigenschaften erzeugt.
4. im Bioreaktor unter physiologischen Bedingungen eine Rebesiedelung eines zellfreien Klappengerüsts vorgenommen.

a) Nur Aussage 2 ist richtig.
b) Nur Aussagen 1 und 3 sind richtig.

c) Nur Aussagen 2 und 3 sind richtig.
d) Nur Aussagen 2, 3 und 4 sind richtig.

5) **Nach klinischer Implantation eines dezellularisierten Homografts zeigte sich bei den Patienten bis jetzt**

1. eine schlechtere Hämodynamik und reduzierte biomechanische Eigenschaften.
2. eine geringe Degeneration der Herzklappenprothese.
3. eine reduzierte Immunreaktion.
4. eine einwandfreie Hämodynamik, keine Hinweise auf Degeneration, Stenosierung oder unphysiologische Modellierung der Prothesen.

a) Nur Aussage 1 ist richtig.
b) Nur Aussagen 1 und 3 sind richtig.
c) Nur Aussagen 2 und 3 sind richtig.
d) Nur Aussagen 2, 3 und 4 sind richtig.

6) **Bei der Besiedelung von azellulären Gerüsten**

a) spielt die Geometrie der extrazellulären Matrix für die Differenzierung der Zellen eine wesentliche Rolle.
b) muss der Rebesiedelungsprozess bereits in vitro vollständig abgeschlossen sein, damit es nicht zu einer akuten Degeneration der Prothese im Patienten kommt.
c) besteht bei Verwendung von tierischen Substraten ein hohes Risiko der Übertragung von PERV (porciner, endogener Retrovirus).
d) spricht man von „körpereigenen Bioreaktoren", wenn im Labor vergleichbare Bedingungen geschaffen werden können, wie im menschlichen Körper.

7) **Materialien zur Entwicklung von Wachstumsleitschienen**

a) bestehen vorzugsweise aus synthetischen Materialien, weil diese eine bessere Haltbarkeit aufweisen.
b) müssen in vivo nicht vollständig resorbierbar sein, da eine konfluente Schicht von Endothelzellen diese vom Organismus weitgehend abschirmt.

c) sollten durch In-vivo-Umwandlungsprozesse durch körpereigene, extrazelluläre Matrix ersetzt werden, sodass eine regenerative Prothese entstehen kann.
d) rufen im Fall von kryokonservierten Allografts auch ohne weitere Dezellularisierung keine besondere Immunantwort in jungen Patienten hervor.

8) **Bisher konnten nach den Prinzipien des Tissue Engineering gezüchtete Herzklappen**

a) klinisch nur im Rahmen einer Ross-OP implantiert werden.
b) nur auf Basis von autologen biologischen Gerüsten klinisch erfolgreich eingesetzt werden.
c) klinisch nur in Pulmonal- und Mitralklappenposition implantiert werden.
d) nur im Tiermodell ohne Komplikationen getestet werden.

9) **Die Dezellularisierung von biologischen Substraten als Gerüst für das Tissue Engineering von Herzklappen**

a) mit enzymatischen Verfahren auf der Basis natürlicher Enzyme ist für die Basalmembran der extrazellulären Matrix schonender als mit Detergentien durchzuführen.
b) schließt eine Immunantwort des Patienten auf die zellfreie Prothese aus.
c) kann zu zytotoxischen Effekten durch residuale Detergentien auf das Klappengerüst führen.
d) ermöglicht auch heute schon den klinischen Einsatz von xenogenen Materialien.

10) **Biologische Herzklappenprothesen**

a) sind seit den 1960er-Jahren im Einsatz.
b) die nach den Prinzipien des Tissue Engineering erzeugt werden, erfordern eine lebenslange Gerinnungstherapie.
c) sind aufgrund ihres natürlichen Grundgewebes länger haltbar als mechanische Prothesen.
d) degenerieren aufgrund der fixierenden Gerbung mit Glutaraldehyd nicht so schnell wie mechanische Klappen oder gezüchtete, bioartifizielle Klappen.

1.2 Was gibt es Neues bei Gewebeersatz und Tissue-Engineering in der Unfallchirurgie?

K.F. Braun, C. Gaissmaier, T. Freude, U. Stöckle und A.K. Nüssler

11) Der heutige Goldstandard zur Auffüllung von ossären Defekten ist:

a) Xenogene Knochentransplantation.
b) Allogene Knochentransplantation.
c) Autologe Knochentransplantation.
d) Knochenmarkkonzentrat.

12) Die Porengröße eines Scaffolds/Trägermaterials sollte:

a) Zwischen ≥ 300–500 µm betragen.
b) Zwischen 200–300 µm betragen.
c) Ist irrelevant.
d) Zwischen 100–200 µm betragen.

13) Das ideale Biomaterial zur Implantation sollte folgende Eigenschaften besitzen:

1. Eine gute Osteokonduktivität.
2. Eine gute Biointegration.
3. Eine steuerbare Bioerosion.
4. Eine geringe Biotoxizität.
5. Eine ausreichende mechanische Stabilität.

a) Nur Aussage 1 ist richtig.
b) Nur Aussagen 2, 3 und 5 sind richtig.
c) Nur Aussagen 4 und 5 sind richtig.
d) Alle Aussagen sind richtig.

14) BMP-2 ist in der klinischen Anwendung für:

a) Offene Humerusfrakturen zugelassen.
b) Offene Tibiafrakturen zugelassen.
c) Offene Radiusfrakturen zugelassen.
d) HWS-Frakturen zugelassen

15) BMP-7 ist in der klinischen Anwendung für:

a) Tibiale Pseudarthrosen zugelassen.
b) BMP-7 fehlt die klinische Zulassung.
c) Geschlossene Frakturen aller Art zugelassen.
d) Humerale Pseudarthrosen zugelassen.

16) Mesenchymale Stammzellen (MSC) können:

1. Aus Knochenmark gewonnen werden.
2. *Ex vivo* gut kultiviert werden.
3. Beliebig lange ohne Aktivitätsverlust kultiviert werden.
4. Die T-Zell-Aktivität beeinflussen.

a) Nur Aussage 1 ist richtig.
b) Nur Aussagen 2, 3 und 4 sind richtig.
c) Nur Aussagen 1, 2 und 4 sind richtig.
d) Nur Aussage 4 ist richtig.

17) Zu den Komplikationen der autologen Knochentransplantation zählen:

1. Eine mögliche Infektion.
2. Hämatombildung am Entnahmeort.
3. Postoperative Schmerzen.
4. Frakturentstehung.

a) Nur Aussage 1 ist richtig.
b) Nur Aussagen 2, 3 und 4 sind richtig.
c) Nur Aussagen 3 und 4 sind richtig.
d) Alle Aussagen sind richtig.

18) BMPs in ihrer derzeit überwiegenden Applikationsform sind:

a) Sehr hydrophil und neigen zur raschen Diffusion/Aussschwemmung.
b) Sehr hydrophob.
c) Weder hydrophil noch hydrophob.
d) Ausschließlich in Gelform anwendbar.

19) Die zelluläre Transfektion einer Zelle im gentechnischen Ansatz der Knochendefekttherapie kann:

1. Über Adenoviren erfolgen.
2. Über Retroviren erfolgen.
3. Über Liposomen erfolgen.
4. Über Staph. aureus erfolgen.

a) Nur Aussage 1 ist richtig.
b) Nur Aussagen 2 und 3 sind richtig.
c) Nur Aussagen 1, 2 und 3 sind richtig.
d) Alle Aussagen sind richtig.

20) Das ideale synthetische Knochenersatzmaterial sollte folgende mechanische Eigenschaften besitzen:

1. Seine mechanische Stabilität für mindestens 3 Monate beibehalten.
2. Nicht resorbierbar sein.
3. Nach 12–18 Monaten resorbiert sein.
4. Keinen mechanischen Druck weitergeben.

a) Nur Aussage 1 ist richtig.
b) Nur Aussagen 1, 2 und 3 sind richtig.
c) Nur Aussagen 1 und 3 sind richtig.
d) Keine Aussage ist richtig.

2.1 Was gibt es Neues beim Ösophagus und Magen?

S.P. Mönig, E. Bollschweiler, R. Metzger, W. Schröder, U.K. Fetzner und A.H. Hölscher

21) Zur gastroösophagealen Refluxkrankheit (GERD) ist zutreffend:

1. Die kontinuierliche konservative medikamentöse Therapie mit Esomeprazol führt im Gegensatz zur laparoskopischen Fundoplikatio zu einer histologisch-mikroskopischen Linderung der Ösophagitis.
2. In systematischen Reviews wurde die Überlegenheit der laparoskopischen Nissen-Fundoplikatio gegenüber der laparoskopischen Toupet-Fundoplikatio eindeutig bewiesen.
3. Zum Thema GERD existieren nur wenige wissenschaftliche Studien.
4. Sowohl die konservative medikamentöse Therapie mit Esomaprazol als auch die laparoskopische Fundoplikatio reduzieren die histologischen Mukosaveränderungen im Rahmen einer Refluxerkrankung.

a) Keine Aussage ist richtig.
b) Alle Aussagen sind richtig.
c) Nur Aussagen 3 und 4 sind richtig.
d) Nur Aussage 4 ist richtig.

22) Zum Ösophaguskarzinom ist zutreffend:

1. Die Einnahme von oralen Bisphosphonaten kann gegebenenfalls die Entwicklung eines Ösophaguskarzinoms begünstigen.
2. Die neue TNM-Klassifikation wird nun dem prognostischen Unterschied von T1a(Mukosainfiltration) und T1b (Submukosainfiltration)-Tumoren gerecht.
3. Ösophaguskarzinome zeigen bereits bei Infiltration des oberen Drittels der Submukosa in bis zu 20 % der Fälle Lymphknotenmetastasen.
4. Im Falle der Tumorinfiltration der Submukosa ist eine onkologisch radikale Operation erforderlich.

a) Keine Aussage ist richtig.
b) Nur Aussagen 2 und 4 sind richtig.
c) Nur Aussagen 2, 3 und 4 sind richtig.
d) Alle Aussagen sind richtig.

23) Zur Chirurgie des Ösophaguskarzinoms ist zutreffend:

1. Mittlerweile existiert eine ganze Serie von prospektiv randomisierten Studien, welche den Vorteil der minimal-invasiven thorakoskopischen Ösophagektomie klar belegen.
2. Die Anzahl der in minimal-invasiver Technik durchgeführten Ösophagektomien steigt.
3. Problematisch in der wissenschaftlichen Beurteilung der offenen und minimalinvasiven Technik ist die Vermengung zahlreicher unterschiedlicher operativer Verfahren in den vorliegenden Studien.
4. Die Untersuchungen zum onkologischen Aspekt der minimalinvasiven Verfahren sind bislang noch unzureichend.

a) Alle Aussagen sind richtig.
b) Keine Aussage ist richtig.
c) Nur Aussage 2 ist richtig.
d) Nur Aussagen 2, 3 und 4 sind richtig.

24) Zur multimodalen Therapie des Ösophaguskarzinoms ist zutreffend:

1. Multimodale Therapiekonzepte spielen in der Behandlung des Ösophaguskarzinoms keine Rolle.

2. Die entscheidende Rolle in der multimodalen Therapie nimmt die adjuvante Chemotherapie bei positivem Lymphknotenstatus ein.
3. Die komplette histopathologische Regression (ypT0N0M0) hat keine prognostische Relevanz.
4. Auch bei gutem Response auf eine neoadjuvante Therapie und vollständiger, radikaler R0-Resektion des Karzinoms liegt die Rate an Langzeitüberlebenden (5 Jahre und mehr) nicht über 10 %.

a) Keine Aussage ist richtig.
b) Alle Aussagen sind richtig.
c) Nur Aussage 2 ist richtig.
d) Nur Aussage 3 ist richtig.

25) Zu den gastrointestinalen Stromatumoren (GIST) ist nicht zutreffend:

a) Eine Tumorruptur (z.B. intraoperativ) sollte unbedingt vermieden werden.
b) Die adjuvante Therapie spielt keine Rolle.
c) Es liegen aussagekräftige Studien vor, welche den Wert der adjuvanten Imatinib-Langzeittherapie hinsichtlich der Rezidivprophylaxe belegen.
d) GIST des Ösophagus sind seltener als Ösophaguskarzinome.

26) Zum Magenkarzinom ist zutreffend:

1. Nach neoadjuvanter Chemotherapie zeigt das PET eine ungenügende Korrelation zum prognostisch relevanten histopathologischen Response.
2. Der Wert der PET-Untersuchung in der Primärdiagnostik des Magenkarzinoms ist umstritten.
3. Die D2-Lymphadenektomie stellt heute den Therapiestandard beim Magenkarzinom dar.
4. Die D2-Lymphadenektomie ist in Zentren nicht mit einer erhöhten Morbidität und Letalität verbunden.

a) Keine Aussage ist richtig.
b) Alle Aussagen sind richtig.
c) Nur Aussage 1 und 2 sind richtig.
d) Nur Aussage 3 ist richtig.

27) Zur neoadjuvanten Therapie beim Magenkarzinom ist zutreffend:

1. Die neoadjuvante Standardtherapie beim Magenkarzinom stellt die Strahlentherapie dar.
2. Die neoadjuvante Therapie erbringt – im Gegensatz zu anderen soliden Tumoren – beim Magenkarzinom keinerlei Prognosegewinn.
3. Die heutige neoadjuvante Standardbehandlung des lokal fortgeschrittenen Magenkarzinoms besteht aus einer Chemotherapie mit z.B. Epirubicin, Cis-Platin und Fluorouracil.
4. Standardtherapie zur neoadjuvanten Behandlung des Magenkarzinoms ist die Chemotherapie mit Gemcitabine.

a) Nur Aussagen 1, 2 und 4 sind richtig.
b) Nur Aussage 4 ist richtig.
c) Nur Aussage 3 ist richtig.
d) Keine Aussage ist richtig.

28) Zur adjuvanten Therapie des Magenkarzinoms ist zutreffend:

1. Die adjuvante Therapie erbringt beim fortgeschrittenen Magenkarzinom einen allgemein anerkannten Prognosevorteil.
2. Die adjuvante Therapie beim metastasierten Magenkarzinom erbringt eine Erhöhung der 5-Jahres-Überlebensrate um mehr als 25 %.
3. Die adjuvante Therapie zusammen mit einer neoadjuvanten Therapie (perioperative Therapie) spielt beim Magenkarzinom keine Rolle.
4. Die adjuvante Therapie spielt nur beim Magenfrühkarzinom eine Rolle.

a) Keine Aussage ist richtig.
b) Nur Aussagen 1 und 4 sind richtig.
c) Nur Aussage 2 ist richtig.
d) Alle Aussagen sind richtig.

29) Zur palliativen Therapie des Magenkarzinoms trifft nicht zu:

a) Die palliative Radiatio spielt eine untergeordnete Rolle.
b) Die immunhistochemische Analyse des HER2-Status ist für die Vorhersage des Ansprechens auf eine Antikörper-Therapie mit Trastuzumab von Bedeutung.

c) Trastuzumab wurde von der Europäischen Arzneimittelbehörde für die Therapie des metastasierten Magenkarzinoms zugelassen.
d) Die palliative Chemotherapie des Magenkarzinoms erfolgt grundsätzlich nach dem ECF-Schema.

30) **Zur aktuellen S3-Leitlinie der Therapie des Magenkarzinoms ist zutreffend:**

1. Sowohl T1a- als auch T1b-Karzinome sollen endoskopisch therapiert werden, wenn eine komplette R0-Resektion gelingt.
2. Eine Lymphadenektomie wird ab einem T2-Stadium empfohlen.
3. Die subtotale distale Magenresektion kommt meist bei Karzinomen des oberen Drittels und der Kardia infrage.
4. Bei der Rekonstruktion nach Roux-Y ist die Konstruktion eines Pouches obligat.

a) Alle Aussagen sind richtig.
b) Nur Aussagen 1 und 4 sind richtig.
c) Nur Aussage 2 ist richtig.
d) Keine Aussage ist richtig.

2.2 Was gibt es Neues in der Pathologie von Ösophagus und Magen?

I. Kohler, F. Haller und M. Werner

31) **Welche Aussagen über die Änderungen der T-Klassifikation für Ösophaguskarzinome Anfang 2010 sind richtig?**

1. Es gibt keine Änderung der TNM-Klassifikation für Ösophaguskarzinome.
2. pT1b-Infiltration der Tunica submukosa.
3. pT4-Infiltration der Tunica subserosa.
4. pT2-Perforation der Serosa.

a) Nur Aussage 1 ist richtig.
b) Nur Aussage 2 ist richtig.
c) Nur Aussagen 2 und 3 sind richtig.
d) Nur Aussage 4 ist richtig.

32) **Wie viele Lymphknotenmetastasen sollten nach der aktuellen Auflage der UICC 2010 für die korrekte Einteilung des Lymphknotenstatus wenigstens untersucht worden sein?**

a) Eine Anzahl wurde nicht festgelegt.
b) 12 Lymphknoten.
c) 7 Lymphknoten.
d) 16 Lymphknoten.

33) **Welche Lymphknoten zählen zu den regionären Lymphknoten des Ösophagus laut aktueller Auflage der UICC 2010?**

a) Nur die zervikalen paraösophagealen Lymphknoten.
b) Alle paraösophagealen Lymphknoten.
c) Alle perigastralen und paraösophagealen Lymphknoten.
d) Das hängt von der Lokalisation des Tumors ab.

34) **Welche Bedeutung hat das Tumorbudding im Plattenepithelkarzinom des Ösophagus?**

a) Der Tumor zeigt deutliche regressive Veränderungen.
b) Das Tumorbudding hat eine rein deskriptive Bedeutung.
c) Der Tumor hat bereits metastasiert.
d) Der Nachweis von zahlreichen sogenannten Tumorbuds wird mit einer schlechteren Prognose verbunden.

35) **Adenokarzinome des ösophagogastralen Übergangs**

a) werden in der TNM-Klassifikation entsprechend der Ösophaguskarzinome klassifiziert.
b) haben ein eigenes TNM-Schema.
c) zählen in der TNM-Klassifikation zu den Magenkarzinomen.
d) brauchen nicht nach der TNM-Klassifikation eingeteilt zu werden, da sie keine prognostische oder therapeutische Relevanz hat.

36) **Der HER2/neu-Status des Magenkarzinoms**

a) hat therapeutische Relevanz bei fortgeschrittenen Tumoren.

b) entscheidet über die Erstlinientherapie bei Magenfrühkarzinomen.
c) hat keinerlei Aussagekraft und sollte deswegen nicht durchgeführt werden.
d) wird entsprechend den Vorgaben des Mammakarzinoms ausgewertet.

37) Welche der genannten Prognosemarker sind bei GIST Bestandteil der aktuellen Risikoklassifikation nach Miettienen?

1. Tumorgröße
2. Mitosenanzahl
3. Tumorlokalisation
4. Wachstumsmuster

a) Nur Aussagen 2, 3 und 4 sind richtig.
b) Nur Aussagen 3 und 4 sind richtig.
c) Keine Aussage ist richtig.
d) Nur Aussagen 1, 2 und 3 sind richtig.

38) Die 2010 eingeführte TNM-Klassifikation für GIST

a) entspricht der TNM-Klassifikation für Magenkarzinome.
b) berücksichtigt in der T-Kategorie die Tiefeninfiltration.
c) ist in der Stadiengruppierung unterschiedlich für GIST des Magens bzw. Dünndarms.
d) sieht eine Subklassifikation der N-Kategorie in 2a und b entsprechend der Anzahl der Lymphknotenmetastasen vor.

39) Welche Aussage zur Mutationsanalyse der Gene KIT/PDGFRA bei GIST ist richtig?

a) Ein Mutationsanalyse ist grundsätzlich nur an Frischgewebe möglich.
b) Der Mutationsstatus sollte nur bestimmt werden, wenn diagnostische Unsicherheit besteht.
c) Der Mutationsstatus hat eine prognostische und prädiktive Bedeutung.
d) GIST mit einer *KIT*-Exon-9-Mutation sind genauso zu behandeln wie GIST mit einer *KIT*-Exon-11-Mutation.

40) Was sagt die Diagnose NET G2 nach WHO aus?

a) Es wurden weniger als 2 Mitosen pro 10 Gesichtsfelder gezählt.
b) Es wurden 2 bis 20 Mitosen pro 10 Gesichtsfelder gezählt.
c) Es liegt ein neuroendokrines Karzinom vor.
d) Für neuroendokrine Tumoren des Magens gilt diese Einteilung nicht.

2.3 Was gibt es Neues bei Pankreaserkrankungen?
T. Hackert, M.W. Büchler und J. Werner

41) Bei der schweren akuten Pankreatitis

a) sollte immer eine offene Nekrosektomie erfolgen.
b) sind nach den Ergebnissen der holländischen PANTER-Studie der Step-Up-Approach und das direkt-chirurgische Vorgehen bei infizierter Nekrose gleich gut geeignet.
c) ist ein chirurgisches Vorgehen obsolet.
d) ist die Mortalität in Zentren 0,5–1 %.
e) Keine Aussage ist richtig.

42) Welche Therapiekonzepte bei der akuten Pankreatitis sind aufgrund der aktuellen Datenlage zu empfehlen?

1. Frühe enterale Ernährung.
2. Immunonutrition.
3. Antioxidantien.
4. Probiotika.

a) Nur Aussage 1 ist richtig.
b) Nur Aussagen 1 und 2 sind richtig.
c) Nur Aussage 3 ist richtig.
d) Nur Aussagen 2 und 4 sind richtig.
e) Alle Aussagen sind richtig.

CME-Fragen

43) Die Leitlinien zur Therapie der akuten Pankreatitis werden nach einer aktuellen italienischen Studie in fast allen Kliniken befolgt (1), weil bei strikter Durchführung einer leitliniengerechten Therapie Spätkomplikationen zuverlässig vermieden werden können (2).

a) Nur Aussage 1 ist richtig.
b) Nur Aussage 2 ist richtig.
c) Aussagen 1 und 2 sind richtig, die Verknüpfung ist richtig.
d) Aussagen 1 und 2 sind richtig, die Verknüpfung ist falsch.
e) Aussagen 1, 2 und die Verknüpfung sind falsch.

44) Die Dispact-Studie zum Pankreasverschluss nach Linksresektion

a) konnte zeigen, dass ein Staplerverschluss die Fistelrate signifikant senkt.
b) hat für Stapler und Handnaht vergleichbare Fistelraten erbracht.
c) wurde aufgrund von Rekrutierungsschwierigkeiten abgebrochen.
d) ist eine dreiarmige randomisierte Studie mit Stapler, Handnaht und Fibrinkleber zur Fistelprophylaxe.
e) untersuchte den Effekt von Drainagen auf die Fistelrate nach Linksresektion.

45) Die Differenzialdiagnose zwischen Autoimmunpankreatitis und Pankreaskarzinom kann im Einzelfall durch eine probatorische Steroidtherapie erfolgen (1), weil sich unter Steroidtherapie die klinischen Symptome und bildmorphologischen Veränderungen der Autoimmunpankreatitis rasch zurückbilden können (2).

a) Nur Aussage 1 ist richtig.
b) Nur Aussage 2 ist richtig.
c) Aussage 1 und 2 sind richtig, die Verknüpfung ist richtig.
d) Aussage 1 und 2 sind richtig, die Verknüpfung ist falsch.
e) Aussage 1, 2 und die Verknüpfung sind falsch.

46) IPMN vom Seitengang-Typ

a) zeigen keine maligne Transformation.
b) können anhand der „Sendai-Kriterien" charakterisiert werden.
c) sollten immer mit einer totalen Pankreatektomie therapiert werden.
d) sind häufiger als Hauptgang-IPMN mit hohen CA-19-9-Werten assoziiert.
e) stellen eine Folgekomplikation einer segmentalen Pankreatitis dar.

47) Die Resektion von Pankreasmetastasen extrapankreatischer Tumoren

a) kann grundsätzlich aufgrund der hohen Morbidität nicht empfohlen werden.
b) ist bislang nur in einzelnen Fallberichten publiziert.
c) ist v.a. beim Nierenzellkarzinom mit einer guten Langzeitprognose verbunden.
d) sollte nur nach einer chemotherapeutischen Vorbehandlung erfolgen.
e) muss mit einer ausgedehnten retroperitonealen Lymphadenektomie kombiniert werden.

48) Die adjuvante Therapie beim Pankreaskarzinom

a) sollte in erster Linie mit 5-Fluorouracil und Cisplatin erfolgen.
b) hat in großen Studien keinen Benefit für das Überleben erbracht.
c) sollte nach den aktuellen Leitlinien nach dem Capri-Schema erfolgen.
d) wird nur für T4-Tumoren mit Lymphknotenmetastasen empfohlen.
e) wird aktuell im Rahmen der ESPAC-4-Studie u.a. mit Capecitabine durchgeführt.

49) Nach den Ergebnissen der holländischen Stent-Studie sollte beim Pankreaskarzinom präoperativ bei Cholestase eine Stent-Einlage erfolgen (1), weil dadurch die postoperative Insuffizienzrate der biliodigestiven Anastomose gesenkt wird (2).

a) Nur Aussage 1 ist richtig.
b) Nur Aussage 2 ist richtig.
c) Aussagen 1 und 2 sind richtig, die Verknüpfung ist richtig.

d) Aussagen 1 und 2 sind richtig, die Verknüpfung ist falsch.
e) Aussagen 1, 2 und die Verknüpfung sind falsch.

50) **Mit einer neoadjuvanten Therapie lässt sich beim Pankreaskarzinom**

a) bei ca. 20–35 % der initial nicht resektablen Patienten eine Resektabilität erzielen.
b) eine vollständige Remission erzielen, sodass keine Resektion mehr erforderlich ist.
c) in erster Linie das Auftreten von Lebermetastasen verhindern.
d) wird die adjuvante Therapie nach Resektion überflüssig.
e) eine Langzeitüberlebensrate von ca. 85 % erzielen.

2.4 Was gibt es Neues bei Lebermetastasen?
G. Puhl und R. Bova

51) **Die hepatischen Metastasen eines Kolorektalkarzinoms**

a) sind immer resektabel.
b) entwickeln sich im Krankheitsverlauf bei 25 % der Patienten.
c) treten meist synchron mit Lungenmetastasen auf.
d) sind bei 15–20 % der Patienten als direkt resektabel einzustufen.
e) werden mit einer palliativen Chemotherapie behandelt.

52) **Die chirurgische Therapie der hepatischen Lebermetastasen bei Kolorektalkarzinom**

a) hat die R0-Resektion zum Ziel.
b) sollte bei mehr als vier Metastasen nicht durchgeführt werden.
c) sollte immer erst nach einer adjuvanten Chemotherapie durchgeführt werden.
d) kann nach einer Chemotherapie nicht mehr sicher durchgeführt werden.
e) verbessert nicht die Gesamtprognose der Patienten.

53) **Bei primär resektablen kolorektalen Lebermetastasen**

a) ist die sofortige Operation immer indiziert.
b) profitieren alle Patienten von einer neoadjuvanten Chemotherapie vor Resektion.
c) kann der Nachweis der Chemosensibilität ein Selektionskriterium darstellen.
d) ist durch die neoadjuvante Chemotherapie nicht mit einer Erhöhung der postoperativen Morbidität zu rechnen.
e) ist ein lokal-ablatives Verfahren der Resektion deutlich überlegen.

54) **Die neoadjuvante Chemotherapie vor geplanter Leberteilresektion bei hepatischen Metastasen eines kolorektalen Karzinoms**

a) kann bei völligem Verschwinden der Metastasen die spätere Operationsplanung deutlich erschweren.
b) sollte immer durchgeführt werden.
c) sollte mit sechs und mehr Therapiezyklen durchgeführt werden.
d) erhöht die Resektabilität der Metastasen um mindestens 50 %.
e) sollte wegen der möglichen Leberschädigung eher auf primär resektable Patienten begrenzt werden.

55) **Die operative Therapie bei hepatischen Metastasen aufgrund eines kolorektalen Karzinoms**

a) folgt immer einem palliativen Therapieansatz.
b) dient im Wesentlichen der Reduktion der Tumormasse um ein besseres Ansprechen einer Chemotherapie zu erreichen.
c) hat keinen Einfluss auf die Gesamtprognose der Patienten.
d) verfolgt keinen kurativen Ansatz.
e) sollte mit der Aussicht eine R0-Resektion herzustellen, durchgeführt werden.

56) **Die neoadjuvante Chemotherapie vor Leberteilresektion**

a) kann zu Leberfibrose und -zirrhose führen.
b) beeinträchtigt das Regenerationspotenzial der Leberzellen.

c) führt zu keiner Erhöhung der peri- und postoperativen Morbidität.
d) schädigt das Leberparenchym insbesondere, wenn sie mit Antikörpern kombiniert wird.
e) ist bei älteren Patienten sicher nicht indiziert.

57) **Synchrone Lebermetastasen**

a) werden in der Regel simultan mit dem Primarius reseziert.
b) werden immer mit einer Chemotherapie vorbehandelt.
c) sind für den Krankheitsverlauf als prognostisch günstig einzustufen.
d) können bei grenzwertiger Resektabilität vor dem Primarius reseziert werden.
e) sollten immer vor dem Primarius reseziert werden.

58) **Nach Leberteilresektion bei Metastasen eines kolorektalen Karzinoms**

a) treten Metastasenrezidive nur selten auf.
b) wird standardmäßig eine adjuvante Chemotherapie durchgeführt.
c) verbieten sich im Verlauf erneute Leberoperationen.
d) geht die Lokalisation des Primarius mit einem geringeren rezidivfreien Überleben einher.
e) erfolgt die Ausbehandlung des Primarius mit Radio-/Chemotherapie.

59) **Die Leberteilresektion vor Operation des Primarius**

a) sollte aufgrund des Risikos der weiteren Streuung durch den Primarius konzeptionell nicht durchgeführt werden.
b) erfolgt in der Regel nicht bei Komplikationen durch den Primarius.
c) beschränkt sich auf die Fälle mit klinisch symptomatischem Primarius.
d) wird nur bei Resektionen < 3 Segmente durchgeführt.
e) stellt den neuen Standard in der Behandlung des hepatisch metastasierten Kolorektalkarzinoms dar.

60) **Die Resektion hepatischer Metastasen beim nicht kolorektalen Karzinom**

a) stellt diagnoseübergreifend einen etablierten Standard im interdisziplinären Behandlungskonzept dar.
b) ist bei technischer Resektabilität immer indiziert.
c) kann in einzelnen Diagnosegruppen mit einer Verbesserung der Gesamtprognose einhergehen.
d) sollte nicht durchgeführt werden.
e) nimmt im Behandlungskonzept denselben Stellenwert ein wie beim kolorektalen Karzinom.

2.5 Was gibt es Neues bei primären Lebertumoren?

A. Andreou und D. Seehofer

61) **Welche Methode der vaskulären Okklusion während hepatischer Eingriffe kann mit reduzierter Komplikationsrate einfach angewendet werden?**

a) Pringle-Manöver.
b) Einseitige vaskuläre Einflussokklusion („Hemi-Pringle").
c) Selektive Okklusion des Pfortaderhauptstammes.
d) Keine.

62) **Für welche Methode der Parenchymdurchtrennung konnte ein reduzierter Blutverlust gezeigt werden?**

a) Für die Wasserstrahl-Dissektion (Water Jet).
b) Für die sogenannte 2-Chirurgen-Methode
c) Für den Dissecting Sealer.
d) Für keine der genannten Methoden.

63) **Welcher Grenzwert gilt für das RLV chirurgischer Kandidaten mit normaler Leberfunktion, um postoperative Komplikationen zu minimieren?**

a) ≥ 20 %.
b) ≥ 30 %.

c) ≥ 40 %.
d) ≥ 50 %.

64) **Die neoadjuvante Anwendung einer transarteriellen Chemoembolisation (TACE) vor Resektion eines HCC**

a) ist mit einer hohen Komplikationsrate assoziiert.
b) senkt die postoperative Rezidivrate signifikant.
c) sollte bei Tumoren > 3 cm durchgeführt werden.
d) Keine Aussage ist richtig.

65) **Für die laparoskopische Resektion hepatozellulärer Karzinome gilt, dass verglichen mit einem offenen Vorgehen**

a) die postoperative Morbidität erhöht ist.
b) die postoperative Mortalität erhöht ist.
c) die onkologischen Ergebnisse schlechter sind.
d) in erfahrenen Händen ein geringerer Blutverlust und eine niedrigere Krankenhausverweildauer zu erwarten sind.

66) **Worauf basiert der LiMAx-Test zur Messung der Leberfunktion?**

a) Thromboplastinzeit.
b) Bilirubin.
c) Hepatozyten-spezifischer Metabolismus vom ^{13}C-Methacetin.
d) AST und ALT.

67) **Welche diagnostische Methode ist am besten geeignet zum Nachweis kleiner HCCs in Zirrhose?**

a) Sonografie.
b) Positron-Emmissions-Tomografie.
c) Triphasische Spiral-Computertomografie.
d) Magnetresonanztomografie mit gadoliniumhaltigem Kontrastmittel (Gd-EOB-DTPA).

68) **Welche Staging-Systeme zeigten eine signifikante Korrelation zum Überleben von HCC-Patienten?**

a) CLIP, CUPI und GETCH.
b) BCLC.
c) TNM-Klassifikation.
d) Okuda-Score.

69) **Welche der unten genannten Therapiemöglichkeit ist beim HCC mit der niedrigsten Rezidivrate vergesellschaftet?**

a) Chemotherapie.
b) TACE.
c) Radiofrequenzablation.
d) Kombinationstherapie aus TACE und ablativen Verfahren.

70) **Welche Therapieoptionen gibt es bei der Behandlung intrahepatischer Rezidive nach Resektion eines Cholangiokarzinoms?**

a) Chemotherapie.
b) Erneute Resektion.
c) Radiofrequenzablation.
d) Alle oben genannten.

2.6 Was gibt es Neues bei Indikationen zur Leberresektion bei benignen Erkrankungen?

C. Kamphues und D. Seehofer

71) **In der Diagnostik benigner Lebertumoren stellt die einfache Sonografie ein geeignetes Verfahren dar**

1. in der Diagnostik und Verlaufskontrolle einfacher zystischer Leberläsionen.
2. zur Differenzierung zwischen soliden und zystischen Läsionen.
3. zur Differenzierung solider Leberläsionen.

a) Nur Aussage 1 ist richtig.
b) Nur Aussagen 1 und 2 sind richtig.
c) Nur Aussagen 2 und 3 sind richtig.
d) Keine Aussage ist richtig.

72) **Die Kontrastmittelsonografie**

1. beruht auf dem Prinzip einer vermehrten Schallreflexion durch den Einsatz Mikrobläschen enthaltender Kontrastmittel.

2. kann derzeit die Sensivität und Spezifität von CT und MRT nicht erreichen.
3. erlaubt die dynamische Untersuchung während der gesamten Kontrastmittelphase.
4. stellt eine Alternative in der Erstliniendiagnostik primärer Lebertumoren dar.

a) Nur Aussage 2 ist richtig.
b) Nur Aussagen 1 und 3 sind richtig.
c) Nur Aussagen 1, 3 und 4 sind richtig.
d) Nur Aussagen 2 und 4 sind richtig.

73) In der Computertomografie

1. lässt sich eine FNH immer eindeutig diagnostizieren.
2. zeigen kavernöse Hämangiome charakteristische Kontrastmittelphänomene.
3. weisen Leberzelladenome häufig homogene Dichtegrade auf.
4. können durch den Einsatz von Multidetektor-CTs auch kleine Läsionen erkannt werden.

a) Nur Aussage 4 ist richtig.
b) Nur Aussagen 1 und 3 sind richtig.
c) Nur Aussagen 2 und 4 sind richtig.
d) Alle Aussagen sind richtig.

74) Die hepatozytenspezifischen Kontrastmittel in der Magnetresonanztomografie

1. werden nach intravenöser Gabe ausschließlich über die Niere ausgeschieden.
2. erlauben Aussagen zur Vaskularisation sowie zum Aufbau verschiedener Leberläsionen.
3. ermöglichen eine dynamische Bildgebung der Leber.

a) Nur Aussagen 2 und 3 sind richtig.
b) Nur Aussagen 1, 2 und 3 sind richtig.
c) Nur Aussagen 1 und 3 sind richtig.
d) Keine Aussage ist richtig.

75) Die Leberbiopsie

1. stellt das Diagnostikum der 1. Wahl aller benigner Lebertumoren dar.
2. ermöglicht die sichere Differenzierung aller benigner Lebertumoren.
3. kann mit dem Risiko einer Tumorzellverschleppung oder Blutung einhergehen.

4. ist aufgrund schwerwiegender Komplikationen heute obsolet.

a) Nur Aussagen 1 und 2 sind richtig.
b) Nur Aussagen 3 und 4 sind richtig.
c) Nur Aussagen 1, 2 und 3 sind richtig.
d) Nur Aussage 3 ist richtig.

76) Leberzelladenome

a) sind die häufigsten gutartigen Lebertumoren.
b) sind oft durch Hepatitisviren induziert.
c) können durch eine Ruptur kompliziert werden.
d) treten fast immer multipel auf.

77) Ein hohes Risiko der malignen Entartung besteht bei

1. Leberzelladenomen der Gruppe 1 (HFN1A-Mutation).
2. Leberzelladenomen der Gruppe 2 (β-Catenin-Mutation).
3. Leberzelladenomen der Gruppe 3 (inflammatorisch).
4. Leberzelladenomen der Gruppe 4 (unspezifisch).

a) Alle Aussagen sind richtig.
b) Nur Aussagen 1 und 3 sind richtig.
c) Nur Aussage 2 ist richtig.
d) Keine Aussage ist richtig.

78) Einfache Leberzysten

1. sind oft asymptomatisch.
2. werden aufgrund der Benignität nicht operativ behandelt.
3. können durch interventionelle Verfahren sicher und rezidivfrei behandelt werden.
4. werden selten durch Leberteilresektionen therapiert.

a) Nur Aussagen 1 und 2 sind richtig.
b) Nur Aussagen 2 und 3 sind richtig.
c) Nur Aussagen 1 und 3 sind richtig.
d) Nur Aussagen 1 und 4 sind richtig.

79) **Die laparoskopische Resektion benigner Lebertumoren**

1. ist gemäß Konsenskonferenz auch bei großen Tumoren (> 5 cm) anzuwenden.
2. sollte auf die Segmente 2–6 beschränkt bleiben.
3. stellt eine sichere Alternative für selektive Patienten dar.
4. sollte zu einer Ausweitung der Indikationskriterien führen.

a) Nur Aussagen 2 und 3 sind richtig.
b) Nur Aussagen 1 und 3 sind richtig.
c) Nur Aussagen 1, 3 und 4 sind richtig.
d) Alle Aussagen sind richtig.

80) **Generelle Indikationen zur Resektion benigner Lebertumoren ist/sind**

1. Symptome, die auf den Lebertumor zurückzuführen sind.
2. Tumorgröße > 5 cm.
3. Malignitätsverdacht.
4. multiple Tumoren.

a) Nur Aussagen 1 und 3 sind richtig.
b) Nur Aussagen 2, 3 und 4 sind richtig.
c) Nur Aussagen 1, 2 und 3 sind richtig.
d) Alle Aussagen sind richtig.

2.7 Was gibt es Neues in der Dickdarmchirurgie/der Chirurgie des Rektums
C.T. Germer und A. Thalheimer

81) **Welche Aussage ist richtig?**

a) 80 % der Divertikulosepatienten werden im weiteren Verlauf eine Divertikulitis entwickeln.
b) Für die Klassifikation nach Hinchey ist die präoperative computertomografische Bildgebung entscheidend.
c) Für die differenzierte Indikationsstellung zur operativen Therapie erscheint die Klassifikation nach Hansen u. Stock vorteilhaft.
d) Stadium III der Klassifikation nach Hinchey entspricht der chronischrezidivierenden Form der Divertikulitis.

82) **Welche Aussage ist richtig?**

a) Eine zunehmende Anzahl der Schübe einer chronischrezidivierenden Sigmadivertikulitis führt zu einem deutlichen Anstieg des Komplikationsrisikos.
b) Die freie Perforation einer Divertikulitis tritt in den allermeisten Fällen nach mehreren Schüben einer Divertikulitis auf.
c) Die Operationsindikation bei der Sigmadivertikulitis muss individuell in Abhängigkeit vom Beschwerdebild und Komorbidität gestellt werden. Die Anzahl der Schübe einer Divertikulitis spielt dabei nur eine untergeordnete Rolle.
d) Die laparoskopische Operation der Sigmadivertikulitis erbringt keinerlei Vorteile für die Patienten.

83) **Welche Aussage ist richtig?**

a) Die Kenntnis des aktuellen Erkrankungsausmaßes bei der Colitis ulcerosa ist vor einer notwendigen operativen Therapie unerheblich.
b) Die operative Therapie der Colitis ulcerosa zielt auf die Reduktion der Entzündungssituation und die Symptomkontrolle der Erkrankung ab.
c) Patienten mit moderater oder schwerer aktiver Colitis ulcerosa profitieren in Bezug auf die Kolektomierate innerhalb eines Jahres von einer Infliximab-Therapie nicht.
d) Infliximab spielt bei der Colitis ulcerosa keine therapeutische Rolle.

84) **Welche Aussagen sind richtig?**

1. Das toxische Megakolon ist eine klassische Komplikation des M. Crohn.
2. In der operativen Notfall-Situation bei Patienten mit Colitis ulcerosa hat sich das laparoskopische Vorgehen bewährt.
3. Das Belassen von Rektumschleimhaut im Rahmen der Pouchbildung kann zu einer

therapeutisch schwer beherrschbaren Cuffitis führen.
4. Die Proktokolektomie mit ileo-analer Pouchrekonstruktion ist das Verfahren der Wahl bei der elektiven Operation von Patienten mit einer Colitis ulcerosa.
5. Es existieren verschiedene Formen der Pouchrekonstruktionen im Rahmen der Proktokolektomie bei der Colitis ulcerosa.

a) Alle Aussagen sind richtig.
b) Alle Aussagen sind falsch.
c) Nur Aussagen 2 und 5 sind richtig.
d) Nur Aussagen 3, 4 und 5 sind richtig.

85) **Welche Aussage ist falsch?**

a) Beim Kolonkarzinom zeigt sich in der COLOR-Studie ein vergleichbares 3-Jahres-Outcome nach laparoskopischer vs. offener Kolonresektion.
b) In der deutschen LAPKON-II-Studie wurde vor Randomisierung in offenes oder laparoskopisches Vorgehen eine Laparoskopie durchgeführt.
c) In der Zusammenfassung aller prospektiv randomisierten Daten profitieren die Patienten nach laparoskopischer Kolonresektion beim Kolonkarzinom im Langzeitverlauf erheblich im Sinne eines verlängerten Gesamtüberlebens.
d) Das Ausmaß der radikalen Lymphadenektomie beim Kolonkarzinom ist bisher noch nicht eindeutig geklärt. In den S3-Leitlinien werden mindestens 12 Lymphknoten gefordert.

86) **Welche Aussage ist richtig?**

a) Die Kombinationstherapie aus 5-FU und Oxaliplatin ist im Stadium III des Kolonkarzinoms als Standardbehandlung anzusehen.
b) Capecitabin führt als Alternative zu 5-FU zu einer deutlich erhöhten Toxizität.
c) Auch im Stadium II des Kolonkarzinoms wird eindeutig zu einer Kombinationschemotherapie von Oxaliplatin und 5-FU geraten.
d) Der Einsatz von Antikörpern im adjuvanten Bereich führt zu einer deutlich verbesserten Prognose der Patienten.

87) **Welche Aussage ist falsch?**

a) Die Daten, welche ein verbessertes onkologisches Outcome für die laparoskopisch operierten Kolonkarzinompatienten zeigen, sind mit Vorsicht zu interpretieren.
b) Die Vorteile der Laparoskopie sind vor allem Kurzzeiteffekte mit Verkürzung der postoperativen Darmatonie und Verkürzung des stationären Aufenthaltes.
c) Kolonkarzinompatienten, die mit einer offenen Resektion versorgt wurden, profitieren im Langzeitverlauf erheblich durch die radikalere Operationstechnik.
d) Bezüglich der durchschnittlichen Anzahl der operativ entfernten Lymphknoten zeigen sich zwischen offenem und laparoskopischem Vorgehen keine signifikanten Unterschiede.

88) **Welche Aussage ist richtig?**

a) Die adjuvante Radiochemotherapie ist in Deutschland seit Publikation der „Sauer-Studie" Standard.
b) Bei der neoadjuvanten Radiochemotherapie ist die Rate der therapiebedingten akuten Toxizitäten niedriger als bei der adjuvanten Radiochemotherapie.
c) Die Kurzzeit-Radiotherapie spielt für die neoadjuvante Behandlung des Rektumkarzinoms keine Rolle.
d) Die Intensivierung der Chemotherapie im Rahmen der multimodalen Behandlung des Rektumkarzinoms ist in vielen Studien prospektiv randomisiert untersucht und führt zu einer signifikanten Verbesserung des Outcomes.

89) **Welche Aussagen sind richtig?**

1. Ein tumorinfiltrierter zirkumferentieller Resektatrand (CRM) ist ein negativer Prädiktor für das Lokalrezidiv.
2. Bei einem CRM ≤ 2 mm zeigte sich im norwegischen Rektumkarzinomregister nach einem 5-Jahres-Follow-up im Vergleich zu einem CRM > 2 mm eine signifikant erhöhte Rate an Lokalrezidiven.
3. Über die Möglichkeit der Selektion von Rektumkarzinompatienten zur neoadjuvanten

Therapie mittels präoperativer Beurteilung des CRM wird diskutiert.
4. Der CRM ist präoperativ kaum zu beurteilen.
5. Für die Beurteilung des CRM ist eine leitliniengerechte histopathologische Aufarbeitung des Resektates notwendig.

a) Alle Aussagen sind richtig.
b) Nur Aussagen 3, 4 und 5 sind richtig.
c) Alle Aussagen sind falsch.
d) Nur Aussagen 1, 2, 3 und 5 sind richtig.

90) **Welche Aussage ist richtig?**

a) Die laparoskopische Resektion des Rektumkarzinoms spielt heutzutage keine Rolle.
b) Es existiert bisher nur eine multizentrische prospektiv randomisierte Studie zur Beurteilung der Langzeitergebnisse der laparoskopischen Rektumkarzinom-Operation im Vergleich zur offenen Resektion.
c) Auch für das Rektumkarzinom des oberen Rektumdrittels stehen keine Langzeitdaten zur Verfügung.
d) Die Konversion hat keinen negativen Einfluss auf die Prognose eines Patienten mit Rektumkarzinom.

2.8 Was gibt es Neues bei Gallenblasen- und Gallengangskarzinomen?
A. Thelen und S. Jonas

91) **Die Analyse des Zentralregisters für okkulte Gallenblasenkarzinome der Deutschen Gesellschaft für Chirurgie des Jahres 2010 hat gezeigt, dass**

a) die Re-Resektion keinen therapeutischen Nutzen in der Behandlung des inzidentiellen Gallenblasenkarzinoms besitzt.
b) nur bei Tumoren im Primärtumorstdium T2 und T3 von therapeutischem Nutzen ist.
c) das Resektionsausmaß einen signifikanten Einfluss auf die Prognose nach Re-Resektion in allen Tumorstadien besitzt.
d) die Re-Resektion auch bei Tumoren im Tumorstadium T1 einen signifikanten Einfluss auf das Langzeitüberleben besitzt.
e) eine Re-Resektion im Tumorstadium T4 immer eine ausgedehnte Leberteilresektion umfassen sollte.

92) **Die Anaylse der Daten der Schweizer Gesellschaft für laparoskopische und thorakoskopische Chirurgie zeigt, dass**

a) die Re-Resektion keinen therapeutischen Nutzen für die Langzeitprognose von Patienten mit inzidentiellem Gallenblasenkarzinom besitzt.
b) die Re-Resektion immer eine Hemihepatektomie rechts umfassen sollte.
c) die Re-Resektion einen signifikant günstigen Einfluss auf die Langzeitprognose von Patienten mit inzidentiellem Gallenblasenkarzinom hat.
d) eine einfache Cholecystektomie bis einschließlich des Tumorstadiums T2 therapeutisch ausreichend ist.
e) eine Re-Resektion nur im Tumorstadium T1 therapeutisch sinnvoll ist.

93) **Die Anzahl der Lymphknotenmetastasen hat beim Gallenblasenkarzinom nach einer japanischen Studie aus dem Jahr 2010**

a) signifikanten Einfluss auf das Überleben nach kurativer Resektion.
b) keine Bedeutung für die Prognose nach kurativer Resektion.
c) nur bei 4 oder mehr Lymphknotenmetastasen prognostische Bedeutung.
d) nur bei T3- und T4-Tumoren Bedeutung für die Prognose.
e) nur bei T2-Tumoren prognostische Bedeutung.

94) **In der 7. Auflage der TNM-Klassifikation wurde für die Gallenblasenkarzinome festgelegt:**

a) Die Karzinome des Ductus cysticus werden jetzt den perihilären Gallengangskarzinomen zugerechnet.

b) Die Karzinome des Ductus cysticus werden jetzt den distalen Gallengangskarzinomen zugerechnet.
c) Die Karzinome des Ductus cysticus werden jetzt den Gallenblasenkarzinomen zugerechnet.
d) Die Karzinome des Ductus cysticus werden jetzt in einer eigenen Klassifikation geführt.
e) Keine Aussage ist zutreffend.

95) **Nach einer retrospektiven Analyse aus Japan zum Gallenblasenkarzinom**

a) kann bei Patienten mit nodal disseminierten Tumoren auch durch kurative Resektion kein Langzeitüberleben erreicht werden.
b) nur bei Tumoren mit singulären Lymphknotenmetastasen durch kurative Resektion Langzeitüberleben erreicht werden.
c) nur bei Tumoren mit maximal drei Lymphknotenmetastasen durch kurative Resektion Langzeitüberleben erreicht werden.
d) nur bei T1- und T2-Tumoren durch kurative Resektion Langzeitüberleben erreicht werden.
e) auch bei Tumoren mit vier oder mehr Metastasen durch kurative Resektion Langzeitüberleben erreicht werden.

96) **In einer Studie zur diagnostischen Wertigkeit des ^{18}F-FDG PET-CT bei Patienten mit Gallenblasen- und Gallengangskarzinomen konnte gezeigt werden, dass**

a) das ^{18}F-FDG PET-CT keine signifikanten Unterschiede zum CT in der Detektion von regionalen Lymphknotenmetastasen aufwies.
b) das ^{18}F-FDG PET-CT einen signifikant höheren positiven prädiktiven Wert als das CT in der Detektion von regionalen Lymphknotenmetastasen aufwies.
c) das ^{18}F-FDG PET-CT eine signifikant höhere Sensitivität als das CT in der Detektion von regionalen Lymphknotenmetastasen aufwies.
d) das ^{18}F-FDG PET-CT einen signifikant höheren positiven prädiktiven Wert als das CT in der Diagnostik von Fernmetastasen aufwies.
e) das ^{18}F-FDG PET-CT keine signifikanten Unterschiede zum CT in der Detektion von regionalen Lymphknotenmetastasen aufwies.

97) **Als Neuerung findet sich in der 7. Auflage des TNM-Systems**

a) eine Zusammenfassung aller Entitäten der Gallengangskarzinome in einer einheitlichen TNM-Klassifikation.
b) eine einheitliche Klassifikation der lokoregionären Lymphknotenstationen aller Gallengangskarzinome.
c) eine separate Klassifikation für intrahepatische, perihiläre und distale Gallengangskarzinome.
d) eine separate Klassifikation nur für die intrahepatischen nicht jedoch für die perihilären und distalen Gallengangskarzinome.
e) eine separate Klassifikation für die perihilären und distalen Gallengangskarzinome nicht jedoch für die intrahepatischen Gallengangskarzinome.

98) **In einer Studie aus den USA zur Bedeutung der Anzahl untersuchter Lymphknoten für die Prognose beim zentralen Gallengangskarzinom konnte gezeigt werden, dass**

a) die Anzahl der untersuchten Lymphknoten keinen Einfluss auf das Überleben nach Resektion besitzt.
b) die im TNM-System geforderten drei Lymphknoten für eine adäquate Beurteilung des nodalen Status ausreichend sind.
c) mindestens zehn Lymphknoten für eine adäquate Beurteilung des Lymphknotenstatus notwendig sind.
d) eine lineare Korrelation zwischen der Anzahl untersuchter Lymphknoten und dem krankheitsfreien Überleben besteht.
e) der Lymphknotenstatus nur geringen Einfluss auf das Überleben nach Resektion besitzt.

99) **Die neu geschaffene TNM-Klassifikation für intrahepatische Gallengangskarzinome in der 7. Auflage des TNM-Systems orientiert sich in der Einteilung der T-Kategorien**

a) an der Anzahl der Tumoren, der Gefäßinvasion und der direkten extrahepatischen Tumorausbreitung.
b) nur an der Anzahl der Tumoren und der Gefäßinvasion.

c) nicht an der direkten extrahepatischen Tumorausbreitung.
d) nicht an der Anzahl der Tumoren und der Gefäßinvasion.
e) nur an der periduktalen Tumorausbreitung.

100) Die neu geschaffene TNM-Klassifikation für intrahepatische Gallengangskarzinome in der 7. Auflage des TNM-Systems berücksichtigt bei der Einteilung der lokoregionären Lymphknotenstationen

a) die Gefäßanatomie des hepatoduodenalen Ligaments.
b) die Lokalisation des Primärtumors.
c) die Gallengangsanatomie.
d) die Einmündung des Ductus zystucus in den Ductus choledochus.
e) den venösen Abfluss der Leber.

2.9 Was gibt es Neues in der laparoskopischen Chirurgie?
B. Geissler und M. Anthuber

101) Welche Aussage zur chirurgischen Antirefluxchirurgie trifft zu?

a) Ein Patientenalter über 65 Jahre ist eine Kontraindikation für eine Fundoplikatio.
b) Wiederholungseingriffe sollten prinzipiell offen erfolgen.
c) Der klinische Befund allein entscheidet über die Operationsindikation.
d) Veränderungen einer Fundoplikatio auf einen Barrett-Ösophagus sind nicht vorhersagbar.
e) Die Fundoplikatio nach Toupet hat eine höhere Dysphagierate als die Fundoplikatio nach Nissen.

102) Welche Aussage zur Achalasie ist falsch?

a) Bei der Achalasie kann es zur Entwicklung eines Zenker'schen Divertikels kommen.
b) Die Manometrie bietet einen typischen Befund.

c) Die Operation führt zu längerer Dysphagiefreiheit als konservative Therapiemethoden.
d) Die Myotomie umfasst 6 cm des Ösophagus und 3 cm der Cardia.
e) Die Myotomie sollte mit einer Fundoplikatio kombiniert werden.

103) Patienten mit Ösophaguskarzinomen

a) werden standardmäßig minimalinvasiv operiert.
b) haben nach minimalinvasiver Operation eine Morbidität unter 10 %.
c) sollten in spezialisierten Zentren therapiert werden.
d) werden bis Stadium uT2 mit endoskopischer Submukosadissektion behandelt.
e) haben nach minimalinvasiver Operation eine höhere Lebenserwartung.

104) Für die laparoskopische Appendektomie (LA) trifft nicht zu?

a) Die LA gilt auch bei der perforierten Appendizitis als Standardmethode.
b) Die LA hat eine erhöhte Rate intraabdomineller Abszesse.
c) Eine makroskopisch unauffällige Appendix kann dennoch pathologisch verändert sein.
d) In der Schwangerschaft sollte immer offen appendektomiert werden.
e) Die nicht perforierte Appendizitis muss nicht zwingend nachts operiert werden.

105) Welches ist keine Studie zu laparoskopischen Operationen kolorektaler Karzinome?

a) Barcelona.
b) CELIM.
c) COST.
d) COLOR.
e) CLASSICC.

CME-Fragen

106) Welche Aussagen zu laparoskopischen Operationen kolorektaler Tumoren treffen zu?

a) Nach laparoskopischen Eingriffen ist die Lokalrezidivrate höher als beim offenen Vorgehen.
b) Bei laparoskopischen Eingriffen werden weniger Lymphknoten entfernt als beim offenen Vorgehen.
c) Konvertierte Eingriffe haben signifikant mehr intra- und postoperative Komplikationen.
d) Die 5-Jahres-Überlebensrate kurativ operierter Patienten mit KRK liegt unter 50 %.
e) Nach laparoskopischen Rektumresektionen gibt es keine Sexual- oder Blasenstörungen.

107) Welche Aussage zur laparoskopischen Cholezystektomie trifft zu?

a) Gallensteine über 10 mm stellen immer eine Operationsindikation dar.
b) Drainagen erhöhen die Sicherheit und sollten großzügig verwendet werden.
c) Eine akute Cholezystitis sollte grundsätzlich 72 Stunden konservativ anbehandelt werden.
d) Der Duktus hepatocholedochus muss bei einer laparoskopischen Cholezystektomie komplett freipräpariert werden.
e) Bei Gallenblasen-Karzinomen ab Stadium T1b ist eine offene Resektion von Lymphknoten und Leberbett indiziert.

108) Welche Aussage zu Komplikationen der laparoskopischen Cholezystektomie ist falsch?

a) Ein Umstieg bei unübersichtlicher Anatomie ist keine Komplikation.
b) Komplexe Verletzungen des DHC müssen in der Primär-Klinik versorgt werden.
c) Eine Ligatur der Arteria hepatica dextra erhöht die Insuffizienzgefahr biliodigestiver Anastomosen.
d) Gallengangsstrikturen und aszendierende Cholangitis sind mögliche Folgen biliodigestiver Anastomosen.
e) Eine Minilaparotomie für den ersten Trokar schließt eine Darmverletzung nicht aus.

109) Was trifft bezüglich laparoskopischer Leberresektionen nicht zu?

a) Für laparoskopische Leberresektionen sind besonders die Segmente 2, 3, 4b, 5 und 6 geeignet.
b) Laparoskopische Leberresektionen führen zu kürzerer Liegedauer und rascherer Rekonvaleszenz als offene Eingriffe.
c) Bei der laparoskopischen Leberchirurgie werden überwiegend anatomische Resektionen vorgenommen.
d) Der laparoskopische Zugang bei Leberzirrhose schont portosystemische Shunts.
e) Lebereingriffe werden derzeit in Deutschland in Kliniken aller Versorgungsstufen praktiziert.

110) Welche Aussage zu laparoskopischen Eingriffen an Pankreas und Milz ist richtig?

a) Aufgrund der Splenomegalie sollte bei Morbus Werlhof offen splenektomiert werden.
b) Die Rate an Pankreasfisteln ist nach laparoskopischer Pankreasschwanzresektion deutlich erniedrigt.
c) Bei der laparoskopischen Pankreaslinksresektion muss immer splenektomiert werden.
d) Die laparoskopische Pankreaskopfresektion ist zum Standardverfahren geworden.
e) Die partielle Splenektomie kann bei der hereditären Sphärozytose das Risiko einer Postsplenektomie-Sepsis senken.

2.10 Was gibt es Neues in der Endokrinen Chirurgie?

P. Goretzki, A. Akca und K. Schwarz

111) Welche Aussage trifft für das intraoperative Monitoring des Nervus laryngeus recurrens (IONM) nicht zu?

a) Die Stimulation des Nervus Vagus erhöht die Aussagekraft der Untersuchung.
b) Die Lagekontrolle des Tubus gehört heute zur Routine.

c) Das IONM vermindert die Nervus laryngeus recurrens Parese-Rate bei allen Schilddrüseneingriffen.
d) Das IONM vermindert die Nervus laryngeus recurrens Parese-Rate bei Rezidiveingriffen.
e) Das IONM erfasst 90 % der postoperativen Stimmbandstillstände.

112) Welche Aussage trifft für die Operation des Morbus Basedow nicht zu?

a) Die Operation ist die Therapie der ersten Wahl beim Morbus Basedow.
b) Die Thyreoidektomie wird als operative Therapie der Wahl angestrebt.
c) Postoperativ ist vermehrt mit Hypokalzämien zu rechnen.
d) High turnover Knochenstoffwechsel ist ein Grund für postoperative Hypokalzämien.
e) Ein Morbus Basedow kann in eine Hashimoto Thyreoiditis münden.

113) Welche Aussage trifft für die Messung des Parathormons nicht zu?

a) Die präoperative Messung des Parathormons vor Strumaresektionen macht keinen Sinn.
b) Die Höhe des Abfalls des Serum Parathormons korreliert mit der Hypokalzämiewahrscheinlichkeit.
c) Die Höhe des postoperativen Serum Parathormons korreliert indirekt mit der Hypokalzämiewahrscheinlichkeit.
d) Parathormon ist ein Proteohormon mit einer kurzen Halbwertszeit im Serum.
e) Die Höhe des Abfalls des Serum Parathormons korreliert mit der Eingriffsausdehnung.

114) Welche Aussage trifft für das papilläre Mikrokarzinom der Schilddrüse zu?

a) Papilläre Mikrokarzinome zeigen sich selten als „inzidentelle Tumoren der Schilddrüse".
b) Papilläre Mikrokarzinome zeigen auch unter 1 cm eine Größen-Lymphknotenmetastasen-Korrelation.
c) Das papilläre Mikrokarzinom wird weitaus häufiger in den USA als in Europa und fast nie in Asien diagnostiziert.
d) Patienten mit papillärem Mikrokarzinom haben eine 10-Jahres-Überlebenschance von über 90 %, aber unter 95 % der Normalbevölkerung.
e) Papilläre Mikrokarzinome kommen nur mit der klassischen PTC-Histologie vor.

115) Welche Aussage trifft für die wenig differenzierten und anaplastischen Schilddrüsenkarzinome nicht zu?

a) Wenig differenzierte Schilddrüsenkarzinome zeigen mehrere histologische Untertypen.
b) Horseshoenail und tall cell variant sind aggressive Arten des papillären Karzinoms.
c) Wenig differenzierte Schilddrüsenkarzinome sind manchmal Radiojod-sensibel.
d) Ausgedehnte Resektionen sind bei wenig differenzierten Schilddrüsenkarzinomen nicht indiziert.
e) Wenig differenzierte und anaplastische Komponenten können teilweise lokal auch in sonst hoch differenzierten Karzinomen gefunden werden.

116) Was trifft für das medulläre Karzinom nicht zu?

a) Die Routineuntersuchung des präoperativen Serum-Calcitonin-Wertes ist als Diagnostikum des MTC vor Operationen einer Knotenstruma sinnvoll.
b) Das Verhältnis von sporadischem zu familiärem MTC kann mit etwa 3:1 beschrieben werden.
c) Das familiäre MTC tritt immer zwischen 6. und 20. Lebensjahr auf.
d) Das familiäre MTC kann isoliert oder als Teil des MEN-2a- und MEN-2b-Syndroms vorkommen.
e) Beim familiären MTC ist immer die Thyreoidektomie indiziert.

117) Welche Aussage trifft für den primären Hyperparathyreoidismus (PHPT) zu?

a) Der PHPT wird in zunehmendem Umfang bei asymptomatischen Patienten diagnostiziert.
b) Die NIH-Konsensus-Konferenz legt jährlich das Vorgehen beim asymptomatischen PHPT fest.

c) Der asymptomatische PHPT stellt immer eine Operationsindikation dar.
d) Frauen und Männer sind gleichermaßen vom PHPT betroffen.
e) Die Kalziumausscheidung im Urin ist der Hauptparameter für die Entscheidung zur Operation beim asymptomatischen Hyperparathyreoidismus.

118) Welche Aussage trifft für den sekundären Hyperparathyreoidismus (SHPT) zu?

a) Häufigste Ursache eines SHPT ist die Niereninsuffizienz aufgrund von Zystennieren.
b) Die Rezidivrate nach Operation eines SHPT korreliert nur mit der Beobachtungszeit.
c) Die Rezidivrate nach Operation eines SHPT korreliert nur mit der Erkrankungsursache.
d) Die Rezidivrate nach Operation eines SHPT ist nach subtotaler Parathyreoidektomie signifikant höher als nach Parathyreoidektomie mit Autotransplantation.
e) Die Thymektomie zeigt beim SHPT häufiger als beim PHPT funktionierendes Nebenschilddrüsengewebe.

119) Welche Aussage trifft für die Nebennierenerkrankungen nicht zu?

a) Gut- und bösartiges Wachstum korreliert mit der Größe bei Tumoren der Nebennierenrinde.
b) Gutartige Phäochromozytome haben meist einen PASS-score von unter 4, ohne dass dies beweisend wäre.
c) Die Hounsfield Einheiten (HU) sind histologische Parameter für Bösartigkeit.
d) Bösartige Tumoren der Nebennierenrinde zeigen sich oft durch Verwachsungen mit der Umgebung.
e) Die Häufigkeit von bösartigen Tumoren ist bei den spezifischen hormonproduzierenden Tumoren teilweise unterschiedlich.

120) Welche Aussage über familiäre Syndromerkrankungen treffen zu?

a) Die familiären Syndrome mit endokrinen Tumoren zeigen immer eine Genotyp-Phänotyp-Korrelation.
b) Das MTC tritt bei der MEN-2-Erkrankung meist als unilateraler Tumor auf.
c) Die Genotyp-Phänotyp-Korrelation weist bei den SDHB-D-Mutationen Unterschiede in der Lokalisation, nicht aber der Dignität von Paragangliomen auf.
d) Das MEN-1 wird durch unterschiedlichste Mutationen im Menin Gen verursacht.
e) Die Bestimmung von Mutationen ist bei familiären Syndromerkrankungen teilweise der klinischen Diagnose an Sensitivität und Spezifität überlegen.

2.11 Was gibt es Neues in der Transplantation?

A. Weissenbacher, S. Schneeberger und J. Pratschke

Keine CME-Fragen zu diesem Kapitel.

2.12 Was gibt es Neues bei NOTES und verwandten Verfahren?

K.H. Fuchs und W. Breithaupt

Keine CME-Fragen zu diesem Kapitel.

2.13 Was gibt es Neues bei endoskopischen Techniken und Verfahren?

A. Fritscher-Ravens, P. Sergeev und M. Ellrichmann

121) Welche Aussage zur i-Scan-Technologie trifft zu?

a) Die i-Scan-Technologie ist für die Diagnostik von flachen Adenomen ungeeignet.
b) Die pit-pattern-Klassifikation ist für die i-Scan-Technologie nicht anwendbar.
c) Die Genauigkeit der Vorhersage von histologischen Veränderungen liegt mit der i-Scan-Technologie bei ca. 98 %.

d) Der Vergleich zwischen i-Scan-Technologie und NBI ergab in eindeutigen Studien keinen Unterschied.

122) Welche Aussage trifft **nicht** zu?

a) Die i-Scan-Modi arbeiten in Echtzeit.
b) Im TE-Modus der i-Scan-Technologie wird die ursprüngliche Färbung des Bildes nicht verändert.
c) Der SE-Modus der i-Scan-Technologie dient der Kontrastverstärkung der Mukosaoberfläche.
d) Im CE-Modus werden Falten der Mukosa durch blaue Färbung betont.

123) Welche Aussagen sind richtig?

1. Für die Endomikroskopie ist kein zusätzliches Kontrastmittel zur Bildgebung notwendig.
2. Man unterscheidet bei der Endomikroskopie systemische von lokal-applizierbaren Kontrastmitteln.
3. Eine direkte Kerndarstellung ist durch die Gabe von Fluorescein möglich.
4. Man unterscheidet bei der Endomikroskopie integrierte von sondenbasierten Systemen.
5. Beim iCLE-System beträgt das konfokale Gesichtsfeld 475 µm × 475 µm.

a) Nur Aussage 1 ist richtig.
b) Nur Aussage 2 ist richtig.
c) Nur Aussagen 2 und 3 sind richtig
d) Nur Aussagen 2, 4 und 5 sind richtig.

124) Welche Aussage zur Endomikroskopie trifft zu?

a) Eine Unterscheidung der Neoplasiegrade ist beim Barrett-Ösophagus mit der Endomikroskopie nicht möglich.
b) Durch eine CLE-gesteuerte Biopsie lässt sich die Rate an neu diagnostizierten Barrett-Karzinomen verdoppeln.
c) Aussagen über das Vorliegen von Plattenepithelkarzinomen können mit der Endomikroskopie nicht getroffen werden.
d) Für das Karzinomscreening bei Patienten mit Colitis ulcerosa ist die Endomikroskopie ungeeignet.

125) Welche Aussage zur Cholangioskopie ist **nicht** richtig?

a) Ein Zugang zu den extrahepatischen Gallenwegen kann nur peroral erfolgen.
b) Mit ultradünnen Gastroskopen kann eine Manipulation der Gallenwege unter Sicht erfolgen.
c) Das Vorbringen des ultradünnen Gastroskops sollte über einen Führungsdraht erfolgen.
d) Durch Luftinsufflation in die Gallenwege ist eine Luftembolie als Komplikation zu diskutieren.

126) Welche Aussagen treffen zu?

Zu den Möglichkeiten, die extrahepatischen Gallenwege mittels einer endoskopischen Bildgebung zu erreichen, zählen:

1. Direkte Cholangioskopie mit ultradünnem Gastroskop.
2. Direkte Cholangioskopie mit konventionellem Bronchoskop.
3. Verankerung eines Ballonkatheters in den Gallenwegen als Führung für das ultradünne Gastroskop.
4. Die ballonassistierte Führung des ultradünnen Gastroskop ist der Führungsdrahtbasierten Variante deutlich unterlegen.
5. Die Cholangioskopie mit einem dünnen Cholangioskop in „mother-baby"-Technik ist Teil der klinischen Standarddiagnostik.

a) Nur Aussagen 2 und 3 sind richtig.
b) Nur Aussagen 3 und 4 sind richtig.
c) Nur Aussagen 1, 2 und 3 sind richtig.
d) Nur Aussagen 4 und 5 sind richtig.

127) Therapeutische Prinzipien der Wiederherstellung der Antirefluxbarriere umfassen grundsätzlich folgende Techniken:

1. Laparoskopische Fundoplicatio.
2. Injektion inerter Polymere in den unteren Ösophagussphincter.
3. Endoskopische, transmurale Naht.
4. Radiofrequenzablation des unteren Ösophagussphincters.
5. Endoskopische, endoluminale Fundoplikatio.

a) Nur Aussage 1 ist richtig.

b) Nur Aussagen 1 und 2 sind richtig.
c) Nur Aussagen 1, 2, 3 und 4 sind richtig.
d) Alle Aussagen sind richtig.

128) Welche Aussage zur endoluminalen Fundoplikatio mit dem Esophyx-System ist richtig?

a) Die Rekonstruktion der Antirefluxbarriere erfolgt über eine endoluminale Mukosaraffung.
b) Eine transmurale Vollwandnaht wird in einer Zirkumferenz von 30–40° angelegt.
c) Die besten Ergebnisse werden für die endoluminale Fundoplikatio bei axialen Hiatushernien < 2 cm erzielt.
d) Eine Motilitätsstörung des Ösophagus stellt keine Kontraindikation für die endoluminale Fundoplikatio mit Esophyx-System dar.

129) Welche Aussagen zur transmuralen, endoskopischen Nahttechnik sind nicht richtig?

1. Durch die Applikation von Hämoclips ist ein sicherer Verschluss von Vollwandläsionen möglich.
2. Das Ovesco-System dient dem endoskopischen Vollwandverschluss.
3. Das Prinzip des Tissue Aposition System beruht auf einer Applikation eines Metallankers auf die extraluminale Seite.
4. Für den Verschluss einer Vollwandläsion mit dem Tissue Aposition System ist nur ein Metallanker notwendig.

a) Nur Aussagen 1 und 2 sind nicht richtig.
b) Nur Aussagen 1 und 4 sind nicht richtig.
c) Nur Aussagen 2 und 3 sind nicht richtig.
d) Nur Aussagen 1, 2 und 3 sind nicht richtig.

130) Welche Aussage zu endoskopischen, transmuralen Nahttechniken trifft zu?

a) Mit der Applikation von Nahtankern auf die extraluminale Seite sind Blutungskomplikationen verbunden.
b) Mit den endoskopischen, transmuralen Nahttechniken können insbesondere Insuffizienz mit entzündlichen Veränderungen sicher verschlossen werden.

c) Bisher sind keine Daten zu endoskopischen Nahttechniken bei Ösophagusperforationen am Menschen publiziert worden.
d) Für einen endoskopischen Verschluss von Nahtinsuffizienzen ist meist eine Adaptation der Mukosaseiten ausreichend.

2.14 Was gibt es Neues in der computer- und telematik-assistierten Chirurgie?

H. Feussner, A. Schneider, H. Friess und D. Wilhelm

131) Wie kann eine automatische Korrektur des Horizontes der laparoskopischen Kamera erzielt werden?

1. Durch den Einsatz von flexiblen Teleskopen.
2. Durch temporäre Umschaltung des Objektives.
3. Durch den Einsatz von Gravitationssensoren.
4. Durch den Einsatz von HDTV-Kamerasystemen.
5. Mittels Nyquist-Filter in der Signalimpulskette.

a) Nur Aussage 3 ist richtig.
b) Nur Aussage 4 ist richtig.
c) Nur Aussage 5 ist richtig.
d) Nur Aussagen 1 und 4 sind richtig.
e) Nur Aussagen 3 und 5 sind richtig.

132) Welche Möglichkeiten bietet die Time-of-Flight Technologie?

1. Die Rotationserkennung von Videobildern.
2. Das Messen von Distanzen zu einem Gewebe.
3. Die Detektion von kleinsten Blutungen.
4. Die dreidimensionale Erfassung von Oberflächen.
5. Die Beurteilung der Durchblutung des Gewebes.

a) Nur Aussage 3 ist richtig.
b) Nur Aussage 2 ist richtig.
c) Nur Aussagen 1 und 2 sind richtig.
d) Nur Aussagen 3 und 5 sind richtig.
e) Nur Aussagen 2 und 4 sind richtig.

CME-Fragen

133) Wo liegt die Problematik der Vernetzung Geräte unterschiedlicher Hersteller mit einem integrierten OP-System?

1. An der Schnittstellenproblematik.
2. An zulassungsrechtlichen Voraussetzungen.
3. An fehlenden Normen.
4. An fehlenden User-Interfaces für die Bedienung.
5. An der Nichtakzeptanz der Anwender.

a) Nur Aussage 3 ist richtig.
b) Nur Aussage 5 ist richtig.
c) Nur Aussagen 1 und 2 sind richtig.
d) Nur Aussagen 1 bis 5 sind richtig.
e) Nur Aussagen 1 und 4 sind richtig.
f) Nur Aussagen 1, 2 und 3 sind richtig.

134) Welche Technologien konnten die Bildqualität in den letzten Jahren deutlich verbessern?

1. HDTV.
2. LED-Lichtquellen.
3. Kantenanhebung.
4. 3D-Visualisierung.

a) Nur Aussage 3 ist richtig.
b) Nur Aussage 1 ist richtig.
c) Nur Aussagen 1 und 2 sind richtig.
d) Nur Aussagen 1 bis 3 sind richtig.
e) Nur Aussagen 1 und 3 sind richtig.

135) Was verbirgt sich hinter dem Begriff „Mosaiking"?

1. Eine Technologie um dreidimensionale Strukturen zu visualisieren.
2. Das Zusammensetzen von Einzelbildern um ein Panoramabild zu erstellen.
3. Eine neuartige Methode der Referenzierung.
4. Intraoperative Befunddarstellung in augmentierter Realität.

a) Nur Aussage 1 ist richtig.
b) Nur Aussage 2 ist richtig.
c) Nur Aussage 3 ist richtig.
d) Nur Aussage 4 ist richtig.
e) Nur Aussagen 2 und 3 sind richtig.

136) Was bedeutet „Referenzierung/Registrierung" im Rahmen der augmentierten Realität?

1. Die Verwendung zweier Aufnahmekameras.
2. Die stereoskopische Abbildung des Operationssitus.
3. Die Angleichung zweier unterschiedlicher Koordinatensysteme für das Aufeinanderprojezieren zweier unterschiedlicher Bildinformationen.
4. Kompensation der Atemverschieblichkeit.
5. Intraoperative Ultraschallanwendung.

a) Nur Aussage 3 ist richtig.
b) Nur Aussage 4 ist richtig.
c) Nur Aussage 5 ist richtig.
d) Nur Aussagen 1 und 2 sind richtig.
e) Nur Aussagen 3 und 4 sind richtig.

137) Was sind „Operationsplattformen"?

1. Mechatronische Assistenzsysteme insbesondere für Monoport- und narbenlose Chirurgie.
2. Die Patientenlagerungsfläche am OP-Tisch.
3. Die Softwaresysteme für das intraoperative Workflow-Management.
4. Der neue Begriff für vernetzte OP-Systeme.
5. Mobile Operationssäle.

a) Nur Aussage 1 ist richtig.
b) Nur Aussage 2 ist richtig.
c) Nur Aussage 3 ist richtig.
d) Nur Aussage 4 ist richtig.
e) Nur Aussage 5 ist richtig.

138) Was bedeutet „Modellierung eines chirurgischen Ablaufes"?

1. Die Einbringung von innovativen operativen Schritten.
2. Die größtmögliche Integration von Sensoren aller Art.
3. Die genaue Definition (Spezifizierung) eines Operationsablaufes („Soll-Zustand").
4. Demonstration von Eingriffen an Übungsphantomen.

a) Nur Aussage 1 ist richtig.
b) Nur Aussage 2 ist richtig.
c) Nur Aussage 3 ist richtig.
d) Nur Aussage 4 ist richtig.
e) Nur Aussagen 2 und 3 sind richtig.

139) **Die Workflow-Analyse und Prädiktion im chirurgischen Operationssaal könnte**

1. logistische Prozesse erleichtern.
2. Fehlerquellen reduzieren.
3. eine automatische Dokumentation ermöglichen.
4. das Operationsteam bei Entscheidungen unterstützen.
5. automatisch Schalt- und Steuerungsvorgänge im Operationssaal ausführen (z.B. Steuerung des Lichtes, Änderung der Patientenlagerung etc.).

a) Nur Aussage 3 ist richtig.
b) Nur Aussagen 1 und 3 sind richtig.
c) Nur Aussagen 3 bis 5 sind richtig.
d) Aussagen 1 bis 5 sind richtig.
e) Nur Aussagen 4 und 5 sind richtig.

140) **Welche Schnittstellenprobleme müssen bei den NOTES-Plattformen aktuell bewältigt werden?**

1. Interaktion zwischen Gewebe und System.
2. Mensch-Maschine-Schnittstellen.
3. Kommunikation der unterschiedlichen Computersysteme.
4. Kommunikation der Instrumente mit der Optik.

a) Nur Aussagen 1 und 2 sind richtig.
b) Nur Aussagen 2 und 3 sind richtig.
c) Nur Aussagen 1 und 4 sind richtig.
d) Nur Aussagen 3 und 4 sind richtig.

3.1 Was gibt es Neues in der Thoraxchirurgie?
H. Dienemann

141) **Im Rahmen des Screening zum Lungenkarzinom**

a) beschreibt „lead time bias" eine scheinbar verlängerte Überlebenszeit.
b) ist noch keine zuverlässige Aussage im Hinblick auf eine Senkung der Letalität möglich.
c) hat die Röntgen-Thorax-Übersichtsaufnahme die gleiche Sensitivität wie das Computer-Tomogramm.
d) a und b sind richtig.

142) **Nachteile des Screening zum Lungenkarzinom sind:**

a) Vermehrter Nachweis von Karzinomen im Frühstadium.
b) Häufiger Nachweis benigner Lungenrundherde.
c) Erhöhte Anzahl von Eingriffen aufgrund fortgeschrittener Stadien.
d) Kosten der PET-Untersuchung.

143) **Screening zur Frühentdeckung des Lungenkarzinoms**

a) entdeckt ca. zehn Karzinome im Frühstadium je 1 000 Probanden.
b) muss angesichts falsch-positiver Befunde auch psychologische Aspekte berücksichtigen.
c) hat noch keinen Eingang in Leitlinien gefunden.
d) a, b und c sind richtig.

144) **Die Rekonstruktion der V. cava sup.**

a) ist obligat bei T4-Tumoren des nicht kleinzelligen Lungenkarzinoms.
b) ist nur indiziert bei oberer Einflussstauung.
c) ist nur in Bereitschaft der extrakorporalen Zirkulation zu verantworten.
d) a, b und c sind falsch.

145) **Der thrombotische Verschluss eines V. cava-Interponats wird begünstigt durch:**

a) Beschädigung des Prothesenmaterials.
b) Verwendung ringverstärkter Prothesen.
c) Verwendung monofilen Fadenmaterials.
d) Vorbestrahlung des oberen Mediastinums.

146) **Der Ersatz der V. cava sup.**

a) erfolgt ohne Nachteil mit lediglich einer der beiden Brachiocephalvenen.
b) erfordert grundsätzlich eine Antikoagulation vor Operation.

c) erlaubt bei regelrechter Operationstechnik die langfristige Antikoagulation mit Acetylsalicylsäure.
d) a und c sind richtig.

147) Sog. Mikrometastasen in Lymphknoten im Abflussgebiet des Lungenkarzinoms

a) sind grundsätzlich ohne prognostische Bedeutung.
b) werden ausschließlich immunhistologisch entdeckt.
c) weisen Mitosen und Invasionszeichen auf.
d) definieren sich ausschließlich über die Größe.

148) Mikrometastasen

a) gehen mit einer erhöhten Frequenz an Fernmetastasen einher.
b) lassen sich ohne Mehraufwand in der Routine-Pathologie nachweisen.
c) könnten die Vorstufe zur Entwicklung „regulärer" Lymphknotenmetastasen darstellen.
d) werden im Regelfall durch PET und Ultraschallgesteuerte Punktion (EBUS) erfasst.

149) Die adjuvante Chemotherapie bei nicht kleinzelligem Lungenkarzinom

a) ist der Standard in den Stadien I–III.
b) ist der neoadjuvanten Chemotherapie deutlich überlegen.
c) wird im Stadium IIIa-N2 eingesetzt, wenn sich der mediastinale Lymphknotenbefall in der pathohistologischen Aufarbeitung des Op-Präparates ergibt.
d) wird im Sinne einer „maintenance"-Therapie vorgenommen.

150) Die adjuvante Chemotherapie bei nicht kleinzelligem Lungenkarzinom

a) sollte zukünftig über die Charakterisierung individueller Faktoren gezielter eingesetzt werden.
b) hat Eingang gefunden in die aktuelle deutsche S3 Leitlinie zum Lungenkarzinom.
c) erreicht nach kurativer Operation pauschal einen Überlebensvorteil von ca. 5 % über fünf Jahre.
d) a, b und c sind richtig.

3.2 Was gibt es Neues in der Herzchirurgie?
M. Kamler, D. Wendt und H. Jakob

151) Welche Aussage zu minimalinvasiven herzchirurgischen Eingriffen trifft nicht zu?

a) Die Patienten haben weniger Schmerzen.
b) Der Krankenhausaufenthalt ist verkürzt.
c) Das chirurgische Trauma ist deutlich geringer.
d) Die Gesamtkosten sind deutlich reduziert.
e) Das kosmetische Ergebnis ist exzellent.

152) Eine transapikale Aortenklappenimplantation kann durchgeführt werden bei

a) peripherer arterieller Verschlusserkrankung.
b) stark gewundenen Becken-Bein-Gefäßen.
c) Porzellanaorta.
d) multimorbiden Patienten.
e) Alle Antworten sind richtig.

153) Welche Aussage zum Aortenklappenersatz trifft zu (Mehrfachantworten möglich)?

a) Die konventionelle Operationsmethode kommt mit der höchsten Mortalität einher.
b) Nahtlose Aortenklappenprothesen können die Operations- und Abklemmzeiten deutlich reduzieren.
c) Patienten mit schlechter LV-Funktion werden häufig nicht zum Aortenklappenersatz vorgestellt.
d) Geringe paravalvuläre Leckagen sind bei transkatheter Klappenimplantationen relativ häufig.

154) Welche Aussage zur Mitralklappenchirurgie trifft zu?

a) Die Mitralklappe muss in den meisten Fällen ersetzt werden.
b) Minimalinvasive Operationsverfahren sind bei Mitralklappenstenosen nicht möglich.
c) Die transapikale Chordaersatzplastik kann bei einem isolierten P2-Prolaps angewandt werden.

d) Die endoskopische Mitralklappenoperation wird immer mittels Operations-Roboter durchgeführt.
e) Alle Antworten sind falsch.

155) **Welche Aussage zur Indikation zur Mitralklappenrekonstruktion trifft zu ?**

a) Alle Patienten mit Mitralinsuffizienz sollten operiert werden.
b) Asymptomatische Patienten mit höhergradiger MI sollten operiert werden, wenn die Chance auf Rekonstruktion hoch ist.
c) Eine höhergradige asymptomatische MI sollte nicht operiert werden, auch wenn VHF oder Herzdilatation auftreten.
d) Ausschluss von Begleiterkrankungen wie infektiologische Foci sowie KHK wird heute präoperativ nicht mehr durchgeführt.
e) Endoskopisch kann die Mitralklappe ohne Herz-Lungenmaschine operiert werden.

156) **Welche Aussage zu Aortendissektionen trifft zu?**

a) Bei der akuten Dissektion der thorakalen Aorta können sowohl die Aorta ascendens, die A. subclavia/axillaris sowie die Arteria carotis communis kanüliert werden.
b) Bei der akuten Typ-A-Dissektion wird immer ein Stenting der Aorta descendens simultan durchgeführt.
c) Neurologische Komplikationen sind sehr selten.
d) Die operativen und protektiven Strategien bei der akuten Dissektion der thorakalen Aorta sind deutschlandweit einheitlich geregelt.

157) **Kontraindikationen für die minimalinvasive Mitralklappenchirurgie sind**

a) eine schwere periphere arterielle Verschlusskrankheit.
b) schwere pleurale rechtsseitige Verwachsungen.
c) der Wunsch zur konventionellen Operation.
d) eine schwere Aortenklappeninsuffizienz.
e) Alle Aussagen sind richtig.

158) **Welche Aussage zu minimalinvasiven Techniken trifft zu?**

a) Minimalinvasive Techniken zeigen gleiche, wenn nicht bessere Ergebnisse im Vergleich zur konventionellen OP.
b) Minimalinvasive Techniken sollten nur in ganz speziellen Fällen angewendet werden.
c) Die endoskopische Mitralklappenchirurgie erfolgt derzeit über eine Hemisternotomie.
d) Die Aortenklappe kann nur unter Zuhilfenahme der Herz-Lungen-Maschine operiert werden.
e) Die minimalinvasive Mitralklappenchirurgie resultiert fast immer in einem Ersatz der Mitralklappe.

159) **Welche Aussage trifft zu?**

a) Aortenklappenersatz ohne HLM ist nicht möglich.
b) Transkatheter Aortenklappenersatz hat die besten Ergebnisse.
c) Die Sterblichkeit nach konventionellem AK-Ersatz entspricht nahezu der Überlebenskurve der Normalbevölkerung gleichen Alters.
d) Der große Nachteil der nahtlosen Bioprothesen sind die hohen postoperativen Gradienten.
e) Alle Aussagen sind falsch.

160) **Welche Aussage trifft nicht zu?**

a) Die Mitralklappe wird häufiger rekonstruiert als ersetzt.
b) Die Aortenklappe wird häufiger rekonstruiert als ersetzt.
c) Biologische Klappenprothesen erfordern keine Antikoagulation.
d) Biologische Klappenprothesen werden ab 65 Jahren empfohlen.
e) Alle Aussagen sind richtig.

3.3 Was gibt es Neues in der Herz- und Lungentransplantation?

G. Warnecke und A. Haverich

161) Die extrakorporale Membranoxygenierung ist

a) ein etabliertes Verfahren.
b) ein nur an ganz wenigen spezialisierten Zentren etabliertes Verfahren.
c) als Ultima Ratio bei präfinalen beatmeten Patienten anzusehen.
d) unter bestimmten Bedingungen auch bei (noch) nicht beatmeten Patienten in Erwägung zu ziehen.

162) Moderne Membranoxygenatoren

a) haben einen besonders hohen Flusswiderstand.
b) haben eine Laufzeit von nur ein bis drei Tagen.
c) können auch durch das arterio-venöse Blutdruckgefälle des Patienten mit 1–2 l Blut/min durchströmt werden.
d) haben ein besonders hohes Füllvolumen (Priming Volumen).

163) Moderne Rotations(Blut-)pumpen haben

a) eine Laufzeit von mehreren Wochen.
b) eine hohe Hämolyserate.
c) eine Flussrate von höchstens bis zu 2 l/min.
d) meist eine Heparin- (o.Ä.) Beschichtung.

164) Für den Interventional Lung Assist (ILA) treffen folgende Aussagen zu:

a) Er eignet sich gut zur CO_2-Elimination.
b) Er eignet sich gut zur Oxygenierung.
c) Er kann auch sicher bei Patienten mit erniedrigtem Herz-Zeit-Volumen eingesetzt werden.
d) Hat eine typische Flussrate von 4–5 l/min Blut.

165) Für die veno-venöse ECMO gilt:

a) Sie ist in jedem Fall auf zwei voneinander unabhängige Kanülen angewiesen.
b) Sie ist auch für die Oxygenierung des Patienten geeignet.
c) Ist der Gasfluss auf einen FiO_2 von 1,0 eingestellt, ist die periphere Sauerstoffsättigung des Patienten typischerweise bei 99–100 %.
d) Sie kann besonders gut als Überbrückung zur Herztransplantation eingesetzt werden.

166) Für die veno-arterielle ECMO gilt:

a) Sie eignet sich auch zur hämodynamischen Unterstützung.
b) Sie kann intraoperativ in bestimmten Situationen die Herz-Lungen-Maschine ersetzen.
c) Ist der Gasfluss auf einen FiO_2 von 1,0 eingestellt, kann die periphere Sauerstoffsättigung des Patienten bei 99–100 % liegen.
d) Ein Durchblutungsdefizit des abhängigen Beines der arteriell kanülierten Femoralarterie ist nicht zu befürchten.

167) Die Überbrückung zur Lungentransplantation mittels ECMO ist

a) eine Frivolität.
b) eine therapeutische Strategie mit akzeptablen Ergebnissen.
c) bezüglich der Frage einer „gerechten" und ergebnisorientierten Organallokation in jedem Fall unbedenklich.
d) möglicherweise durch den Einsatz in wachen, nicht beatmeten Patienten in Zukunft noch erfolgreicher.

168) Die Überbrückung zur Herztransplantation mittels ECMO ist

a) theoretisch mit akzeptablem Erfolg möglich.
b) auch praktisch problemlos durchführbar, da bei hochdringlich gelisteten Patienten innerhalb weniger Tage mit einem geeigneten Organangebot zu rechnen ist.
c) in der Praxis in Deutschland eher durch ein „bridge-to-LVAD" ersetzt worden.
d) bei Patienten mit akut drohendem sekundären Organversagen kontraindiziert.

CME-Fragen

169) **Zum postoperativen Einsatz der veno-arteriellen ECMO gilt:**

a) Das nach Herztransplantation relativ häufige Rechtsherzversagen kann mit der ECMO erfolgreich bis zur Erholung überbrückt werden.
b) Der Ischämie-/Reperfusionsschaden der Lunge nach Transplantation muss nie mit ECMO überbrückt werden.
c) Patienten mit Ischämie-/Reperfusionsschaden der Lunge nach Transplantation an der ECMO haben eine günstige Prognose.
d) Bei PPHT-Patienten kann nach erfolgter Lungentransplantation der geplante ECMO-Einsatz sinnvoll sein.

170) **Für die ECMO-Therapie von respiratorisch insuffizienten Patienten gilt:**

a) Die Komplikationsrate der ECMO-Therapie ist naturgemäß viel höher als die der mechanischen Beatmung.
b) Um die ECMO-Therapie zu ermöglichen, ist in jedem Fall eine tiefe Sedierung des Patienten sinnvoll.
c) Bei beatmeten Patienten am ECMO sollte immer erst die ECMO, dann die Beatmung geweant werden.
d) ECMO-Systeme, die eine Mobilisierung des Patienten ermöglichen, werden in der nahen Zukunft verfügbar sein.

3.4 Was gibt es Neues in der Entwicklung von der Gefäßchirurgie zur Gefäßmedizin: ein Schritt weg von der Chirurgie?

E.S. Debus, H.H. Eckstein und D. Böckler

171) **Welche Todesursachen führen bei pAVK-Patienten?**

a) Bronchialkarzinom.
b) Das Risiko einer intestinalen Sepsis ist um das 10-fache erhöht, da die Durchblutungsstörungen auch die Intestinalarterien betreffen.
c) Schlaganfall durch intrazerebrale Blutung.
d) Das Risiko einen Herzinfarkt zu erleiden, ist 4-fach erhöht.
e) Die Patienten versterben aufgrund einer Kardiomyopathie.

172) **Welche Komorbiditäten führen bei pAVK-Patienten?**

a) Bronchialkarzinom.
b) Chronisch obstruktive Lungenerkrankung.
c) Ischämischer Insult.
d) Herzinfarkt.
e) Hypertonus.

173) **Wie viele Patienten mit einer peripheren arteriellen Verschlusserkrankung (pAVK) haben ein abdominelles Aortenaneurysma?**

a) Etwa 1 %.
b) Etwa 10 %.
c) Etwa 30 %.
d) Etwa 50 %.
e) Etwa 80 %.

174) **Wie hoch ist die Prävalenz der pAVK unter der Bevölkerung?**

a) Etwa 1 %.
b) Etwa 10 % ab 80 Jahren.
c) Etwa 30 % ab 90 Jahren.
d) Etwa 50 %.
e) Etwa 15 % ab 65 Jahren.

175) **Was besagt der ABI?**

a) Er beschreibt den Ankle Brachial Index und gilt als pathologisch ab einem Wert von 0,9.
b) Er beschreibt den Ankle Brain Index und ist ein Maß für Hirnleistungseinschränkung bei Karotisstenose.
c) Der ABI ist eine duplexsonografische Messangabe.
d) Der ABI hat mit Gefäßerkrankungen nichts zu tun.
e) Ab einem ABI von 1,5 muss man tätig werden.

176) **Was versteht man unter Total Vascular Care?**

a) Die Behandlung aller Gefäßerkrankungen durch einen Arzt.

b) Die Behandlung aller Gefäßerkrankungen nur durch Gefäßchirurgen.
c) Die interdisziplinäre Behandlung von Gefäßerkrankungen unter Ausschluss von Gefäßchirurgen.
d) Die Vorbeugung vor allen kardiovaskulären Events.
e) Die umfassende interdisziplinäre Behandlung von Gefäßerkrankungen in einem Gefäßzentrum.

177) Laut GetABI-Studie ist der ischämische Schlaganfall bei pAVK-Patienten

a) mit 3,3 % häufiger als in der gesunden Normalbevölkerung.
b) nicht häufiger.
c) seltener als in der Normalbevölkerung, weil die pAVK protektiv wirkt.
d) mit 10 % häufiger als in der gesunden Normalbevölkerung.
e) mit 15 % häufiger als in der gesunden Normalbevölkerung.

178) Die Effektivität eines AAA-Screenings durch Sonografie

a) ist sehr niedrig.
b) ist sehr hoch und kostengünstig.
c) ist in ihrer Aussagekraft nicht sicher und muss durch weitere Untersuchungen untermauert werden.
d) reicht nicht aus, es muss immer eine Duplexsonografie gemacht werden.
e) ist eine gängige Kassenleistung.

179) Bei einem 55-jährigen Patienten wurde wegen zunehmender Beschwerden ein abdominelles Aortenaneurysma entdeckt. Der Querdurchmesser beträgt 5,5 cm. Welches Vorgehen empfiehlt in diesem Fall die *Deutsche Gesellschaft für Gefäßchirurgie und Gefäßmedizin* (DGG)?

a) Eine einmalige sonografische Untersuchung.
b) Eine sonografische Kontrolluntersuchung nach 12 Monaten.
c) Eine sonografische Kontrolluntersuchung nach 6 Monaten.
d) Eine sonografische Kontrolluntersuchung nach 3 Monaten.
e) Operative Therapie.

180) Gefäßmedizinische Diagnosen werden

a) in den kommenden Jahrzehnten exponenziell zunehmen.
b) werden zum großen Teil in Deutschland von nicht spezialisierten Fachrichtungen therapiert.
c) erfordern ein ganzheitliches, problemorientiertes Therapiekonzept.
d) idealerweise innerhalb von Herz- und Gefäßzentren therapiert.
e) werden in Deutschland übertherapiert.

3.5 Was gibt es Neues in der perioperativen Thromboseprophylaxe?

S. Dübgen und M. Spannagl

181) Welche Aussagen zur perioperativen Thromboseprophylaxe treffen zu?

1. Alle Patienten sollen nach einem standardisierten Schema mit der gleichen Thromboseprophylaxe versorgt werden.
2. Thrombosen sind eine häufige Komplikation bei chirurgischen Eingriffen.
3. Das perioperative Thromboembolierisiko ergibt sich vor allem aus der Art des Eingriffs. Das individuelle Risiko des Patienten kann demgegenüber vernachlässigt werden.
4. Jeder chirurgische Patient sollte heute eine medikamentöse Thromboseprophylaxe erhalten.
5. Physikalische Maßnahmen zur Thromboseprophylaxe verlieren gegenüber den heute verfügbaren pharmazeutischen Möglichkeiten immer mehr an Bedeutung.

a) Alle Aussagen sind richtig.
b) Nur Aussagen 1 und 2 sind richtig.
c) Nur Aussage 2 ist richtig.
d) Nur Aussagen 2 und 4 sind richtig.
e) Alle Aussagen sind falsch.

CME-Fragen

182) Welche Aussagen zu den zur Thromboseprophylaxe zugelassenen Arzneimitteln treffen zu?

1. Unfraktionierte Heparine sind eine heterogene Mischung von v.a. aus Schweinedarm gewonnenen Zuckerketten (Glykoantikoagulanzien).
2. Niedermolekulare Heparine sind sich aufgrund der standardisierten Herstellungsweise dagegen sehr ähnlich und zeigen mehr oder weniger das gleiche Wirkungsprofil.
3. Alle Glykoantikoagulanzien sind indirekte Hemmstoffe der Gerinnung und benötigen Antithrombin zur Entfaltung ihrer Wirkung.
4. Eine arzneimittelbedingte Osteoporose wird bei NMH ebenso häufig beobachtet wie bei UFH.
5. Obwohl Danaparoid v.a. bei einer HIT-II zum Einsatz kommt, ist auch hierfür eine Kreuzreaktivität mit HIT-Antikörpern beschrieben.

a) Alle Aussagen sind richtig.
b) Nur Aussagen 1, 3 und 5 sind richtig.
c) Nur Aussagen 2 und 5 sind richtig.
d) Nur Aussagen 2 und 4 sind richtig.
e) Alle Aussagen sind falsch.

183) Welche Aussage zur Thromboseprophylaxe bei Patienten mit eingeschränkter Nierenfunktion trifft nicht zu?

a) Die meisten zur perioperativen Thromboseprophylaxe eingesetzten Medikamente neigen früher oder später bei Niereninsuffizienz zur Akkumulation.
b) Die Nierenfunktion kann anhand der Kreatininclearance abgeschätzt werden.
c) Niedermolekulare Heparine akkumulieren erst unterhalb einer KrCl < 30 ml/min.
d) Die neuen oralen Antikoagulanzien sind erst unterhalb einer KrCl < 15 l/min kontraindiziert.
e) Patienten mit eingeschränkter Nierenfunktion sind meist älter als 60 Jahre und bringen daher auch einen dispositionellen Risikofaktor für venöse Thromboembolien mit.

184) Welche Aussagen zum Beginn einer medikamentösen Thromboseprophylaxe treffen zu?

1. Es konnte eindeutig gezeigt werden, dass ein präoperativer Beginn die Rate an venösen Thromboembolien senkt.
2. Mit einer medikamentösen Thromboseprophylaxe sollte erst bei einsetzender Wundheilung begonnen werden.
3. Mit einer medikamentösen Thromboseprophylaxe darf erst postoperativ begonnen werden.
4. Eine Antikoagulation mit Fondaparinux wird standardmäßig präoperativ begonnen.
5. Eine medikamentöse Thromboseprophylaxe verbietet sich, wenn der Patient eine thrombozytenaggregationshemmende Komedikation einnimmt.

a) Alle Aussagen sind richtig.
b) Nur Aussagen 1, 4 und 5 sind richtig.
c) Nur Aussage 3 ist richtig.
d) Nur Aussagen 2 und 3 sind richtig.
e) Alle Aussagen sind falsch.

185) Welche Aussagen zur Dauer einer medikamentösen Thromboseprophylaxe treffen zu?

1. Die empfohlene Dauer einer medikamentösen Thromboseprophylaxe für viszeralchirurgische Eingriffe ohne zusätzlichen Risikofaktor beträgt fünf bis sieben Tage.
2. Bei onkologischen Patienten wird eine Verlängerung der medikamentösen Prophylaxe auf vier bis fünf Wochen empfohlen.
3. Da bei der Entlassung aus der stationären Behandlung der größte Risikofaktor wegfällt, kann im Allgemeinen danach auf eine medikamentöse Thromboseprophylaxe verzichtet werden.
4. Die Dauer der medikamentösen Thromboseprophylaxe richtet sich ausschließlich nach der Art des Eingriffs.
5. Die Dauer einer medikamentösen Thromboseprophylaxe kann je nach individuellem Risiko verlängert werden.

a) Alle Aussagen sind richtig.
b) Nur Aussagen 1, 2 und 5 sind richtig.

c) Nur Aussage 2 ist richtig.
d) Nur Aussagen 2 und 3 sind richtig.
e) Alle Aussagen sind falsch.

186) **Welche Aussagen zur Risikostratifizierung bei der perioperativen Thromboseprophylaxe treffen zu?**

1. Die arthroskopisch assistierte Gelenkchirurgie beinhaltet eine minimale Traumatisierung und bedeutet deshalb ein sehr niedriges VTE-Risiko.
2. Aus Praktikabilitätsgründen soll jeder chirurgische Patient schon bei Aufnahme eine medikamentöse Thromboseprophylaxe bekommen.
3. Eingriffe im Bauch- und Beckenraum bei maligner Grunderkrankung bedeuten immer ein hohes VTE-Risiko.
4. Für kleinere Operationen ohne größeren Weichteilschaden und bei fehlenden dispositionellen Risikofaktoren kann nach den Leitlinien auf eine medikamentöse Prophylaxe verzichtet werden.
5. Bei einem Patienten, der hohe Akutphaseparameter aufweist, ist von einem erhöhten Thromboembolierisiko auszugehen.

a) Alle Aussagen sind richtig.
b) Nur Aussagen 1, 2 und 5 sind richtig.
c) Nur Aussage 5 ist richtig.
d) Nur Aussagen 3, 4 und 5 sind richtig.
e) Alle Aussagen sind falsch.

187) **Welche Aussagen zur heparininduzierten Thrombozytopenie treffen zu?**

1. Um eine HIT-Typ I von einem Typ II zu unterscheiden ist es hilfreich den Ausgangswert der Thrombozytenzahl zu kennen.
2. Tritt ein Thrombozytenabfall in den ersten drei Behandlungstagen auf, ist es sicher, dass es sich um eine HIT-Typ I handelt.
3. Auch im Falle einer HIT-Typ I muss Heparin pausiert werden.
4. Die HIT-II tritt typischerweise durch Blutungskomplikationen zutage.
5. Im Verdachtsfall auf eine HIT-II mit starkem Thrombozytenabfall sollte jegliche Antikoagulation unterlassen werden.

a) Alle Aussagen sind richtig.
b) Nur Aussage 1 ist richtig.
c) Nur Aussagen 1 und 2 sind richtig.
d) Nur Aussagen 3, 4 und 5 sind richtig.
e) Alle Aussagen sind falsch.

188) **Welche Aussagen zu den neuen oralen Antikoagulanzien treffen zu?**

1. Dabigatran ist ein Inhibitor von aktiviertem Faktor IIa (Thrombin).
2. Da Rivaroxaban weiter oben in der Gerinnungskaskade ansetzt (Faktor Xa-Inhibitor) ist das Blutungsrisiko geringer.
3. Rivaroxaban wirkt unabhängig von Antithrombin.
4. Rivaroxaban kann uneingeschränkt mittels INR und PTT überwacht werden.
5. Die neuen oralen Antikoagulanzien beeinflussen die Globaltests der Gerinnung nicht und können deshalb damit nicht überwacht werden.

a) Alle Aussagen sind richtig.
b) Nur Aussage 1 ist richtig.
c) Nur Aussagen 1 und 2 sind richtig.
d) Nur Aussagen 1 und 3 sind richtig.
e) Alle Aussagen sind falsch.

189) **Welche Aussage zur perioperativen Thromboseprophylaxe trifft nicht zu?**

a) Die Inzidenz postoperativer Thrombosen konnte durch den Einsatz von Antikoagulanzien gesenkt werden.
b) Der Einsatz physikalischer Maßnahmen spielt heute eine untergeordnete Rolle.
c) Dabigatran und Rivaroxaban stehen für neue, vielversprechende pharmakologische Ansatzpunkte in der Thromboseprophylaxe.
d) Für Fondaparinux konnte in der Gelenkersatzchirurgie eine überlegene Wirksamkeit gegenüber Enoxaparin in der Vermeidung postoperativer Thrombosen gezeigt werden.
e) Stumme, postoperative Thrombosen im ambulanten Sektor sind ein häufiges Problem.

190) Von welchem Risiko für eine venöse Thrombose ist bei einem jungen Patienten auszugehen, der bereits eine Thrombose gehabt hatte und nun einen Tutor im Kniebereich erhält und mehr als 20 kg teilbelastet?

a) Hohes Risiko.
b) Mittleres Risiko.
c) Niedriges Risiko.
d) Eine Aussage ist unter diesen Vorgaben nicht möglich.

3.6 Was gibt es Neues zum Thema „Extracorporeal Life Support" (ECLS)?

A. Hoffmeier und H.H. Scheld

191) Welche Aussage zur historischen Entwicklung der Herz-Lungen-Maschine (HLM) trifft nicht zu?

a) Heparin wurde 1916 entdeckt.
b) Die erste Operation mit HLM fand 1940 statt.
c) Bei der ersten Operation mit HLM wurde ein Vorhofseptumdefekt verschlossen.
d) Die erste Operation mit HLM in Deutschland wurde von Rudolf Zenker durchgeführt.
e) In Deutschland werden jährlich derzeit ca. 90 000 Operationen mit HLM pro Jahr durchgeführt.

192) ECLS steht für

a) extracorporeal liver Support.
b) extracorporeal Lung Support.
c) extracorporeal Life Support.
d) extracorporeal left heart Support.
e) extracorporeal long Support.

193) ECMO ist definiert als

a) extrakorporale Lungenunterstützung bei respiratorischer Insuffizienz.
b) extrakorporale Kreislaufunterstützung bei kardialer Insuffizienz.
c) extrakorporale Lungenunterstützung bei kardialer Insuffizienz.
d) extrakorporale Kreislaufunterstützung bei respiratorischer Insuffizienz.
e) extrakorporale Lungenunterstützung bei Multiorgandysfunktion.

194) Welche der genannten Erkrankungen stellt keine Indikation zur ECLS-Therapie dar?

a) Unterkühlung.
b) Myokarditis.
c) Kathetergestützte Herzklappenimplantation.
d) Kathetergestützte Koronarintervention.
e) Intrazerebrale Blutung.

195) Welche Erkrankung stellte keine absolute oder relative Kontraindikation zur ECLS-Therapie dar?

a) Fehlende Einverständniserklärung.
b) Fortgeschrittene maligne Erkrankung mit einer Lebenserwartung weniger als 6 Monate.
c) Frische intrazerebrale Blutung.
d) Lebensalter von 60 Jahren.
e) Adipositas per Magna > 150 kg.

196) Welche Parameter/Diagnoseverfahren müssen unter ECLS-Therapie nicht regelmäßig überwacht/angewendet werden?

a) Klinische Untersuchung auf Extremitätenischämie.
b) ACT.
c) Anti-HCV.
d) Blutbild.
e) Pupillenreaktion.

197) Eine ECLA wird am Patienten in der Regel angeschlossen

a) Vena femoralis rechts und Vena femoralis links.
b) A. Femoralis rechts und V. Femoralis links.
c) A. Carotis links und V. Femoralis rechts.
d) A. femoralis rechts und V. Jugularis rechts.
e) Vena Femoralis rechts und V. Jugularis rechts.

198) Was ist keine typische Komplikation unter ECLS-Therapie?

a) Schlaganfall.
b) Blutung aus der Kanülierungsstelle.

c) Oxygenator-Ausfall.
d) Thrombus im Schlauchsystem.
e) Rechts-Links-Shunt.

199) Welche Aussage zur PECLA-Therapie trifft zu?

a) Die Flussrate muss mindestens 5 l/min betragen.
b) Das System wird allein durch die arteriovenöse Druckdifferenz aufrechterhalten.
c) Der Anschluss erfolgt über die Vena Jugularis und die Vena Femoralis.
d) Der Haupteffekt besteht in einer ausreichenden Oxygenierung des Blutes.
e) Eine Spontanatmung ist unerwünscht, solange der Patient am System angeschlossen ist.

200) Wie ist die Prognose bez. des Überlebens an einem ECLS-System einzuschätzen?

a) 10–20 %.
b) 20–40 %.
c) 40–60 %.
d) 60–80 %.
e) 80–100 %.

4.1 Was gibt es Neues in der Kinderchirurgie?
S. Gfrörer, M.L. Metzelder, R.P. Metzger, H. Till und U. Rolle

201) Die Behandlung der Nebenhodenentzündung beim Knaben sollte antibiotisch erfolgen (1), weil intraoperative Abstriche aus der Nebenhodenregion bei klinischem Verdacht auf eine Nebenhodenentzündung häufig zu einem Keimnachweis geführt haben (2).

a) Nur Aussage 1 ist richtig.
b) Nur Aussage 2 ist richtig.
c) Aussagen 1 und 2 und die Verknüpfung sind falsch.
d) Aussagen 1 und 2 und die Verknüpfung sind richtig.

202) Die Lebensqualitätscores von Patienten mit korrigierter Blasenexstrophie sind im Vergleich mit der Allgemeinpopulation niedriger (1), weil die Höhe der Lebensqualitätscores in direktem Zusammenhang mit dem Ausmaß der funktionellen Beeinträchtigung, wie z.B. der Kontinenzlage, nach korrigierter Blasenexstrophie steht (2).

a) Nur Aussage 1 ist richtig.
b) Nur Aussage 2 ist richtig.
c) Aussagen 1 und 2 sind richtig, die Verknüpfung ist falsch.
d) Aussagen 1 und 2 sind richtig, die Verknüpfung ist richtig.

203) Bei Kindern mit Wilms-Tumor-Erkrankung ist meist

a) ein bilateraler Befall vorliegend.
b) eine Nephrektomie mit Adrenalektomie nötig.
c) eine Adrenalektomie nicht indiziert.
d) die Nebenniere vom Tumor infiltriert.

204) Funktionsstörungen nach Steißbeinteratom-Resektion im Kindesalter

a) betreffen in gleichem Maße Blasen- und Rektumfunktionen.
b) betreffen vorrangig die Blasenfunktion.
c) betreffen nur selten die rektale Funktion.
d) werden ausschließlich anamnestisch erhoben.

205) Die initiale Therapie eines Frühgeborenen mit nekrotisierender Enterokolitis und Darmperforation mittels intraperitonealer Drainage ist

a) immer indiziert.
b) führt immer zu einer Verbesserung des Allgemeinzustandes.
c) verbessert nicht den kardiovaskulären Status.
d) ist obsolet.

206) Hernien im Kindesalter

a) weisen eine Rezidivrate von > 5 % auf.
b) gehen mit einem Risiko einer erneuten Leistenoperation von 8 % einher.

c) können bei 3 % der Patienten zum chronischen Leistenschmerz führen.
d) sind immer direkte Hernien.

207) Grünholzfrakturen am Unterarmschaft sollten

a) mit Frakturierung der Gegenkortikalis reponiert werden, wenn die Dislokation das altersabhängige Korrekturpotenzial überschritten hat.
b) können immer konservativ versorgt werden.
c) müssen immer operiert werden.
d) müssen nach vier bis sechs Wochen radiologisch kontrolliert werden.

208) Die laparoskopisch assistierte Gastrostomie im Kindesalter

a) weist im Vergleich zur PEG eine geringere Komplikationsrate auf.
b) ist schneller als die PEG durchführbar.
c) wird vor allem an Patienten mit Ess- und Gedeihstörungen durchgeführt.
d) hat mehr Komplikationen als die PEG.

209) Patienten mit Ösophagusatresie

a) haben keine Langzeitfolgen.
b) weisen bis zu 80 % Dysphagien auf.
c) haben in bis zu 30 % der Fälle einen gastroösophagealen Reflux.
d) bedürfen keiner Kontrolluntersuchung.

210) Die transanale endorektale Operation (TERP) des M. Hirschsprung

a) hat weniger postoperative Komplikationen als die transabdominale Operation.
b) hat eine niedrige Kontinenzrate.
c) führt häufiger zu Enterokolitiden als die transabdominale Operation.
d) hat eine hohe Rate an Komplikationen.

4.2 Was gibt es Neues in der onkologischen Kinderchirurgie?

M. Stehr, B. Häberle und D. v. Schweinitz

211) Welche Aussagen zu Tumoren im Kindesalter treffen zu?

1. Kindliche solide Tumoren zeigen häufig ein gutes Ansprechen auf Chemotherapie.
2. Die kindlichen Tumoren werden in einem bundesweiten Register erfasst.
3. Nach den ZNS-Tumoren sind die Nierentumore (Wilms-Tumoren) die häufigsten soliden Tumoren im Kindesalter.
4. Die Chirurgische Tumorresektion ist wegen der guten Chemosensibilität der kindlichen soliden Tumoren (Nephroblastom, periphere Nervenzelltumoren, Weichteilsarkome, Keimzelltumoren) nur selten erforderlich.

a) Nur Aussagen 1 und 2 sind richtig.
b) Nur Aussagen 1, 2 und 4 sind richtig.
c) Nur Aussagen 2 und 3 sind richtig.
d) Nur Aussagen 1 und 3 sind richtig.

212) Welche Aussagen zum Hepatoblastom treffen zu?

1. Das in Europa gängigste Stadiensystem beim Hepatoblastom ist die TNM-Klassifikation.
2. Beim Hepatoblastom kommt es eher spät zu Lungenmetastasen.
3. Die Hepatitis ist häufig mit dem Hepatoblastom assoziiert.
4. Das typische Erkrankungsalter beim Hepatoblastom liegt im Säuglings- und Kleinkindalter.

a) Nur Aussagen 1 und 2 sind richtig.
b) Nur Aussagen 1 und 3 sind richtig.
c) Nur Aussagen 2 und 4 sind richtig.
d) Nur Aussagen 3 und 4 sind richtig.

213) Welche Aussagen zum Hepatoblastom treffen zu?

1. Die primäre Resektion (vor Chemotherapie) des Hepatoblastoms ist die Voraussetzung für eine Heilung.
2. Eine Lebertransplantation ist bei nicht resektablem Hepatoblastom eine Option der Therapie.
3. Wenn Lungenmetastasen eines Hepatoblastoms nach Chemotherapie im CT nicht mehr nachweisbar sind muss dennoch eine Thorakotomie zur Entfernung möglicher Reste durchgeführt werden.
4. Eine Entnahme von Biopsien aus der Resektionsfläche der Leber bei Hepatoblastom ist auf jeden Fall zu empfehlen.

a) Nur Aussagen 1 und 2 sind richtig.
b) Nur Aussagen 1 und 3 sind richtig.
c) Nur Aussagen 2 und 4 sind richtig.
d) Nur Aussagen 3 und 4 sind richtig.

214) Welche Aussagen zum Neuroblastom treffen zu?

1. Die Biopsie beim Neuroblastom dient der Diagnosesicherung und der biologischen Charakterisierung (Onkogene) und damit dem vollständigen Staging.
2. Die biologische Charakterisierung (Onkogene) beim Neuroblastom allein aus dem Knochenmark bei Knochenmarksbefall ist nicht ausreichend.
3. Das Neuroblastom kann im Säuglingsalter spontan ohne Therapie regredieren.
4. Die Klassifizierung des Neuroblastoms erfolgt mit dem INRG(International Neuroblastoma Risk Group)-Staging System.

a) Nur Aussagen 2, 3 und 4 sind richtig.
b) Nur Aussagen 1, 2 und 3 sind richtig.
c) Nur Aussagen 1, 2 und 4 sind richtig.
d) Nur Aussagen 1, 3 und 4 sind richtig.

215) Welche Aussagen zum Neuroblastom treffen zu?

1. Die Resektion des Neuroblastoms muss mit entsprechendem Sicherheitsabstand im Gesunden erfolgen.
2. Wenn die Gefäße der Niere im Tumor (Neuroblastom) liegen sollte die Niere möglichst mit entfernt werden um eine radikale Tumorresektion zu ermöglichen.
3. Die biologische Charakterisierung (Onkogene) des Neuroblastoms beeinflusst die chirurgische Strategie.
4. Eine Biopsie beim Neuroblastom kann gut auch laparoskopisch/thorakoskopisch gewonnen werden.

a) Nur Aussagen 1 und 2 sind richtig.
b) Nur Aussagen 1 und 3 sind richtig.
c) Nur Aussagen 2 und 4 sind richtig.
d) Nur Aussagen 3 und 4 sind richtig.

216) Das Nephroblastom

1. ist der häufigste Tumor im Kindesalter.
2. ist grundsätzlich strahlensensibel.
3. wird in Europa neoadjuvant chemotherapeutisch behandelt.
4. wird in Europa neoadjuvant strahlentherapeutisch behandelt.

a) Nur Aussagen 1 und 2 sind richtig.
b) Nur Aussagen 2 und 3 sind richtig.
c) Nur Aussagen 2 und 4 sind richtig.
d) Nur Aussagen 1 und 3 sind richtig.

217) Welche Aussage zur chirurgischen Therapie des Nephroblastoms trifft zu?

1. Bei einseitigem Tumor ist die Therapie der Wahl die Tumornephrektomie.
2. Bei beidseitigem Tumor sollte laparoskopisch nierenerhaltend operiert werden.
3. Bei beidseitigem Tumor ist die Nierentransplantation anzustreben.
4. Ein Lymphknotensampling ist in jedem Fall gefordert.

a) Nur Aussagen 1 und 2 sind richtig.
b) Nur Aussagen 2 und 4 sind richtig.
c) Nur Aussagen 1 und 3 sind richtig.
d) Nur Aussagen 1 und 4 sind richtig.

218) Welche Aussage zum Nephroblastom trifft zu?

1. Der typische Altersgipfel liegt präpubertär.
2. 20 % der Tumoren sind bilateral.

3. Man rechnet etwa mit 100 Neuerkrankungen pro Jahr in Deutschland.
4. Das Langzeitüberleben auch bei bilateralem Tumor liegt > 80 %.

a) Nur Aussagen 1 und 2 sind richtig.
b) Nur Aussagen 3 und 4 sind richtig.
c) Nur Aussagen 1 und 4 sind richtig.
d) Nur Aussagen 2 und 3 sind richtig.

219) Welche Aussage zum Rhabdomyosarkom (RMS) trifft zu?

1. Das botryoide RMS zeichnet sich durch seine besonders günstige Prognose aus.
2. Das RMS hat seinen typischen Altersgipfel im Säuglingsalter.
3. Das alveolare RMS ist maligner als das embryonale RMS.
4. 50 % der RMS finden sich im Urogenitaltrakt.

a) Nur Aussagen 1 und 3 sind richtig.
b) Nur Aussagen 3 und 4 sind richtig.
c) Nur Aussagen 1 und 2 sind richtig.
d) Nur Aussagen 2 und 4 sind richtig.

220) Welche Aussage zur Therapie des Rhabdomyosarkom (RMS) trifft zu?

1. Zur Gewebegewinnung kann eine offene Biopsie durchgeführt werden.
2. Eine Nachexzision ist bei R1-Resektion wenn technisch möglich durchzuführen.
3. Nur bei radikaler Exzision besteht Aussicht auf ein Langzeitüberleben.
4. RMS sind in aller Regel nicht strahlensensibel.

a) Nur Aussagen 1 und 3 sind richtig.
b) Nur Aussagen 3 und 4 sind richtig.
c) Nur Aussagen 1 und 2 sind richtig.
d) Nur Aussagen 2 und 4 sind richtig.

5.1 Was gibt es Neues in der Unfallchirurgie?

S. Krasnici, S. Labza und J. Schmidt

221) Was bezeichnet man als funktionelle Einheit des Unterarmes?

a) Radius – Ulna – Handwurzel.
b) Radius – DRUG – PRUG.
c) Radius – Ulna – Membrana interossea.
d) Radius – DRUG – Ulna.

222) Wie lange soll bei der kindlichen Unterarmfraktur nach der S1-Leitlinie ruhiggestellt werden?

a) Gar nicht.
b) Bis zu zehn Tagen.
c) Zwei Wochen Oberarm- und zwei Wochen Unterarmgips.
d) Sechs Wochen Oberarmgips.

223) Die Osteosynthese der kindlichen Unterarmfraktur mit ESIN ist:

a) Lagerungsstabil.
b) Übungsstabil.
c) Belastungsstabil.
d) Nicht als stabil zu betrachten.

224) Zur postoperativen Schmerztherapie bei Kindern kann eingesetzt werden:

a) Hochdosierte Opiate.
b) Plexuskatheter.
c) Oberarmgips für wenige Tage.
d) Nichts von alledem.

225) Welche Aussage trifft zu? Die Mortalitätsrate bei hüftgelenksnahen Femurfrakturen

a) ist für Frauen höher als für Männer.
b) ist für Frauen und Männer gleich.
c) ist über Monate gegenüber der Normalbevölkerung erhöht.
d) ist nicht abhängig von den Fallzahlen von Operateur und Krankenhaus.

226) Welche Aussage trifft zu? Für die Versorgung lateraler Oberschenkelhalsfrakturen gilt:

a) Minimalinvasive OP-Techniken haben sich nicht bewährt.
b) Patienten mit konventioneller DHS haben eine bessere Frühmobilität als minimalinvasiv operierte Patienten.
c) Der Blutverlust und die Transfusionsraten sind bei beiden Techniken gleich.
d) MIS-Technik und konventionelle DHS zeigen keinen Unterschied in der Mortalitätsrate.

227) Welche Aussage trifft zu? Die operative Versorgung medialer Schenkelhalsfrakturen mit einer Prothese

a) hat etwa die gleiche Mortalitätsrate wie die Osteosynthese.
b) hat annähernd gleiche Komplikationsraten im Heilungsverlauf wie gelenkerhaltende Osteosynthesen.
c) muss durchschnittlich bei jedem zehnten Patienten operativ revidiert werden.
d) hat beim minimalinvasiven Zugangsweg geringere Blutungskomplikationen als die konventionelle Technik.

228) Welche Aussagen treffen zu? Mediale Oberschenkelhalsfrakturen

1. entstehen beim jungen Erwachsenen üblicherweise im Rahmen von Hochrasanzverletzungen.
2. sind auch in Kombination mit ipsilateralen Femurschaftfrakturen aufgrund der Verkürzung und Außenrotation des betroffenen Beines bereits klinisch zu erkennen.
3. sollten aufgrund der Mortalitätsraten beim geriatrischen Patienten nicht mit einer Prothese versorgt werden.
4. sind über minimalinvasive Zugangswege meist nicht erreichbar.
5. müssen beim Polytrauma mit ipsilateraler Femurschaftfraktur in Betracht gezogen werden.

a) Alle Aussagen sind richtig.
b) Nur Aussagen 1 und 5 sind richtig.
c) Nur Aussagen 1, 2 und 4 sind richtig.
d) Nur Aussagen 2, 3 und 4 sind richtig.

229) Welche Aussagen treffen zu? Tibiakopffrakturen

1. treten meist im Rahmen von Hochrasanzverletzungen auf.
2. sind nicht selten Ursache einer primären Gonarthrose.
3. werden mittlerweile auch arthoskopisch unterstützt operiert.
4. sind häufig mit Meniskus- und Bandverletzungen assoziiert.
5. sind über dorsale Zugänge nicht erreichbar.

a) Alle Aussagen sind falsch.
b) Nur Aussagen 1 und 4 sind richtig.
c) Nur Aussagen 3 und 4 sind richtig.
d) Nur Aussagen 1, 3 und 4 sind richtig.

230) Welche Aussage zu den neuen oralen Antikoagulantien trifft zu?

a) Die Substanzen erfordern eine laborkontrollierte Gabe.
b) Sie sind durch die aktivierte partielle Thromboplastinzeit (aPTT) bzw. den Quick-Wert zuverlässig erfassbar.
c) Die Wirkungsweise entspricht der von Vitamin-K-Antagonisten.
d) Sie sind zur Prophylaxe venöser Thromboembolien (VTE) bei erwachsenen Patienten nach elektiven Hüft- oder Kniegelenksersatzoperationen zugelassen.

5.2 Was gibt es Neues zu Grenzen der Spezialisierung in der Unfallchirurgie?

J.H. Holstein, H. Siebert und T. Pohlemann

Keine CME-Fragen zu diesem Kapitel.

5.3 Was gibt es Neues in der Wirbelsäulenchirurgie?

C. W. Müller, A. Mameghani, R. Stier, M. Oszwald und C. Krettek

231) Folgende Aussagen zum Einsatz von hoch dosiertem Methylprednisolon nach akuter Querschnittsverletzung treffen zu:

1. Alle Querschnittsverletzungen müssen mit Methylprednisolon behandelt werden.
2. Typische Gesamtdosen liegen in der Größenordnung von 10–15 g Urbason.
3. Die Therapie erfolgt für 72 Stunden.
4. Relevante Nebenwirkungen wurden nicht beschrieben.

a) Nur Aussagen 1, 2 und 3 sind richtig.
b) Nur Aussage 2 ist richtig.
c) Nur Aussagen 3 und 4 sind richtig.
d) Alle Aussagen sind richtig.
e) Keine Aussage ist richtig.

232) Folgende Substanzen wurden im Hinblick auf neuroprotektive Effekte nach akuter Querschnittsverletzung untersucht:

1. Erythropoetin.
2. Minocyclin.
3. Progesteron.
4. Anti-CD11d-Antikörper.

a) Nur Aussage 2 ist richtig.
b) Nur Aussagen 2 und 3 sind richtig.
c) Nur Aussagen 1, 3 und 4 sind richtig.
d) Nur Aussagen 2, 3 und 4 sind richtig.
e) Alle Aussagen sind richtig.

233) Zum Zeitpunkt der operativen Versorgung nach akuter Querschnittsverletzung trifft zu:

1. Klinische Studien haben ein hohes Regenerationspotenzial der neurologischen Funktion bei operativer Versorgung innerhalb von 24 Stunden gezeigt.
2. Studien zeigen eine massiv erhöhte Komplikationsrate bei Operationen am Unfalltag.
3. Präklinische Studien zeigen eine zeitabhängige neurologische Funktionsverschlechterung in Abhängigkeit von der Dauer der Kompression.
4. Eine Expertengruppe empfiehlt die Operation innerhalb von 24 Stunden.

a) Nur Aussage 1 ist richtig.
b) Nur Aussagen 2 und 3 sind richtig.
c) Nur Aussagen 2 und 4 sind richtig.
d) Nur Aussagen 3 und 4 sind richtig.
e) Keine Aussage ist richtig.

234) Für die Diagnostik von möglichen Halswirbelsäulenverletzungen gilt:

1. Die konventionelle Röntgendiagnostik ist wegen der unzureichenden Sensitivität obsolet.
2. Bei klinischem Verdacht und unauffälliger konventioneller Röntgendiagnostik sollte eine Computertomografie durchgeführt werden.
3. Sonografisch können B-Verletzungen am besten ausgeschlossen werden.
4. Die Kernspintomografie spielt kaum noch eine Rolle.

a) Nur Aussage 1 ist richtig.
b) Nur Aussage 2 ist richtig.
c) Nur Aussagen 2 und 4 sind richtig.
d) Nur Aussagen 3 und 4 sind richtig.
e) Nur Aussagen 2, 3 und 4 sind richtig.

235) Bei jungen Patienten mit lytischer Spondylolisthese/Spondylolyse gilt:

1. In der Mehrzahl erfolgt die Therapie konservativ.
2. Eine direkte Therapie der Lysezone (pars interarticularis) ist möglich.
3. Eine Operation ist stets eine Fusion zweier benachbarter Wirbelkörper.
4. Eine Test-Anästhesie der Lyse kann eine diagnostische Sicherheit darstellen.

a) Nur Aussage 1 ist richtig.
b) Nur Aussage 2 ist richtig.
c) Nur Aussage 3 ist richtig.
d) Nur Aussage 4 ist richtig.
e) Nur Aussagen 1, 2 und 4 sind richtig.

236) Für die lytische Spondylolisthese gilt:

1. Sie ist eine chronisch fortschreitende Erkrankung.
2. Sie wird auch bei milden Symptomen operativ therapiert.
3. Ziel der operativen Therapie ist die Fusion des betroffenen Segments.

a) Nur Aussage 1 ist richtig.
b) Nur Aussage 2 ist richtig.
c) Nur Aussage 3 ist richtig.
d) Nur Aussagen 1 und 2 sind richtig.
e) Nur Aussagen 2 und 3 sind richtig.

237) Für die Fusionstechniken gilt:

1. Es gibt verschiedene anteriore und posteriore Fusionstechniken.
2. Für das Segment L5/S1 ist auch eine transsakrale Fusion möglich.
3. Es ist stets eine anterior-posteriore Fusion zu erzwingen.
4. Die perkutane Instrumentation ist eine Alternative zur posterioren Fusion, wenn zusätzlich eine anteriore Fusion (ALIF) durchgeführt wurde.
5. Die perkutane Instrumentation ersetzt die anteriore Fusion (ALIF).

a) Nur Aussage 3 ist richtig.
b) Nur Aussage 4 ist richtig.
c) Nur Aussagen 3 und 4 sind richtig.
d) Nur Aussagen 1, 2 und 4 sind richtig.
e) Nur Aussagen 1, 2 und 5 sind richtig.

238) Für den Einsatz der Navigation im Bereich der HWS gelten folgende Aussagen:

1. Die Navigation ist für die HWS ungeeignet
2. Im Bereich der HWS lohnt sich die Navigation nur bei veränderter Anatomie.
3. Im Bereich der HWS ist die Navigation aufgrund geringer Pedikeldurchmesser und variierender Angulationen eine sinnvolle Ergänzung.
4. Bei alterierter Anatomie, z.B. Morbus Bechterew oder Skoliose kann die Navigation nicht eingesetzt werden.

a) Nur Aussagen 1, 2 und 3 sind richtig.
b) Nur Aussage 2 ist richtig.
c) Nur Aussagen 3 und 4 sind richtig.
d) Nur Aussage 3 ist richtig.
e) Keine Aussage ist richtig.

239) Zum Einsatz der Navigation im Bereich der Wirbelsäule gilt generell:

1. Der Strahlenschutz ist ein wichtiger Aspekt zur Indikationsstellung einer navigierten Operation.
2. Navigierte Wirbelsäuleneingriffe sind auch im Kindesalter möglich.
3. Die Komplikationsrate (Perforation der Schrauben) kann durch die Navigation signifikant gesenkt werden.
4. Die Verkürzung der Operationsdauer ist nicht zu erwarten.

a) Nur Aussage 2 ist richtig.
b) Nur Aussagen 2 und 3 sind richtig.
c) Nur Aussagen 1, 3 und 4 sind richtig.
d) Nur Aussagen 2, 3 und 4 sind richtig.
e) Alle Aussagen sind richtig.

240) Für den Einsatz von Robotern in der Wirbelsäulenchirurgie gilt:

1. Er ist in hohem Maße noch experimentell.
2. Es gibt bereits eine klinisch einsetzbare Applikation mit FDA-Approval.
3. Komplikationen und der Einsatz von Strahlung können deutlich gesenkt werden.
4. Roboter können ausschließlich bei ventralen Operationen eingesetzt werden.

a) Nur Aussage 1 ist richtig.
b) Nur Aussagen 1, 2 und 3 sind richtig.
c) Nur Aussagen 2 und 4 sind richtig.
d) Nur Aussagen 3 und 4 sind richtig.
e) Keine Aussage ist richtig.

5.4 Was gibt es Neues in der Endoprothetik?

H. Gollwitzer, R. Gradinger und R. von Eisenhart-Rothe

241) Welche Aussagen zu Hüftkappenprothesen aus Metall-Metall-Gleitpartnern treffen zu?

1. Prothesen mit kleinerem Durchmesser haben ein höheres Versagensrisiko.
2. Prothesen mit größerem Durchmesser haben ein höheres Versagensrisiko.
3. Bei Kappenprothesen mit kleinerem Durchmesser besteht ein höheres Risiko, die Pfannen zu steil zu implantieren.
4. Das Risiko für erhöhte Metallionenspiegel im Serum nach Implantation einer Kappenprothese ist nur vom Implantattyp abhängig.
5. Weibliche Patienten sind für Kappenprothesen nicht geeignet.

a) Nur Aussagen 2 und 5 sind richtig.
b) Nur Aussagen 2 und 4 sind richtig.
c) Nur Aussagen 1 und 3 sind richtig.
d) Nur Aussagen 1, 3 und 4 sind richtig.

242) Hüftprothesen mit Metall-Metall-Gleitpaarung

a) können bedenkenlos auch Frauen mit Kinderwunsch implantiert werden.
b) haben ein unabhängig vom Kopfdurchmesser gleich niedriges Versagensrisiko.
c) bringen das Risiko der Ausbildung von Pseudotumoren mit sich.
d) sollten bei Frauen mit Kinderwunsch entfernt werden, da zum Ende der Schwangerschaft die Metallionenspiegel im kindlichen Nabelschnurblut höher sind als im mütterlichen Blut.

243) Welche Aussagen zur Hüftendoprothetik treffen zu?

1. Die Knochendichte im Schenkelhals steigt nach Implantation einer Hüftkappenprothese postoperativ an.
2. Bei alten Patientinnen mit Fraktur des Oberschenkelhalses sind zementfreie Hemiprothesen gleichwertig mit zementierten Hemiprothesen.
3. Bei Versagen einer Hüftkappenprothese kann diese problemlos auf eine Standardprothese gewechselt werden. Die Versagensraten der Standardprothesen steigen dadurch nicht an.
4. Die Navigation kann sowohl die Pfannenpositionierung als auch das Offset verbessern.

a) Nur Aussage 3 ist richtig.
b) Nur Aussagen 1 und 4 sind richtig.
c) Nur Aussagen 2 und 4 sind richtig.
d) Nur Aussage 4 ist richtig.

244) Ein nachgewiesener Risikofaktor für das Versagen von Hüftkappen ist nicht:

a) Der Einsatz von Implantaten mit kleinerem Durchmesser.
b) Ein hoher Metallionenspiegel im Serum.
c) Designvarianten des Implantats, wie z.B. eine weniger weit übergreifende Hüftpfanne.
d) Übergewicht.

245) Welche Aussage zur Kniegelenksendoprothetik trifft nicht zu?

a) Eine Überlegenheit von Kniegelenksimplantaten aus Zirkonoxid gegenüber Kobalt-Chrom-Implantaten konnte bisher nicht nachgewiesen werden.
b) Eine intraartikuläre Redondrainage muss verwendet werden.
c) Bei Monoschlitten ist bisher kein signifikanter Unterschied im funktionellen Ergebnis nach Verwendung einer mobilen oder einer fixierten tibialen Plattform nachgewiesen.
d) Die meisten Studien konnten keine Überlegenheit der minimalinvasiven Technik gegenüber der konventionellen Technik nachweisen.

246) Welche Aussagen zur Labordiagnostik bei periprothetischer Hüft- oder Kniegelenkinfektion treffen zu?

1. Interleukin-6 im Serum zeigt in den vorliegenden Studien eine höhere Genauigkeit als die Blutsenkungsgeschwindigkeit.
2. Eine normale Blutsenkungsgeschwindigkeit mit einem normalen C-reaktiven Protein im

Serum macht eine Infektion unwahrscheinlich.
3. Die Leukozytenzahlen im Blut haben bei der periprothetischen Infektion eine hohe Sensitivität.
4. Interleukin-6 und C-reaktives Protein haben eine signifikant höhere Genauigkeit als die Blutsenkungsgeschwindigkeit.

a) Nur Aussage 1 ist richtig.
b) Nur Aussagen 1 und 2 sind richtig.
c) Nur Aussagen 1, 2 und 4 sind richtig.
d) Alle Aussagen sind richtig.

247) **Im Sinne einer günstigen Kosten-Nutzen-Relation sollte eine weitere Infektabklärung nach Hüft- oder Knieendoprothetik erfolgen**

1. bei postoperativem Fieber über 38,5° C.
2. bei postoperativem Fieber über 39,0° C.
3. bei postoperativem Fieber über 38,5° C nach dem dritten postoperativen Tag.
4. bei postoperativem Fieber über 38,5° C an mehreren aufeinanderfolgenden Tagen.

a) Nur Aussage 2 ist richtig.
b) Nur Aussagen 3 und 4 sind richtig.
c) Nur Aussagen 2, 3 und 4 sind richtig.
d) Alle Aussagen sind richtig.

248) **Welche Aussagen zur zweizeitigen Wechseloperation bei septischer Knieprothesenlockerung treffen zu?**

1. Ein vorausgegangenes erfolgloses Debridement mit Prothesenerhalt erhöht die Reinfektionsrate nach zweizeitigem Prothesenwechsel.
2. Ein Prothesenerhalt mit Debridement und Lavage sollte immer versucht werden.
3. Eine verlängerte Antibiotikatherapie nach zweizeitigem Prothesenwechsel hat keinen Einfluss auf die Erfolgsrate.
4. Eine verlängerte Antibiotikatherapie senkt die Reinfektionsrate nach zweizeitigem septischen Knieprothesenwechsel.

a) Nur Aussagen 1 und 2 sind richtig.
b) Nur Aussagen 1 und 4 sind richtig.
c) Nur Aussagen 1 und 3 sind richtig.
d) Nur Aussagen 2 und 4 sind richtig.

249) **Eine verlängerte Gabe von COX-2-Inhibitoren über sechs Wochen nach Knie-TEP**

1. reduziert den gesamten postoperativen Narkotikabedarf.
2. führt zu einer Reduktion von Belastungs- und Ruheschmerzen.
3. verbessert die Kniegelenksbeugung.
4. führt zu einer Verbesserung von Kniegelenksfunktion und Lebensqualität.

a) Keine der Aussagen ist richtig.
b) Nur Aussage 1 ist richtig.
c) Nur Aussagen 1 und 2 sind richtig.
d) Alle Aussagen sind richtig.

250) **Welche der folgenden Aussagen zur Rehabilitation nach Hüft-TEP trifft nicht zu?**

a) Eine restriktive Nachbehandlung mit Limitation von Beugung und Aktivitäten des täglichen Lebens (z.B. Autofahren) hat keinen wesentlichen Einfluss darauf, wie früh Patienten ohne Gehstützen mobil sind.
b) Eine multimodale Schmerztherapie ist wesentliche Voraussetzung für eine effiziente Frühmobilisation.
c) Nach Hüft-TEP über einen anterolateralen Zugang sind besondere Vorkehrungen zur Luxationsprophylaxe nicht unbedingt notwendig.
d) Die Wirksamkeit einer präoperativen physiotherapeutischen Behandlung konnte bisher noch nicht ausreichend mit Daten belegt werden.

5.5 Was gibt es Neues in der Beckenchirurgie

U. CULEMANN und T. POHLEMANN

251) **Die Definition des komplexen Beckentraumas lautet?**

a) Es handelt sich um eine komplizierte Beckenverletzung.
b) Es liegt eine Beckenringfraktur mit gleichzeitiger Azetabulumfraktur vor.
c) Es besteht eine Beckenringfraktur mit gegenseitiger Hüftkopffraktur.

d) Es liegt eine Beckenringfraktur vor, komplizierend kommt eine begleitende Leber- und/oder Niereninsuffizienz im Verlauf dazu.
e) Es besteht eine Beckenringfraktur mit begleitendem peripelvinen Weichteil-/Nerven- und/oder Gefäßschaden.

252) Ein siebenjähriges Kind wird nach einem Überrolltrauma intubiert und beatmet durch den Notarzt in ihren Schockraum eingeliefert. Die zuerst angefertigte Thoraxaufnahme ist unauffällig, die Beckenübersichtsaufnahme zeigt einen vorderen Beckenringbruch ohne wesentliche Dislokation, der hintere Beckenring lässt sich aufgrund von Darmgasüberlagerungen nicht eindeutig beurteilen. Der erste Hb-Wert ist 7,9 mg %. Klinisch keine weiteren Verletzungen. Eine umgehend durchgeführte Abdomen-Sonografie ergibt keine freie Flüssigkeit. Welche Aussage ist richtig?

a) Ich brauche keine radiologische Zusatzinformationen über den hinteren Beckenring (z.B. CT), da eine operative Intervention zur Stabilisierung des hinteren Beckenringes bei Kindern nicht sinnvoll ist.
b) Ich bestelle prophylaktisch EKs, führe die Diagnostik mit konventionellem Röntgen und CT zunächst bei Kreislaufstabilität weiter, rechne aber aufgrund der elastischen Rückstellkräfte des jugendlichen Skeletts mit einer Verletzung des hinteren Beckenringes.
c) Ich kontrolliere engmaschig den Hb und betreue den Patienten auf der Intensivstation weiter.
d) Ich gehe ohne weitere Diagnostik von einer stabilen vorderen Beckenringfraktur aus und verlege den Patienten zur weiteren Therapie in die Kinderklinik des Hauses.

253) Bei den Typ-C-Verletzungen handelt es sich definitionsgemäß um

a) stabile Beckenfrakturen durch partielle Zerreißung der ventralen Bandanteile des SI-Gelenks.
b) instabile Beckenfrakturen durch partielle Zerreißung der ventralen Bandanteile des SI-Gelenks (sog. „Open book"-Verletzung).
c) partiell instabile Beckenfrakturen durch eine Zerreißung der dorsalen Bandanteile des SI-Gelenks.
d) instabile Beckenfrakturen durch z.B. die komplette Zerreißung der Bandstrukturen des SI-Gelenks.
e) instabile Beckenfrakturen durch komplette Zerreißung der vorderen Bandanteile des SI-Gelenks.

254) Eine Typ-A-Verletzung

a) sollte aufgrund ihrer partiellen dorsalen Instabilität operativ stabilisiert werden.
b) sollte operativ behandelt werden, da es sich um eine instabile Beckenringfraktur handelt.
c) kann bei nicht nachweisbarer Instabilität konservativ behandelt werden, eine operative Versorgung sollte bei ausgeprägter Dislokation von Fragmenten angestrebt werden.
d) sollte aufgrund ihrer Instabilität grundsätzlich operativ stabilisiert werden.
e) sollte ventral immer stabilisiert werden.

255) Welche Aussage zur Beckenringverletzung trifft zu?

a) Beckenringverletzungen treten bei jüngeren Patienten gehäuft in Kombination mit Hochrasanztraumata auf.
b) Bei Beckenringverletzungen ist in ca. 80 % der Fälle mit einem komplexen Beckentrauma zu rechnen.
c) Bei polytraumatisierten Patienten ist in etwa 75 % eine begleitende Beckenringverletzung vorhanden.
d) Bei Hochrasanztraumata treten immer Beckenringfrakturen auf.
e) Jüngere Patienten erleiden häufig Typ-A-Verletzungen des Beckens nach Stürzen.

256) Welche Antwort ist richtig?

a) Beckenringverletzungen vom Typ A müssen operativ versorgt werden.

b) Bei subkutaner Abscherverletzung der Weichteile handelt es sich um ein komplexes Beckentrauma.
c) Beckenringverletzungen vom Typ B müssen von ventral und dorsal stabilisiert werden.
d) Bei Vorliegen einer Beckenringfraktur Typ B reicht die operative Stabilisierung des vorderen Beckenringes aus.
e) Typ-C-Verletzungen sind immer mit einem komplexen Beckentrauma assoziiert.

257) Welche Aussage zur Mobilisation ist richtig?

a) Patienten mit Beckenringverletzungen werden für ca. vier Wochen immobilisiert und danach an UAGS mobilisiert.
b) Operativ dorsoventral versorgte Beckenringverletzungen vom Typ C erfordern eine Teilbelastung auf der verletzten Seite.
c) Komplexe Beckenringverletzungen können erst nach Abschluss der Wundheilung mobilisiert werden.

258) Welche Aussage zur Therapie der Beckenringverletzung ist falsch?

a) Bei Beckenringverletzungen vom Typ C wird eine kombinierte ventrale und dorsale Stabilisierung angestrebt.
b) Bei osteosynthetischen Versorgungen im dorsalen Beckenring werden zunehmend perkutane Verfahren mit Zugschraubenosteosynthesen bei anatomischer Reposition eingesetzt.
c) Der supraacetabuläre Fixateur externe führt zu einer Stabilisierung im hinteren Beckenring.
d) Für Symphysenverletzungen hat sich als definitive Versorgung die Plattenosteosynthese bewährt.

259) Welche Aussage trifft zu?

a) Nicht dislozierte, transiliosakrale Luxationsfrakturen brauchen nicht reponiert und stabilisiert zu werden.
b) Es werden zunehmend weniger perkutane Verfahren im dorsalen Beckenring eingesetzt.

c) Winkelstabile Implantate haben keine Bedeutung bei der Versorgung von Beckenringverletzungen.
d) SI-Verschraubungen können in Bauch- und Rückenlage durchgeführt werden.

260) Welche Aussage ist richtig: Das Behandlungskonzept der lebensbedrohlichen Beckenverletzung umfasst

a) eine Akut-Reanimationsphase mit unmittelbarer mechanischer Stabilisierung des Beckens.
b) eine erste Stabilisierungsphase mit umgehend notwendiger definitiver Stabilisierung der Beckenfraktur.
c) eine Akut-Reanimationsphase mit definitiver Versorgung der Beckenringinstabilität.
d) eine Rehabilitationsphase nach sechs bis acht Wochen, in der der Patient erstmals wieder mobilisiert werden kann.

5.6 Was gibt es Neues bei postoperativen Vigilanzstörungen/ bei der Prophylaxe des postoperativen Delirs?
K. Hager

261) Welche Aussage zur Diagnose und Kodierung des Delirs trifft zu?

a) Ein postoperatives Delir muss nicht kodiert werden, da die Kodierung nicht erlöswirksam ist.
b) F05.8 wäre eine mögliche Kodierung für das postoperative Delir.
c) Das postoperative Delir wird aufgrund der genauen Diagnosekriterien zuverlässig diagnostiziert.
d) Die Diagnose eines Delirs erfordert ein psychiatrisches Konsil.
e) Ein postoperatives Delir muss nicht kodiert werden, da die Behandlung keinen höheren Ressourcenverbrauch im Krankenhaus nach sich zieht.

CME-Fragen

262) Was ist kein Risikofaktor für ein postoperatives Delir?

a) Alter.
b) Demenz.
c) Multimorbidität.
d) Lange dauernde Operation.
e) Fehlende Angehörige.

263) Welche Aussage zur Häufigkeit des postoperativen Delirs trifft zu?

a) Alle alten Patienten machen ein postoperatives Delir durch.
b) Die Häufigkeit hängt nicht von der Art und Dauer des chirurgischen Eingriffs ab, da die heutigen Anästhesieverfahren sehr schonend sind.
c) Ein postoperatives Delir tritt in ca. 10–60 % der Fälle auf.
d) Ein Delir tritt vor allem postoperativ auf, in der Inneren Medizin kommt ein Delir im Alter praktisch nicht vor.
e) Aufgrund der Diagnosekriterien nach DSM IV kann das Delir untersucherunabhängig festgestellt werden, sodass die Angaben zur Häufigkeit des Delirs gut vergleichbar sind.

264) Welche Aussage zum postoperativen Delir trifft zu?

a) Das postoperative Delir tritt in der Regel innerhalb der ersten drei Tage nach der Operation auf.
b) Die Dauer des Delirs beträgt nur einige Stunden, bis der Patient wieder orientiert ist.
c) Die Hälfte der Delirpatienten ist auch noch einen Monat nach der Operation verwirrt.
d) Tritt ein Delir beispielsweise am sechsten Tag nach der Operation auf, dann ist der Auslöser in jedem Fall eine internistische Ursache.
e) Tritt eine operationsbedingte Komplikation auf, dann wird diese zuerst manifest, im Verlauf kann sich dann auch noch ein Delir hinzugesellen.

265) Welche Aussage zur Diagnose des Delirs trifft nicht zu?

a) Es muss eine Störung des Bewusstseins und der Aufmerksamkeit (z.B. leichte Bewusstseinsminderung bis hin zum Koma) bestehen.
b) Eine Störung der Kognition (z.B. eine Beeinträchtigung des Denkens oder der Orientiertheit) muss ebenfalls vorliegen.
c) Die Störungen haben häufig innerhalb von Stunden bis Tagen begonnen und sind im Verlauf des Tages unterschiedlich stark ausgeprägt.
d) Es muss eine medizinisch nachvollziehbare Ursache vorliegen (z.B. Operation, Infektion).
e) Die Patienten sind in der Regel unruhig, laut und sie versuchen über das Bettgitter zu klettern.

266) Welche Aussage zur Diagnose des Delirs trifft nicht zu?

a) Mit kurzen Screening-Tests kann postoperativ in jeder Schicht oder an den ersten postoperativen Tagen nach einem Delir gefahndet werden.
b) Da diese Tests vom Arzt auszuführen sind, sind sie in der Praxis leider nicht durchführbar.
c) Einer der Tests ist der CAM (Confusion Assessment Method).
d) Eine Reihe dieser Screening-Tests beinhalten eine Punkteskala und lassen so Rückschlüsse auf den Schweregrad des Delirs zu.
e) Die Screening-Tests weisen hinsichtlich der Diagnose des Delirs allerdings eine unterschiedliche Sensitivität und Spezifität auf.

267) Welche Aussage zu den Ursachen des Delirs trifft nicht zu?

a) Wenn eine Vorschädigung des Gehirns vorliegt (z.B. Demenz), dann können schon geringgradige Ursachen zu einem Delir führen.
b) Da zentral wirksame Analgetika ein Delir auslösen können, sind sie zur postoperativen Schmerztherapie nicht indiziert.
c) Starke Schmerzen können ein Delir auslösen.
d) Ortswechsel, beispielsweise von der operativen Intensivstation auf die Normalstation können einen kurzzeitigen Verwirrtheitszustand verursachen.

e) Bei einem erst nach mehreren Tagen postoperativ aufgetretenen Delir muss über die Operation hinaus nach körperlichen Ursachen (z.B. Infektion, Medikamente) gefahndet werden.

268) Welche Aussage zur Prognose von Delirpatienten ist nicht richtig?

a) Die Prognose hinsichtlich der Krankenhaussterblichkeit ist beim postoperativen Delir schlechter.
b) Die Verweildauer auf der Intensivstation sowie im Krankenhaus ist bei Patienten mit einem postoperativen Delir länger.
c) Die Verweildauer von Delirpatienten im Krankenhaus ist kürzer, da die Patienten wegen der schlechteren Prognose schneller in ein Pflegeheim oder in die Geriatrie verlegt werden.
d) Die Behandlungskosten im Krankenhaus sind für Delirpatienten im Mittel höher.
e) Bei einem Delirpatienten ist die Selbstständigkeit geringer und funktionelle Defizite sind höher als bei einem nicht deliranten Patienten.

269) Welche Aussage zur Therapie des postoperativen Delirs trifft zu?

a) Ein postoperatives Delir kann medikamentös nicht beeinflusst werden.
b) Standardtherapie ist die Bauchgurtfixierung, damit der Patient sich nicht verletzt (z.B. durch Stürze).
c) Wirksam ist wahrscheinlich eine multifaktorielle Intervention mit Mobilisierung, Aktivierung, Ausgleich von Elektrolyt- bzw. Stoffwechselstörungen und anderen Faktoren.
d) Eine Frühdiagnostik ist nicht notwendig, da es ohnehin keine wirksamen Therapiemaßnahmen gibt.
e) Die Diagnostik und Therapie des Delirs ist eine pflegerische Aufgabe.

270) Welche Aussage zur medikamentösen Therapie des postoperativen Delirs trifft nicht zu?

a) Bei einem hypoaktiven Delir sind die sedierenden Medikamente zu reduzieren und abzusetzen.
b) Bei einem leichten hyperaktiven Delir genügt es nicht selten, durch supportive Maßnahmen wie die Mobilisierung tagsüber die Orientierung wiederherzustellen.
c) Eine leichte Desorientiertheit ohne Selbst- und Fremdgefährdung muss nicht zwangsläufig medikamentös behandelt werden.
d) Bei einem hyperaktiven Delir mit starker Unruhe und Selbstgefährdung können Neuroleptika indiziert sein.
e) Die Dosierung der Neuroleptika bei einem hyperaktiven Delir muss hochdosiert im Dosisbereich der Behandlung von Psychosen durchgeführt werden, um einen Effekt zu erzielen.

6.1 Was gibt es Neues in der Plastischen Chirurgie?

O. Bleiziffer, U. Kneser und R.E. Horch

271) Folgende Aussage trifft zu:

a) Studien mit besonders hohem Evidenzlevel sind in der Plastischen Chirurgie nicht von besonderer Relevanz.
b) Die Anzahl an Studien mit Evidenzlevel I hat in plastisch-chirurgischen Journalen im Lauf der letzten Jahre zugenommen.
c) Die Untersuchung von Effizienz und Kosten der jeweiligen Therapieverfahren war in Level-I-Studien ganz überwiegend die untersuchte Zielgröße.
d) Die Verblindung von Therapieverfahren ist in plastisch-chirurgischen Studien besonders einfach durchführbar.

272) **Die autologe Fett-Transplantation (Lipotransfer)**

1. kann eine Therapieoption zur Korrektur von Deformitäten nach brusterhaltender Therapie nach Mammakarzinom darstellen.
2. geht im Allgemeinen mit einem Überleben aller transplantierten Zellen und ohne Auftreten von Liponekrosen einher.
3. nach brusterhaltender Therapie kann zu Veränderungen im Mammografiebefund führen.
4. mittels Stammzellvorläufen von Adipozyten (ASC) wird bereits in klinischen Studien getestet.

a) Alle Aussagen sind richtig.
b) Nur Aussagen 1 und 4 sind richtig.
c) Nur Aussagen 1, 2 und 3 sind richtig.
d) Nur Aussagen 1, 3 und 4 sind richtig.

273) **ASC und Präadipozyten**

a) sind hinsichtlich ihres Potenzials zur malignen Entartung nach Transplantation gut charakterisiert und mit großer Sicherheit unbedenklich.
b) können nicht nur die Regeneration von Fettgewebe sondern auch die Angiogenese fördern.
c) zeigen gegenüber Hypoxie und Gewebeischämie geringere Toleranz als differenzierte Fettzellen.
d) sind in den Fettkompartimenten im Körper gleichmäßig verteilt und zeigen keine Präferenz hinsichtlich anatomischer Strukturen und Körperregionen.

274) **Nach mikrochirurgisch freiem Gewebetransfer**

a) nimmt die Blutflussgeschwindigkeit in den ersten Tagen postoperativ in der anastomosierten Arterie zu, in der Vene ab.
b) nimmt die Blutflussgeschwindigkeit in den ersten Tagen postoperativ in der anastomosierten Arterie ab, in der Vene zu.
c) nimmt die Blutflussgeschwindigkeit in den ersten Tagen postoperativ in beiden anastomosierten Gefäßen ab.
d) nimmt die Blutflussgeschwindigkeit in den ersten Tagen postoperativ in beiden anastomosierten Gefäßen zu.

275) **Bei freien Lappenplastiken**

1. ist die Durchführung einer zusätzlichen venösen Anastomose generell vorteilhaft.
2. kann durch den Einsatz des Laser-Doppler Flowmeters (O2C) intra-und postoperativ Aufschluss über die Blutflussgeschwindigkeit im Bereich der Lappenplastik gewonnen werden.
3. ist das postoperative Monitoring durch klinische Beobachtung allein nicht mehr zu empfehlen und obsolet.
4. ist ein Revisionseingriff zur Revision der arteriellen und/oder venösen Anastomose selten erfolgreich und deshalb nur in Ausnahmefällen indiziert.

a) Alle Aussagen sind richtig.
b) Keine Aussage ist richtig.
c) Nur Aussagen 3 und 4 sind richtig.
d) Nur Aussage 2 ist richtig.

276) **Mit dem Laser-Doppler Flowmeter**

a) kann auch die Tiefe bei Verbrennungen zuverlässig abgeschätzt werden.
b) können Hämoglobin- und Sauerstoffgehalt im Gewebe nicht bestimmt werden.
c) kann intraoperativ die Gewebedurchblutung eingeschätzt werden, sodass die klinische Einschätzung des Operateurs zweitrangig wird.
d) liegt eine Untersuchungsmethode vor, die vor allem aufgrund ihrer Unabhängigkeit von der Erfahrung des Untersuchers besonders geeignet ist.

277) **In der rekonstruktiven Mikrochirurgie**

1. spielen ästhetische Erwägungen bei der Wahl der Lappenplastik zur Defektdeckung keine Rolle.
2. ist die Defektdeckung mit lokal gestielten Perforatorlappenplastiken ausgewählten Körperregionen vorbehalten, da die gewebeversorgenden Perforans-Gefäße nur in geringer Zahl und bevorzugt in wenigen Körperregionen vorkommen.

3. haben sich Perforator-Lappenplastiken in jüngster Zeit vor allem auch wegen der geringen Hebemorbidität und überlegener ästhetischer Ergebnisse etabliert.
4. sind gestielte Perforator-Lappenplastiken hinsichtlich des Lappendesigns besonders flexibel und auch für große Defekte geeignet.

a) Nur Aussagen 1 und 4 sind richtig.
b) Nur Aussagen 2 und 3 sind richtig.
c) Nur Aussagen 3 und 4 sind richtig.
d) Alle Aussagen sind richtig.

278) In der rekonstruktiven Mammachirurgie

a) ist die Hebemorbidität nach Hebung eines abdominellen Lappens zur Brustrekonstruktion unabhängig von einer muskelschonenden Präparationstechnik.
b) ist das Auftreten venöser Abflussstörungen der Lappenplastik bei bestimmten venösen Gefäßkonfigurationen signifikant häufiger.
c) kann durch präoperative Bildgebung mittels Angio-MRT nur unzureichend Aufschluss über den venösen Abfluss der Bauchdecke gewonnen werden.
d) ist bei der präoperativen Bildgebung der Bauchdecke die CT-Angiografie der MRT-Angiografie unterlegen.

279) Die Hebemorbidität nach Entnahme eines abdominellen Lappens zur Brustrekonstruktion

1. kann durch Einlage eines Netzes beim Bauchdeckenverschluss verringert werden.
2. ist auch bei schonendster Entnahmetechnik immer größer als bei einer konventionellen Abdominoplastik.
3. hat den Unterbauch als Entnahmestelle in jüngster Zeit deutlich in den Hintergrund treten lassen.
4. zeigt nach gegenwärtiger Studienlage keinen Unterschied zwischen Entnahme eines Perforatorlappens (DIEP) verglichen mit einem muskelsparenden (ms-2) TRAM-Lappen.

a) Keine Aussage ist richtig.
b) Nur Aussagen 2 und 3 sind richtig.
c) Nur Aussagen 1 und 4 sind richtig.
d) Nur Aussagen 1, 2 und 4 sind richtig.

280) Folgende Aussage trifft zu:

a) Die Beigabe von Lokalanästhetika hat keinen wesentlichen Einfluss auf Überleben und Differenzierungsverhalten von Präadipozyten bei Liposuktion.
b) Bei Defektdeckungen mit Lappenplastik im Fersenbereich ist die Wahl der Lappenplastik im Hinblick auf das spätere ästhetische Ergebnis und die Möglichkeit der Schuhversorgung nicht von Bedeutung.
c) Bei Defektdeckungen im Bereich von Handgelenk und Handrücken haben sich hinsichtlich ästhetischem Outcome und Nowendigkeit von Korrektureingriffen Faszienlappen gegenüber fasziokutanen Lappen als überlegen erwiesen.
d) Das Konzept der Free-style Lappenplastiken geprägt von Wei und Mardini verliert in der modernen Mikrochirurgie an Bedeutung, weil deren Blutversorgung oft auf nicht namentlich definierten und nicht präzise lokalisierbaren Perforansblutgefäßen beruht.

6.2 Was gibt es Neues in der Verbrennungsmedizin?
H.-O. Rennekampff

281) Das zusätzliche Inhalationstrauma bei einem brandverletzten Patienten

a) erhöht die Letalität signifikant.
b) hat keinen Einfluss auf die Letalität.
c) hat nur einen geringen Einfluss auf die Letalität.
d) hat nur bei älteren Patienten (> 60 Jahre) eine prognostische Bedeutung.
e) ist nur bei vorbestehender COPD von signifikanter prognostischer Bedeutung hinsichtlich der Letalität.

282) Der „revised Bauxindex" stellt die Summe aus welchen der folgenden Parametern dar.

1. Alter.
2. Größe des Patienten.
3. BMI.

4. Inhalationstrauma.
5. Verbrannte Körperoberfläche.

a) Nur Aussagen 1 und 2 sind richtig.
b) Nur Aussagen 1, 3 und 4 sind richtig.
c) Nur Aussagen 1, 3, 4 und 5 sind richtig.
d) Nur Aussagen 1, 4 und 5 sind richtig
e) Nur Aussagen 2, 4 und 5 sind richtig.

283) Welche Aussage hinsichtlich der Schmerzmedikation bei der initialen Aufnahme des brandverletzten Patienten ist richtig?

a) Die notwendige Volumengabe zur Kreislaufstabilisierung korreliert positiv mit der Menge an gegebenen Opioiden.
b) Eine Schmerzmittelgabe ist bei brandverletzten Patienten in der initialen Phase kontraindiziert.
c) Es besteht kein Zusammenhang zwischen der Gabe an Opioiden und der Volumengabe.
d) Die Opioidgabe senkt die zur Kreislaufstabilisierung notwendige Volumengabe signifikant.
e) Der Zusammenhang zwischen Schmerzmedikation und Volumengabe ist noch nicht untersucht worden.

284) Für welche der folgenden immunnutritiven Substanzen besteht eine evidenz-basierte Empfehlung zur Gabe beim brandverletzten Patienten?

1. Arginin.
2. Glutamin.
3. RNA Nucleotide.
4. Omega-3-Fettsäuren.

a) Nur Aussagen 1 und 2 sind richtig.
b) Nur Aussage 2 ist richtig.
c) Nur Aussagen 2 und 3 sind richtig.
d) Nur Aussagen 1 und 4 sind richtig.
e) Nur Aussagen 1, 2 und 4 sind richtig.

285) Bei der Bestimmung der Verbrennungstiefe hat welche der folgenden Methoden aufgrund ihrer hohen Akkurarität einen zusätzlichen Nutzen neben der der klinischen Einschätzung?

a) Messung des transepidermalen Wasserverlustes.
b) Laserdoppler-Untersuchung der dermalen Durchblutung.
c) Messung der Oberflächenrauhigkeit.
d) Messung der Viskoelastizität der Haut.
e) Messung der Pigmentierung.

286) Durch welche Substanzen kann die Reepithelisierung verbessert werden?

1. Humanes rekombinantes GM-CSF.
2. Silikonöl.
3. Indoleamin 2,3-dioxygenase.
4. Gabapentin.
5. Stoßwellentherapie.

a) Nur Aussagen 1 und 2 sind richtig.
b) Nur Aussagen 2 und 5 sind richtig.
c) Nur Aussage 1 ist richtig.
d) Nur Aussagen 1 und 5 sind richtig.
e) Alle Aussagen sind richtig.

287) Welche der folgenden Probleme treten in der Nachbehandlung von brandverletzten Patienten häufig auf?

1. Juckreiz.
2. Hypertrophe Narbenbildung.
3. Schmerzen in den ehemals brandverletzten Arealen.
4. Schwindel.
5. Posttraumatische Belastungsstörung.

a) Nur Aussagen 1 und 2 sind richtig.
b) Nur Aussagen 1, 2 und 5 sind richtig.
c) Nur Aussage 1 ist richtig.
d) Nur Aussagen 1, 2, 3 und 5 sind richtig.
e) Alle Aussagen sind richtig.

288) Welche der folgenden Therapien ist die initiale Standardtherapie in der Nachbehandlung von hypertrophen Narben?

a) Softlaser-Behandlung.
b) Kompressionskleidung.

c) Tägliche Cortisoninjektionen in die hypertrophen Narbenareale.
d) CO$_2$-Laserbehandlung.
e) Akupunktur.

289) Welche der folgenden Materialien werden als dermaler Ersatz in der chirurgischen Therapie von Verbrennungswunden eingesetzt?

1. Integra (eine Glycosaminoglycanmatrix).
2. Matriderm (eine Collagen-/Elastinmatrix).
3. Surgiwrap (ein Poly L-lactid-co-D, L-lactid).
4. Biobrane (ein Nylon-Collagengewirk).

a) Nur Aussagen 1 und 2 sind richtig.
b) Nur Aussagen 1, 2 und 3 sind richtig.
c) Nur Aussage 1 ist richtig.
d) Nur Aussage 2 ist richtig.
e) Alle Aussagen sind richtig.

290) Welches der folgenden Medikamente, das nicht zu der Gruppe der Antihistaminika gehört, kann zur systemischen Therapie des Juckreizes bei brandverletzten Patienten eingesetzt werden?

a) Chlorphenoxamin.
b) Hydroxyzin (Atarax®).
c) Gabapentin.
d) Cyproheptadin (Peritol®).
e) Predinisolon (Decortin H®).

6.3 Was gibt es Neues in der Ästhetischen Chirurgie?
G. Germann, D. Takas und M. Reichenberger

Keine CME-Fragen zu diesem Kapitel.

7.1 Was gibt es Neues aus der Intensivmedizin?
W.H. Hartl

291) Eine intensive Insulintherapie ist bei Patienten im septischen Schock, die gleichzeitig mit Hydrokortison therapiert werden, besonders vorteilhaft (1), weil unter Hydrokortisontherapie besonders häufig ausgeprägte Hyperglykämien zu erwarten sind (2).

a) Aussage 1 ist richtig, Verknüpfung ist richtig, Aussage 2 ist richtig.
b) Aussage 1 ist richtig, Aussage 2 ist falsch.
c) Aussage 1 ist falsch, Aussage 2 ist richtig.
d) Aussage 1 ist richtig, Verknüpfung ist falsch, Aussage 2 ist richtig.
e) Aussage 1 ist falsch, Aussage 2 ist falsch.

292) Der Einsatz einer selektiven Darmdekontamination kann die Zahl der Patienten, die ein Mehrfachorganversagen entwickeln, verringern (1), weil die selektive Darmdekontamination die Häufigkeit mutliresistenter Keime im Intestinaltrakt deutlich erhöht (2).

a) Aussage 1 ist richtig, Verknüpfung ist richtig, Aussage 2 ist richtig.
b) Aussage 1 ist richtig, Aussage 2 ist falsch.
c) Aussage 1 ist falsch, Aussage 2 ist richtig.
d) Aussage 1 ist richtig, Verknüpfung ist falsch, Aussage 2 ist richtig.
e) Aussage 1 ist falsch, Aussage 2 ist falsch.

293) Folgende Parameter sind zur Therapiesteuerung im Rahmen der Schocktherapie geeignet:

1. Arterieller Blutdruck.
2. Herzfrequenz.
3. Urinproduktion.
4. Laktatkonzentration.
5. Zentralvenöse Sauerstoffsättigung.

a) Alle Aussagen sind richtig.
b) Aussagen 1, 2 und 3 sind richtig.
c) Aussagen 1, 2, 3 und 4 sind richtig.

d) Aussagen 4 und 5 sind richtig.
e) Aussagen 1, 4 und 5 sind richtig.

294) Im Rahmen der Schocktherapie ist eine Vasokonstriktorentherapie mit Dopamin der Therapie mit Noradrenalin überlegen (1), weil unter Dopamintherapie signifikant weniger Rhythmusstörungen auftreten (2).

a) Aussage 1 ist richtig, Verknüpfung ist richtig, Aussage 2 ist richtig.
b) Aussage 1 ist richtig, Aussage 2 ist falsch.
c) Aussage 1 ist falsch, Aussage 2 ist richtig.
d) Aussage 1 ist richtig, Verknüpfung ist falsch, Aussage 2 ist richtig.
e) Aussage 1 ist falsch, Aussage 2 ist falsch.

295) Ab welchem Grad der Lungenfunktionseinschränkung (arterieller Sauerstoffpartialdruck PaO_2/inspiratorische Sauerstofffraktion FiO_2) sind klinisch vorteilhafte Auswirkungen einer Lagerung des Patienten in Bauchlage zu erwarten?

a) $PaO_2/FiO_2 < 250$.
b) $PaO_2/FiO_2 < 200$.
c) $PaO_2/FiO_2 < 150$.
d) $PaO_2/FiO_2 < 100$.
e) $PaO_2/FiO_2 < 50$.

296) Bei Patienten mit zu erwartender längerfristiger Beatmungspflichtigkeit ist eine frühzeitige Tracheotomie anzustreben (1), weil dadurch die Rate an beatmungsassoziierten Pneumonien signifikant gesenkt werden kann (2).

a) Aussage 1 ist richtig, Verknüpfung ist richtig, Aussage 2 ist richtig.
b) Aussage 1 ist richtig, Aussage 2 ist falsch.
c) Aussage 1 ist falsch, Aussage 2 ist richtig.
d) Aussage 1 ist richtig, Verknüpfung ist falsch, Aussage 2 ist richtig.
e) Aussage 1 ist falsch, Aussage 2 ist falsch.

297) Welche therapeutischen Maßnahmen sind geeignet, bei Patienten nach Polytrauma, die ein hohes Blutungsrisiko aufweisen, dieses zu verringern:

1. Normalisierung des Quick-Wertes.
2. Normalisierung der Fibrinogen-Konzentration.
3. Normalisierung der Hämoglobin-Konzentration.
4. Verabreichung von Hydrokortison.
5. Verabreichung von Tranexamsäure.

a) Nur Aussagen 1 und 5 sind richtig.
b) Nur Aussage 1 ist richtig.
c) Nur Aussagen 1 und 2 sind richtig.
d) Nur Aussagen 3, 4 und 5 sind richtig.
e) Nur Aussagen 1, 2 und 5 sind richtig.

298) Bei akuter respiratorischer Insuffizienz kann eine invasive Beatmung unter Verwendung hoher positiver end-expiratorischer Drücke die Letalität senken (1), weil dadurch der Alveolarkollaps am Ende der Exspiration verringert wird (2).

a) Aussage 1 ist richtig, Verknüpfung ist richtig, Aussage 2 ist richtig.
b) Aussage 1 ist richtig, Aussage 2 ist falsch.
c) Aussage 1 ist falsch, Aussage 2 ist richtig.
d) Aussage 1 ist richtig, Verknüpfung ist falsch, Aussage 2 ist richtig.
e) Aussage 1 ist falsch, Aussage 2 ist falsch.

299) Um welchen Faktor erhöht eine schwere Sepsis nach erfolgreicher Akuttherapie die Wahrscheinlichkeit für mäßige bis schwere kognitive Störungen im Langzeitverlauf?

1. 0.
2. Etwa 1.
3. Etwa 2.
4. Etwa 3.
5. Etwa 4.

a) Alle Aussagen sind falsch.
b) Nur Aussage 1 ist richtig.
c) Nur Aussage 2 ist richtig.
d) Nur Aussage 3 ist richtig.
e) Nur Aussage 4 ist richtig.

300) Die Notwendigkeit einer mechanischen Beatmung während der Intensivtherapie ist bei überlebenden Patienten ohne Auswirkung auf die Langzeitprognose (1), weil bei bestehender Indikation für eine mechanische Beatmung die meisten Patienten ohne eine derartige Therapie in der Regel versterben würden (2).

a) Aussage 1 ist richtig, Verknüpfung ist richtig, Aussage 2 ist richtig.
b) Aussage 1 ist richtig, Aussage 2 ist falsch.
c) Aussage 1 ist falsch, Aussage 2 ist richtig.
d) Aussage 1 ist richtig, Verknüpfung ist falsch, Aussage 2 ist richtig.
e) Aussage 1 ist falsch, Aussage 2 ist falsch.

7.2 Was gibt es Neues in der Volumenersatztherapie?
C.S. Hartog, M. Bauer und K. Reinhart

301) Kolloidale Volumenersatzlösungen sind für Patienten besser als kristalloide Lösungen, weil sie

1. das Überleben verbessern.
2. zu weniger Ödembildung führen.
3. mit erheblich geringerer Volumenbelastung verbunden sind.
4. den stationären Aufenthalt verkürzen.

a) Nur Aussage 2 ist richtig.
b) Nur Aussagen 1, 3 und 4 sind richtig.
c) Nur Aussagen 1 und 4 sind richtig.
d) Keine Aussage ist richtig.

302) Volumentherapie nur mit Kristalloiden ist

1. ebenso effektiv wie mit Kolloiden.
2. ebenso sicher wie mit Kolloiden.
3. billiger als mit Kolloiden.
4. bei Tausenden von Intensivpatienten als effektiv und sicher erwiesen.

a) Nur Aussage 1 ist richtig.
b) Alle Aussagen sind richtig.
c) Nur Aussagen 1, 3 und 4 sind richtig.
d) Keine Aussage ist richtig.

303) Synthetische Kolloide Hydoxyäthylstärke (HES), Gelatine oder Dextran

1. haben ein ähnliches Risikoprofil.
2. sind ebenso sicher wie Humanalbumin.
3. unterscheiden sich hinsichtlich ihrer Effektivität.
4. können zu Nierenversagen und Störungen der Blutgerinnung führen.

a) Nur Aussage 1 ist richtig.
b) Nur Aussagen 1 und 4 sind richtig.
c) Alle Aussagen sind richtig.
d) Nur Aussage 4 ist richtig.

304) Humanalbumin

1. verschlechtert das Überleben von Patienten mit traumatisch bedingten Hirnverletzungen.
2. verbessert möglicherweise das Überleben von Patienten mit Sepsis.
3. sollte zur Erhöhung des kolloid-onkotischen Drucks verabreicht werden.
4. verringert die Anzahl von Organversagen im Vergleich zu Kristalloiden.

a) Alle Aussagen sind richtig.
b) Nur Aussagen 1 und 2 sind richtig.
c) Nur Aussage 3 ist richtig.
d) Nur Aussage 4 ist richtig.

305) Hydroxyäthylstärke (HES) ist das beste Kolloid, denn

1. es ist ebenso sicher wie Humanalbumin, kostet aber weniger.
2. es hat zusätzliche, positive Effekte auf die Inflammationsreaktion.
3. es dichtet das Kapillarleck ab.
4. es verbessert die Mikrozirkulation.

a) Keine Aussage ist richtig.
b) Nur Aussagen 1, 2 und 4 sind richtig.
c) Nur Aussagen 2 und 4 sind richtig.
d) Nur Aussage 1 ist richtig.

306) Das Risiko der Ödembildung kann am besten verhindert werden durch

1. bevorzugte Anwendung von Kolloiden.
2. bevorzugte Anwendung von Kristalloiden.

3. eine ausgewogene Mischung von Kristalloiden und Kolloiden.
4. kurzzeitig aggressive Volumentherapie.

a) Nur Aussage 4 ist richtig.
b) Nur Aussage 1 ist richtig.
c) Keine Aussage ist richtig.
d) Nur Aussagen 1 und 4 sind richtig.

307) Welche Aussage ist falsch?

1. Wenn Tageshöchstdosen beachtet werden, lassen sich Komplikationen durch HES vermeiden.
2. Neue HES-Lösungen der dritten Generation sind nachgewiesenermaßen sicherer als ältere.
3. Gelatinelösungen führen nicht zu Nierenversagen.
4. Gelatinelösungen haben ein geringeres Risiko für Blutungskomplikationen.

a) Nur Aussage 1 ist falsch.
b) Nur Aussagen 2 und 4 sind falsch.
c) Nur Aussagen 2 und 3 sind falsch.
d) Alle Aussagen sind falsch.

308) Kristalloide müssen zur gleichermaßen erfolgreichen Volumentherapie in welchem Verhältnis zur Kolloidmenge eingesetzt werden?

a) Im Verhältnis 4 zu 1, bei kapillärem Leak sogar mehr.
b) Man braucht weniger Kristalloid- als Kolloidmengen.
c) Im Verhältnis 2–3 zu 1.
d) Im Verhältnis von weniger als 2 zu 1.

309) Welche Aussage ist falsch?

1. HES ist das weltweit am meisten eingesetzte Kolloid.
2. Die Wahl von Volumenersatzmitteln wird oft durch Glauben und Gewohnheit gesteuert.
3. Bei Kindern konnte bisher nicht gezeigt werden, dass HES effektiver ist als Kristalloide.
4. Kolloide führen zu einer kurzfristigen Plasmaexpansion, die vorübergehend ist.
5. Sichere HES-Dosierungen sind nicht bekannt.

a) Nur Aussage 1 ist falsch.
b) Keine Aussage ist falsch.
c) Nur Aussage 2 ist falsch.
d) Nur Aussagen 1, 2 und 5 sind falsch.

310) Entsteht für Patienten ein Nachteil, wenn sie keine Kolloide bekommen?

1. Nein, denn mit Kristalloiden erhalten sie eine ebenso effektive Volumentherapie mit geringerem Risiko für Nebenwirkungen.
2. Nein, denn sie können mehr Volumen erhalten.
3. Nein, denn bei Patienten mit Schädelhirntrauma sind Kolloide nicht angezeigt.
4. Ja, sie benötigen längere Zeit bis zur hämodynamischen Stabilisierung.

a) Nur Aussagen 2, 3 und 4 sind richtig.
b) Nur Aussage 3 ist richtig.
c) Nur Aussagen 1 und 3 sind richtig.
d) Nur Aussagen 3 und 4 sind richtig.

7.3 Was gibt es Neues in der Wundbehandlung?

M.A. Küper, A. Königsrainer und S. Beckert

311) Was ist die sogenannte „Wund-Chemotherapie"?

a) Eine Vakuum-Therapie wird mit der Instillation z.B. antibiotischer Substanzen in die Wunde kombiniert.
b) Eine systemische zytotoxische Therapie mit der Intention, chronische Wunden zu therapieren.
c) Die lokale Applikation zytotoxischer Substanzen in die Wunde.
d) Die alleinige Instillation lokal antiseptischer Substanzen in die Wunde.

312) Welcher Test hat die höchste Sensitivität bezüglich der Detektion einer Osteomyelitis?

a) Das native Röntgenbild in zwei Ebenen.
b) Die Bestimmung von Leukozytenzahl und CRP-Spiegel im Serum.

c) Klinische Infektzeichen wie Rötung, Schwellung, Schmerzen.
d) Der „probe-to-bone"-Test.

313) **Wer sollte Patienten mit einem infizierten diabetischen Fußulcus behandeln?**

a) Der Allgemeinchirurg mit einem Diabetologen.
b) Der Gefäßchirurg mit einem Mikrobiologen.
c) Ein multidisziplinäres Team.
d) Der Diabetologe zusammen mit einem Mikrobiologen.

314) **Was gehört nicht zur Behandlung von infizierten plantaren diabetischen Ulzera im Mittelfußbereich?**

a) Antibiogrammgerechte antibiotische Therapie.
b) Zweizeitige Rekonstruktion und Stabilisierung des Mittelfußes.
c) Möglichst aggressives chirurgisches Debridement.
d) Initiale absolute Ruhigstellung.

315) **Was entscheidet, ob bei einem infizierten Ulcus im Rückfußbereich die Extremität erhalten werden kann?**

a) Die Tiefe des Ulcus, bzw. ob eine begleitende Osteomyelitis vorliegt.
b) Eine ausreichende Durchblutung, bzw. ob eine Rekanalisierung möglich ist.
c) Ob eine Besiedelung mit multiresistenten Keimen vorliegt.
d) Die Fläche des Ulcus.

316) **Was ist nicht essenziell bei der Behandlung chronischer Wunden?**

a) Eine antibiotische Therapie sämtlicher Wunden.
b) Eine ausreichende Durchblutung.
c) Eine adäquate Druckentlastung.
d) Serielle chirurgische Debridements.

317) **Welche Aussage zur hyperbaren Sauerstofftherapie (HBOT) trifft nicht zu?**

a) Die HBOT ist eine zeit- und kostenaufwändige Therapie.
b) Die HBOT führt zu einer Verbesserung der Abheilung diabetischer Fußulzera.
c) Der Zehenblutdruck ist ein positiver Prädiktor für eine erfolgreiche HBOT.
d) Die HBOT ist eine risikoarme Therapie.

318) **Welche Aussage zur Druckentlastung bei diabetischem Fußsyndrom ist nicht richtig?**

a) Der „total-contact-cast" (TCC) ist Goldstandard in der Druckentlastung plantarer Ulzera.
b) Abnehmbare Systeme sind mit einer erhöhten Lebensqualität verbunden.
c) Bei adäquater Druckentlastung heilen chronische Plantarulzera zu etwa 90 % innerhalb von 2 Monaten ab.
d) Die Druckentlastung mittels TCC ist insbesondere bei Ulzera im Mittelfuß bei Charcot-Arthropathie indiziert.

319) **Welche Aussage zur Kompressionstherapie beim venösen Ulcusleiden ist richtig?**

a) Eine Kompressionstherapie ist essenziell für die Rezidiv-Prophylaxe.
b) Hohe Kompressionsdrücke führen zu einer verbesserten Compliance der Patienten.
c) Kompressionsstrümpfe sind der Kompressionswickelung deutlich überlegen.
d) Ein hoher Kompressionsdruck ist essenziell zur Bekämpfung der Schmerzen.

320) **Thymosin beta 4 (Tβ4)**

a) beschleunigt nachgewiesenermaßen die Heilung venöser Ulzera.
b) hat bisher keinen nachgewiesenen Effekt auf die Heilung venöser Ulzera.
c) hat einen positiven Effekt in der Heilung normaler Wunden.
d) ist ein etabliertes Verfahren in der Behandlung chronischer Wunden.

CME-Fragen

7.4 Was gibt es Neues in der postoperativen Schmerztherapie?

M. Dietz und D. Irnich

321) Welche Aussagen zu den Auswirkungen von akuten Schmerzen sind richtig?

1. Akute Schmerzen führen zu einer Verminderung der Darmperistaltik.
2. Durch die Aktivierung des sympathischen Nervensystems kommt es zu einer Verminderung des myokardialen Sauerstoffverbrauchs.
3. Akute Schmerzen können unbehandelt in chronische Schmerzen übergehen.
4. Akute Schmerzen prädisponieren für eine anabole Stoffwechsellage.
5. Akute Schmerzen stimulieren den Parasympathikus.

a) Alle Aussagen sind richtig.
b) Nur Aussagen 1 und 3 sind richtig.
c) Nur Aussagen 1, 2 und 3 sind richtig.
d) Nur Aussagen 2, 3 und 4 sind richtig.
e) Keine Aussage ist richtig.

322) Welche Aussagen zur Schmerzmessung sind falsch?

1. Die Schmerzmessung erfolgt regelmäßig.
2. Die Einschätzung der Schmerzstärke sollte durch den Patienten selbst erfolgen.
3. Die Schmerzmessung erfolgt bei Kindern bis zum 6. Lebensjahr durch Fremdbeurteilung.
4. Die Schmerzmessung ist sowohl unter ambulanten als auch stationären Bedingungen möglich. Die Schmerzmessung ist auch bei schwachen Schmerzen sinnvoll.
5. Die Schmerzmessung erfolgt anhand objektiver Schmerzskalen.

a) Alle Aussagen sind falsch.
b) Nur Aussagen 3 und 5 sind falsch.
c) Nur Aussagen 4 und 5 sind falsch.
d) Nur Aussagen 3 und 4 sind falsch.
e) Keine Aussage ist falsch.

323) Welche Aussage zu Nichtopioidanalgetika trifft zu?

a) Diclofenac sollte nur bei Knochenschmerzen angewendet werden.
b) Paracetamol sollte bei Alkoholanamnese als Mittel der 1. Wahl angewendet werden.
c) Metamizol ist ein potentes Analgetikum mit spasmolytischer Komponente.
d) Eine Kombination von Nichtopiaten ist niemals sinnvoll.

324) Welche Erkrankung ist <u>keine</u> Kontraindikation für Paracetamol?

a) Glucose-6-Phosphat-Dehydrogenase-Mangel.
b) Alkoholabusus.
c) Leberinsuffizienz.
d) Magen-Darm-Ulzera.

325) Welche Aussage zu Opioiden trifft zu?

1. Tapentadol ist ein starker µ-Agonist.
2. Eine mögliche Nebenwirkung von Opioiden ist Obstipation.
3. Die Potenz von Morphin wird als Referenzwert zur Klassifizierung der Opioide genutzt.
4. Als Antagonist von Opioiden wird Naloxon verwandt.
5. Opioide können schon bei der ersten Gabe zu Übelkeit und Erbrechen führen.

a) Nur Aussage 2 ist richtig.
b) Nur Aussage 4 ist richtig.
c) Nur Aussagen 2 und 4 sind richtig.
d) Nur Aussagen 2, 3, 4 und 5 sind richtig.
e) Alle Aussagen sind richtig.

326) Welche Maßnahmen erscheinen Ihnen bei opioidbedingter Übelkeit als sinnvoll?

1. Antiemetika.
2. Optimierung der Nichtopioidanalgetikatherapie.
3. Opioidwechsel.
4. Akupunktur.
5. Sofortiges Absetzen aller Opioide.

a) Nur Aussage 5 ist richtig.
b) Nur Aussage 3 ist richtig.
c) Nur Aussagen 2, 3 und 5 sind richtig.

d) Nur Aussagen 1, 2, 3 und 4 sind richtig.
e) Alle Aussagen sind richtig.

327) Besonders zurückhaltend bei der Verabreichung von starken Opioiden sollte man bei folgenden Patienten sein:

1. Kindern unter sechs Jahren.
2. Fremdsprachigen Patienten.
3. Patienten, die nicht adäquat überwacht werden können.
4. Alten Menschen.
5. Patienten mit abdominellen Schmerzen.

a) Nur Aussage 1 ist richtig.
b) Nur Aussage 3 ist richtig.
c) Nur Aussage 4 ist richtig.
d) Nur Aussagen 3 und 4 sind richtig.
e) Nur Aussagen 1, 3 und 5 sind richtig.

328) Welche Aussage zur Kombinationstherapie bei akuten Schmerzen ist falsch?

1. Eine Basisanalgesie mit Nichtopioidanalgetika kann den Opioidbedarf reduzieren.
2. Zur Verminderung von Nebenwirkungen sollten Opioide titriert verabreicht werden.
3. Die Kombination von einem Nichtopioid mit einem Opioid ist bei starken Schmerzen sinnvoll.
4. Bei persistierenden Schmerzen können starke und schwache Opioide kombiniert werden.
5. TENS kann zusätzlich zur medikamentösen Schmerztherapie verabreicht werden.

a) Keine Aussage ist falsch.
b) Nur Aussage 4 ist falsch.
c) Nur Aussage 5 ist falsch.
d) Nur Aussagen 2 und 5 sind falsch.
e) Nur Aussagen 4 und 5 sind falsch.
f) Nur Aussagen 3, 4 und 5 sind falsch.

329) Welche Aussagen zu Regionalanalgesieverfahren sind falsch?

1. Die postoperative Stressreaktion wird abgeschwächt.
2. Die Parasympathikolyse führt zu einer verbesserten Gewebeperfusion.
3. Sie ermöglichen eine effektive Analgesie bei Bewegung.
4. Die Mobilisation ist später möglich.
5. Die postoperative Komplikationsrate wird vermindert.

a) Nur Aussage 2 ist falsch.
b) Nur Aussage 4 ist falsch.
c) Nur Aussage 5 ist falsch.
d) Nur Aussagen 2 und 4 sind falsch.
e) Nur Aussagen 2 und 5 sind falsch.

330) Welche Aussagen zur PCA sind falsch?

1. Unter PCA versteht man die vom Patienten selbstkontrollierte Analgetikaapplikation.
2. Bei Patienten mit PCA ist die Zufriedenheit mit der erzielten Schmerzlinderung größer als bei Patienten mit systemischer Schmerztherapie.
3. PCA ist postoperativ immer eine sinnvolle Alternative.
4. Die PCA kann bereits bei Schulkindern eingesetzt werden.
5. Eine Basalrate ist bei der PCA in der Regel sinnvoll.

a) Alle Aussagen sind falsch.
b) Nur Aussage 2 ist falsch.
c) Nur Aussage 3 ist falsch.
d) Nur Aussagen 2 und 3 sind falsch.
e) Nur Aussagen 3 und 5 sind falsch.
f) Nur Aussagen 2, 3 und 5 sind falsch.
g) Keine Aussage ist falsch.

7.5 Was gibt es Neues in der Organistaion der Notaufnahme?

F. Demetz und T. Kleemann

Keine CME-Fragen zu diesem Kapitel.

7.6 Was gibt es Neues in der Rechtsprechung?

J. Heberer, P. Hüttl und O. Butzmann

Keine CME-Fragen zu diesem Kapitel.

7.7 Was gibt es Neues zum Nachwuchsmangel in der Chirurgie in den EU-Ländern?

M.-J. POLONIUS

Keine CME-Fragen zu diesem Kapitel.

7.8 Was gibt es Neues bei Therapiebegrenzungen?

F.W. SCHILDBERG

331) Was versteht man unter Basisbetreuung?

1. Würdige Unterbringung.
2. Kathecholamingabe.
3. Körperpflege.
4. Schmerzbehandlung.

a) Nur Aussagen 1 und 4 sind richtig.
b) Nur Aussagen 2 und 3 sind richtig.
c) Aussagen 1 bis 4 sind richtig.
d) Nur Aussagen 1, 3 und 4 sind richtig.

332) Was versteht man unter Withhold?

1. Keine Ausweitung oder Kürzung der Therapie.
2. Therapiereduktion.
3. Therapieausweitung.
4. Therapieabbruch.

a) Nur Aussagen 2 und 4 sind richtig.
b) Nur Aussage 3 ist richtig.
c) Nur Aussage 4 ist richtig.
d) Nur Aussage 1 ist richtig.

333) Indirekte Sterbehilfe. Was ist das?

1. Verabreichung von Medikamenten um den Sterbeprozess abzukürzen.
2. Inkaufnahme lebensverkürzender Nebenwirkung palliativer Behandlung.
3. Aktive Sterbehilfe durch Assistenzpersonal.
4. Abbruch lebensverlängernder Maßnahme bei Sterbenden.

a) Nur Aussagen 1 und 4 sind richtig.
b) Nur Aussage 2 ist richtig.
c) Nur Aussage 3 ist richtig.
d) Nur Aussage 4 ist richtig.

334) Triage. Welche Aussage ist richtig?

1. Behandlung der Verletzten mit der größten Erfolgschance.
2. Einteilung von verletzten Personen und Gruppen unterschiedlicher Behandlungsdringlichkeit.
3. Behandlungsverzicht bei Schwerverletzten mit akuter vitaler Bedrohung.
4. Vorgezogene Therapie in der Triage-Stufe IV.

a) Nur Aussage 1 ist richtig.
b) Nur Aussagen 2 und 4 sind richtig.
c) Nur Aussage 2 ist richtig.
d) Nur Aussage 4 ist richtig.

335) In welcher Triage-Stufe finden sich Leichtverletzte?

1. Stufe I.
2. Stufe III.
3. Stufe II.
4. Stufe V.

a) Nur Aussage 1 ist richtig.
b) Nur Aussage 2 ist richtig.
c) Nur Aussage 3 ist richtig.
d) Nur Aussage 4 ist richtig.

336) Welche Kriterien spielen bei der Verteilung der Organe für die Nierentransplantation eine Rolle?

1. Kompatibilität im HLA-System.
2. Wartezeit.
3. Räumliche Entfernung zwischen Spender und Empfänger.
4. Wahrscheinlichkeit, innerhalb eines Jahres ein neues Organangebot zu bekommen.

a) Nur Aussagen 1 und 3 sind richtig.
b) Nur Aussage 1 ist richtig.
c) Nur Aussagen 2 und 4 sind richtig.
d) Aussagen 1 bis 4 sind richtig.

337) Welche Aussagen zur Priorisierung sind zutreffend?

1. Die Priorisierung regelt die Verteilung von Ressourcen bei Unterfinanzierung.
2. Die Priorisierung dient der Verteilungsgerechtigkeit.
3. Die Priorisierung schafft Vorzugsbehandlung.
4. Die Priorisierung schafft Behandlungsnachteile.

a) Nur Aussage 1 ist richtig.
b) Aussagen 1 bis 4 sind richtig.
c) Nur Aussagen 2 und 3 sind richtig.
d) Nur Aussage 4 ist richtig.

338) Welche inhaltlichen Kriterien werden für die Priorisierung nicht gefordert?

1. Kosteneffektivität.
2. Erwarteter individueller medizinischer Nutzen.
3. Verbesserung und Stärkung der Körperfunktionen.
4. Schutz vor schwerem Leid.

a) Nur Aussage 1 ist richtig.
b) Nur Aussagen 1 und 3 sind richtig.
c) Keine Aussage ist richtig.
d) Aussagen 1 bis 4 sind richtig.

339) Welche Aussagen treffen für Arzneimitteltherapien zu?

1. Arzneimittelinteraktionen sind extrem selten.
2. Arzneimittelinteraktionen bedürfen keiner Therapie.
3. Dosierungsfehler kommen sowohl als Überwie auch als Unterdosierung vor.
4. Organinsuffizienzen spielen bei Dosierungsfehlern eine wichtige Rolle.

a) Nur Aussagen 3 und 4 sind richtig.
b) Nur Aussagen 1 und 2 sind richtig.
c) Aussagen 1 bis 4 sind falsch.
d) Nur Aussage 2 ist richtig.

340) Was trifft zu?

1. Die Intensivmedizin ist geeignet lokale Komplikationen nach Operationen zu behandeln.
2. In der Intensivmedizin ist es wichtig, ein einmal festgelegtes Therapieziel nicht zu verlassen.
3. Wird ein Therapieziel nicht erreicht sollte seine Änderung angestrebt werden.
4. Für die Therapie ist der Wille des Patienten, sofern er bekannt ist, ausschlaggebend.

a) Nur Aussagen 3 und 4 sind richtig.
b) Nur Aussagen 1 und 2 sind richtig.
c) Nur Aussage 4 ist richtig.
d) Nur Aussage 2 ist richtig.

7.9 Was gibt es Neues bei Mindestmengenvereinbarungen?
T. Weber und K.H. Link

341) Für welche operativen Eingriffe existieren noch keine Mindestmengenvorgaben des Gemeinsamen Bundesausschusses (G-BA)?

a) Lebertransplantation.
b) Nierentransplantation.
c) Operationen an Kolon und Rektum.
d) Knie-Totalendoprothese.

342) Welche Krankenhaus-Mindestmengen werden seit 2006 für Eingriffe an Ösophagus und Pankreas vorgeschrieben?

a) 1.
b) 10.
c) 20.
d) 40.

343) Bei welchen chirurgischen Organeingriffen ist der Einfluss der Krankenhausfallzahl auf die postoperative Morbidität und Mortalität am geringsten?

a) Pankreas.
b) Ösophagus.
c) Kolon.
d) Rektum.

344) Welche Aussage ist richtig? Die chirurgische Ergebnisqualität ist

a) alleine von der Krankenhausfallzahl abhängig.
b) von der Bettenzahl des Krankenhauses abhängig.
c) ist ein multifaktorieller Prozess, in dem u.a. die Fallzahl pro Chirurg bzw. pro Krankenhaus eine wichtige Rolle spielt.
d) wird hauptsächlich vom Versicherungsstatus des Patienten bestimmt.

345) Welche Aussage ist richtig? Die Mehrzahl der Studien zum Thema Mindestmengen bzw. Fallzahlen pro Krankenhaus

1. haben wissenschaftlich gesehen fast immer einen sehr hohen Evidenzlevel.
2. sind fast ausnahmslos kontrollierte prospektive Studien.
3. basieren zumeist auf Daten administrativer Qualitätssicherungsbehörden, Krankenversicherungs- und Krankenhausträgern oder nationalen Krebsregistern.
4. kommen alle zu dem gleichen Endergebnis.

a) Nur Aussage 1 ist richtig.
b) Nur Aussage 3 ist richtig.
c) Nur Aussagen 2 und 4 sind richtig.
d) Alle Aussagen sind richtig.

346) Neben der Fallzahl pro Krankenhaus bzw. pro Chirurg sind für die chirurgische Ergebnisqualität welche Faktoren von Bedeutung?

1. Interdisziplinäre Zusammenarbeit bei Indikation und Therapie (Tumorboard).
2. Möglichkeiten der interventionellen Behandlung (z.B. Endoskopie/Radiologie).
3. Qualifizierte intensivmedizinische Betreuung.
4. Mögliche notfallmäßige Versorgung von Patienten.

a) Nur Aussagen 1 und 2 sind richtig.
b) Nur Aussagen 3 und 4 sind richtig.
c) Alle Aussagen sind falsch.
d) Alle Aussagen sind richtig.

347) Die Ergebnisse in der Rektumchirurgie unterscheiden sich zwischen LV- und HV-Kliniken insbesondere hinsichtlich

a) der abdominoperinealen Rektumexstirpationsrate (APRE).
b) der Indikationsstellung zur OP.
c) der postoperativen Nachbetreuung.
d) der Krankenhausverweildauer.

348) Die Begleitforschung zum § 137 SGB V hat für die Knie-Totalendoprothesen (Knie-TEP)

1. verlässliche Daten für den Ergebnisindikator „eingeschränkte Beweglichkeit" geliefert.
2. den Ergebnisindikator „postoperative Wundinfektionen" untersucht.
3. den Ergebnisindikator „Wundhämatom/Nachblutung" untersucht.
4. die radiologischen Ergebnisse der Knie-TEP-Implantation analysiert.

a) Nur Aussagen 1 und 2 sind richtig.
b) Nur Aussagen 1, 2 und 3 sind richtig.
c) Nur Aussagen 2 und 3 sind richtig.
d) Alle Aussagen sind richtig.

349) Wie viele Krankenhäuser in Deutschland waren 2004 von der Mindestmengenregelung betroffen?

a) Ca. 5 %.
b) Ca. 25 %.
c) Ca. 50 %.
d) Ca. 70 %.

350) Welche Aussagen sind richtig?

1. Für die Einführung von Mindestmengen gibt es für die Krankenhäuser Ausnahmeregelungen.
2. Die flächendeckende Versorgung der Bevölkerung soll trotz Einführung der Mindestmengen gewährleistet bleiben.
3. Die Einführung von Mindestmengen kann für einige Patienten die Fahrstrecke zum Krankenhaus verlängern.
4. Die Einführung der Mindestmengen wird vom Gemeinsamen Bundesausschuss (G-BA) geleitet.

a) Nur Aussagen 1 und 2 sind richtig.
b) Nur Aussagen 1, 3 und 4 sind richtig.
c) Nur Aussagen 2 und 4 sind richtig.
d) Alle Aussagen sind richtig.

CME-Fragen

Stichwortverzeichnis

Das vorliegende Stichwortverzeichnis ermöglicht, Sachthemen gezielt aufzufinden. Um eine bessere Übersicht zu gewähren, wurden dabei nur die Stichworte der Jahresbände 2008 bis 2011 berücksichtigt und entsprechend gekennzeichnet.

Zu jedem Haupt- und Nebenstichwort werden das Veröffentlichungsjahr sowie die Seitenzahl aufgeführt: 2008/9 = Jahresband 2008, Seite 9; 2009/137 = Jahresband 2009, Seite 137. Auf diese Weise ist sowohl ein schneller Überblick zur Aktualität des jeweiligen Stichwortes möglich, als auch das leichte Auffinden innerhalb der Jahresbände 2008 bis 2011.

A

Ablation 2010/188
– epikardiale 2010/188
Abstoßung 2008/147, 152, 244
– akute 2008/147
– humorale 2008/152
– Monitoring 2008/147
ACC/AHA-Algorithmus 2008/119
– diagnostische 2008/119
Achalasie 2008/165; 2011/135
Achillessehnenruptur 2010/358
Achsdeformitäten 2008/287
Adenokarzinom 2008/183
– des ösophagogastralen Überganges 2008/169
– duktales 2008/183
Adipositas 2010/89
– Appendizitis 2010/89
– Kinder und Jugendliche 2009/254
– morbide 2009/254
Adipositaschirurgie 2008/53, 75; 2009/141; 2010/107, 108
– Gewichtsreduktion 2010/107
– Komplikation 2010/117
– Laparoskopie 2010/110
– Laparotomie 2010/110
– minimalinvasive 2008/53
– operative Prinzipie 2010/108
– s.a. bariatrische Chirurgie
Adipositaszentren 2010/121
– Zertifizierung 2010/121
Adrenalektomie 2008/67, 221; 2010/86
– bilaterale 2010/86
– Indikationen 2011/300
– laparoskopische 2008/221; 2010/86
– posteriore retroperitoneale 2010/86
adrenokortikales Karzinom 2008/68; 2011/184
Akromioklavikulargelenk 2010/301
– Instabilität 2010/301
akutes Abdomen, Laparoskopie 2009/97
Akutmedizin 2008/335
Akutrevaskularisation 2010/241
Alagille-Syndrom 2008/49
Alemtuzumab 2008/148

Alloatherosklerose 2008/39
Alloimmunität 2008/38, 41
– angeborene 2008/38, 41
AlloMap Genexpressionstest 2008/152
Altersappendizitis 2008/218
Ambulante Chirurgie 2008/385
Amevive 2011/195
Amputation 2009/299
Analgosedierung 2009/329
Anastomoseninsuffizienz 2009/112
Anastomosenstenose 2009/113
Angiogenese 2008/94
– therapeutische 2008/94; 2009/304
Angiomyolipom 2011/101
Anteflo-Prothese 2008/143
anti-CD25-Antikörper 2008/148
Antikoagulanzien 2011/271
– direkte 2011/274
– orale 2011/339
– parenterale 2011/274
Antimetabolite 2008/241
Antirefluxchirurgie 2009/107
Antithymozytenglobuline 2008/148
Aorta ascendens 2008/141; 2010/251
– chirurgische Therapie 2010/251
– Ersatz 2008/141
Aorta descendens 2010/252
– chirurgische Therapie 2010/252
Aortenaneurysma 2010/30, 209, 210
– abdominales 2010/209, 210, 211
  – Ätiologie 2010/210
  – Diagnostik 2010/213
  – Epidemiologie 2010/210
  – operative Therapie 2010/211
  – Sonographie 2010/213
– infrarenales 2010/30
Aortenbogen 2010/253, 254
– endovaskuläre Versorgung 2010/254
– Hybridverfahren 2010/253
Aortenbogenchirurgie 2010/247
– Diagnostik 2010/248
– Hypothermie 2010/249
– Neuroprotektion 2010/249

Stichwortverzeichnis

– offene Chirurgie 2010/249
– Patientenselektion 2010/247
– Perfusion 2010/249
Aortenchirurgie 2008/141; 2011/242
Aortendissektion 2008/137, 138, 139, 141, 143, 144, 145
– akute 2008/137
– chirurgische Therapie 2008/141
– Diagnostik 2008/139
– iatrogene 2008/138
– klassische 2008/138
– Nachbehandlung 2008/144
– partielle 2008/143
– Reoperation 2008/145
– Therapie 2008/137
– traumatische 2008/138
– Typ A 2008/141
Aortenersatz 2008/141
– suprakoronarer 2008/141
Aortenkanülierung 2011/242
Aortenklappenchirurgie 2011/239
Aortenklappe
– Rekonstruktion 2011/239
– Ersatz 2011/240
Aortenregister 2011/242
Apixaban 2011/275
Appendektomie 2008/215, 217; 2010/87, 88
– Diagnostik 2010/87
– konventionelle 2008/217
– laparoskopische 2008/215; 2010/87, 88; 2011/138
– offene 2010/88
Appendixkarzinom 2009/126
Appendizitis 2008/215, 217
– Diagnostik 2008/215
– komplizierte 2008/217
– perforierte 2008/217
– Therapie 2008/215
Arbeitsrecht 2010/472; 2011/483
ARDS 2008/347; 2009/328; 2010/447; 2011/286, 425
Arteria-Mesenterica-Superior-Syndrom 2008/79
Arteria subclavia 2010/253
– Transposition 2010/253
arterielle Verschlusskrankheit 2008/382
Arthrodese 2010/347
Arthrose 2010/345
– fortgeschrittene 2010/345
Arzt im Praktikum 2010/473
Ästhetisch-plastische Chirurgie 2008/320; 2011/415
Assistenzberuf, chirurgische 2009/377
Asthma 2010/119
– Gewichtsreduktion 2010/119
Atonie 2010/26
– gastrointestinale 2009/41
– postoperative gastrointestinale 2010/26
Aufklärung 2009/351; 2010/464, 465
– Behandlungsalternative 2009/352; 2010/464
– telefonische 2011/475
– Zeitpunkt 2009/352; 2010/465
Autoimmunpankreatitis 2011/65
AV-Knotenablation 2010/188
Azathioprin 2008/241

Azinuszellkarzinom 2010/54

B

Bachelor of Science in Physician Assistance 2009/377
Ballon, intragastrischer 2009/142
Ballonkyphoplastie 2010/276
Bandscheibe, degenerative 2009/271
Bandscheibenersatz, lumbaler 2009/282
Bandscheibenprothese 2010/294
– zervikale 2010/294
Bandscheibenprothetik 2008/275
– lumbale 2008/275; 2009/282
Bandscheibenvorfall, lumbaler 2009/281
Bandscheibenzelltransplantation, autologe 2009/269
Bankart-Läsion 2010/304
bariatrische Chirurgie 2008/75; 2009/141
– bei Kindern 2009/149
– Barrett-Mukosa 2011/47
Barrett-Ösophagus 2009/106
Bassini-Operation 2008/208
Bauchwanddefekte, kongenitale 2009/253
Bauchwandhernie 2010/83, 103
– Notfalloperation 2010/83
– Primäre 2010/103
Beckenchirurgie 2010/331; 2011/383
Beckenfraktur 2010/334
– offene 2010/334; 2011/385
Becken-Kompartmentsyndrom 2011/385
Beckenringfraktur 2010/334
– Klassifikation 2010/334
– Komplikationen 2011/389
– Therapie 2011/387
Beckenringverletzungen 2010/331, 332, 333, 335, 336; 2011/387
– adjuvante Therapie 2010/340
– Definitionen 2010/333
– Diagnostik 2010/332
– Epidemiologie 2010/331
– Kreislaufinstabilität 2010/336
– Nachbehandlung 2010/340
– Prognose 2010/340
– Therapie 2010/335
Beckentamponade 2010/336
Beckenverletzungen 2010/333; 2011/385
– komplexe 2010/333; 2011/385
– Klassifikation 2011/386
Behandlungsalternative, Aufklärung 2009/352
Behandlungsfehler 2009/349; 2010/463
– grober 2009/349, 359; 2010/463
Behandlungspfade 2008/435
Beinlängendifferenz 2008/287
Belatacept 2011/195
Belegarztzulassung 2010/471
Bentall-Operation 2008/141
Berufsrecht 2009/355; 2010/466
Beta-Blockade 2010/449
– perioperative 2009/37; 2010/449
Betreuungsrecht 2010/491
Beugesehnennaht, primäre 2009/320

Stichwortverzeichnis

Bevacizumab 2008/187
Beweislast 2009/349; 2010/463
Beweislastumkehr 2009/350
Bianchi-Verfahren 2008/253
Bifurkationsprothese 2010/254
biliopankreatische Diversion 2008/76, 79; 2009/147; 2010/113, 114, 131
– mit Duodenalswich 2010/114, 131
Bisacodyl 2009/41
Blasenaugmentation, roboterassistierte 2011/296
Blasenexstrophie 2009/253; 2011/298
Blasenwand 2008/100
– Rekonstruktion 2008/100
Blockade, neuraxiale 2009/52
Bone Morphogenic Protein 2008/265
BRAF 2008/61
brain natriuretic peptide 2008/147
Brittle-Diabetes 2009/195
Bronchialkarzinom s. Lungenkarzinom
Brustrekonstruktion, bilaterale 2009/311
Brustvergrößerung 2008/319
– transumbilikale 2008/319
Bypass 2010/133
– duodeno-jejunaler 2010/133

C

Cabrolprothese 2008/145
Calcaneusfraktur 2010/350
Calcineurin-Inhibitoren 2008/239, 242; 2009/182, 185, 189, 239
Calcitonin 2008/62
Cam-Impingement 2008/286
Capella-Fobi-Technik 2010/116
– Bandverstärkung 2010/116
Carbohydrate-Deficient Transferrin 2008/177
Ca2+-Sensitizer 2010/206
Caroli-Syndrom 2011/100
Carotico-Subclavia-Bypass 2010/253
Carotisendarteriektomie 2009/243
Carotisstenose, extrakranielle 2009/243
Carotis-Stent 2009/244
Carotisthrombendarteriektomie 2009/244
Case Management 2008/414
Cetuximab 2008/187
Charcot-Arthropathie 2010/362
Chemoembolisation 2010/167
– transarterielle 2009/172; 2010/167
Chemotherapie, hypertherme intraperitoneale 2009/121
Child-Score 2008/127
Chimey-Graft-Technik 2010/256
Chirurgie 2008/19, 413
– ambulante 2008/413
– ästhetische 2011/415
– bariatrische s. bariatrische Chirurgie
– computerassistierte 2011/223
– endokrine 2009/152
– experimentelle 2008/19; 2009/19
– kolorektale 2009/108
– minimal-invasive 2011/301

– modellbasierte 2011/227
– Nachwuchsmangel 2011/491
– onkologische 2011/300
– pädiatrisch onkologische 2011/300
– plastische 2008/315; 2009/311; 2011/403
– telematikassistierte 2011/223
Chirurgie-Assistent 2009/378
chirurgisches Qualitätssiegel 2008/453
Chirurgisch-technischer Assistent 2009/377
Cholangiokarzinom 2010/168
– Lebertransplantation 2010/168
– intrahepatisches 2011/91
Cholangioskopie, direkte perorale 2011/214
cholangiozelluläres Karzinom 2008/193; 2009/183; 2010/66
– Chemotherapie 2008/193
– intrahepatisches 2010/66
Choledochusrevision, laparoskopische 2009/100
Choledochuszyste 2011/294294
Cholezystektomie 2008/52, 55, 197, 198, 200
– laparoskopische 2008/52, 200; 2011/145
– radikale 2008/198
– roboterassistierte 2008/55
Cholezystektomie
– ambulante 2009/101
– laparoskopische 2009/98
– subtotale 2009/99
Cholezystitis, akute 2009/98
Chondrogenese 2010/379
– autologe matrixinduzierte 2010/379
Chondrozytentransplantation 2008/279; 2010/378
– autologe 2008/279; 2010/378
Chopart-Gelenk 2010/353
ChronOS 2011/299
Cinacalcet 2008/65; 2009/166; 2011/181
Citrullin 2008/252
Claviculafraktur 2010/312
CME-Zertifizierung 2009/389; 2011/527
CMV-Infektion 2008/154, 250
CMV-Prophylaxe 2008/154; 2009/192
Cobra-System 2008/89
Colitis ulcerosa 2008/37; 2011/107
– medikamentöse Therapie 2011/107
– operative Therapie 2011/108
Collis-Gastroplastik 2009/104
Composit-Tissue-Allotransplantation 2010/440; 2011/200
Compound-Netz 2008/213
Conn-Adenom 2008/67
Conn-Syndrom 2011/182
Corticoid-Binding Protein 2008/178
Cowden-Syndrom 2009/161
critical illness polyneuropathy 2008/347
„Cross-linked"-UHMWPE 2008/298
Cross-Over-Lebend-Nierenspende 2009/191
Cyclooxygenasehemmer 2010/26
Cyclosporin 2008/238
Cyclosporin A 2008/148

D

Dabigatranetexilat 2011/274
DAMP 2008/23, 29, 33
Danaparoid 2011/273
Darm, Innervationsstörungen 2009/253
Darmatonie, postoperative 2009/41
Darmspülung, orthograde 2009/38
Darmvorbereitung 2008/106; 2009/38; 2010/22
Da-Vinci-Roboter 2009/259
DeBakey-Klassifikation 2008/138
Delir
– Diagnostik 2011/393
– postoperatives 2011/391
– Therapie 2011/397
– Ursachen 2011/394
Desmoplasie 2009/163
Diabetes mellitus 2010/118, 127, 132
– chirurgische Intervention 2010/127
– Gewichtsreduktion 2010/118
diabetische Fußsyndrom 2008/379; 2009/335; 2011/439
Diskektomie 2010/296
– ventrale 2010/296
Diskusprolaps, lumbaler 2009/281
Diurese 2008/107; 2009/52
Divertikel, epiphrenisches 2011/135
Divertikulitis
– Klassifikation 2011/105
– operative Therapie 2011/105
D-Notes 2008/229
Dokumentation 2009/354
Doppelschlitten 2011/376
Dünndarmlebendspende 2009/196
Dünndarmresektion 2008/231
– transgastrale 2008/231
Dünndarmtransplantation 2008/252; 2009/195; 2011/200
Dünndarmtransplantation/
 Multiviszeraltransplantation 2010/175
Duodenal-Switch-Operation 2008/79
Duodenalschlauch – Endobarrier 2010/133
Duodenektomie, pankreaserhaltende 2009/74
Durchzugsoperation, transanale endorektale 2011/295

E

Eagle Claw 2008/87
EBUS-Feinnadelaspiration 2009/201
EBUS-TBNA 2009/210
Echinokokkuszyste 2011/100
Echokardiographie 2008/140
– transösophagiale 2008/140
– transthorakale 2008/140
ECLS 2011/279
eCME-Center 2009/383; 2011/521
ECMO 2011/247
– intraoperative 2011/252
– postoperative 2011/253
– veno-arterielle 2011/249, 252
– veno-venöse 2011/249
Edoxaban 2011/275

EGFR Tyrosinkinase Inhibitor 2008/187
Einwilligung 2009/351
– hypothetische 2009/353
Einwilligungsfähigkeit 2009/353
Elektrostimulation 2008/387
endokrine Chirurgie 2008/59; 2010/139; 2011/155
Endoprothetik 2008/280, 291; 2010/317, 322; 2011/369
– heterotope Ossifikation 2010/324
– Infektionsprophylaxe 2010/325; 2011/378
– Komplikationen 2010/326
– minimalinvasive 2008/280
– perioperatives Management 2010/322; 2011/379
– Prothesenlockerung 2011/279
– Rehabilitation 2010/325; 2011/380
– Schmerztherapie 2010/322
– Thromboembolieprophylaxe 2010/322
Endoskopie 2011/211
Enterokolitis, nekrotisierende 2008/47; 2011/293
Epididymitis 2011/299
Epiphyseodese 2008/277
Epiphysiolysis capitis femoris 2008/286
ERCP-Pankreatitis 2008/178
Ergebnisqualität 2010/486
Erkennungsrezeptoren 2008/22
– zelluläre 2008/22
Erlössicherung 2008/439
Erlotinib 2008/187
Ernährung 2010/443
– künstliche 2010/443
Ernährungstherapie 2008/347; 2009/325
Erythropoetin 2008/261, 263
Erythrozytenkonzentrat 2008/262
Erythrozytentransfusion 2008/262
EsophyX 2011/215
Euro-NOTES 2008/229
EUS-Feinnadelaspiration 2009/201, 212, 213
Everolimus 2008/148
Extracorporeal Life Support 2011/279
Extracorporeal Lung Assist 2011/287
extrakorporale Membranoxygenierung 2011/247
– intraoperative 2011/252
– postoperative 2011/253
– veno-arterielle 2011/249, 252
– veno-venöse 2011/249
extrakorporale Stoßwellentherapie 2008/267

F

Fachgruppendurchschnitt 2010/469
Fallpauschalensystem 2008/409
FAP-Gardner-Syndrom 2009/161
Fast-track-Rehabilitation 2008/355, 361; 2010/21, 22, 28
– Atemtherapie 2010/28
– Behandlungskonzept 2008/355; 2009/37; 2010/22
– Darmvorbereitung 2008/357; 2009/38; 2010/22
– Gefäßchirurgie 2009/46; 2010/30
– gynäkologische Operationen 2008/362
– Herzinsuffizienz 2009/38
– Ileostomarückverlagerung 2009/45
– Indikation 2008/356

– intraoperative Maßnahmen 2008/357; 2009/39; 2010/24
– Kinder 2009/46
– Kolonresektion 2010/28
– Kolonresektionen 2008/361; 2009/44, 2009/114
– Kostaufbau 2009/41
– Nahrungskarenz 2008/356
– orthopädische Operationen 2008/362
– Ösophagusresektion 2010/30
– Patientenauswahl 2008/356; 2010/22
– Patientenevaluation 2010/22
– Patientenkonditionierung 2008/356; 2009/37
– perioperative Betablockade 2009/37
– perioperative inspiratorische Sauerstoffkonzentration 2010/25
– postoperative Komplikationen 2010/21
– postoperative Maßnahmen 2008/360; 2009/41; 2010/26
– postoperativer Kostaufbau 2008/360; 2010/26
– präoperative Maßnahmen 2008/356; 2009/37; 2010/22, 23
– Schmerztherapie 2008/358; 2009/39; 2010/26
– urologische Operationen 2008/362
– Volumentherapie 2010/24
– Wiederaufnahmequote 2008/361
Feinnadelaspiration, endoskopische ultraschallgesteuerte 2009/20, 2009/210
Feinnadelpunktion 2010/139
Femoralhernie 2010/94
Femurfraktur 2010/274, 275
– hüftgelenksnahe 2010/274; 2011/333
– operative Therapie 2010/275
– proximale 2011/331
Fetoskopie 2009/261
fetoskopische endotracheale Okklusion 2008/55
Fettabsaugung 2010/116
Fettgleitbruch 2010/94
– inguinale 2010/94
Fettstoffwechselstörung 2010/119
– Gewichtsreduktion 2010/119
Fetttransplantation 2011/403
Fibrinkleber 2008/209
Finger 2010/438
– Defektdeckung 2010/438
Fingergelenkersatz 2008/330
Fingolimod 2008/243
Flatpanel-Detektor-Fluoroskop 2011/365
Flüssigkeitsbolus 2009/52
Flüssigkeitsverlust, perioperativer 2009/50
fokale noduläre Hyperplasie 2011/98
Foregut-Theorie 2010/126
Fondaparinux 2011/273
Fortbildung 2008/445, 451; 2010/529
– chirurgische 2008/445, 451
– zertifizierte 2009/383; 2010/529; 2011/521
Fortbildungspflicht 2008/450
Fundoplikatio 2008/55, 2011/134
– endoskopische endoluminale 2011/215
– laparoskopische 2011/37
– prophylaktische 2011/293
– roboterassistierte 2008/55
Fußchirurgie 2010/343

G

Gallenblasenchirurgie, laparoskopische 2011/143
Gallenblasenkarzinom 2008/193, 197–199; 2011/119
– Resektion 2008/198
– Überleben 2008/199
Gallengangkarzinom 2008/193
Gallenblasenagenesie 2009/101
Gallengangsatresie 2008/49
Gallengangskarzinom 2008/200–202; 2009/89, 2009/93; 2011/125
– extrahepatische 2008/202
– intrahepatische 2008/202; 2011/129
– neoadjuvante Radiochemotherapie 2008/201
– operative Therapie 2009/100; 2011/127
– palliative Therapie 2011/130
– Strahlentherapie 2008/200
– TNM-Klassifikation 2011/129
Gallengangsresektion 2009/91
Gallengangsverletzung 2009/100
Gallenstein, verlorener 2009/100
Gallenwege, extrahepatische 2009/257
Gastrektomie 2008/170
gastroenteropankreatische neuroendokrine Tumoren (GEP-NET) 2008/68; 2009/168
– Biotherapie 2008/69
– Chemotherapie 2008/69
– Molekulartherapie 2008/69
– palliative Therapie 2008/69
– Prognosefaktoren 2011/57
– Radiorezeptortherapie 2008/69
– Staging 2008/68
gastrointestinale Stromatumoren (GIST) 2008/171; 2010/38
– Epidemiologie 2011/55
– Klassifikation 2010/38
– Pathogenese 2011/55
– Prognosefaktoren 2011/55
– Therapie 2010/38; 2011/41, 56
– Tumorruptur 2011/41
gastroösophageale Refluxerkrankung 2008/165; 2009/61; 2010/33; 2011/133
– Operationsindikation 2009/103
– Operationstechnik 2009/103; 2011/37
– präoperative Diagnostik 2009/102
– Therapie 2010/33; 2011/37
Gastroschisis 2008/50; 2009/253
Gastrostomie
– laparoskopische 2011/301
– perkutane endoskopische 2011/301
Gefäßchirurgie 2009/46, 2009/243; 2010/30; 2011/259
Gefäßtransplantation 2008/93; 2009/304
– autologe 2008/93
Gefäßzentren 2008/159
– Zertifizierung 2008/159
Gelatinasen 2009/23
Gemcitabin 2008/186
gene expression profiling 2008/147
Gentherapie 2011/35
Gerinnungsversagen 2011/427

Stichwortverzeichnis

Gesellschaftsrecht 2010/467
Gewebeersatz 2011/20
Gewebefüllmaterialen 2008/320
Gewebeschädigung 2008/32, 39
– Reperfusionsbedingte 2008/39
– traumatische 2008/32
Gewebespende 2010/164
Gigogne-Lappen 2010/438
Gleichstromtherapie 2008/386
– niederfrequente 2008/386
Gleitpaarung 2008/295, 298
Glenoiddefekt 2010/304
Glenoidfraktur 2010/304
Glutathion 2009/27
Glykokalyx 2009/50
Glykoprotein-IIb/IIIa-Antagonisten 2009/28
GMFCS-System 2008/287
Grünholz-Fraktur 2011/300

H

Hallux
– rigidus 2010/362
– valgus 2010/361
Halswirbelsäule 2010/293
– degenerative Veränderungen 2010/293
– Verletzungen 2011/257
Hämangiom, kapilläres 2009/262
Hämoglobin 2008/262
– kreuzvernetztes 2008/262
hämorrhagischer Schock 2008/34
Handarthroskopie 2009/321
Handchirurgie 2008/327; 2009/319; 2010/435
Handport-System 2008/222
Hautersatz 2008/323; 2009/316
– epidermaler 2008/323
Heilversuch 2010/400
Hemihepatektomie 2008/126
– Risikofaktoren 2008/126
Hemipelvektomie 2010/334; 2011/386
Heparine 2011/271
– unfraktionierte 2011/272
– niedermolekulare 2011/272
Hepatektomie 2008/126
– Risikofaktoren 2008/126
Hepatitis
– B 2008/237
– C 2008/237
– virale 2009/183
Hepatoblastom 2011/318
hepatozelluläres Karzinom 2008/192, 193, 194, 236; 2010/65
– Chemotherapie 2008/192
– chirurgische Therapie 2011/90
– Diagnostik 2011/90
– Ethanolinjektion 2008/194
– operative Therapie 2008/193; 2009/86
– Radiofrequenzablation 2008/194
– Staging 2011/90
Hepatozyten 2008/99, 255

– porcine 2008/255
Herndon-Höcker 2008/286
Hernie 2010/85
– paraösophageale 2009/105; 2011/135
– parastromale 2010/85
Hernienchirurgie 2008/205; 2009/131; 2010/90, 92, 93, 102
– IPOM-Methode 2008/206
– Komplikationen 2008/212
– laparoskopische 2008/205; 2010/90, 103
– Netzfixation 2008/209; 2010/93
– Netzwahl 2010/92
– Radius Surgical System 2008/209
– TAPP-Methode 2008/205
– TEP-Methode 2008/206
– Titanfixation 2008/210
Herniennetz 2008/209
Hernienreparation 2010/82
– offene 2010/82
Hernioplastik 2008/211
– laparoskopische 2008/211
Herzbeuteltamponade 2008/139
Herzchirurgie 2008/137; 2011/237
Herzinsuffizienz 2008/349; 2009/236
– ältere Patienten 2009/233
– dekompensierte 2008/349
– Immunsuppression 2009/239
– pädiatrische 2009/234
– Quilty-Effekt 2009/233
– Risikostratifizierung 2009/236
– Stammzelltherapie 2009/219
Herzklappenprothese 2009/303; 2011/19
– Gewebezüchtung 2011/20
– klinischer Einsatz 2011/24
Herzschrittmacher 2010/188, 203
– Implantation 2010/188
– permanente 2010/203
Herztodspende 2010/162
Herztransplantation 2008/147, 151, 155; 2009/231; 2010/197
– ABO-kompatible 2010/198
– Abstoßung 2010/200
– humorale 2010/205
– Immunsuppression 2010/198, 201
– Pädiatrische 2008/151
– Risikofaktoren 2010/198
– Schrittmachertherapie 2010/203
– Tumorerkrankungen 2008/155
Herzunterstützungssysteme 2008/150; 2009/236; 2010/203
Herzversagen, ECLS 2011/281
Hexapoden-System 2008/287
Hiatusaugmentation 2009/105
High-Flex-Endoprothese 2010/321
High-Tech-Chirurgie 2008/83
Hill-Sachs-Impression 2010/304
Hindgut-Theorie 2010/126
Hirntodspende 2008/233; 2010/161
Hitze-Schock-Proteine 2008/35
HIV-Infektion 2008/154
– Herztransplantation 2008/154

Hochfrequenzablation 2010/193
– thorakoskopische 2010/193
Honorarverteilung 2009/357; 2010/468
5-HT-Rezeptoragonisten 2009/42
Honorarwachstum 2010/469
Hüftarthroskopie 2008/287
Hüftdysplasie 2008/287
– kongenitale 2008/287
Hüftendoprothetik 2008/291; 2010/317; 2011/369
Hüftgelenk 2008/273
– Revisionsendoprothetik 2008/273
Hüftgelenkimplantat 2008/292
Hüftgelenkprothese 2008/292
Hüftluxation 2008/288
– spastische 2008/288
Hüfttotalendoprothetik 2008/280
– minimalinvasive 2008/280
Humeruskopffraktur 2010/311
Humpback-Deformität 2008/329
Hürthle-Zell-Karzinom 2011/169
Hyaluronsäure 2008/320
Hydronephrose 2011/298
Hyperaldosteronismus, adrenaler 2011/182
Hyperparathyreoidismus 2008/63, 64, 66; 2010/148, 149
– familiäre 2010/149
– hereditärer 2008/66
– primärer 2008/63; 2009/164; 2010/148; 2011/173
– renaler 2011/180
– sekundärer 2008/64; 2009/165; 2010/149; 2011/180
Hyperthyreose 2008/59
Hypertonie 2010/118
– Gewichtsreduktion 2010/118
Hypoparathyreoidismus, postoperativer 2011/160
Hypothermie 2009/315; 2011/354
Hypovolämie 2008/105

I

Ileostomarückverlagerung 2009/45
Immunantwort 2008/24
– adaptive 2008/24
Immunität 2008/19, 21
– angeborene 2008/19, 21
Immunsuppression 2008/148, 238, 250; 2009/182, 2009/185, 2009/239; 2011/195
Immunsystem 2008/30, 31
– Stimulierung 2008/30
– Suppression 2008/31
IMPDH-Inhibitoren 2009/188
Impingementsyndrom 2008/286
Incentivespirometer 2010/28
Induktionstherapie 2008/148
Infektionen 2008/30, 154
– chirurgische 2008/30
– nosokomiale 2008/154; 2009/98, 2009/328
– periprothetische 2011/377
Infusionstherapie 2008/105, 109, 114
– operative 2009/49
– perioperative 2008/105, 114
– zielorientierte 2008/109; 2009/54

Inhalationstrauma 2010/430
Inlay-Technik 2009/135
Innenknöchelfraktur 2010/345
Inselzell-Transplantation 2008/251; 2009/195
Instrumentationshilfe 2008/88
– mechatronische 2008/88
Insulintherapie, intensive 2009/326
– Intensivmedizin 2008/347; 2009/325
– Analgosedierung 2009/329
– Ernährung 2009/325
– Herz-Kreislauf-Therapie 2009/330
– Leitlinien 2008/352
Intensivmedizin 2010/443; 2011/421
– Infektiologie 2010/444; 2011/422
– künstliche Ernährung 2011/421
– physikalisch-medizinische Rehabilitation 2010/451
– Prozessqualität 2010/451
– Schocktherapie 2011/424
intraduktale papillär muzinöse Neoplasie 2011/66
Inzidentalom 2008/68; 2009/101, 2009/167; 2010/148; 2011/181
IPMN 2009/73, 2009/78
IPOH-Reparation 2010/79
IPOM-Reparation 2008/206; 2009/135; 2010/83, 84
– Netzschrumpfung 2010/84
– postoperative Komplikation 2010/83
– postoperative Schmerztherapie 2010/83
– Reoperation 2010/84
– Rezidiv 2010/84
Ischämie-Reperfusionsschaden 2008/239; 2009/184
– hepatischer 2009/19
– Lymphozyten 2009/24
– Pathologie 2009/19
– Thrombozyten 2009/24

K

Kahnbeinfraktur 2008/329
Kahnbeinpseudarthrose 2008/329
Kalkaneusverlängerung 2008/287
Kallusdistration 2009/294
Kaltischämiezeit 2008/240
Kalzitonin-Screening 2009/162
Kardiakarzinom 2008/172; 2010/36
Kardiomyozytenproliferation 2009/219
Kardioversion 2010/188
– elektrische 2010/188
– medikamentöse 2010/188
Karotistransplantation 2008/155
– orthotope 2008/155
Karpaltunnelsyndrom 2008/328
Karzinom, hepatozelluläres 2010/167
– Lebertransplantation 2010/167
Keramik-Keramik-Gleitpaarung 2008/295
Keratinozytentransplantation 2008/323
– autologe 2008/323
Kinderchirurgie 2008/47; 2009/251; 2011/293
– Fast-track-Rehabilitation 2009/46
– onkologische 2011/305
Kinderorthopädie 2008/277, 285

Stichwortverzeichnis

Kindertraumatologie 2011/299
Kinderurologie 2011/296
Klinische Pfade 2010/475
Klinische Prüfung 2010/396
Klumpfuß 2008/287
– kindlicher 2008/287
Kniechirurgie 2010/371
Knieendoprothetik 2008/291; 2010/319, 380; 2011/374
– minimal-invasive 2010/319; 2011/375
– Monoschlitten 2011/376
– periprothetische Frakturen 2010/380
Knochendefekt
– Implantate 2009/297
– Rekonstruktion 2009/294
Knochenersatz 2008/96; 2010/278
– synthetischer 2010/278
Knochenersatzmaterialien 2009/270
Knochenmarkkonzentrat 2011/34
Knochenmarksstammzellen 2008/93
– mesenchymale 2008/93
Knochentransplantat
– allogenes 2011/32
– alloplastisches 2011/32
– autologes 2011/31
– freies 2009/291
– gefäßgestieltes 2009/293
– xenogenes 2011/32
Knochenzyste, benige 2011/299
Knorpelersatz 2008/97; 2010/278
– synthetischer 2010/278
Knorpelregeneration 2008/279
Knotenstruma, hyperthyreotes 2009/154
Kolloide 2011/431
Kolonkarzinom 2009/108
– s.a. kolorektales Karzinom
– adjuvante Therapie 2011/112
– Antikörper-Therapie 2011/112
– laparoskopische Technik 2011/109
– Lymphadenektomie 2011/111
Kolonperforatio 2009/110
Kolonresektion 2010/28
– Elektiv 2010/28
Kolonresektionen 2008/361
– elektive 2008/361; 2009/44
– laparoskopische 2009/44
kolorektales Karzinom 2009/124
– laparoskopische Therapie 2011/140
– Lymphadenektomie 2011/142
Kompartment-Syndrom 2010/334; 2011/385
Komplikationen 2008/117, 120, 123, 126
– hepatische 2008/126
– kardiale 2008/117
– pulmonale 2008/120
– renale 2008/123
Kontusion 2008/33
Korkenzieher-Zeichen 2008/48
Kostenkontrolle 2008/440
Krankenhausstruktur 2008/409; 2009/363
Kreuzbandrekonstruktion 2008/274
Kristalloide 2011/432

Kupffer-Zellen 2009/27
Kurzdarmsyndrom 2008/48, 252
Kyphoplastie 2008/306, 307; 2009/275; 2010/276, 289
– prophylaktische 2008/307
Kyphose 2008/286

L

Laminotomie 2008/275
Lap-IPOM 2010/105
Laparo-Endoscopic Single-Site-Surgery 2010/102
Laparoskopie
– Anästhesiologie 2009/97
– Ergonomie 2009/98
– Schwangerschaft 2011/139
– virtuelle 2009/115
Lappenplastik 2008/315
– freie 2008/315
Laserangioplastie 2008/36
Lebendnierenspende 2009/190
Lebendspende 2008/245; 2009/190; 2010/163
Leberchirurgie 2010/62
laparoskopische 2011/88
Laserendomikroskopie, konfokale 2011/213
Leber-Lebendspende 2010/166
– laparoskopische 2010/62
Leberhämangiom 2011/97
Lebermetastasen 2010/64
– Chemotherapie 2011/75
– kolorektale 2009/86; 2010/64; 2011/75
– Mammakarzinom 2011/82
– Magenkarzinom 2011/82
– Melanom 2011/83
– Nierenzellkarzinom 2011/83
– portalvenöse Embolisation 2011/78
– synchrone 2011/79
– Therapiealgorithmus 2011/84
Leberresektion 2008/191; 2009/19, 2009/85; 2010/62; 2011/79
– Clamp-Crush-Technik 2008/191
– Indikationen 2011/95
– laparoskopische Therapie 2011/147
– Liver-first-Resektion 2011/79
– minimalinvasive 2010/62; 2011/147
Leberteilresektion 2008/191, 199
Lebertransplantation 2008/40, 193, 200, 235; 2009/19, 2009/172, 2009/181; 2010/164–166
– AB0-inkompatible 2010/165
– Hepatitis B 2011/198
– Hepatitis C 2011/198
– Immunsuppression 2009/182; 2010/164
– Leberentnahme 2010/166
– Malignome 2011/199
– marginale Spende 2011/197
– orthotope 2009/305
Lebertumor 2008/191–193; 2010/61
– Chemotherapie 2008/192
– Diagnostik 2011/95
– Leberbiopsie 2011/97
– operative Therapie 2008/193; 2010/61; 2011/87

Stichwortverzeichnis

– Parenchymdurchtrennung 2010/62; 2011/88
– primärer 2008/191; 2009/85; 2010/61
– sekundärer 2009/85; 2010/61
Leberzelladenom 2010/64
Leberzyste 2011/99
Leistenhernie 2008/205, 211; 2010/89, 93, 99, 101, 102
– Anästhesie 2009/132; 2010/102
– Antibiotikaprophylaxe 2009/132
– beidseitige 2008/211
– Diagnostik 2010/101
– Erwachsenenalter 2010/99
– Kindesalter 2011/295
– Klassifikation 2008/205; 2009/131
– Komplikation 2010/102
– Nachbehandlung 2010/102
– Netzmaterial 2010/101
– Operationsindikation 2009/132
– Pathophysiologie 2009/131
– Reparationen 2008/208; 2010/93, 101, 102
– Rezidivrate 2009/133
– Risikofaktoren 2010/101
– Therapie 2010/99
Leistenherniechirurgie 2010/94
– laparoskopische 2010/94
Levosimendan 2010/206
LFA-1 2008/155
Licartin 2008/194
Lichtenstein-Technik 2010/90
Life Support 2008/335
LionHeart 2008/150
Lisfranc-Gelenk 2010/353
Lobektomie 2008/121
– präoperative Diagnostik 2008/121
Logbuch 2008/446, 447
– elektronisches 2008/447
Long-gap-Ösophagusatresie 2008/51
Lungenkarzinom 2008/131, 133, 134
– Chemotherapie 2011/234
– invasives Mediastinalstaging 2009/201
– Klassifikation 2008/131
– Mikrometastasen 2011/233
– nicht-kleinzelliges 2008/133; 2011/234
– Screening 2011/232
– Therapierichtlinien 2008/134
Lungentransplantation 2010/221, 223
– blutgruppeninkompatible 2010/223
– Ischämiezeit 2010/225
– Lebendspender 2010/222
– Organspender mit Herzstillstand 2010/222
– Spenderalter 2010/224
– Spendererkrankungen 2010/225
Lungenversagen 2011/286
LVAD-Systeme 2008/150
Lymphadenektomie 2009/161; 2010/143, 145
– laterale 2010/145
– papilläres Schilddrüsenkarzinom 2009/158
– paraaortale 2009/67
– video-assistierte mediastinale 2009/201
– Zentrale 2010/143
Lymphknotenmetastasen 2008/133, 173

Lymphozyten, Ischämie-Reperfusionsschaden 2009/24

M

Magen 2008/167; 2009/142; 2010/132
– Elektrostimulation 2010/132
– ischämische Konditionierung 2008/167
Magenband 2008/76; 2010/111
– Steuerbares 2010/111
Magenbypass 2008/76; 2009/45; 2010/112, 115, 130
– banded 2010/115
– distaler 2010/115
– proximaler 2010/112
Magenchirurgie, laparoskopische 2011/137
Magenfrühkarzinom 2010/39
Magenhochzug 2008/170
– intrathorakale 2008/170
Magenkarzinom 2008/172, 173, 174; 2009/124; 2010/39, 40, 41, 42
– Adenokarzinom 2011/52
– adjuvante Therapie 2008/174; 2009/68; 2011/43
– chirurgische Therapie 2008/172; 2009/66; 2010/39
– Diagnostik 2011/42
– Lymphadenektomie 2011/42
– neoadjuvante Chemotherapie 2010/41
– neoadjuvante Therapie 2008/173; 2011/42
– palliative Chemotherapie 2009/68
– palliative Therapie 2010/41; 2011/43
– Prognosefaktoren 2010/40; 2011/53
– S3-Leitlinie 2011/44
– Staging 2008/172; 2009/65; 2010/39
– TNM-Klassifikation 2010/42
Magenresektion 2008/173
– laparoskopische 2008/173
Magenschlauchbildung 2008/77
Magen-Schrittmacher 2009/147
Magen-Sleeve-Resektion 2009/145
Magenschrittmacher 2010/116
Malabsorption 2010/109
Malassimilation 2010/109
Mammachirurgie 2011/406
– rekonstruktive 2011/406
Marfan-Syndrom 2011/295
Marimastat 2008/187
Maschinenperfusion
– hyptherme oxygenierte 2009/31
– pulsatile normotherme 2009/31
Massenunfall 2011/498
Matrix-Metalloproteinasen 2009/23
MAZE-Operation 2010/190
Mediastinoskopie 2009/201, 2009/203
– video-assistierte mediastinale 2009/209
medizinischen Versorgungszentrum 2008/413; 2009/363
Medizinischer Assistent für Anästhesiologie 2009/378
MELD Score 2008/127
MEN1 2009/166; 2010/150; 2011/186
MEN2A 2010/150, 2011/188
MEN2B 2011/188
Meniskusimplantat, kollagenes 2009/267
Mentoring 2009/374

Stichwortverzeichnis

Mesotheliom, malignes peritoneales 2009/127
metabolisches Syndrom 2010/125
– Pathophysiologie 2010/126
MIBI-Szintigraphie 2008/64; 2009/167
MICA-Antikörper 2008/153, 245
Mikrofrakturierung 2010/377
Mikrokarzinom 2008/61
– papilläres 2008/61
Mikro-RNA 2008/26
Milzchirurgie, laparoskopische 2011/149
Mindestmengenvereinbarung 2011/511
Mini-Thorakotomie 2010/192
Minimalinvasive Chirurgie 2008/51
– im Kindesalter 2011/301
MIRPE 2011/295
Mitraclip 2011/239
Mitralklappenchirurgie 2011/237
– endoskopische 2011/238
Mitralklappenrekonstruktion 2011/238
Mitteldarm-Volvulus 2008/48
Monitoring 2008/349
– hämodynamisches 2008/349
Monoschlitten 2011/376
Monteggia-Fraktur 2008/286
Morbus
– Crohn 2008/37
– Hirschsprung 2011/294295
Morell-Lavallé-Läsion 2010/334; 2011/386
Mosaikplastik 2008/279; 2010/349
m-TOR-Inhibitoren 2008/242; 2009/187
Mukosakarzinom 2010/40
– differenziertes 2010/40
Multiorganversagen 2008/31, 33, 261
Multiple Endokrine Neoplasie
– Typ 1 2009/166; 2010/150; 2011/186
– Typ 2 (MEN 2) 2008/63; 2011/188
Muskelregeneration 2008/96
Mycophenolatmofetil (MMF) 2008/149, 241
Myoblasten 2009/220
Myokardinfarkt 2010/241
– akuter 2010/241
– Revaskularisierung 2010/241

N

N-Acetylcystein 2008/125
Nachwuchsförderung 2010/523
Nachwuchsmangel 2010/521; 2011/491
Nahttechnik, transmurale endoskopische 2011/217
Nano-Oligosaccharid-Faktor 2008/385
Narbenhernie 2010/80, 103
– Ätiologie 2009/134
– chirurgische Therapie 2010/80
– Diagnostik 2010/80
– Inzidenz 2009/134
– Klassifikation 2010/103
– Netzmaterial 2010/81
– Operationstechnik 2009/134
N-Deskriptoren 2008/133
Narbenhernienreparation 2010/79

– laparoskopische 2010/79
NASH 2010/119
– Gewichtsreduktion 2010/119
Nebennierenindzidentalom 2011/181
Nebennierenmetastasen 2008/221; 2009/167
Nebennierenresektion 2008/219, 222
– bilaterale 2008/222
– Handport-System 2008/222
– laparoskopische 2008/219, 222
Nebennierentumor 2008/219, 221; 2009/167
– hormonaktiver 2011/182
– maligner 2008/221; 2011/183
Nebenschilddrüsenkarzinom 2008/65, 66; 2009/166
– Immunhistochemie 2008/66
– Labordiagnostik 2008/65
nekrotisierende Enterocolitis 2008/47; 2011/293
Neostigmin, peridurales 2009/42
Nephrektomie
– Willms-Tumor 2011/308
– partielle 2011/309
Nephroblastom 2011/306
– bilaterales 2011/310
Nephroblastomatose 2011/313
Nervenregeneration 2008/98
Nerventransposition 2008/331
Nervus laryngeus recurrens, Verletzung 2011/159
NET 2009/168; 2010/151, 152, 153, 154, 155, 156
– arterielle Chemoinfusion 2010/154
– Chemoembolisation 2010/154
– chirurgische Therapie 2009/170; 2010/152
– Diagnostik 2009/169; 2010/151
– Epidemiologie 2009/168
– gastro-entero-pankreatische 2009/168; 2010/151
– hereditäre 2010/155
– konservative Therapie 2010/156
– Lokalisationsdiagnostik 2010/151
– metastasierte 2010/153
– Prognose 2009/169
Neurektomie 2008/213
– prophylaktische 2008/213
Neuroblastom 2011/314
Neurochirurgie, pädiatrische 2011/300
Neuromonitoring 2011/158
Neuroorthopädie 2008/287
Nicht-Opioid-Analgetika 2011/451
Nierenersatztherapie 2009/305
Niereninsuffizienz 2008/242
– chronische 2008/242
Nierenlebendspende 2010/168
Nierentransplantation 2008/40, 239, 241, 244, 245, 247;
   2009/185; 2010/168, 169, 172, 173; 2011/197
– Abstoßung 2008/244
– allogene 2008/40
– Antihypertensiva 2010/172
– Erythropoetin 2010/173
– Immunsuppression 2008/241; 2009/185; 2010/173
– Kindesalter 2011/297
– Lebendspende 2008/245; 2009/190
– Malignome 2008/247
– Organverteilung 2011/500

– postmortale Spende 2009/190
– Spenderalter 2010/169
Nierentrauma, stumpfes 2011/297
Nierenversagen 2008/124; 2010/450
– akutes 2009/332; 2010/450; 2011/426
– postoperatives 2008/124
Nissen-Fundoplikation 2009/103, 2009/107
Non-Heartbeating Donors 2008/233
Non-Mesh-Technik 2008/208
– offene 2008/208
NOSCAR 2008/227
NOSF 2008/385
Notaufnahme, Organisation 2011/461
NOTES-Chirurgie 2008/83, 180, 227; 2010/111; 2011/205; 2011/217
Nüchternheit 2008/106, 356
– präoperative 2008/106, 356; 2009/51
Nukleotomie 2008/275

O

Oberschenkelhalsfraktur 2011/331
Ökonomie 2010/515
OKT3-Antikörper 2008/148
Omarthrose 2010/307
Omega-Loop-Magenbypass 2010/115
Omeprazol 2008/165
Onlay-Technik 2009/135
open book-Lappen 2010/438
Operationsplanung 2008/413
Operationstechnischer Assistent 2009/377
Opioid-Analgetika 2011/452
Opioidrotation 2008/377
Organhandel 2010/163
Organisationspflicht 2009/350
Organkonservierung 2009/29
Organspende 2008/233; 2009/179; 2010/161
– postmortale 2008/233; 2009/190
Organspendebereitschaft 2010/161
Organtransplantation 2008/38, 233
– AB0-inkompatible 2009/197
Orthopädie 2008/271
Ösophagektomie 2008/167, 169, 170; 2010/30, 36
– Komplikation 2010/36
– minimal-invasive 2008/169
– transhiatale 2008/170
– Vagus-erhaltende 2008/167
ösophagogastraler Übergang, Adenokarzinom 2011/51
Ösophagogastrostomie 2008/167
Ösophagus 2010/33
Ösophagusatresie 2008/47, 51; 2009/251; 2011/294
Ösophagusersatz 2008/167
Ösophaguskarzinom 2008/166, 167, 170; 2009/62; 2010/30, 33–37, 42
– Adenokarzinom 2011/47
– chirurgische Therapie 2008/167; 2009/63, 2010/30, 35; 2011/39
– Diagnostik 2008/166
– Epidemiologie 2009/62; 2010/33; 2011/38
– Frühkarzinom 2010/34

– Klassifikation 2011/39
– laparoskopische Therapie 2011/136
– Lokalisation 2010/42
– neoadjuvante Therapie 2008/170; 2009/64; 2010/37
– Pathogenese 2011/48
– Plattenepithelkarzinom 2011/50
– präoperative Radiochemotherapie 2010/36
– Prognosefaktoren 2010/34; 2011/49
– Risikofaktoren 2011/38, 47
– Therapieansprechen 2010/36
Osteoinduktion 2010/298; 2011/362
Osteokonduktion 2011/29
Osteonekrose 2008/271
Osteoporose 2010/273
Ovarialkarzinom 2009/126
OVESCO 2011/217

P

PAMP 2008/23, 33
Pankreasanastomose 2008/184
Pankreaschirurgie 2008/179, 185
– Komplikationen 2008/185
– laparoskopische 2008/179; 2011/149
– Mindestmengenvereinbarung 2011/512
Pankreaskarzinom 2008/183, 184, 186, 187; 2010/53, 54, 56, 57
– adjuvante Therapie 2008/186; 2009/79; 2010/57; 2011/68
– chirurgische Therapie 2008/184; 2010/54; 2011/69
– Diagnostik 2008/184; 2010/54
– duktales 2008/186; 2010/54
– exokrines 2008/187
– neoadjuvante Therapie 2008/186; 2009/79; 2010/56; 2011/67
– palliative Therapie 2008/187; 2009/80; 2010/57
– Prognosefaktoren 2008/183; 2010/53
– Staging 2008/184
Pankreaskopfresektion 2008/179, 183
Pankreaslinksresektion 2008/179, 185
Pankreasresektion 2008/185; 2010/153
– laparoskopische 2008/185; 2009/74; 2010/153; 2011/149
– Letalität 2009/78
– offene 2010/153
Pankreastransplantation 2008/248, 250; 2009/194; 2010/175
– chirurgische Technik 2008/248
– Immunsuppression 2008/250
Pankreat(ik)oduodenektomie 2008/199, 202; 2009/91
– partielle 2008/199, 202
Pankreatikogastrostomie 2008/185
Pankreatikojejunostomie 2008/185
Pankreatitis 2008/177, 178
– akute 2008/177; 2009/71; 2011/63
– autoimmune 2011/65
– chronische 2008/178; 2009/72; 2011/64
Paragangliom 2008/67; 2010/148; 2011/190
Parathormon 2008/64, 65
Parathyreoidektomie 2008/64, 66; 2010/148, 149
– endoskopische 2009/164
– komplette 2008/66

Stichwortverzeichnis

– minimal-invasive video-assistierte 2009/165
– selektive 2008/66
– totale 2010/149
PARP-Inhibitoren 2009/27
Patellarückflächenersatz 2010/321
Patientenaufklärung 2009/351; 2010/464
– Behandlungsalternative 2009/352
Patientenmanagement 2008/435
– dynamisches 2008/435
Patientenverfügung 2010/491
Patientenwillen 2010/492
Patientenzufriedenheit 2010/486
PCA 2011/454
PCO-Syndrom 2010/119
– Gewichtsreduktion 2010/119
Pedikelschraube 2011/364
PEG 2011/301
Penrose-Drainage 2009/100
Perforatorlappenplastik 2011/406
Periduralanalgesie 2008/107; 2011/456
– Infusionstherapie 2008/107
– Knieoperation 2009/40
– perioperative 2009/39
– thorakale 2009/40, 2009/111
Peritonealkarzinom 2009/119
Peritonitis 2008/351
perkutane endoskopische Gastrostomie 2011/301
perkutane transluminale Angioplastie 2008/36
Peronealsehnenluxation 2010/360
Perspiratio 2008/107
– intraoperative 2008/107
– insensibilis 2008/106; 2009/51
– intraoperative 2009/51
Pfortaderresektion 2008/203
Phäochromozytom 2008/67, 220; 2011/183
– familiäres 2011/190
– sporadisches malignes 2011/183
Plasmacitrullin 2008/252
Plastische Chirurgie 2008/315; 2009/311; 2011/403
Plattenosteosynthese, multidirektional-
   winkelstabile 2009/266
PLIF 2010/298
Pneumonektomie 2008/108, 121
– elektive 2008/108
– präoperative Diagnostik 2008/121
Pneumonie 2008/347, 348; 2010/446
– beatmungsassoziierte 2008/348; 2011/425
– nosokomiale 2008/347; 2009/328; 2010/446
Pneumoperitoneum 2010/95
Polytrauma 2009/272; 2010/405
– Diagnostik 2010/405
Ponseti-Methode 2008/287
PONV 2009/56
Posttransplantationsdiabetes 2008/238, 243
Pouch 2011/109
Präkonditionierung
– hormonelle 2009/29
– ischämische 2009/29
Präoperative Kortikosteroidgabe 2010/23
Praxisnachfolge 2010/471

Primärschaden 2009/350
Probiotika 2009/325
Prognose 2010/154
progressive familiäre intrahepatische Cholestase 2008/49
Prolene-Netz 2008/213
Prostataresektion 2010/94
– radikale transabdominelle 2010/94
Prozessqualität 2010/481
Pseudarthrose 2008/264, 329
Pseudomyxoma peritonei 2009/126
Pyeloplastik 2008/53
– offene 2008/53

Q

Qualitätsmanagement 2008/423, 435
– externes 2008/423
Qualitätssicherung 2008/162, 439
Quilty-Effekt 2009/233

R

Radikulopathie 2010/296
Radiofrequenzablation 2009/172
Radiojodtherapie 2008/59
Radiusfraktur, distale 2009/265
Radius Surgical System 2008/209
Rechtsprechung 2010/463
Rechtssprechung 2009/349; 2011/475
reflective light oblique transillumination 2009/23
Reflow-Paradox 2009/20
Regenerative Medizin 2008/91; 2009/301
Regionalanästhesie 2008/371; 2011/355
– Rückenmarksnahe 2008/371; 2011/456
Rekonstruktionen
– laparoskopische 2008/274
Rektumkarzinom 2009/109
– s.a. kolorektales Karzinom
– multimodale Therapie 2011/113
– operative Therapie 2011/114
Rektumprolaps 2009/108
Rekurrensparese 2009/153
Reperfusionsschädigung 2008/34
Residenzpflicht 2011/481
Restenosierung 2008/36
Rezidivhernie 2008/214
Rhabdomyosarkom 2011/323
Risikoabschätzung 2008/117
– präoperative 2008/117
Risikofaktoren 2008/117, 120, 123, 126
– hepatische 2008/126
– kardiale 2008/117
– pulmonale 2008/120
– renale 2008/123
Risikopatienten 2008/119, 123, 125, 127
– Therapieempfehlungen 2008/119, 123, 125, 127
Rituximab 2008/245
Rivaroxaban 2011/275
roboterassistierte Chirurgie 2008/54; 2011/225, 364
Rotationsthrombektomie 2008/36

Rotatorenmanschetten-Defektarthropathie 2008/272
Rotatorenmanschettenruptur 2010/306, 307
– Rekonstruktion 2010/307
Roux-Y-Gastroenterostomie 2008/76
Roux-Y-Hepatojejunostomie 2011/294294
Roux-Y-Magenbypass 2008/76; 2009/144
Rückenmarksverletzung 2010/278

S

Sakrumfraktur 2010/338; 2011/388
Sarkomatose 2009/127
Scheibenmeniskus 2008/287
– kindlicher 2008/287
Schilddrüse 2010/139
– Feinnadelpunktion 2010/139
Schilddrüsenchirurgie, laparoskopische 2011/161
Schilddrüsenkarzinom 2008/59, 60, 61, 62; 2010/143, 146
– anaplastisches 2009/161; 2011/171
– Chemotherapie 2011/172
– differenziertes 2008/59; 2009/156, 2009/163; 2010/143; 2011/162; 2011/188
– familiäres nicht-medulläres 2009/160; 2011/172
– follikuläres 2011/168
– hereditäres 2010/146
– juveniles 2011/169
– medulläres 2008/62; 2009/162; 2010/146; 2011/171
– metastasiertes 2011/170, 172
– minimal-invasives 2011/169
– Onkogenese 2008/61
– onkozytäres 2011/169
– operative Therapie 2011/164
– papilläres 2008/60; 2009/156; 2011/165
– RET Proto-Onkogen 2008/61
– sporadisches 2010/146
– Therapie 2010/146; 2011/170
Schilddrüsenknoten 2008/60
Schilddrüsenresektion 2009/153
Schlafapnoe 2010/118
– Gewichtsreduktion 2010/118
Schlauchmagen 2010/112, 130, 135
– mit intestinaler Transposition 2010/135
Schlittenprothese 2008/298
– unikondyläre 2008/298
Schmerz
– akuter 2011/447
– Pathophysiologie 2011/447
– Klassifikation 2011/448
Schmerzchronifizierung 2008/374
Schmerzevaluation 2008/375; 2011/450
– präoperative 2008/375
Schmerztherapie 2008/365, 374, 376
– DGAI-Empfehlungen 2008/371
– Opioidtherapie 2008/376; 2011/451
– patientenkontrollierte 2011/454
– perioperative 2008/374
– postoperative 2008/365; 2011/447, 458
– S3-Leitlinie 2008/365
Schock 2010/448
– septischer 2010/448

– Therapie 2011/424
Schulterchirurgie 2008/272; 2010/301
Schulterendoprothetik 2008/272; 2010/308, 310
Schulter-Hemiprothese 2010/308
– rheumatoide Arthritis 2010/310
Schulterinstabilität 2010/303
– konservative Therapie 2010/303
– operative Therapie 2010/303
Schulterluxation 2010/306
– konservative Therapie 2010/306
Schulterprothese 2010/310
– inverse 2010/310
Schulterstabilisierung 2010/304
– arthroskopische 2010/304
Schulter-Totalendoprothese 2010/308
– offene 2010/304
Schwerverletztenrehabilitation 2011/337
Segmenttransport 2009/294
Sehnenersatz 2008/97
Sepsis 2008/30
– adjuvante Therapie 2009/326
serielle transversale Enteroplastik 2008/48, 252
Serom 2008/213
– postoperatives 2008/213
Short-Bowel-Syndrom 2009/252
Shouldice-Reparation 2008/208
Sigmadivertikulitis 2009/108; 2011/105
Signalisierungswege 2008/23
Silikonprothese 2008/318
– Brustvergrößerung 2008/318
single incision laparoscopic surgery 2010/111
Single-Port TAPP 2010/91
Single Nucleotide Polymorphismen 2010/37
Single Port Access 2009/115
Sinus-tarsi-Syndrom 2010/349
Sirolimus 2008/149
SIRS 2008/33, 261
Skip-Metastasen 2008/133
Skoliose 2008/286
Skrotalhernie 2010/94
Sleeve-Resektion 2008/77
sleeved duodeno jejunal bypass 2010/134
Somatostatin-Analoga 2008/69
Somatostatinrezeptor-Szintigraphie 2009/169
Sonderbedarfszulassung 2010/470
Sorafenib 2008/192
Sotrastaurin 2011/196
Spalthauttransplantation 2008/323
Spenderleber, marginale 2009/183
Spenderlunge 2010/224, 227
– chirurgische Verkleinerung 2010/224
– Ex-vivo-Rekonditionierung 2010/227
– marginale 2010/224
Spina-bifida 2008/286
Spinalkanalstenose, degenerative lumbale 2009/279
Spirometrie 2008/121
– präoperative 2008/121
Splenektomie 2008/52, 55
– laparoskopische 2008/52
– roboterassistierte 2008/55

Stichwortverzeichnis

Spondylitis 2009/283
Spondylodese 2010/288
– dorsale 2010/288
Spondylodiszitis 2009/283
Spondylolisthese
– degenerative 2009/281
– lytische 2011/360
Sondylolyse 2011/360
Spongiosaplastik 2008/265
– autologe 2008/265
Sportlerleiste 2008/211
Sprunggelenk 2010/354
– Fehlstellungen 2010/354
Sprunggelenkfraktur 2010/343
Sprunggelenksendoprothese 2010/345
Stammzellen 2008/91, 99; 2010/393
– embryonale 2008/91; 2009/220
– mesenchymale 2009/222; 2010/393; 2011/33
– multipotente 2008/99
– residierende 2009/220
Stammzelltherapie 2008/92; 2009/219, 2009/302; 2010/244
– kardiale 2010/244
Standesrecht 2010/493
– ärztliches 2010/493
Stanfordklassifikation 2008/138
Staple-Refixation 2010/304
Steißbeinteratom 2011/301
Stent 2008/94
Stentgraft 2010/255, 256
– endovaskuläres 2011/243
– Fenestrierter 2010/255
– gebranchte 2010/256
– mit Scallops 2010/256
STEP-Verfahren 2008/253
Sterbehilfe
– aktive 2011/496
– indirekte 2011/496
– passive 2011/496
Sternotomie 2010/192
– komplette 2010/192
Stoma, protektives 2009/121
Stress 2008/351
– psychosozialer 2008/351
Struma 2008/59
– benigne 2008/59; 2009/153
– Diagnostik 2011/156
– Feinnadelpunktion 2010/140; 2011/156
– multinodosa 2010/140
– operative Therapie 2011/156
Sublay-Technik 2009/135
Sulcus-ulnaris-Syndrom 2009/319
Superoxid-Dismutase 2008/38
supraselektive Chemoembolisation 2008/193
Suprathel 2008/323
Swensonklassifikation 2008/138

T

Syndaktylietrennung 2010/439

Tacrolimus 2008/149, 238; 2009/28
Talusenukleation 2010/349
Talusfraktur 2010/348, 349
– osteochondrale 2010/349
– zentrale Frakturen 2010/348
TAPP-Reparation 2008/205; 2010/90, 95
T-Deskriptoren 2008/131
TAPP-Reparation
– Anästhesie 2010/95
Tasocitinib 2011/196
TENS 2011/458
T-Graft-Prothese 2010/254
TEP-Reparation 2008/206; 2010/91
Therapiebegrenzung 2011/495
Thorakotomie, Periduralanalgesie 2009/40
Thoraskopie, videoassistierte 2009/256
Thoraxchirurgie 2008/131; 2009/201, 2009/209; 2011/231
– pädiatrische 2011/295
Thromboembolie, venöse 2011/267
Thromboseprophylaxe
– medikamentöse 2011/268
– perioperative 2011/265
– physikalische 2011/266
– rationale 2011/266
– S3-Leitlinie 2011/268; 2011/339
– Wirbelsäulenverletzung 2011/357
Thrombozyten, Ischämie-Reperfusionsschaden 2009/24
Thrombozytopenie, heparininduzierte 2011/272
Thymektomie 2009/166
Thymoglobulin 2009/28
Thyreoglobulin 2008/59
Thyreoidektomie 2009/153
Tibiakopffraktur 2011/334
Tibialis-anterior-Sehnenläsion 2010/360
Tibialis-posterior-Sehnendysfunktion 2010/360
Tie Tag 2008/87
Time-of-Flight 2011/225
tissue engineering 2008/93; 2011/29
TLIF 2010/298
TLR-Agonisten 2008/41
TNM-Klassifikation 2008/131
Toupet-Fundiplikatio 2009/103
Trangulation 2008/88
transarterielle Chemoembolisation 2008/193
Transfusionsmedizin 2010/450
Transfusionsreaktion 2008/261
– hämolytische 2008/261
Transfusionstherapie 2008/262
Transplantat 2008/39
– Reperfusionsschädigung 2008/39
Transplantatabstoßung 2008/41
– akute 2008/41
Transplantationschirurgie 2008/233; 2009/179; 2010/161; 2011/195
Transplantatvaskulopathie 2008/147, 152; 2009/232, 2009/238
Transversumkarzinom 2009/109
TraumaNetzwerkD 2008/335
– Zertifizierung 2008/342
Traumaregister 2008/337; 2010/407

Trichterbrust 2008/54
– minimalinvasive Korrektur 2009/259
– operative Korrektur 2009/204
Trisegmentektomie 2008/126
– Risikofaktoren 2008/126
Tuberositasmedialisierung 2010/373
Two Hit-Hypothese 2008/33

U

Ulkus 2008/381
– venöses 2008/381; 2011/442
Ulkusleiden, venöses 2009/337
Ulnaimpaktions-Syndrom 2008/328
Ulnaverkürzungsosteotomie 2008/328
Unfallchirurgie 2008/261; 2009/265; 2010/273; 2011/331, 343
Universitätsklinik 2008/419
Unterdruckbehandlung 2008/389
Ureterabgangsstenose 2011/298
Ureterokutaneostomie 2008/53
Ureteroureterostomie 2011/302
UrgoCell 2008/385
Urologie 2008/53
– minimalinvasive 2008/53
 pädiatrische 2011/296
Urothelersatz 2008/100
Ursodeoxycholsäure 2008/239

V

VAD-Systeme 2008/150
Vagotomie 2009/104
Vagus-Blockade-VBLOC-Therapie 2010/133
– intermittierende 2010/133
Vakuumtherapie 2009/336
VAMLA 2009/210
Vasopressoren 2008/111
VATS 2009/256; 2011/296
Vena cava superior, Rekonstruktion 2011/232
Ventilations-Perfusionsszintigramm 2008/123
VEPTR-Methode 2008/286
Verbrennungsmedizin 2008/34, 286, 323; 2009/315; 2010/429, 431; 2011/409
– Ernährungsmanagement 2008/324; 2010/431
– Hautersatz 2009/316; 2011/410
– Infektionsbehandlung 2009/317
– Intensivtherapie 2010/430; 2011/409
– Narbenbehandlung 2009/316
– prästationäres Management 2011/409
– Rehabilitation 2011/411
– Vakuumtherapie 2009/337
– Volumenersatz 2008/324; 2009/317
– Wundbehandlung 2009/315; 2010/429
Vertebroplastie 2009/275; 2010/290
Vertragsarztrecht 2009/356; 2010/460; 2011/477
Vessel Sealing 2011/162
Videomediastinoskopie 2009/210
Vigilanzstörungen, postoperative 2011/391
Viszeralchirurgie, pädiatrische 2011/294294

Voclosporin 2011/196
Volumenmangelschock 2009/19
Volumenersatztherapie 2008/324; 2011/431
von Hippel-Lindau-Syndrom 2011/189
Vorhofflattern 2010/188
Vorhofflimmern 2010/187, 188, 189, 191
– chirurgische Therapie 2010/187, 189
– Diagnostik 2010/188
– Epidemiologie 2010/187
– Kardioversion 2010/188
– paroxysmales 2010/187, 191
– permanentes 2010/187, 191
– persistierendes 2010/187, 191
Vyproll-Netz 2008/213

W

Wahlleistung 2009/354
Weaning 2009/329
Weiterbildung 2008/162, 445; 2009/372; 2010/525
– chirurgische 2008/445
– strukturierte 2010/525
Weiterbildungskultur 2008/448
Weiterbildungsordnung 2008/445; 2010/525
Werbung 2010/467
Wertstromanalyse 2008/435
Willms-Tumor 2011/306
Wirbelkörperfraktur 2008/303; 2010/289
– osteoporotische 2010/289
– thorakolumbale 2008/303
Wirbelkörperfusion 2010/298
Wirbelkörperkompressionsfraktur 2008/306
Wirbelsäule, degenerative Veränderungen 2011/259
Wirbelsäulenchirurgie 2008/303, 2009/275; 2010/276, 285; 2011/353
Wirbelsäulenfreigabe 2010/277
Wirbelsäulenmetastasen 2009/277
Wirbelsäulenverletzungen 2010/276
– Bildgebung 2011/357
– Dekompression 2011/353
– Thromboseprophylaxe 2011/357
Wirtschaftlichkeitsprüfung 2009/359
Wundbehandlung 2008/379, 386; 2009/335; 2011/439
– feuchte 2008/386
Wunden 2008/382, 383
– chronische 2008/382; 2009/339
– infizierte 2008/383; 2009/339
Wundgrundzytologie 2009/344
Wundheilung 2008/28, 29; 2009/343, 2009/346
– überschießende 2008/29
Wundheilungsstörung 2008/385
Wundmanagement 2008/385
Wundmodulatoren 2008/385

X

Xenotransplantation 2008/155, 254

Z

Zementaugmentierung 2008/311; 2009/277
– Pedikelschrauben 2008/311
– transpedikulärer 2008/311
Zerebralparese 2008/287
Zertifizierung 2008/342; 2011/521
Zertifizierungsanforderungen 2008/160
Zertifizierungsverfahren 2008/159
Zollinger-Ellison-Syndrom 2009/166

Zugänge zum Operationsgebiet 2008/85
Zulassung 2010/469
– vertragsärztliche 2009/357; 2010/469; 2011/480
Zulassungsfähigkeit 2010/470
Zweigpraxis 2010/468
Zwerchfellhernie 2008/55
– kongenitale 2008/55; 2009/258; 2011/293
Zystadenom, intrahepatisches 2011/100
Zytotoxizitätstest 2008/153
– komplementabhängige 2008/153